LEHRBUCH DER HISTOLOGIE

UND DER

MIKROSKOPISCHEN ANATOMIE DES MENSCHEN

VON

PHILIPP STÖHR JR.

PROFESSOR DER ANATOMIE
UND DIREKTOR DES ANATOMISCHEN INSTITUTS DER UNIVERSITÄT BONN

MIT 510 TEILS FARBIGEN ABBILDUNGEN

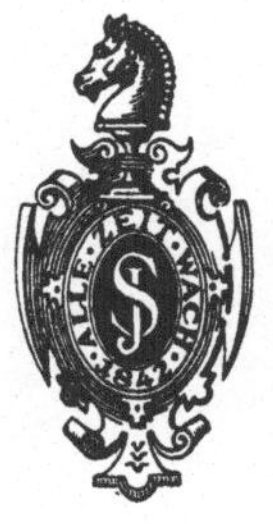

S P R I N G E R - V E R L A G

BERLIN · GÖTTINGEN · HEIDELBERG

1951

ISBN-13: 978-3-642-49103-0   e-ISBN-13: 978-3-642-87314-0
DOI: 10.1007/978-3-642-87314-0

DEM TREUESTEN MEINER LEHRER

HOFRAT DR. MAX PRETZFELDER
WEIL. SPEZIALARZT FÜR CHIRURGIE IN WÜRZBURG

ZUM EHRENDEN GEDÄCHTNIS

Vorwort.

Der Plan zum vorliegenden Werk war 1946 in Gestalt eines „Grundrisses der Histologie" gedacht, um dem drückenden Büchermangel unserer Studenten entgegenzutreten. Es gelang mir nicht, in einem solchen Grundriß den Anforderungen der Wissenschaft und des Unterrichts in gleichem Maße Genüge zu tun. So ist unter der gütigen Einwilligung des Verlages dieses Lehrbuch entstanden.

Infolge der außerordentlichen Dichte des peripheren Nervennetzes läßt sich ein Einfluß des Nervensystems auf jede Gewebe- und Organfunktion wohl denken. Daher habe ich das Nervengewebe etwas eingehender behandelt, als es in den meisten Lehrbüchern der Histologie geschieht. Innerhalb des Organismus sind Zell- und Gewebefunktion vom Nerven- und Gefäßsystem abhängig und bei ihrer normalen oder pathologischen Leistung stets in Beziehung zum Gesamtorganismus, zum „Ganzen", zu setzen. Man kann heute der Körperzelle die Bedeutung eines „Elementarorganismus" nicht mehr zusprechen; überdies tritt die „Zelle" als elementare Formeinheit bei den großen Syncytien des Stütz- und Muskelgewebes und wahrscheinlich auch beim Nervengewebe überhaupt nicht in Erscheinung. Daher habe ich anstatt der Zelle die Gewebe als Aufbauelemente des Organismus gewählt.

Nicht fortwährendes Zerkleinern, sondern synthetischer Aufbau bleibt für die anatomische Arbeit erforderlich. Unter dem Mikroskop hat man im fixierten Präparat nur ein winzig kleines, totes Teilstück eines lebendigen Ganzen vor sich. Es bereitet Mühe genug, sich aus dem mikroskopischen Schnitt ein plastisches Formenbild zu verschaffen. Vom mikroskopischen Präparat auf lebendiges Geschehen zu schließen, ist sehr schwer, vielfach unmöglich, darf aber nicht unterlassen werden, wenn die histologische Methode für Physiologie und Pathologie von Nutzen sein soll. Eine anatomische Beschreibung ohne Rücksicht auf das funktionelle Moment entbehrt des Zieles und gleicht im besten Falle einem Kunstwerk ohne Seele. Über die Beschränkung, die man am Mikroskop seinen Reflexionen aufzulegen hat, findet der Leser mancherlei Hinweise. Ich hoffe, aus der riesigen Fülle des Stoffes in Text und Bild dasjenige ausgewählt zu haben, was sich zum Erwerb der ersten histologischen Kenntnisse und zur Grundlage für spätere mikroskopische Arbeit am menschlichen Organismus eignet.

Die Abbildungen hat, soweit ich sie nicht aus eigenen Arbeiten oder aus denen anderer Autoren übernommen habe, mein Assistent Dr. HERMANN KNOCHE gezeichnet. Die Mikrophotogramme sind von der Technischen Assistentin unseres Instituts, IRMGARD SIEBERGER, angefertigt.

Herrn Dr. h. c. FERDINAND SPRINGER und den Herren seines Verlages schulde ich für stetes Entgegenkommen und für die Ausstattung des Werkes den wärmsten Dank.

Bonn, im März 1951.

Philipp Stöhr jr.

Inhaltsverzeichnis.

Inhaltsverzeichnis. VII

I. Aufgabe und Untersuchungs-Methoden der Histologischen Forschung.

Aufgabe der Histologie ist das Studium der lebendigen Masse, ihrer Organisation und ihrer Strukturen, an denen sich die Erscheinung des Lebens abspielt. Lebendige Substanz ist einer histologischen Untersuchung schwer zugänglich; denn sie zeigt alle Elementarteile, aus denen sie sich aufbaut, bis in den Bereich der Molekularstrukturen hinein in fortwährender Bewegung, Gestaltung und Veränderung. In der lebendigen Substanz verbirgt sich etwas Geheimnisvolles, als ob ein Schimmer aus unergründlichem Licht darin eingefangen sei. Die Histologie ist leider genötigt, das fortwährende Geschehen in der lebendigen Substanz, das undefinierbare „Leben", bei der gebräuchlichsten ihrer Methoden zum Stillstand zu bringen und ihre Untersuchung an abgetötetem Material durchzuführen. Die Verwandlung der lebenden Substanz in eine abgetötete, gleichsam erstarrte Masse geschieht durch einen Prozeß, den man als *Fixierung* bezeichnet.

Die Aufgabe der Fixierung besteht darin, von der lebenden Substanz möglichst getreue, dauerhafte Zustandsbilder zu erhalten. Als Fixierungsmittel verwendet man starke Säuren und Schwermetallsalze, die alle Eiweiß zu fällen vermögen. Formalin, Alkohol, Sublimat, Pikrinsäure, Kaliumbichromat, Osmiumsäure werden hierbei in unterschiedlichen Gemischen, teilweise unter Zusatz von Essigsäure, bevorzugt. Inwieweit die Fixierung den lebendigen Zustand getreu wiedergibt oder die Entstehung von Kunstprodukten oder Artefakten bewirkt, ist eine überaus schwierige Frage. Sie kann durch die Erforschung der Molekularstruktur in der lebenden Substanz eine bedeutsame Aufklärung erfahren (ZEIGER). Je mehr lebende und fixierte Substanz in ihren Strukturen übereinstimmen, um so besser erweist sich die Leistung der Fixierungsmittel. Strukturen, welche bei der Fixierung lebenswahr erhalten bleiben, heißen fixationsstabil; Strukturen, welche bei der Fixierung eine Veränderung erfahren, werden fixationslabil genannt. Nicht alle Elementarteile der lebenden Substanz reagieren auf das Fixierungsmittel in gleicher Weise.

Zu dem komplexen Vorgang der Fixierung kommt gewöhnlich eine zweite Methode, die *Färbung*, hinzu. Eine riesige Fülle von Farbstoffen steht heute zur Verfügung, um entweder an kleinen Stückchen fixierten Materials oder an feinen, aus diesem angefertigten Schnitten die verschiedenen Elementarstrukturen sichtbar zu machen und gegeneinander abzugrenzen. Wie die Fixierung, stellt auch das Färbeverfahren einen schwierig zu deutenden, komplexen Vorgang physikalisch-chemischer Natur dar und die Angaben der Autoren über das Wesen der Färbung lauten keineswegs einheitlich.

Neben einer rein chemischen Färbetheorie gibt es eine elektrostatische Auffassung über den Vorgang des Färbens; so gilt die elektrostatische Ladung als einer der Faktoren, welche auf die Färbbarkeit geweblicher Strukturen von Einfluß sind. Jedes Strukturelement besitzt einen bestimmten Reaktionsbereich, in welchem es sich sowohl mit basischen, wie mit sauren Farbstoffen in gleicher Weise färben läßt. Dieser p_H-Bereich gilt als der isoelektrische Punkt. Man verwendet saure, basische und indifferente Färbemittel zur Darstellung von Gewebsstrukturen. Statt letztere als acidophil oder basophil zu bezeichnen, kann man auch die Strukturen nach ihrer relativ negativen oder positiven Ladung unterscheiden (ZEIGER). Die Färbbarkeit der Gewebe läßt keinen sicheren Schluß auf deren chemische Zusammensetzung zu. Als metachromatisch gelten gewebliche Elementarteile, die sich in einem anderen

Farbton als in demjenigen der angewendeten Lösung wiedergeben lassen. So färben sich die Granula der Mastzellen mit Methylviolett rot. Der gebräuchlichste Kernfarbstoff sind das bläulichviolette Hämatoxylin und das Carmin; zur Färbung des Protoplasmas verwendet man am häufigsten das rötlich schillernde Eosin oder Erythrosin.

Die feinsten färberischen Reaktionen lassen sich mit Silberlösungen an bindegeweblichen Fibrillen und an Neurofibrillen erreichen; auch manche Granula erscheinen wie die Fibrillen in dem erzielten Silberniederschlag in tiefschwarzer Farbe. Nerven- und Gliagewebe bieten ein besonders geeignetes Objekt für die verschiedenen Silbermethoden.

Zum Studium der fixierten, gefärbten und durch besondere Instrumente, die Mikrotome, hergestellten Schnitte verwendet die Histologie Lupe und Mikroskop. Soweit sich der Feinbau der lebendigen Substanz mit dem gewöhnlichen Mikroskop erschließen läßt, kann er als Objekt der histologischen Forschung betrachtet werden. Die bekannte an das Auflösungsvermögen unserer Mikroskope gebundene untere Grenze der mikroskopischen Größenordnung erfährt durch die Dunkelfeldmikroskopie, die Ultraviolettmikroskopie, vor allem durch die Polarisations-

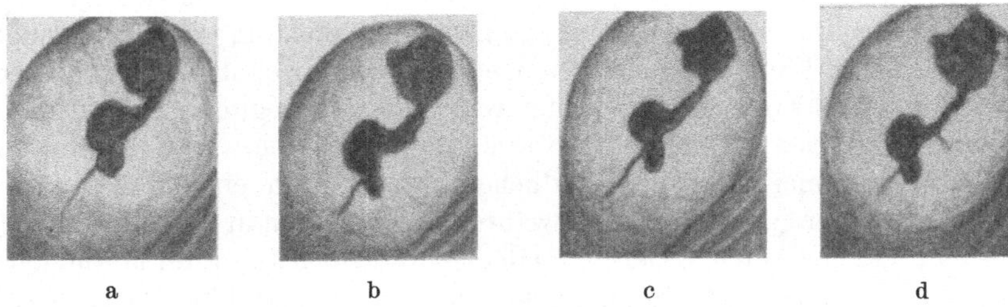

a   b   c   d

Abb. 1 a—d. Kinematographische Aufnahme eines explantierten, embryonalen Amphibienherzens in 4 verschiedenen Stadien der Pulsation. a Systole; d Diastole; b und c dazwischen liegende Stadien.

optik und die Röntgenographie eine Verschiebung in den Bereich der molekularen Größenanordnung. Die Histologie kann die Ergebnisse submikroskopischer Forschungsarbeit, vor allem der durch W. J. SCHMIDT geförderten Kenntnisse über das polarisationsoptische Verhalten geweblicher Elemente bei der Deutung der zu ihrem Größenbereich gehörenden Strukturen nicht mehr entbehren.

Eine Darstellung der in der Histologie gebräuchlichen, technischen Methoden ist nicht Aufgabe des Buches. Die ausgezeichnete „Mikroskopische Technik" von B. ROMEIS stellt für jede histologische Laboratoriumsarbeit ein unentbehrliches Werk dar.

Zweifellos wird die überaus empfindliche, lebendige Substanz bei vielen komplizierten Fixierungs- und Färbemethoden von einem Säuregemisch in das andere, von einer Farblösung in die andere hineingequält. Wie viele von den auf solche Weise in einem mikroskopischen Dauerpräparat erhaltenen Strukturen noch der lebendigen Wirklichkeit entsprechen, ist eine schwer zu beurteilende Frage, zu deren Beantwortung man neben der Kenntnis des plasmatischen Molekulargefüges die Untersuchung des lebenden Protoplasmas heranzuziehen hat. Frische, eben dem Körper entnommene Stückchen lebender Substanz studiert man am besten in ihrer eigenen Gewebsflüssigkeit, in arteigenem Blutserum oder in frischer Ringerlösung, nachdem man die Gewebestückchen so fein als möglich gezupft hat.

In einem Gemisch von Embryonalextrakt und Blutplasma kann man derartige, lebende Gewebsstückchen unter Umständen jahrelang züchten (Zellkultur, Explantation), ein bedeutsames Verfahren, das von HARRISON, LEWIS, CARREL und BRAUS eingeführt, unsere Kenntnis über das Verhalten der lebenden Substanz außerhalb des Organismus außerordentlich gefördert hat. Man kann nicht nur kleinste Gewebsteile, sondern auch ganze Organanlagen sich außerhalb des Körpers entwickeln lassen und ihre Lebenserscheinungen und Strukturen beobachten (Abb. 1). Gezüchtetes Gewebe verhält sich jedoch auf die Dauer anders als das im Organismus verbliebene Gewebe; es

zeigt mit seiner Vita minima im Grunde nur Potenzen der lebendigen Substanz, aber keine dem realen Geschehen innerhalb des Organismus entsprechenden Wirklichkeiten. Es bleibt daher ein methodischer Fehler, die
an den Zellkulturen erhobenen Beobachtungen über Form und Funktion auf
das unter dem Einfluß des Organismus lebende Gewebe übertragen zu wollen.

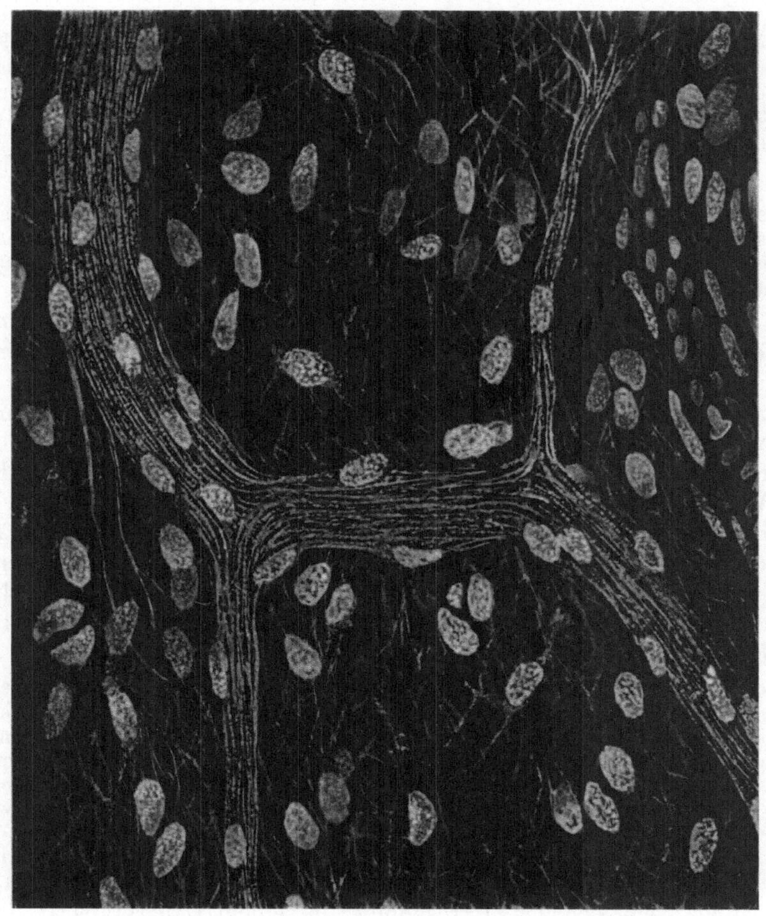

Abb. 2. Bündel markloser Nervenfasern aus dem Mesenterium des Frosches. Übergang in feine Nervengeflechte.
Fluorescenzbild am lebenden Tier. Acredinorange. Feinste goldorange aufleuchtende Partikelchen in den Nervenfasern. Kupferrot leuchtende Granula an den Kernpolen, vor allem des Leitplasmodiums. Etwa 1000mal
vergrößert. (Nach ZEIGER.)

Hieraus ergibt sich wie von selbst der Versuch, ein Studium der Gewebe am
lebendigen Menschen oder Tier in Angriff zu nehmen. Derartigen Untersuchungen
stellen sich außerordentliche Schwierigkeiten technischer Natur entgegen. Beim
Menschen bieten bisher nur Teile des Auges und die Blutcapillaren am Nagelfalz
ein brauchbares Objekt für eine solche Beobachtungsweise. Wesentlich mehr
Erfolg verspricht eine Untersuchung an Laboratoriumstieren, denen man fluorescierende Farbstoffe einführen kann. Diese bringen in einer an Ultraviolettstrahlen reichen Lichtquelle fluorescenzfähige Strukturen zum Selbstleuchten
(Abb. 2). Manche Gewebsstrukturen zeigen auch Eigenfluorescenz. Die Methode
der Fluorescenz- oder Luminescenzmikroskopie gestattet die Beobachtung lebenden
Gewebes innerhalb des Organismus bei auffallendem Licht; sie erscheint geeignet,

unsere Kenntnisse über Form und Funktion des lebenden Gewebes in großem Umfang zu erweitern und das, was die Histologie in mühsamer Arbeit mit Fixierung und Färbung erreicht hat, einer kritischen Würdigung zu unterwerfen.

Nicht alles, was man in einem fixierten und gefärbten Dauerpräparat sieht, ist Kunstprodukt; auch zeigt lebendiges Gewebe keineswegs immer unter dem Mikroskop sein ganzes Strukturgefüge in voller Offenheit. Ein lebender Kern täuscht sein „optisch leeres" Aussehen infolge der gleichen Lichtbrechung seiner Strukturen und ihrer Umgebung nur vor; im ultravioletten Licht tritt eine Struktur des lebenden Kerns deutlich in Erscheinung. Gleiches Lichtbrechungsvermögen von Strukturen und ihrer Umgebung vermag also die Existenz lebender Strukturen zu verheimlichen. Ein gleiches geschieht, wenn ein in Kanadabalsam getauchter Glasstab infolge eines gleichen Lichtbrechungsvermögens mit dem Balsam unserem Auge entschwindet. Die Frage, was in unseren gefärbten Präparaten als ein Kunstprodukt zu gelten hat und was nicht, erfordert, abgesehen von der Beobachtung am lebenden Material mit den Hilfsmitteln moderner Technik, sehr viel Kritik. Wenn die Beobachtung lebender Gewebe innerhalb des Organismus als eine Methode geschätzt werden darf, die dem Endziel histologischer Forschung, nämlich der Formenkenntnis lebender Strukturen am nächsten kommt, so dürfte hierdurch manches Ergebnis der am fixierten Präparat arbeitenden Histologie keineswegs wertlos geworden sein. Fixiertes und lebendes Gewebe miteinander zu vergleichen, wird immer von Nutzen und erforderlich sein.

Wie eng das Studium der lebendigen Masse an die jeweiligen technischen Methoden gebunden ist, geht aus dem obigen genügsam hervor. Es kommt aber nicht nur darauf an, was man unter dem Mikroskop sieht, sondern vor allem, wie man die Dinge betrachtet. Anatomische Arbeit ohne Berücksichtigung der Funktion bleibt ohne Ziel und verfehlt ihren Zweck; reine Beschreibung des Gesehenen kann höchstens einem Kunstwerk gleichen, das keine Seele besitzt. In das Wirken der lebendigen Masse einzudringen, muß das erste Streben mikroskopischer Arbeit sein. Aber gerade hierbei setzt uns das mikroskopische, fixierte Präparat eine unüberschreitbare Grenze; es vermag über das, was in seinen sichtbaren Strukturen vorgeht, nichts auszusagen. Hierüber muß der Mikroskopiker Bescheid wissen, um nicht die Schilderung des Gesehenen in ein Gewölk nebelhafter Hypothesen einzuschließen.

Das fixierte Dauerpräparat gibt stets nur einen augenblicklichen Zustand, niemals einen Vorgang wieder. Der Versuch, durch willkürliches Aneinanderreihen derartiger Zustandsbilder einen Vorgang zu konstruieren, macht sich mit Vorliebe bei der Genese von Zellen, Intercellularsubstanzen, Geweben, Geschwülsten usw. bemerkbar und pflegt stets mit einer unbeweisbaren Hypothese sein Ende zu finden. Die riesige Fülle widersprechender Meinungen über die Entstehung der Blutzellen bietet für eine solche, verfehlte Betrachtungsweise ein warnendes Beispiel. Solches klingt frostig, mag aber denjenigen, dem Studium von Form und Funktion der Strukturen als wahres Ziel histologischer Arbeit gilt, nur um so eindringlicher auf die Forschungsmethode am lebenden Gewebe innerhalb des Organismus hinweisen.

Schließlich sieht sich der Mikroskopiker in seinem Dauerpräparat stets nur einem winzigen Teilstück, aber niemals einem Ganzen gegenüber. Durch die analytische Methode fortwährenden Zerkleinerns verliert man den organischen Zusammenhang des vorliegenden Teilstückes mit „dem Ganzen", dem Organismus, leicht aus dem Auge. Die alte Vorstellung, bei der man in der „Zelle" alles Leben, Wachsen und Vergehen, Gesund- und Kranksein sehen wollte, ist allzu einfach, als daß sie noch Geltung besitzen könnte. Der Mikroskopiker muß heute stets danach trachten, am Teilstück das Wirken des Ganzen zu suchen und die Analyse mit der Synthese zu vertauschen.

„Was ist doch ein Lebendiges für ein köstliches, herrliches Ding." Diesen Ausspruch Goethes hat einer meiner Vorgänger, F. v. LEYDIG, als Leitwort seinem Handbuch der vergleichenden Anatomie vorangesetzt. Auch hieran hat man zu denken, wenn man mit lebendem Gewebe umgeht. Lebendige Substanz ist ein wahrhaft großer Gegenstand und in der Fülle ihrer Geheimnisse der mühevollsten Untersuchung würdig, selbst wenn viele, schwere Arbeit ganzer Generationen vergebens gewesen sein sollte.

II. Die lebendige Masse.

1. Allgemeiner Bau.

a) Die Organisation der lebendigen Masse.

Die lebendige Substanz tritt unter dem Mikroskop in einer ungeheuren Vielheit und Mannigfaltigkeit der Formen und Strukturen vor das betrachtende Auge. In die verwirrende Fülle der morphologischen Erscheinungen, die man vor sich sieht, Ordnung zu bringen und die Baumaterialien unseres Körpers in bestimmte Systeme zu gliedern bildet eine wichtige, aber sehr schwierige Aufgabe mikroskopischer Forschung. Bei dem Versuch, die lebendige Substanz in konstante, immer in derselben Weise wiederkehrende gestaltliche Elementarteile zu zerlegen, kommt es darauf an, von welchem Standpunkt aus ein Autor diese Aufgabe durchführt. Es spielt also bei der Aufstellung morphologischer Systeme innerhalb unseres Organismus die jeweilige Betrachtungsweise des Einzelnen, mit anderen Worten die Willkür eine nicht zu unterschätzende Rolle.

Zuerst hat BICHAT (1801) eine Zusammensetzung unseres Organismus aus 21 verschiedenen Baumaterialien oder *Geweben* angenommen; der Organismus wurde hierdurch in eine große Anzahl von Geweben mit bestimmten morphologischen Eigenschaften aufgelöst. KOELLIKER hat 1852 die Zahl der Gewebe auf 4 reduziert und damit eine Einteilung geschaffen, die sich auch heute noch, wenigstens im großen und ganzen zur allgemeinen Orientierung eignet. Seit KOELLIKER unterscheidet man 1. *Epithelgewebe*, 2. *Stütz-* oder *Bindegewebe*, 3. *Muskelgewebe*, 4. *Nervengewebe*. Für die Lehre von den Geweben hat C. MEYER (1819) zuerst den Namen *Histologie* in Vorschlag gebracht.

Es fragt sich nunmehr, was man unter einem Gewebe zu verstehen hat. In Anlehnung an die alte Definition KOELLIKERs und an die Vorstellung STUDNIČKAs scheint für ein Gewebe folgende Definition annehmbar: Ein Gewebe ist ein gesetzmäßig gebauter, aus bestimmten Elementarbestandteilen und Massen zusammengesetzter plasmatischer Komplex, der stets in gleichen Teilstücken in derselben Anordnung wiederkehrt. Unter „Massen" sind extracelluläre Plasmen, Bausubstanzen und Körperflüssigkeiten zu verstehen.

Aus der obigen Definition habe ich zwei Begriffe hinweggelassen, den der Zelle und den der Funktion. Denn die Zelle spielt, wie man aus dem folgenden ersehen kann, im erwachsenen Organismus keineswegs die dominierende Rolle, die man ihr früher zudiktiert hat. Eine Histologie ohne funktionelle Betrachtung bleibt ohne Ziel; denn sie entbehrt des im Grunde Wissenswerten, nämlich der Kenntnis physiologischer Vorgänge. Trotzdem scheint es verfehlt, in die Definition eines Gewebes ein funktionelles Moment aufzunehmen, da die Leistung eines Gewebes nur in Abhängigkeit vom Gefäß- und Nervensystem vor sich gehen kann. Auch ein Gewebe bleibt nur Baumaterial, nur Teilkörper des Organismus und ist von sich aus zu keiner Leistung befähigt. Jede gewebliche Leistung, Stoffwechsel, Wachstum, Degeneration und Regeneration lassen sich nur in Abhängigkeit des undefinierbaren, lebendigen Ganzen, des Organismus vorstellen. Jeder hat unter dem Mikroskop ein Gewebe nur als einen willkürlich aus dem Organismus losgelösten Teilkörper zu betrachten, über dessen Funktion sich aus dem mikroskopischen Bild heraus nichts aussagen läßt. Das Bewußtsein, unter dem Mikroskop im Gewebe nur einen funktionsuntüchtigen Teilkörper des Organismus vor sich zu sehen, behütet am besten davor, das Gewebe einer normalen oder pathologischen „Leistung" für fähig zu halten, als gäbe es kein

Ganzes, keinen Organismus, unter dessen Abhängigkeit alle diese Leistungen erst geschehen können.

In Abb. 3 ist der gewebliche Aufbau eines kleinen Stückchens aus der Darmschleimhaut in schematischer Weise wiedergegeben, wobei die oben erwähnten 4 Gewebsarten in verschiedener Farbe hervortreten. Vor einer kurzen Schilderung

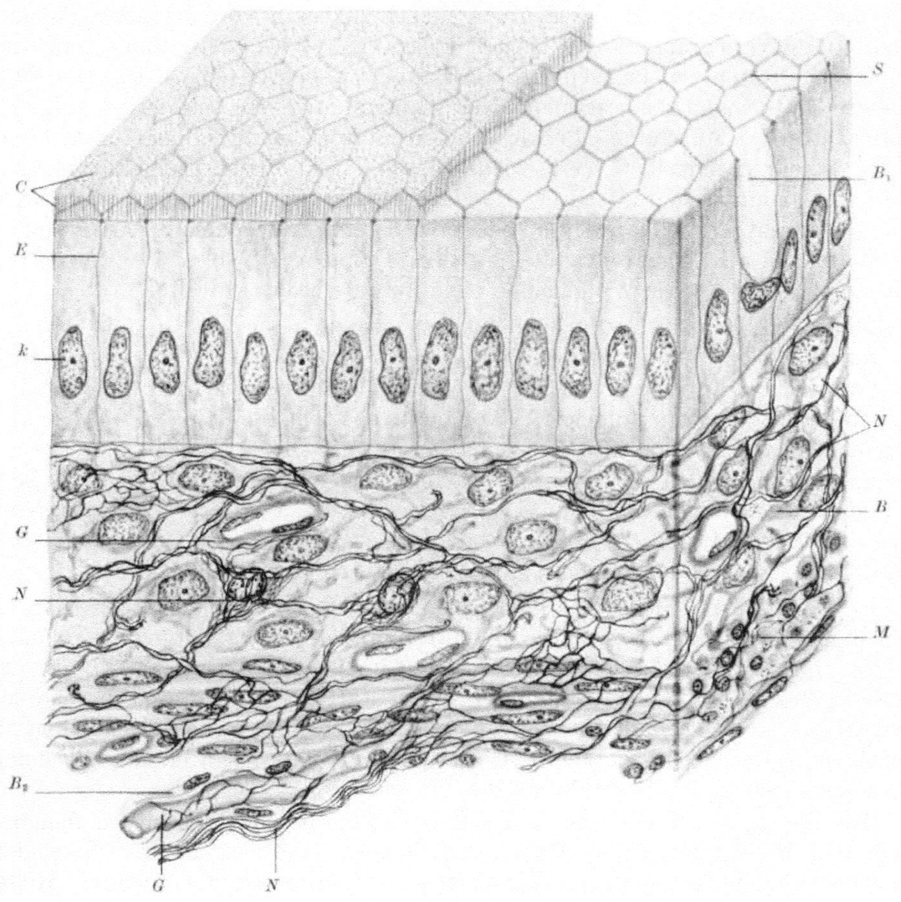

Abb. 3. Modell vom geweblichen Aufbau eines Organteiles (Darmschleimhaut). Mensch. *E* Zelliges Epithelgewebe (grau); *B* Bindegewebe (grün); *M* Muskelgewebe (rot); *N* Nervengewebe (schwarz); *C* Cuticularsaum; *S* Schlußleistennetz; *B₁* Becherzelle, Schleim enthaltend; *G* Blutgefäß; *B₂* perivasculäres Bindegewebe.

der Gewebe und ihres gegenseitigen Verhaltens muß hier ein anderer Begriff Erwähnung finden, nämlich der Begriff der *Zelle* oder Cellula. MAX SCHULTZE (1861) hat vielleicht in Anlehnung an eine Vorstellung LEYDIGs dem Zellbegriff der Tierwelt eine erstmalige, klare Definition mit den Worten verliehen: „Eine Zelle ist ein Klümpchen Protoplasma, in dessen Innerem ein Kern liegt." M. SCHULTZE hat sich bei seiner Definition mit Recht auf die Erwähnung von Form und Struktur beschränkt und das Funktionelle unberücksichtigt gelassen. Eine Zelle besteht demnach aus Kern und Protoplasma (Abb. 4). Sie muß überdies Grenzen besitzen, welche ihr eine oft sehr unterschiedliche Größe und Form verleihen und sie als einen Elementarteil aus ihrer protoplasmatischen Nachbarschaft deutlich herausheben.

Nicht alles Protoplasma ist an eine Zelle gebunden. Es gibt auch extracelluläres Plasma oder *Exoplasma*, das zu den oben erwähnten „Massen" zählt und unter sehr verschiedener Gestalt und Struktur zur Beobachtung gelangt. Ein derartiges Exoplasma findet sich weit verbreitet außerhalb der „kernhaltigen Protoplasmaklümpchen". In einem solchen Fall grenzen also die Zellen nicht Wand an Wand aneinander, sondern lassen in einem Zwischenraum Platz für eine plasmatische *Zwischensubstanz* oder *Intercellularsubstanz*; auch der Name *Grundsubstanz* hat vielfach für die Zwischensubstanz Verwendung erhalten (Abb. 5). Der Organismus setzt also seine Gewebe keineswegs nur aus Zellen zusammen, sondern benutzt da, wo es die Funktion erfordert, auch andere, plasmatische Baumaterialien. Alles Plasmatische zeigt die Erscheinungen des Lebens, wenn auch in ver-schiedenem Grade. Solches gilt in entsprechender Weise für die Intercellularsubstanz, die man nicht etwa als eine tote, zwischen den Zellen umherliegende Masse betrachten darf.

In einem abgrenzbaren Klümpchen Protoplasma braucht der Kern nicht immer in der Einzahl vorhanden zu sein; er kann in der Zwei- und Mehrzahl auftreten. Es gibt Zellen, bei denen die Mehrkernigkeit eine regelmäßige, charakteristische Erscheinung darstellt; zu diesen Zellen gehören die im Knochenmark unter bestimmten Umständen vorhandenen Osteoclasten (Abb. 6). Sie können 20 und mehr Kerne in ihrem Protoplasma enthalten. Auf der linken Seite der Abb. 6 sind 2 Zellen gezeichnet, die durch einen schmalen Protoplasmastrang kontinuierlich, ohne jede Grenze miteinander zusammenhängen. Denkt man sich viele derartige meist einkernige Plasmagebilde mit einer plasmatischen Brücke verbunden, ohne daß hierbei Zellgrenzen sichtbar werden, so liegt ein neuer, weit verbreiteter Elementarteil der lebendigen Substanz vor, das *Syncytium* oder *Plasmodium*. Den syncytialen, kernhaltigen Plasmamassen fehlt somit jede zellige Organisation. Die Erscheinung des Lebendigen braucht also keineswegs stets nur an eine Zelle gebunden zu sein.

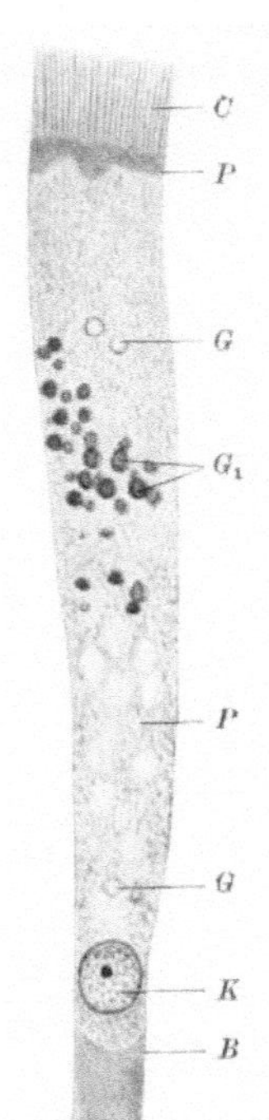

Abb. 4. Epithelzelle aus dem Darm vom Spulwurm (Ascaris lumbricoides). *C* Cuticularsaum; *P* Protoplasma; *G* Granula; G_1 Glykogenschollen; *K* Kern; *B* Basalmembran. Carminmethode nach BEST. 1000mal vergrößert, auf ⁴/₅ verkleinert.

Für die Form und Funktion eines vielkernigen, plasmatischen Gebildes bleibt es gleichgültig, ob ein solches Syncytium durch Verschmelzung einkerniger Zellen entstanden ist oder sich auf eine fortwährende Kernteilung zurückführen läßt, ohne daß hierbei das Protoplasma durch eine entsprechende „Zellteilung" gefolgt wäre.

In Abb. 7 ist ein aus glatten Muskelfasern aufgebautes Syncytium wiedergegeben. Die kernhaltigen Plasmabezirke eines solchen Syncytiums hängen in charakteristischer Weise ohne jede Grenze kontinuierlich miteinander zusammen. Die oben definierte „Zelle" spielt somit bei der Konstruktion eines Syncytiums überhaupt keine Rolle. Auch mit dem aus feinsten Fäserchen oder Fibrillen bestehenden Exoplasma zeigt sich das kernhaltige Syncytium plasmatisch verbunden, obwohl man jenem zarten Faserwerk im Hinblick auf Genese, Bau und Funktion andere Eigenschaften zuweisen dürfte.

Die erwähnten 4 Gewebe liefern das Baumaterial für den Organismus; sie sind für ihre funktionelle Beanspruchung besonders konstruiert und vermögen sich unter bestimmten Bedingungen einer veränderten Inanspruchnahme bis zu

einem gewissen Grade anzupassen. Form und Funktion der Gewebe stellen für
unsere Betrachtung ein schwieriges Problem dar und bilden im Grunde genommen
ein Ganzes, das sich nicht zerlegen läßt. Das Studium des Bindegewebes gewährt manchen erfreulichen Einblick in die Beziehungen zwischen Form und
Funktion, das des Nervengewebes aber nicht im geringsten. Jedenfalls kann man
einem Gewebe, einem Syncytium, einer Zelle oder einer Intercellularsubstanz
nicht ansehen, was gerade in ihnen vorgeht.

Von der Funktion eines Gewebes sprechen heißt sogleich diese Funktion in
Abhängigkeit vom Gefäß- und Nervensystem setzen und der Ganzheit des
Organismus die Herrschaft über das zuteilen, was innerhalb der Gewebe ge-

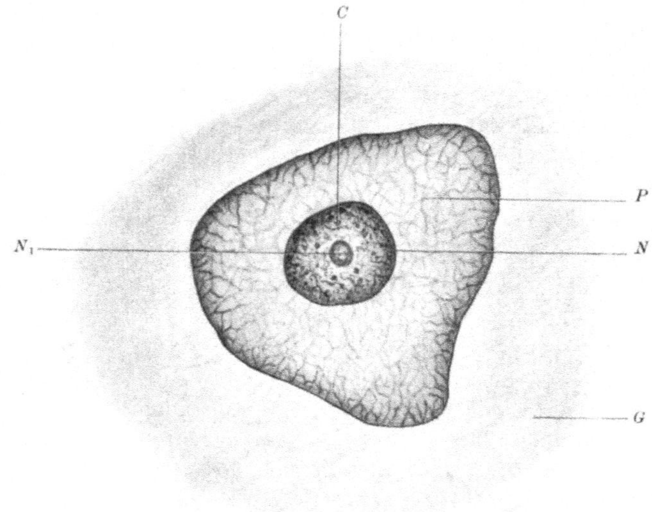

Abb. 5. Knorpelzelle mit Grund- oder Intercellularsubstanz aus dem Ohrknorpel. Menschlicher Embryo.
N Nucleus; *N₁* Nucleolus; *C* Chromatin; *P* Protoplasma mit feinen Strukturen (Plastokonten); *G* Grundsubstanz.
Osmiumsäure. 1800mal vergrößert, auf ³/₄ verkleinert.

schieht. G. RICKER hat in verdienstvoller Weise gezeigt, daß die Zelle kein
selbständiges Individuum darstellt, wie man seit VIRCHOW irrtümlich meinte,
sondern nur in ihren Beziehungen zum Blut und zum Nervensystem oder in
Abhängigkeit von der „innervierten Strombahn", wie er sich treffend ausgedrückt
hat, betrachtet werden kann. Auch in dem Schema der Abb. 3 sind die Ge-
dankengänge RICKERs zur Wiedergabe gelangt und die Beziehungen des Epithel-,
Binde- und Muskelgewebes zum Nervengewebe und Gefäßapparat deutlich zu
ersehen. Weder die Gewebe noch die Zellen sind zu irgendeiner selbständigen
Leistung fähig. Jeder gewebliche und jeder celluläre Vorgang kann im normalen
wie im pathologischen Geschehen nur in Beziehung zum Blutstrom und zum
Nervensystem und damit in Abhängigkeit von der lebendigen Ganzheit des
Organismus gedacht werden.

Es würde nicht ganz das Rechte treffen, wollte man etwa dem Nervengewebe
als Baumaterial eine dominierende Rolle zuweisen. Ein Gewebe ist so wichtig wie
das andere und es gibt im Organismus normalerweise keine gewebliche Formation,
die keine Bedeutung hätte. So kommt dem in Abb. 3 um die Gefäßwand gezeichneten perivasculären Bindegewebe die wichtige Aufgabe zu, sämtlichen Geweben die aus der Wand der feinsten Blutgefäße austretenden, für den Stoffwechsel benötigten Substanzen in einem feinsten Säftestrom zuzuleiten. Somit

vermag auch das perivasculäre Bindegewebe die verschiedenen Gewebe eines Organs nicht nur in mechanischer, sondern auch in funktioneller Hinsicht aneinander zu schließen. Es gibt keine Einzelleistung der Gewebe oder der Zellen. Erst ein harmonisches Zusammenwirken aller Gewebe in Abhängigkeit vom Organismus kann die Leistung eines Organs herbeiführen.

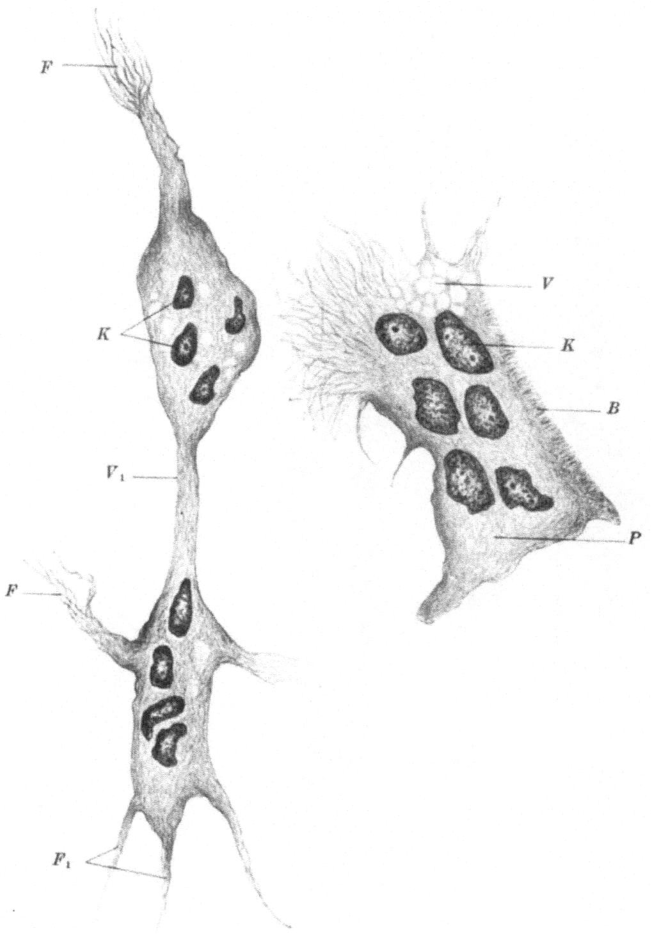

Abb. 6. Mehrkernige Zellen (Osteoclasten). Menschlicher Embryo. *K* Kern; *P* Protoplasma; *B* Bürstensaum; *V* Vacuolen; *F* Fibrillen; V_1 plasmatische Verbindungsbrücke zwischen 2 mehrkernigen Zellen; F_1 plasmatischer Fortsatz. ZENKER. Hämatoxylin-Eosin. Links 1200mal vergrößert, rechts 1650mal vergrößert, auf ⁴/₅ verkleinert.

Das Nervengewebe nimmt die den Organismus von außen oder innen treffenden Reize auf und leitet die hierdurch entstandenen Erregungen durch den ganzen Körper weiter. Kraft dieser Eigenschaft stellen das Nervengewebe und die Blutbahn eine Einrichtung dar, mit welcher der Organismus alle Gewebe und Organe beeinflußt. Es gibt kein Gewebe und keine von den Geweben aufgebauten Organe, die gemeinsam mit ihren zugehörigen Gefäßen nicht in direkter oder indirekter Abhängigkeit vom Nervengewebe stünden. Das in die Gewebe eingebaute allerfeinste Nervennetz (Abb. 3) weist zur Genüge darauf hin, daß die anatomische Forschung normales oder anormales Verhalten der Gewebe stets zum Gesamtorganismus in Beziehung zu setzen und zu prüfen hat.

SCHWANN hat die Lehre SCHLEIDENS vom zelligen Aufbau der Pflanze auf den tierischen
Organismus übertragen und in der Zelle die Grundlage aller Gewebe des Tierkörpers erblickt.
Hierbei sollte jede Zelle ein Individuum, ein selbständiges Ganzes darstellen. Sogar der
irreführende Name „Elementarorganismus" wurde für die Metazoenzelle gebraucht, die man

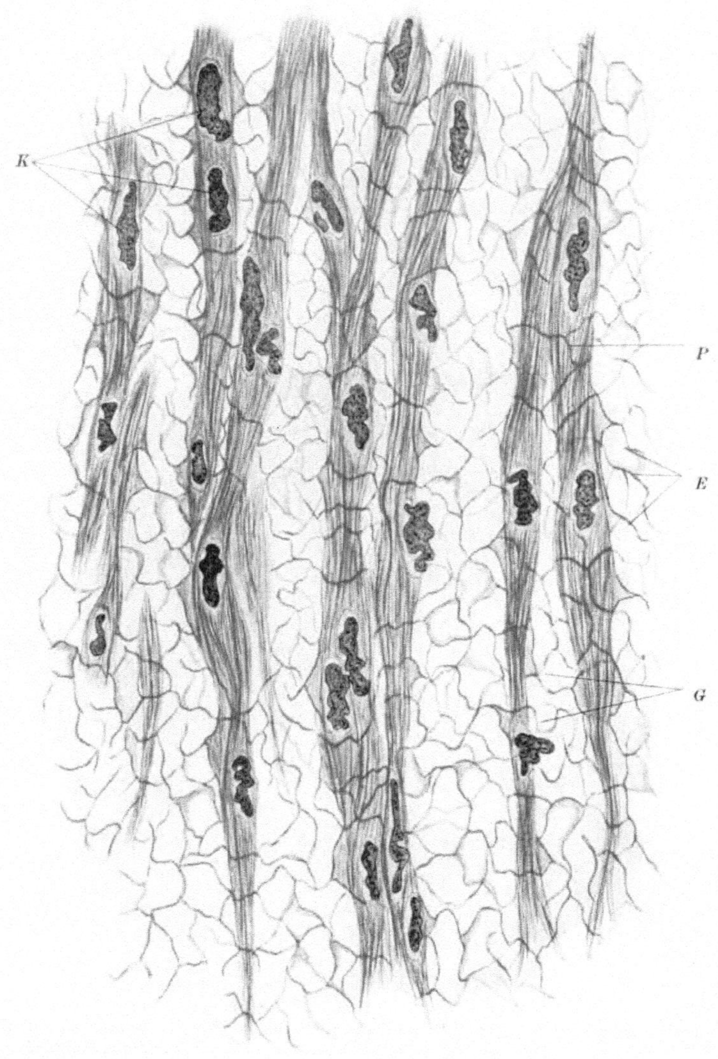

Abb. 7. Syncytium glatter Muskulatur aus einem Gefäß der menschlichen Nabelschnur. *K* Kerne; *P* Protoplasma; *E* feinstes fibrilläres Exoplasma; *G* Grundsubstanz. ZENKER. Hämatoxylin-Eosin. 900mal vergrößert,
auf ³/₄ verkleinert.

mit einem freilebenden Einzeller vergleichen wollte. Ein solcher Vergleich ist a priori verfehlt.
Ein Einzeller muß sich in seiner Umwelt selbständig und kümmerlich genug durchs Leben
schlagen, ernähren und fortpflanzen. Ein Protozoon ist also ein Organismus. Die Zelle des
menschlichen Körpers ist aber niemals einzeln, sondern nur im geweblichen Verband zu
finden; sie kann sich weder ernähren noch selbständig Arbeit leisten, noch von sich aus vermehren. Daher muß die „Zelle" im menschlichen Organismus ihrer scheinbaren Individualität
verlustig gehen und aus ihrem zugesprochenen Aktiv gleichsam in das Passiv versetzt werden.
Nach der treffenden Definition RICKERS wird also die Körperzelle ernährt, in Funktion

gehalten, zur Vermehrung oder zum Untergang gebracht, je nach den obwaltenden Beziehungen zum Gefäß- und Nervensystem.

Vor allem hat VIRCHOW die Selbständigkeit der Zelle besonders scharf betont, sie als alleinlebendigen Baustein des Organismus betrachtet und der gesamten Intercellularsubstanz jegliche Erscheinung des Lebens abgesprochen. Demnach sollte das Leben des Organismus auf eine Summe von Einzelleistungen der Zelle zurückgeführt werden. Jede menschliche Körperzelle gilt nach VIRCHOW als eine Art Homunculus und aus der Gesamtleistung dieser zu Teilspezialisten ausgebildeten Mikromenschen sollte der den Organismus darstellende, abwegige Begriff „Zellenstaat" zustande kommen. Eine solche Vorstellung läßt sich mit der hier geäußerten Betrachtungsweise nicht in Einklang bringen. Der Zelle ist vielmehr jede Individualität, jede dominierende Rolle in den Betriebsfunktionen des Organismus zu versagen. Nicht einmal die Eizelle verläßt das Ovar als ein unabhängiges Individuum, sondern in einer Umhüllung mütterlicher Follikelzellen; sie bleibt demnach immer in Verbindung mit dem mütterlichen Gewebe.

Eine Primitiventwicklung des menschlichen Organismus aus Blastomeren, den ersten zelligen Teilprodukten der befruchteten Eizelle, läßt sich nicht in Abrede stellen. Schon früh erscheinen jedoch im embryonalen Körper plasmatische Gebilde, die sich nicht mehr als Zellen definieren lassen. Bei der Weiterentwicklung eines embryonalen Frühstadiums sind es nicht etwa die Zellen, welche wie kleine Individuen die Gewebe und den Organismus aufbauen, sondern das undefinierbare Ganze, der Organismus, baut sich seine Gewebe auf und verwendet die Zelle als einen Elementarteil da, wo es die Funktion erfordert. Eine zellige Gliederung kommt im erwachsenen menschlichen Körper nur beim Epithel und teilweise beim Bindegewebe vor. In den großen Syncytien des Bindegewebes, der Muskulatur und des Nervengewebes tritt die Zelle als abgrenzbare Eigenform überhaupt nicht in Erscheinung; somit kann der Zelle beim Aufbau des erwachsenen Organismus nur eine begrenzt organisatorische, niemals aber eine selbständige oder gar dominierende Rolle zukommen. Die Abhängigkeit der Zellen von der Blutversorgung und ihre plasmatische Verbindung mit dem peripheren Nervennetz nehmen der Zelle jede Individualität. Ein gleiches gilt für die Leistung der Gewebe.

An Stelle der am mikroskopischen Präparat geübten analytischen Betrachtungsweise fortwährenden Zerkleinerns muß die Synthese treten, die jegliches Geschehen im Gewebe nicht etwa den Zellen zuschiebt, sondern nur in Beziehung zum Gesamtorganismus gedeutet wissen will. Hierbei bedeutet der von BENNINGHOFF geschaffene Begriff eines „Funktionellen Systems" gegenüber der sich selbst zu Tode quälenden „Zellenlehre" VIRCHOWs zweifellos einen Fortschritt.

Der Bedeutung wegen sei hier zusammengefaßt: Ein *Gewebe* ist ein gesetzmäßig gebauter, aus bestimmten Elementarteilen und Massen zusammengesetzter, plasmatischer Komplex, der stets in gleichen Teilstücken in derselben Anordnung wiederkehrt. Das *Epithelgewebe* zeigt einen cellulären Bau. Feinste Fibrillenzüge, die sich über größere Bezirke bestimmter Epithelien erstrecken, kümmern sich hierbei nicht im geringsten um die Existenz der Zellen; sie sind nur als von der Ganzheit des Epithels erzeugte Bildungen entstanden zu denken. Beim *Bindegewebe* treten Syncytium und Intercellularsubstanz in den Vordergrund; zellige Elemente kommen vor. Das *Muskelgewebe* ist ein syncytialer Plasmakomplex, dem sich auch intercelluläres Exoplasma zugesellt. Das *Nervengewebe* ist in der Hauptsache ein Syncytium, jedenfalls kein rein zelliger Verband. Ein weiteres Gewebe, das in engster Verbindung mit dem Nervengewebe beobachtet wird, die Neuroglia, darf als Syncytium gelten. Alle Gewebe bedürfen zu ihrer Funktion des Blutstromes, die ersten 3 Gewebe auch der Innervation.

Die Größe der menschlichen Zellen ist einem erheblichen Wechsel unterworfen. Als kleinste Zellen gelten die roten Blutkörperchen, als größte Zellen die Eizellen und manche

Nervenzellen. Die Zellgröße steht zu derjenigen des zugehörigen Organismus in keiner Beziehung. Es gibt also sehr kleine Tiere mit sehr großen Zellen (Amphibien) und sehr große Tiere, wie bei den Säugern, mit verhältnismäßig kleinen Zellen. Die Maus besitzt sehr kleine Zellen und bildet daher für histologische Untersuchungen kein besonders geeignetes Objekt.

b) Das Protoplasma.

Die Lehre von der Struktur des Protoplasmas gehört heute nicht mehr in den mikroskopischen Bereich der Histologie, sondern ist auf submikroskopisches Gebiet, also in den molekularen Bereich verlagert worden. Hier erscheinen Struktur und Funktion unlösbar verknüpft, im Grunde genommen dasselbe zu sein. Lebendes Protoplasma bedeutet somit eine substanzgebundene Bewegung. Wer

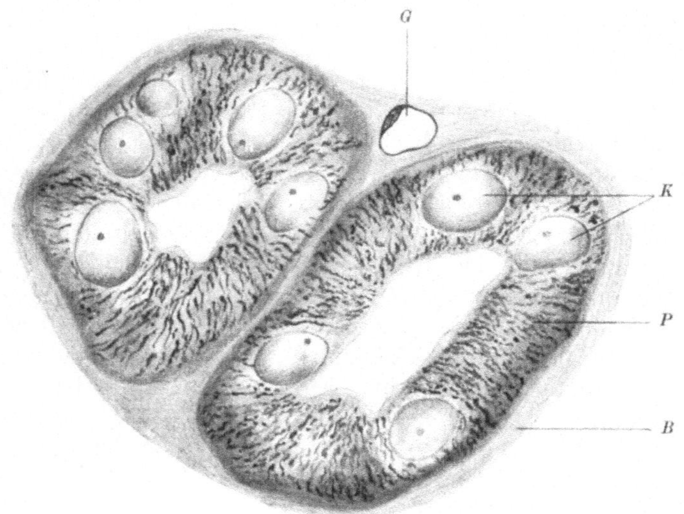

Abb. 8. Plastokonten (*P*) im Epithel der Nierenkanälchen. Maus. *K* Kerne des Epithels; *G* Gefäß; *B* Bindegewebe. Chromosmiumessigsäure-Hämatein. 2100mal vergrößert, auf $^4/_5$ verkleinert.

das lebende Protoplasma zu dauerndem Wechsel, zu fortwährender Bewegung veranlaßt, es gleichsam zu einem substanzgebundenen Vorgang prägt, wissen wir nicht. Wir können aber das ruhelose Geschehen im Protoplasma durch unsere Fixierungsmittel zum völligen Stillstand bringen, das Protoplasma abtöten und in einen völlig anderen als den lebenden Zustand versetzen. Das Eindringen der fixierenden Flüssigkeit in das unendlich feine und komplizierte Molekulargefüge des lebenden Protoplasmas bedeutet einen gewaltsamen Eingriff, der vorhandene Plasmastrukturen vernichten und durch Eiweißausfällung neue, scheinbare Strukturen vortäuschen kann. Histologische, am fixierten Präparat erhaltene Strukturen sind demnach im Hinblick auf ihre Lebenswirklichkeit stets mit gewisser Zurückhaltung zu beurteilen und nur dann als dem Leben entsprechende Gebilde zu betrachten, wenn es gelingt, sie im lebendigen Protoplasma sichtbar zu machen. Unter dieser Einschränkung sind die folgenden Ausführungen über histologische Protoplasmastrukturen zu bewerten.

Frisches Protoplasma läßt sich nicht in einer allgemein gültigen Formel beschreiben. Die wasserreiche, zähflüssige, grünlich schillernde Substanz kann glashell, getrübt und undurchsichtig, feinkörnig oder strukturlos (homogen) aussehen. Form, Größe, Menge und Verteilung der histologischen Strukturen sind einem fortwährenden Wechsel unterworfen. Verschiedene Fixierungsmittel vermögen das gleiche Protoplasma oft unter einem sehr verschiedenen Strukturbild darzustellen. Welches von derartigen Strukturbildern als das „wahre", der Wirklichkeit entsprechende zu gelten hat, läßt sich mitunter sehr schwer sagen. Nur ein Vergleich des fixierten Präparates mit der lebendigen Substanz vermag hier eine gewisse Aufklärung zu verschaffen. Die Ergebnisse der Lebendbeobachtung mit dem Strukturbild eines fixierten Protoplasmas in Einklang zu bringen, bereitet oft erhebliche Schwierigkeit.

Nach Vitalfärbung und im Dunkelfeld kann man in dem, in der Kultur gezüchteten, lebenden Protoplasma besondere Gebilde entdecken, die sich am fixierten Protoplasma erst nach Verwendung sehr komplizierter Färbemethoden beobachten lassen. Die fraglichen Gebilde werden als *Plastokonten* bezeichnet und können als kleine Körnchen, Stäbchen, Körnchenreihen, kürzere oder längere, gestreckte oder gewundene Fäden in Erscheinung treten (Abb. 5 und 8). Sie sind als veränderliche, in stetem Gestaltwechsel befindliche Strukturen anzusprechen und kommen besonders häufig im Plasma von Drüsenzellen und im embryonalen Protoplasma zu Gesicht (Abb. 120). Beim Auftreten fibrillärer Strukturen im frühembryonalen Muskelgewebe verschwinden sie wieder, ebenso in einem bestimmten Funktionsstadium der Drüsenzelle.

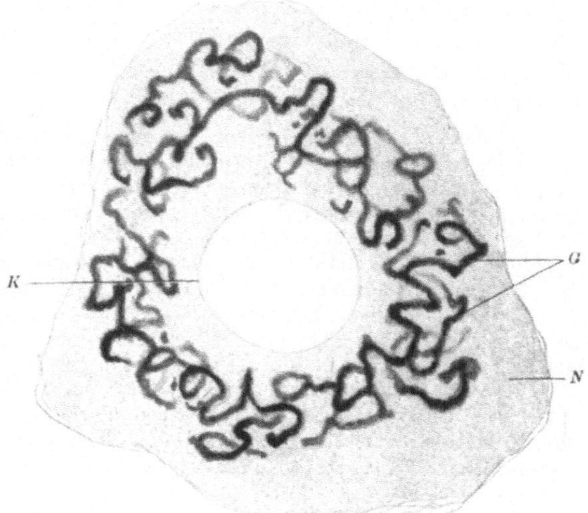

Abb. 9. GOLGI-Apparat (*G*) in einer Spinalganglienzelle. **Mensch.** *K* Stelle des Kerns; *N* Neuroplasma. Osmiummethode nach KOPSCH. Material von Prof. KOPSCH. 2000mal vergrößert, auf ³/₄ verkleinert.

Die morphologische Mannigfaltigkeit der Plastokonten hat bei ihrer Erforschung zu einer entsprechenden Vielheit von Bezeichnungen geführt (Plasmosomen, Plastosomen, Chondriosomen, Chondriokonten, Mitochondrien, Plastochondrien); auch die „Basalfilamente" im Drüsengewebe (Abb. 37) gehören den Plastokonten an. Über die Bedeutung der aus hochwertigen Eiweißkörpern und Lipoiden vom Grundplasma aufgebauten Plastokonten läßt sich keine sichere Angabe herbeibringen. Möglicherweise spielen die Plastokonten die Rolle einer Speichersubstanz, die dann wieder aus dem Protoplasma verschwindet, wenn sie vom Organismus gebraucht wird.

Eine andere plasmatische Bildung, die vielleicht zu den Plastokonten in gewisser Beziehung steht, ist als GOLGI-*Apparat* (Apparato reticolare interno, GOLGI) bekannt. Das Gebilde wird nach Anwendung komplizierter, meist die Verwendung von Osmiumsäure und Silbernitrat erfordernder Methoden als ein gitterartiges Gebilde von Bälkchen und Schleifen im Protoplasma sichtbar (Abb. 9). An großen Ganglienzellen läßt sich der GOLGI-Apparat deutlich nachweisen; er kommt wahrscheinlich in den meisten tierischen und menschlichen Zellen vor. Seine Form und Lage innerhalb der Zelle wechseln erheblich. Offenbar handelt es sich um wenig konstante, labile Strukturen, die wahrscheinlich auch in der lebenden Substanz zu beobachten sind.

So dicht, wie es die Wiedergabe mit Osmiumsäure oder Silbernitrat hervortäuscht, können die Strukturelemente des GOLGI-Apparates nicht sein, da das Fibrillenbild einer Ganglienzelle (Abb. 139) nicht den geringsten Raum für den GOLGI-Apparat frei läßt. Auch entsprechend färbbare Körnchen (Granula) rechnet man dem GOLGI-Apparat zu, dessen Funktion in Beziehung zur Sekretbildung und zur Speicherung verschiedener Stoffe von manchen Autoren gesetzt wird, ohne daß Genaueres hierüber auszusagen wäre.

Eine Fülle von Stoffwechselprodukten, die teils vom Protoplasma gebildet, teils von ihm aufgenommen sind, findet sich in der lebendigen Substanz in unterschiedlicher Weise vor und wird trotz ihrer verschiedenen Form und Beschaffenheit unter dem Namen *Paraplasma* zusammengefaßt. Zu diesen paraplastischen Einschlüssen gehören Körnchen, Schollen, Tröpfchen aus Fetten, Lipoiden, Kohlenhydraten und Eiweiß. Letzteres erscheint in den Zwischenzellen des Hodens in krystallinischer Form (Abb. 425), während sich das aus Kohlenhydraten aufgebaute Glykogen mit der BESTschen Carminmethode in den Leber- und Darmzellen nachweisen läßt (Abb. 4). Das Fett besitzt in Gestalt verschieden großer Tröpfchen eine weite Verbreitung in den menschlichen Geweben und wird nach entsprechender Nahrung im Darmepithel oder im Epithel der tätigen Milchdrüse leicht beobachtet (Abb. 355 und 477). Auch den Dotter, ein Eiweiß-Lipoidgemisch, das Eisen, Phosphor und einen Farbstoff enthält, rechnet man zum Paraplasma. Im menschlichen Ei und im Ei der Säugetiere erreicht der Dotter im Hinblick auf die gewaltige Dottermasse im Protoplasma des Vogeleies eine nur geringe Bedeutung.

Die Masse der in das homogene Grundplasma eingebetteten kleinen und kleinsten *Körnchen* oder *Granula* ist oft sehr schwierig, oft gar nicht im Hinblick auf ihre Beschaffenheit und Verwendung einzuschätzen. Am leichtesten gelingt solches noch bei den *Pigmentgranula*, die als Farbstoffträger den Pigmentzellen unterschiedlicher Art ein charakteristisches Gepräge verleihen (Abb. 58). Derartige Pigmente, das Melanin und das anders gebaute Lipofuscin sind Eiweißkörper und aus dem Protoplasma heraus entstanden. In den Nervenzellen finden sich Melanine sehr häufig; auch in den glatten Muskelfasern und im Herzmuskelgewebe kommen Pigmentgranula vor. Ihre Bedeutung ist unbekannt. Nach Blutungen tritt in manchen Geweben Pigment auf, das seine Entstehung den vom Protoplasma aufgenommenen Zerfallsresten der roten Blutkörperchen verdankt.

Die vielen Granulaformen, die im Protoplasma sichtbar werden, können nicht einheitlicher Natur sein, da sie sich gegenüber basischen oder sauren Farbstoffen oft sehr verschieden verhalten. Bei den farblosen Blutzellen, beim Darmepithel und bei den exkretorischen und inkretorischen Drüsen werden die spezifischen Granula nähere Erwähnung finden. Manche Granula scheinen sich in kleine, mit Flüssigkeit gefüllte *Hohlräume* oder *Vacuolen* aufzulösen. Eine große Anzahl der allerverschiedensten Granula in den Leberzellen, in verschiedenen Ganglienzellen, in Zellen der Nebenniere, der Speicheldrüsen, Hypophyse und des Darmkanals ergibt nach Formolfixierung und Silberimprägnierung eine tiefe Schwarzfärbung. Man bezeichnet solche Körnchen als argyrophile Granula, obwohl es sich bei ihrer Darstellung um keine spezifische Reaktion bestimmter Körnchen handeln kann. Mit Silber lassen sich derartig viele verschiedene Strukturen imprägnieren, daß die Imprägnierbarkeit mit Silber keinen Schluß auf spezifische Eigenschaften geweblicher Strukturen gestattet.

Anorganische Einschlüsse, wie Eisensalze u. dgl., sind im menschlichen Protoplasma verhältnismäßig selten anzutreffen. Kleinste, aus Kalkstaub, Kieselstaub oder Metallstaub bestehende Teilchen werden von gewissen Zellen des Lungengewebes aus der eingeatmeten Luft aufgenommen und im Gewebe abgelagert.

Die Fähigkeit zur Aufnahme und Aufspeicherung von Substanzen in feinster Verteilung bildet eine häufige Erscheinung am lebenden Protoplasma. In den Organismus eingebrachte Tuschekörnchen oder Körnchen verschiedener Farbstoffe (Carmin, Zinnober) finden sich alsbald im Plasma vieler Zellen abgelagert vor. Das Vermögen der lebendigen Substanz, sich kleinste, corpusculäre Elemente einzuverleiben, wird als *Phagocytose* bezeichnet; sie ist vor allem bei den farblosen Blutzellen, beim lymphatischen Gewebe und bei der Glia von großer Bedeutung.

In einem beträchtlichen Gebiet der lebendigen Substanz läßt sich innerhalb des Protoplasmas unter bestimmten Bedingungen ein allerfeinstes fädiges Gefüge beobachten. Die Einzelfäden dieses Fadengerüstes nennt man *Fibrillen*. Sie verleihen dem fixierten Muskelgewebe als *Myofibrillen* und dem fixierten Nervengewebe als *Neurofibrillen* ein charakteristisches Aussehen (Abb. 122 und 139). Auch in geschichteten Epithelien werden derartige intraplasmatische Fibrillen gelegentlich sichtbar; sie sind unter dem Namen *Tonofibrillen* bekannt und sollen gegenüber den das Epithelgewebe treffenden Zug- und Druckeinwirkungen eine entsprechende mechanische Bedeutung besitzen (Abb. 24).

Man hat für die im Protoplasma der obengenannten Gewebe auftretenden Fibrillen auch den Namen „*Metaplasma*" in Vorschlag gebracht und das Fibrillengefüge als „lebendige", vom Protoplasma gebildete Struktur der teils lebendigen, teils toten Masse des Paraplasmas gegenübergestellt. Doch scheint der Begriff eines besonderen „Metaplasmas" unnötig, da sich eine Grenze zwischen lebendigem und leblosem Material im Protoplasma nicht aufstellen läßt. Übrigens fällt jedem selbst die Entscheidung darüber zu, was als lebendig oder nicht lebendig zu gelten hat.

Plastokonten, GOLGI-Apparat, Paraplasma und das Fibrillengefüge sind mit dem Kern in ein für unser Mikroskop strukturloses *Grundplasma* oder *Hyaloplasma* eingebettet. Es lassen sich an dieser homogenen Masse weitere Einzelheiten oder Differenzierungen nicht mehr erkennen. Trotzdem besteht Grund zur Annahme, dem Hyaloplasma in Gemeinschaft mit dem Kern das Vermögen zur Bildung, Umbildung oder Auflösung der oben angeführten plasmatischen Einschlüsse zuzuweisen. Die mikroskopische Strukturlosigkeit des Hyaloplasmas bedeutet nicht etwa das Fehlen einer Struktur; diese ist nur aus dem mikroskopischen Bereich heraus in das submikroskopische Gebiet zu verlegen.

Zu den bei der Definition eines Gewebes erwähnten „Massen" rechnen schließlich die *extracellulären Plasmen* oder die zwischenzelligen Substanzen, auch als *Intercellularsubstanz* bezeichnet. Letztere findet sich in unterschiedlicher Form zwischen den Zellen und Syncytien und spielt beim Aufbau des Organismus eine bedeutende Rolle (Abb. 7). Besonders beim Stützgewebe erscheint die Intercellularsubstanz von sehr weicher, teils fester oder harter Konsistenz wie beim Knorpel- oder Knochengewebe. Wichtig für die physikalischen Eigenschaften der festeren Intercellularsubstanz scheint die jeweilige Anordnung der eingelagerten Fibrillen zu sein; sie verlaufen in einer für unsere gewöhnliche Optik nicht weiter auflösbaren Grundsubstanz. Ein Gewebe verdankt seine physikalische Beschaffenheit, seine Weichheit, Elastizität, Festigkeit, gegenüber Zug und Druck dem Verhalten und der Menge der vorhandenen Intercellularsubstanz. Sie gehört, wenn auch in ihrem Stoffwechsel mancherlei Unterschiede gegenüber dem Protoplasma bestehen, dennoch der lebendigen Masse an.

Im embryonalen Gewebe erscheint die Intercellularsubstanz als eiweißhaltige Flüssigkeit, welche die Form des weichen, embryonalen Körpers beeinflußt und gleich dem Säftestrom im Gewebe des erwachsenen Organismus im Dienste des Stoffwechsels steht. Die Körperflüssigkeiten lassen sich gleichfalls den „Massen" zuzählen und sollen an entsprechender Stelle Erwähnung finden.

Die **chemische Zusammensetzung** der lebenden Substanz ist überaus kompliziert. Da ihre Betrachtung aus dem histologischen Bereich heraus in das submikroskopische Gebiet führt, so sei hier nur einiges wenige in Kürze wiedergegeben. Das Protoplasma ist kein ungeordnetes Gemenge von einzelnen Bestandteilen, sondern ein molekulares Gefüge von größter Kompliziertheit, ein kolloidales komplex-disperses System, das im lebendigen Geschehen beträchtliche Veränderungen seines Zustandes herzustellen vermag. Röntgenstrahlen und die polarisationsoptische Methode vermögen über den submikroskopischen Bau des Protoplasmas weitgehende Aufklärung zu verschaffen. Das Grundplasma darf als ein sehr wasserreiches Gel betrachtet werden; 50—60% Wassergehalt ist im menschlichen Protoplasma im Durchschnitt vorhanden. Der Wassergehalt der weichen Gehirnsubstanz wird sogar auf über 70% veranschlagt; er dürfte bei Embryonen der ersten Monate wesentlich höher sein. Das Wasser findet sich teils als freies Lösungsmittel in den Poren des Molekulargerüstes, teils als Hydrationswasser an die Eiweißmoleküle gebunden (Abb. 10). Das Protoplasma vermag vom Gelzustand in den Solzustand und von diesem wieder in den Gelzustand überzugehen. Es zeigt somit die Eigenschaften eines flüssigen und eines festen Körpers. Die beigegebene schematische Abbildung weist auf die enorme, für die Leistungen des Plasmas höchst wichtige Oberflächenvergrößerung hin, die in der Molekularstruktur eines kolloidalen Systems vorhanden ist.

An **chemischen Elementen** werden im Protoplasma gefunden: Kohlenstoff, Wasserstoff, Chlor, Jod, Natrium, Kalium, Schwefel, Stickstoff, Phosphor, Silicium, Mangan, Eisen und Kupfer, teils in organischen, teils anorganischen Verbindungen, etwa in anorganischen Salzen. Vor allem werden hochmolekulare *Eiweißkörper* zum Aufbau der plasmatischen Struktur verwendet. Auch Fermente gehören teilweise zu den Eiweißkörpern. Eine bedeutsame Rolle spielen ferner im molekularen Bausystem die *Lipoide*, zu denen man die Phosphatide, Zere-

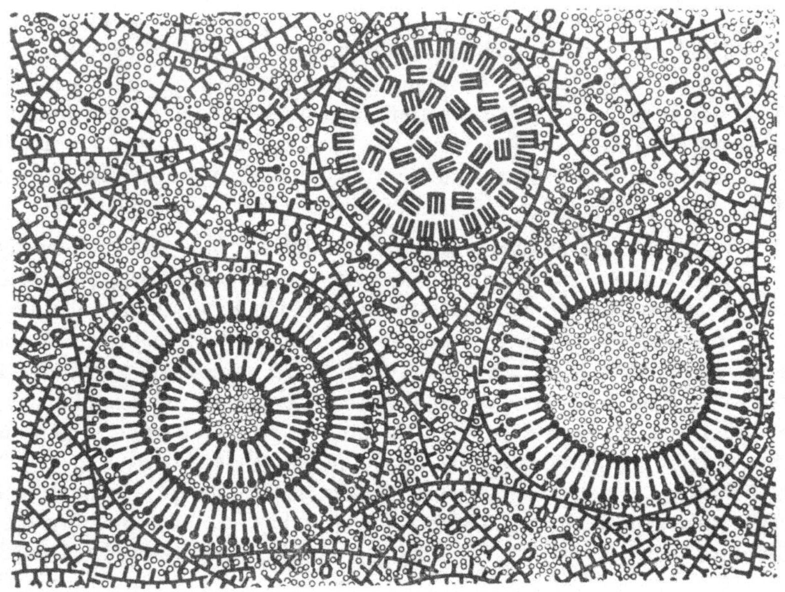

Abb. 10. Symbol des Feinbaues des Protoplasmas. Protein-, Lipoid-, Triglycerid-, Wassermoleküle, Ionen. Unten rechts eine Vacuole mit wäßrigem Inhalt, umschlossen von einer bimolekularen Lipoidlamelle; oben ein Öltropfen, links unten ein Lipoidtropfen. Dazwischen das aus Polypeptidfadenmolekülen aufgebaute Proteingerüst, das in seinen Maschen Wasser und andere Stoffe enthält. (Nach W. J. SCHMIDT.)

broside und Sterine rechnet; Lecithin und Cholesterin seien hier besonders genannt. *Neutralfette* und *Fettsäuren* kommen teilweise schon in mikroskopisch erkennbaren Massen, Tröpfchen und Kügelchen vor, teils sind sie in feinster, mit dem Mikroskop nicht mehr nachweisbarer Verteilung vorhanden. Schließlich lassen sich Kohlenhydrate in vielen Verbindungen feststellen; ein hochmolekulares Polysaccharid, das *Glykogen*, kann man in Leber- und Darmzellen bereits mit dem Mikroskop beobachten (Abb. 4).

Man denke sich das gelartige Grundplasma als ein dreidimensionales Gitterwerk von Molekülen oder reticulär-disperses System aufgebaut. Die Moleküle bilden in der submikroskopischen Textur eine bestimmte Ordnung; die chemisch unterscheidbaren Bestandteile sind gleichsam mit höchster Kunst zusammengefügt. Gleichzeitig zeigt sich das Molekulargefüge einer fortwährenden Veränderung unterworfen. Als allgemeines Bauprinzip der weitverbreiteten Fibrillen gilt die Parallelbündelung von Fadenmolekülen. Die infolge der Fixierung bei den Fibrillen auftretende Quellung ohne gleichzeitige Längenzunahme geht auf die Aufnahme von Wasser in ein System von Längsspalten zurück, die in das Gitterwerk der Fadenmoleküle eingebaut scheinen. Im lebenden Protoplasma kann man bei starker Vergrößerung an kleinsten Körnchen die BROWNsche Molekularbewegung, ein eigentümliches Tanzen und Zittern von winzigen Körperchen, wahrnehmen.

Im Stoffwechsel des Protoplasmas darf man die vornehmste Erscheinung lebendigen Geschehens erblicken. Reizbarkeit, Fähigkeit zur Fortpflanzung, das Vermögen zur Regeneration und zur Regulation vervollständigen das Bild, in dem wir Erscheinungen des Lebens zu erkennen vermeinen. Es ist nicht möglich, Protoplasma auf künstliche Weise herzustellen. Alles Lebendige stammt nur vom Lebendigen (Omne vivum e vivo).

c) Der Kern (Nucleus).

Der **Kern** oder **Nucleus** stellt im fixierten und gefärbten Zustand das auffallendste Strukturgefüge der lebendigen Masse dar (Abb. 5). In der lebenden Substanz ist der Kern oft sehr schwer, manchmal als heller Fleck, manchmal gar nicht zu erkennen, kann aber alsbald durch Zusatz verdünnter Essigsäure als ein gegenüber dem Protoplasma scharf abgegrenztes und stärker lichtbrechendes Gebilde sichtbar gemacht werden. Die Form des Kernes variiert stark; häufig sieht man kugelige, häufig rundliche oder längsovoide Kerne. Mitunter lassen sich wie bei manchen farblosen Blutkörperchen oder bei Riesenzellen eigentümlich gegliederte Kernformen beobachten. Bei Zellen sind oft zwischen der Form der Zelle und der des Kernes gewisse Beziehungen zu verspüren; gelegentlich scheinen sie völlig zu fehlen. Veränderungen der Kernform brauchen also nicht mit Veränderung der Zellform Hand in Hand zu gehen. Je nach dem Funktionszustand der Zelle vermag der einzelne Kern seine Form in verschiedener Weise zu verändern; ein solches Verhalten tritt bei den exkretorischen und inkretorischen Drüsenzellen deutlich in Erscheinung. Nach dem morphologischen Befund muß im Kern gegenüber dem Protoplasma verschiedenes und für dessen Funktion unersetzliches Material eingebaut sein. Denn es gibt keine Syncytien oder Zellen ohne Kerne. Nur die roten Blutkörperchen des Menschen und der Säugetiere sind kernlos, haben aber bei ihrer Genese einen Kern besessen und gehen bereits nach wenigen Wochen wieder zugrunde.

Am fixierten Material sind verschiedene Kernstrukturen, wie ein stark färbbares Kerngerüst, eine kleine kugelige Masse oder das Kernkörperchen und eine, die gesamte färbbare und nichtfärbbare Kernsubstanz umhüllende Kernmembran leicht wahrzunehmen. Das Kerngerüst oder *Chromatin* läßt sich mit basischen Farbstoffen sehr gut zur Ansicht bringen und zeigt im übrigen ein wechselndes Aussehen; manchmal erscheint es in Form kleiner Schollen, Brocken oder Klümpchen, manchmal in fein verteiltem, leicht körnigem Zustand (Abb. 11). Möglicherweise hängt die chromatische Substanz mit einem feinsten, nicht weiter färbbaren Gerüstwerk zusammen. Das Chromatin liefert die Grundlage zur Genese der *Chromosomen*, denen wir eine wichtige Rolle bei der Übertragung der Erbmasse zuteilen.

Im polarisierten Licht zeigt das Kerngerüst infolge seines stark hydratisierten Zustandes keine Doppelbrechung. Mit der Nuclealreaktion nach FEULGEN läßt sich Thymonucleinsäure im Kern, niemals jedoch im Protoplasma nachweisen. Hierbei beschränkt sich die mit der FEULGENschen Methode erzielte rotviolette Farbe im allgemeinen nur auf das nucleinsäurehaltige Chromatin und die Chromosomen. Eiweißkörper, Nucleinsäuren und Lipoide sind im Chromatin nachgewiesen. Das veränderliche Aussehen der Kerne in verschiedenen Funktionsstadien der Drüsen läßt sich mit der Nuclealreaktion an der chromatischen Kernsubstanz durch Schwankungen im Nucleinsäuregehalt feststellen.

Da im lebenden Kern von einem Kerngerüst oft nur wenig oder nichts zu sehen ist und auch ein fixierter Kern außer Nucleolus und Kernmembran oft keinerlei Strukturen zeigt, so ist die Frage nach einer Übereinstimmung des lebenden und fixierten Strukturbildes beim Kern von großer Bedeutung. Jedenfalls besagt die Kernstruktur des fixierten Präparates nicht allzuviel über den submikroskopischen Bau der Kernsubstanz; andererseits bietet möglicherweise eine im Kernsaft vorhandene submikroskopische, molekulare Gitterstruktur doch eine gewisse Unterlage zur Entstehung mikroskopischer Gerüststrukturen.

Das *Kernkörperchen* oder der *Nucleolus* ist ein stark lichtbrechendes, kugeliges Gebilde, bei Nervenzellen von besonderer Größe und zweifellos ein sehr wichtiger Bestandteil der Kernsubstanz. Da sich der Nucleolus mit basischen Farbstoffen wie das Chromatingerüst färbt, so ist er von letzterem oft schwer zu unterscheiden. Im übrigen kann das färberische Verhalten der Nucleolen verschieden sein, da sie mitunter auf saure Farbstoffe zu reagieren vermögen. Die Nucleolarsubstanz stellt keine einheitliche Masse dar; denn man kann in ihr gelegentlich einen hellen Fleck, kleinste Granula und Vacuolen in unterschiedlicher Lagerung beobachten. Der Nucleolus erscheint häufig in der Einzahl, kann aber auch in geringer Mehrzahl im Kernsaft zu finden sein. Im Nucleolus müssen sich sehr

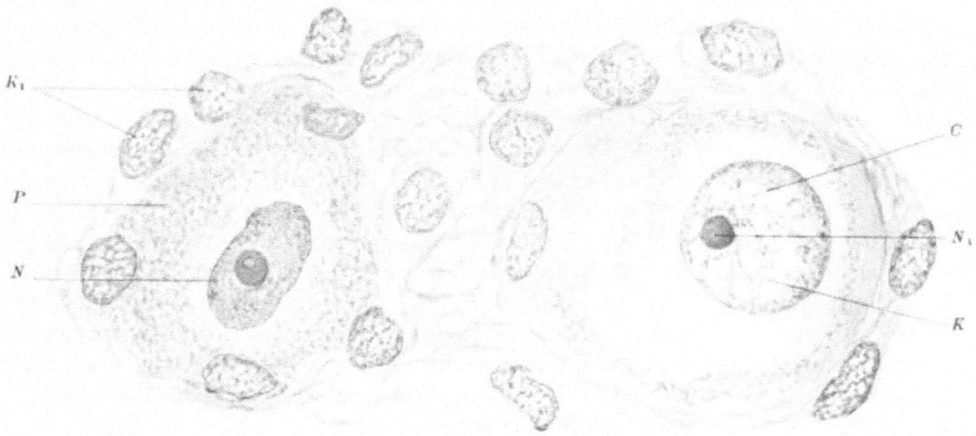

Abb. 11. Zwei Nervenzellen aus einem Ganglion des Grenzstranges. 50jährige Frau. *N* Nucleus; *N₁* Nucleolus; *C* Chromatin; *K* Kernsaft; *P* Protoplasma; *K₁* Kerne des Hüllplasmodiums. Man achte auf das unterschiedliche Aussehen der Kerne. BOUIN. Azanfärbung. 1600mal vergrößert, auf ⁴/₅ verkleinert.

verwickelte Stoffwechselvorgänge abspielen; denn er vermag zu wachsen, sich bei der Amitose zu teilen und bei der Mitose wieder aufzulösen.

Möglicherweise kann Nucleolarsubstanz, sei es in histologisch erkennbarer Weise, sei es in chemisch zerlegten Baumaterialien durch die Kernmembran an das Protoplasma abgegeben werden. Die mikroskopische Beobachtung reicht zu einer exakten Angabe über einen derartigen Vorgang nicht aus. Das gilt auch für die Frage, inwiefern sich chromatische Substanzen oder Stoffe aus dem Kernsaft am Aufbau des Nucleolus beteiligen, in dem Ribonucleinsäuren, wenig Thymonucleinsäure und basische Eiweißkörper vom Histontyp nachzuweisen sind. In der Literatur werden Beziehungen zwischen dem Nucleolus und der Bildung der NISSL-Substanz bei den Ganglienzellen erwähnt, da Ribonucleinsäuren auch in den NISSL-Schollen vorkommen. Variationsstatistische Untersuchungen weisen auf ein regelmäßiges Verhältnis des Nucleolusvolumens zur Kernoberfläche hin.

Chromatingerüst und Nucleolen sind in den gelartigen *Kernsaft* eingebettet, dessen molekularer Aufbau sich der mikroskopischen Betrachtung entzieht. Gelegentlich scheint der Kernsaft in flüssiger Form aufzutreten. Größte Bedeutung für den Stoffwechsel des Kernes dürfte die *Kernmembran* besitzen. Alle Stoffe müssen vom Protoplasma zum Kern und umgekehrt durch diese Zone mit einer dichteren Molekularstruktur hindurchpassieren. Die polarisationsoptische Analyse weist der Kernmembran einen Folienbau zu. Bei Wasserentzug aus dem Kern kommt es zu Faltungen in der Kernmembran.

Kern und Protoplasma scheinen in ihrer Funktion miteinander verkoppelt; beide können offenbar innerhalb einer Zelle oder eines Syncytiums einander nicht entbehren. Es gibt im normalen Geschehen innerhalb des menschlichen Organismus weder kernlose Zellen noch Kerne ohne Protoplasma. Ob sich Leben, also Stoffwechselvorgänge und Wachstum auch ohne Kerne ermöglichen lassen, ist im Hinblick auf das Exoplasma, die Intercellularsubstanz und die „Massen" eine andere, wohl zu bejahende Frage. Äußerungen funktioneller Beteiligung des Kernes am Stoffwechsel der Zelle wahrzunehmen, fällt mitunter leicht, mitunter sehr schwer.

Veränderungen in der Größe des Zellkernes scheinen vielfach zur Zelltätigkeit in gewisser Beziehung zu stehen; an Drüsenzellen läßt sich ein derartiges Verhalten beobachten. Jedenfalls vermag sich das Kernvolumen zu vergrößern und

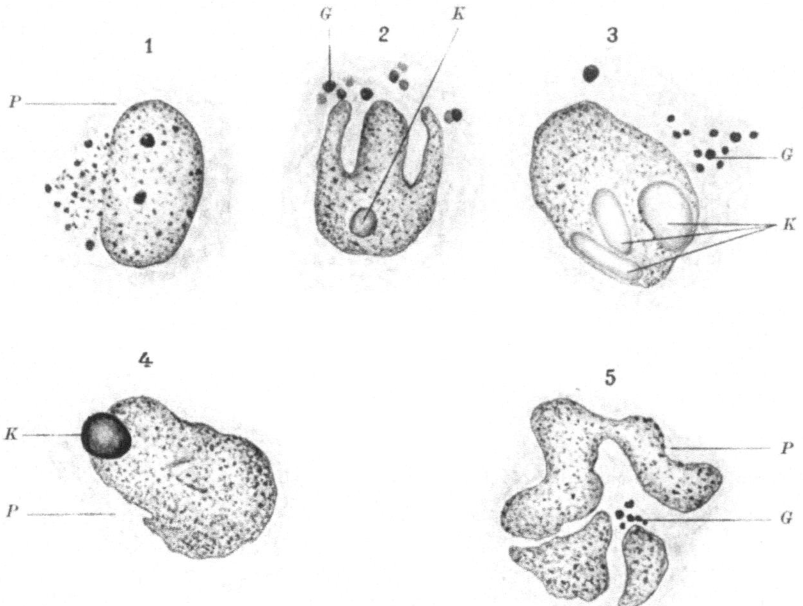

Abb. 12. Kernveränderungen in den Zellen der Zirbeldrüse. Mensch. *1* Ausstoßung körnigen Kerninhaltes durch eine defekte Stelle der Kernmembran; *2* Kern mit stark gefalteter Membran; *3* Kern mit 3 großen Kernkugeln; *4* Kern mit Durchtritt einer dunklen Kernkugel durch die Membran; *5* stark gefalteter, scheinbar fragmentierter Kern ohne Kernkugel; *K* Kernkugel; *G* dunkle Granula; *P* Protoplasma. BOUIN. Azanfärbung. 2200mal vergrößert, auf ⁴/₅ verkleinert.

zu verkleinern. Nach der variationsstatistischen Methode soll den Zellen und den Kernen ein rhythmisches Wachstum in konstanten Proportionen eigentümlich sein. Hierbei sollen nach einem sog. Verdoppelungsrhythmus bestimmte Kernklassen auftreten, deren Volumen sich wie 1:2:4:8 usw. verhalten. Der Verdoppelungsrhythmus scheint jedoch nicht die einzige Art des Wachstumsrhythmus darzustellen; daher ist man genötigt, sog. „Zwischenklassen" aufzustellen. Im sympathischen Grenzstrang lassen sich 2 Arten von Nervenzellen ziemlich leicht voneinander morphologisch unterscheiden (Abb. 11). Es liegt nahe, für die Zellen mit unterschiedlicher, plasmatischer Färbbarkeit auch zwei verschiedene Kernklassen anzunehmen. Ob sich eine solche Vermutung begründen läßt, bleibt indessen fraglich, da beide Zellen nur in einem Stadium mit unterschiedlicher Funktion begriffen sein könnten.

Eine merkwürdige Erscheinung, bestehend in der Ausstoßung von Kerninhalt, ist an den Kernen verschiedener Zellen (verschiedene Epithelzellen, Leber-, Pineal- und Pankreaszellen, manche Ganglienzellen, Zellen der Placenta) beschrieben worden. Man hat den eigentümlichen Vorgang sogar als Kernsekretion bezeichnet. In einem solchen Fall treten in den Kernen „Kernkugeln" in der Ein- und Mehrzahl und von wechselnder Größe hervor. Die Kugeln scheinen eine Art Kolloidsubstanz zu enthalten, sind unterschiedlich gefärbt, geraten mitunter in dichte Nähe der Kernmembran und sind offenbar imstande, dieselbe zu durchdringen. Ins Plasma gelangt, lösen sich augenscheinlich diese Kernkugeln auf und lassen hier eine stark färbbare, grobe Granula entstehen, die gleichfalls verschwinden kann (Abb. 12).

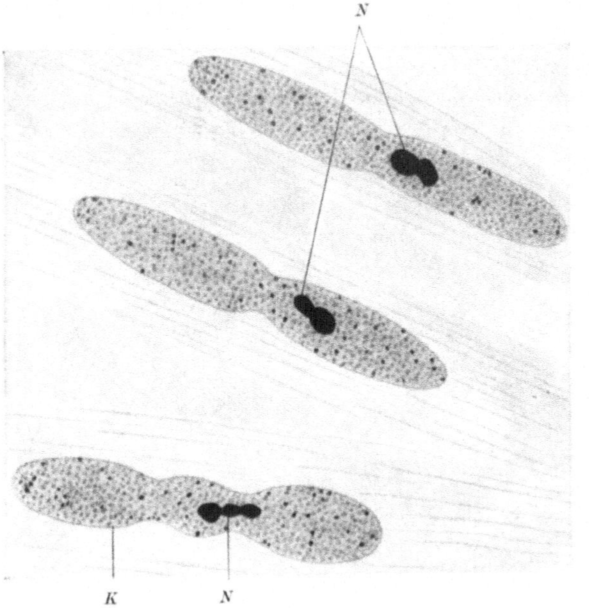

Einen Vorgang wie die Ausstoßung von Kerninhalt auf Grund aneinandergereihter, mikroskopischer Bilder konstruieren zu wollen, bleibt immer eine etwas unsichere Sache. Ein Beweis hierfür läßt sich nur am lebenden Material innerhalb des Organismus gewinnen. In den Kernkugeln der Placentarzellen sind geringe Mengen von Thymonucleinsäure, größere Mengen von Ribonucleinsäure und ein kleiner Anteil acidophiler Substanz nachgewiesen worden. Ein Nucleolus wird in den Kernen bei Anwesenheit von Kernkugeln nur selten sichtbar. Nähere Beziehungen zwischen Nucleolus und Kernkugeln lassen sich bis jetzt nicht recht ermitteln.

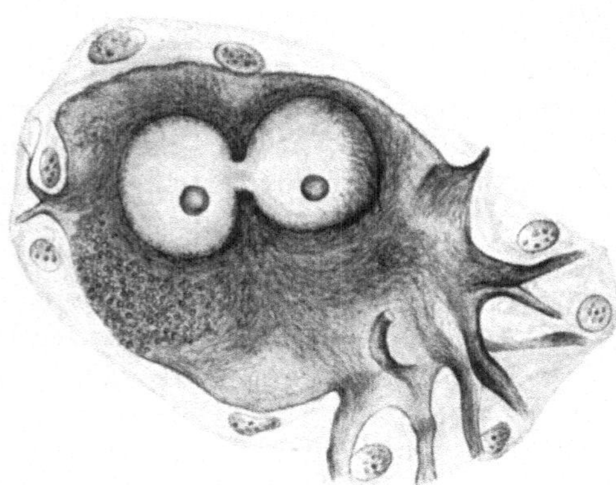

Abb. 13. Kerne glatter Muskelfasern bei Beginn der Amitose. Magen, Mensch. *N* In Einschnürung begriffene Nucleolen; *K* Kern. BIELSCHOWSKY-Methode. 1600mal vergrößert, auf ³/₄ verkleinert.

An sonstigen Einschlüssen sind in manchen Kernen feinste Eiweißkrystalle, Glykogenschollen und Fetttröpfchen beobachtet worden. Das Vorkommen von „Lochkernen" im Capillarendothel des Gehirns und der Speicheldrüsen ist wahrscheinlich auf die Anwesenheit größerer Fetttropfen zurückzuführen. In den Kernen der Pinealzellen kann man feinste, gelblichbraune Pigmentgranula wahrnehmen.

Eine besondere Erscheinung des Kernwachstums stellt die *Amitose* dar; der Kern erscheint etwas in die Länge gezogen und schnürt sich in der verschmälerten Mitte in 2 Teile durch. Gewöhnlich geht der Aufteilung des Kernes eine entsprechende Aufteilung des Nucleolus voraus (Abb. 13). Eine kurze Zeit können beide Tochterkerne noch durch eine schmale Brücke aus Kernsubstanz miteinander verbunden sein (Abb. 14). *Direkte Kernteilung*, wie man die Amitose noch bezeichnet, kann eine Zellteilung im Gefolge haben. Vielfach scheint jedoch eine Zellteilung auszubleiben; die Amitose

Abb. 14. Amitose in einer sympathischen Ganglienzelle. 36jähriger Mann. Beide Kerne sind nur noch durch eine Brücke miteinander verbunden. BIELSCHOWSKY-Methode. 1600mal vergrößert, auf ³/₅ verkleinert.

führt in solchem Falle zu zweikernigen, unter Umständen zu mehrkernigen Zellen. In der Leber, Niere, Nebenniere, in der quergestreiften und glatten Muskulatur, schließlich in sympathischen Ganglienzellen dürfte die zu einer Vermehrung der Kernsubstanz führende Amitose ein häufiger Vorgang sein.

Vielleicht kommt es hierbei in der Hauptsache auf die Vergrößerung der für den Stoffwechsel des Plasmas besonders wichtigen Kernoberfläche an. Sonst sind bei der Amitose weder am Kern noch am Plasma auffallende Erscheinungen wahrzunehmen.

Amitose und Mitose können bei dem gleichen Gewebe miteinander abwechseln. Nach der Vorstellung mancher Autoren bedeutet die Amitose in hochdifferenzierten Geweben (Drüsen, Muskulatur) keine Unterbrechung ihrer Tätigkeit wie die Mitose, sondern infolge der vergrößerten Kernoberfläche eine Leistungssteigerung. Dem widerspricht, daß sich bei Ganglienzellen die Mehrkernigkeit sehr häufig mit degenerativen Merkmalen zu verbinden pflegt;

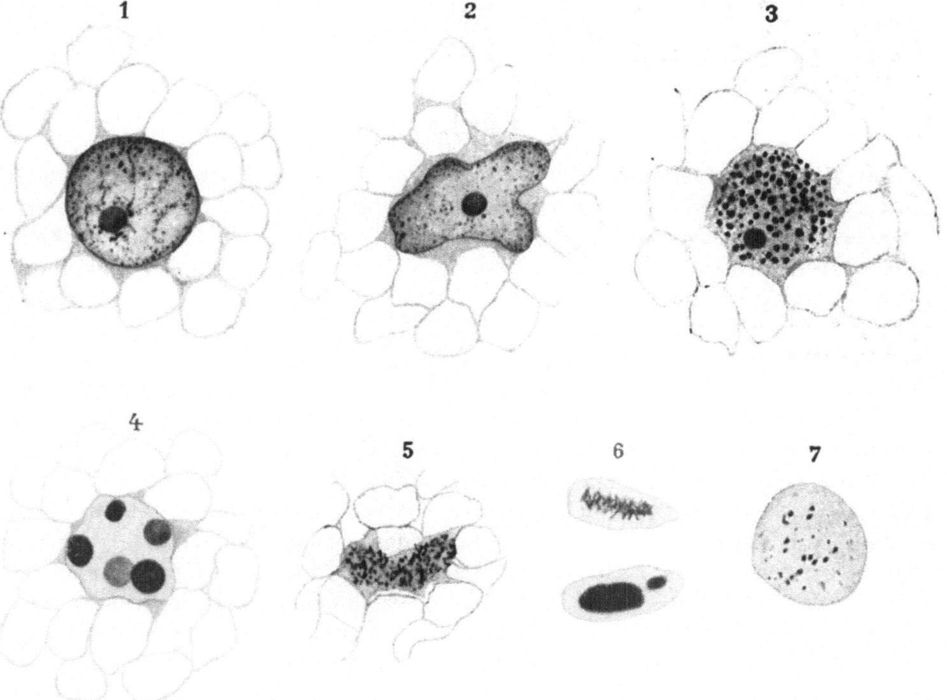

Abb. 15. Verschiedene Bilder vom Kernzerfall in einer Talgdrüse. Labium minus. Mensch. *1* Normaler Kern; *2* verformter, chromatinarmer Kern; *3* Kern mit schlecht färbbarer Membran am Beginn der Pyknose; *4* pyknotischer Kern; *5* Karyorhexis; *6* pyknotische Kerne; *7* Kern mit Chromatolyse. ZENKER. Hämatoxylin-Eosin. 2000mal vergrößert, auf ³/₄ verkleinert.

mithin wären hier Amitose und Mehrkernigkeit als Anzeichen minderer Leistungsfähigkeit aufzufassen. Einstweilen scheinen verallgemeinernde Bemerkungen über die Amitose wenig am Platz zu sein, da man über die Ursache ihrer Genese und über ihre Bedeutung nichts Sicheres weiß. Durch Amitose entstandene Kerne können ungleiche Größe besitzen; inwiefern bei der Amitose die Kernsubstanz in gleicher Weise verteilt wird und die Individualität der Chromosomen erhalten bleibt, ist nicht weiter bekannt. Bei einer amitotischen Kernvermehrung innerhalb einer Zelle ist möglicherweise eine Verteilung gleicher Erbanlagen auf die Tochterkerne nicht erforderlich, da letztere innerhalb der gleichen Zelle bleiben.

Der **degenerative Verfall** eines Kernes kann unter sehr verschiedenen Bildern vor sich gehen (Abb. 15). Die Fältelung der Kernmembran deutet jedenfalls auf einen Übertritt von Wasser aus dem Kern in das umgebende Protoplasma hin. Verminderung des Chromatins braucht noch nicht auf den Untergang des Kernes hinzuweisen, da sie auch in manchen Stadien bestimmter Kernfunktion normalerweise zutage tritt. Nimmt jedoch die Färbbarkeit des chromatischen Gerüstes unter gleichzeitigem Schwund desselben immer mehr ab, so ist schließlich die histologische Struktur des Kernes nur noch wie ein Schatten wahrzunehmen. Der zur Auflösung des Kernes führende Prozeß wird als *Karyolyse* bezeichnet. Mitunter sammeln sich übermäßig stark färbbare Chromatinbrocken an der Innenseite der aufgeblähten Kernmembran *(Kernwandhyperchromatose)* und dringen unter gleichzeitiger Auflösung der Membran durch diese hindurch. Es kommt zum Zerfall der färbbaren Kernsubstanz in immer kleinere Brocken und Körnchen. Sie verschwinden schließlich ganz *(Karyorhexis)*.

Endlich kann Kernschrumpfung zu eigentümlich zackigen Konturen der Kernoberfläche führen. Die hyperchromatische Kernsubstanz verdichtet sich zu einem einheitlichen, dicken Klumpen *(Pyknose)*. Es folgt die Auflösung der Kernmembran, worauf die verklumpte Chromatinmasse in einzelne Teile auseinander fällt. Der Untergang eines Kernes hat stets den der Zelle zur Folge. Bei Syncytien dürften die Beziehungen zwischen Kern und Protoplasma verwickelter sein.

2. Wachstum.

Die **Mitose (Karyokinese)** ist ein auf der harmonischen Zusammenarbeit von Kernsubstanz und Protoplasma beruhender Wachstumsprozeß, der das chromatische Gerüst des Kernes zu Chromosomen umbildet und der die Teilung der Zelle in 2 Tochterzellen zur Folge hat. Es handelt sich dabei um einen überaus komplizierten Vorgang, schwer zu übersehen und von größter Bedeutung. Zunächst nimmt der Zellkern durch Aufnahme von Flüssigkeit an Umfang zu, ohne daß sich das Protoplasma der Zelle in entsprechender Weise vergrößern würde. Das Chromatingerüst tritt mit einer Anzahl stark gewundener, mit basischen Farbstoffen gut darstellbarer Fäden hervor, die ursprünglich netzartig miteinander verbunden waren und ihren Zusammenhang alsbald lösen. Die Masse der gewundenen, einzelnen Chromatinfäden oder *Chromosomen* wird je nach ihrer Lagerung als lockerer oder dichter Knäuel oder *Spirem* bezeichnet. Die Chromatinfäden nehmen an Dicke zu und können bei manchen Tieren alle ein gleiches Aussehen erreichen (Abb. 16); beim Menschen sind sie von unterschiedlicher Form. Während sich die Chromosomen zu deutlich isolierten Fadenstücken ausbilden, verschwindet der Nucleolus; gleichzeitig wird die Kernmembran aufgelöst.

Mit der Auflösung der Kernmembran ist das Ende des ersten Stadiums, der **Prophase,** im Teilungsvorgang erreicht; Kernsaft und Protoplasma haben sich miteinander vermischt. Der Kern hat seine morphologische Individualität verloren. Er besteht also nicht mehr. Was von ihm übrig geblieben ist, sind die im Protoplasma gelegenen Chromosomen. Schon zu Beginn der Prophase werden im Protoplasma in der Nähe des häufig etwas eingebuchteten Kernes die *Zentralkörperchen* (Centriolen, Centrosomen, Diplosomen) sichtbar. Es handelt sich um winzig kleine, an der Grenze mikroskopischer Sichtbarkeit stehende Körnchen; sie sind mit besonderen Methoden wahrscheinlich in den meisten Körperzellen aufzufinden, werden von einem feinsten radiär gestreiften Plasma, dem *Zentroplasma*, umgeben und gemeinsam mit ihm als *Mikrozentrum* bezeichnet. Schon bei Beginn der Mitose rücken die beiden Centriolen auseinander, wobei von jedem Körperchen eine auffallende strahlenförmige Struktur *(Polstrahlen, Astrosphäre)* in das Protoplasma hineinreicht. Eine weitere Strahlungszone verbindet beide Centriolen miteinander und verlängert sich bei ihrem Auseinanderrücken immer mehr *(Zentralspindel)*. Schließlich kann man am Ende der Prophase bei den Chromosomen den Beginn einer feinen Längsspaltung beobachten.

Während der Mitose verschwinden GOLGI-Apparat und Plastosomen aus dem Protoplasma; vermutlich stellt hiernach die Zelle während des Teilungsvorganges ihre spezifische Funktion teilweise ein.

In der **Metaphase** sind die beiden Centriolen so weit auseinander gerückt, daß sie gleichsam 2 gegenüberliegende Pole der Zelle einnehmen; die zwischen den

Centriolen entstandene Spindelfigur wird nach der Mitte der Zelle verschoben; die etwas dicker und kürzer erscheinenden Chromosomen gewinnen die Gestalt einfacher, haarnadelähnlich gebogener Schleifen und werden in eine Ebene verlagert, die sich genau in der Mitte zwischen den beiden Zentralkörperchen befindet *(Äquatorialebene)*. Hierbei sind die Chromosomen mit ihrem gebogenen Ende, dem Scheitel, nach innen orientiert, die beiden freien Enden sehen nach außen. Mit der Äquatorialebene ist im allgemeinen die künftige Teilungsebene der Zelle identisch. Die achromatischen Fasern der Spindel ziehen zum Teil als Polstrahlung durch die Mitte der Äquatorialplatte hindurch, zum Teil werden sie

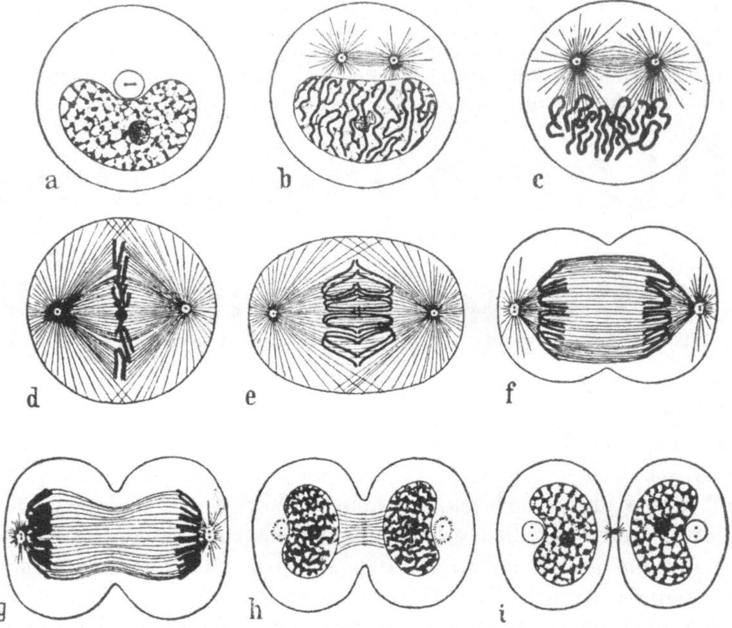

Abb. 16. Schema der Zellteilung (Mitose). *a* Kern in Teilungsruhe; *b* Spirem; *c* Ende der Prophase, Auftreten der Chromosomen; *d* Metaphase, Monaster mit beginnender Längsspaltung der Chromosomen; *e, f, g* Anaphase; *e* Auseinanderweichen der Tochterchromosomen; *f* und *g* Dyaster; *h* Telophase mit Wiederaufbau der Tochterkerne; *i* Tochterzellen. (Nach MAXIMOW und BLOOM.)

an bestimmte Stellen der Chromosomen fixiert. Die durch die Verlagerung der Chromosomen und die Entwicklung der Spindel entstandene sternförmige Figur wird *Mutterstern* oder *Monaster* genannt. Zu Ende der Metaphase spaltet sich jedes Chromosom in der Längsrichtung in 2 gleich große Tochterchromosomen durch.

Die **Anaphase** oder Diakinese zeigt ein Auseinanderweichen der aus den Chromosomen der Äquatorialplatte entstandenen Spalthälften oder Tochterchromosomen nach dem jeweils entgegengesetzten Pol. Die aus der Halbierung hervorgegangenen Tochterchromosomen rücken genau zur gleichen Hälfte auseinander und haben bei dieser Ortsbewegung ihr gebogenes Ende nach dem Pol, dem sie zustreben, gerichtet. Es kommt zur Bildung einer neuen sternartigen Figur, die als *Tochterstern* oder *Dyaster* bezeichnet wird. Bei der Verlagerung zum Pol nähern sich die im gleichen Sinne bewegten Chromosomen einander, verkürzen und verdicken sich. Gleichzeitig erfährt das Protoplasma eine Streckung in der Richtung der Kernspindel und schnürt sich an der Stelle der ursprünglichen Äquatorialebene senkrecht zur Längsachse der Spindel durch.

Es ist mancherlei Hypothetisches darüber geäußert worden, ob den an den Chromosomen inserierenden Spindelfasern eine mechanische Wirkung etwa in Gestalt eines Zuges auf die

polwärts gerichtete Bewegung der Tochterchromosomen zukommt. Nach den polarisationsoptischen Untersuchungen von W. J. Schmidt besitzen die Spindelfasern die Eigenschaften
von Fibrillen und lassen sich als parallel geordnete Polypeptidketten betrachten; sie verringern bei der Verkürzung der Spindelhälften ihre Doppelbrechung. Eine Senkung der
Doppelbrechung von Proteinfasern bei ihrer Verkürzung zeigt sich in gleicher Weise bei den
Muskelfasern. Demnach darf die allgemeine Contractilität des Protoplasmas auf eine Veränderung der Polypeptidketten im Molekulargerüst des Plasmas zurückgeführt werden.
Somit könnte den von den Polen aus an den Chromosomen inserierenden Spindelfasern die
Bedeutung einer „Zugfaser" vielleicht zukommen. Hiermit würde übereinstimmen, daß sich
die Tochterchromosomen bei unvollkommener Spindelbildung zu einer Bewegung nach den
beiden Polen nicht mehr fähig erweisen.

Der Spindel fällt möglicherweise die Aufgabe zu, die durch eine autochthone Teilung
entstandenen Tochterchromosomen zu gleichen Hälften nach den beiden Spindelpolen zu
dirigieren. Doch kann es sich hierbei um keinen allgemeingültigen, gesetzmäßigen Vorgang
handeln, da eine Auseinanderbewegung der Tochterchromosomen ohne die konzentrische
Orientierung der Spindelfasern nach einem Pol, ohne Verbindung mit „Zugfasern", ja sogar
ohne die Existenz einer Spindel möglich ist.

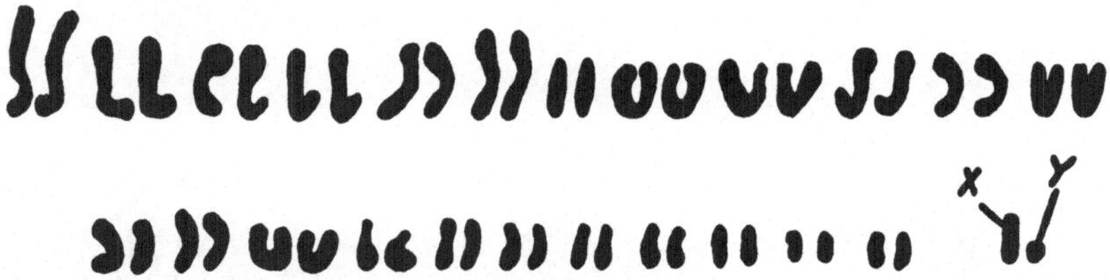

Abb. 17. Diploider Chromosomensatz von 48 Chromosomen, aus 2 homologen Garnituren bestehend.
(Nach Painter.)

Die **Telophase** schließt sich unmittelbar an die Anaphase an und besitzt in
der Neubildung der Tochterkerne und Durchschnürung des Protoplasmas ihre
charakteristischen Kennzeichen. Die Chromosomen verlieren die glatten Konturen und lassen unter Entwicklung feinster Verbindungsfäden wieder das für
den in Teilungsruhe befindlichen Kern bekannte chromatische Gerüstwerk zutage
treten. Nucleolus und Kernsaft werden sichtbar und eine neugebildete Kernmembran trennt sämtliche Kernelemente vom Protoplasma. Das Centroplasma
löst sich auf, auch das Centriol kann schwinden. Unter dem Vorgang der Mitose
sind aus einer Zelle deren zwei geworden; jeder der beiden Tochterkerne hat die
gleiche Chromatinmenge erhalten, die im Zellkern vor Beginn der Prophase
vorhanden war.

Die Dauer einer Mitose ist von verschiedenen Faktoren abhängig, vor allem von der Wärme;
so vermag Temperaturerhöhung die Ablaufzeit einer Mitose zu beschleunigen. Im allgemeinen
scheint beim Warmblüter nach Beobachtungen an kultivierten Zellen die Mitose innerhalb
einer Schätzungszeit von 70—180 min abzulaufen.

Die feinere Zusammensetzung eines menschlichen Chromosoms läßt sich wegen dessen
Kleinheit nicht erkennen. Ein wesentlich günstigeres Objekt zur Untersuchung bilden ver-
hältnismäßig große Chromosomen mancher Pflanzen und wirbelloser Tiere. Hiernach scheinen an einem achromatischen Bündel spiralig gedrehter Eiweißfäden, dem *Chromonema*,
doppelbrechende kleine Knötchen, die *Chromomeren*, aufgehängt zu sein. Eine Hüllsubstanz
(Calymma) überzieht das ganze Gebilde. Bei den Chromomeren wurde ein beträchtlicher
Gehalt an Thymonucleinsäure festgestellt. In der Vererbungsforschung glaubt man, in den
Chromomeren die Genträger unserer Vererbungssubstanz zu erblicken. Man darf aber nicht
in den bekannten Fehler verfallen, vom Bau eines Chromosoms bei Pflanzen und Wirbellosen (Drosophila, Chironomus) auf den Bau eines menschlichen Chromosoms schließen
zu wollen.

Die Chromosomen gelten als die Träger der Erbmasse; viele Gründe sprechen
für eine solche Vorstellung. Der Mensch besitzt in den diploiden Zellkernen wahrscheinlich 48 Chromosomen; in einem solchen diploiden Chromosomensatz sind
je 2 Chromosomen einander homolog. Das eine der homologen Chromosomen
stammt vom Vater, das andere von der Mutter. Die „Geschlechtschromosomen"

werden für die Bildung spezifischer Geschlechtshormone verantwortlich gemacht, welche die Entwicklung der Sexualorgane bewirken sollen. Bei der Frau werden 2 gleiche Geschlechtschromosomen (46 + 2x), beim Mann 2 ungleiche Geschlechtschromosomen (46 + x + y) angenommen (Abb. 17 und 18). In den reifen männlichen und weiblichen Keimzellen ist eine Garnitur von 24 Chromosomen vorhanden (haploider Chromosomensatz).

Die beträchtliche Kleinheit der menschlichen Chromosomen zwingt freilich dazu, der Aufstellung eines homologen Chromosomensatzes wie in Abb. 17 mit einer gewissen Zurückhaltung gegenüberzustehen. Auf Grund von Vererbungshypothesen bestimmte Chromosomen-Formen mit dem Mikroskop entdecken zu wollen, kann leicht in die Irre führen. Die Chromosomen sind in Zahl und Form für jede Pflanzen- und Tierart von unterschiedlichem Aussehen; sie verhalten sich jedoch in Zahl und Form bei jeder Pflanzen- und Tierart konstant. Dieser Umstand und das Vermögen zu einer selbständigen Teilung haben zur Vorstellung einer „*Chromosomen-Individualität*" geführt (BOVERI). Hiernach sollen die Chromosomen, auch wenn sie im Kern nicht zu sehen sind, in irgendeiner, allerdings nicht recht begreiflichen Form erhalten bleiben und ihre Individualität trotz Formveränderung, wechselnder Färbbarkeit, Wachstum und Substanzabgabe dauernd bewahren. Ob es innerhalb eines Organismus normalerweise etwas absolut Selbständiges, Individuelles überhaupt geben kann, bleibt eine schwer zu beantwortende Frage. Damit verbindet sich die weitere Frage, ob nicht auch dem Protoplasma bei der Übertragung erblicher Eigenschaften eine gewisse, wenn auch vielleicht nur bescheidene Rolle zukommt.

Atypische Mitosen werden häufig, vor allem bei bösartigen Geschwülsten, beobachtet. Teils handelt es sich um eine ungleiche Verteilung der Tochterchromosomen (asymmetrische Mitosen), teils um Absprengung einzelner Chromosomen, teils um mehrpolige Mitosen. Wenn das Protoplasma keine den Mitosen entsprechende Aufteilung zeigt, können vielkernige Riesenzellen entstehen.

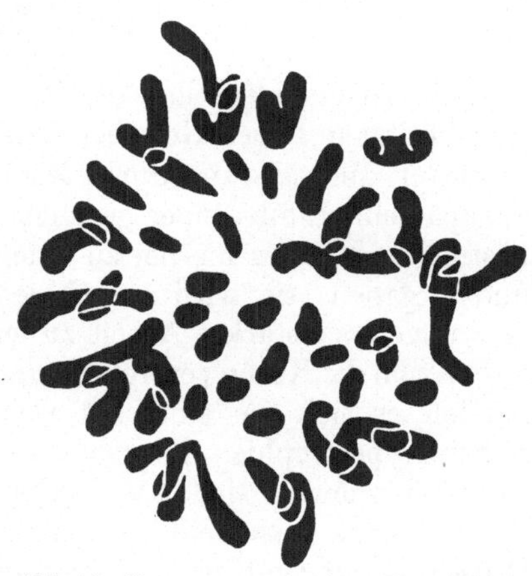

Abb. 18. Chromosomen in einer Spermiogonie. Mensch. 47 Chromosomen bei der Metaphase von oben gesehen. (Nach v. WINIWARTER und OGUMA.)

Der regelmäßige Ablauf der Mitose kann durch Kälte, Narkotica, viele chemische Stoffe, vor allem durch Röntgen- und Radiumstrahlen gestört werden. Besondere Gifte, wie das Colchicin, vermögen die Entwicklung eines Spindelgerüstes zu verhindern.

Wachstum bedeutet Massenzunahme der zur Umgestaltung bewegten lebendigen Substanz; es ist normalerweise das Resultat einer Reihe von harmonisch ineinandergreifenden Einzelprozessen. Die mitotische Zellteilung stellt einen solchen Einzelprozeß dar, der eine Vermehrung der Zellen zur Folge hat. In der Zelle selbst gelegene (endogene) und von außen wirkende Faktoren (chemische Reize) vermögen die Zelle zur Teilung anzuregen. Zur Zellvermehrung kommt eine Zellvergrößerung bis zu einer gewissen Grenze hinzu. Auch auf dem Wege der Amitose kann eine Zellvergrößerung zustande kommen. Um den Vorgang der Mitose durchzuführen, muß in der Zelle eine Teilungsbereitschaft vorhanden sein; ferner muß die Zelle die Fähigkeit zur Teilung besitzen. Im erwachsenen Organismus haben viele Zellen ihr Teilungsvermögen verloren; wahrscheinlich gehören die Nervenzellen hierzu. Auch die Intercellularsubstanz, Grundsubstanz, Körperflüssigkeiten und Massen wachsen, erfahren also eine Massenzunahme. Wie das geschieht, welche Rolle die Zellen und Syncytien hierbei spielen oder ob sie überhaupt bei diesem Wachstum durchwegs gestaltend eingreifen, entzieht sich unserer Kenntnis.

Mit der für das Wachstum charakteristischen Massenzunahme ist die *Differenzierung* verbunden. Differenzierung bedeutet: Aus Gleichartigem wird Ungleichartiges. Die im Wachstum begriffene lebendige Masse erhält also eine

Organisation. Somit zeigt sich die Differenzierung im Auftreten endo- und exoplasmatischer Strukturen, in der Bildung der Gewebe, Gewebskomplexe und Organe. Hierbei scheinen sich nicht nur die Zellen, sondern auch größere Komplexeinheiten wie Drüsenendstücke, Drüsengänge, Darmzotten usw. teilen zu können (HEIDENHAINs Teilkörpertheorie). Bei dem ungeheuer komplizierten Vorgang des Wachstums und der Differenzierung darf man die beherrschende und regulierende Funktion des ganzen Organismus nicht aus dem Auge verlieren. Nicht Zellen, Gewebe und Gewebskomplexe bauen den wachsenden Organismus auf, sondern der Organismus baut sich alles, was er braucht, selbst.

3. Bemerkungen über Hypertrophie, Regeneration und Degeneration.

Eine Grundeigenschaft des Organismus bedeutet die *Anpassung*. Der Organismus besitzt in seinen Geweben und Organen die Fähigkeit, sich einer dauernd geforderten Mehrleistung durch Zunahme an Masse bis zu einer gewissen Grenze anzupassen. Infolge einer gesteigerten Inanspruchnahme der Gewebe und Organleistung kommt es hierbei zu einer übermäßigen Massenzunahme von Geweben und Organen; sie wird als *Hypertrophie* bezeichnet. Wird glatte Muskulatur gezwungen, verstärkte Arbeit zu leisten, so vermehrt sie ihre gesamte Substanz, indem sich die Kerne vergrößern und das Protoplasma an Masse zunimmt. Hierbei handelt es sich um eine, auf Grund einer gesteigerten Funktion entstandene Arbeitshypertrophie, die man als einen physiologischen Vorgang betrachten kann. Inwieweit sich das Verhältnis des Kernvolumens zu demjenigen des Protoplasmas verschiebt, läßt sich schwer sagen. Auch einzelne Zellen, etwa bei Drüsen, vermögen Kern und Protoplasma zu vergrößern und ein zur Hypertrophie gehörendes Stadium zu erreichen. An den Geweben junger Leute tritt die Arbeitshypertrophie leichter in Erscheinung als im Alter. Ohne Verstärkung der Blutzufuhr und ohne Vermehrung der nervösen Impulse bleibt eine Arbeitshypertrophie schwer denkbar.

Nicht jede Hypertrophie läßt sich als Arbeitshypertrophie ansprechen. Durch eine gesteigerte, krankhafte Innervation, durch anormale Hormoneinwirkung und bei chronischen Entzündungen kann es zu einer übermäßigen Zunahme der lebendigen Substanz kommen. Eine Hypertrophie von Organen kann auf Zellvergrößerung und auf Zellvermehrung beruhen. Übermäßige Zellvermehrung bezeichnet man als *Hyperplasie*.

Unter **Regeneration** versteht man den Ersatz verlorengegangener lebendiger Masse durch den Organismus. Die Fähigkeit zur Regeneration ist wie die Anpassung eine Grundeigenschaft des Organismus. Schon normalerweise müssen während des ganzen Lebens zugrunde gegangene Zellen ersetzt werden, z. B. rote Blutkörperchen, Epithelzellen des Darmes und der Haut. Hierbei verwendet der Organismus im allgemeinen an Stelle verlorengegangenen Epithels wieder Epithel. an Stelle verlorenen Bindegewebes wieder Bindegewebe; solches geschieht in entsprechender Weise beim Muskel- und Nervengewebe. Die beiden letztgenannten hochdifferenzierten Gewebe zeigen eine geringere Regenerationskraft als Epithel und Bindegewebe. Zentrales Nervengewebe (Gehirn, Rückenmark) scheint die Fähigkeit zur Regeneration fast völlig verloren zu haben, während das periphere Nervengewebe mitunter sehr stark zu regenerieren pflegt. Die außerordentliche Kompliziertheit eines regenerativen Prozesses tritt mit besonderer Deutlichkeit bei der Wiederherstellung einer unterbrochenen peripheren Nervenbahn zutage. Hierbei verwendet der Organismus Nervengewebe, Bindegewebe, SCHWANNsches Leitgewebe und das Gefäßsystem mit seinen ernährenden

und hormonalen Faktoren zum Neubau einer peripheren Nervenbahn. Der
Ersatz verlorengegangenen Gewebes ist also nicht etwa Sache desjenigen
Gewebes, das den Verlust erlitten hat, sondern Sache des ganzen Organismus.
Hiermit stimmt die Abhängigkeit des Regenerationsvorganges vom Alter und
Ernährungszustand des Individuums, von der Blutversorgung, der Tätigkeit

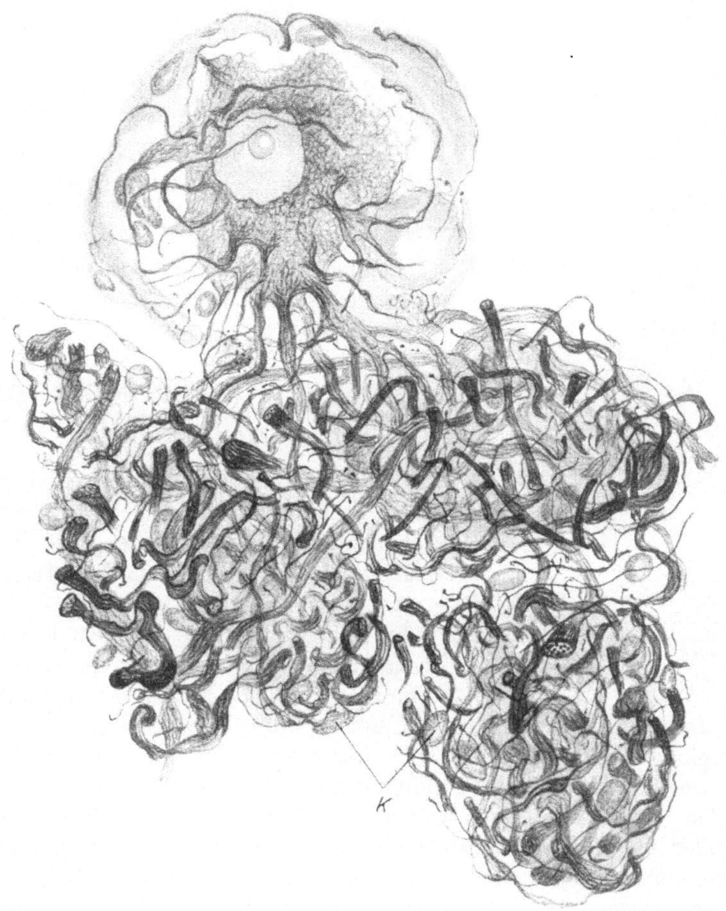

Abb. 19. Übermäßige Regeneration bei einer erkrankten Nervenzelle aus dem Ganglion cervicale caudale.
42jähriger Mensch. *K* Kerne des Hüllplasmodiums. BIELSCHOWSKY-Methode. 1300mal vergrößert, auf $^9/_{10}$
verkleinert. (Nach HAGEN.)

des perivasalen Bindegewebes und der Innervation der geschädigten Stelle überein. Mitunter schießt die regenerative Leistung eines Gewebes gleichsam über
das Ziel hinaus. Es werden zu den vorhandenen plasmatischen Elementen neue
hinzugebaut, ein Vorgang, der zu den Erscheinungen der Hypertrophie hinüberführt (Abb. 19).

Nimmt die Zelle weniger Nährmittel auf als sie verbraucht, so kommt es zur
einfachen *Atrophie*; Kern und Protoplasma werden kleiner. Unter *Degeneration*
oder *Entartung* versteht man einen in der lebendigen Masse auftretenden krankhaften Zustand; er kann in verschiedentlichen Veränderungen am Kern und
Protoplasma sichtbar werden und geht mit einer Verminderung der geweblichen

Leistung einher. Der Stoffwechsel der Gewebe ist hierbei gestört. Veränderungen
mit Entartungscharakter werden als *regressiv* bezeichnet. Sie lassen sich an den
vielen, normalerweise zugrunde gehenden Zellen häufig beobachten. Es kommt
zum Zerfall der Plastokonten, zu einer Ausstoßung protoplasmatischer Teilstücke, zur Einschmelzung plasmatischer Strukturen, an deren Stelle kleine,
mit Flüssigkeit gefüllte Bläschen (Vacuolen) treten. Die Färbbarkeit der Zelle
nimmt ab; es kann aber auch infolge einer Verdichtung der submikroskopischen
Strukturen eine übermäßige Färbbarkeit (Hyperchromatose) des Protoplasmas
eintreten. Die entsprechenden Veränderungen am Zellkern sind im vorhergehen-

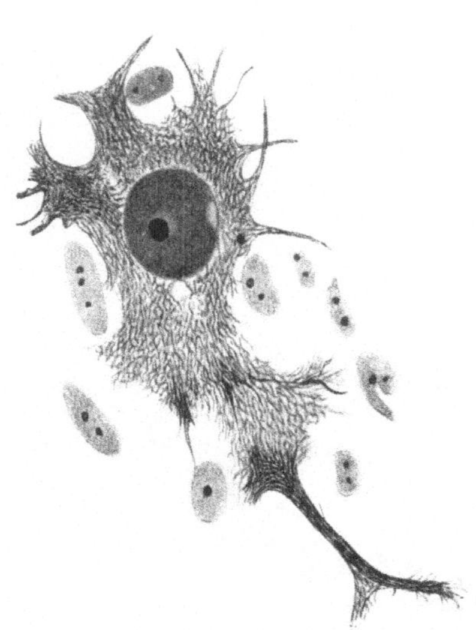

den geschildert worden. Treten regressive
Veränderungen bei atrophischen Zellen auf,
so entsteht die *degenerative Atrophie* (Abb. 20).
Sie kann den Untergang der Zelle herbeiführen. Es fällt mitunter, vor allem beim
Nervensystem, sehr schwer, natürliche, zum
Alterstod führende Veränderungen in der
lebenden Substanz von krankhaften oder
pathologischen Veränderungen zu unterscheiden.

4. Bewegungserscheinungen an der Zelle.

Plasmatische Strömungen und Verschiebungen innerhalb einer Zelle gehören zu den
elementaren Erscheinungen der lebendigen
Masse; sie lassen sich beim Sekretionsvorgang

Abb. 20. Ganglienzelle mit degenerativer
Atrophie aus dem Magen bei Ulcus chronicum.
Mensch. Vacuolige Aufhellung im Protoplasma
und am Kernrand. BIELSCHOWSKY-Methode.
1000mal vergrößert, auf ⁵/₆ verkleinert.

an Drüsenzellen gut beobachten und sollen
dort näher erörtert werden. An den intraplasmatischen Verschiebungen feinster Granula
wird eine solche Strömung mitunter sehr
deutlich. Je lebhafter die Strömung, um so intensiver dürften sich die Stoffwechselvorgänge innerhalb der Zelle abspielen. Im folgenden sei nur auf
solche Bewegungserscheinungen hingewiesen, bei denen entweder sich die
Zellen selbst vom Platze schieben oder bei denen ganze Zellteile ihre Lage
gegeneinander oder gegenüber dem Zellkörper ändern. Hierbei kommt es zu
einer Formveränderung an der Zelle. Bei der offenbar sehr langsamen Verschiebung des Darmepithels vom Boden der Krypten bis zur Kuppe der Zotten
lassen sich Bewegung und Formveränderung der Zelle infolge der Langsam-
keit der Ortsveränderung nicht wahrnehmen. Ein gleiches gilt für die dauernden Zellverschiebungen, welche im Epithel der äußeren Haut oder Haarwurzel stattfinden.

Erhebliche Verschiebungen größerer Gewebsmassen finden vor allem in
frühembryonaler Zeit statt. Bei einer solchen, vom Organismus erzwungenen
Ortsveränderung dürfte den embryonalen Zellen eine gewisse Eigenbeweglichkeit
zukommen. Letztere tritt in besonderer Weise als *amöboide Bewegung* zutage.
Wie bei einer Amöbe werden in solchem Falle unter Strömungserscheinungen
im Protoplasma Fortsätze oder *Pseudopodien* gebildet und wieder eingezogen
(Abb. 21). Unter fortwährender Veränderung ihrer Form vermag eine derartige
Zelle ihren Platz zu verlassen und dahinzukriechen, wobei das gesamte Proto-
plasma einschließlich des Kerns ineinander geschoben wird. Im menschlichen
Organismus verfügen die farblosen Blutzellen über eine amöboide Beweglichkeit,

mit deren Hilfe sie in den meisten Geweben ihren Ort zu wechseln vermögen; daher hat man solche Zellen auch *Wanderzellen* genannt.

Das Aussenden von Pseudopodien während der Kriechbewegung setzt die Wanderzellen ferner instand, zugrunde gehende Zellen, Zelltrümmer, Bakterien, Kohlenstaub, eingeführte Tusche und mancherlei andere Elemente kleinster Größe zu umfließen, in das Protoplasma aufzunehmen und abzubauen. Der wichtige Prozeß wird als *Phagocytose* bezeichnet, findet sich jedoch nicht nur bei den farblosen Blutzellen, sondern auch anderweitig vor. Ebenso ist die amöboide Bewegung nicht allein auf die Wanderzellen beschränkt; sie läßt sich bei den KUPFFERschen Sternzellen in der Leber, bei den Pericyten der Blutcapillaren, bei manchen Gliazellen beobachten und stellt eine weitverbreitete Erscheinung

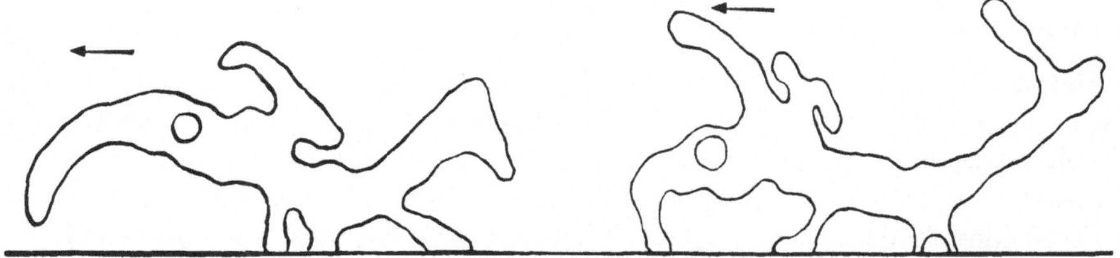

Abb. 21. Kriechende Amöbe im Profil. Der Pfeil zeigt die Bewegungsrichtung, der Kreis bedeutet die Lage des Kernes. (Aus GURWITSCH nach DELINGER.)

bei vielen Zellen dar. Auch Zellen, die sonst an Ort und Stelle sitzen, können unter bestimmten Bedingungen eine amöboide Beweglichkeit entwickeln (Epithelzellen bei der Deckung von Wundrändern, Chromatophoren und die meisten Zellen, die in Kulturen gezüchtet werden).

Die **Flimmerbewegung** erfolgt durch kleine plasmatische Härchen, die sich an der Oberfläche der Zelle befinden und *Cilien* genannt werden. Bei vielen Infusorien ist die ganze Außenfläche des Körpers von solchen Cilien oder Wimpern überkleidet, mit deren Schlag sich diese Tiere im Wasser fortbewegen. Beim Menschen zeigt sich die Oberfläche mancher Epithelien zu einem aus feinsten Flimmerhärchen bestehenden Flimmersaum differenziert. Ein derartiges Flimmerepithel läßt an seiner Oberfläche eine, nach einer bestimmten Richtung orientierte, plasmatische Bewegung beobachten, durch welche Schleim, kleinste Staubteilchen, feinste Granula oder auch Bakterien wie in der Nasenhöhle oder in der Luftröhre, nach oben und außen befördert werden (Abb. 32).

Die plasmatischen Flimmerhärchen scheinen mit kleinen, stark lichtbrechenden Körnchen, den *Basalkörperchen*, gleichsam in das Randplasma der Zellwand eingepflanzt und führen in einem gewissen Rhythmus eine Art Kontraktion aus; hierbei erfolgt die beugende Bewegung nach einer Seite kräftig und schnell, die Streckung langsamer oder mit geringerer Kraft, wodurch eine bestimmte Schlagrichtung des gesamten Flimmersaumes zustande kommt. Die Flimmerhärchen schlagen jedoch in der Beugungsrichtung nicht alle gleichzeitig, sondern zu verschiedener Zeit, befinden sich also stets in einem unterschiedlichen Bewegungszustand. Somit läuft die Bewegung eines Flimmersaumes in Wellenform ab, ähnlich einem vom Winde erfaßten Kornfeld. Die Fähigkeit zur Flimmerbewegung liegt irgendwie im Protoplasma der Zellen verankert und bedarf zu ihrer Funktion keineswegs des Nervengewebes.

Einzelne Plasmafäden von größerer Länge werden als Geißeln bezeichnet; sie dienen mit ihren peitschenschnurartigen Ausschlägen der Fortbewegung vieler Infusorien und verleihen vor allem den Spermien ihre Beweglichkeit.

III. Die Gewebe.

1. Epithelgewebe.

a) Allgemeine Bemerkungen. Epithelgewebe ist ein auf bindegewebiger Unterlage ruhender, einheitlich geschlossener, plasmatischer Komplex, in Zellen gegliedert und zur Auskleidung der äußeren und inneren Oberflächen des Körpers verwendet. Demgemäß findet man das Epithelgewebe an der äußeren Haut, an der Schleimhaut des Magen-Darmkanals, des Respirationsapparates und des Urogenitalapparates, an den Drüsengängen und an der Wand der serösen Körperhöhlen. Auch das Drüsengewebe gehört seiner Genese nach zum Epithelgewebe.

Der flächenhafte Zellverband des Epithelgewebes zeigt sich im allgemeinen weich und biegsam und vermag bei Druck- und Zugeinwirkung seine Form erheblich zu ändern. Da überdies in den Epithelien stets Zellen zugrunde gehen und wieder ersetzt werden müssen, so kommt es innerhalb dieses Plasmakomplexes zu dauernden Zellverschiebungen. Epithelgewebe befindet sich immer in Umänderung seiner Form. Vor allem ist bei den mehrschichtigen Epithelien jede Zelle, die von der tiefen Basalschicht allmählich an die Oberfläche geschoben wird, einer fortwährenden Umformung ausgesetzt.

Aus diesem Grunde läßt sich bei den mehrschichtigen Epithelien im Schnittpräparat die Form der Einzelzellen nicht erkennen. Erst nachdem man die Einzelzellen aus ihrem Verbande durch sog. Drittelalkohol isoliert hat, gelingt es, ihre überaus variable Form einigermaßen klarzulegen.

Mehrschichtiges Pflasterepithel vermag an der äußeren Haut als wichtiges Schutzmittel des menschlichen Körpers Hornsubstanz zu bilden. Ganze Lagen der oberflächlichen Epithelschichten können verhornen und werden, gleichsam als Ausdruck eines dauernd im Körper wirksamen Reinigungsprozesses, mit allem anhaftenden Schmutz als kleine Schüppchen abgestoßen. Haare und Nägel, bei Tieren Hufe und Hörner, sind als verhornte Epithelbildungen anzusehen.

Lebendes Epithelgewebe ist als ein einheitlich reagierendes, plasmatisches System zu betrachten und an seiner, an das Bindegewebe grenzenden Unterfläche mit anderer Form und Funktion ausgestattet als an seiner Oberfläche. Man kann daher von einer polaren Differenzierung des Epithels sprechen. Die Klebrigkeit des zähflüssigen, lebenden Protoplasmas bewirkt den Zusammenhalt der Epithelzellen; er kann gelegentlich durch ein besonderes Schlußleistennetz oder durch bestimmt angeordnete, intraepitheliale Fibrillenzüge verstärkt werden. In den basalen Schichten des mehrschichtigen Plattenepithels, weniger beim Cylinderepithel, kommt es zwischen den einzelnen Zellen vielfach zur Ausbildung eines feinsten Kanälchensystems, den Intercellularlücken. Da das Epithel mit wenigen Ausnahmen (äußere Wand des Ductus cochlearis, Fossa navicularis der männlichen Urethra) keine Blutgefäße besitzt, so dürfte der in den Intercellularlücken zirkulierende Flüssigkeitsstrom für den Stoffwechsel des Epithels von außerordentlicher Bedeutung sein.

Die Anpassungsfähigkeit des Epithels bei veränderter Beanspruchung oder unter veränderten Bedingungen ist erstaunlich. So kann sich unter besonderen Einflüssen flimmerndes Cylinderepithel zu Übergangsepithel oder Plattenepithel umbilden. Mit Hilfe experimenteller Transplantation läßt sich z. B. das Epithel des Ductus deferens in das eines Ureters umwandeln. Auch Entzündungsprozesse können das Epithel von einer Form zur Umdifferenzierung in eine andere Form veranlassen. Dieser Umwandlungsvorgang ergreift das Epithel als geschlossene Einheit; er wird als *Metaplasie* bezeichnet. In der Kultur behält das Epithelgewebe im allgemeinen seinen zelligen Charakter bei; doch können vom Mesoderm abstammende

Epithelien sich in Elemente von bindegewebigem Aussehen umwandeln. Bei oberflächlichen Wunden, die einen Defekt im Epithel zur Folge haben, geschieht die Regeneration stets von dem am Wundrand befindlichen Epithelgewebe aus.

Zur Bildung von Epithelgewebe sind alle 3 Keimblätter befähigt; das aus dem mittleren Keimblatt, dem Mesoderm, hervorgegangene Mesenchym vermag keine Epithelien mehr zu liefern. Immerhin geht aus dem Mesenchym eine höchst bedeutsame, epithelartige Haut hervor, welche die Innenwand der Blut- und Lymphgefäße und der Herzhöhlen auskleidet und sich an der inneren Oberfläche von Gelenkkapseln, Sehnenscheiden und Schleimbeuteln vorfindet. Die epithelartige Haut gleicht hier einem einschichtigen, dünnen Plattenepithel, wird aber ihrer bindegewebig-mesenchymalen Abkunft wegen am besten mit dem Namen Endothel bezeichnet.

Nicht immer stellt das Epithelgewebe einen geschlossenen Zellverband dar. Es gibt gelegentlich epitheliale Netze, z. B. in der embryonalen Schmelzpulpa. In der Thymus und Tonsilla palatina wird das sonst rein zellige Epithelgewebe durch massenhafte Einlagerung

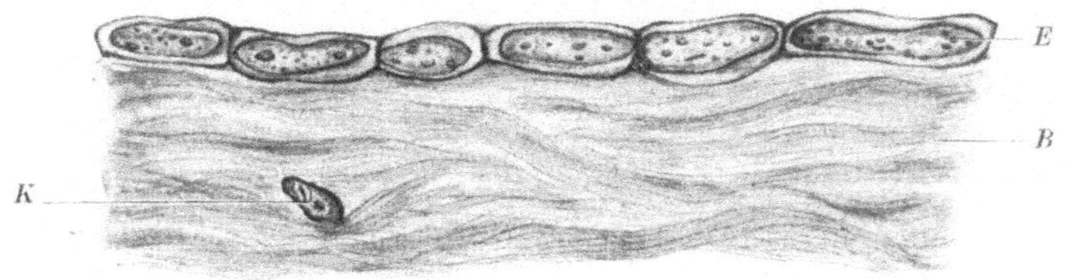

Abb. 22. Einschichtiges Pflasterepithel aus einem Kanälchen im Rete testis. Mensch. *E* Epithel; *B* Bindegewebe; *K* Kern einer Bindegewebszelle. ZENKER-Formol. Hämatoxylin-Eosin. 1800mal vergrößert, auf $^3/_4$ verkleinert.

von Lymphocyten zu einem epithelialen Reticulum aufgelockert. Flimmerepithel, das stark von Lymphocyten durchsetzt ist, kann hierdurch seinen Flimmersaum verlieren. Offenbar wird vielfach durch die lymphocytäre Einlagerung die spezifische Leistung des Epithels beeinträchtigt.

Epithelgewebe schließt als eine, jede Oberfläche des Organismus überkleidende Deckschicht die Körpersubstanz nach außen und innen ab. Somit besitzt jedes Epithel zunächst die Funktion einer wichtigen, plasmatischen Schutzwand gegenüber Schädigungen und Eindringen von Bakterien; es bewahrt den Körper vor Wasserverdunstung. Die weiteren Funktionen des Epithels sind zahlreich und so verschiedener Art, daß sie hier nicht weiter erörtert werden, sondern jeweils bei Besprechung der einzelnen Epithelien eine besondere Erwähnung finden sollen. Nach der Form kann man die Epithelien in folgende Unterarten gliedern:

b) Einschichtiges Plattenepithel. Das Epithel besteht nur aus einer einzigen Lage flacher Zellen von geringem Querdurchmesser; der Breitendurchmesser kann ein Vielfaches des queren Durchmessers betragen (Abb. 22). Von der Oberfläche betrachtet, erscheinen die Zellen ähnlich den Platten eines Fußbodenbelages aneinandergefügt; die Grenzflächen der Zellen können von ungleicher Länge sein (Abb. 23), mitunter aber der Zelle auch die Form eines regelmäßigen Fünfecks oder Sechsecks verleihen. Im Präparat besitzen die Grenzlinien der Zellen gewöhnlich glatte Konturen, mitunter sehen sie leicht wellig oder gezackt aus. Funktionszustand des Epithels und Art der Fixierungsmittel vermögen die Gestalt der Grenzkonturen zu verändern.

Einschichtiges Plattenepithel findet man in der Niere, Lunge, Paukenhöhle, im Hoden in den Schaltstücken der Drüsen, in den serösen Häuten.

Intercellularbrücken treten bei den einschichtigen Plattenepithelien nicht in Erscheinung, sondern kommen erst in den tieferen Lagen mehrschichtiger Plattenepithelien zur Verwendung; sie sind in Abb. 24 dargestellt und als

Teilstücke eines durch das ganze Gewebe in bestimmter Anordnung ausgebreiteten
Fibrillensystems zu betrachten. Dieses Fibrillensystem nimmt den zugehörigen

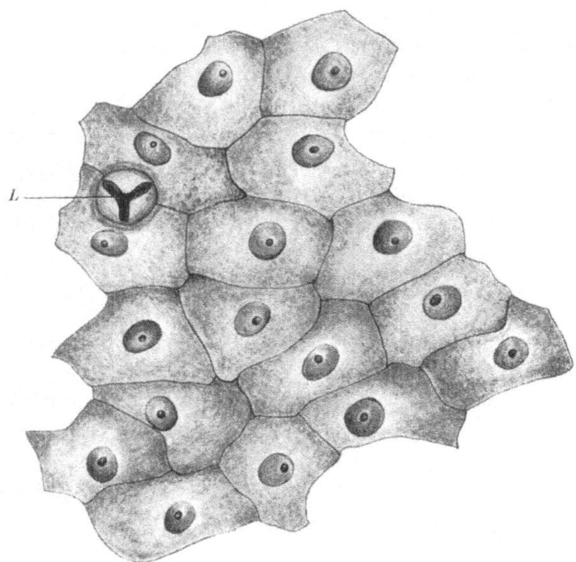

Abb. 23. Pflasterepithel aus der Haut vom Frosch. Flächenansicht. *L* Lumen des Ausführungsganges einer
Hautdrüse. Formol. Hämatoxylin. 1000mal vergrößert, auf ³/₄ verkleinert.

Zellen gewissermaßen ihre Grenzen, somit ihre Individualität und fügt das Epithel
zu einer einzigen, kernhaltigen, geschlossenen Plasmamasse zusammen.

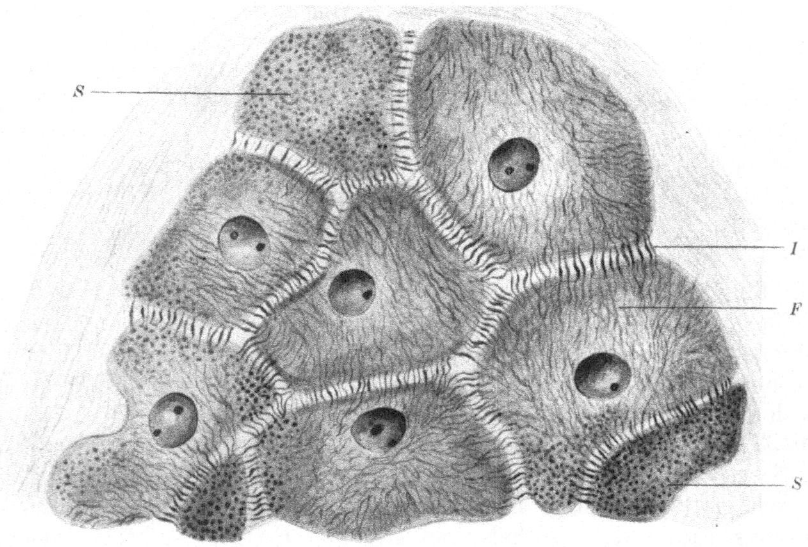

Abb. 24. Epithelzellen aus der Hufanlage vom Kalb. *F* intracelluläre Fibrillen; *I* Intercellularbrücken;
S Tangentialschnitt einer Epithelzelle; die quergetroffenen Intercellularbrücken erscheinen hier punktförmig.
Chromosmiumessigsäure-Hämatëin. 1000mal vergrößert, auf ⁴/₅ verkleinert.

c) Kubisches Epithel zeigt nur bei einem senkrecht zur Ebene seiner Oberfläche geführten Schnitt eine annähernd quadratische Form seiner Zellen (Abbildung 25). Ein Flachschnitt, parallel zur Ebene der Oberfläche, ergibt eine polygonale, niemals eine kubische Gestalt der Epithelzellen. Wir haben es also, wie beim Cylinderepithel, mit prismatischen Zellen zu tun. Kubisches Epithel wird zur Auskleidung kleiner Kanälchen im Urogenitalapparat verwendet (Abbildung 26), kommt in Drüsenausführungsgängen und im Plexus chorioideus vor; in der Follikelwand der Glandula thyreoidea kann sich kubisches Epithel, je nach der funktionellen Beanspruchung in plattes Epithel umwandeln und dieses wieder kubisch werden.

Die in Abb. 26 gezeichnete Basalmembran stellt für viele Epithelien, jedoch nicht alle, eine wichtige Einrichtung dar; die sehr zarte Membran besteht wahrscheinlich aus einem feinsten Netz präkollagener oder

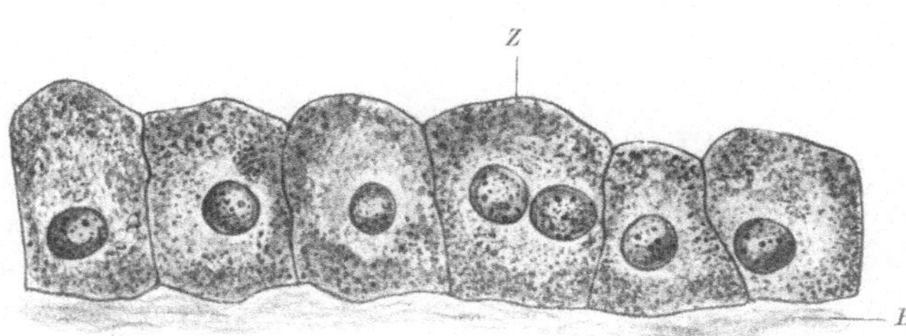

Abb. 25. Kubisches Epithel aus der Niere vom Kaninchen. *Z* Zweikernige Zelle; *B* Bindegewebe. ZENKER. Hämatoxylin. 1800mal vergrößert, auf ⁴/₅ verkleinert.

argyrophiler Gitterfasern und einer dazwischengelagerten sol- oder gelartigen Grundsubstanz. Da die Ernährung des Epithels von den außerhalb der Basalmembran gelegenen Capillaren erfolgt, so müssen die Nahrungsstoffe für das Epithel die Basalmembran passieren. Im lebendigen Geschehen dürfte die Basalmembran gleich dem Epithel einer fortwährenden Umbildung unterliegen.

d) Einschichtiges Cylinderepithel. Es setzt sich aus hohen, polygonalen Zellen zusammen, deren Längsachse senkrecht zur Oberfläche des Epithels gerichtet ist und die verschiedenen queren Achsen der Zelle an Länge mehr oder weniger stark übertrifft (Abb. 27). Die dicht aneinandergefügten Zellen sitzen an ihrer Unterfläche gemeinsam einer Basalmembran auf. Einschichtiges Cylinderepithel wird im Magen und Darm, in der Gallenblase und in verschiedenen Drüsenausführungsgängen beobachtet. Im Darm trägt es an seiner Oberfläche einen stark lichtbrechenden, feinstreifigen Saum; er wird als *Cuticularsaum* bezeichnet und dient wahrscheinlich der Aufnahme oder Resorption chemisch gespaltener Nahrungs-

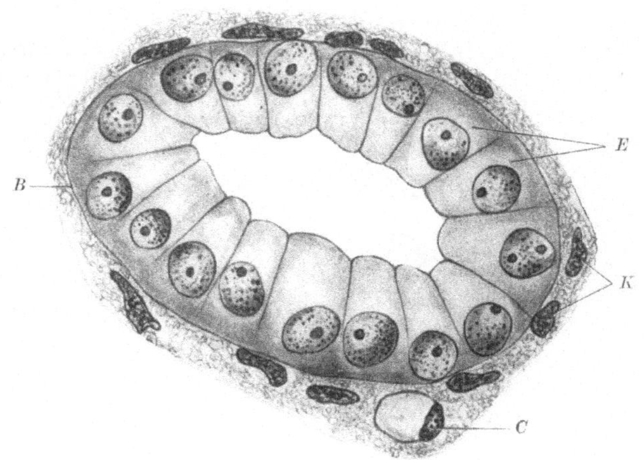

Abb. 26. Kubisches Epithel in der Wand des Ductus papillaris aus der Niere. Mensch. *E* Epithelzellen; *K* Kerne der Bindegewebszellen; *C* Blutcapillare; *B* Basalmembran. Formol. Hämatoxylin-Eosin. 1100mal vergrößert, auf ⁴/₅ verkleinert.

bestandteile aus dem Lumen des Darms. Wie die Basalmembran zeigt auch der Cuticularsaum eine gewisse Veränderlichkeit der Form; er erscheint im Hungerzustand niedrig und während der Resorption der Nahrungsbestandteile hoch. Die feinstreifige Struktur des Cuticularsaumes ist nicht immer sichtbar.

Die Fähigkeit des Epithels, an seiner Oberfläche dichtere, plasmatische Substanzen zu bilden, kann vor allem bei Wirbellosen bedeutend sein und zur Entwicklung von Chitinpanzern bei Arthropoden oder von Schalen aller Art bei Mollusken führen.

Beim Darmepithel ist das an der Basis des Cuticularsaumes angebrachte Schlußleistennetz bei geeigneter Technik oft sehr schön nachzuweisen. Auf

Flachschnitten läßt es die prismatische Form der Epithelzellen klar hervortreten (Abb. 28). Daher führt das Cylinderepithel auch vielfach den Namen *Prismatisches Epithel*. Besonders in der Darmzelle ist der fortwährende Wandel der plasmatischen Struktur in seiner Abhängigkeit von der Menge und Zusammensetzung der resorbierten Substanzen gut zu sehen. Es können Fett, Eiweiß und Glykogen als kleine Granula oder in Schollenform entstehen. Das streifige Aussehen der Zelle beruht auf der Anwesenheit von Plastokonten; sie sind, wie der GOLGI-Apparat, wohl als Ausdruck von Stoffwechselvorgängen aufzufassen und lassen am oberen Ende der Zelle unter einer verdichteten Plasmaschicht häufig eine becherartige, von hellem Plasma erfüllte Zone frei.

An Stelle des sehr komplizierten Cuticularsaumes besitzen manche Epithelien (Peritonaeum, Nierenkanälchen) einen sog. Bürstensaum, der wahrscheinlich gleich dem Cuticularsaum zu einer resorptiven Leistung des Epithels in Beziehung steht. Auch die im Epithel des Nebenhodenganges vorkommenden Stereocilien sind als Differenzierungsprodukte eines Cuticularsaumes zu betrachten. Eine einfache, nicht immer vorhandene, plasmatische Verdichtung an der Oberfläche eines Epithels wird vielfach als *Crusta* bezeichnet.

e) Mehrschichtiges Plattenepithel kann stellenweise, vor allem in der äußeren

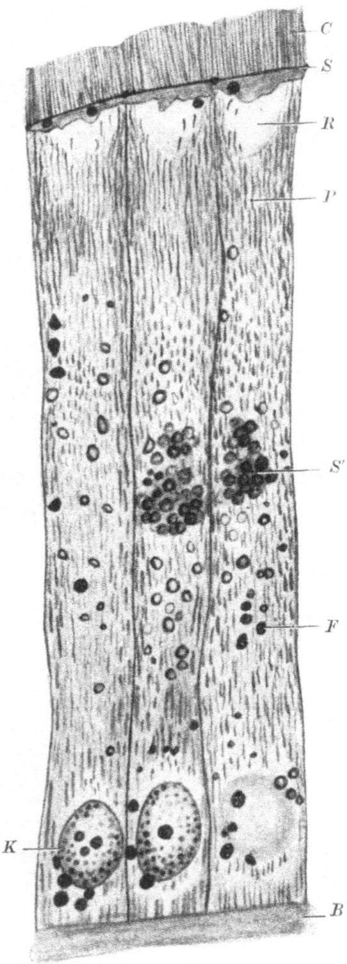

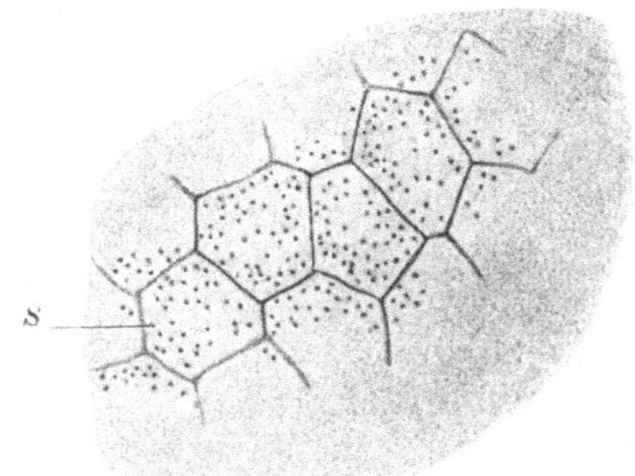

Abb. 27. Zellen aus einem Cylinderepithel. Darm. Ascaris. *C* Cuticularsaum; *S* Schlußleistennetz; *R* mit hellem Plasma gefüllter Raum; *P* Plastokonten; *F* Fetttröpfchen; *S'* Stoffwechselprodukte; *K* Kern; *B* Basalmembran. Chromosmiumessigsäure-Hämatëin. 1000mal vergrößert, auf $^5/_6$ verkleinert.

Abb. 28. Schlußleistennetz aus dem Darmepithel. Ascaris. *S* Schlußleisten. Die Plastokonten erscheinen auf dem Tangentialschnitt durch das Darmepithel punktförmig. Chromosmiumessigsäure-Hämatëin. 1000mal vergrößert, auf $^9/_{10}$ verkleinert.

Haut, ziemlich dick und durch Verhornung seiner oberflächlichen Lagen sehr widerstandsfähig sein. An Stellen, die einer besonderen mechanischen Beanspruchung ausgesetzt sind (Haut, Zunge, Mundhöhle, Pharynx, Ösophagus, Ligamentum vocale, Analring, Vagina), findet sich gewöhnlich geschichtetes Plattenepithel. In der Cornea des menschlichen Auges ist es sehr regelmäßig gebaut und meistens aus fünf übereinander geschichteten Lagen zusammengesetzt. Die unterste oder basale Schicht des mehrschichtigen Plattenepithels wird fast immer von kubischen oder zylindrischen Zellen eingenommen (Abb. 29). Die

Basalschicht stellt im epithelialen Zellverband das eigentliche Keimlager dar, in dem in fortwährendem Wechsel zum Ersatz der an der Oberfläche abgestoßenen Zellen neue Elemente gebildet und von hier nach oben geschoben werden.

Das mehrschichtige Plattenepithel kann je nach Lage und funktioneller Inanspruchnahme einem mannigfachen Wechsel seiner Gesamtform unterliegen. Auch in individueller Hinsicht — man denke hierbei nur an eine zarte, dünne und an eine feste, derbe, äußere Haut — dürften sich beträchtliche Schwankungen im Bau des Plattenepithels bemerkbar machen.

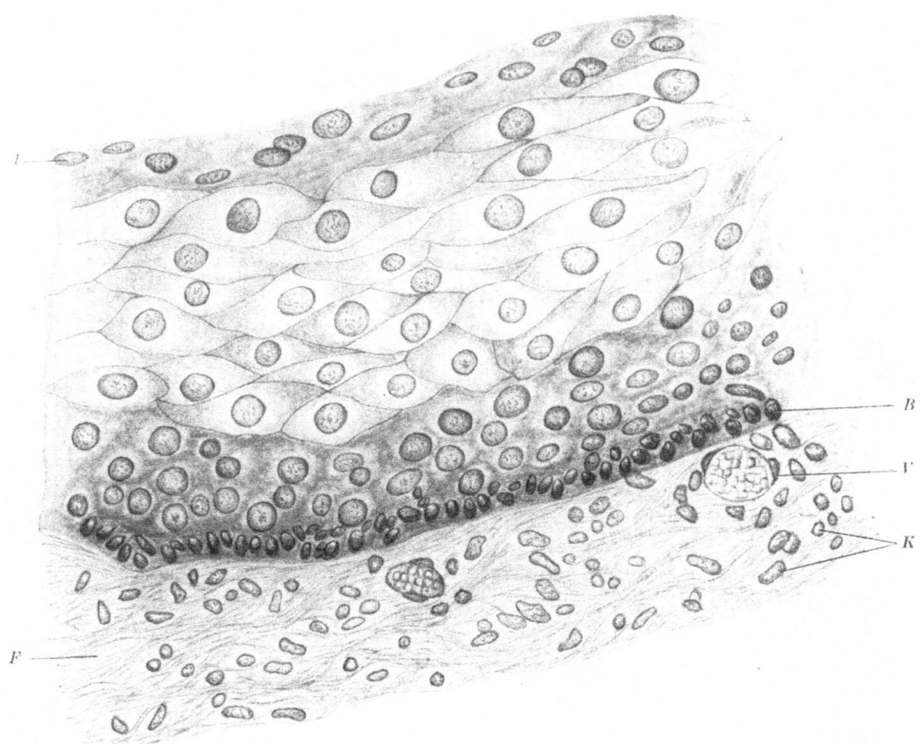

Abb. 29. Mehrschichtiges Pflasterepithel aus der Vagina. Mensch. *1* Oberste Lage; *B* Basalzellen; *V* Vene mit Erythrocyten gefüllt; *K* Kerne von Bindegewebszellen; *F* kollagene Fasern. Formol. Hämatoxylin-Eosin. 800mal vergrößert, auf ⁴/₅ verkleinert.

f) Mehrschichtiges Cylinderepithel. In Form von zwei deutlich voneinander getrennten Schichten kommt es im Ductus epididymidis, Ductus deferens, in manchen Drüsenausführungsgängen, teilweise auch in der männlichen Harnröhre vor. Die an die freie Oberfläche grenzende Lage besteht aus Cylinderzellen, die tiefe, basale Schicht aus unterschiedlich gestalteten, platten oder kubischen Elementen. Die Basalzellen haften mit ihrer Unterfläche an der Basalmembran; die Cylinderzellen erreichen dieselbe nicht. Die Ernährung muß also durch die Schicht der Basalzellen hindurch erfolgen. Mehrschichtiges Cylinderepithel findet sich in der Conjunctiva und in der Harnröhre. Häufig trägt die oberste Lage der Cylinderzellen an ihrer Oberfläche einen feinen Flimmersaum. Man spricht dann von einem mehrschichtigen Flimmerepithel (Abb. 30). Es besitzt vor allem in der Nasenhöhle, im oberen Rachenraum, im Larynx, in der Trachea und in den stärkeren Ästen des Bronchialbaumes eine weite Verbreitung.

Das mehrschichtige Flimmerepithel kann ziemlich dick sein; es kommt in seinem Bereich dauernd zu Zellverschiebungen und Zellveränderungen. Trotzdem

scheinen sämtliche Zellen ihren Zusammenhang mit der Basalmembran mehr oder
weniger beizubehalten. Demnach verschmälern sich die Flimmerzellen in der
Richtung zur Basalmembran sehr stark, nehmen also Kegelform an; zwischen
die schmalen, basalen Enden der Flimmerzellen schiebt sich eine Fülle verschieden
gestalteter Zellen hinein. Die dauernde Erneuerung des Epithels geht wohl von

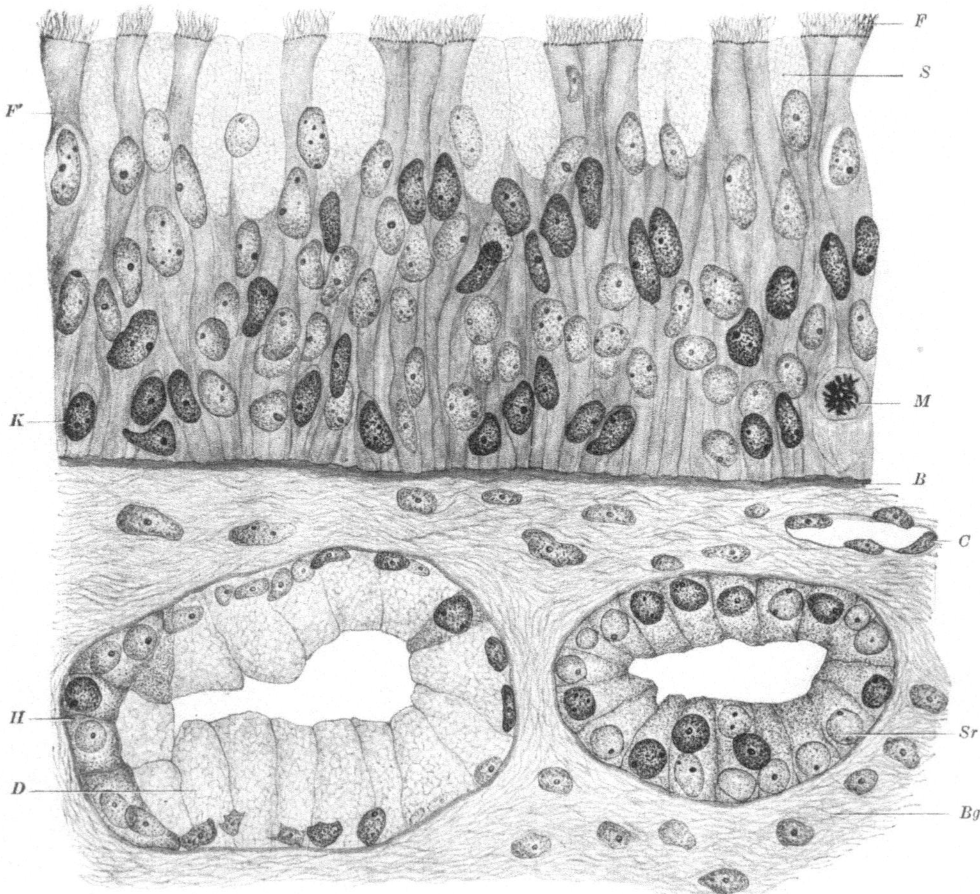

Abb. 30. Mehrschichtiges Flimmerepithel. Nasenschleimhaut. Mensch. *F* Flimmersaum; *S* Schleiminhalt
einer Becherzelle; *F'* Flimmerzelle; *K* Kern einer Basalzelle; *M* Mitose; *B* Basalmembran; *C* Capillare; *H* seröser
Halbmond; *D* muköse Drüse; *Sr* seröse Drüse; *Bg* Bindegewebe. BOUINs Flüssigkeit. Hämatoxylin-Erythrosin.
1000mal vergrößert, auf ⁴/₅ verkleinert.

der untersten Lage, den Basalzellen aus, da man in dieser Region die Mitosen
findet. Dem Flimmerepithel fehlen Schlußleisten.

   Die an der Oberfläche des Epithels befindlichen feinsten, plasmatischen Fortsätze oder
Flimmerhaare sind am oberen Zellrand mit dunklen, stark färbbaren Basalkörperchen
befestigt. Die Basalkörperchen liegen sämtlich in einer Ebene und sind auf Abb. 32 gut
zu erkennen. Die Kraft des Flimmerschlages ist stets nach ein und derselben Richtung
orientiert. Auch nach Durchtrennung der zuführenden Gefäße und Nerven bleibt die Flimmerbewegung erhalten. Das Epithel besitzt also zum mindesten die Potenz, eine geordnete Bewegung seiner Flimmerhaare automatisch durchzuführen. Beim Menschen ist der Flimmerstrom in den Hohlräumen und Gängen, die von Flimmerepithel ausgekleidet werden, stets nach
außen gerichtet. Flimmerepithel kommt beim Embryo häufiger als beim Erwachsenen vor.
   Eine besondere Art eines bei Dehnung stark formveränderlichen Epithels findet sich in
den abführenden Harnwegen. Als „*Übergangsepithel*“ ist es in dem Abschnitt Sekretionsorgane
näher beschrieben.

Die Definition, nach welcher Epithelgewebe als geschlossener, flächenhafter Zellverband zu betrachten ist, bedarf zum mindesten bei den mehrschichtigen

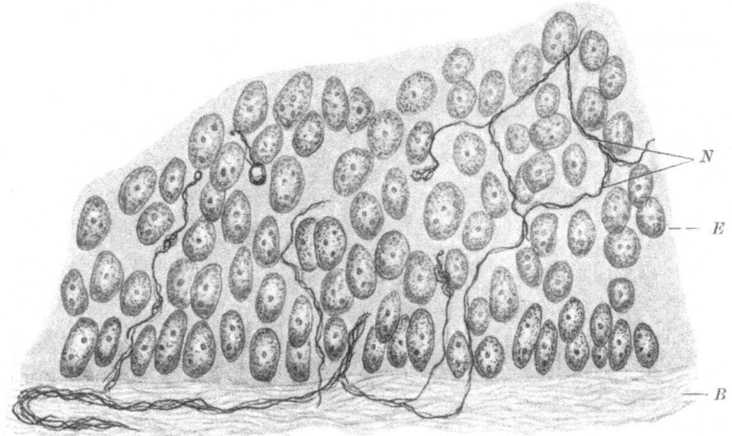

Abb. 31. Mehrschichtiges Plattenepithel mit intraepithelialen Nervenfasern. Pharynx. Mensch. *E* Epithel; *B* Bindegewebe; *N* Nervenfasern. BIELSCHOWSKY-Methode. 1600mal vergrößert ,auf $^9/_{10}$ verkleinert.

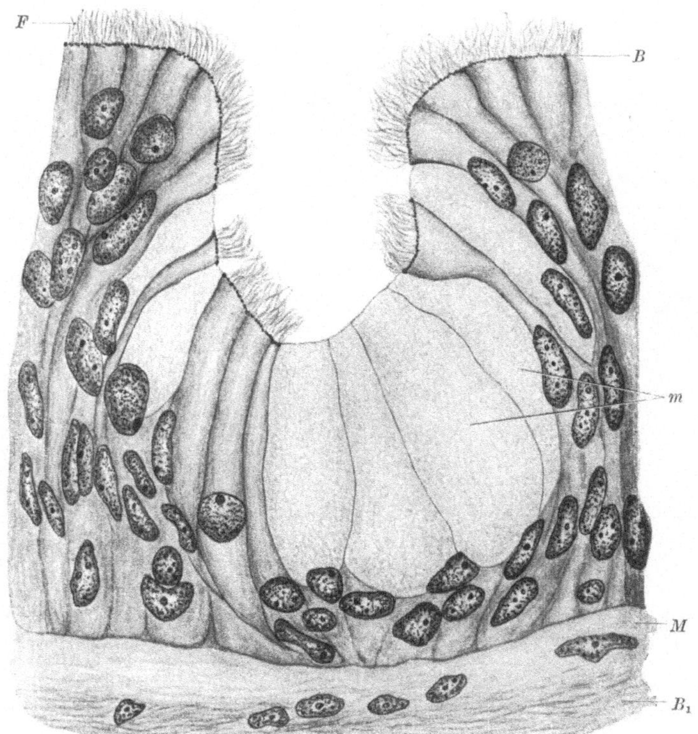

Abb. 32. Muköse Zellen (*m*) in einer Bucht des mehrschichtigen Flimmerepithels. Nasenschleimhaut. Mensch. *F* Flimmerhaare; *B* Basalkörperchen; *M* Basalmembran; B_1 Bindegewebe. BOUINs Flüssigkeit. Hämatoxylin-Erythrosin. 1100mal vergrößert, auf $^4/_5$ verkleinert.

Epithelien einer Ergänzung. Abgesehen davon, daß in manchen Epithelien besondere Sinnesorgane eingebaut sind, wie etwa die Geschmacksknospen im Zungenepithel, sind in vielen Epithelien feinste Nervenfäserchen aufzufinden. Sie

zweigen sich von den im subepithelialen Bindegewebe ausgebreiteten Nervengeflechten ab und dringen durch die Basalmembran hindurch in das Epithelgewebe ein (Abb. 31). Im Hornhautepithel des menschlichen Auges sind die
Nervenfasern in solcher Dichte angeordnet, daß sehr wahrscheinlich jede einzelne

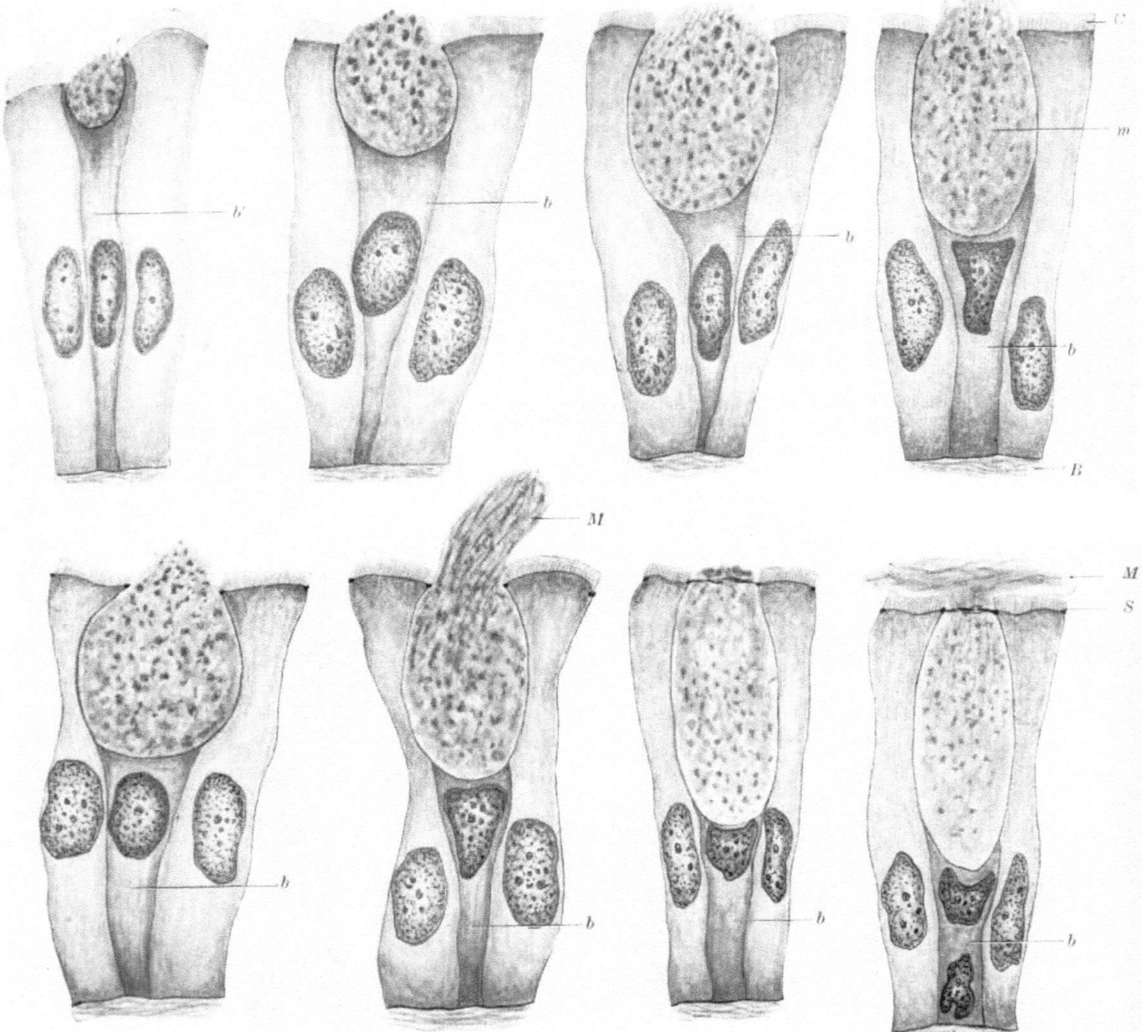

Abb. 33. Schleimsekretion von Becherzellen (*b*) im Darmepithel. Jejunum, Katze. *C* Cuticularsaum; *S* Schlußleisten; *m* Schleim mit Mucingranula; *B* Basalmembran; *b′* fast entleerte Becherzelle; *M* entleerter Schleim.
Mucicarminfärbung-Hämalaun. 1500mal vergrößert, auf $^9/_{10}$ verkleinert.

Epithelzelle in plasmatischem Zusammenhang mit dem Nervengewebe stehen
dürfte. In der Hauptsache handelt es sich bei den intraepithelialen Nervenfasern
wohl um solche afferenter Natur. Auch allerfeinste sympathische Nervenfasern
kommen in manchen Epithelien vor; ihre Funktion läßt sich schwer deuten, falls
wir es nicht ebenfalls mit receptorischen Nerven zu tun haben sollten. (Näheres
siehe ,,Nervenendigungen".)

g) Sekretion. Nach der obigen Schilderung besitzen manche Epithelien das
Vermögen, mit ihrer Oberfläche bestimmte Stoffe aufzunehmen *(Resorption)*.

Eine weitere bedeutsame Leistung, nämlich die Abgabe gewisser Stoffe an der Oberfläche kommt gleichfalls vielen Epithelien zu. Die Rohstoffe, aus denen das Epithel in seinem Plasma durch Synthese etwas Neues, nämlich das Abgabeprodukt oder *Sekret* aufbaut, stammen aus den an die Basalschicht des Epithels grenzenden Blutcapillaren. Für die Resorption wie für die Sekretbildung oder Sekretion muß also das Epithelgewebe eine polare Differenzierung besitzen; Oberfläche und Unterfläche der Epithelien sind mit sehr verschiedenen Leistungen betraut.

Bereits in dem in Abb. 30 wiedergegebenen Flimmerepithel gewahrt man verschiedene, hell aussehende Zellen, denen ein Flimmerbesatz fehlt. In Abb. 32 sind diese Zellen bei stärkerer Vergrößerung am Grunde einer kleinen Ausbuchtung

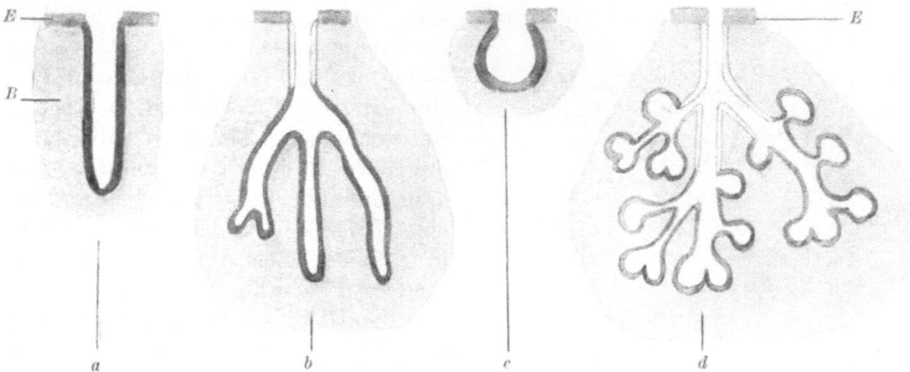

Abb. 34. Schemata verschiedener Drüsenformen. *E* Epithel; *B* Bindegewebe; *a* tubulös; *b* tubulös verästelt *c* alveolär; *d* tubulo-alveolär zusammengesetzt.

des Epithels dargestellt; sie enthalten in ihrem Plasma Schleim, den sie hier synthetisch bei gleichzeitiger Wasseraufnahme gebildet haben. Der Schleim wird an der Oberfläche des Epithels abgesondert und ermöglicht dort die rhythmischen Bewegungen der Flimmerhaare. Auch im Darmepithel trifft man stets Zellen mit sekretorischer Leistung; man bemerkt an ihnen deutlich gewisse Veränderungen in der Schleimbereitung (Abb. 33). Das zwischen Kern und Zelloberfläche gelegene Plasma entwickelt als Vorstufe des Sekretes zarte, wasserlösliche Prämucingranula, die allmählich quellen und mit zunehmender Masse dem oberen Teil der Zelle ein bauchiges Aussehen verleihen. Da der kernhaltige Abschnitt der Zelle schmal bleibt, so erhält die ganze Zelle eine ungefähr becherförmige Gestalt *(Becherzelle)*. Der gewöhnlich längs- oder rundlich-ovale Kern kann sich bei dem Sekretionsprozeß zu einer Napfform umgestalten. Schließlich wird das schleimige Sekret durch Verflüssigung der Granula unter gleichzeitiger Auflösung des Cuticularsaumes an die Oberfläche des Epithels abgestoßen; die entleerte Zelle wird an ihrem dunkelfärbbaren Plasma und ihrem oft stark verringerten Breitendurchmesser leicht kenntlich. Schleimbildung und Schleimabsonderung können sich bei der gleichen Zelle des öfteren wiederholen. Wahrscheinlich ist jede Darmepithelzelle fähig, sich in eine Becherzelle zu verwandeln, vermag also ihre resorptive Leistung mit einer sekretorischen Leistung zu vertauschen.

Der geschilderte Vorgang der Produktion und Abgabe spezifischer Stoffe an die Oberfläche des Epithels ist als eine charakteristische Lebenserscheinung des Drüsengewebes anzusehen. Man kann daher die Becherzelle als eine einzellige Drüse betrachten oder wenn sie, wie in Abb. 32, in Epithelbuchten gruppenweise vorkommt, auch von einer *endoepithelialen Drüse* sprechen. Die großen Drüsen entstehen durch Aussprossen des Epithels in die Tiefe des unterlagerten Bindegewebes, sind also exoepithelial und mit dem ursprünglichen Epithel durch einen besonderen Gang zur Abführung des Sekrets verbunden. Die in der Schleimhaut des Dünn- und Dickdarmes sowie des Uterus vorkommenden Drüsen lassen sich nur als epitheliale Einsenkungen auffassen.

h) Drüsengewebe. Die Form der Drüsen kann sehr verschieden sein; genau genommen gleicht keine Drüse in ihrem Aufbau der anderen. Daher sollen in beiliegendem Schema nur die Grundformen der sezernierenden Teile oder *Endstücke* einer Drüse wiedergegeben sein (Abb. 34). Besitzt das Endstück Röhren- oder Schlauchform, so spricht man von einem tubulösen Bau; hängt das Endstück als ein kugeliges Säckchen mit rundlichem Lumen am Ausführungsgang, so nennt man es alveolär. Häufig kommt bei den Drüsen eine tubuloalveoläre Mischform zu Gesicht, wahrscheinlich deshalb, weil die tubulöse Form in eine alveoläre übergehen kann und umgekehrt. Für die Funktion einer Drüse scheint demnach ihre tubulöse oder alveoläre Form keine besondere Bedeutung zu besitzen. Das, was die Histologie zunächst zum Verständnis der Drüsenarbeit beitragen kann, sei in dem Schema der Abb. 35 übersichtlich dargestellt.

Das polar differenzierte, einschichtige Drüsenepithel begrenzt mit seiner Oberfläche einen röhrenförmigen, im Querschnitt rundlichen Hohlraum, das *Drüsenlumen*; es wird an der Außenseite von einer zarten Haut, der oben erwähnten Basalmembran oder *Membrana propria*, umfaßt. Ein feines kollagenes und elastisches Bindegewebe umhüllt das ganze Endstück und bringt gleichzeitig die Blutcapillaren und das nervöse Terminalreticulum mit der Membrana propria in Zusammenhang. Bei vielen Drüsen, wie Schweißdrüsen, Speicheldrüsen und bei der Milchdrüse findet man zwischen Drüsenepithel und Membrana propria eigentümlich verästelte Zellen, die *Myoepithel-* oder *Korbzellen* (Abb. 114). Sie sind epithelialer Abkunft, werden zu glatten Muskelzellen umdifferenziert und helfen wahrscheinlich das in das Lumen abgestoßene Sekret aus dem Endstück herauszupressen. Zwischen 2 Zellen gewahrt man manchmal kleine, mit dem Lumen in Verbindung stehende, blind endigende Kanälchen, die *intercellularen Sekretkanälchen*. Wir haben es hierbei mit veränderlichen Bildungen zu tun, die bei Sekretabgabe auftreten, die Membrana propria aber niemals erreichen.

Somit geht für eine funktionelle Betrachtungsweise aus Abb. 35 hervor: Das Drüsenepithel empfängt seine zur Sekretbildung nötigen Rohstoffe aus dem

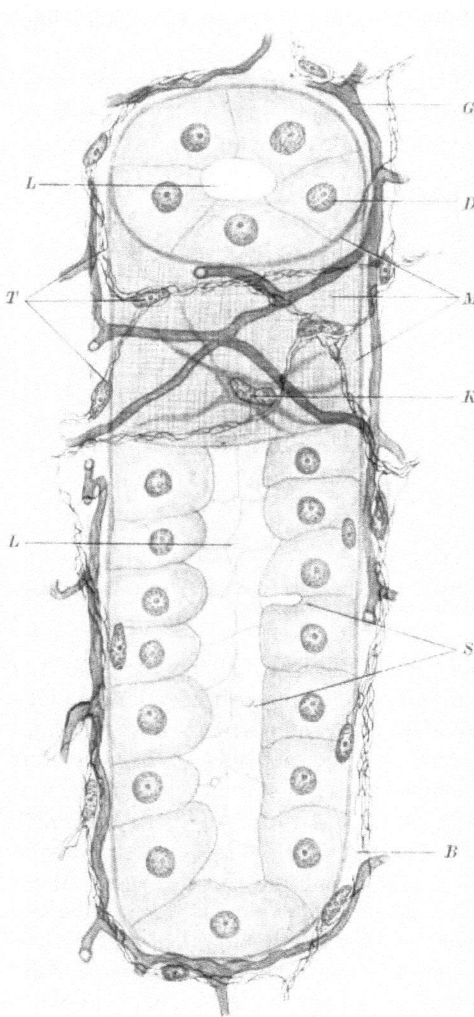

Abb. 35. Schema einer tubulösen Drüse. *D* Drüsenepithel; *L* Lumen; *M* Membrana propria; *K* Myoepithelzelle; *T* nervöses Terminalreticulum; *B* Bindegewebe; *S* zwischenzelliges Sekretkanälchen; *G* Blutcapillaren.

Blut durch die Capillarwand und Membrana propria hindurch, stellt in seinem Plasma durch Synthese spezifische Stoffe her und gibt diese in flüssiger Form in das Drüsenlumen ab. Von hier werden sie als Sekret in die Ausführungsgänge

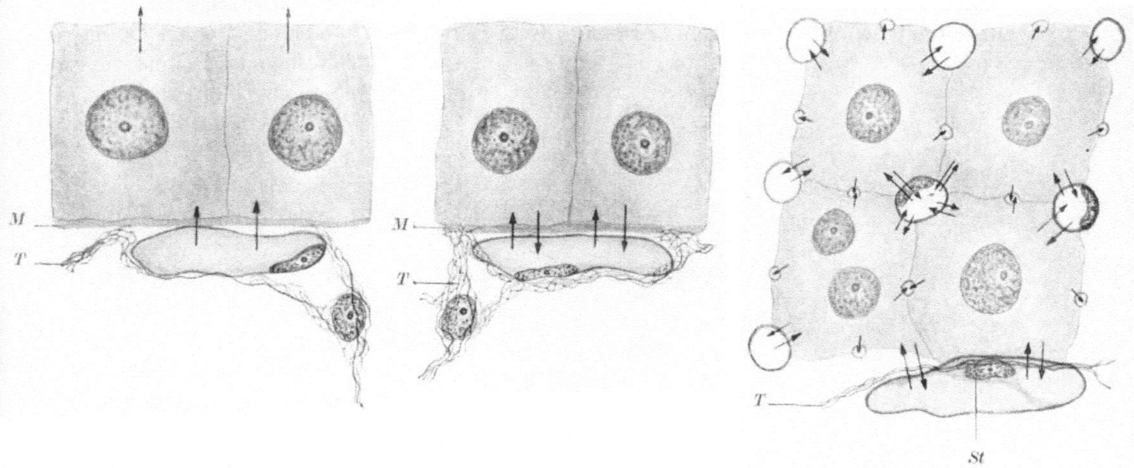

Abb. 36. Schema zur sekretorischen Leistung der Drüsenzellen. *M* Membrana propria; *T* Terminalreticulum; *St* KUPFFERsche Sternzelle; rot Blutcapillaren; links exkretorische, Mitte inkretorische Drüse; rechts Leber. Die Pfeile geben den Weg der aufgenommenen Stoffe und der abgegebenen, synthetisch hergestellten Stoffe an.

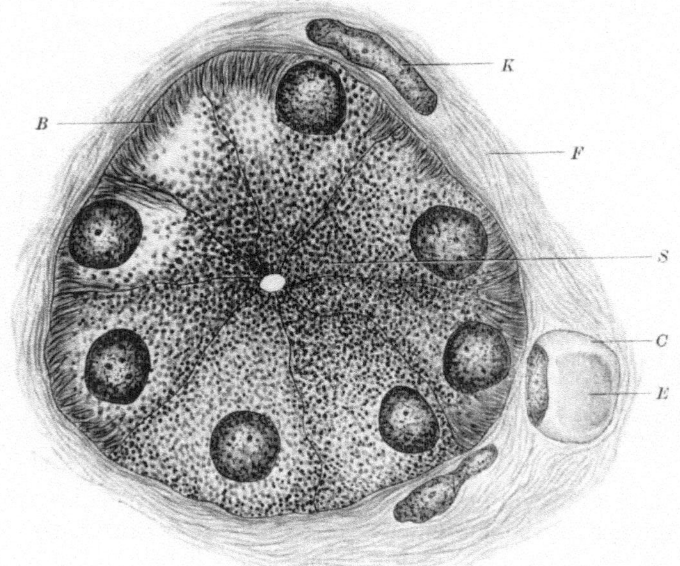

Abb. 37. Querschnitt durch das Endstück einer serösen Drüse. Parotis, Mensch. *S* Sekretgranula; *B* Basalfilamente; *K* Kern einer Bindegewebszelle; *F* kollagene Fasern; *C* Blutcapillare; *E* Erythrocyt. ZENKER. Hämatoxylin-Eosin. 1800mal vergrößert, auf ³/₄ verkleinert.

und von da an die Epitheloberfläche des zugehörigen Organs gebracht. Die gesamte Drüsen- und Capillarfunktion kann normalerweise nur unter dem Einfluß des Nervensystems vor sich gehen. Eine Drüse, deren Sekret man aus den Ausführungsgängen ansammeln und auf seine chemische Zusammensetzung untersuchen kann, bezeichnet man als *exokrine Drüse*. In der schematischen Abb. 36 ist auf die Arbeitsweise der Drüse noch einmal aufmerksam gemacht.

Es gibt ferner Drüsen, welche an ihren Endstücken kein Lumen, überhaupt keinen Ausführungsgang besitzen, aber trotzdem Stoffe von höchster Bedeutung für die Lebens- und Wachstumsvorgänge im Organismus liefern und das individuelle Gepräge desselben weitgehend beeinflussen können. Derartige Drüsen entnehmen, wie die exokrinen Drüsen, die zu ihrer Stoffbereitung nötigen Rohstoffe aus dem Blut; sie geben aber ihre spezifischen Substanzen, die *Inkrete* oder *Hormone*, wieder in das Blut hinein ab. Spezifische Hormone vermögen vom Blut aus spezifische andere Organe oder Organsysteme in Form oder Funktion zu beeinflussen. Selbstverständlich kann die Funktion der Hormone oder *inkretorischen (endokrinen)* Drüsen nur in Abhängigkeit vom Nervensystem vor sich gehen: andererseits vermag das hormonale Drüsensystem seinen Einfluß auf das Nervensystem geltend zu machen.

Da auch andere Gewebe als das Drüsengewebe spezifische, auf bestimmte Organe wirksame Stoffe bilden können, wie die Bildung von Histamin und Acetylcholin durch das Nervengewebe oder durch epitheliale Zellen in der Gefäßwand, so besteht eine gewisse Gefahr, den Begriff „Inkretorische Drüse" und „Hormon" unscharf und schwankend zu machen.

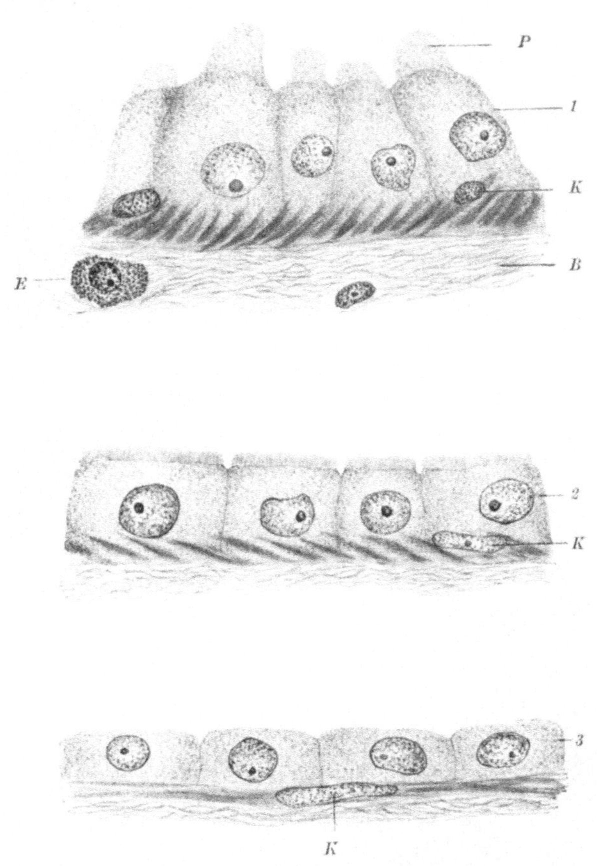

Abb. 38. Sekretionsphasen der apokrinen Schweißdrüsen in der Achselhaut. Mensch. *1* Zellen in voller Sekretion mit Abschnürung von Plasmakuppen; *2* kubische Zellen mit Bildung eines Cuticularsaumes; *3* platte Zellen nach Abgabe des Sekrets; *P* Plasmakuppe; *K* Kerne von Myoepithelzellen; *E* eosinophile, granulierte Bindegewebszelle; *B* kollagene Fasern. ZENKER. Hämatoxylin-Eosin. 1100mal vergrößert, auf ⁴/₅ verkleinert.

In Bau und Funktion ergeben sich bei der Leber gegenüber allen anderen Drüsen tiefgreifende Unterschiede. An Hand des Schemas der Abb. 36 sei bemerkt, daß die Leberzelle durch eine besonders gebaute, aus KUPFFERschen Sternzellen zusammengesetzte Capillarwand ihre Rohstoffe dem Blute entnimmt, die gebildete Galle an die Gallencapillaren und die synthetisch hergestellten Nahrungsstoffe durch die Capillarwand wieder in das Blut abführt. Über die Leber und die endokrinen Drüsen wird in den entsprechenden Abschnitten dieses Buches abgehandelt.

Bei den mit einem Ausführungsgang ausgestatteten, *exokrinen Drüsen* geht die Sekretabstoßung in das Drüsenlumen in sehr verschiedener Weise vor sich; kann die Drüsenzelle den Prozeß der Sekretabgabe mehrfach wiederholen und werden hierbei mit dem Sekret nur geringe Teile an Zellplasma in das Drüsenlumen abgesondert, so spricht man von einer *merokrinen Drüse*. Unsere Speicheldrüsen gehören zu diesem Typus, von dem in Abb. 37 ein Querschnitt durch ein seröses Endstück wiedergegeben ist. Vor der Sekretbildung sammeln sich, gleichsam als Vorstufe desselben, feinste Granula im Plasma der Drüsenzelle an; sie können über den gesamten Zellkörper verteilt sein, finden sich aber hauptsächlich in der zwischen Kern und der mit dem Drüsenlumen in Berührung

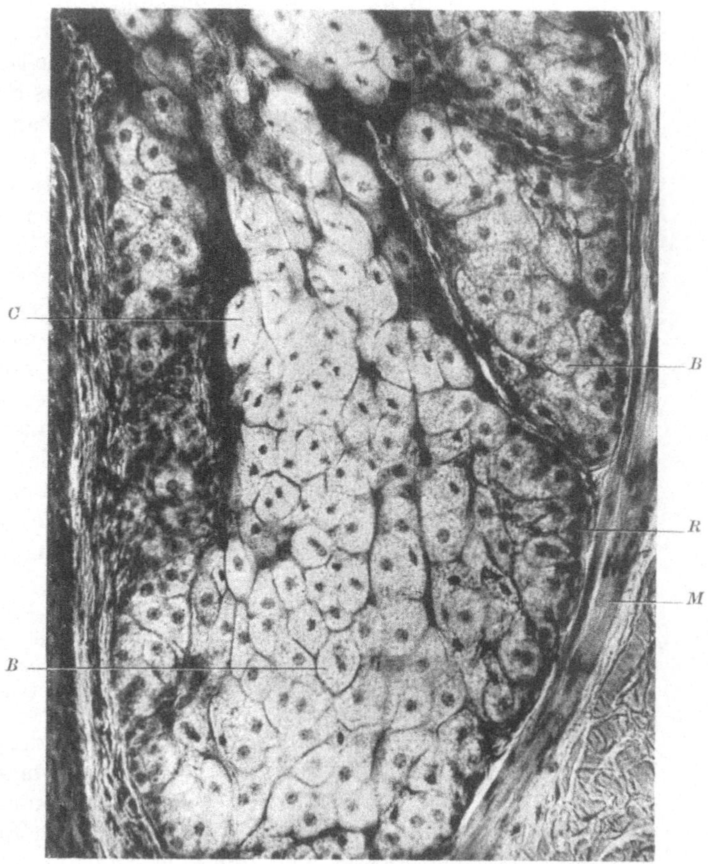

Abb. 39. Talgdrüse aus der Kopfhaut. Mensch. *R* Randzone; *B* verfettete Drüsenzellen; *C* zugrunde gehende Zellen mit pyknotischen Kernen; *M* glatte Muskelfasern des M. arrector pili. ZENKER. Hämatoxylin-Eosin. 200mal vergrößert

stehenden Zone angehäuft. Die äußere Randzone der Zelle wird gewöhnlich von eigentümlich gestreiften, plasmatischen Differenzierungen, den *Basalfilamenten*, eingenommen.

Kurz vor der Sekretbildung verlieren die Granula allmählich ihre Färbbarkeit, werden verflüssigt und gelangen mit Spuren von Zellplasma in die Lichtung des sehr engen Lumens. Das Sekret dieser Drüsen ist wäßrig, salz- und eiweißreich und enthält Fermente; man hat sie auch als Eiweißdrüsen bezeichnet. Der Kern der serösen Zellen ist rundlich und meist ein wenig von der Randzone entfernt inmitten des Plasmas gelagert. Daß der Kern mit all seinen Teilelementen in den Arbeitsprozeß der Drüsenzellen einbezogen wird, dürfte außer Zweifel stehen; wahrscheinlich deutet schon die in Abb. 37 dargestellte, unterschiedliche Kerngröße auf eine funktionelle Arbeitsleistung des Kerns hin.

Abgesehen von den Eiweißgranula kommen in den serösen Zellen noch feinste Fetttröpfchen, Plastokonten und der GOLGI-Apparat vor. Die beiden letzten Gebilde dürfen wahrscheinlich nur als Ausdruck einer bestimmten Phase in der sekretorischen Arbeit Geltung beanspruchen.

Apokrine Drüsen lassen bei der Abgabe des Sekretes die gleichzeitige Abstoßung einer größeren Menge ihres Protoplasmas erkennen. Bei den großen axillaren Schweißdrüsen kommt es im Stadium der Sekretion zur Abschnürung zungenartiger oder kuppenförmiger, granulierter Plasmateile in das Lumen hinein (Abb. 38). Die abgelösten Zellsubstanzen zerfallen und werden schließlich in das Sekret umgewandelt. Der Substanzverlust vermag die unter Umständen hochcylindrische Gestalt der Zelle in eine kubische oder gar platte Form zu verändern. Feine Pigmentgranula werden in den apokrinen Zellen gelegentlich beobachtet. Besonders deutlich sind die spiralig angeordneten, aus einer Umwandlung des Drüsenepithels hervorgegangenen glatten Muskelfasern, die *Myoepithelzellen*, zwischen der Basis des Epithels und der Membrana propria ausgebildet. Die einzelne Zelle ist imstande, den bei der Sekretion erlittenen Plasmaverlust auszugleichen und von der abgeflachten Gestalt wieder in eine zylindrische überzugehen. Doch dürfte eine Neubildung von Drüsenzellen häufig sein. Die wechselnde Kernform scheint auf eine Mitbeteiligung des Kerns bei der Sekretion hinzudeuten.

Die apokrinen Axillardrüsen sind als eine besondere Form der Schweißdrüsen zu betrachten und bilden in ihrem Sekret einen spezifischen „Duftstoff". Daher heißen sie „*Duftdrüsen*". Auch die Milchdrüse rechnet man zu den apokrinen Drüsen.

Bei den **Holokrinen Drüsen** wird bei der Sekretion die partielle Abstoßung des Protoplasmas zu einer totalen; die ganze Zelle wandelt sich somit in Sekret um. Dieser Vorgang findet sich bei den Talgdrüsen, deren Sekret, der *Talg* oder *Sebum*, aus zugrunde gegangenen Drüsenzellen gebildet wird (Abb. 39). Der Ersatz für das abgestoßene Zellmaterial wird von dem in der Randzone der Drüse vorhandenen,

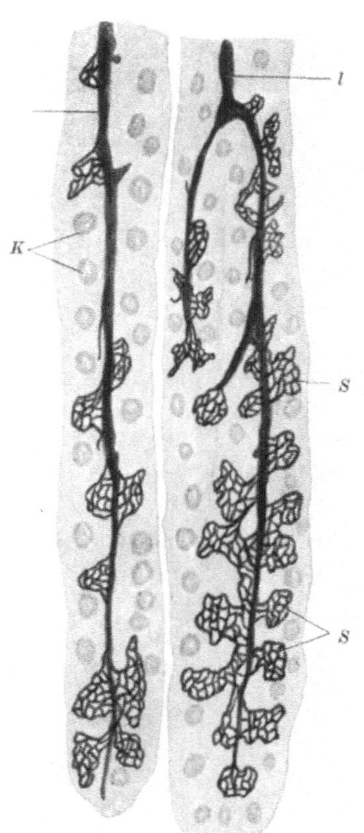

Abb. 40. Tubulöse Drüsen aus dem Fundus des Magens. Mensch. *K* Kerne der Drüsenzellen, Lumen *l* und binnenzellige Sekretkanälchen *S* geschwärzt. GOLGI-Methode. 400mal vergrößert, auf ⁴/₅ verkleinert.

dunkler färbbaren, kubisch-platten Epithel geleistet. Das ganze Drüsenlumen scheint mit verfetteten und in Auflösung begriffenen Drüsenzellen vollgestopft; werden die im Zellplasma vorhandenen Fettkügelchen durch fettlösende Substanzen aufgelöst, so nimmt das Plasma im Präparat einen vacuoligen Bau an. Je näher die Zellen dem Ausführungsgang liegen, um so mehr verfetten sie, die vacuolige Struktur verschwindet, die pyknotisch gewordenen Kerne zerfallen und vergehen. Schließlich resultiert aus dem ganzen Zerfallsprozeß eine einheitliche Masse, der Hauttalg, der durch einen Ausführungsgang wahrscheinlich mit Hilfe eines glatten Muskels (M. arrector pili) in den Haarkanal geschoben und zur Einfettung des Haares benutzt wird.

Man kann in den Talgdrüsen radiär angeordnete Stränge von Epithelzellen beobachten; sie können durch Verfettung zugrunde gehen.

Einfache tubulöse Drüsen, wie sie etwa im menschlichen Magen vorkommen, besitzen als Fortsetzung ihres Lumens nur einen einzigen Ausführungsgang, der zur Oberfläche der Schleimhaut führt. Die Lichtung dieses Ganges läßt sich mit der SILBER-Methode nach GOLGI dunkelschwarz imprägnieren (Abb. 40). Hierbei zeigen bestimmte Zellen der Drüse, die sog. „Belegzellen", im Innern ihres Lumens ein netzartiges Gebilde, das mit dem Hauptlumen direkt oder indirekt durch feine, schwarz imprägnierte Gänge in Verbindung steht. Die Gebilde werden gewöhnlich als binnenzellige Sekretkanälchen gedeutet, die im Plasma der Zelle für die Abführung des Sekrets zur Verfügung stehen sollen. Wahrschein-

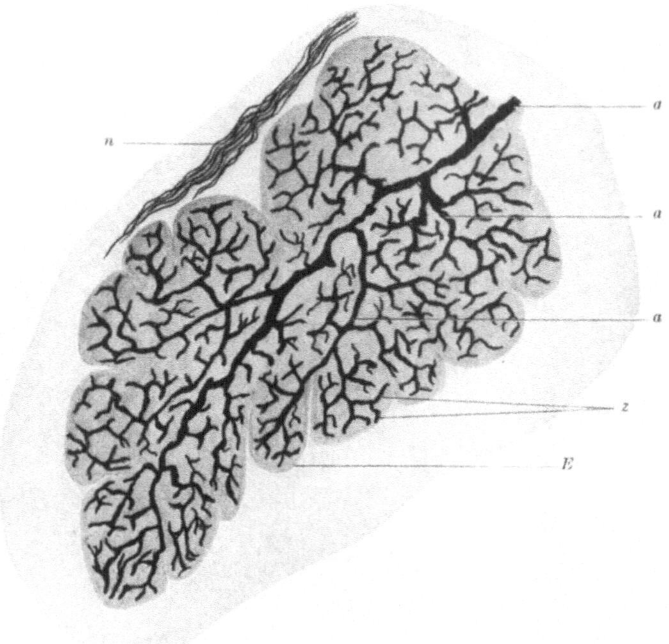

Abb. 41. Gangsystem aus einer serösen Zungendrüse. Kaninchen. *a* Ausführungsgänge; *z* zwischenzellige Sekret-kanälchen; *E* Endstück; *n* Nervenfasern. GOLGI-Methode. 200mal vergrößert, auf ⁴/₅ verkleinert.

lich haben wir es mit veränderlichen Strukturen zu tun, falls es sich nicht um koagulierte und mit Silber geschwärzte Sekretmassen handeln sollte.

Nur bei den wenigsten, einfachen tubulären Drüsen bildet ein langgestrecktes, epitheliales Rohr gleichzeitig Drüse und Ausführungsgang. Die meisten Drüsen, vor allem sämtliche große Drüsen, sind aus zahlreichen, epithelialen, sezernieren-den Endstücken zusammengesetzt und besitzen infolgedessen zur Abführung des Sekretes ein verzweigtes Gangsystem, der Verästelung eines Lindenbaumes vergleichbar (Abb. 41). Der Hauptausführungsgang entsteht aus der Vereinigung kleiner Kanäle und diese wieder aus dem Zusammenschluß von Gängen mit ge-ringerem Durchmesser, eine Erscheinung, die sich verschieden wiederholen kann, bis das Kanalsystem in den blinden Enden der Drüsenlumina die Grenze seiner Ausdehnung erreicht hat. Auch die zwischenzelligen Sekretkanälchen lassen sich in serösen Speicheldrüsen mit Silber zur Darstellung bringen, dürfen aber wohl als vergängliche, von der Drüsenfunktion abhängende Bildungen betrachtet werden.

Bei der Gestaltung unserer großen, zusammengesetzten Speicheldrüsen fällt dem Bindegewebe eine bedeutsame Rolle zu; die rein zellige, epitheliale Masse oder das *Drüsenparenchym* wird durch das Bindegewebe zu Einheiten verschiedenen Umfangs, in die *Läppchen* oder *Lobuli* gegliedert. An einer dem Körper frisch

entnommenen Speicheldrüse kann man den charakteristischen Läppchenbau mit
dem bloßen Auge leicht wahrnehmen. Das zwischen den Lobuli vorhandene
interstitielle Bindegewebe ermöglicht eine leichte Verschiebung der Läppchen
gegeneinander und liefert die Wegstrecken der für das Parenchym der Drüse
bestimmten Gefäße und Nerven. Auch die großen *Ausführungsgänge* verlaufen
in dem interlobulären Bindegewebe und sind an ihrem weiten Lumen, einem zwei-

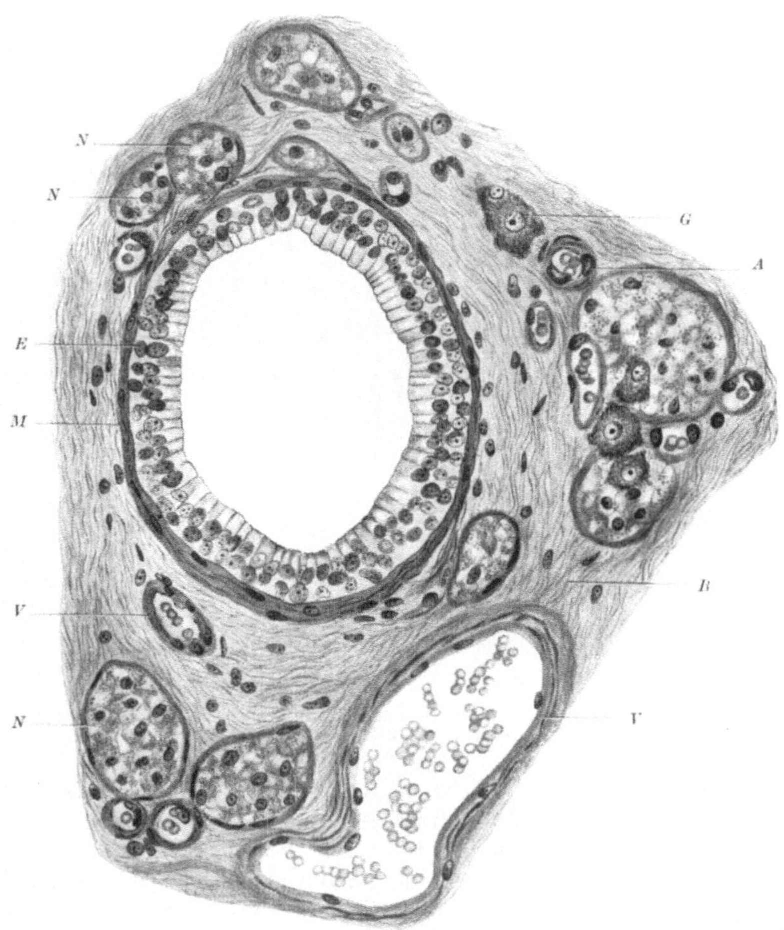

Abb. 42. Großer, interlobulärer Ausführungsgang, Glandula sublingualis. Mensch. *E* Zweischichtiges Cylinderepithel; *M* Muscularis; *N* Querschnitte markloser Nerven; *G* Ganglienzellen; *A* Arterie; *V* Venen; *B* kollagenes Bindegewebe. ZENKER. Hämatoxylin-Eosin. 600mal vergrößert, auf ³/₅ verkleinert.

schichtigen Cylinderepithel und vielfach an einer feinen Muskelschicht zu erkennen (Abb. 42). Der Ausführungsgang teilt sich in solche kleineren Kalibers
auf und dringt gemeinsam mit Nerven und Gefäßen an umschriebener Stelle in
das Läppchen ein. Demnach hängt jedes Läppchen an seinem Ausführungsgang
samt dem zugehörigen Gefäßnervenbündel. Gangsystem, Gefäße und Nerven
dürften somit für den Zusammenhalt einer großen Drüse von nicht geringer Bedeutung sein.

Der Ausführungsgang behält innerhalb eines Drüsenläppchens nur auf eine
kurze Strecke den ursprünglichen Bau seiner Wand bei. Er verliert seine Muscularis, erhält statt des zweischichtigen Cylinderepithels ein einschichtiges (Abb. 46),

das bei weiterer Verästelung des Ganges zylindrisch-kubische Beschaffenheit gewinnt. Das zylindrisch-kubische Epithel erfährt durch Plasmafarbstoffe eine intensive Färbung und besitzt an seiner peripheren Zone eine manchmal schwer nachweisbare, vielleicht wechselnd auftretende, feine Streifung; sie hat mit den in Abb. 37 dargestellten Basalfilamenten der serösen Drüsenzellen eine gewisse Ähnlichkeit. Derartige mit kubischem Epithel ausgestattete, besonders diffe-

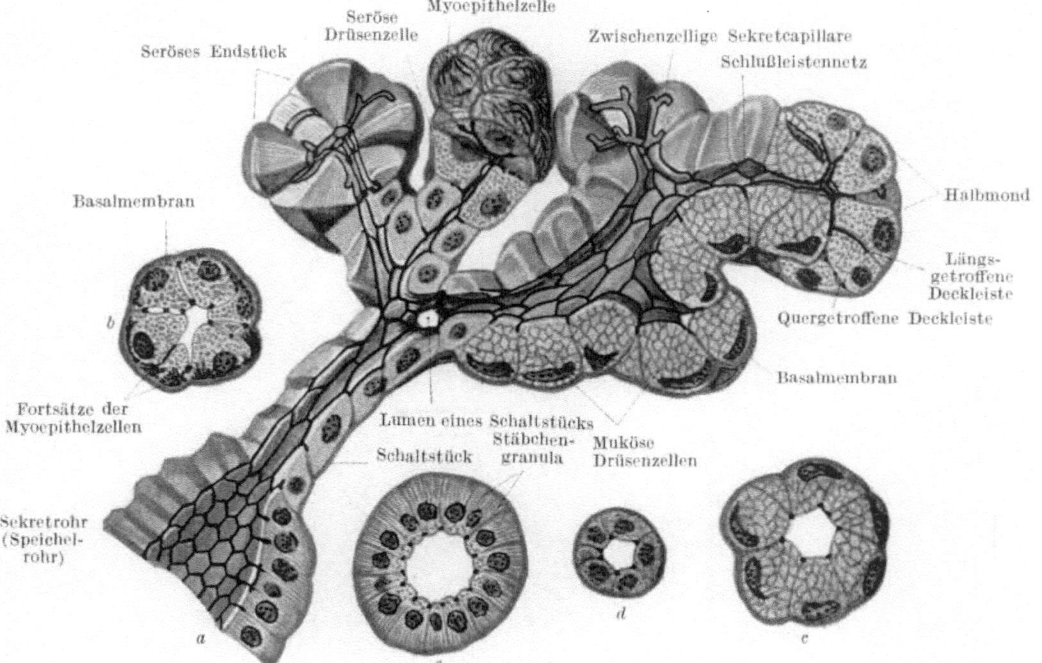

Abb. 43. Glandula submandibularis. Mensch. *a* Plastisches Modell eines Sekretrohres und seiner Endverzweigung. Blau muköse, rot seröse Zellen, violett Schaltstücke, schwarz Schlußleisten. *b* Seröses, *c* muköses Endstück; *d* Schaltstück; *e* Sekretrohr. (Nach BRAUS-ELZE.)

renzierte Abschnitte des intralobulären Gangsystems bezeichnet man als *Sekretrohr* oder *Speichelrohr*.

Die Endverzweigung eines Sekretrohres findet sich in Abb. 43 plastisch dargestellt. Das Sekretrohr, das sich verschiedentlich verästeln kann, geht schließlich in der Glandula parotis und submandibularis in den letzten und dünnsten Abschnitt des intralobulären Gangsystems, in das *Schaltstück* über. Es vermag sich in geringem Grade aufzuzweigen, besitzt trotz seiner Kleinheit ein ziemlich weites Lumen und zeigt als Wandbekleidung ein einschichtiges, platt-kubisches Epithel, das durch eine zarte Membrana propria vom Bindegewebe abgegrenzt wird (Abb. 44). Das Schaltstück erreicht in den Lumina der Drüsenendstücke seine letzte Endverzweigung.

Es bleibt fraglich, ob die Sekretrohre und Schaltstücke nur als Ausführungskanälchen des in den Drüsenendstücken gebildeten Sekretes zu betrachten sind oder ob sie nicht selbst an der Synthese oder Veränderung des Sekretes teilnehmen. Das Auftreten der granulierten, stark oxyphilen Stäbchenstruktur in den Sekretrohren deutet jedenfalls auf einen lebhaften Stoffwechsel des Epithels hin und könnte zu einer sekretorischen wie zu einer resorptiven Leistung in Beziehung gesetzt werden. In der Wand der Schaltstücke bemerkt man keinerlei Strukturveränderungen des gewöhnlich homogen erscheinenden Zellplasmas. Immerhin können sich, vor allem in der Glandula sublingualis, ganze Strecken der Schaltstücke in Schleim sezernierende, muköse Zellen umwandeln und ihr Lumen dabei beträchtlich erweitern.

An die Schaltstücke sind schlauchartige (tubulöse) oder beerenförmige, alveoläre oder acinöse Endstücke angeschlossen; doch gibt es zwischen beiden Grundformen zahlreiche Varianten. Das in den Speicheldrüsen vorkommende, seröse Endstück ist durch Granulabildung, rundliche Kerne und ein enges, im Stadium der Sekretion sich erweiterndes Lumen gekennzeichnet (Abb. 45). Nicht alle Drüsenzellen erreichen mit ihrer Oberfläche das Lumen; erst durch

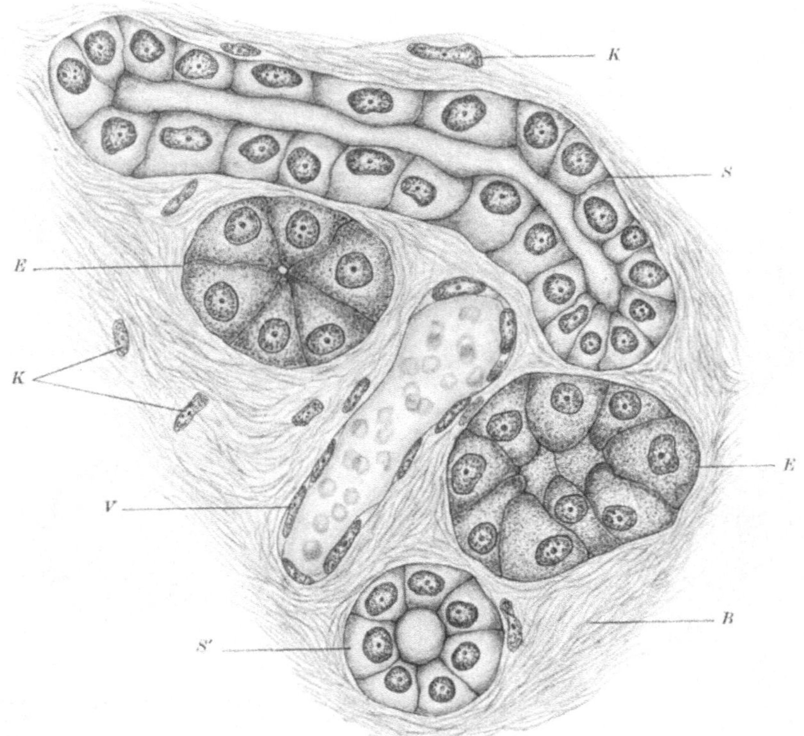

Abb. 44. Schaltstücke und seröse Endstücke aus der Glandula submandibularis. Mensch. *S* Schaltstück im Längsschnitt; *S'* Schaltstück im Querschnitt; *E* seröse Endstücke; *V* Endothel einer kleinen Vene; *B* kollagenes Bindegewebe; *K* Kerne von Bindegewebszellen. ZENKER-Formol. Hämatoxylin-Eosin. 900mal vergrößert, auf $^4/_5$ verkleinert.

die vor der Sekretion erfolgte Bildung intercellulärer Sekretkanälchen gelangt ihr Sekret in die Lichtung des Endstückes.

Da der Sekretionsprozeß die Zellen eines Endstückes nicht gleichzeitig und gleichmäßig ergreift und da die Granula der serösen Zellen in dauernder Umwandlung begriffen sind, so dürften Vorkommen, Ausbildung und Färbbarkeit der Granula erheblichen Schwankungen unterliegen. Auch bei den einzelnen Individuen kann die Farbreaktion der serösen Granula sehr verschieden sein. Es ist nicht möglich, den Vorgang der Sekretion im einzelnen nach dem morphologischen und färberischen Verhalten der Granula deuten zu wollen. Ein gleiches gilt für die funktionelle Bedeutung der Basalfilamente oder Basallamellen, deren Verhalten beim Sekretionsprozeß bis jetzt unklar geblieben ist. Die Basalfilamente kommen im allgemeinen nur in serösen Zellen vor.

In unseren großen Speicheldrüsen wird, abgesehen von der rein serösen Glandula parotis, noch eine zweite Zellart mit sekretorischer Leistung beobachtet. Die fraglichen Zellen sind größer und weniger stark lichtbrechend als die serösen Zellen, von wechselnder Gestalt und lassen bei gewöhnlichen Färbungen meist keine Granula erkennen. Bei Anwendung von Mucicarmin werden je nach dem

Sekretionszustand der Drüsenzelle feinste, rotgefärbte Granula sichtbar. Die Drüsenzellen erscheinen im fixierten Präparat ziemlich hell, enthalten im sekretgefüllten Zustand einen abgeplatteten, an die Basis gedrückten Kern und führen den Namen „*muköse Zellen*" (Abb. 30 und 46). Setzt sich ein Endstück nur aus mukösen Zellen zusammen, so besitzt es gegenüber dem serösen Endstück ein ziemlich weites Lumen, um dem Abfluß des zähflüssigen Sekretes oder Schleimes genügend Raum zu schaffen. Wegen ihrer schleimbildenden Fähigkeit werden die mukösen Zellen auch schlechthin als Schleimzellen bezeichnet.

Der von den mukösen Zellen abgesonderte Schleim ist eine zähe, fadenziehende, eiweiß- und salzarme Flüssigkeit, die sich mit vielen Anilinfarbstoffen und Mucicarmin färbt. Drüsen, die sich nur aus mukösen Zellen zusammensetzen, kommen in der Zunge, im harten und weichen Gaumen, in der Lippen- und Wangenschleimhaut vor. Die abgeplatteten Kerne der mukösen Zellen nehmen gelegentlich eine napfförmig ausgebuchtete oder leicht gezackte Form an (Abb. 30, 46). Die Ursache dieser Formänderung läßt sich nicht feststellen. In den mukösen Drüsenzellen sind Plastosomen, GOLGI-Apparat und Diplosomen beschrieben worden. Zwischenzellige Sekretkanälchen fehlen.

Bei den aus mukösen und serösen Zellen zusammengesetzten, „gemischten" Drüsen der Mundhöhle bestehen manche Endstücke nur aus mukösen, andere Endstücke nur aus serösen Zellen; an weiteren Endstücken kommen beide Zellarten gemischt vor. Hierbei können die serösen Zellen an Zahl verringert, durch sekretgefüllte, muköse Zellen eingedrückt und unter Umständen vom Lumen abgedrängt werden. Es entstehen an der Seite oder am blinden Ende des gemischten Endstückes kleine Gruppen seröser Zellen,

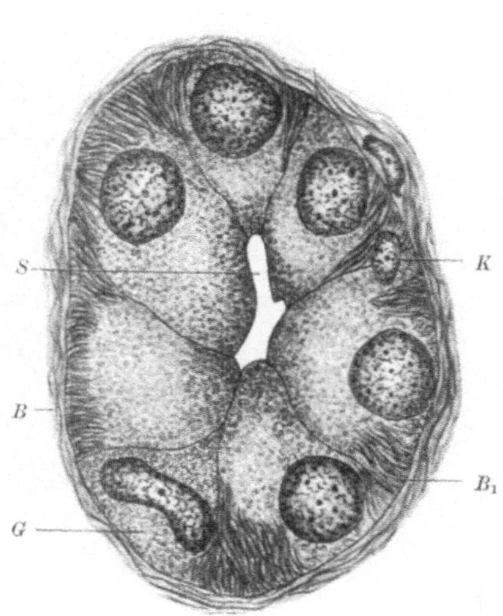

Abb. 45. Querschnitt durch ein seröses Endstück. Glandula submandibularis, Mensch. *S* Zwischenzelliges Sekretkanälchen; *G* Granula; *K* Kern einer Myoepithelzelle; *B* Bindegewebe, darunter Membrana propria; B_1 Basalfilamente. ZENKER. Hämatoxylin-Eosin. 1600mal vergrößert, auf ⁴/₅ verkleinert.

welche durch zwischenzellige Sekretkanälchen Anschluß an das Drüsenlumen erreichen. Die serösen Zellgruppen sind als GIANUZZIsche *Halbmonde* seit langem bekannt (Abb. 30, 46).

Halbmondförmige Bilder können auch auf andere Weise, durch sekretleere oder durch plasmareiche, basale Abschnitte nicht ganz gefüllter Schleimzellen, durch Schrägschnitte an Myoepithelzellen und anderes entstehen. Daher ist eine genaue Deutung der Halbmonde oft sehr schwierig.

Alle Endstücke der Speicheldrüsen werden vom umgebenden Bindegewebe durch eine basale *Membrana propria* getrennt, die sich aus einem Gitterfasernetz und einer homogenen Zwischensubstanz aufbaut und die Myoepithelzellen gleichfalls mitumfaßt. Auch das ausführende Gangsystem der Drüsen besitzt eine Membrana propria, zu der sich elastische Netze und bei größeren Ausführungsgängen glatte Muskelfasern hinzugesellen.

Für die sekretorische Arbeit der Drüsenendstücke bildet das Capillarnetz eine wichtige Vorbedingung. So liegen die Capillaren dem Drüsenepithel an seiner Außenseite eng an, bleiben aber von der Basis der Drüsenzellen durch eine Membrana propria geschieden (Abb. 47). Die Lymphgefäße scheinen mit den Ausführungsgängen zu verlaufen.

Größere, dem vegetativen Nervensystem angehörende Nervenbündel gelangen in der Adventitia der Gefäße und mit den Ausführungsgängen in die Drüse und sind im interlobulären Bindegewebe der großen Speicheldrüsen gelegentlich mit Ganglienzellen ausgestattet (Abb. 42). Im intralobulären Binde-

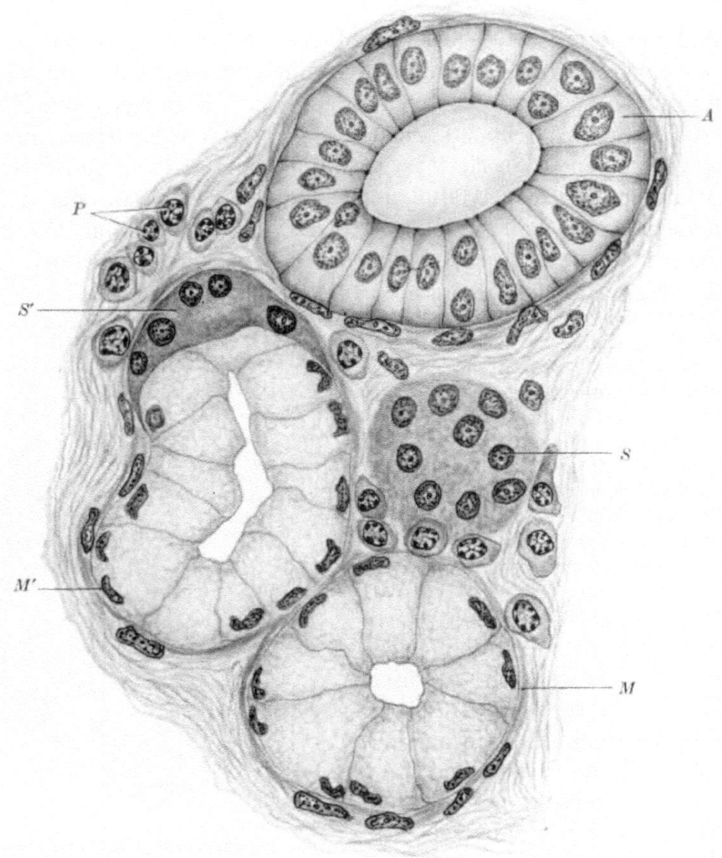

Abb. 46. Glandula submandibularis. Mensch. *A* Ausführungsgang mit Cylinderepithel; *M* muköses Endstück; *S* Tangentialschnitt durch ein seröses Endstück; *S'* seröse Zellen, einen GIANUZZIschen Halbmond bildend; *P* Plasmazellen; *M'* Basalmembran. ZENKER. Hämatoxylin-Eosin. 700mal vergrößert.

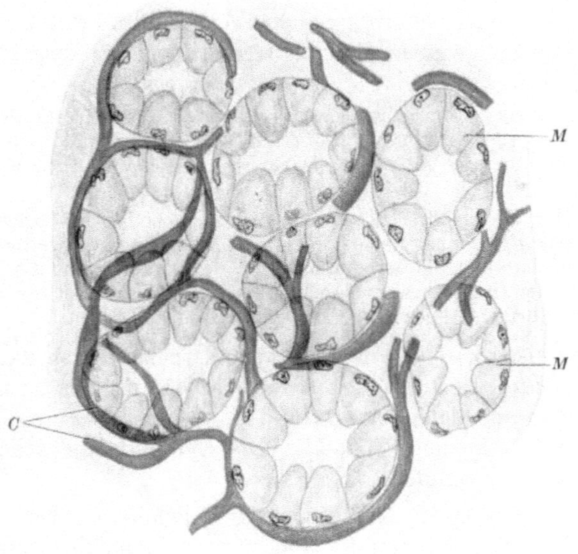

Abb. 47. Muköse Drüsen (*M*) aus dem Pharynx. Kaninchen. *C* Blutcapillaren. Injektionspräparat. 650mal vergrößert, auf $^5/_6$ verkleinert.

gewebe entsteht ein überaus zartes, terminales Nervengeflecht, das mit seinen netzartig verknüpften Strängen mit dem Capillarsystem und der Membrana propria der Endstücke plasmatisch verbunden ist und die Funktion des Drüsen- und Gefäßsystems unter einheitlichen nervösen Einfluß bringt (Abb. 48).

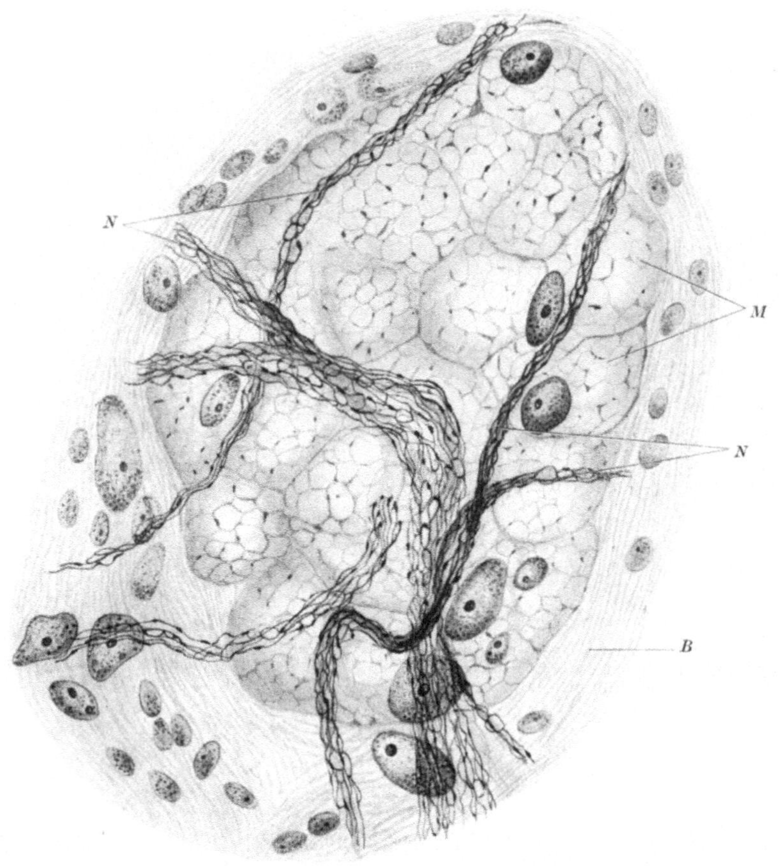

Abb. 48. Muköses Drüsenendstück mit periglandulärem Nervenplexus. Pharynx, Mensch. *M* Muköse Zellen; *N* feinste Nervenstränge; *B* Bindegewebe. BIELSCHOWSKY-Methode. 1800mal vergrößert, auf ⁴/₅ verkleinert.

2. Binde- und Stützgewebe.

a) Allgemeine Bemerkungen.

Das Bindegewebe besitzt im menschlichen Organismus eine überaus weite Verbreitung und beträchtliche Mannigfaltigkeit seiner Form. Die starke, gestaltliche Variabilität der einzelnen bindegewebigen Aufbauelemente bereitet einer Gliederung in bestimmte celluläre oder intercelluläre Formationen oft erhebliche Schwierigkeiten. Auch läßt es der außerordentliche Formenreichtum des Bindegewebes mitunter nicht leicht fallen, Bindegewebe vom Epithel-, Muskel- oder Nervengewebe zu unterscheiden. Um den Begriff des Binde- oder Stützgewebes näher zu definieren, hat man fürs erste daran festzuhalten: Das gesamte Bindegewebe besteht aus dem kernhaltigen, syncytialen Fibrocytennetz, aus Zellen und aus einer zwischen beiden Gewebsbildungen befindlichen weichen, harten oder beim Blut sogar flüssigen Masse, der *Intercellularsubstanz*.

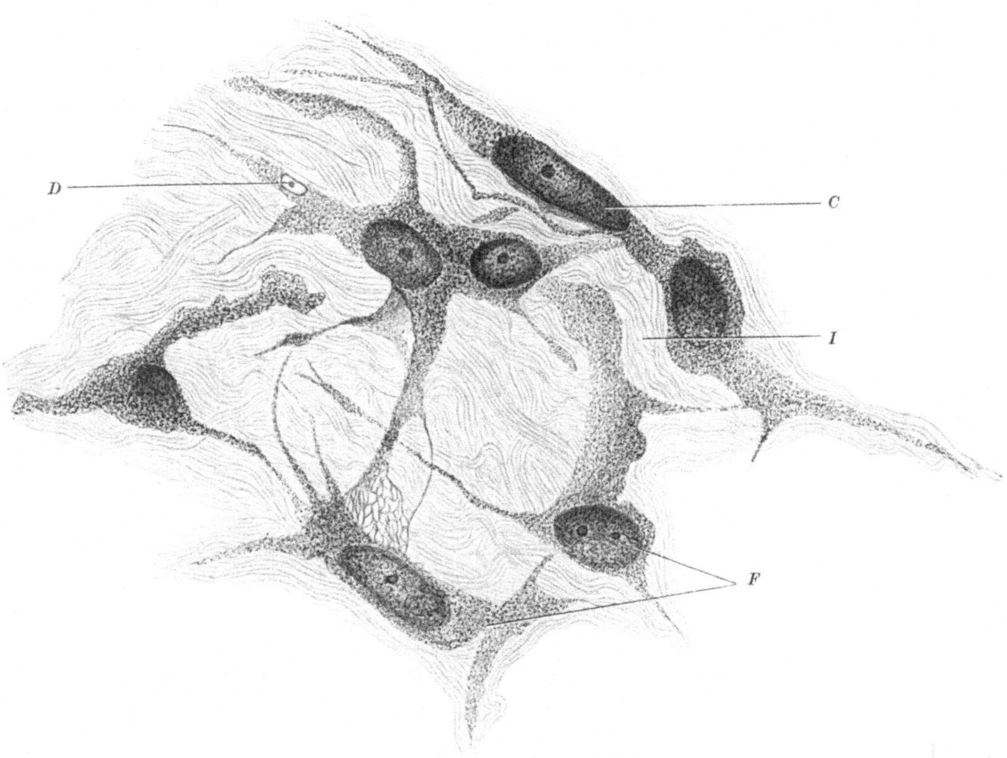

Abb. 49. Fibrilläres Bindegewebe. Ösophagus, Mensch. *F* Fibrocyten; *C* Clasmatocyt; *D* Diplosom (?); *I* Intercellularsubstanz und Fibrillen. BIELSCHOWSKY-GROS-Methode. 1000mal vergrößert, auf $^9/_{10}$ verkleinert.

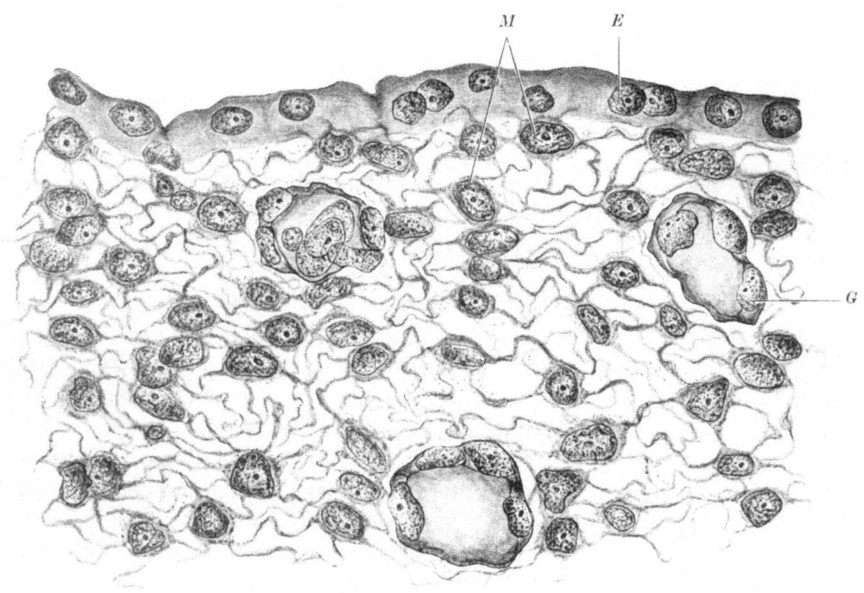

Abb. 50. Mesenchymales Bindegewebe. Embryo, Mensch. *M* Mesenchym; *G* Gefäßendothel; *E* Epithel
(Ektoderm). ZENKER. Borax-Carmin. 900mal vergrößert, auf $^4/_5$ verkleinert.

Letztere läßt gewöhnlich eine optisch nicht weiter auflösbare Grundsubstanz und feine, faserige Elemente unterscheiden (Abb. 49). Als Aufbauelement ist beim Bindegewebe der „Zelle" nur eine untergeordnete Bedeutung beizumessen; denn die häufigsten, bindegewebigen Zellformen, die Fibrocyten, sind nicht als Zellen, sondern nur als Bruchstücke eines riesigen Syncytiums zu bewerten.

In der Literatur wird entweder nur der Name Bindegewebe oder der Name Stützgewebe für das hier zu betrachtende Gewebe verwendet. Beide Namen tragen die Bedeutung einer mechanischen Funktion in sich, sind aber im einzelnen zu eng gefaßt. Beim Stützgewebe scheint sich das geheimnisvolle Zusammenwirken von Form und Funktion unserem Auge eher zu erschließen als bei den anderen Geweben, da manche Bindegewebsarten auf bekannte, im Experiment leicht herstellbare, mechanische Bedingungen wie Zug, Druck, Biegung und Abscherung mit bestimmter Formbildung oder Formveränderung auffallend zu reagieren pflegen. Immerhin erschöpft sich die Bedeutung des Bindegewebes keineswegs in einer rein mechanischen Funktion; sein umfangreicher Formenreichtum stellt noch

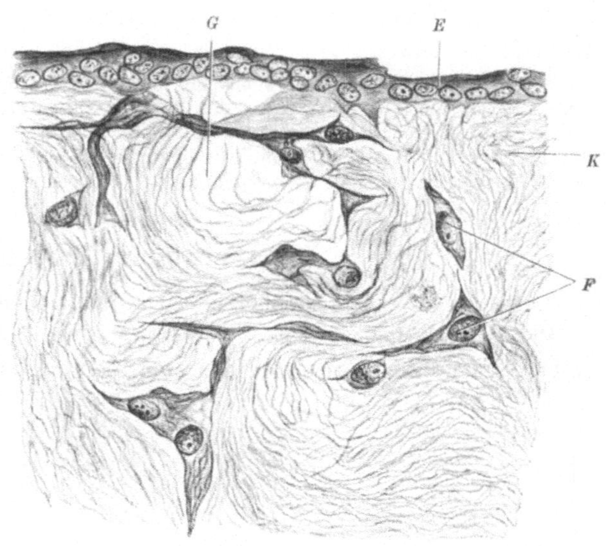

Abb. 51. Gallertartiges Bindegewebe. Nabelstrang, Mensch. *F* Fibrocyten; *K* kollagene Fasern; *G* gallertartige Grundsubsanz; *E* Amnionepithel. BOUIN. Azanfärbung. 400mal vergrößert, auf ⁴/₅ verkleinert.

eine riesige Fülle von Einzelelementen für den Stoffwechsel, die Wärmeregulation, die Abwehr- und Regenerationskräfte dem Organismus zur Verfügung. Im Hinblick auf die im Bindegewebe histologisch nachweisbare, periphere Ausbreitung des Nervensystems sind sämtliche Funktionen des Bindegewebes in direkter oder indirekter Abhängigkeit vom Nervensystem anzunehmen.

Warum man schließlich dieses vielgestaltige und mit den verschiedensten Leistungen beauftragte Binde- und Stützgewebe als einheitliches Gewebe betrachtet und nicht in mehrere Gewebe von gleicher Form und Funktion unterteilt, besitzt in der Entwicklung einen triftigen Grund. Sämtliche Bindegewebsarten lassen ihre Herkunft auf eine embryonale Grundform, das Mesenchym oder embryonale Bindegewebe, zurückführen. Des weiteren besitzt das Mesenchym noch die Potenz zur Entwicklung glatter und teilweise auch quergestreifter Muskelelemente. Unter dem Mikroskop tritt uns das Mesenchym als ein plasmatisches Netz entgegen, das in seinen Knotenpunkten rundliche oder rundlichovale Kerne beherbergt. In den Lücken dieses Netzes findet sich als charakteristisches Merkmal einer bindegewebigen Formation eine flüssige oder gallertige, primäre Intercellular- oder Zwischensubstanz eingelagert (Abb. 50). Das gesamte Bindegewebe nimmt also von allem Anfang an seinen Ursprung aus einem netzartigen, kernhaltigen Syncytium, nicht etwa aus Zellen. Der syncytiale Charakter des Bindegewebes wird im erwachsenen Organismus teils mehr oder weniger deutlich beibehalten, teils umgeändert.

Der flüssig-gallertige Zustand der Intercellularsubstanz gelangt beim Menschen nur noch im Nabelstrang zur Beobachtung. Man hat dieses, infolge seines großen Wassergehaltes äußerst weiche und sulzige Gewebe als *Gallertartiges Bindegewebe* bezeichnet (Abb. 51). Die klare, gallertige Intercellularsubstanz hat gegenüber dem embryonalen Mesenchym ein neues Aufbauelement in Gestalt feiner Fäserchen erhalten. Sie werden unter dem Namen *Kollagene Fibrillen* im folgenden eine nähere Schilderung erfahren. Das embryonale Mesenchym hat hier gleichfalls ein verändertes, gleichsam vergröbertes Aussehen gewonnen; seine syncytiale Anordnung erscheint verwischt und zerrissen, so daß kernhaltige Einzelstücke gelegentlich als Zellen vorgetäuscht werden. In der Hauptsache dürfte es sich in der Nabelschnur aber um einen kernhaltigen, syncytialen, plasmatischen Verband handeln.

Beim Studium des Bindegewebes mit der Vielheit und Wandelbarkeit seiner Einzelformen hat man sich davor zu hüten, den Wert des Präparates zu überschätzen und aus einer willkürlichen Aneinanderreihung von Einzelformen wie bei einem Trickfilm einen Vorgang zu konstruieren. Man kann im mikroskopischen Präparat nur das sehen und beschreiben, was an Form da ist, niemals aber Vorgänge irgendwelcher Art ohne weiteres erschließen.

b) Die Aufbauelemente.

α) Syncytien und Zellen.

Reticuläres Bindegewebe. Dem primären, kernhaltigen Plasmanetz des embryonalen Mesenchyms steht eine Form am nächsten, die das morphologische

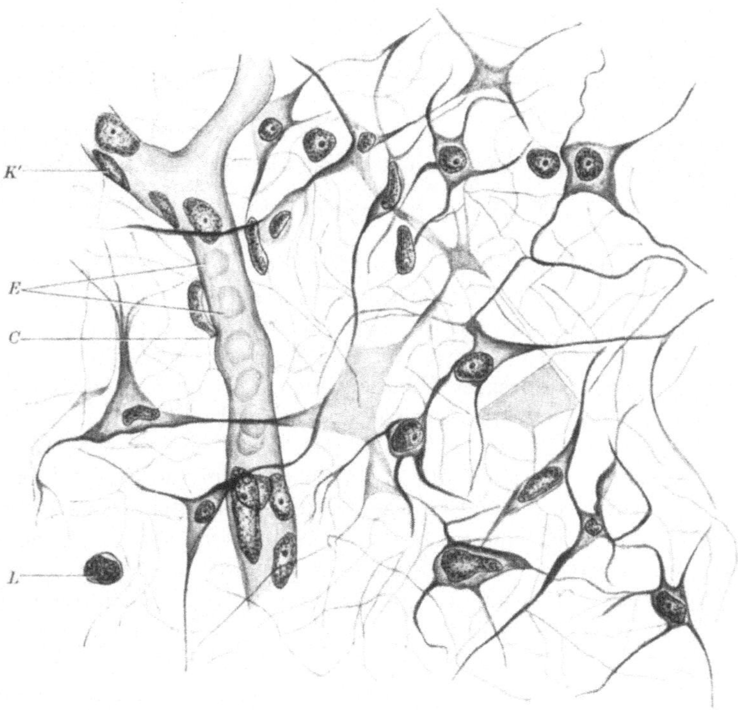

Abb. 52. Reticuläres Bindegewebe. Lymphknoten. Schwein. *C* Blutcapillare; *K′* Endothelkern; *E* Erythrocyten; *L* Lymphocyt. BOUIN. Hämatoxylin-Eosin. 1000mal vergrößert, auf ³/₄ verkleinert.

Grundgewebe beim Aufbau unserer lymphatischen Organe und der Darmschleimhaut zu liefern hat: *das reticuläre Bindegewebe* (Abb. 52). Die plasmatischen

Verdichtungsstellen des dreidimensionalen Netzes oder Reticulums enthalten die Kerne und stellen gleichsam die Knotenpunkte eines äußerst feinen Gitterwerkes dar. Dieses schwammartige Gefüge von großer Zartheit beherbergt in seinen

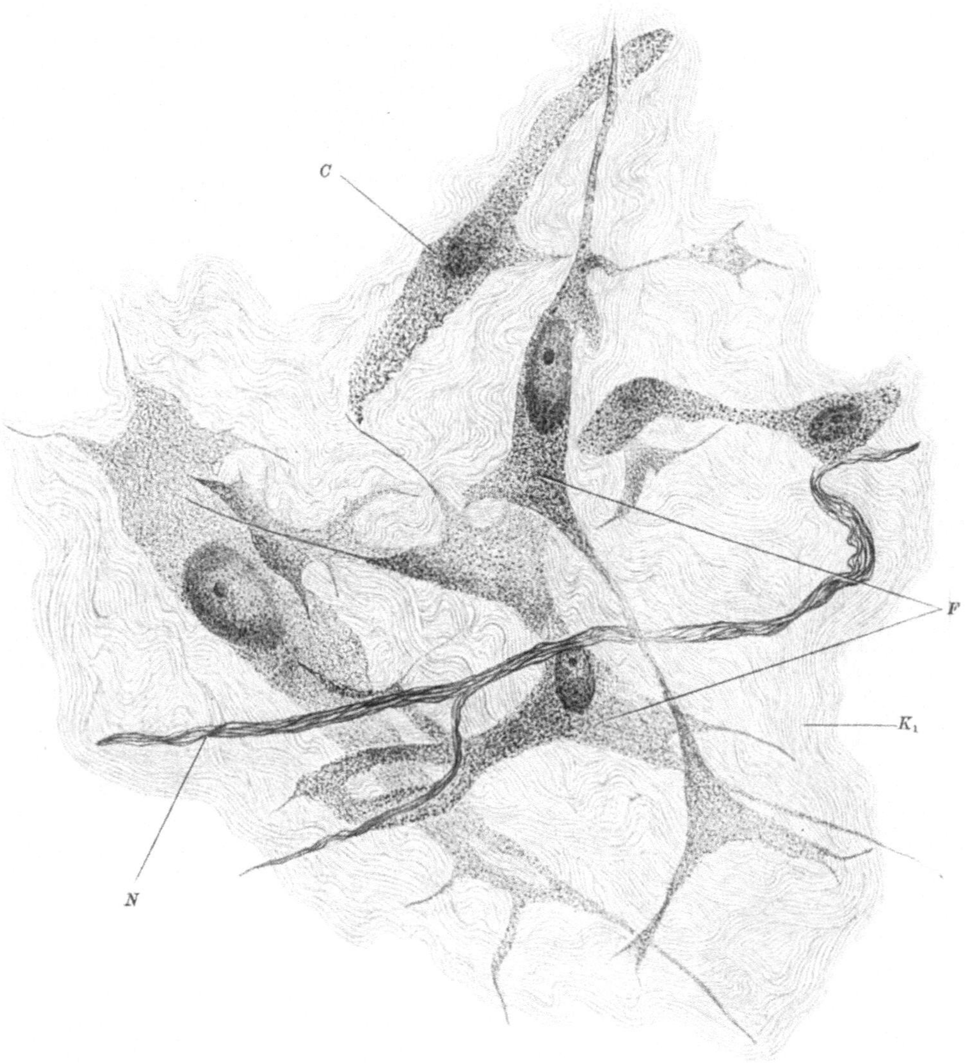

Abb. 53. Teil eines Fibrocytennetzes aus der Submucosa des Ösophagus. Mensch. *F* Fibrocyten; *C* Clasmatocyt; *K₁* kollagene Faserbündel; *N* feinster Nervenfaserstrang. BIELSCHOWSKY-Methode. 1100mal vergrößert, auf $^9/_{10}$ verkleinert.

Zwischenräumen eine flüssige Substanz, die Lymphe, in der sich eine ungeheure Menge kleiner Zellen (Lymphocyten) vorfindet.

Das geschilderte Gewebe besitzt hauptsächlich in den Lymphknoten, in der Milz, im Knochenmark und in der Darmschleimhaut eine wichtige morphologische und funktionelle Bedeutung. Es ist am Stoffwechsel intensiv beteiligt, vermag bestimmte Substanzen zu speichern, steht im Dienste der Abwehrkräfte unseres Organismus und läßt freie Zellen, die Lymphocyten, aus sich hervorgehen. Wegen der engen Beziehung zwischen Lymphocyten und reticulärem Bindegewebe führt dieses auch den Namen *Lymphatisches Gewebe.*

Ob das geschilderte reticuläre Bindegewebe innerhalb oder außerhalb der Zwischenräume des syncytialen Netzes ein besonderes System von feinen Fasern (Reticulinfasern) besitzt, wie vielfach behauptet wird, erscheint sehr fraglich. Ich halte wenigstens die sämtlichen Faserstrukturen der Abb. 52 nur für Teilstücke eines zusammenhängenden, kernhaltigen Syncytiums. (Weiteres über das reticuläre Bindegewebe bei Lymphknoten, Milz, Knochenmark.)

Fibrocyten. Die Fibrocyten gehen in direkter Umwandlung aus dem embryonalen Mesenchym hervor. Demnach müßten sich aus den kernhaltigen Knotenpunkten des Mesenchyms sehr wahrscheinlich die Körper der Fibrocyten entwickeln, die mit ihren verschiedentlich gestalteten, plasmatischen Ausläufern untereinander kontinuierlich verbunden sind und somit ein einheitlich geschlossenes Syncytium darstellen. Ein derartiges „Fibrocytennetz" gibt es in der Cornea des Auges; auch in dem überaus weitverbreiteten, interstitiellen Bindegewebe ist ein netzartiger Zusammenhang unter den Fibrocyten zu beobachten (Abb. 49). Die Ausläufer der Fibrocyten können eine beträchtliche Länge und eine außerordentliche Feinheit bis zu 1 μ Dicke erreichen. Da sich die Fortsätze entfernter Fibrocyten auch ohne plasmatische Verbindung nur überkreuzen können (Abb. 53), so bleibt ein exakter Nachweis eines Fibrocytennetzes mitunter sehr schwierig, wenn auch an einer Netzbildung kein Zweifel bestehen dürfte.

Unter Fibrocyten versteht man gewöhnlich platte, mit mannigfachen Fortsätzen ausgestattete Zellen, die in der Seitenansicht ein strich- oder spindelförmiges Aussehen bieten; sie kommen in weitaus größter Zahl im Bindegewebe vor und vermögen ihren Platz innerhalb des Gewebes nicht zu verändern. Daher hat man sie auch „fixe"

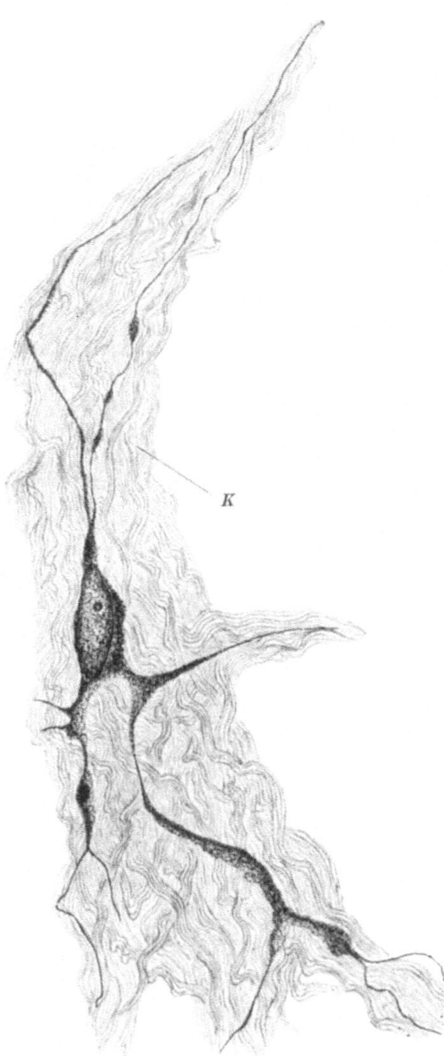

Abb. 54. Histiocyt aus der Submucosa des Colons. Mensch. *K* kollagene Fibrillenbündel. Bielschowsky-Methode. 1000 mal vergrößert, auf ⁴/₅ verkleinert.

Bindegewebszellen genannt. Das Plasma erscheint im lebenden Zustand hell, glasklar, arm an Einschlüssen; stäbchenförmige Plastosomen sind an kultivierten Zellen darstellbar. Nach Gebrauch von Silberlösungen und nach Formolfixierung nimmt das Plasma eine feinkörnige oder feinwabige Beschaffenheit an. Die Fibrocyten vermögen bestimmte, in den Körper injizierte Farbstoffe nur in geringem Maße zu speichern. Der Zellkern ist groß, rundlich-oval und besitzt im Inneren ein äußerst fein verteiltes Chromatin und einen oder mehrere Nucleolen.

Ein färberischer Nachweis des Protoplasmas gelingt bei den Fibrocyten sehr schwer; daher geben unsere gebräuchlichen Farbmethoden nur die Kerne der Fibrocyten wieder.

Mit Silberlösungen kann man eine sehr gute Imprägnierung des Protoplasmas bei Bindegewebszellen erzielen, deren feinste, mit kleinen varicösen Anschwellungen ausgestattete

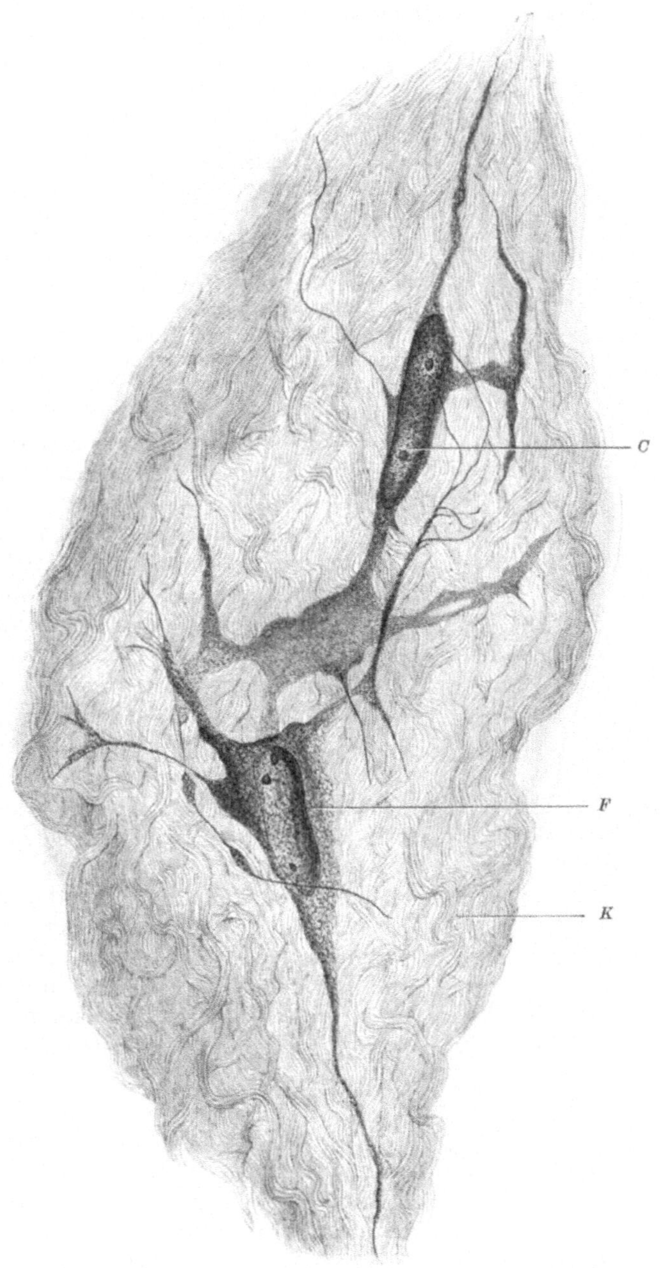

Abb. 55. Bindegewebszellen aus der Submucosa des Ösophagus. Mensch. *F* Fibrocyt; *C* Clasmatocyt;
K kollagene Fibrillenbündel. BIELSCHOWSKY-Methode. 1100mal vergrößert, auf ⁴/₅ verkleinert.

Ausläufer mitunter das Aussehen markloser Nervenfäserchen gewinnen (Abb. 55). Da die
Fibrocyten breite, platte Zellen darstellen, so nimmt offenbar die Hauptmasse der Fortsätze
von der Kante der Breitseite ihren Ursprung; daher dürfte ein Fibrocytennetz sich mehr
flächenhaft als nach der Tiefe ausdehnen. Infolgedessen kommt es bei der Darstellung des

Fibrocytennetzes sehr auf die Schnittrichtung durch das betreffende Bindegewebe an. Auf Flachschnitten durch die Adventitia oder Submucosa des Darmkanals gelangt ein Fibrocytennetz verhältnismäßig leicht zu Gesicht. Die Fibrocytennetze müssen offenbar, ähnlich den Nervennetzen, gleich Lamellen übereinander geschichtet sein. Die histologische Technik der sog. „Häutchenpräparate" zur Darstellung eines Fibrocytennetzes weist ebenfalls auf den schichtartigen Bau dieses Netzes hin. Bei der Verschieblichkeit und bei der verschiedenen Beanspruchung des interstitiellen Bindegewebes müssen die Fibrocyten und ihr gesamtes Netz teils einer dauernden, teils einer lokalen, gestaltlichen Veränderung unterworfen sein. Auch die Masse und Anordnung der Intercellularsubstanz spielt hierbei eine Rolle. Man darf sich niemals unter dem unendlich zarten Fibrocytennetz „ein Stützgerüst", genau im Sinne dieses Wortes vorstellen. Es können sogar feinste, marklose Nervenfäserchen durch das Plasma von Fibrocyten hindurchziehen (Abb. 57). Aus dem morphologischen und funktionellen Verhalten der Fibrocyten in der Kultur darf nicht ohne weiteres auf eine gleiche Verhaltungsweise der Fibrocyten innerhalb des Organismus geschlossen werden.

Clasmatocyten oder Histiocyten. Daß die Fibrocyten nur als Teilstücke eines Netzes anzusprechen sind und somit keine celluläre Individualität besitzen, wurde im vorhergehenden Abschnitt teils als sicher, teils als wahrscheinlich hingestellt. Bei den *Clasmatocyten* (RANVIER) scheinen wir in der Hauptsache abgrenzbare Zellelemente vor uns zu haben. Sie stammen, wie die Fibrocyten, aus dem Mesenchym und unterscheiden sich von jenen durch einen größeren Chromatingehalt ihres Kernes, der häufig einen länglich schmalen, mitunter einen rundlich-ovalen Umfang erkennen läßt. Das Plasma der Clasmatocyten nimmt wahrscheinlich infolge von mancherlei Einschlüssen einen etwas dunkleren Farbton als das der Fibrocyten an. Die Clasmatocyten zeigen gegenüber den Fibrocyten eine starke Formveränderlichkeit, weshalb sie in der Literatur unter verschiedener Bezeichnung und Beschreibung aufzutreten pflegen (Histiocyten, ruhende Wanderzellen, Pericyten, Adventitiazellen).

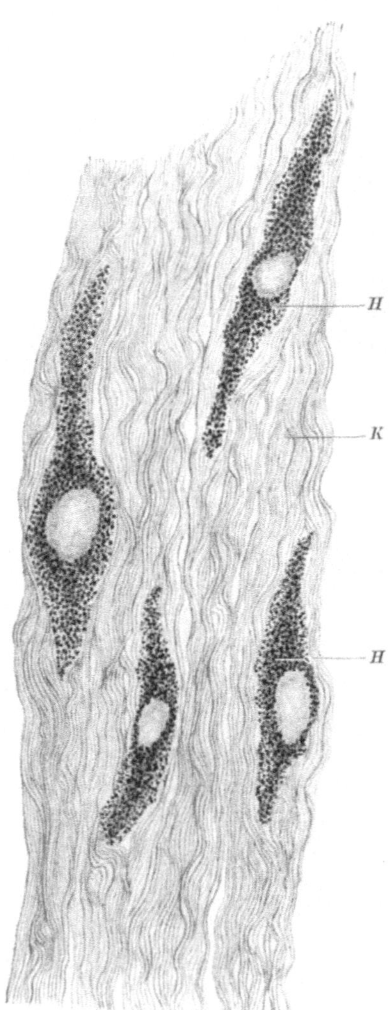

Abb. 56. Histiocyten mit Farbstoffspeicherung. Haut, Kaninchen. *H* Histiocyten; *K* kollagene Fibrillenbündel. BOUIN, Trypanblau. 1100mal vergrößert, auf ⁴/₅ verkleinert.

Die Clasmatocyten erscheinen teils mit einem plumpen, gedrungenen Körper und kurzen, breiten Fortsätzen (Abb. 53, 55); mitunter entwickeln sie um ihren länglich-schmalen Kern nur eine spärliche Menge Protoplasma, das in einer oft bizarren Weise lange Fortsätze, teils von beträchtlicher Dicke, teils von enormer Feinheit in seine plasmatische Umgebung hinaussendet (Abb. 54). Da sich ein freies Ende jener feinsten Fortsätze nicht immer mit Sicherheit feststellen läßt, so ist bei solchen Clasmatocyten die Möglichkeit eines syncytialen Zusammenhanges mit Fibrocyten oder anderen Clasmatocyten in Erwägung zu ziehen. Unter Umständen vermag einem schmalen Fortsatz eines Clasmatocyten eine klumpige, mit weiteren Fortsätzen ausgestattete Plasmamasse anzuhängen, die den eigentlichen Zellkörper an Masse erheblich übertrifft (Abb. 55). Gelingt es aus irgendwelchen Gründen nicht, die zarten Verbindungszüge zwischen größeren Plasmastücken eines Clasmatocyten zu beobachten, so liegt der allerdings schwer nachweisbare Gedanke an einen Zerfall der Clasmatocyten nahe.

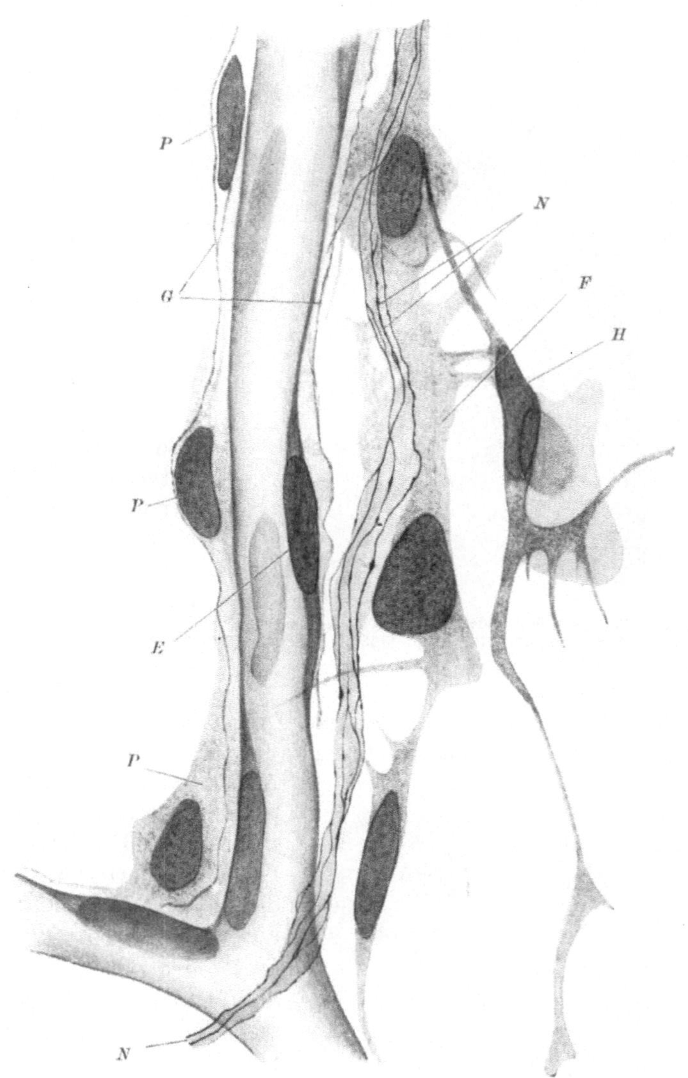

Abb. 57. Blutcapillare mit verschiedenen Bindegewebselementen aus der Submucosa des Magens. Mensch. *F* Fibrocyten; *P* Pericyten; *H* Histiocyt; *G* Grundhäutchen; *N* nervöser Plasmastrang; *E* Endothelzelle. BIELSCHOWSKY-Methode. 1700mal vergrößert, auf ⅙ verkleinert.

Die Clasmatocyten vermögen in den Organismus injizierte Farbstoffe wie Trypanblau aufzunehmen und wahrscheinlich an bereits vorhandene, granuläre Plasmaeinschlüsse aller Art zu binden (Abb. 56). Auch besitzen sie die Eigenschaft, irgendwelche zum Untergang bestimmte Zellreste oder Protoplasmatrümmer in sich aufzufangen, weshalb sie gelegentlich den Namen Makrophagen führen.

Nach einer Vitalfärbung mit Neutralrot sind die Clasmatocyten gut in frischem Gewebe zu sehen und oft reihenweise in der Nähe kleiner Gefäße zu entdecken. Die Plastosomen und

der GOLGI-Apparat sollen bei den Clasmatocyten kräftiger entwickelt sein als bei den Fibrocyten. Ob die Clasmatocyten ihren Platz im Gewebe verändern können, läßt sich im mikroskopischen Präparat nicht be-
obachten. Ebensowenig ist im
Präparat der Vorgang einer
Umwandlung von Fibrocyten
in Clasmatocyten oder umgekehrt unmittelbar zu sehen.
Daß im Falle einer Entzündung
bedeutsame Veränderungen an
den Fibrocyten und Clasmatocyten im Silberpräparat auftreten, sei kurz bemerkt.

Zur formenreichen Grup-
pe der Clasmatocyten oder
Histiocyten werden auch
die Pericyten gerechnet; sie
finden sich in unmittelbarer
Nähe der Blutcapillaren,
mit deren Wand sie in den
meisten Fällen plasmatisch
verbunden sind (Abb. 57).
Eine Mitwirkung der Peri-
cyten bei der Kontraktion
der Capillaren ist möglich,
aber nicht sicher. Schließlich lassen sich, wie schon
aus Abb. 50 hervorgeht, die
Endothelzellen der Blut-
gefäße nach ihrer Herkunft
aus dem Mesenchym ab-

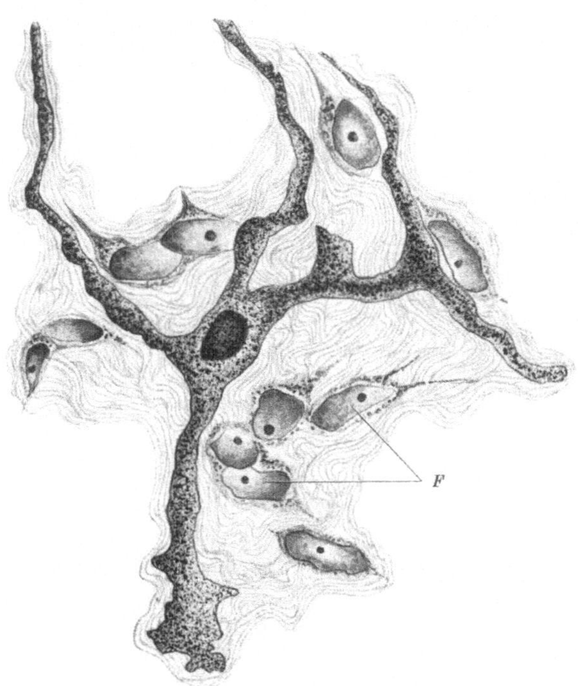

Abb. 58. Verzweigte Pigmentzelle aus der Iris des Auges. Mensch. *F*
Kleine Fibrocyten. ZENKER. Hämatoxylin-Eosin. 1150mal vergrößert,
auf ⁴/₅ verkleinert.

leiten und den bindegewebigen, cellulären Aufbauelementen zuzählen, sollen
jedoch erst in dem Kapitel über die Blutgefäße näher beschrieben werden. In
Abb. 57 sind die hellen Zwischen-
räume zwischen Fibrocyten, Clasmatocyten, Pericyten und dem
Grundhäutchen der Capillarwand
durch feine, kollagene Faserzüge
ausgefüllt zu denken.

Pigmentzellen. Man könnte
die Pigmentzellen wegen der beträchtlichen Mannigfaltigkeit ihrer
Form und wegen des Verhaltens
ihrer bald langen und schmalen,
bald breiten, kurzen und gezackten
Fortsätze beinahe als eine Abart
der Clasmatocyten auffassen. Der
gelbliche bis dunkelbraune Farb-

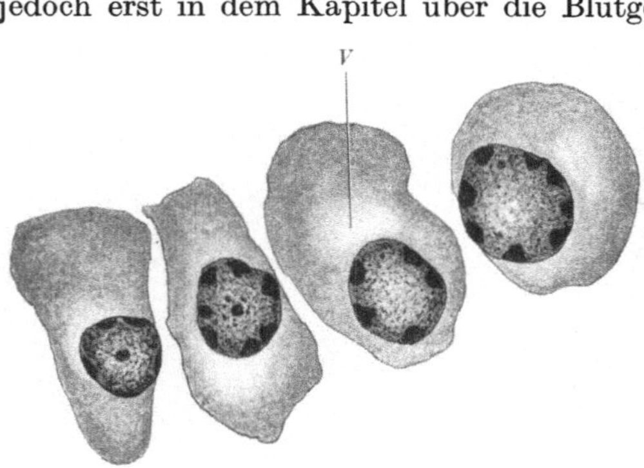

Abb. 59. Plasmazellen aus der Mucosa des Darmes. Katze.
Kerne mit „Radspeichenstruktur". *V* Aufhellung im Plasma.
BOUIN. Hämatoxylin-Eosin. 1800mal vergrößert, auf ⁴/₅
verkleinert.

stoff, ein Melanin, findet sich an rundliche bis stabförmige Granula gebunden,
die den gesamten Zellkörper mit allen seinen Fortsätzen gleichmäßig durchsetzen
(Abb. 58). Der vom Kern eingenommene Zellbezirk bleibt stets frei von Pigmentgranula.

Pigmentierte Bindegewebszellen besitzen im menschlichen Organismus eine geringe
Verbreitung und lassen sich nur in der mittleren Augenhaut (Iris, Chorioides) und an wenigen

Stellen der äußeren Haut (Augenlid, Warzenhof, Anal- und Genitalgegend) beobachten. Auch in der weichen Hirn- und Rückenmarkshaut (Pia mater) treten sie normalerweise in Erscheinung. Bei Fischen, Amphibien und Reptilien spielen verschiedenfarbige *Pigmentzellen* oder *Chromatophoren* durch ihre auf nervösem oder auf hormonalem Wege bewirkte Formänderung eine bedeutsame Rolle zur Erzielung eines Farbwechsels oder eines Strahlenschutzes gegenüber Licht- und Wärmeeinfluß.

Plasmazellen. Hierbei handelt es sich um ziemlich kleine, im fixierten Präparat abgrenzbare Zellelemente, deren fast strukturlos erscheinendes Protoplasma eine basische Farbreaktion aufweist. Die Zellform schwankt zwischen kugelig und länglich-abgeplattet und dürfte von den jeweiligen mechanischen Verhältnissen der nächsten Umgebung in gewisser Abhängigkeit stehen (Abb. 59). In den Plasmazellen gelangt gewöhnlich ein kleiner, runder, meist exzentrisch gelagerter Kern zur Ansicht; da häufig größere Chromatinbrocken der Kernmembran von innen angelagert und des öfteren radiäre Linienstreifen zu beobachten sind, so spricht man von einer „Radspeichenstruktur" des Kernes oder von einem „Radkern". Ein

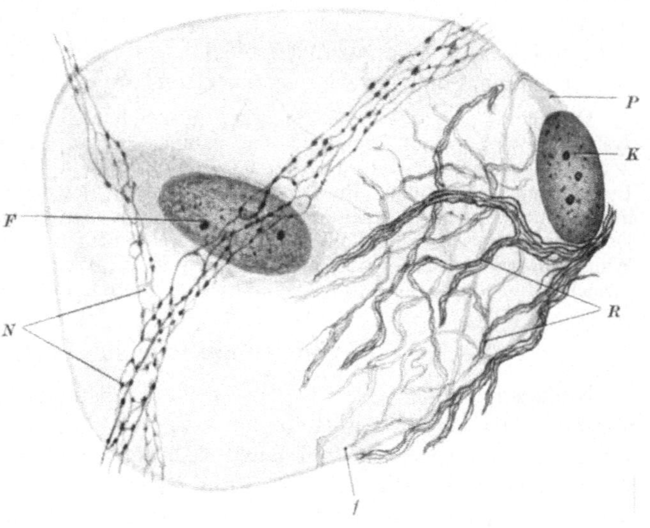

Abb. 60. Fettzelle aus der Submucosa des Magens. Mensch. *K* Kern; *P* Plasma; *f* Fett; *F* Fibrocyt; *N* feinste Nervenstränge; *R* Reticulinfasernetz. BIELSCHOWSKY-Methode. 1800mal vergrößert, auf ⁴/₅ verkleinert.

zweites, beachtliches Merkmal der Plasmazellen darf in der kleinen, unscharf begrenzten, plasmatischen Aufhellungszone in der Nähe des Kerns erblickt werden.

Das Vorkommen von Plasmazellen scheint begrenzt und auf das Omentum, Drüsenbindegewebe (Abb. 46) und auf manche Schleimhäute wie der Nase, des Darmes, des Uterus beschränkt zu sein. Funktion und Herkunft der Plasmazellen sind unbekannt, obwohl an Hypothesen hierüber kein Mangel besteht.

Fettzellen. Die vollentwickelte, sog. „Fettzelle", von der hier die Rede sein soll, stellt in frischem Zustand ein stark lichtbrechendes, kugeliges Gebilde von eigentümlichem Glanze dar; in erkaltetem Zustande treten in der Fettzelle nadelförmige, zu Drusen vereinigte Krystalle hervor (Margarinkrystalle). Die kugelige Gestalt der Fettzelle kann 40—120 μ im Durchmesser erreichen und wird im interstitiellen Bindegewebe überaus häufig gesehen. Fast der ganze Inhalt der Fettzelle setzt sich aus einer Masse verschiedener Neutralfette zusammen, die den Zellkern mit einer geringen Menge feinkörnigen Protoplasmas an den Rand der Zelle herausdrängen (Abb. 60); die reife Fettzelle besitzt eine deutliche Membran; ein feinstes Netz argyrophiler Reticulinfäserchen legt sich dieser Membran direkt an, hüllt die Fettzelle vollkommen ein und schließt benachbarte Fettzellen unmittelbar aneinander. In der Membran des Zellkerns bewirkt das Fett manchmal eine winzige Eindellung; wird das Fett aufgelöst, so sieht es aus, als sei ein kleines Loch im Kern vorhanden. Die Fettzellen sind in ihrer Entwicklung und Rückentwicklung von den Blutcapillaren und vom Nervensystem abhängig; letzteres gelangt in Gestalt zarter, nervöser Plasmastränge mit der Oberfläche der Fettzellen in einen denkbar innigen, plasmatischen Zusammenhang.

In unseren gewöhnlichen, fixierten, gefärbten und in Balsam eingelegten Präparaten sind nur die leere Membran der Fettzelle und der Kern sichtbar; das Fett ist hierbei durch die meist notwendige Behandlung der Schnitte mit Alkohol, Äther, Xylol und Benzol gelöst worden. Die vielfach zum Nachweis des Fettes verwendete Osmiumsäure wird durch Olëin und olëinhaltige Substanzen reduziert. Osmiumsäure färbt das Fett schwarz, zwei andere Farbstoffe, Sudan III und Scharlachrot, lassen das Fett im Gewebe in roter Farbe erscheinen (siehe auch den Abschnitt „Fettgewebe").

Wanderzellen. Das Fibrocytennetz, die Clasmatocyten, das bindegewebige Reticulum, Plasmazellen, Pigment- und Fettzellen, stellen eine für das Bindegewebe charakteristische Erscheinung dar. Ob es sich bei diesen Elementen, die Plasmazellen abgerechnet, um abgrenzbare Zellen handelt, ist teilweise fraglich, teilweise sehr unwahrscheinlich. Immerhin läßt sich in dem schwer zu beurteilenden Bindegewebe das Auftreten „freier" Zellen nicht leugnen.

Hierbei handelt es sich um Elemente, die aus dem Blut stammen und aus dem Capillarsystem ihren Weg in das Bindegewebe genommen haben. Diese eingewanderte Masse kleiner Zellen setzt sich aus verschiedenartigen Granulocyten, Monocyten, großen und kleinen Lymphocyten zusammen. Da den angeführten Zellen eine gewisse amöboide Beweglichkeit innewohnt, werden sie auch unter dem Sammelnamen „Wanderzellen" zusammengefaßt. Daß sich jene beweglichen Zellen im Bindegewebe nicht wie kleine Menschlein ein beliebiges Wanderungsziel aussuchen können, sondern ihren Weg vom Organismus irgendwie vorgezeichnet bekommen, ist selbstverständlich. Sonst würde alles durcheinandergehen.

β) Die Intercellularsubstanz.

Kollagene Fibrillen. Die Intercellularsubstanz beherbergt in ihrer, mit unseren optischen Hilfsmitteln bis jetzt nicht auflösbaren, homogenen Grundsubstanz ein riesiges System feinster, fädiger Formelemente von außerordentlicher Bedeutung: *Die Fibrillen.* Bei den Fibrillen handelt es sich weder morphologisch noch funktionell um einheitliche Gebilde. Man kann kollagene, elastische und besondere Reticulinfibrillen wenigstens bis zu einem gewissen Grade der Feinheit histologisch voneinander unterscheiden. Das gesamte, bindegewebige Fibrillensystem steht im erwachsenen Organismus mit irgendwelchen Zellen in keinem plasmatischen Zusammenhang und ist demnach als eine riesige, „extracelluläre" Plasmamasse aufzufassen.

Statt der Bezeichnung Fibrille kann beim Bindegewebe auch der Name Faser Verwendung finden; beim Muskel- und Nervengewebe sind aber Faser und Fibrille Namen für verschiedene Strukturen.

Die kollagenen Fibrillen stellen glatte, unverzweigte Fäden von $0{,}2$—$0{,}5\,\mu$ Dicke dar; im gewöhnlichen Lichtmikroskop erscheinen sie homogen, auf submikroskopischem Gebiet lassen sie eine feine Querstreifung hervortreten. Wie Haare zu Strähnen oder Locken, so werden die kollagenen Fibrillen zu verschieden dicken häufig gewellten Strängen oder Bündeln vereinigt, in denen sie teils parallel zueinander, teils in unterschiedlichem, spiraligem Verlauf einherziehen (Abb. 54, 55). Die einzelne Fibrille zeigt sich positiv einachsig doppeltbrechend und besitzt eine starke Widerstandsfähigkeit gegenüber dem Zug. Die kollagenen Fibrillen vermögen je nach ihrer Aufbündelung und nach der jeweiligen Anordnung dieser Bündel dem Organ, zu dessen Aufbau sie Verwendung finden, eine charakteristische Note zu verleihen (Abb. 61). Der für jedes Organ spezifische Aufbau des fibrillär-kollagenen, bindegewebigen Gerüstes befindet sich in direkter Abhängigkeit von der funktionellen Beanspruchung des Bindegewebes. Dem kollagenen Bindegewebe kann die Aufgabe zufallen, eine weiche Verschiebeschicht wie im Darm, eine feste Platte wie in den Menisken, eine zarte Hülle wie im Muskel- oder Drüsengewebe oder eine zugfeste Sehne zu gestalten. Die kollagenen Fibrillenbündel vermögen auf die jeweilige Art mechanischer Beanspruchung unter Entwicklung unterschiedlich gestalteter Maschenwerke, Scherengitter

Geflechtbildungen usw. zu reagieren. Es gibt also keine „ungeordneten" oder „formlosen" kollagenen Fibrillenbündel, wie es im mikroskopischen Schnitt zunächst erscheinen möchte. In frischem Zustande zeigen sich die weichen, kollagenen Fibrillenbündel gewöhnlich von weißlicher Farbe.

Beim Kochen liefern kollagene Fibrillen eine leimartige Substanz, beim Zusatz von Essigsäure werden sie durchsichtig und in saurer Trypsin- und Pepsinlösung verdaut. Bei

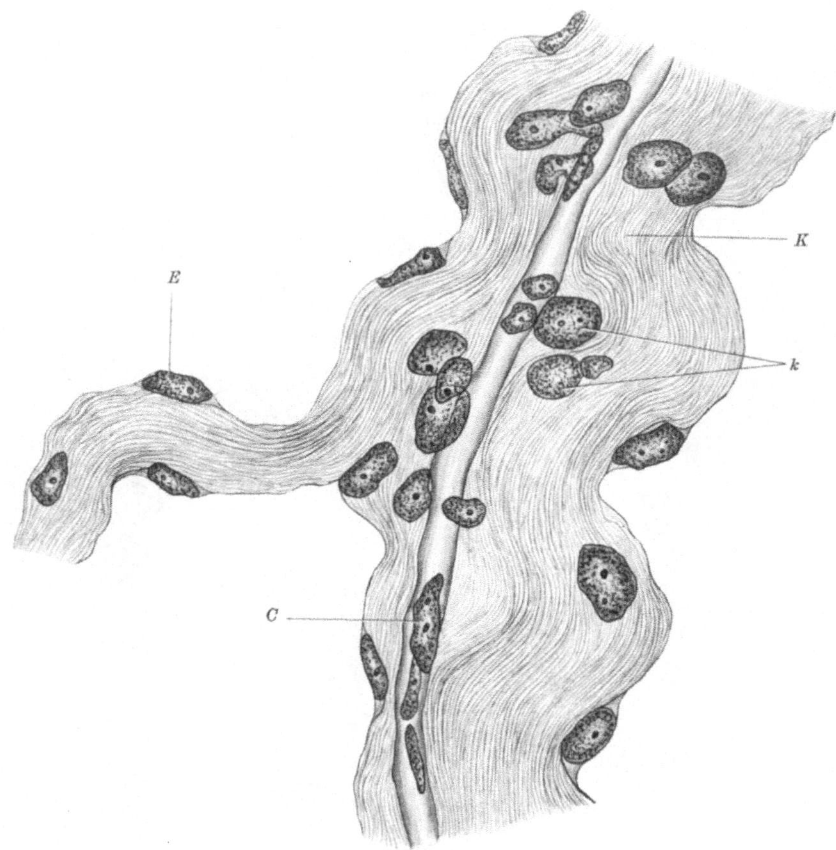

Abb. 61. Kollagene Fasern (*K*) aus dem Omentum majus. Mensch. *C* Blutcapillare; *E* Epithelkern; *k* Kerne von Bindegewebszellen, deren Plasma hier nicht gefärbt ist. ZENKER. Hämatoxylin-Eosin. 900mal vergrößert, auf ⁴/₅ verkleinert.

Dehnung erfahren die kollagenen Fibrillen eine Verstärkung ihrer submikroskopischen Doppelbrechung. Zur Färbung der kollagenen Fibrillen ist in der histologischen Technik eine Reihe von Methoden bekannt; leider gibt es keine für feinste, kollagene Fäserchen spezifische Färbemethode. Erst das polarisationsoptische Verfahren verschafft Klarheit.

Elastische Fibrillen. In das Flechtwerk kollagener Bündel findet sich fast stets ein riesiges, geschlossenes System elastischer Fasern hineingewoben. Im frischen Gewebe besitzen die elastischen Fasern gegenüber den kollagenen Fibrillen eine meist größere Dicke, eine stärkere Lichtbrechung und nehmen in erheblicher Masse einen gelblichen Farbton an. Man kann sehr grobe und dicke elastische Fasern und elastische Fibrillen von einer kaum meßbaren Feinheit beobachten. Ein charakteristisches Merkmal der elastischen Faser besteht in ihrem Vermögen, sich in feinere Zweige aufzuspalten und wiederum mit benachbarten, elastischen Fasern plasmatisch zu verbinden. Hierdurch kommt es innerhalb des kollagenen Flechtwerks zur Bildung eines einheitlichen Netzes (Abb. 62); es ist bei geeigneter Färbung leicht zu sehen, weil die elastische Faser einzeln und nicht etwa in Bündeln zwischen dem kollagenen Flechtwerk verläuft.

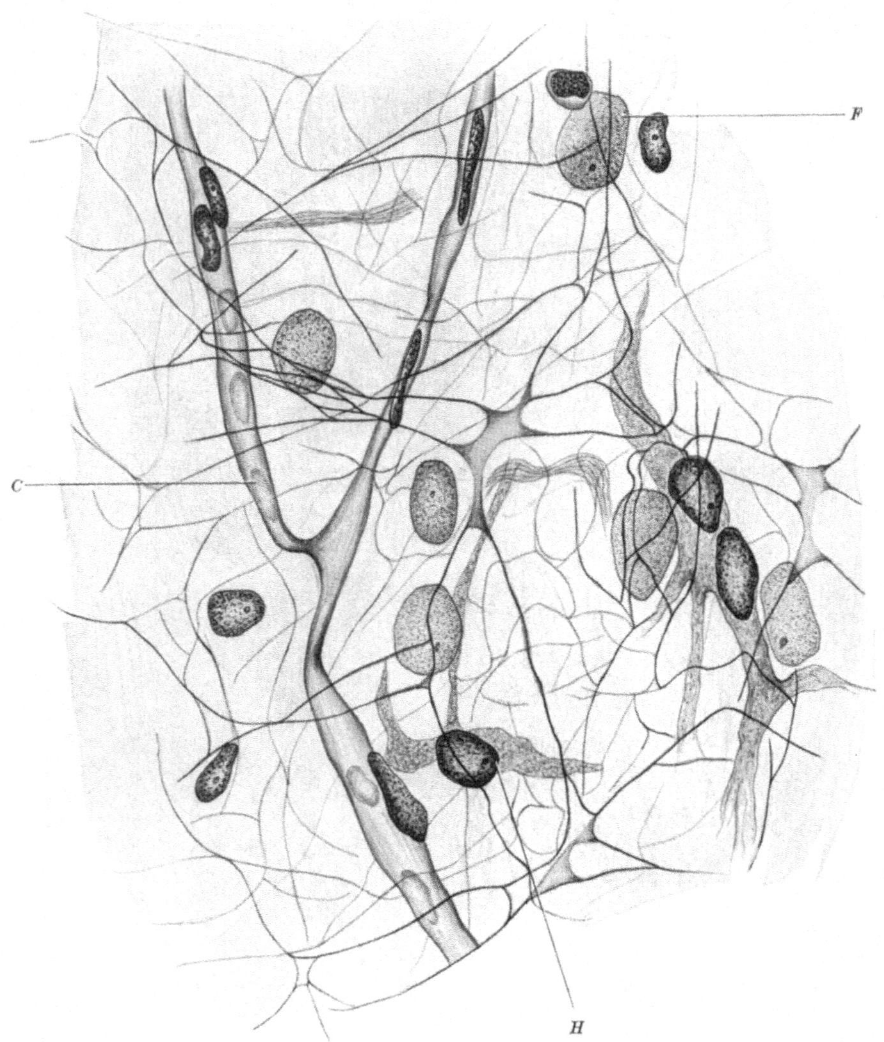

Abb. 62. Elastisches Fasernetz. Mesenterium, Mensch. *C* Blutcapillare; *H* Histiocyt; *F* Kern eines Fibrocyten. Resorcin-Fuchsin. 900mal vergrößert, auf ⁴/₅ verkleinert.

Nicht anders als beim kollagenen Material dürfte sich auch beim elastischen Netzwerk die jeweilige, funktionelle Beanspruchung zu einer bestimmten, mit optimaler Leistung ausgestatteten Architektur auswirken. So zeigt sich das elastische Gewebe in der Wand der Lungenalveolen teils zur Bildung ringartiger Strukturen verwendet, teils zu einem Netz von äußerster Feinheit aufgegliedert (Abb. 63). Hingegen lassen sich in der Lederhaut, in der die mechanischen Anforderungen an die Wirkungsweise des elastischen Netzes andersartig und stärker als in der Lunge sein dürften, elastische Fasern oft in ungeheurer Masse und beträchtlicher Kaliberstärke leicht beobachten (Abb. 64).

In unseren großen Schlagadern, wie in der Aorta, ist die Beanspruchung an die Elastizität der Gefäßwand sehr erheblich. Demgemäß erscheint hier das

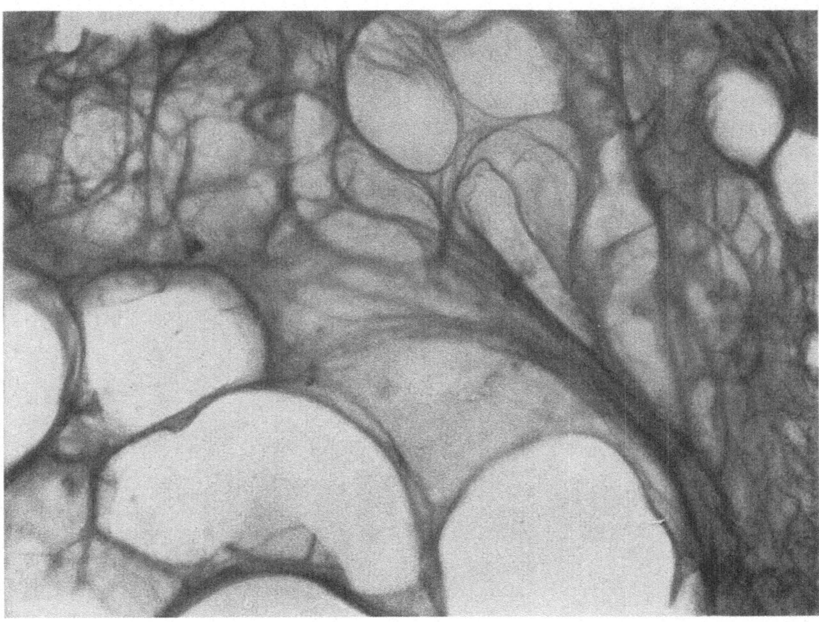

Abb. 63. Feinstes, elastisches Fasernetz aus der Lunge. Mensch. Resorcin-Fuchsin. 300mal vergrößert.

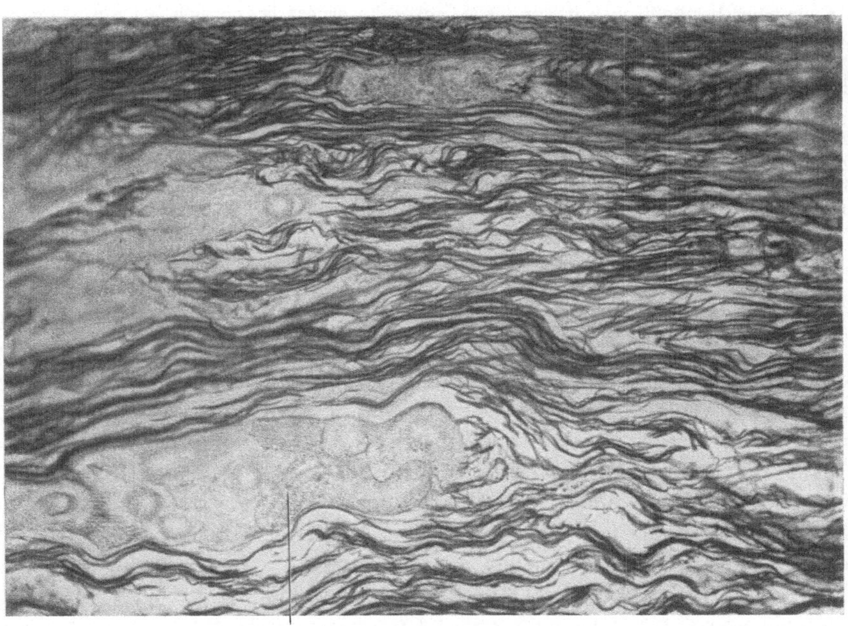

Abb. 64. Elastische Fasern aus dem Corium der Haut. Mensch. *S* Schweißdrüsen. Resorcin-Fuchsin. Paracarmin. 90mal vergrößert.

elastische Netz noch zu starken Membranen verdichtet, die vielfach wohl aus Gründen des Stoffwechsels in der Gefäßwand unterschiedlich große Löcher aufweisen. Man hat daher auch von „gefensterten Membranen" beim elastischen Gewebe gesprochen (Abb. 65). Die durch die Anwesenheit elastischen Materials bedingte Gelbfärbung tritt bei einer frisch der Leiche entnommenen Aorta deutlich hervor.

Wird die elastische Faser, wie bei Zupfpräparaten, aus ihrem Verband gelöst, so verliert sie ihren meist gestreckten Verlauf und rollt sich spiralig ein. Elastische Fasern erweisen sich gegenüber Säuren und Alkalien als sehr widerständig, färben sich mit Resorcin-Fuchsin dunkelblau, mit Orcëin braun und in einer van-Gieson-Lösung gelb. Sie besitzen eine schwache positive Doppelbrechung, welche bei Dehnung des elastischen Netzes eine Verstärkung erfährt. Dem elastischen Gewebe sind ein kleiner Elastizitätsmodul und große Dehnbarkeit eigentümlich.

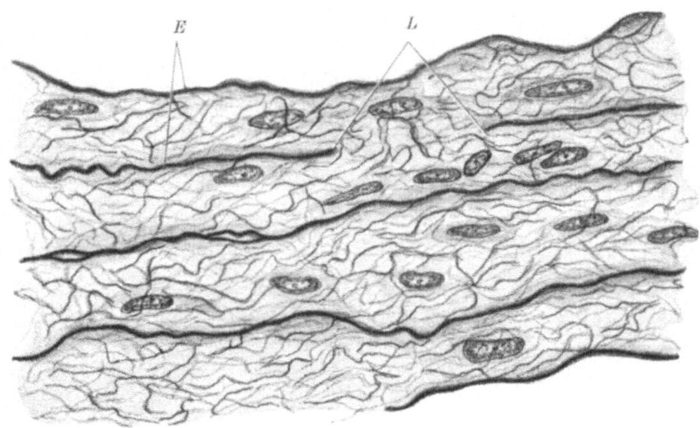

Abb. 65. Elastisches Netz mit elastischen Platten aus der Wand der Aorta. Mensch. *E* Elastische Platte; *L* Loch in der Platte. Resorcin-Fuchsin. Paracarmin. 600mal vergrößert, auf ⁶/₇ verkleinert.

Kollagenes Bündelflechtwerk und elastisches Fasernetz lassen sich bei ihrer engen morphologischen Verbindungsweise auch als ein funktionelles System von gemeinsamer, sehr verwickelter Leistung betrachten. Wenn elastische Fasern parallel oder schräg zu den kollagenen Bündeln orientiert sind oder diese in Spiralwindungen umklammern, so dürfte die Einwirkung des elastischen Gewebes auf kollagene Fibrillenbündel jeweils verschiedene Resultate zeitigen. Umgekehrt vermag sich auch die jeweilige Beanspruchung kollagener Faserbündel in verschiedener Weise auf den Spannungszustand des elastischen Netzes auszuwirken. Die Hauptaufgabe des elastischen Netzes wird darin bestehen, das kollagene Bindegewebe und die darin verlaufenden Gefäße fest aneinanderzuschließen, Verschiebungen des kollagenen Maschenwerkes auszugleichen und dieses so vor allzu starken Verlagerungen zu behüten.

Reticulinfasern. Das gesamte System der Reticulinfasern ist als eine Organisationsform innerhalb der lebendigen Masse von außerordentlicher Bedeutung zu betrachten. In der Literatur führen die Reticulinfasern noch den Namen *Gitterfasern, präkollagene Fasern* oder auch *argyrophile Fasern,* letztere Bezeichnung deshalb, weil sie nach Gebrauch von Silberlösungen oft sehr klar in schwarzer Farbe zutage treten. Die Reticulinfasern lassen sich histologisch nicht mit Sicherheit von feinsten elastischen oder kollagenen Fibrillen unterscheiden, sondern scheinen kontinuierlich mit jenen beiden Faserarten zusammenzuhängen. Man hat im Präparat unter der Fülle der Reticulinfäserchen stets auch feinste elastische oder kollagene Fibrillen zu vermuten.

Die Reticulinfäserchen sind von erheblicher Feinheit, verlaufen einzeln, seltener zu zarten Bündeln vereinigt und vermögen in großer Dichte röhrenartige Bildungen, wie Nierenkanälchen (Abb. 66), Blutcapillaren, glatte und quergestreifte Muskelfasern (Abb. 115), sowie Fettzellen (Abb. 60) mit einem allerfeinsten, netzartigen Gespinst einzuhüllen. Letzteres kann an der Basis von Epithelien und Drüsen zu Basalmembranen, an der Peripherie der quergestreiften

Muskelfasern zum Sarkolemm umgebildet werden. Sogar kollagene Faserbündel im Omentum, in der Haut und in der Arachnoides werden gelegentlich von ringförmigen oder spiralig angeordneten Strängen der Reticulinfasern eingehüllt. („Umsponnene Faserbündel.")

Das gesamte Reticulinfasersystem ist als lebendes Protoplasma, als ein extracellular entstandenes Differenzierungsprodukt der Intercellularsubstanz anzusehen. Ob Epithelzellen, bindegewebige oder muskuläre Syncytien mit seiner Genese — soweit das Mikroskop hier ein Urteil zuläßt — etwas zu tun haben, bleibt ungeklärt. In einem bestimmten Stadium

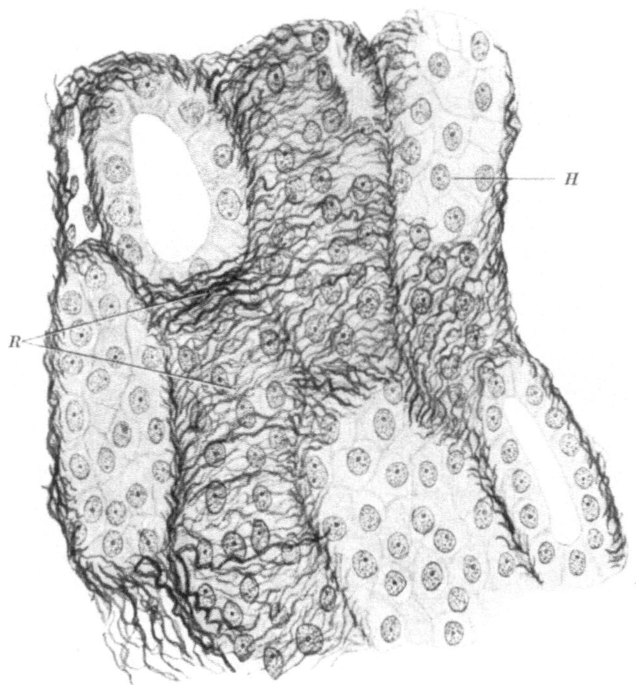

Abb. 66. Reticulinfasern (*R*) aus der Niere. Mensch. *H* Pars recta eines Harnkanälchens. BIELSCHOWSKY-Methode. 500mal vergrößert.

embryonaler Entwicklung sind feinste Fibrillen in der Intercellularsubstanz mit einem Male da. Mehr läßt sich aus dem Präparat nicht ersehen. Würden die Zellen und Syncytien an der Genese der Reticulinfasern beteiligt sein, so müßte es übrigens der Entwicklung nach bindegewebige (im kollagenen Maschenwerk), epitheliale (Leber, Niere, Darm, Drüsen) und muskuläre Reticulinfasern geben. Zellkulturen sind zum Studium der extracellulären Fibrillogenese ungeeignet, da hierbei nur Potenzen des Protoplasmas außerhalb des Organismus, aber keine Leistungen innerhalb des lebenden Organismus zutage treten.

c) Formen des Binde- und Stützgewebes.

Blut.

Unser Blut enthält in einer flüssigen Substanz eine ungeheure Menge sehr kleiner Zellen. Die Herkunft dieser Zellen ist überaus schwer festzustellen. Mit größter Wahrscheinlichkeit dürfte das embryonale Mesenchym als die wichtigste Quelle unserer Blutzellen anzusprechen sein.

Es fällt nicht schwer, im syncytialen Verband des Mesenchyms große, rundliche, mit gelbgefärbtem Protoplasma ausgestattete, kernhaltige Zellen aufzufinden (Abb. 67). Sie gelten als Vorstufe der späteren roten Blutkörperchen und führen den Namen *Erythroblasten*; im Laufe ihrer Umbildung zu den roten

Blutkörperchen oder *Erythrocyten* scheinen sie von einer größeren Form, den Megaloblasten, in eine kleinere Form, die Normoblasten, überzugehen. Auch die farblosen Blutkörperchen müssen sich schließlich auf eine hier nicht weiter zu erörternde Weise aus dem Mesenchym ableiten lassen.

Das Blut ist als eine bindegewebige Organisationsform zu betrachten, bei der die freien Blutzellen von einer flüssigen Intercellularsubstanz umhüllt und mit ihr zu einer funktionellen Einheit verbunden sind. Die flüssige Substanz führt

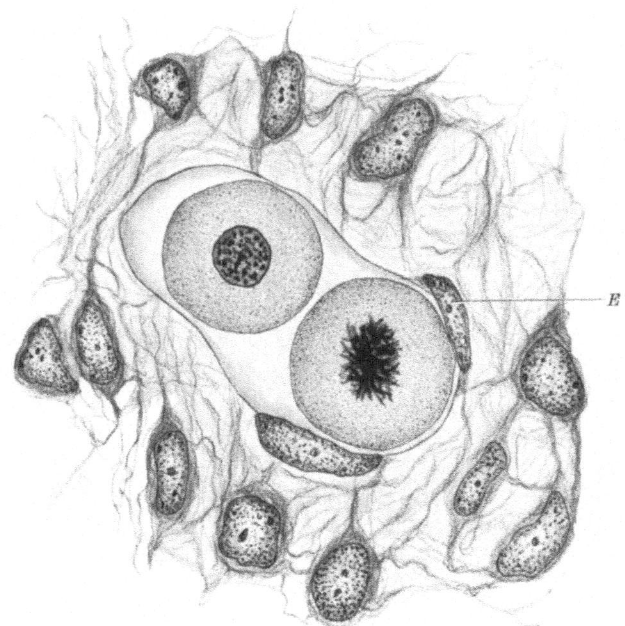

Abb. 67. Zwei Erythroblasten, einer davon in Mitose, in einem Blutgefäß des Mesenchyms. *E* Endothelkern. Menschlicher Embryo der 5. Woche. ZENKER. Paracarmin. 1900mal vergrößert, auf ⁵/₆ verkleinert.

den Namen *Blutplasma*; es besteht aus Wasser, Eiweißkörpern und Salzen und enthält in dem Fibrin einen besonderen, aus Eiweiß bestehenden Faserstoff, der erst bei der Gerinnung des Blutes in Erscheinung tritt.

Es scheint verfehlt, die etwa 5 Liter Blut, das etwa 7 % eines Körpergewichts von 65—70 kg beträgt, nur als Körperflüssigkeit zu bezeichnen, als habe man Magensaft oder Harn vor sich. Das Blut dient dem Stoffwechsel und bleibt bei dieser Leistung in seiner geweblichen und chemischen Zusammensetzung während des normalen Geschehens unverändert. Die verhältnismäßig kurze, auf 3—4 Wochen berechnete Lebensdauer der Erythrocyten darf nicht davon abhalten, das Blut als eine besondere Gewebsart zu definieren. Einem fortwährenden Zelluntergang hält eine ebenso starke Regenerationskraft des Blutes das Gleichgewicht. Im Plasma sind die darin suspendierten Blutkörperchen in funktioneller Hinsicht untrennbar miteinander verbunden und stellen einen aus bestimmten Elementareinheiten zusammengesetzten plasmatischen Komplex dar, eine Gewebsart von einer einzigartigen Leistung. Die Untersuchung der corpusculären Elemente im Blut ist Sache der Histologie, die des Plasmas bleibt chemischen Methoden überlassen.

Erythrocyten (rote Blutkörperchen). Bei den Erythrocyten handelt es sich um sehr kleine, weiche, kernlose, empfindliche Gebilde, die ihre Form sofort nach Verlassen des Körpers verändern; ihre Gestalt im strömenden Blutstrom ist schwer festzustellen und zeigt sich wahrscheinlich als rundliche, in der Mitte eingedellte, bikonkave Scheibe von 7,5 μ Durchmesser. Der Querdurchmesser durch die Mitte der Erythrocyten beträgt nur 1—1,5 μ. Größere Erythrocyten (Megalocyten) messen etwa 8,8 μ, kleinere Erythrocyten (Mikrocyten) etwa 6 μ (Abb. 68).

Die Weite der Blutcapillare beträgt etwa 8 μ, so daß die Erythrocyten vom Blutstrom bequem durch die Capillaren hindurchgetrieben werden können. Sinkt
die Capillarweite unter 7,5 μ herunter, so vermögen sich die Erythrocyten unter
Veränderung ihrer Form durch die scheinbar zu enge Capillare durchzuzwängen. Im
Schwanz lebender Amphibien kann man diesen Vorgang sehr schön beobachten.

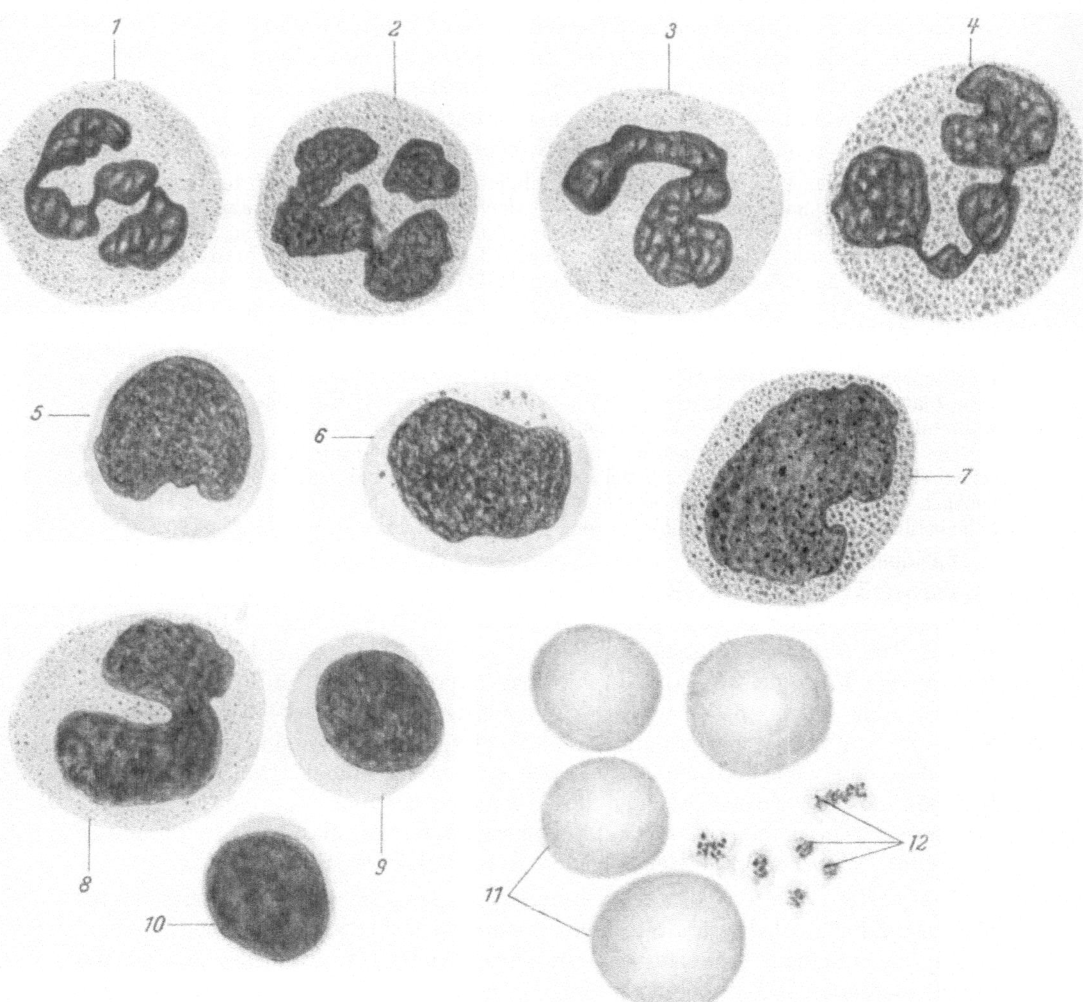

Abb. 68. Zellen aus dem Blute des Menschen. *1* Gelapptkerniger, neutrophiler Leukocyt; *2* basophiler Leukocyt;
3 stabkerniger Leukocyt; *4* eosinophiler Leukocyt; *5* großer Lymphocyt; *6* granulierter Lymphocyt; *7* basophiler Leukocyt; *8* Monocyt; *9* mittelgroßer, *10* kleiner Lymphocyt; *11* Erythrocyten; *12* Thrombocyten.
Färbung nach MAY-GRÜNWALD. 1500mal vergrößert, auf $^{19}/_{20}$ verkleinert. Dr. BORCHERS praep.

Die Erythrocyten erscheinen für unsere optischen Hilfsmittel homogen,
somit strukturlos; ein Farbstoff, das für die Bindung des Sauerstoffs bedeutsame
Hämoglobin, verleiht ihnen in frischem Zustande eine gelblich grüne Farbe.
Erst in dichter Masse bewirken die Erythrocyten die rote Blutfarbe. Die Größe
der Erythrocyten bleibt offenbar beim gesunden und kranken Menschen konstant,
ihre Zahl ist gewissen Schwankungen unterworfen. In 1 mm³ kommen beim Mann
etwa 5 Millionen, bei der Frau etwa 4,5 Millionen vor. Bei Neugeborenen beträgt
die Zahl der Erythrocyten etwa 6,4 Millionen in 1 mm³. Der Geschlechtsunter-
schied in der Erythrocytenzahl ist nicht physiologisch geschlechtsbedingt, sondern

kann durch entsprechende körperliche Betätigung von Mann und Frau ausgeglichen werden. In hochgelegenen Gebirgsgegenden nimmt die Zahl der Erythrocyten beim Menschen zu. Infolge der außerordentlichen Kleinheit und der ungeheuren Menge der Erythrocyten kommt es zu einer beträchtlichen Oberflächenvergrößerung der mit dem Sauerstofftransport betrauten Erythrocytenmasse. Die Oberflächenvergrößerung ist für die Aufnahme des Sauerstoffs in der Lunge und für die Abgabe desselben in den Capillaren aller übrigen Organe von großer Bedeutung und vermag bei einer Blutmenge von 5 Litern etwa 3600 qm zu erreichen. Die Erythrocyten werden im Knochenmark gebildet, besitzen eine Lebensdauer von 3—4 Wochen und gehen hauptsächlich in der Milz, zu geringen Teilen in den Lymphknoten und im Knochenmark wieder zugrunde.

Wenn auch das Plasma der Erythrocyten homogen erscheint und sich histologisch eine Zellmembran nicht nachweisen läßt, so muß trotzdem eine sehr verwickelte, submikroskopische Innenstruktur neben einer besonders gebauten Außenhaut vorhanden sein. Die Erythrocyten würden sonst im strömenden Blut eine Kugelform annehmen. In hypertonischer oder hypotonischer Lösung erfahren die Innenstrukturen gewisse Veränderungen, wodurch es bei den Erythrocyten zur Entwicklung einer Stechapfelform, Maulbeerform, Glockenform und Kugelform kommen kann. Bei frischer Untersuchung in physiologischer Kochsalzlösung legen sich die Erythrocyten vielfach mit ihrer Fläche wie in Geldrollenform aneinander. Hypotonische Lösungen und Aqua dest. bringen die Erythrocyten zum Schwellen, schließlich zum Platzen und zum Austritt des Hämoglobins (Hämolyse); das Blut wird lackfarben, während es normalerweise die Eigenschaften einer Deckfarbe besitzt.

Die Erythrocyten aller Säugetiere sind kernlos und rundlich; nur beim Lama und Kamel zeigen sie die Gestalt elliptischer Scheiben. Bei Fischen, Amphibien, Reptilien und Vögeln beobachtet man an sämtlichen Erythrocyten einen Kern und eine bikonvex-elliptische Scheibenform, die bei den Amphibien eine ansehnliche Größe zu erreichen pflegt.

Farblose Blutzellen werden mit diesem Sammelnamen bezeichnet, weil ihnen ein Farbstoff gegenüber den Erythrocyten fehlt. In 1 mm³ Blut kommen normalerweise nur 8—10000 farblose Blutzellen vor; Neugeborene haben etwa 18000 in 1 mm³. Die farblosen Blutzellen entstehen teils im Knochenmark (Leukocyten), teils in der Milz und in den Lymphknoten (Lymphocyten), enthalten in ihrem Plasma ohne Ausnahme einen Kern, und besitzen überdies die bemerkenswerte Fähigkeit, ihre Form zu verändern. Die farblosen Blutzellen sind in einer wahrscheinlich sehr verschiedenen, bisher noch keineswegs aufgeklärten Weise in den Komplex des Abwehrmechanismus des Körpers gegenüber den, dem Organismus drohenden Schädlichkeiten aller Art eingeschaltet und bilden in großer Masse den Eiter. Man unterscheidet folgende Arten farbloser Blutzellen:

Leukocyten. Sie werden auch Granulocyten genannt, da sie in ihrem Protoplasma unterschiedlich gestaltete und verschieden färbbare Granula beherbergen. Der Kern ist einem erheblichen Formwechsel unterworfen; dieser kommt dadurch zustande, daß gewöhnlich einige wenige regellos über das Protoplasma verteilte Chromatinbrocken durch schmälere, manchmal äußerst feine Chromatinbrücken zu einem absonderlich gestalteten, einheitlichen Kerngebilde miteinander verschmolzen werden. Man spricht daher von *polymorphkernigen Leukocyten*.

Besitzt ein derartiger Kern sehr starke Einschnürungen, mithin sehr dünne Chromatinbrücken, so bezeichnet man die Zelle auch als segmentkernig, fehlen die Einschnürungen, so nennt man die Zelle stabkernig (Abb. 68). Sämtliche Granulocyten sind größer als die Erythrocyten. Je nach Größe und Farbreaktion der Granula lassen sich bei den Leukocyten folgende, auch in ihrem zahlenmäßigen Vorkommen stark differierende Untergruppen aufstellen:

Neutrophile Leukocyten. Ihre sehr fein verteilten Granula färben sich in einem, aus roter saurer und aus blauer basischer Farbe zusammengesetzten Gemisch schwach sauer. 70% aller farblosen Blutzellen bestehen aus neutrophilen Leukocyten.

Eosinophile Leukocyten. Ihre Granula zeichnen sich im frischen Präparat durch starke Lichtbrechung und durch eine ziemliche, wenn auch unterschiedliche Größe aus. Sie werden als grobkörnige Leukocyten den feinkörnigen, neutrophilen Leukocyten gegenübergestellt; die Granula reagieren auf saure Farbstoffe und tragen gelegentlich den Namen oxyphile oder acidophile Granula. Der Anteil der eosinophilen Leukocyten an der Gesamtsumme der farblosen Blutzellen beträgt nur 2—5%. Bei der Verdauung erscheinen die eosinophilen Leukocyten im Darmblut in vermehrter Zahl.

Basophile Leukocyten. Sie werden auch Mastzellen genannt; die Granula sind basophil, von verschiedener Größe, gelegentlich der oxyphilen Granula gleichend (Abb. 68); eine beträchtliche Wasserlöslichkeit der Granula findet in der Literatur häufig Erwähnung. Überdies sind die Granula metachromatisch, d. h. sie nehmen einen anderen Farbton an als ihn die gewählte Farblösung besitzt. So färben sich die Granula mit Methylenblau blauviolett bis violett, mit Toluidinblau rotbraun. Der Kern zeigt starke Unterschiede in der Form, die rundlich kompakt, oval, leicht eingeschnürt, lappig, segmentiert oder in ungleichgroßen Stücken beobachtet wird. Im strömenden Blut treten die basophilen Leukocyten in sehr geringer Zahl von nur 0,5% aller farblosen Blutzellen in Erscheinung, kommen jedoch im Bindegewebe, vor allem in der Umgebung der Blutgefäße gehäuft vor. Eine besondere Unterscheidung der im Blute befindlichen „histiogenen" Mastzellen gegenüber den „Blutmastzellen" scheint unnötig.

Sämtliche Leukocyten besitzen im strömenden Blut wahrscheinlich eine kugelige Gestalt, die sie verändern können, wenn sie in kleineren Gefäßen in der Nähe der Gefäßwand bewegt werden oder dort für eine kurze Zeit haften bleiben. Die rundliche Scheibe im Ausstrichpräparat gibt demnach keineswegs die wirkliche Form der Leukocyten wieder. Die Leukocyten vermögen durch die bereitwillig nachgebende Capillarwand hindurchzutreten, durch amöboide Bewegungen ihren Platz im umgebenden Bindegewebe der Capillarwand zu verändern und auf solche Weise sich als „Wanderzellen" im Bindegewebe zu bewegen. Der von Cohnheim zuerst beobachtete Durchtritt farbloser Blutzellen durch die Capillarwand spielt im normalen und im pathologischen Geschehen unter dem Namen „*Diapedese*" eine bedeutsame Rolle.

Neben der amöboiden Fortbewegung kommt den Leukocyten noch eine zweite, wichtige Eigenschaft zu. Gleich Amöben umfließen die Leukocyten unter bestimmten Umständen mikroskopisch kleine Teile im Bindegewebe, Stoffwechselprodukte, Zelltrümmer oder Bakterien, schaffen sie auf diese Weise in das Innere ihres Protoplasmas hinein und bringen sie, wie aufgenommene Nahrung, durch ihre Fermente zum Abbau. Den Namen „Phagocyten" oder „Freßzellen" hat man den Leukocyten wegen dieser für den Bestand des Organismus sehr bedeutsamen Funktion beigelegt. Die Leukocyten vermögen Eiweiß abbauende Fermente zu entwickeln und bei „Entzündungsvorgängen" in großer Masse am Ort der Entzündung zu erscheinen. Sie stehen somit im Dienste der Abwehrmaßnahmen des Organismus.

Die obige Schilderung könnte den Eindruck erwecken, als seien die Leukocyten selbständige Individuen, die nach Belieben die Capillarwand durchdringen, im Bindegewebe wandern und phagocytieren. Dergleichen Vorstellung von den Leukocyten als Mikroschutzpolizisten begegnet man in der Literatur häufig. Ein Verlassen der Capillare ist den Leukocyten nur möglich, wenn die Capillarwand entweder durch chemische Faktoren oder durch das Capillarnervensystem (Abb. 57) die nötigen Impulse zum Durchlaß erhält. Im Bindegewebe kann der Leukocyt kaum nach Belieben wandern, sondern findet sich als winziger Elementarteil in eine riesige, einheitlich funktionierende, lebendige Masse hineingezwängt und muß das tun, was ihm durch chemische oder nervöse Faktoren vom Organismus vorgeschrieben wird. Der Leukocyt wird also bei der Diapedese aus der Capillare herausgestoßen, er wird, je nach den Umständen, zur Wanderung und zur Phagocytose gezwungen und kann niemals mit einem Organismus, etwa mit einer Amöbe, verglichen werden.

Lymphocyten. Da die Lymphocyten hauptsächlich, wenn auch nicht ausschließlich, in lymphatischen Organen wie Milz, Lymphknoten, Tonsilla palatina und Thymus entstehen, so werden sie vielfach als lymphatische Gruppe der myeloischen, aus dem Knochenmark stammenden Gruppe der Leukocyten gegenübergestellt. In der Milz gelangen die Lymphocyten direkt in die Blutbahn; in den Lymphknoten werden sie in die Lymphe, einer in den Lymphgefäßen befindlichen, wäßrigen, von den Gewebesäften abstammenden Flüssigkeit abgesondert und erreichen mit dieser auf dem Lymphwege die Blutbahn. In der Tonsille erscheinen die Lymphocyten in großen Massen im Epithel der Rachenschleimhaut abgelagert; vereinzelt finden sie sich in vielen anderen Epithelien vor. Man kann große, kleine und mittelgroße Lymphocyten voneinander unterscheiden. Die großen Lymphocyten kommen selten, etwa zu 5% der Lymphocyten, die kleinen am häufigsten vor. Die Lymphocyten sind mit 22 bis 24% an der Gesamtzahl der farblosen Blutkörperchen beteiligt.

Das Plasma zeigt sich schwach basophil und besitzt vor allem bei den kleinen Lymphocyten im Verhältnis zu dem großen Kern einen sehr geringen Umfang; es erscheint homogen und frei von Granula. Nur gelegentlich kann man bei Anwendung bestimmter Methoden eine feine „Azurgranula" im Plasma beobachten (Abb. 68). Der chromatinreiche Kern ist bei den kleinen Lymphocyten rundlich, bei den großen Lymphocyten auf einer Seite gewöhnlich etwas eingebuchtet. Hinsichtlich der Diapedese, Beweglichkeit und Phagocytose scheinen sich die Lymphocyten ähnlich zu verhalten wie die Leukocyten; sie dürften daher ebenfalls im Dienste der Abwehrmechanismen unseres Organismus stehen. Über weitere Funktionen der Lymphocyten läßt sich schwer etwas aussagen. Möglicherweise werden kleine, in den Organismus gelangte Fremdkörper wie Kohle und Staubteilchen usw. von den Lymphocyten phagocytiert und in den Lymphknoten deponiert.

Monocyten. Es handelt sich hierbei um verhältnismäßig große Zellelemente mit einem wurst- oder nierenförmigen, mannigfach gestalteten Kern und schwach basophilem Protoplasma. Das Vorkommen der Monocyten soll sich auf etwa 6—8% aller farblosen Blutzellen belaufen. Im Plasma lassen sich sehr zarte Azurgranula darstellen (Abb. 68). Den Monocyten soll eine gewisse Beweglichkeit und die Eigenschaft der Phagocytose zukommen.

Die Angaben in der Literatur über die Monocyten sind vielfach unklar und widersprechend. Vielleicht stellen die Monocyten keine eigene Zellklasse dar, sondern gehören, ihrer wahrscheinlich in der Milz stattfindenden Genese nach, zu den Lymphocyten. Im entzündeten Gewebe sollen sich Lymphocyten zu Monocyten umwandeln können.

Thrombocyten oder Blutplättchen sind sehr kleine, rundliche oder gezackte Plasmabildungen von nur 2—4 μ Durchmesser (Abb. 68); sie sind sehr empfindlich und zerfallen leicht. Im Plasma lassen sich feinste Granula färben; ein Kern fehlt. Die Blutplättchen stellen keine besondere Zellart dar, sondern sind wahrscheinlich als losgelöste Plasmastücke der Gefäßendothelien zu beurteilen. Man hat ihnen beim Gerinnungsprozeß eine etwas ungeklärte Rolle zugewiesen und ihrer in 1 mm^3 etwa 300000 im Mittel gezählt. Doch ist diese Zahl sehr starken Schwankungen unterworfen.

Bemerkungen zur Genese der Blutzellen. Das Stadium der Blutentwicklung hat trotz einer unfangreichen, nicht immer erfreulichen Literatur nur dürftige und unsichere Ergebnisse beschert. Dies liegt zunächst daran, daß sich die undifferenzierten Vorstufen unserer Blutzellen, die Myeloblasten, Lymphoblasten, Leukoblasten, teilweise auch die primären Erythroblasten nicht voneinander mit Sicherheit unterscheiden lassen. Beim Versuch, eine solche Unterscheidung durchzuführen, fällt der Willkür der jeweiligen Autoren die ausschlaggebende Rolle zu. Hierauf beruhen über die Genese der Blutzellen die vielen, widersprechenden

Hypothesen, von denen jeder die Beweismöglichkeit fehlt. Dies hat darin seinen Grund, daß sich ein Vorgang, wie die Entwicklung unserer Blutzellen, aus undifferenzierten Elementen niemals aus dem mikroskopischen Präparat konstruieren läßt. Das willkürliche Aneinanderreihen von undifferenzierten Zellelementen über alle möglichen „Übergangsformen" hinweg bis zu den reifen Blutzellen widerspricht jeder exakten, wissenschaftlichen Methode.

Die Genese der Blutzellen bleibt mit dem Mikroskop allein unlösbar; es sei nur kurz bemerkt: Die ersten Blutzellen entstehen beim Embryo in der Area vasculosa der Dottersackwand, im Mesenchym, in der Leber, später im Knochenmark, in Milz und Lymphknoten. In der embryonalen Leber ist eine Bildung von Blutzellen aus den entodermalen Leberzellen sehr wahrscheinlich. Die Bildungsstätten des Blutes im extraembryonalen Leben sind bei den einzelnen Blutzellen angegeben.

Knochenmark.

Das Knochenmark stellt eine weiche, rötliche oder gelbliche Masse dar, die sich in den Markhöhlen, teilweise auch in den HAVERSschen Kanälen der Knochen vorfindet. In der Jugend erscheint es rot, um mit zunehmendem Alter eine auf Verfettung beruhende, gelbe Farbe anzunehmen. Gelatinöses Knochenmark kommt im Alter oder im erkrankten Zustand vor und wird an seinem schleimigen, fettarmen Zustand und ungewöhnlich gelben Farbton erkennbar. Beim Erwachsenen ist die Gesamtmasse des Knochenmarks beträchtlich und auf 3000 bis 4000 cm³ berechnet worden.

Beim Neugeborenen gibt es in allen Knochen rotes Knochenmark; beim Erwachsenen tritt gelbes Knochenmark zuerst in der Diaphyse der Röhrenknochen, später auch in deren Spongiosa in Erscheinung. In der Spongiosa der Wirbel und kurzen Knochen, ferner in den Schädelknochen, Rippen, und im Sternum wird rotes Knochenmark bis in das Alter hinein beobachtet.

Ein sehr feines, reticuläres Syncytium, das mit einem Gitterfasersystem zusammenhängt, bildet offenbar das in statischer Hinsicht wie für die produktive Leistung wichtigste Aufbauelement des Knochenmarks. Das zarte, von sehr dünnwandigen, erweiterten Venen und vielen Capillaren durchzogene bindegewebige Reticulum besitzt eine starke Neigung, sich in Fettgewebe umzuwandeln. Daher sind Fettzellen bei zunehmendem Alter häufig im Knochenmark zu sehen. Die Endothelien der Capillaren des Knochenmarks und dessen reticuläres Syncytium vermögen die in die Blutbahn gebrachten Farbstoffe, wie Tusche und Trypanblau, ebenso Bakterien zu phagocytieren. Das reticuläre Stützgerüst des Knochenmarks entwickelt, wie es an Grenzflächen verschiedener Gewebearten gewöhnlich geschieht, an der den Markraum umschließenden Knochenwand überaus zarte Verdichtungen kollagener und präkollagener Art.

Das Knochenmark gilt als die wichtigste Bildungsstätte der Erythrocyten und der Granulocyten. Bei der kurzen Lebensdauer der Erythrocyten muß die Fähigkeit des Knochenmarks, neue Zellen zu liefern, sehr bedeutend sein. Erythrocyten und Granulocyten werden von dem reticulären Gewebe des Knochenmarks hervorgebracht und haben von einem undifferenzierten Zellstadium aus über eine Reihe sog. „Vorstufen" erst mancherlei Umbildung zu überstehen, ehe sie durch die dünnen Capillarwände aus dem Reticulum in den Blutstrom gelangen. In dem Reticulum findet sich eine unübersehbare Zahl kleiner Zellelemente eingeschlossen. Es fällt mitunter leicht, in der riesigen Zellmasse verschieden gestaltete, deutlich gegeneinander abgrenzbare Einzelzellen zu beobachten (Abb. 69). Da aber zahlreiche Zellen, vor allem die undifferenzierten Elemente, keine charakteristischen, histologischen Merkmale besitzen, und da viele, oft schwer definierbare Zwischenstufen zu den reifen Blutzellen vorhanden sind, so bleibt eine exakte Diagnose bei zahlreichen Zellen im Knochenmark unmöglich.

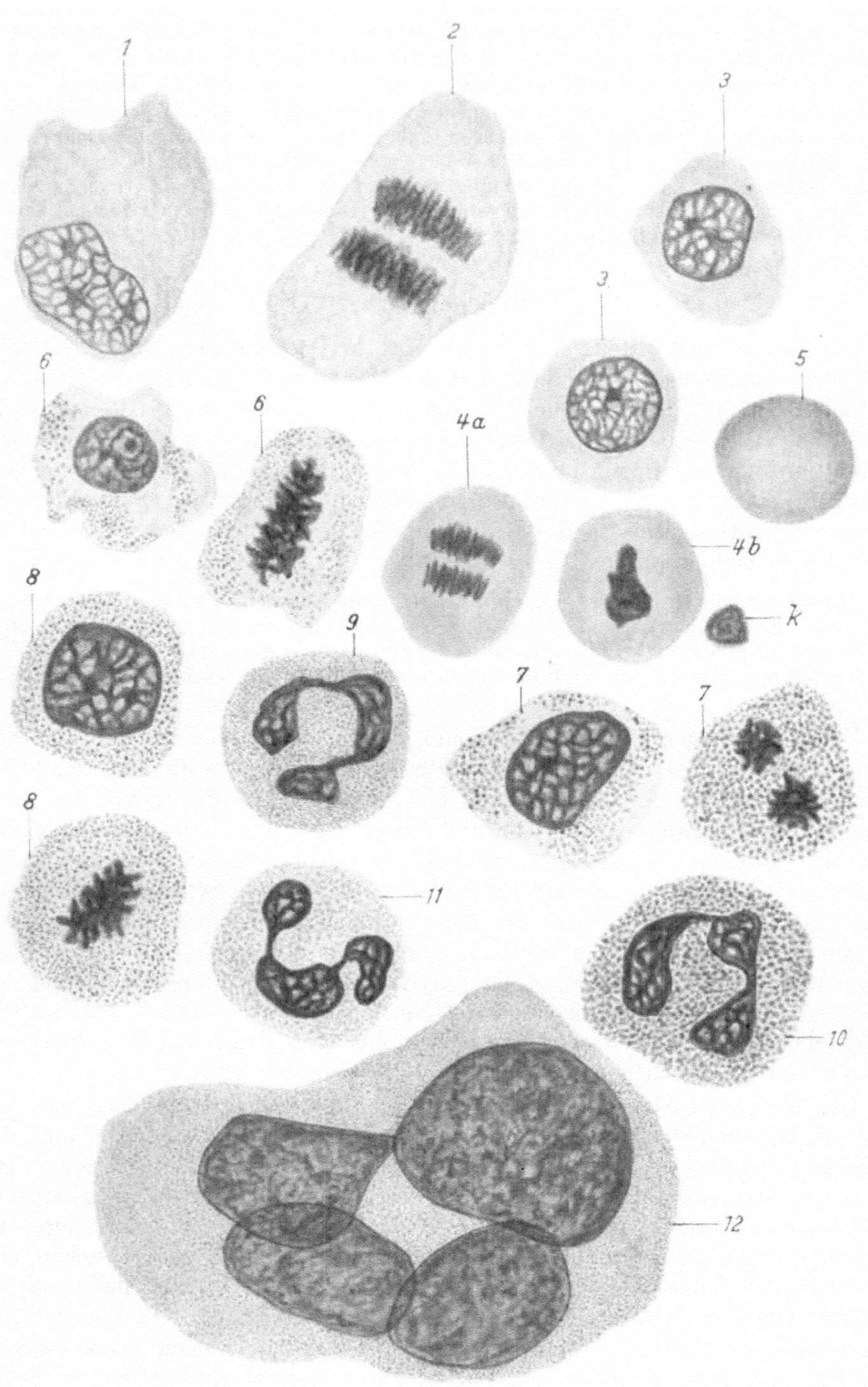

Abb. 69. Blutzellen aus dem Knochenmark. Mensch. *1* Myeloblast; *2* Myeloblast in Mitose; *3* Erythroblast; *4a* Normoblast in Mitose; *4b* Normoblast mit pyknotischem Kern; *k* Kernrest; *5* Erythrocyt; *6* neutrophiler, *7* eosinophiler, *8* basophiler Myelocyt; *9* neutrophiler, *10* eosinophiler, *11* basophiler Leukocyt; *12* Megakaryocyt. MAY-GRÜNWALD. 1400mal vergrößert, auf ⁹/₁₀ verkleinert. Dr. BORCHERS praep.

Folgende Zellarten aus dem menschlichen Knochenmark seien an Hand der Abb. 69 angeführt: *Myeloblasten*, Zellen mit einem basophilen Protoplasma und einem unterschiedlich gestalteten Kern, der auch in Mitose erscheinen kann. Sehr wahrscheinlich haben wir in den Myeloblasten das Ausgangsmaterial für die Erythrocyten und Granulocyten zu sehen. Der Versuch, eine besondere Bezeichnung Hämocytoblast als Ausgangsstufe für Erythrocyten und Myeloblast als Ausgangsstufe für Granulocyten aufzustellen, ist undurchführbar. Sobald Granula im Plasma der Zellen auftreten, spricht man von *Myelocyten*. Diese Zellen lassen sich sehr bald nach der Färbbarkeit ihrer plasmatischen Granula in eine eosinophile, neutrophile und basophile Zellklasse einreihen und infolgedessen mit großer Wahrscheinlichkeit als die jeweilige Vorstufe der reifen, in gleicher Weise benannten Granulocyten betrachten. Die Kerne der Myelocyten sind rund, rundlich-oval bis nierenförmig und müssen, falls die hier angedeutete Entwicklungsmöglichkeit zu Recht bestehen sollte, noch mancherlei Umwandlung bis zum segmentierten Granulocytenkern erfahren. Die granulierten Myelocyten können sich durch Mitose vermehren.

Erythroblasten sind kernhaltige, ungefähr kugelige Zellen, deren Plasma in sauer-basischen Farbgemischen einen rötlichen Farbton annimmt und hierdurch seinen, bei allmählicher Reife zunehmenden Gehalt an Hämoglobin erkennen läßt. Die Erythroblasten heißen auch Normoblasten, besonders große Zellformen werden Megaloblasten genannt. Mitosen sind bei den Erythroblasten häufig zu sehen. Aus den kernhaltigen, kugeligen Erythroblasten geht durch Kernverlust der kernlose, scheibenförmige Erythrocyt hervor. Die häufig zu beobachtende Pyknose weist bei den Erythroblasten möglicherweise auf den Untergang des Kernes hin. Ob der Kern der Karyolyse verfällt oder aus der Zelle ausgestoßen wird, ist nicht restlos geklärt. Es besteht Grund zur Annahme, daß die im Knochenmark vorkommenden reifen Erythrocyten, ebenso wie die Granulocyten die Markhöhle auf dem Blutwege alsbald verlassen; ein gleiches gilt vielleicht auch für die Lymphocyten, die im Knochenmark zutage treten.

Eine auffallende Erscheinung in der Zellmasse des Knochenmarks bilden die *Megakaryocyten* oder *Riesenzellen*. Sie besitzen einen beträchtlichen, mannigfach gestalteten Umfang mit einem Größendurchmesser von 40—50 μ durch das streifig oder fein granuliert aussehende Protoplasma. Der sonderbar gelappte oder ausgebuchtete Kern erscheint etwa als hohlkugelige Bildung, deren Wand vielfach durchbrochen ist. Die Megakaryocyten zeigen die Fähigkeit zur Phagocytose. Sie verlassen das Knochenmark normalerweise nicht. Entstehung und Funktion sind unbekannt.

Im Hinblick auf das im vorhergehenden über die Genese des Blutes Gesagte habe ich es aus dem oben angeführten Grunde unterlassen, allzuviel Hypothetisches über die Blutbildung zu erörtern. Es mag genügen, das Knochenmark als die wichtigste Bildungsstätte der Erythrocyten und Granulocyten zu betrachten. Die gewaltige, erst in höherem Alter allmählich abnehmende, regeneratorische Leistung des Knochenmarks steht unter dem Einfluß des vegetativen Nervensystems. Überaus zarte, in der Gefäßwand und im Reticulum aufgefundene Nerven weisen mit Sicherheit auf eine nervöse Kontrolle bei der Blutbildung hin.

Unter dem Begriff *Reticulo-Endotheliales System* suchte man bestimmte bindegewebige Elemente und Endothelien mit einem besonders starken Speicherungsvermögen von feinkörnigen Farbstoffen, Bakterien usw. zusammenzufassen. Da aber auch andere nicht zu diesem System gehörende Zellen ein Speicherungsvermögen besitzen und das ganze, wenig klare „System" somit keine spezifische Leistung erkennen läßt, so sei es hier nicht weiter behandelt.

Fettgewebe.

Frisches Fettgewebe besitzt eine hell- bis dunkelgelbe Farbe, einen eigentümlichen Glanz und erweckt beim Zerzupfen mit feinen Nadeln den Anschein, als sei es gleich den Speicheldrüsen aus kleinen Träubchen oder Läppchen aufgebaut.

Der Zusammenhalt der Läppchen oder *Lobuli* wird durch ein kompliziertes Schachtelsystem bindegewebiger Membranen bewirkt, die aus kollagenen und elastischen Faserelementen bestehen. Von Bedeutung für den geweblichen Zusammenschluß und für den Stoffwechsel der Fettläppchen sind ferner kleine Gefäßstämmchen, an deren Ästchen die Fettläppchen hängen. Fettgewebe findet sich im Körper weit verbreitet und zu besonderer Masse in der Gesäß- und Nierengegend, im Mesenterium, in der Orbita, Handfläche und Fußsohle, in den Appendices epiploicae, im Wangenpfropf (BICHAT), an den Gelenken und zwischen größeren

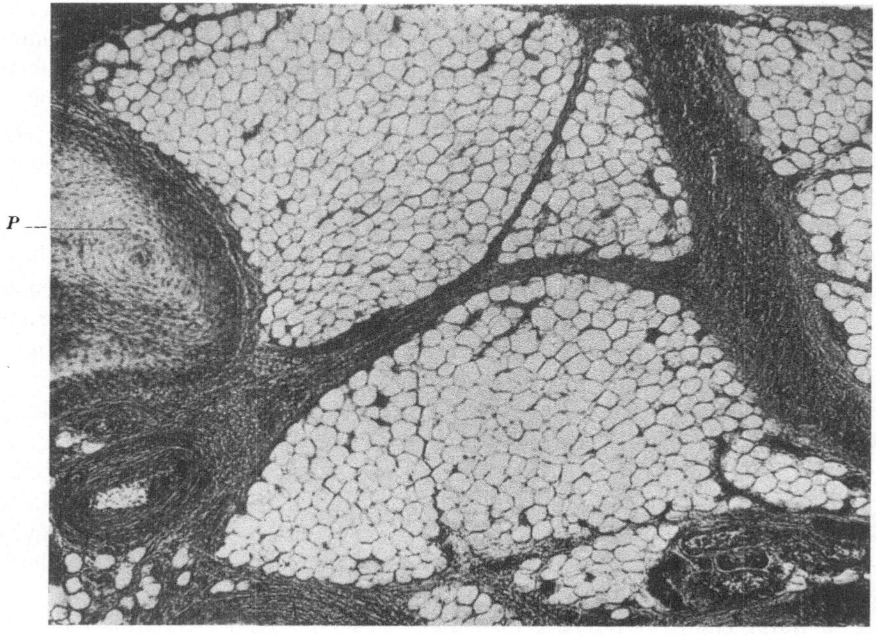

Abb. 70. Fettläppchen aus dem Stratum subcutaneum der Haut. Mensch. *P* PACINIS Lamellenkörperchen. ZENKER. Hämatoxylin-Erythrosin. 50mal vergrößert.

Muskelgruppen angehäuft. Die jeweilige Menge und Verteilung des im Stratum subcutaneum der Haut entwickelten Fettgewebes veranlassen beim ersten Blick von einem guten oder schlechten Ernährungszustand des Menschen zu sprechen.

Das im Unterhautzellgewebe vorhandene, druckelastische Fettpolster (Abb. 70) gestattet durch die konstruktive Anordnung seiner von Bindegewebe umhüllten Läppchen die Verschiebung der Haut. Es wird nach Aufhören des auf die Haut ausgeübten Zuges oder Druckes oder der abscherenden Kräfte durch ein elastisches Fasernetz wieder in seine ursprüngliche Lage zurückgebracht; gleichzeitig schützt es die tiefer liegenden Gefäße, Nerven und Knochenvorsprünge gegenüber mancherlei Einwirkung stumpfer Gewalt. Da die mechanische Beanspruchung des Fettgewebes in der Orbita, Bauch-, Gesäß- und Fersengegend sehr verschieden ist, so muß bei der außerordentlichen Anpassungsfähigkeit des Bindegewebes an mechanische Erfordernisse der konstruktive Aufbau des Fettgewebes je nach seiner örtlichen Verbreitung verschieden sein.

Für den Körperhaushalt ist dem Fettgewebe, vor allem in den großen Fettdepots der Haut und der Mesenterien noch die Aufgabe, die vom Organismus nicht benötigten Nahrungsstoffe in Form von Fett aufzuspeichern, zugewiesen. Neben einem mechanisch beanspruchten Baufett spricht man von einem Speicherfett. Daß die Ablagerung von Speicherfett vom Gefäßapparat abhängig ist und in der jeweiligen Entwicklung des Capillarsystems die Vorbedingung zu seiner Genese besitzt, liegt nahe. So findet man im Präparat Fettzellen und Blutcapillaren eng aneinandergelagert (Abb. 71); in den Fettläppchen der Haut erscheint jede einzelne Fettzelle von einem Capillarnetz umschlossen. Die weitere Fähigkeit des Fettgewebes, Wasser aus den Capillaren aufzunehmen und an diese wieder

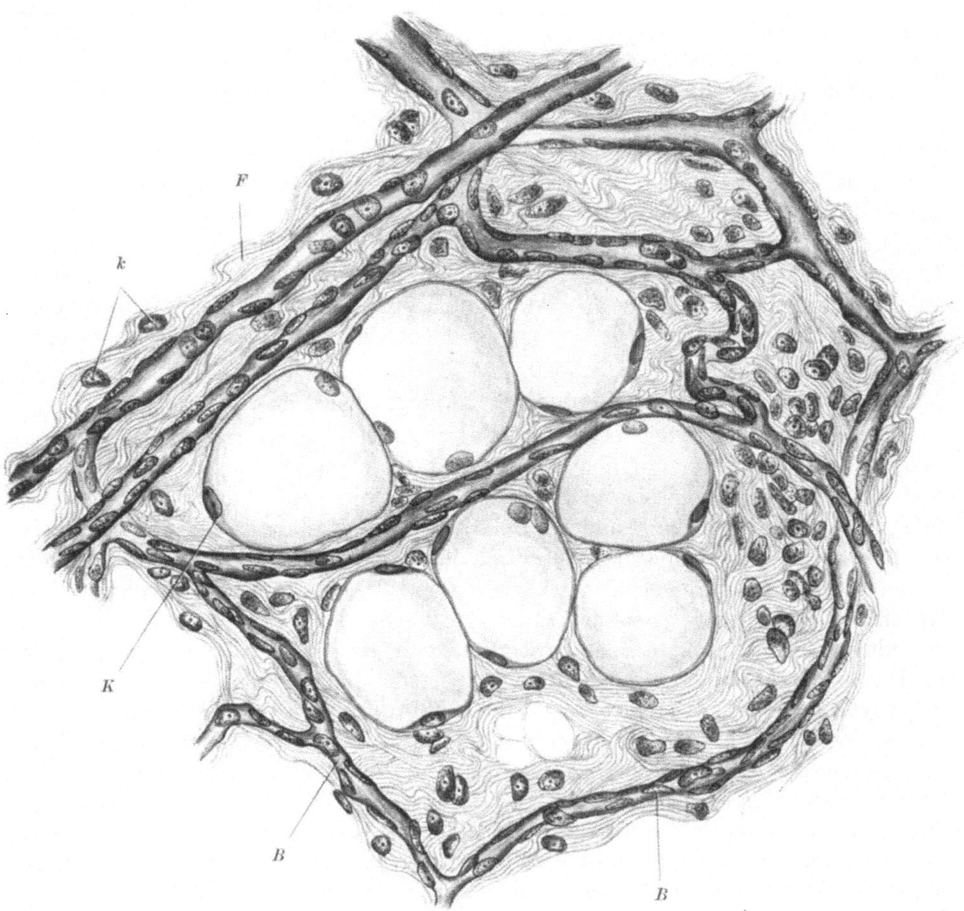

Abb. 71. Fettgewebe im Omentum. Mensch. *K* Kern einer Fettzelle; *F* kollagene Fasern; *B* Blutcapillaren; *k* Kerne von Bindegewebszellen. ZENKER. Hämatoxylin-Erythrosin. 600mal vergrößert, auf ³/₄ verkleinert.

abzugeben, ist gleichfalls an den untrennbaren Zusammenhang mit dem Capillarsystem geknüpft. Schließlich darf das unter der Haut angesammelte Fettgewebe als Wärmeschutz für den Körper Geltung beanspruchen.

Beim Erwachsenen vermag sich das reticuläre Bindegewebe des Knochenmarks in Fettgewebe umzuwandeln. Dieser Vorgang scheint allgemeine Bedeutung zu besitzen, da man sich eine „Fettzelle" durch eine Größenzunahme der im reticulären Syncytium aufgespeicherten Fetttröpfchen entstanden denkt; bei starker Abmagerung ist dieser Prozeß umkehrbar, also eine Rückverwandlung von Fettgewebe in reticuläres Bindegewebe möglich. Hierbei lassen sich „seröse", mit schleimiger Flüssigkeit und wenigen Fetttröpfchen erfüllte Fettzellen beobachten. Als erste Anlage des embryonalen Fettgewebes werden die in der Nähe der Gefäßadventitia auftretenden reticulären Primitivorgane im Mesenchym betrachtet. Bei der Entwicklung der Primitivorgane zum voll differenzierten Fettgewebe scheint in einem Falle das mesenchymale Syncytium direkt Fett zu speichern. Hierbei würden große Fettkugeln in einem kernhaltigen Plasmodium auftreten und das Fettgewebe wäre als ein

Syncytium aufzufassen, eine Möglichkeit, die sich im Hinblick auf die Entwicklung des Fettgewebes aus reticulärem Bindegewebe nicht ohne weiteres von der Hand weisen läßt. Im anderen Falle kommt es zur Ausbildung von maulbeerförmigen Zellen, die in ihrer Mitte einen Kern besitzen und Lipoblasten genannt werden. Diese zellige Form des Fettgewebes ist als braunes Fettgewebe dem weißen Fettgewebe gegenübergestellt und an vielen Stellen des Körpers aufgefunden worden. Bei Nagern kann man braunes Fettgewebe in bestimmter Region als Interscapular- oder „Winterschlafdrüse" beobachten. Bei der Entwicklung oder Rückentwicklung des Fettgewebes bleibt an Hand des mikroskopischen Präparates der Hypothesenbildung mancherlei Spielraum. Auch die obige Auffassung will nur als eine Möglichkeit der Fettentwicklung gewertet sein. Da sich im Fettgewebe fixe Bindegewebszellen, wahrscheinlich Clasmatocyten, vorfinden, die kleine Fetteinschlüsse enthalten, so ist eine gelegentliche Umwandlung fixer Bindegewebselemente in Fettgewebe denkbar.

Bildung und Verteilung des Fettgewebes stehen, wie klinische Beobachtungen vor allem bei Hypertrophie und Atrophie des Fettgewebes lehren, unter dem Einfluß des vegetativen Nervensystems. Die morphologische Unterlage für die funktionelle Abhängigkeit des Fettgewebes vom Nervensystem findet sich in Abb. 60 dargestellt. Am Boden des Zwischenhirns scheint ein eigenes Zentrum für den Fettstoffwechsel vorhanden zu sein. Wie bei allen vom vegetativen Nervensystem abhängigen Geweben ist beim Fettgewebe auch eine hormonale Beeinflussung auf dem Wege über das Capillarsystem anzunehmen. Wahrscheinlich spielt die Hypophyse bei der hormonalen Steuerung des Fettgewebes eine beachtliche Rolle.

Interstitielles Bindegewebe.

Das interstitielle oder lockere Bindegewebe hat im Organismus Aufgaben mannigfacher Funktion zu übernehmen. Es findet sich zwischen den Muskeln und Drüsen, als Hüllgewebe oder Kapsel um viele Organe, um Nerven und Gefäße, zwischen Schleimhaut und Muscularis des Magen-Darmkanales. Es schließt somit das nicht bindegewebige Material der Organe, das Parenchym, zu einer festen Einheit zusammen und gewährt infolge seiner lockeren Konstruktion den Organen eine gewisse Verschieblichkeit gegeneinander. Entsprechend der verschiedenen mechanischen Beanspruchung zeigt das interstitielle Bindegewebe in den einzelnen Organen einen unterschiedlichen Bau. Kollagene Faserbündel, Fibrocytennetze, elastische Netze, Gitterfasern, Clasmatocyten, Mastzellen, Fettzellen, in Zahl und Art wechselnde Wanderzellen beteiligen sich am Aufbau dieses Gewebes. Beispiele der geweblichen Zusammensetzung sind aus Abb. 49, 53, 119, 348 zu ersehen. In der bindegewebigen Platte der Mesenterien und des Omentum majus können Lücken entstehen, die von kollagenen Fibrillenbündeln umzogen werden; letztere besitzen hier in der Art ihrer Aufteilung und Verflechtung eine gewisse Ähnlichkeit mit dem Verhalten der Nervenfasern in den Nervenplexus. Vielfach zeigt interstitielles Bindegewebe einen geschichteten, lamellären Aufbau.

Die Grundsubstanz des interstitiellen Bindegewebes vermag erhebliche Mengen Wasser zu speichern und wieder abzugeben. Schließlich wirkt das interstitielle Bindegewebe den Schädlichkeiten, die den Organismus bedrohen, mit seinem Gefäß- und Nervenapparat unter sehr verschiedenen Erscheinungen entgegen, die man mit dem Namen „Entzündung" bezeichnet hat. Weiterhin übertrifft die Regenerationskraft des interstitiellen Bindegewebes diejenige aller anderen Gewebe.

Genau betrachtet ist eine regenerative Leistung des Epithel-, Muskel- oder Nervengewebes ohne das gefäßführende, interstitielle Bindegewebe nicht denkbar. Der regenerative Vorgang spielt sich nur für unser Auge an der geschädigten Stelle ab. In Wirklichkeit bleibt die Regeneration eines Gewebes oder Gewebskomplexes vom gesamten Organismus auf dem Wege über die Blut- und Nervenbahn abhängig.

Endlich läßt sich im interstitiellen Bindegewebe eine Fülle von Nervenfasern beobachten, die teils für den Gefäßapparat, teils für sensible Endorgane, teils für das jeweilige Organparenchym bestimmt sind; feine, nervöse Endnetze können möglicherweise auch auf die Elemente des Bindegewebes von Einfluß sein.

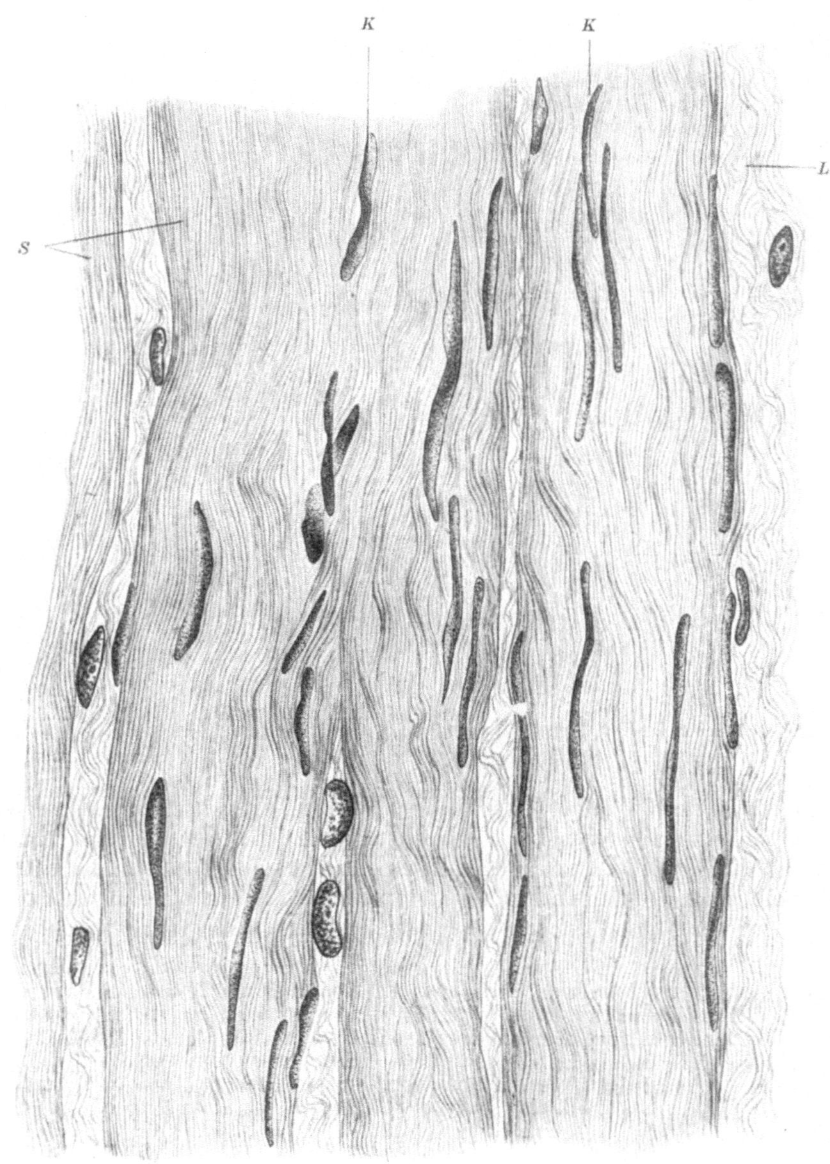

Abb. 72. Straffes Bindegewebe einer Sehne. Längsschnitt, Mensch. *K* Kerne der Sehnenzellen; *S* kollagene Sehnenfasern; *L* lockeres, fibrilläres Bindegewebe des Peritenoniums. Pikrinsäure. Hämatoxylin. 700mal vergrößert, auf ⁴/₅ verkleinert.

Straffes Bindegewebe.

Geflechtartiges Bindegewebe. Das lockere Bindegewebe vermag sich einer erhöhten mechanischen Beanspruchung mit einer stärkeren Entwicklung seiner kollagenen Faserbündel und einer Verminderung seiner Zellenzahl anzupassen.

Da Fettzellen völlig fehlen, so werden die kollagenen Fibrillen nunmehr zu festeren
Geflechten und Membranen zusammengefügt. An die Membranen werden sehr
verschiedene mechanische Anforderungen gestellt; man denke hier an das Corium
der Haut, an die Muskelfascien, an die Sklera, Milz- und Nierenkapsel und an die
Tunica albuginea im Hoden und Ovarium. Demnach zeigt das geflechtartige
Bindegewebe beträchtliche Unterschiede im konstruktiven Aufbau. Die kollagenen Faserbündel können in jeder erdenklichen Weise eng miteinander verflochten sein; sie können sich weiterhin, je nach Einwirkung der ansetzenden Zug-

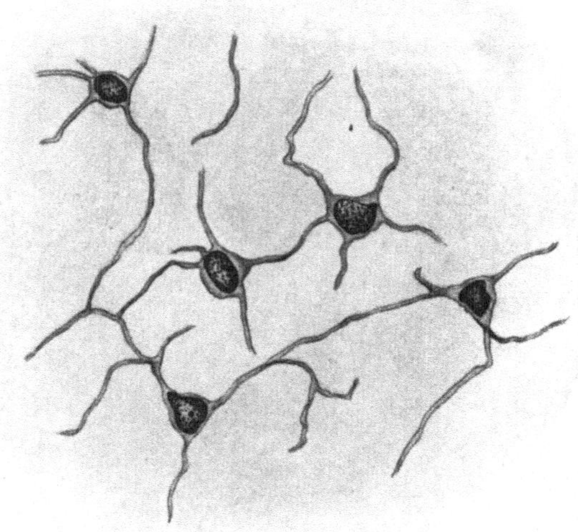

Abb. 73. Sehnenzellen aus dem Querschnitt einer Sehne. Mensch. MÜLLERs Flüssigkeit. Hämalaun.
1800mal vergrößert, auf ³/₅ verkleinert.

kräfte in bestimmten Winkeln überkreuzen. In der Tunica albuginea des Ovariums kommt es zu rechtwinkeligen Überkreuzungen der kollagenen Faserbündel
oder zu büschelartigen Aufzweigungen gleich einer Fontäne. Daß bei der Genese
derart komplizierter und kunstvoller Strukturen neben der mechanischen Einwirkung den Vererbungsfaktoren eine entscheidende Rolle zufallen muß, ist
selbstverständlich.

Im Bau unserer bindegewebigen Strukturen gleichsam nur die Resultierende von Zug,
Druck und Abscherung sehen zu wollen, wird dem Wirken der Vererbung zu wenig gerecht.
Im straffen Bindegewebe, vor allem in den Fascien und Sehnen besitzt das Capillarsystem
eine teilweise geringe Ausbildung. Möglicherweise beruht hierauf die schlechte Heilungs-
tendenz der Fascien und Sehnen. Elastische Netze fehlen im straffen Bindegewebe keineswegs
und sind gewöhnlich in ganz bestimmter Orientierung zum Verlauf der kollagenen Faserbündel ausgespannt.

Sehnengewebe. Vom lockeren bis zum straffen Bindegewebe lassen sich alle
möglichen Übergangsformationen herausfinden. In ähnlicher Weise besteht vom
straffen Bindegewebe ein allmählicher Übergang zur Sehne; straffes Bindegewebe
wie in der Dura mater oder Galea aponeurotica, besitzt bereits vielfach sehnigen
Charakter. Kann die Zugkraft nur in einer einzigen Richtung auf straffes, kollagenes Bindegewebe einwirken, so findet man die kollagenen Fibrillenbündel mit
den dazugehörigen Sehnenzellen anscheinend parallel zueinander und in der
Richtung der Zugkraft orientiert (Abb. 72). Die zugfesten, kollagenen Fibrillen
sind von außerordentlicher Feinheit und so eng aneinander gelagert, daß sie,

vor allem an Querschnitten, oft sehr schwer zu sehen sind. Bei größeren Sehnen werden die kollagenen Sehnenfibrillen durch ein lockeres, kollagenes Bindegewebe, *das Peritenonium*, zu Bündeln zusammengefaßt.

Das wellige Aussehen der Sehnenfasern im Präparat wird teilweise durch den Zug elastischer Netze im Peritenonium hervorgerufen, teilweise kommt es durch schraubenartig umeinander gewundene kollagene Fibrillen zustande, die sich relativ verkürzen. Die Grundsubstanz dürfte, wenn man die Querschnitte der Sehnenfibrillen als rund annimmt, in der Sehne nur in äußerst geringer Menge vorhanden sein.

Die Sehnenzellen, die manchmal spärlich vorkommen und manchmal in längeren Reihen hintereinander geordnet auftreten, stellen eine Abart der Fibrocyten dar und werden gleichsam für die neue Funktion umgeändert. Der Zellkörper baut sich aus wenigem, mit basischen Farbstoffen schlecht färbbarem Protoplasma auf und sendet in die Masse der Sehnenfibrillen eine Anzahl von Fortsätzen hinein, die mit den Fortsätzen benachbarter Sehnenzellen plasmatisch zusammenhängen. Im Querschnitt durch eine Sehne glaubt man somit das Bild eines syncytialen Fibrocytennetzes vor sich zu haben (Abb. 73).

Nach genaueren Beobachtungen sind die Fortsätze der Sehnenzellen nicht mit Ästen eines Baumes oder den Fortsätzen der gewöhnlichen Fibrocyten zu vergleichen, wie es auf dem obigen Querschnitt scheinen möchte. Vielmehr besitzen die fraglichen Fortsätze die Gestalt kleiner Flügel oder Lamellen, weshalb man gelegentlich auch den Ausdruck „Flügelsehnenzellen" zu lesen bekommt. Trifft man bei einem Längsschnitt durch eine Reihe hintereinandergelagerter Sehnenzellen, die senkrecht zur Schnittrichtung stehenden, flügelartigen Protoplasmalamellen gerade quer, so erscheinen diese in Form einer schmalen Linie (Abb. 74).

Auffallenderweise sind, wie man wenigstens bei den Schwanzsehnen der Ratte gut sehen kann, die Kerne exzentrisch an einem Pol des Zellkörpers gelagert; dadurch, daß sich der Kern einer Zelle am oberen, der Kern der vorhergehenden Zelle am unteren Pol befindet, kommt es häufig zu enger Nachbarschaft von 2 Kernen, eine Erscheinung, die sich vielleicht auf einen bestimmten Modus der Zellteilung zurückführen läßt. Beim Menschen sind Bau und Verteilung der Sehnenzellen wesentlich unregelmäßiger als bei der Ratte.

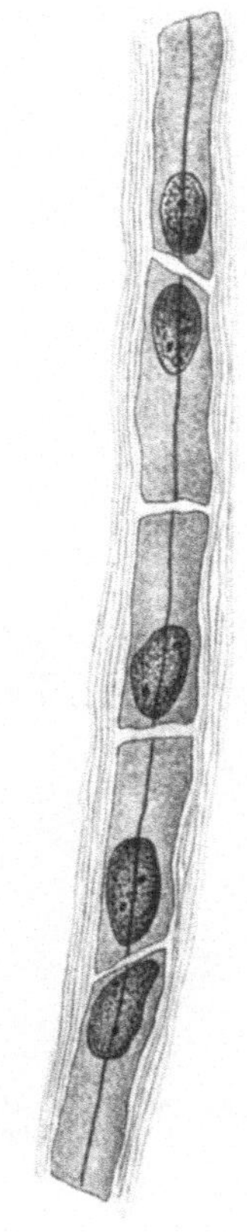

Abb. 74. Sehnenzellen aus dem Längsschnitt einer Sehne. Ratte. Die feine schwarze Linie in der Mitte ist durch die quergetroffenen, flügelförmigen Fortsätze der Sehnenzellen vorgetäuscht. Pikrinsäure. Hämalaun. 1000mal vergrößert, auf $^4/_5$ verkleinert.

Die Ligamenta unseres Knochensystems und manche Schichten des Periosts zeigen einen ähnlichen Bau wie die Sehnen. Die Bezeichnung „Parallelfaserig" für das Sehnengewebe läßt sich ohne Einschränkung kaum noch verwenden. Am Ursprung einer Sehne aus dem Muskel und an der Ansatzstelle am Knochen besitzt die Sehne ein anderes Kaliber als in der Mitte. Somit kann von einem parallelen Verlauf der Sehnenfibrillen an beiden Enden der Sehne keine Rede sein. Hier dürfte eine spiralige oder geflechtartige Anordnung der Sehnenfibrillen vorherrschen. Die Zugfestigkeit einer Sehne vom Erwachsenen schwankt zwischen 4,0 und 11,0 kg/mm² und beträgt im Durchschnitt 9 kg/mm².

Straffes Bindegewebe, das große Ähnlichkeit mit Sehnengewebe besitzt, wird auch zum Aufbau der Sehnenscheiden und Menisken verwandt. An Stelle der gewöhnlichen Sehnenzellen findet man hier vielfach knorpelähnliche Zellen (Abb. 75). Vielleicht hängt ihr Vorkommen in diesen Geweben mit einer Beanspruchung auf Druck zusammen.

Wie die kollagenen Fasern können auch die elastischen Fasern bei einseitiger Zugwirkung ungefähr parallel zueinander in der Richtung der Zugkraft orientiert werden. Eine derartige Anordnung ist im Ligamentum nuchae des Rindes leicht zu sehen. Die sehr dicken, von kleinsten, kollagenen Fäserchen umwickelten, elastischen Fasern scheinen alle gleichgerichtet zu sein, sind aber durch Verzweigungen, die sich in sehr kleinen spitzen Winkeln von den dicken Fasern absondern, miteinander verbunden; sie stellen ein aufs äußerste zusammengepreßtes, elastisches Scherengitter dar. Beim Menschen gibt es ähnliche elastische Einrichtungen („Elastische Bänder") in den Ligamenta interarcualia der Wirbelsäule und im Ligamentum vocale des Kehlkopfes.

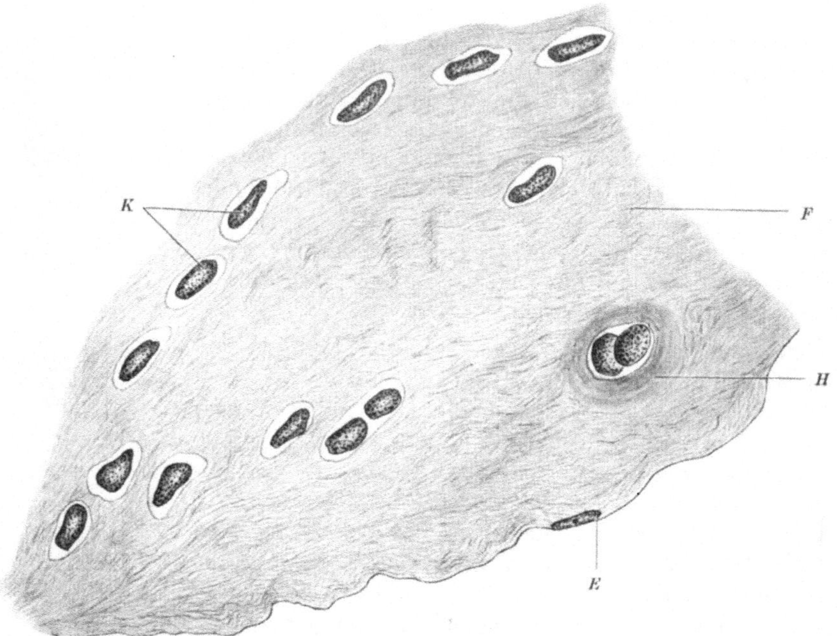

Abb. 75. Knorpeliges Sehnengewebe. Sehnenscheide, Mensch. *F* kollagene Fibrillen; *K* Knorpelzellen; *H* hyaliner Zellhof; *E* Endothelkern. Kaliumbichromat-Essigsäure. Hämatoxylin-Eosin. 800mal vergrößert, auf ⁴/₅ verkleinert.

Knorpelgewebe.

Das Knorpelgewebe besteht aus Zellen oder Zellgruppen und einer unterschiedlich gebauten Intercellular- oder Knorpelgrundsubstanz; sie verleiht dem Knorpel gegenüber dem interstitiellen Bindegewebe eine größere Festigkeit. Das Knorpelgewebe stammt aus Verdichtungen des embryonalen Mesenchyms, sog. Blastomen, in denen das Protoplasma derart reduziert ist, daß scheinbar Kern an Kern zu liegen kommt. Allmählich vergrößern sich die indifferenten Fibroblasten, rücken auseinander und eine von kollagenen Fäserchen durchzogene Intercellularsubstanz füllt die Räume zwischen den Fibroblasten aus. Schließlich wandeln sich die Fibroblasten in primitive Knorpelzellen um. Die Knorpelgrundsubstanz läßt noch eine Menge feinster Fibrillen erkennen, gewinnt aber hier und dort ein homogenes Aussehen (Abb. 76). Letzteres beruht darauf, daß die zwischen den Fibrillen gelagerte Substanz infolge einer vielleicht mit dem Auftreten von Chondroitinschwefelsäure verbundenen chemischen Umwandlung das gleiche Lichtbrechungsvermögen erhält wie die in ihr verlaufenden Fibrillen. Die Fibrillen werden also durch die Grundsubstanz nur „maskiert", ähnlich einem in Canadabalsam getauchten Glasstab, der unserem Auge zu verschwinden scheint. Die Knorpelgrundsubstanz setzt sich beim Knorpel auch da, wo sie strukturlos aussieht, aus Fibrillen und einer eigentlichen Grundsubstanz zusammen.

In einem weiteren Stadium der Entwicklung nimmt die Knorpelgrundsubstanz eine scheinbar homogene Beschaffenheit an und gewinnt die weitere Eigenschaft, sich mit basischen Farbstoffen zu färben. Die einzelnen Knorpelzellen
liegen, jede von der anderen getrennt, noch verhältnismäßig eng innerhalb der
Intercellularsubstanz beieinander und zeigen hier längliche, rundliche, spindelförmige, gelegentlich auch verzweigte Formen (Abb. 77). Ein zellreicher Knorpel

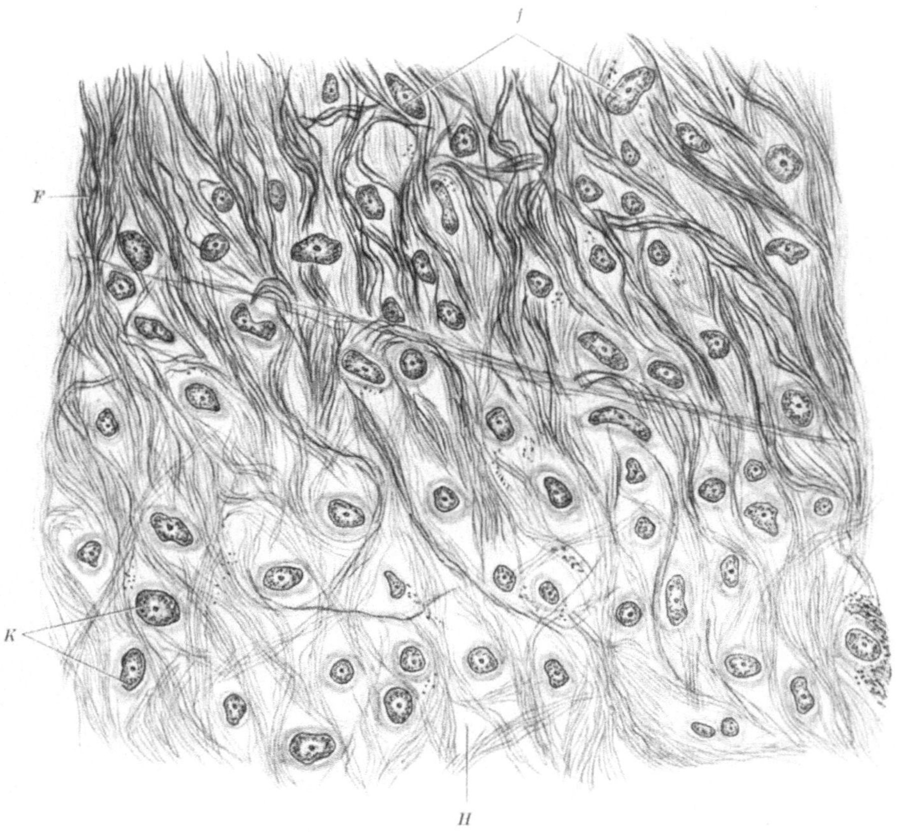

Abb. 76. Knorpelbildung. Embryo, Mensch. *f* Fibroblasten; *F* kollagene Fibrillen; *K* Knorpelzellen; *H* hyaline
Grundsubstanz. Sublimat-Pikrinsäure. Azan. 1000mal vergrößert, auf ⁴/₅ verkleinert.

kommt beim Embryo und bei Jugendlichen vor. Bei dem in dauernder Umbildung begriffenen, embryonalen Knorpel werden normalerweise degenerierende
Zellen beobachtet. Vielleicht sind die in Abb. 77 eingezeichneten, kernlosen
Plasmastücke Reste von untergegangenen Zellen. Das Wachstum des Embryos
besteht nicht nur in Vermehrung und Differenzierung seiner lebendigen Masse;
auch ein Abbau ganzer Gewebe, wie des Knorpels bei der sekundären Knochenentwicklung, tritt bereits im embryonalen Geschehen auf.

Das Wachstum des Knorpels stellt einen äußerst verwickelten Vorgang dar; denn die
Massenzunahme erfolgt einerseits durch Bildung neuer Zellen und neuer Knorpelgrundsubstanz
von außen her durch das dort befindliche Bindegewebe oder das *Perichondrium*. Dessen
Zellen und Fibrillen werden scheinbar in das bereits vorhandene Knorpelgewebe hinein-
geschoben und umgewandelt (appositionelles Wachstum). Andererseits gibt es auch eine
Massenzunahme von innen her, wobei die Knorpelzellen größer werden, sich teilen und zu
ganzen Haufen zusammenballen, ein Vorgang, den man als interstitielles Wachstum bezeichnet
hat. Offenbar muß die Knorpelgrundsubstanz in fortwährendem Umbau begriffen sein;
sonst wäre ein Wachstum von innen heraus nicht möglich.

Beim hyalinen Knorpel sind die Fibrillen der Knorpelgrundsubstanz nicht immer durch die eigentliche Grundsubstanz maskiert; sie treten am Knorpelrande in der Nähe des Perichondriums gelegentlich sehr schön hervor und lassen

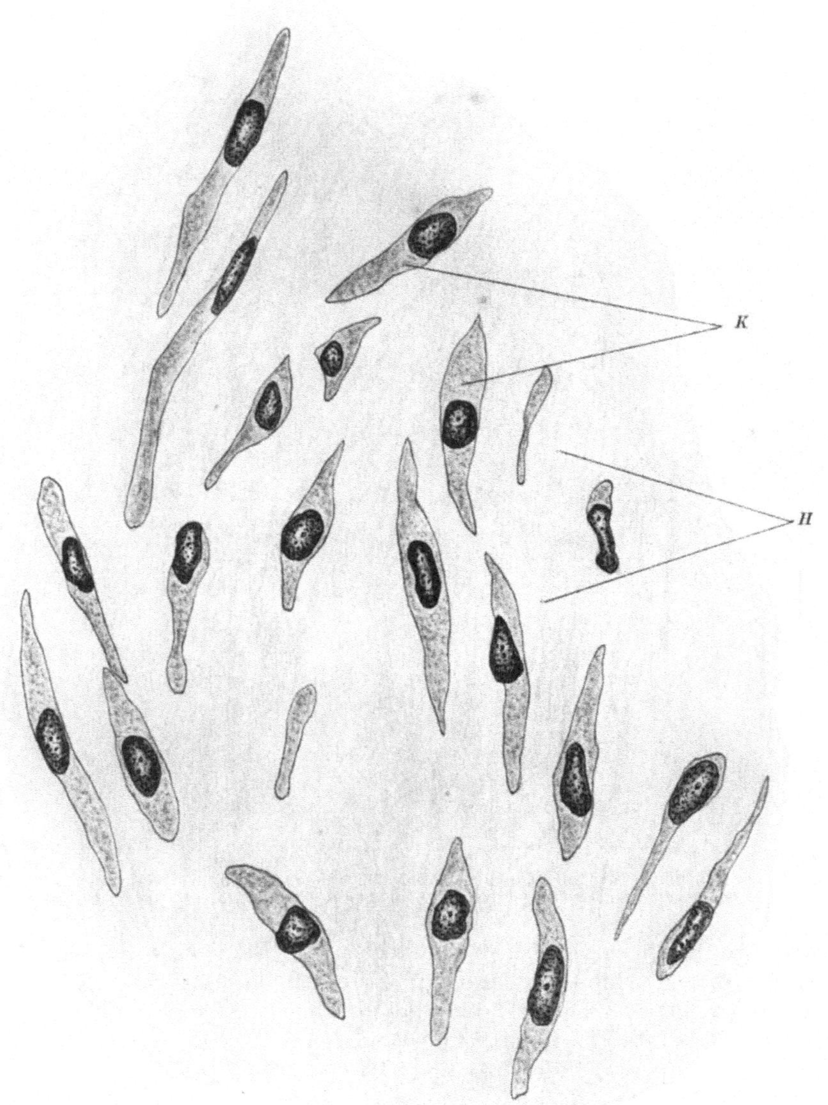

Abb. 77.   Hyaliner Knorpel.   Rippe.   Menschlicher Embryo.   *K* Knorpelzellen; *H* hyaline Grundsubstanz.
ZENKER.   VAN GIESON.   900mal vergrößert, auf ⁴/₅ verkleinert.

einen mannigfachen Verlauf ihrer Richtung, aber keinerlei Bündelungen wie beim interstitiellen Bindegewebe bemerken (Abb. 78). Die Anordnung der Fibrillenzüge im Knorpel zeigt sich von der Einwirkung der jeweiligen Zug- und Druckkräfte abhängig und dürfte infolgedessen bei den unterschiedlich beanspruchten Knorpeln in den verschiedenen Körpersystemen einem entsprechenden Formwechsel unterworfen sein.   Eine Umgestaltung des fibrillären Apparates

findet während des ganzen Lebens statt; der Prozeß des Alterns bringt eine färberisch nachweisbare, dauernde Veränderung der Knorpelgrundsubstanz mit sich.

Das polarisierte Licht beweist nicht nur im hyalinen, homogen aussehenden Knorpel
die Existenz eines Fibrillensystems, sondern gewährt auch über die Verlaufsrichtung der
kollagenen Fibrillenzüge näheren Aufschluß. In den oberflächlichen Schichten des Knorpels
scheinen die Fibrillenzüge einen ungefähr tangential zum Perichondrium gerichteten Weg
einzuschlagen, um nach Zurücklegung einer gewissen Strecke nach der Tiefe des Knorpels
umzubiegen und nunmehr eine senkrechte Stellung gegenüber der Lage des Perichondriums

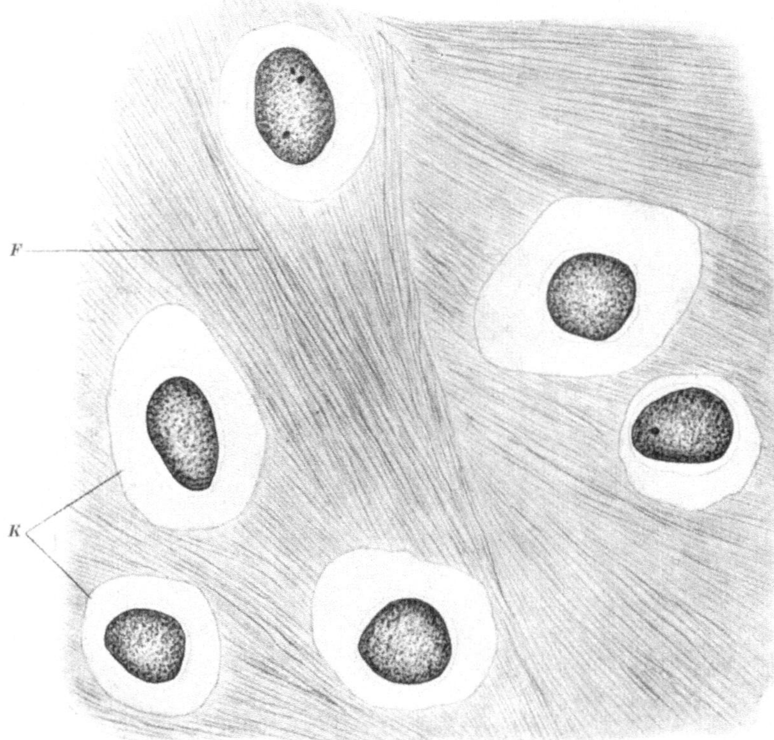

Abb. 78. Hyaliner Knorpel aus der Trachea. Mensch. *K* Knorpelzellen; *F* Fibrillen der hyalinen Grundsubstanz
Formol-Alkohol. DELAFIELD-Hämatoxylin. 1800mal vergrößert, auf ³/₄ verkleinert.

einzunehmen. Nach BENNINGHOFF handelt es sich bei der fibrillären Struktur des hyalinen
Knorpels um ein kompliziertes Wickelsystem, das mit Abzweigungen von seinen inneren,
radiären Faserungen die Knorpelzellen oder Zellhaufen (Chondrone) konzentrisch umgreift,
um wieder in die äußere, tangentiale Zone zu gelangen. Bei ihrem Übertritt von der inneren
in die äußere Zone, also vom radiären zum tangentialen Verlauf, fallen offenbar die Fibrillenzüge gleich den Blättern in der Krone eines Palmbaumes auseinander, eine Erscheinung, die
man in vergröberter Form an den senkrecht zur Oberfläche des Ovariums aufsteigenden,
kollagenen Fibrillenbündeln der Rindenschicht beobachten kann.

Die festgefügte Knorpelgrundsubstanz besitzt einen trägen Stoffwechsel;
die Diffusion der an den Capillaren des Perichondriums abgesonderten Stoffe
nach der inneren Zone des Knorpels kann nur langsam vor sich gehen. Dem
Eindringen unserer Fixierungsmittel leistet die Intercellularsubstanz beträchtlichen Widerstand, weshalb die Knorpelzellen an fixierten Präparaten gewöhnlich geschrumpft, zackig und sternförmig erscheinen. Am frischen Material und
bei geeigneter Technik nehmen die kugeligen Knorpelzellen jedoch den ganzen
Raum ihrer in der Knorpelgrundsubstanz gelegenen Knorpelhöhle ein (Abb. 78).

Das wasserreiche Zellplasma zeigt ein veränderliches, leicht körniges Aussehen, das auf dem Vorhandensein von Plastosomen, Glykogen, Fett- und sogar Pigmenteinschlüssen beruht (Abb. 5 und 79). Am Rand der Knorpelhöhle besitzt die Knorpelgrundsubstanz einen besonderen Bau und eine entsprechende färberische Reaktion; man hat diese Region als Knorpelhof, die dünne, der Knorpelzelle direkt anliegende Randschicht als Knorpelkapsel bezeichnet.

Der Knorpel ist fest, elastisch, schneidbar, innerhalb gewisser Grenzen biegsam, von milchig-bläulicher (hyaliner), gelblicher oder weißlicher Farbe. Man unterscheidet folgende Unterarten:

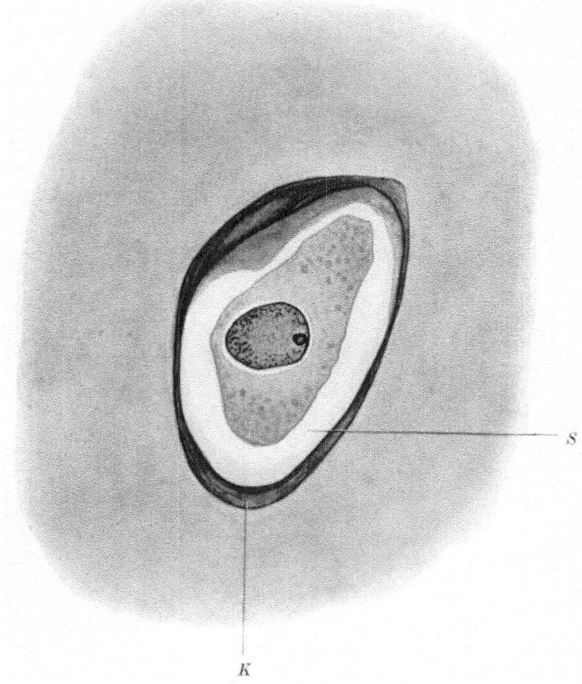

Abb. 79. Knorpelzelle der Trachea. Mensch. *S* künstlicher, durch Schrumpfung der Knorpelzelle entstandener Spalt, wodurch die Knorpelhöhle sichtbar wird; *K* Knorpelkapsel mit Zellhof. Gallaminblau-Natriumalaunlösung. 1800mal vergrößert, auf ⁴/₅ verkleinert.

Hyaliner Knorpel. Er kommt an der Nase, an den Rippen und Gelenkflächen vor und beim Embryo an Stellen, die später durch Knochen ersetzt werden. Der hyaline, milchig-blau aussehende Knorpel erweist sich als sehr druckfest, widerstandsfähig gegen Zug und wenig biegsam. An der Oberfläche des Knorpels breitet sich, abgesehen von den Gelenkflächen, das *Perichondrium* aus, das ohne scharfe Grenze mit einer mit sauren Farbstoffen färbbaren, „oxyphilen" Außenzone des Knorpels verschmilzt (Abb. 80). In der Tiefe nimmt der Knorpel allmählich eine basische Färbung an; sie kann an Intensität stärker oder schwächer ausfallen, was auf einer unterschiedlichen Dichte der chemischen Beschaffenheit der Knorpelgrundsubstanz beruhen dürfte. Stärker färbbare, intercelluläre, zusammenhängende Massen werden als *Interterritorien* bezeichnet.

Die Knorpelzellen sind in der an das Perichondrium stoßenden, oxyphilen Zone eng aneinander gelagert, glatt und mit ihrer Längsachse parallel zur Lage des Perichondriums orientiert. Nach der Tiefe hin, schon an der Übergangsstelle in die basophile Zone, nehmen sie an Umfang bedeutend zu, vergrößern ihre gegenseitigen Abstände, vermehren sich mitotisch und geraten gewöhnlich zu mehreren oder zu ganzen Haufen in eine gemeinsame Knorpelhöhle hinein. Man hat diese, von dem spezifisch färbbaren Knorpelhof umschlossenen Zellhaufen *Knorpelterritorien* oder *Chondrone* genannt (Abb. 81).

Hyaliner Knorpel verringert im zunehmenden Alter seine Elastizität; histologische Veränderungen, die auf eine zunehmende Starrheit schließen lassen,

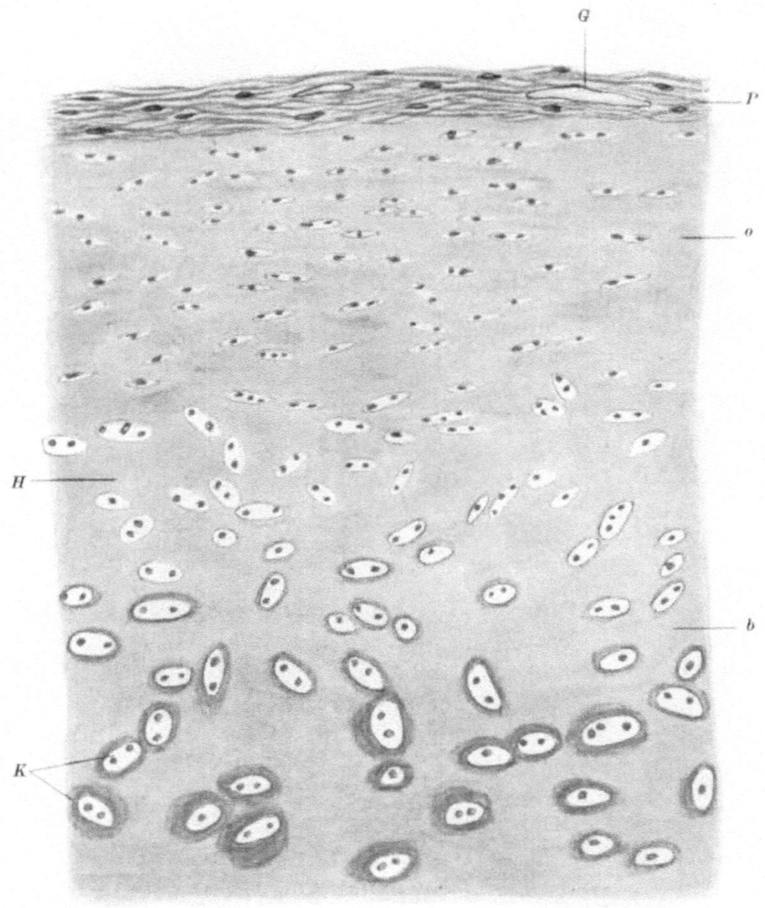

Abb. 80. Hyaliner Rippenknorpel. Mensch. *P* Perichondrium; *G* Gefäß; *o* oxyphile Zone; *b* basophile Zone; *K* Knorpelzellen mit Knorpelhof; *H* hyaline Grundsubstanz. ZENKER. Hämatoxylin-Erythrosin. 160mal vergrößert.

beginnen zuerst in den tiefen Schichten dicker Knorpel in Form von Kalk- und Albuminoidgranula aufzutreten. Es kommt schließlich zur Entwicklung starrer, stark lichtbrechender Fasern, die wegen des von ihnen ausgehenden, asbestartigen Glanzes den Namen *Asbestfasern* erhalten haben (Abb. 82).

Verkalkung kann zum Verfall von Knorpelteilen, zur Höhlenbildung, zum Eindringen von Blutgefäßen und schließlich zur Knochenentwicklung führen. Verknöcherung des Knorpels kann man häufig am Skelet des Kehlkopfes bei alten Leuten beobachten. Ein experimentell auf längere Zeit belasteter Gelenkknorpel zeigt größere Zellen und stärkere Basophilie in der Knorpelgrundsubstanz als ein unbelasteter Knorpel. Im belasteten Gebiet enthalten die Chondrone mehr Zellen als im unbelasteten Teil. Eine derartige Anpassungsfähigkeit des Knorpels an Druckeinwirkung kann auch aus der verschiedenen Knorpeldicke bei den einzelnen Gelenken gefolgert werden.

Elastischer Knorpel. Das in frischem Zustande gelblich aussehende, biegsam-
elastische Gewebe findet man in der Ohrmuschel, Epiglottis, Tuba-pharyngotym-
panica, im äußeren Gehörgang, in den Aryknorpeln und in den kleineren Bronchialästen. Man braucht sich in die Grundsubstanz des hyalinen Knorpels nur
ein verschieden dichtes Netz elastischer Fasern eingelagert zu denken, so hat

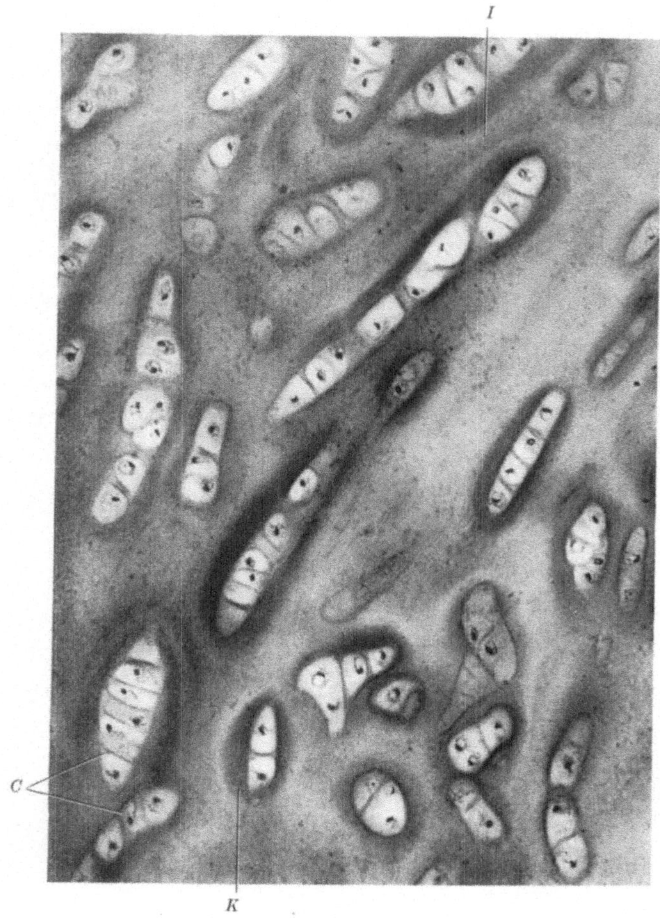

Abb. 81. Hyaliner Rippenknorpel. Mensch. *C* Chondrone; *K* Knorpelhof; *I* Interterritorialsubstanz. ZENKER.
Hämatoxylin-Erythrosin. 180mal vergrößert.

man den Bau des elastischen Knorpels im groben vor sich (Abb. 83). Die Knorpelzellen liegen in der Knorpelgrundsubstanz stets isoliert und bilden keine
Chondrone. Der um die Knorpelzellen gelagerte Knorpelhof bleibt stets frei
von elastischen Elementen. Elastischer Knorpel scheint im allgemeinen nicht
zu verkalken.

Faserknorpel besteht aus einer großen Masse kollagener Bindegewebsfasern
und einer geringen Zahl von Zellen. Man könnte ihn teilweise auch zum straffen
Bindegewebe rechnen, da man in Sehnen, Sehnenscheiden und Gelenkkapseln
ähnlich gestaltete Gewebsarten in allen möglichen Übergangsformationen wahrnehmen kann (Abb. 84). Die Zuteilung dieser Bindegewebsmasse zum Knorpelgewebe und ihre Bezeichnung Bindegewebsknorpel sind auf das Auftreten typi-
scher Knorpelzellen zurückzuführen, die innerhalb der kollagenen Fasermasse

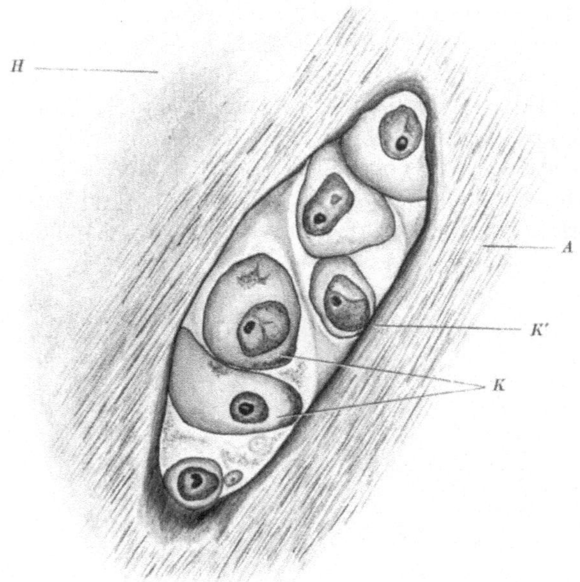

Abb. 82. Hyaliner Rippenknorpel. Chondron, Mensch. *H* hyaline Grundsubstanz; *A* „Asbestfasern"; *K* Knorpelzellen; *K′* Knorpelhof. Hämatoxylin-Erythrosin. 500mal vergrößert, auf ³/₄ verkleinert.

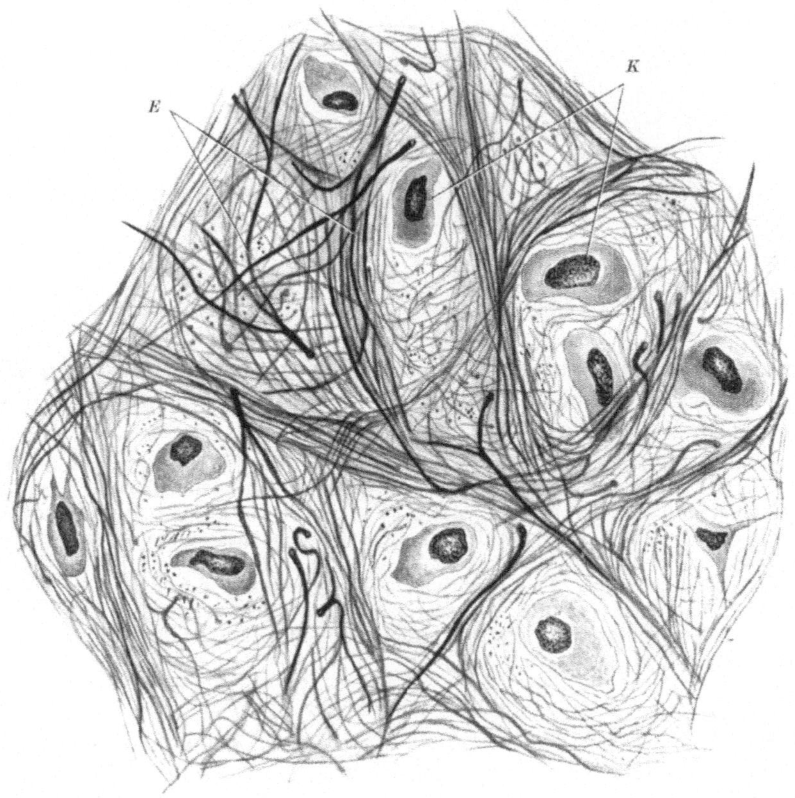

Abb. 83. Elastischer Knorpel aus dem Kehlkopf des Kalbes. *K* Knorpelzellen; *E* elastische Fasern. **Alkohol**. Resorcin-Fuchsin. 1000mal vergrößert, auf ³/₄ verkleinert.

die Stelle der Fibrocyten übernommen haben und gelegentlich von einem basophilen, unscharfen Knorpelhof umgeben sind. Faserknorpel wird in den Zwischenwirbelscheiben, im Labrum articulare, im Discus articularis, im Meniscus des
Kniegelenkes und in der Symphyse beobachtet, ist sehr widerstandsfähig gegen
Zug und Druck und von weißlichgrauer Farbe. In den äußeren Zonen des Discus
intervertebralis schlagen die kollagenen Faserzüge innerhalb bestimmter Schichten einen, in abwechselnd links und rechts läufigen Spiraltouren zur Wirbelsäule
gerichteten Verlauf ein; hierdurch kommt es zu Überkreuzungen der Faserbündel.

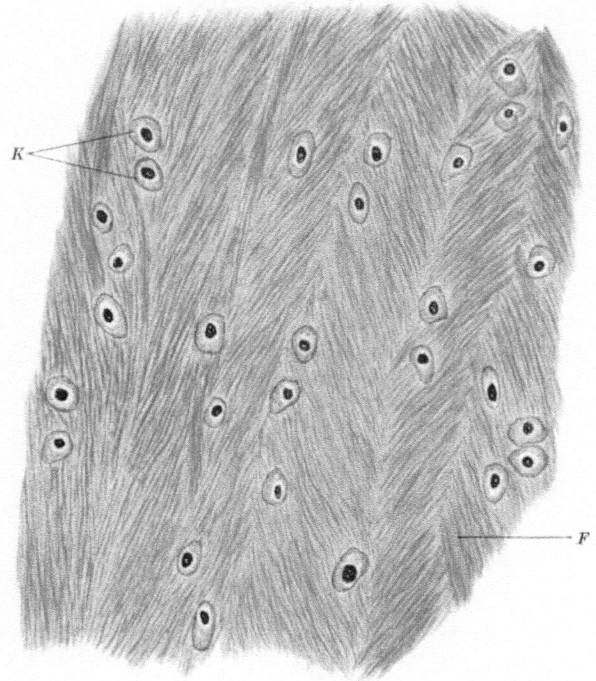

Abb. 84. Faserknorpel aus dem Discus articularis. Mensch. *K* Knorpelzellen; *F* kollagene Fasern. ZENKER.
Hämatoxylin-Erythrosin. 450mal vergrößert, auf $^4/_5$ verkleinert.

Man kann die Überkreuzung bei geeigneter Orientierung des Schnittes zur Wirbelsäule gut bemerken (Abb. 84). Auch eine konzentrische Schichtung der kollagenen Fibrillen kommt vor.

Die innere Schicht des Discus intervertebralis stellt eine fibrillenarme, weiche, wasser-
haltige, gallertige Masse dar (Nucleus pulposus). Reste der Chorda dorsalis in Gestalt kleiner,
blasiger Zellhaufen haben sich in den Zwischenwirbelscheiben bei Neugeborenen und Jugendlichen noch erhalten (Abb. 136) und dürften beim Erwachsenen nur selten und undeutlich
entdeckt werden.

Das für das Wachstum, die Ernährung und Regeneration des Knorpels bedeutsame
Perichondrium baut sich aus den mit spezifischer Potenz ausgestatteten Fibrocyten und
einer mit kollagenen Fasern und elastischen Netzen durchsetzten Intercellularsubstanz auf.
Es enthält Gefäße und Nerven.

Knochengewebe.

Das Knochengewebe entsteht wie alle Stützgewebe aus dem Mesenchym und
tritt durch seine physikalischen Eigenschaften, durch seine außerordentliche
Härte und Festigkeit in auffallende Erscheinung. Die Festigkeit des Knochengewebes gegen Zug und Druck, gegen Biegung und Torsion ist bedeutend. Trotz

der Härte ist dem Knochen eine gewisse Elastizität eigen. Knochengewebe besteht aus Zellen, vielfach aus einem kernhaltigen Syncytium und aus Intercellularsubstanz. Die Härte des Knochens beruht auf der Einlagerung verschiedener Kalksalze, die sich in feinster, offenbar molekularer Verteilung in der Intercellularsubstanz vorfinden und mit organischen Bestandteilen, z. B. dem Ossëin, vereinigen.

Entzieht man einem Knochen durch Behandlung mit Säuren die Kalksalze, so wird er weich, biegsam und schneidbar, ohne seine Form zu verlieren. Ein Knochen, der durch

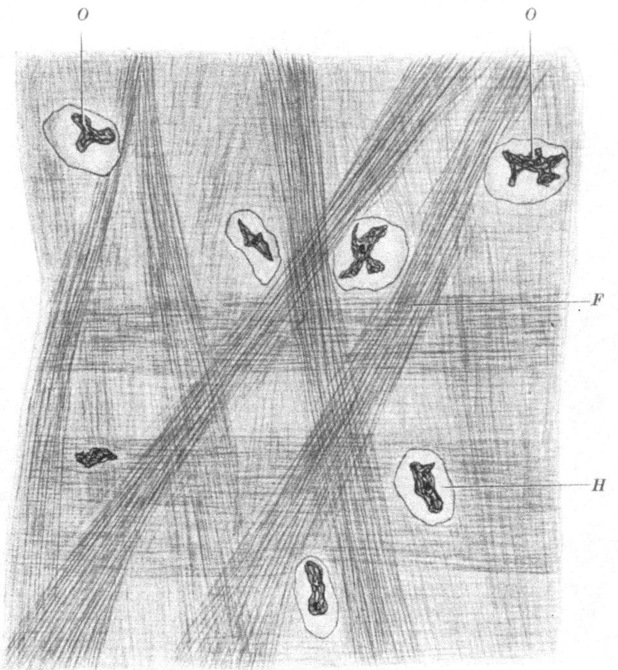

Abb. 85. Geflechtartiges Knochengewebe. Randgebiet des Os temporale, Mensch. *O* Osteocyten; *H* Knochen höhle; *F* Bündel kollagener Fibrillen. Salpetersäure. 1100mal vergrößert, auf $^4/_5$ verkleinert.

vorsichtiges Glühen seiner organischen Bestandteile beraubt wurde, heißt calciniert und behält ebenfalls seine frühere Gestalt bei. Einen Knochen, dem sämtliche Weichteile entfernt wurden, nennt man maceriert.

Nach dem strukturellen Aufbau kann man 2 Arten von Knochengewebe unterscheiden:

Geflechtartiger Knochen. Er kommt beim Embryo vor und wird etwa vom 2.—5. Lebensjahr in die zweite Art, den *lamellären Knochen,* umgebaut. Beim Erwachsenen ist der geflechtartige Knochen nur noch in der Labyrinthkapsel des Os temporale, in den Nahträndern der Schädelknochen und an Ansatzstellen von Sehnen aufzufinden. Betrachtet man den in Abb. 85 bei sehr starker Vergrößerung dargestellten Knochen, so glaubt man zunächst straffes Bindegewebe vor sich zu haben; die Ähnlichkeit des geflechtartigen Knochens mit Faserknorpel und im Hinblick auf die fibrilläre Gestaltung der Intercellularsubstanz mit hyalinem Knorpel (Abb. 78) ist beträchtlich.

Trotz der erheblichen Ähnlichkeit, die zwischen hyalinem Knorpel und geflechtartigem Knochen im strukturellen Aufbau besteht, ist eine direkte Umwandlung hyalinen Knorpels in Knochengewebe nicht möglich.

Der Intercellularsubstanz des geflechtartigen Knochens verleihen Bündel kollagener Fasern ein charakteristisches Gepräge; sie sind in die harte Grundsubstanz eingelagert und vor allem in der knöchernen Labyrinthkapsel auf sehr komplizierte Weise, oft zu zopfartigen Gebilden, miteinander verflochten. Die Knochenzellen oder Osteocyten sind verschiedentlich verzweigt und liegen in ziemlich großen Räumen, den Knochenhöhlen. Man könnte somit den geflecht-

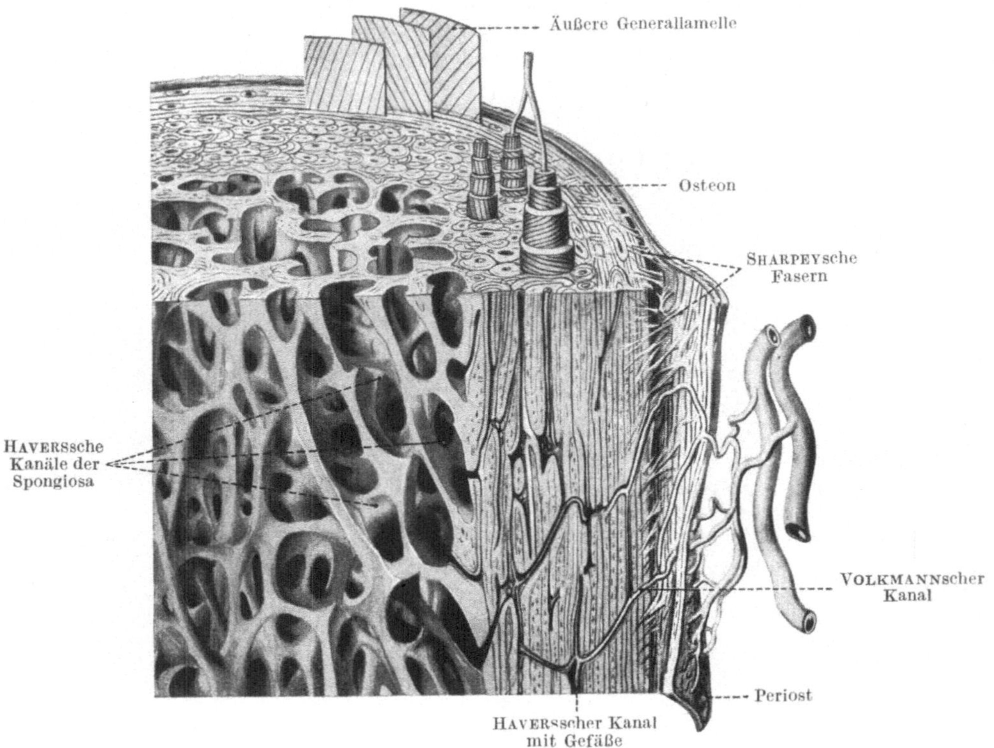

Abb. 86. Schema vom Aufbau eines lamellär gebauten Röhrenknochens. Drei Osteone teleskopartig auseinandergezogen, um den verschiedenen Steigungswinkel der Fibrillen in den Lamellen zu zeigen. (Nach BENNINGHOFF.)

artigen Knochen als ein, durch Kalkeinlagerung und durch das Auftreten besonderer organischer Substanzen hart gewordenes, straffes Bindegewebe betrachten.

Lamelläres Knochengewebe. Wie das geflechtartige Knochengewebe, so besteht auch das lamelläre Knochengewebe meist aus Zellen und aus Intercellularsubstanz. Letztere wird in Gestalt schmaler Schichten oder Blätter, in den sog. Lamellen, abgelagert und setzt sich aus einer kalkhaltigen, organischen Grundsubstanz und den eingelagerten Fibrillen zusammen. Diese zeigen in jeder einzelnen Lamelle eine bestimmte, annähernd gleiche Verlaufsrichtung. Die Lamellen entstehen in der frühen Kindheit aus einem Umbau des geflechtartigen Knochens. Vor einer Schilderung histologischer Details mag hier an Hand des in Abb. 86 wiedergegebenen Schemas der Aufbau eines lamellären Röhrenknochens eine kurze Beschreibung erfahren.

Ein Längsschnitt durch die Diaphyse eines Röhrenknochens zeigt als Wand des knöchernen Rohres eine harte, feste, bei Betrachtung mit dem bloßen Auge scheinbar strukturlose Masse. Sie führt den Namen *Substantia compacta* und wird an ihrer äußeren Oberfläche von der *Knochenhaut* oder dem *Periost* bedeckt.

Nach innen, in der Richtung nach dem Markraum, geht die Substantia compacta in ein knöchernes, aus einem zusammenhängenden Gefüge von Bälkchen und Blättchen bestehendes, schwammartiges Gerüstwerk über, das man als *Substantia spongiosa* bezeichnet. Sie findet sich in den Epiphysen der Röhrenknochen in bedeutendem Grade entwickelt. Kurze Knochen bauen sich fast nur aus spongiöser Substanz auf; die äußere Randzone, die *Rindenschicht* oder

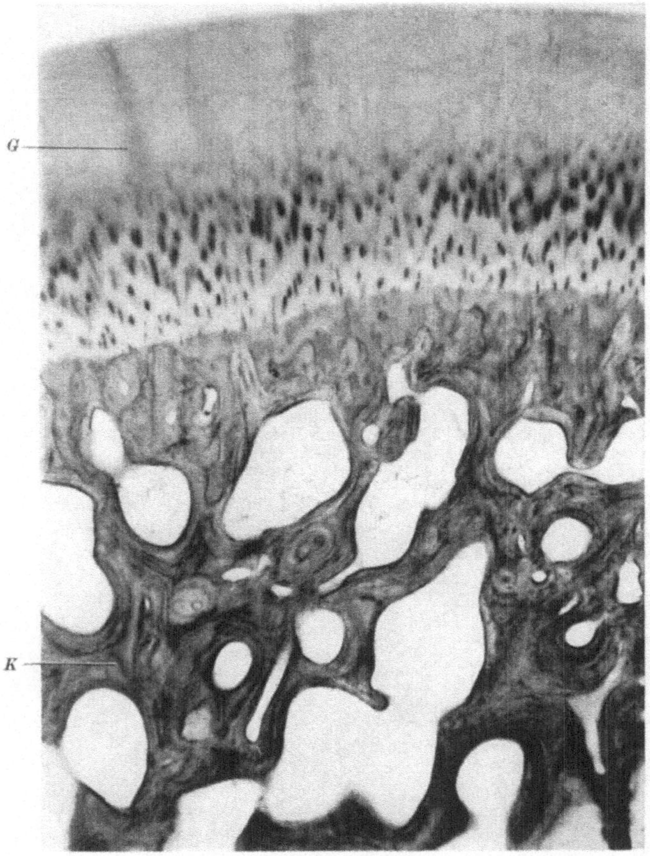

Abb. 87. Spongiosaartige Struktur eines kurzen Knochens. Mensch. HAVERSsche Räume zwischen den Knochenbälkchen. *K* Knochengewebe; *G* Gelenkknorpel. Man beachte die Stellung der Chondrone (als längliche, dunkle Flecken kenntlich). 35mal vergrößert.

Substantia corticalis der kurzen Knochen besteht nur aus einer sehr dünnen, kompakten Knochenlage (Abb. 87).

Der lamelläre Bau der Substantia compacta ist bereits bei verhältnismäßig schwacher Vergrößerung an einem geeigneten Querschnitt durch den Röhrenknochen wahrzunehmen (Abb. 88). Man kann drei, deutlich durch eine fibrillenfreie Zwischensubstanz voneinander getrennte Lamellensysteme unterscheiden. Lamellen, welche gleich den Jahresringen eines Baumes an der Oberfläche des Röhrenknochens konzentrisch verlaufen, nennt man *Äußere General-* oder *Grundlamellen;* entsprechend geschichtete *Innere General-* oder *Grundlamellen* finden sich, wenn auch vielfach in geringer Ausprägung, an der inneren, der Markhöhle zugekehrten Zone der Substantia compacta. Ein feines Kanalnetz, das der Aufnahme von Blutgefäßen und Nerven dient, ist in die Compacta eingebaut. Die

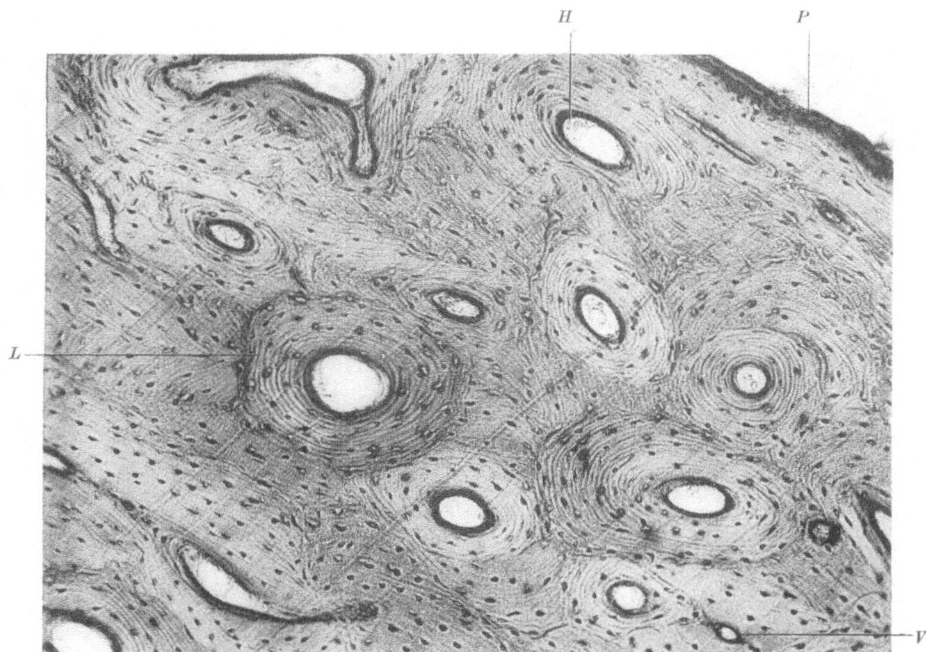

Abb. 88. Lamellär gebautes Knochengewebe aus dem Radius. Mensch. *P* Periost; *H* HAVERSscher Kanal, *L* HAVERSsche Lamellen (Speziallamellen); *V* VOLKMANNscher Kanal. Die dunklen Pünktchen sind die Knochenzellen. Die schrägen, parallelen Linien sind durch das Messer beim Schneiden bedingt. MÜLLER-Flüssigkeit. VAN GIESON. 108mal vergrößert.

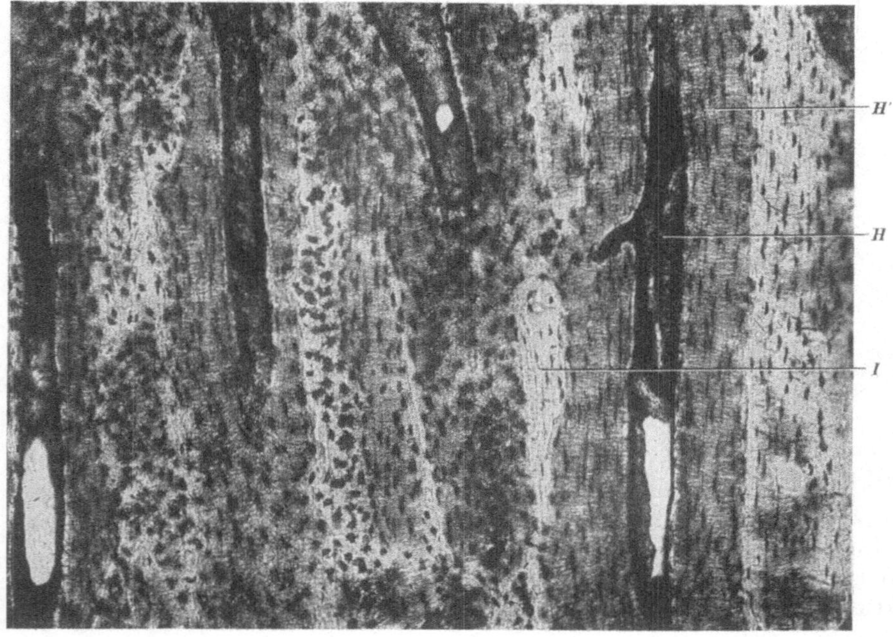

Abb. 89. Längsschliff durch einen lamellären Knochen. Humerus, Mensch. *H* HAVERSscher Kanal mit Abgangsstelle eines Querkanals; *H'* HAVERSsche Lamellen; *I* interstitielle Lamellen. 100mal vergrößert.

größeren Kanäle werden als HAVERSsche *Kanäle* bezeichnet; sie sind in ein besonderes, annähernd konzentrisches oder auch exzentrisches System von Lamellen hineingewickelt; letztere führen den Namen HAVERSsche oder *Speziallamellen*. Die Masse der um den HAVERSschen Kanal gelagerten Speziallamellen wird als bedeutsames Aufbausystem des Knochens unter dem Namen „*Osteon*" zusammengefaßt. Derartige Osteone können einige Zentimeter lang sein.

Schließlich beobachtet man zwischen den annähernd konzentrischen Lamellen der Osteone noch ein letztes, unregelmäßig gestaltetes Lamellensystem. Es setzt

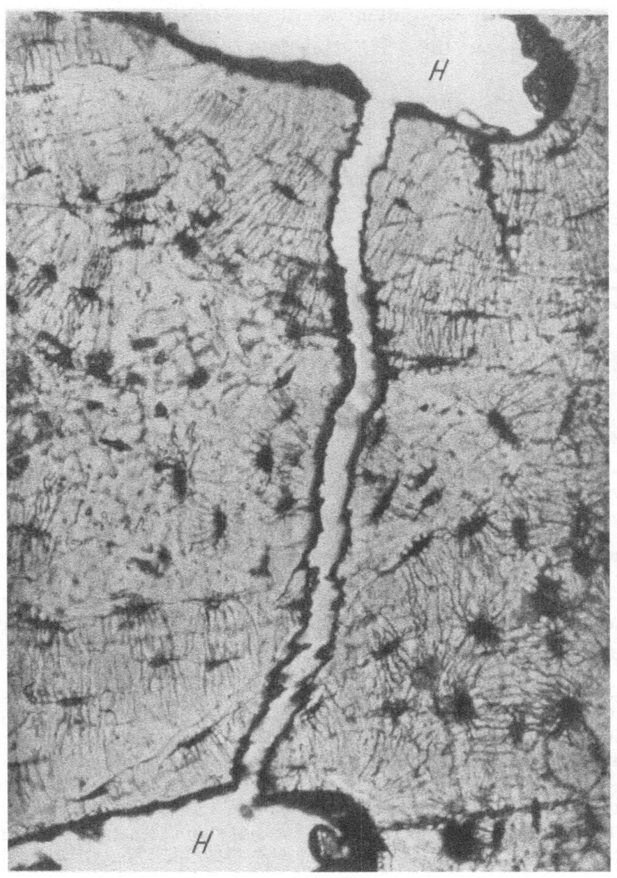

Abb. 90. VOLKMANNscher Kanal. Knochenschliff aus dem Humerus. Mensch. *H* HAVERSscher Kanal. Schwarz: Knochenhöhle und Knochenkanälchen. 250mal vergrößert.

sich aus Bruchstücken ehemaliger HAVERSscher Lamellen, aus teilweise abgebauten Osteonen, zusammen. Die hier zutage tretenden Lamellen heißen *interstitielle* oder *Schaltlamellen*.

Die HAVERSschen Kanälchen nehmen in den Röhrenknochen, in den Rippen, in der Clavicula und Mandibula eine der Längsachse des Knochens annähernd parallel gerichtete Lage ein. Man wird daher auf Querschnitten durch derartige Knochen die HAVERSschen Kanäle meist quer, auf Längsschnitten längs getroffen vorfinden (Abb. 89). In den platten Knochen verlaufen die HAVERSschen Kanälchen im allgemeinen parallel zur Oberfläche, während in den kurzen Knochen die HAVERSschen Kanälchen entweder senkrecht zur Oberfläche (Wirbel) oder wie bei den Hand- und Fußwurzelknochen parallel zur Längsachse der Extremität orientiert sind. In der Spongiosa kommen nur an dickeren Knochenstückchen vereinzelte HAVERSsche Kanälchen vor.

Neben den, von einer annähernd konzentrischen Lamellenschicht umfaßten
HAVERSschen Kanälchen gelangt in der Substantia compacta eine zweite Art
von Kanälchen zur Beobachtung. Es handelt sich um sehr kleine, gefäßführende
Kanälchen, die teils vom Periost, teils vom Markraum unter Durchbohrung der
inneren und äußeren Grundlamellen in den Knochen eindringen. Zum Teil
stellen diese kleinen Kanälchen die Verbindung zwischen den großen HAVERS-
schen Kanälchen her; hier nehmen sie einen unregelmäßigen Verlauf und durchbohren die HAVERSschen Lamellen in unterschiedlicher, schiefer, gelegentlich
sogar in senkrechter Richtung. In letzterem Falle zweigen sie sich im rechten
Winkel von den HAVERSschen Kanälen ab (Abb. 90). Den kleinen Kanälchen fehlt eine lamelläre, knöcherne Umhüllung; sie besitzen also einen, von den HAVERSschen Kanälchen abweichenden Bau. Auf ihre eigentümliche, zackig-bogige Begrenzung sei an Hand der beigefügten Abbildung hingewiesen, ohne auf die unterschiedlichen Hypothesen zu ihrer Deutung einzugehen. Die kleinen „durchbohrenden" Kanälchen, die vom Periost und der Markhöhle aus in die HAVERSschen Kanäle einmünden und letztere miteinander verbinden, sind in der Literatur unter dem Namen

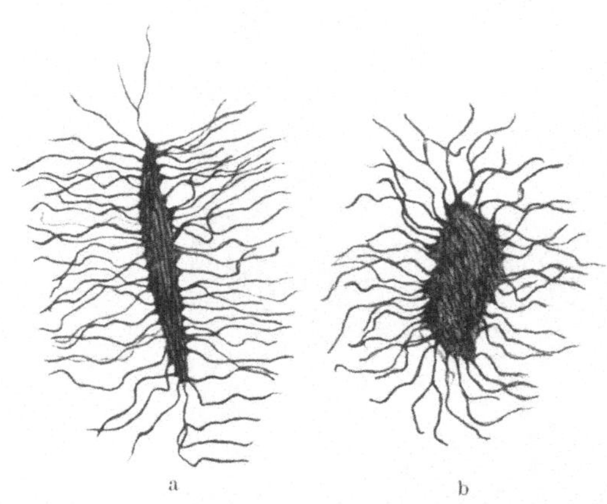

Abb. 91 a u. b. Knochenhöhlen mit Knochenkanälchen. Substantia compacta. Humerus, Mensch. a Kanten-, b Flächenansicht; Knochenschliff. 700mal vergrößert, auf ⁷/₈ verkleinert.

VOLKMANNsche Kanäle oder Querkanäle (M. MEYER) bekannt. In seltenen Fällen
scheint es auch blind endigende VOLKMANNsche Kanäle zu geben.

Jeder HAVERSsche Kanal enthält gewöhnlich ein dünnwandiges arterielles und ein
venöses Gefäß und feinste Nerven. Im VOLKMANNschen Kanal dürfte das eingeschlossene,
nur aus einer Endothelwand bestehende Gefäß die Bedeutung einer Capillare besitzen. Dem
Bau des Kanalsystems entsprechend haben wir es in der Compacta gleichfalls mit einem
geschlossenen Gefäßnetz zu tun, das mit den Gefäßen der Markhöhle und des Periosts
zusammenhängt. Die A. nutricia versorgt durch den Canalis nutricius das Knochenmark,
das mit der Funktion des Knochens nichts zu tun hat; nur kleinere, aus dem Knochenmark
stammende Anteile lassen sich gelegentlich im HAVERSschen Kanal beobachten.

Feinbau der Substantia compacta. Abgesehen von den Gefäßkanälen wird
die Substantia compacta noch von einem zweiten System feinster Kanälchen
durchzogen; letztere verbinden die Knochenhöhlen, in denen die Osteocyten
liegen, miteinander. Diese besitzen, ähnlich den Fibrocyten, einen breit abgeplatteten Zellkörper, aus dessen Oberfläche eine große Anzahl plasmatischer
Fortsätze entspringt. Die Fortsätze hängen wahrscheinlich mit den Fortsätzen
benachbarter Osteocyten direkt zusammen. Demnach würde an Stelle vieler
Einzelzellen ein syncytialer kernhaltiger Verband von größter Bedeutung für
den Stoffwechsel des Knochens treten. Die Knochenhöhlen geben im großen
und ganzen die Form der Osteocyten oder des von ihnen gebildeten Syncytiums
wieder; sie erscheinen somit von der Fläche gesehen breitoval, wobei die von
den Kanten ausgehenden Kanälchen unter verschiedenen Winkeln entspringen
und sich nach allen möglichen Richtungen hin verlieren können (Abb. 91). Von
der Kante gesehen, zeigen sich die ähnlich einem Zwetschgenkern geformten
Knochenhöhlen schmal und länglich-oval; die Kanälchen lösen sich ungefähr
im rechten Winkel von der Fläche der Knorpelhöhle ab. Auch die an der Kante

abgehenden Kanälchen biegen vielfach nach kurzem Verlauf im rechten Winkel um, um sich der Richtung der übrigen Kanälchen anzuschließen. Da die Knochenhöhlen sämtlich mit der Fläche den HAVERSschen Lamellen anliegen, zwischen die sie eingezwängt sind, so kann man allein aus der Lage der Knochenhöhlen und der radiären Stellung der Knochenkanälchen den lamellär-konzentrischen Bau eines Osteons wahrnehmen (Abb. 92).

Das System der Knochenhöhlen und Knochenkanälchen gelangt an Schliffen durch den macerierten Knochen gut zur Darstellung. Kanälchen und Höhlen sind bei dieser Technik

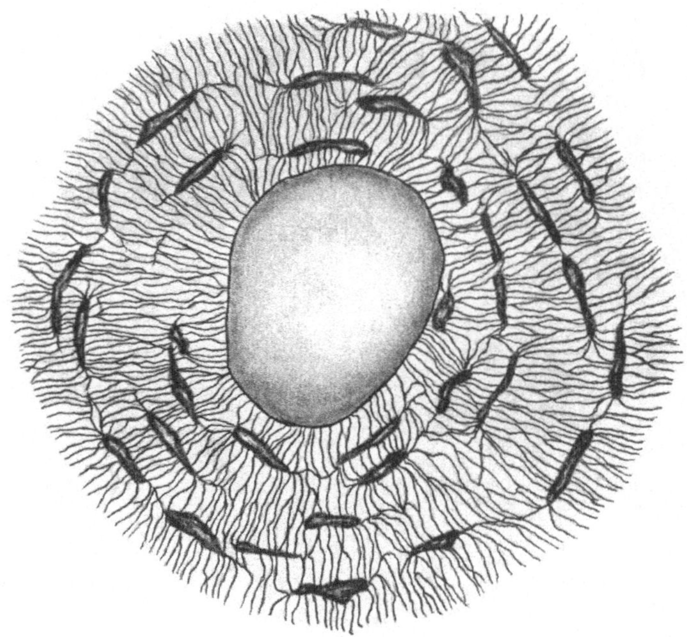

Abb. 92. HAVERSscher Kanal mit Knochenhöhlen und Knochenkanälchen. Knochenschliff aus dem Humerus. Mensch. 600mal vergrößert, auf ³/₄ verkleinert.

mit Luft gefüllt und erscheinen im auffallenden Licht hell, im durchfallenden Licht infolge der totalen Reflexion des Lichtes dunkelschwarz. Die Thioninmethode nach SCHMORL und verschiedene Silbermethoden vermögen ferner das zarte Kanälchensystem in eindrucksvoller Weise wiederzugeben.

Innerhalb des Osteons müssen die feinen Knochenkanälchen nach ihrer radiären, nach dem HAVERSschen Kanal orientierten Verlaufsrichtung die HAVERSschen Lamellen durchbohren (Abb. 93). Die gleiche Abbildung läßt die annähernd konzentrisch geschichteten Lamellen des Osteons und die unregelmäßig verlaufenden interstitiellen Lamellen deutlich zutage treten. Die Systeme der HAVERSschen, der Schalt- und Generallamellen werden stets durch eine fibrillenfreie, plasmatische Trennungswand voneinander geschieden. Dieses eigentümliche, wabenartige Gefüge läßt sich nach Behandlung mit Silberlösungen an Querschnitten durch den Knochen besonders klar beobachten; man hat den Namen „Kittlinie" für Querschnitte durch das wabenartige Gefüge gewählt. Die eigentümliche Erscheinung, daß bei Anwendung unterschiedlicher Silbermethoden die Lamellen abwechselnd eine dunkle und helle Farbe annehmen. hängt mit einer besonderen Anordnung der die Lamellen bildenden Fibrillenmasse zusammen. Hierüber müssen andere Methoden die nötige Aufklärung verschaffen.

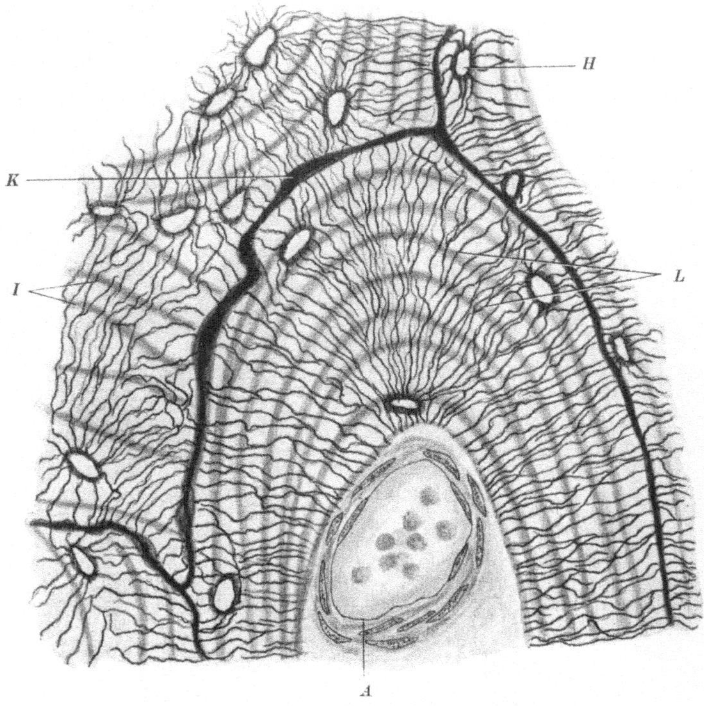

Abb. 93. Knochenkanälchen in der Compacta. Fibula vom Kind. Schwarz: Knochenkanälchen. *H* Knochenhöhle; *L* HAVERSsche, *I* interstitielle Lamellen; *K* Kittlinie; *A* Arteriole im HAVERSschen Kanal. Formol-
Versilberung. 570mal vergrößert, auf ⁴/₅ verkleinert.

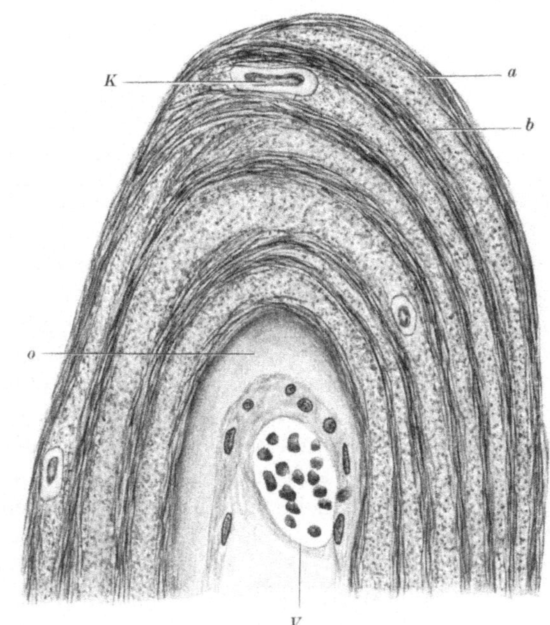

Abb. 94. Stück eines HAVERSschen Kanales mit HAVERSschen Lamellen. Mensch. *a* schräg getroffene,
b quer getroffene Fibrillen; *o* fibrillenfreie Substanz (Osteoid); *K* Knochenzelle; *V* Vene mit Erythrocyten.
Fibrillenmethode nach STUDNIČKA. 600mal vergrößert, auf ⁶/₇ verkleinert.

Eine geeignete Methode läßt den fibrillären Bau der HAVERSschen Lamellen ohne weiteres erkennen (Abb. 94); man gewahrt dunkle, streifig aussehende Lamellen, in denen die Fibrillen durch den Schnitt schräg getroffen sein müssen. In regelmäßigem Wechsel dazwischen gelagert findet man helle, punktierte Lamellen, in denen jede Fibrille offenbar einem Pünktchen entspricht, also quer oder schräg getroffen sein muß. Demnach haben wir es in den abwechselnd hellen oder dunklen Lamellen mit Fibrillensystemen von jeweils verschiedener Verlaufsrichtung zu tun (vgl. Abb. 86). Hierbei muß es sich um einen spiraligen Verlauf der Fibrillen um die Achse des HAVERSschen Kanales bei wechselnder Steigung der Spiralen handeln.

Wenn man unter dem Mikroskop beim Heben und Senken der Mikrometerschraube die punktförmigen Querschnitte der Fibrillen scheinbar hin- und herschieben sieht, so kann

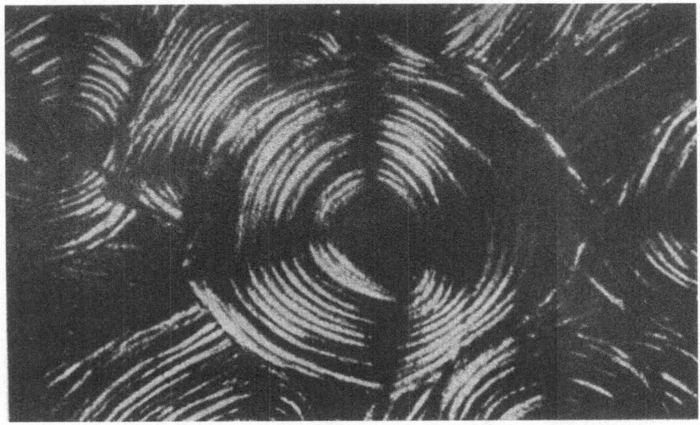

Abb. 95. Osteone im polarisierten Licht mit abwechselnd steil und flach verlaufenden Fibrillen. Femur, Mensch. 150mal vergrößert. (Nach PETERSEN.)

man schon hieraus auf einen spiraligen Verlauf der Fibrillen schließen. An Querschnitten durch feine Nerven ist dieses Phänomen häufig zu beobachten. Verschieben sich nun beim Spiel der Mikrometerschraube die punktförmigen Querschnitte oder die Schrägschnitte der Fibrillen zweier benachbarter Lamellen in entgegengesetzter Richtung, so müssen die Fibrillen benachbarter Lamellen in abwechselnd links- und rechtsläufigen Spiralen um die Achse des HAVERSschen Kanales angeordnet sein.

Über den jeweiligen Steigungswinkel der spiralig verlaufenden Knochenfibrillen gewährt die Verwendung des polarisierten Lichtes Aufschluß (Abb. 95). Man sieht das Osteon aus abwechselnd hellen und dunklen Ringen zusammengesetzt. Die dunklen Ringe entsprechen den punktierten Lamellen und weisen auf einen steilen Verlauf der Knochenfibrillen hin. Die hellen Ringe geben das polarisationsoptische Bild der gestreiften Lamellen wieder und bringen den flachen Verlauf der von den Knochenfibrillen entwickelten Spirale zur Kenntnis. Die Osteone sind im Hinblick auf den Steigungswinkel ihrer Fibrillenspiralen verschieden gebaut. Als fibrillenfrei gelten die als „Kittlinien" auftretenden, plasmatischen Scheidewände zwischen den verschiedenen Lamellensystemen, die innere Zone des HAVERSschen Kanales und die direkt den Knochenhöhlen angelagerten Zonen, die man als Knochenkapseln bezeichnet hat.

Das Wachstum des Röhrenknochens ist nicht lediglich als Vermehrung der knöchernen Substanz zu betrachten; da sich gleichzeitig die Markhöhle vergrößern muß, so werden in der Compacta dauernd Teile knöcherner Substanz von innen abgebaut und von außen neu aufgelagert. In höherem Alter setzt ein Abbau knöcherner Substanz ein, ein Prozeß der von der Oberfläche und gleichzeitig von der Markhöhle aus vor sich gehen und zur Existenz papierdünner Knochenwände führen kann. Im vorhergehenden ist auf die Entstehung des lamellären Knochens durch Umbau des geflechtartigen Knochens hingewiesen. Der Knochen vermag weiterhin auf Druckeinwirkung an falscher Stelle oder auf eine, auf längere Zeitdauer ausgesetzte Beanspruchung seiner statischen Funktionen mit einer Verminderung seiner Substanz zu reagieren. Demnach befindet sich der physikalisch scheinbar so harte und feste Knochen in einem

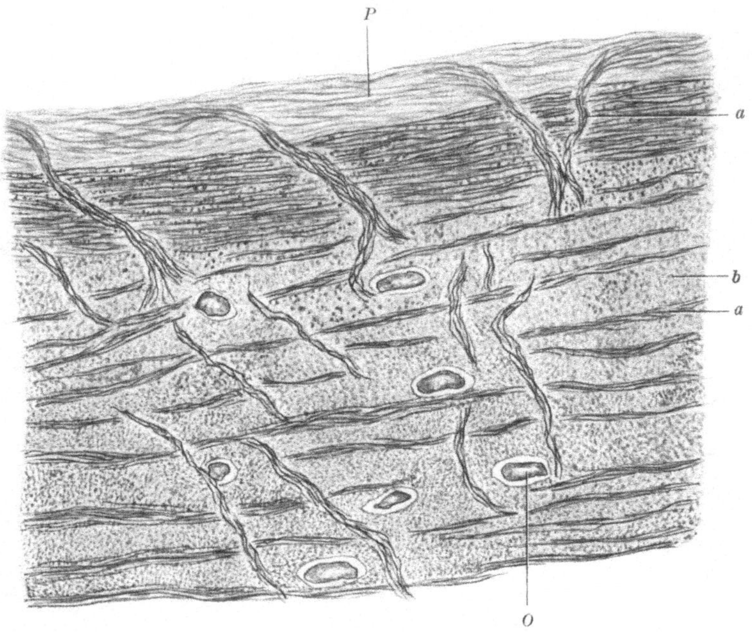

Abb. 96. Randzone der Compacta. *P* Periost (SHARPEYsche Fasern); *a* schräg getroffene; *b* quer getroffene Fibrillen; *O* Osteocyt. Mensch. Fibrillenmethode nach STUDNIČKA. 580mal vergrößert, auf $^7/_8$ verkleinert.

fortwährenden Umbau; es werden in ununterbrochenem Wandel Osteone abgebaut und neue Osteone gebildet. Als Zeugen dieses Umbaues sind die interstitiellen Lamellen, die altes und neues Material voneinander trennenden Kittlinien und bestimmte, in den HAVERSschen Kanälen auftretende An- und Abbaustellen zu betrachten. Wo Knochensubstanz in einem HAVERSschen Kanal oder HAVERSschen Raum neu aufgebaut wird, sind Osteoblasten und das Osteoid, eine fibrillenfreie Substanz, zu bemerken.

Der dauernde Prozeß des Einreißens alter Lamellensysteme und der Errichtung neuer Lamellensysteme führt zu einem sehr unregelmäßigen Bau des Knochens. Es liegt nicht Osteon neben Osteon, sondern viele Bruchstücke, Reste von alten und Anfänge von neuen Osteonen finden sich dazwischen. Man hat einen solchen Bau mit dem Breccienbau verglichen, womit in der Geologie Trümmergesteine bezeichnet werden, die durch ein Bindemittel miteinander fest zusammengeschlossen sind. Allerdings besitzen nicht alle Knochen einen solchen Breccienbau. Der etwas bedenkliche Vergleich vom Knochenbau mit einer Breccie führt leicht zu der abwegigen Vorstellung, als sei auch im lebendigen Geschehen die Wand des Röhrenknochens aus lauter Bruchstücken „zusammengesetzt" und als beruhten Wachstum und Funktion des Röhrenknochens etwa auf der Leistungssumme der als höhere Einheit gedachten Bruchstücke. Ein Röhrenknochen stellt in seiner ererbten Form, in seiner durch das Kanalsystem gewährleisteten Gefäß- und Nervenversorgung, in der zusammenhängenden Masse seines Osteocyten-Syncytiums und seiner Periosthülle ein einheitlich geschlossenes Ganzes dar, das als Ganzes, nicht als Bruchstückhaufen reagiert. Wie BENNINGHOFF mit der Spaltlinienmethode gezeigt hat, tritt eine derartige, vom ganzen Knochen ausgehende Reaktionsweise bei veränderter, mechanischer Beanspruchung, bei abnormer Belastung, bei Knochenerkrankungen und bei Heilungsvorgängen von Frakturen deutlich zutage.

Die **Substantia spongiosa** des Knochens stellt ein primitives, meist lamellär gebautes, wechselnd geformtes Knochengewebe dar, dem Blutgefäße und infolgedessen ein entsprechend gebautes Kanalsystem fehlen. An Stelle der Gefäßkanäle sind verschieden gestaltete mit bloßem Auge sichtbare zusammenhängende Räume (Markräume), die das Knochenmark enthalten (Abb. 87), vorhanden.

Periost oder **Knochenhaut** heißt eine dünne, aber feste, kollagene Bindegewebsformation, in welche elastische Netze eingebaut sind. Durch das Periost müssen sämtliche für den Knochen und das Knochenmark bestimmten Gefäße ihren Weg nehmen. Die feinen Nerven des Knochenmarkes und des Knochens dürften dem vegetativen Nervensystem angehören. Zahlreiche markhaltige, cerebrospinale Nervenfasern des Periosts hängen mit dort befindlichen sensiblen Endapparaten zusammen und spielen bei der Schmerzempfindlichkeit, die PACINIschen Körperchen vielleicht auch bei der Blutregulation und Tiefensensibilität eine Rolle. Ein seines Periosts entblößter Knochen ist nicht schmerzempfindlich. Die innere, dem Knochen zugekehrte

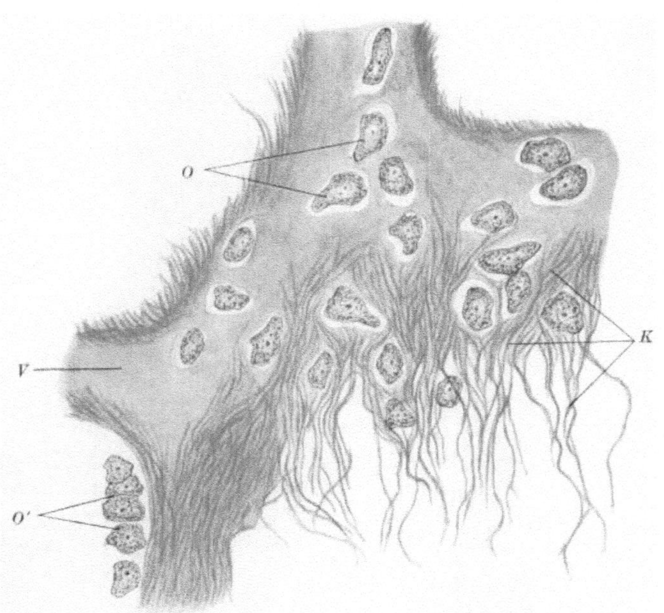

Abb. 97. Bildung von Knochengewebe auf bindegewebiger Grundlage. Mandibula, Mensch. Embryo im 5. Monat. *V* verkalkte Knochensubstanz; *O* junge Osteocyten; *O'* Osteoblasten; *K* kollagene Fibrillen. ZENKER. Hämatoxylin-Eosin. 590mal vergrößert, auf ⁴/₅ verkleinert.

Schicht des Periosts (Cambiumschicht) ist zellreicher als die äußere. Das Periost erweist sich mit dem Knochen durch die, in die Randschicht des Knochens aber niemals in die HAVERSschen Lamellen eindringenden SHARPEYschen Fasern besonders fest verbunden; letztere bilden an den Ansatzstellen der Sehnen gleichsam deren Fortsetzung, sind also in die Richtung der einwirkenden Zugkraft orientiert (Abb. 96).

Beim Wachstum und bei der Regeneration des Knochens sind dem Periost Funktionen von besonderer Bedeutung zugeteilt. Ein die Markhöhle des Knochens auskleidendes „Endost", das etwa dem Periost entsprechen würde, gibt es nicht. Der *Gelenkknorpel* hat sich aus dem embryonalen Knorpel differenziert, besitzt eine deutlich zu beobachtende, fibrilläre Struktur und hat die Längsachse seiner, in der Nähe der Knorpelknochengrenze liegenden Chondrone senkrecht nach der Oberfläche des Knorpels gestellt (Abb. 87). Der Gelenkknorpel besitzt kein Perichondrium; seine unebene, dem Knochen zugekehrte Grenzfläche ist gewöhnlich verkalkt.

Die Bildung des Knochengewebes stellt einen sehr komplizierten Wachstumsvorgang dar, in dessen Verlauf mancherlei Abweichungen von der Norm auftreten können. Die Vielfalt histologischer Bilder, die bei der Genese des Knochens zutage treten, steht einer Deutung der Vorgänge erschwerend im Wege. Da sich ferner das histologische Präparat zur Klärung eines Vorgangs entweder gar nicht, oder nur unter größtem Vorbehalt verwenden läßt, so nimmt es weiterhin nicht wunder, wenn beim Studium über die Knochenentwicklung der Hypothese ein großer Raum zugestanden wird. Daß sich das erste Knochengewebe aus dem embryonalen Mesenchym differenziert, ist sicher; auf welche Weise solches geschieht, läßt sich aus dem Präparat aber nicht erschließen. Man muß sich

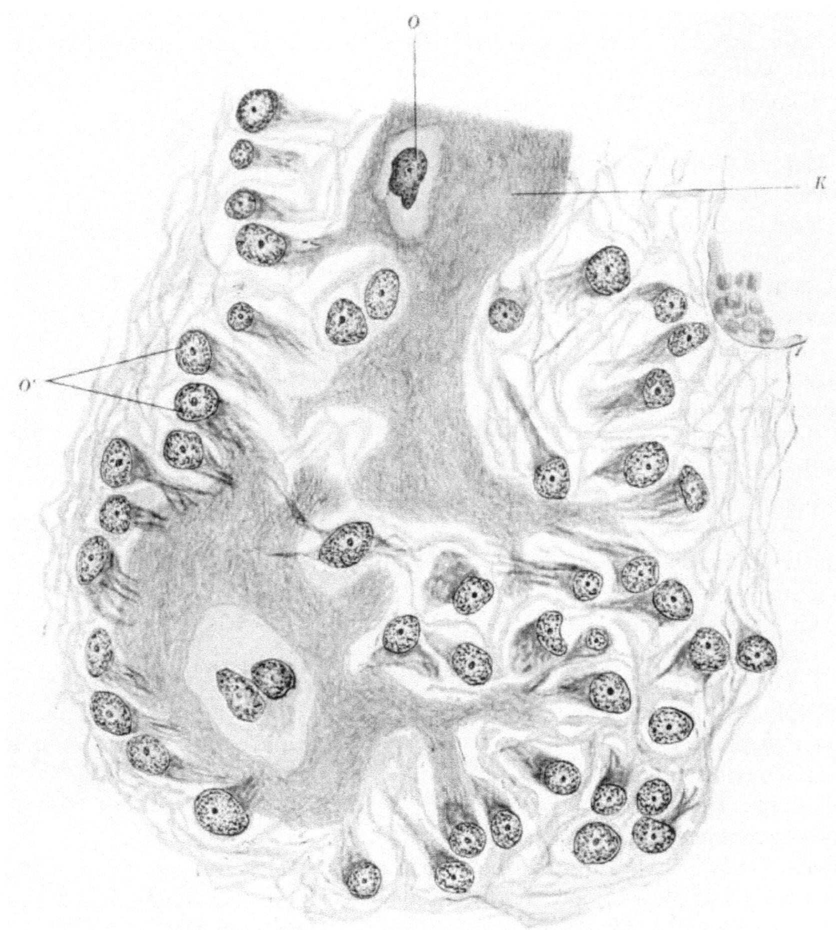

Abb. 98. Bildung von Knochengewebe auf bindegewebiger Grundlage. Oberkiefer, Schweineembryo. *K* verkalkte Knochengrundsubstanz; *O* Osteocyt; *O'* Osteoblasten. ZENKER. Hämatoxylin-Eosin. 900mal vergrößert, auf $^9/_{10}$ verkleinert.

darauf beschränken, morphologische Veränderungen, die im Laufe der Entwicklung im embryonalen Mesenchym sichtbar werden, näher zu schildern.

Bei der ersten Entstehung des Knochengewebes spielt das Auftreten feiner, kollagener Fäserchen im Mesenchym eine bedeutsame Rolle. Die Fäserchen verdichten sich zu groben Bündeln; zahlreiche, oft noch wenig differenzierte Zellen finden sich zwischen die Faserbündel eingeklemmt. Schließlich entsteht an Stelle der groben Faserbündel eine feste, fibrillär strukturierte, organische Masse, in der es zu Einlagerungen von Kalksalzen kommt. Die in diese harte, färberisch stark hervortretende Substanz eingelagerten Zellen werden als Osteocyten bezeichnet (Abb. 97). Das erste grobfaserige, auf bindegewebiger Grundlage entstandene Knochengewebe ist somit gebildet.

Bei der Genese des Knochengewebes ergreift der Differenzierungsprozeß bestimmte Abschnitte des Mesenchyms und verändert hierbei die gesamte lebendige Substanz. Daß kollagene Fasern in die neugebildete Knochensubstanz als solche eingebaut werden, läßt sich höchstens für die Sharpeyschen Fasern annehmen; im allgemeinen dürfte aus dem fest zusammengepackten, groben Faserbündeln ein neues plasmatisches Gefüge hervorgehen, dessen fibrilläre Struktur sich nach den Belangen der Molekularphysik entwickelt und unter erblichem Einfluß einer kommenden, mechanischen Beanspruchung angepaßt wird. Welche Rolle die Zellen bei dem ganzen Vorgang spielen, läßt sich überhaupt nicht nachweisen. Wo dichtes Bindegewebe, wie auf Abb. 97 zum Faserknochen umgewandelt wird, sind überdies Osteoblasten von charakteristischem Bau nicht immer aufzufinden. Die ersten Knochenbälkchen erscheinen homogen und zunächst basophil, werden aber später acidophil.

In Abb. 98 ist die aus dem Mesenchym entstandene, bei der Genese der Knochensubstanz gewöhnlich vorhandene Masse der *Osteoblasten* deutlich zu sehen. Es handelt sich hierbei um große, mit einem basophilen Plasma ausgestattete Zellen, die mit dem einen, in feinste Fortsätze aufgefaserten Ende ihres länglichen Zellkörpers nach der in Bildung begriffenen Knochensubstanz orientiert sind. Ein chromatinreicher Kern nimmt gewöhnlich den von der Knochensubstanz abgekehrten Teil des Zellplasmas ein. Osteoblastisches Gewebe ist als eine syncytiale Masse zu betrachten, deren feinste

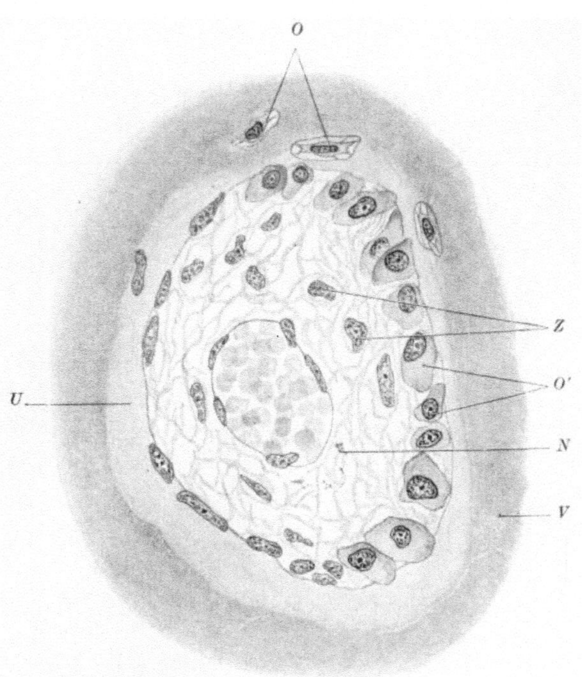

Abb. 99. In Bildung begriffener Haversscher Kanal um ein Gefäß. Extremitätenknochen, Mensch; Embryo. *Z* Zellen des primären Knochenmarks; *O'* Osteoblasten; *U* unverkalkte Knochensubstanz (Osteoid); *V* verkalkte Knochensubstanz; *O* Osteocyten; *N* Nervenfasern. Zenker. Hämatoxylin-Eosin. 120mal vergrößert, auf ⁴/₅ verkleinert.

Ausläufer sich in die fibrillär gebaute Knochensubstanz hinein verlieren und mit dem embryonalen Mesenchym plasmatisch zusammenhängen.

Die zarten Knocheninseln, die unter den obigen Erscheinungen im Mesenchym entstehen, werden zu einem gefäßhaltigen, dreidimensionalen Knochengitter ausgebaut. Die in die Knochensubstanz eingelagerten Osteocyten hängen mit ihren Fortsätzen kontinuierlich zusammen, deren Zahl sie ähnlich den sympathischen Nervenzellen, mit zunehmendem Alter zu vermehren scheinen. Knochen, die durch eine direkte Umdifferenzierung des Bindegewebes entstehen, heißt man *Bindegewebsknochen*; zu ihnen zählen die platten Knochen des Schädeldaches und die meisten Gesichtsknochen. Mitunter zeigen die Osteoblasten eine epithelartige Lagerung, ohne durch feinste fibrilläre Ausläufer den Zusammenhang mit dem Mesenchym zu verlieren. In Abb. 99 ist ein derartiges Verhalten der Osteoblasten zu beobachten; sie liegen einer unverknöcherten Substanz an, die sich von der kalkhaltigen Knochensubstanz bei Anwendung von bestimmten Färbemethoden abhebt. Die Abbildung zeigt einen in Entwicklung begriffenen Haversschen Kanal. Die Osteoblasten treten nur mit der einen Hälfte der Kanalwandung in Verbindung; an der anderen Hälfte werden sie durch eine einfache Endothellage ersetzt. Vielleicht steht die häufig exzentrische Entwicklung des HAVERSschen Lamellensystems hiermit in Zusammenhang.

Das Knochengewebe befindet sich trotz seiner statischen Funktion während des gesamten lebendigen Geschehens keinen Augenblick in Ruhe. Anbau *(Apposition)* und Abbau *(Resorption)* sind dauernd miteinander zu einem außer-

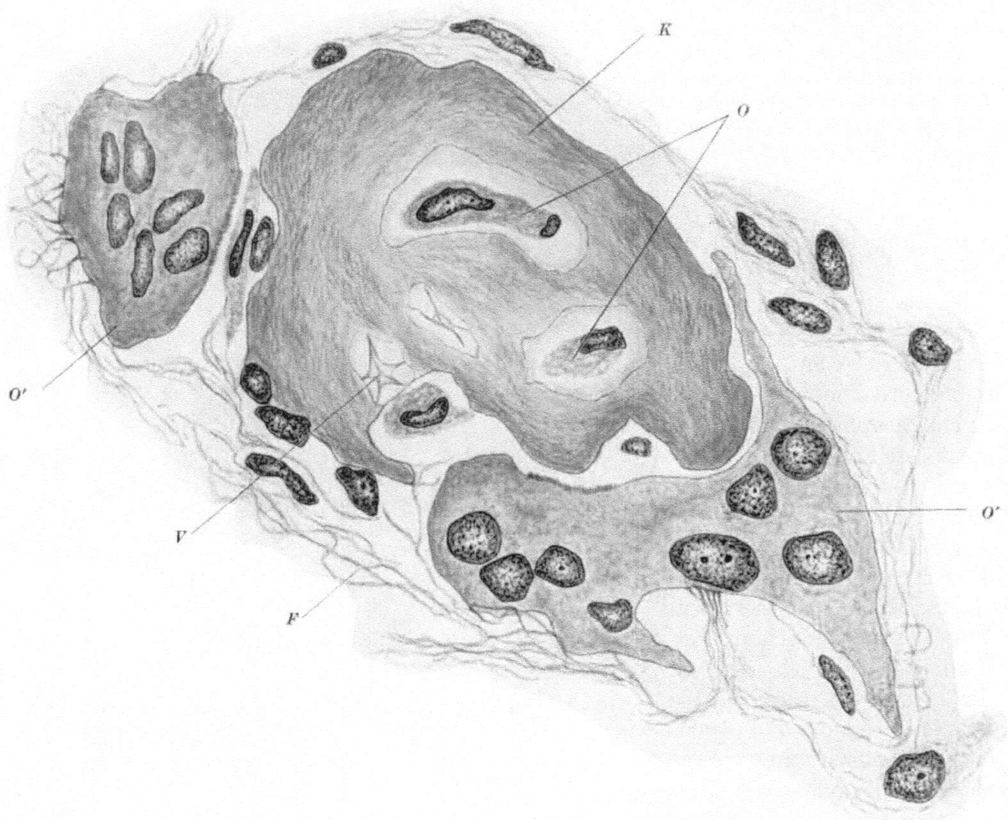

Abb. 100. Osteoclasten (*O'*) aus einem Gesichtsknochen. Menschlicher Embryo. *K* Knochensubstanz; *O* Osteocyten; *V* Rest eines degenerierten Osteocyten; *F* kollagene Fibrillen. ZENKER. Hämatoxylin-Eosin. 1100mal vergrößert, auf ⁴/₅ verkleinert.

ordentlich komplizierten Vorgang verknüpft. Demnach wird fortwährend Knochensubstanz umgebaut; hierbei müssen neu angelegten Knochenpartien die älteren Knochenbezirke weichen. Es kommt bereits während der Entwicklung zum Abbau von Knochensubstanz. Für den Abbau oder die Resorption der Knochensubstanz werden sehr große, mannigfach gestaltete, mit vielen Kernen ausgestattete Plasmagebilde verantwortlich gemacht und als *Osteoclasten* bezeichnet. Sie besitzen ein basophiles Protoplasma, zeigen an manchen Stellen einen bürstenartigen Saum und sind gewöhnlich mit anderen bindegewebigen Elementarteilen plasmatisch verbunden (Abb. 100). Die Osteoclasten hängen gelegentlich mit dem Endothel der Capillaren zusammen und scheinen ihren Platz wechseln zu können. Häufig findet man sie dem Knochengewebe unmittelbar angelagert, oft in tiefe Buchten desselben, die HOWSHIPschen *Lacunen*, hineingeschmiegt.

Die Vorstellung, als habe der Osteoclast mit Hilfe von Fermenten den anliegenden Knochen aufgelöst und sich in die so entstandene Ausbuchtung gleichsam eingegraben, liegt nahe; exakt bewiesen ist sie nicht. Jedenfalls kann der Knochen auch ohne Osteoclasten offenbar durch andere Faktoren zur Resorption gebracht werden. In den zum Abbau verurteilten Knochen scheinen Osteocyten zugrunde zu gehen, da man nicht selten Reste von ihnen beobachten kann (Abb. 100). Auch einfache, platte Endothellagen treten an Abbaustellen des Knochens auf.

Bei der **chondralen Knochenbildung** handelt es sich um einen Ersatz eines in der Embryonalzeit zuerst entwickelten Knorpelskelets durch Knochengewebe.

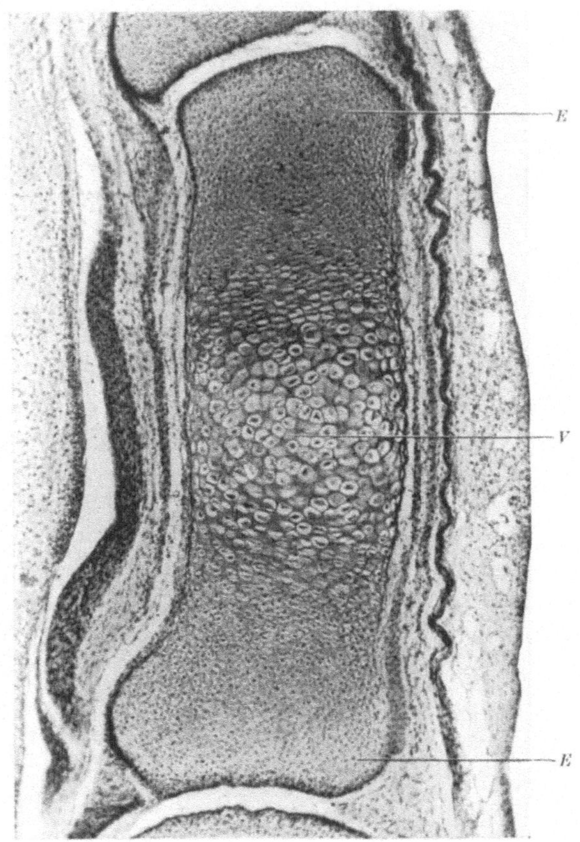

Abb. 101. Knorpelanlage einer Mittelphalanx. Menschlicher Embryo im 3. Monat. *V* verdichtete Verkalkungszone in der Diaphyse; *E* Epiphyse. Hämatoxylin-Eosin. 70mal vergrößert.

Hierbei wird das Knorpelskelet nicht etwa in ein knöchernes umdifferenziert, sondern unter einer gleichzeitig einsetzenden Knochenneubildung bis auf geringe Reste, wie an den Gelenkknorpeln zerstört. Die Entstehung des chondralen Knochengewebes darf man sich wahrscheinlich auf die gleiche Weise denken wie beim Bindegewebsknochen. Die ersten Spuren einer chondralen Knochenbildung machen sich am Knorpel bemerkbar; für das Studium des sehr komplizierten Prozesses bildet die Knorpelanlage eines Röhrenknochens ein günstiges Objekt.

Zunächst nehmen die Knorpelzellen und die Knorpelhöhlen in der Diaphyse an Größe zu, während die Knorpelgrundsubstanz an Masse gering bleibt. Man vermeint, beinahe ein rein zelliges Knorpelgewebe vor sich zu haben (Abb. 101).

Gleichzeitig erscheinen zwischen den geblähten Knorpelzellen kleine, mit Hämatoxylin tief dunkelblau färbbare Granula; sie sind die sicheren Anzeichen der Verkalkung. Ein dem Untergang geweihter Knorpel wird also durch Einlagerung von Kalksalzen härter; seine Färbbarkeit mit basischen Farbstoffen nimmt zu.

Während dieses sich an der knorpeligen Diaphyse abspielenden Vorgangs werden die gestaltenden Funktionen des Perichondriums zu denen eines Periosts umgestimmt. Es kommt zur Bildung einer um die Diaphyse gelagerten Knochen-

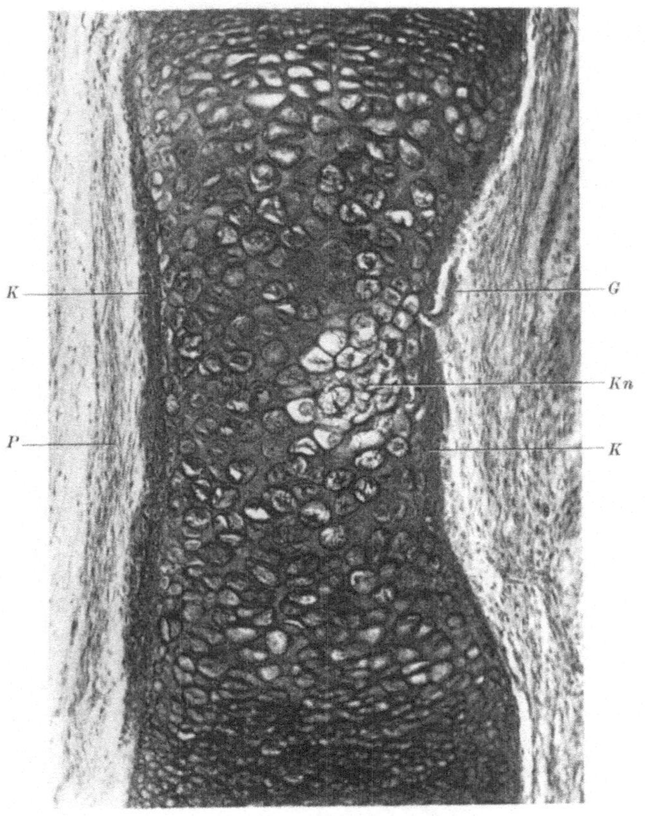

Abb. 102. Längsschnitt durch die Diaphyse eines Os metacarpi. Menschlicher Embryo des 3. Monats. *Kn* im Zerfall begriffener, verkalkter Knorpel; *K* perichondraler Knochen; *G* den Knochen durchdringendes, in den Knorpel eindringendes Gefäß; *P* Periost. ZENKER. Hämatoxylin-Eosin. 105mal vergrößert.

manschette (Abb. 102). Der auf solche Weise von seiten des Periosts dem verkalkenden Knorpel gleichsam aufgeklebte Knochen wird als perichondraler Knochen bezeichnet. Er wird alsbald an verschiedenen Stellen aufgelöst, um die Gefäße und bindegewebigen Anteile in die verkalkende Knorpelsubstanz einzulassen. Sie verfällt mit den meisten Knorpelzellen großenteils der Resorption.

Der Epiphysenknorpel bleibt von den in der Diaphyse auftretenden Veränderungen nicht unberührt. Er nimmt an Masse zu, verbreitert sich und dehnt sich dann in der Längsachse des in Bildung begriffenen Röhrenknochens aus. Hierbei nehmen die größer werdenden Knorpelzellen eine eigenartige Reihenstellung entsprechend dem Längenwachstum des Knorpelgewebes ein. In einem derartigen Stadium der Entwicklung bleiben die Zellen in den distalen Zonen des

Epiphysenknorpels unverändert und gleichmäßig verteilt. Wie in der Diaphyse, so verkalkt auch an der Epiphysengrenze gegen den sich bildenden Markraum die Knorpelsubstanz. Die Knorpelhöhlen, in welchen die geblähten Knorpelzellen gelegen waren, öffnen sich mit ihrer Lichtung nach dem Markraum hin (Eröffnungszone). Ein sonderbares, gezacktes Gitterwerk von Resten verkalkter Knorpelsubstanz ragt in den primären Markraum hinein (Abb. 103). Das verkalkte Knorpelgitter wird dem anzubauenden *enchondralen Knochen* als Unterlage dienen.

Wie außerordentlich kompliziert die Wachstumsvorgänge beim Ersatz eines Knorpelskelets durch ein knöchernes Skelet sein müssen, geht schon daraus hervor, daß die knorpelige

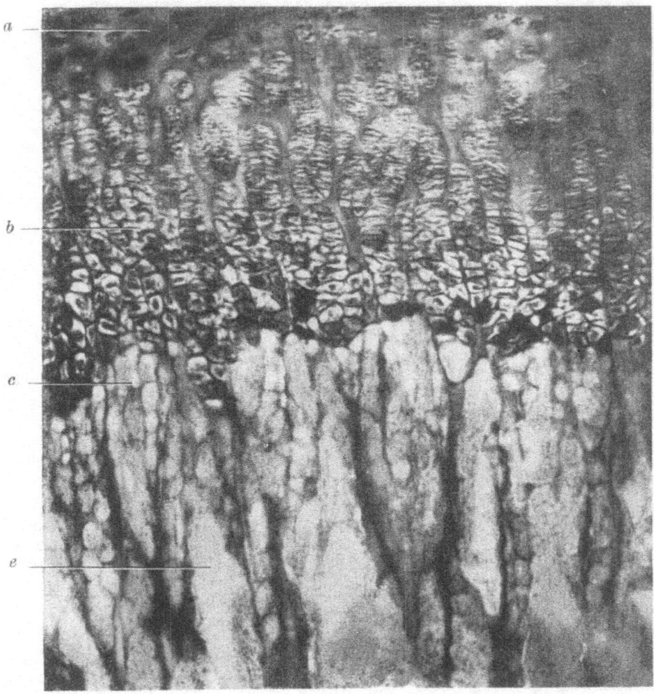

Abb. 103. Grenzzone zwischen Diaphyse und Epiphyse. Femur, 1jähriges Kind. *a* unveränderter Epiphysenknorpel; *b* in Verkalkung begriffener „Reihenknorpel", *c* „Eröffnungszone"; *e* primärer Markraum mit enchondraler Knochenbildung. ZENKER. Hämatoxylin-Eosin. 100mal vergrößert.

Diaphyse in der Mitte bei Beginn der Verkalkung verdickt erscheint (Abb. 101). Die gleiche Region wird durch das wenig später einsetzende Längen- und Breitenwachstum der knorpeligen Epiphysenteile zur dünnsten Stelle des Röhrenknochens umgeprägt (Abb. 102). Der Organismus bringt hierbei den wachsenden Knorpelknochen in die ererbte Form des fertigen Knochens hinein. Ob die Knorpelzellen nach Eröffnung ihrer Kapseln in die Markhöhle alle zugrunde gehen, ist strittig; möglicherweise geraten sie teilweise als zurückdifferenzierte, primitive Elemente in das in der Markhöhle vorhandene Mesenchym.

Da der nach den Epiphysenenden in die Länge wachsende Knorpel an der Grenze zum Markraum dauernd zerfällt, so gewinnt auf diese Weise die von verkalkter Knorpelsubstanz, von Gefäßen und wenig differenzierten Bindegewebselementen erfüllte, primäre Markhöhle erheblich an Ausdehnung (Abb. 104). Von der inneren Schicht des Periosts, der sog. Cambiumschicht, sieht man das Osteoblastensyncytium gleichzeitig mit der unverkalkten Osteoidsubstanz und den angrenzenden, perichondralen Knochen mit den Osteocyten in Erscheinung treten (Abb. 105). Auf gleiche Art, also durch Apposition, sieht man innerhalb der Markhöhle den *enchondralen Knochen* entstehen. An den Resten der verkalkten Knorpelsubstanz lassen sich Osteoblasten beobachten, die sich aus dem in der Markhöhle befindlichen Mesenchym differenziert haben und nach einiger Zeit teilweise als Osteocyten in einer, auf die verkalkten Knorpelreste gleichsam aufgeklebten Knochensubstanz zu sehen sind. Wir haben den neuentstandenen, enchondralen Knochen vor uns.

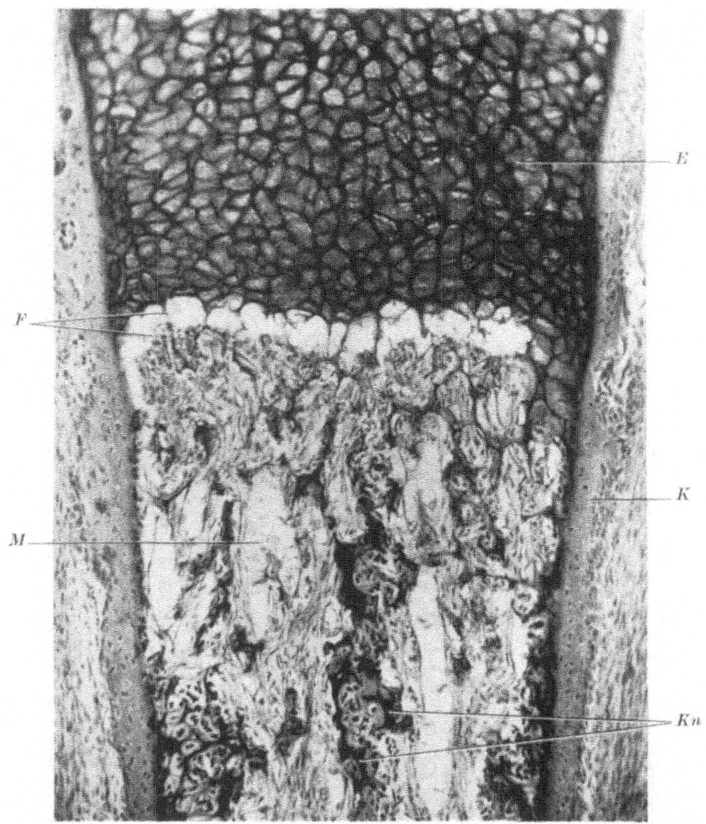

Abb. 104. Entwicklung des primären Markraumes. Unterarmknochen eines menschlichen Embryos aus dem 3. Monat. *K* perichondraler Knochen; *Kn* Reste verkalkter Knorpelsubstanz, von enchondralem Knochen umgeben; *E* in Verkalkung begriffener Epiphysenknorpel; *F* Eröffnungszone; *M* primärer Markraum. ZENKER. Hämatoxylin-Eosin. 110mal vergrößert.

Demnach lassen sich *enchondraler* und *perichondraler* Knochen leicht voneinander unterscheiden. Enchondraler Knochen besitzt in seiner Intercellularsubstanz immer die gezackten, mit Hämatoxylin färbbaren (dunkelblau) Reste der verkalkten Knorpelsubstanz (Abb. 106). Perichondraler Knochen bleibt stets frei von Resten verkalkter Knorpelsubstanz. Die etwas unregelmäßig gestaltete Fläche, an der enchondraler und perichondraler Knochen aneinanderstoßen, besteht aus verkalkter Knorpelsubstanz, erscheint im Präparat als dunkel färbbare Linie und wird als *enchondrale Grenzlinie* bezeichnet.

Mit dem Wachstum des Röhrenknochens muß auch die Markhöhle an Ausdehnung gewinnen. Infolgedessen werden bereits im embryonalen Geschehen große Teile enchondralen und perichondralen Knochens wieder abgebaut. Abb. 107 zeigt in einer übersichtlichen Skizze das Verhältnis zwischen enchondralem und

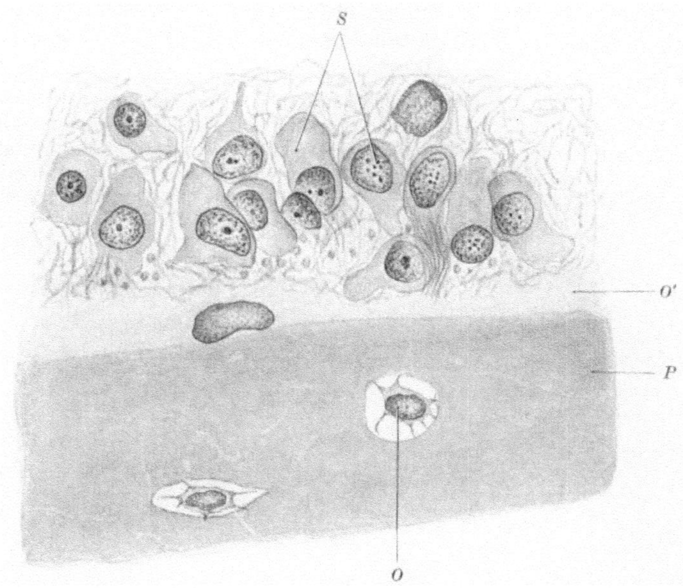

Abb. 105. Perichondrale Ossifikation. Menschlicher Embryo, 3. Monat. *P* perichondraler Knochen; *O* Osteocyt;
O' Osteoid; *S* Osteoblastensyncytium. ZENKER. Hämatoxylin-Eosin. 1000mal vergrößert, auf $^4/_5$ verkleinert.

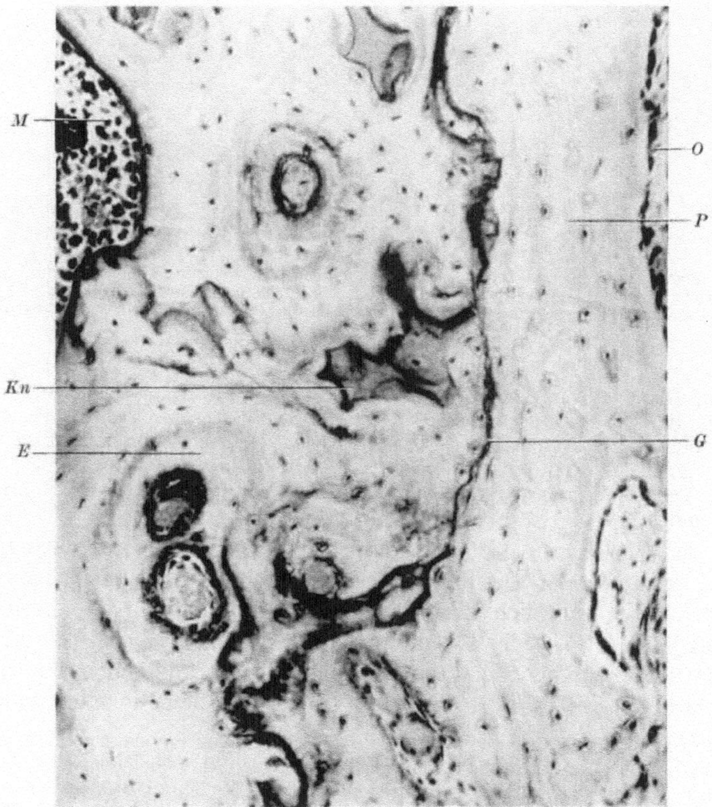

Abb. 106. Querschnitt durch die Wand eines in Bildung begriffenen Extremitätenknochens. Menschlicher
Embryo. *O* Osteoblastenlager an der Knochen-Periostgrenze; *P* perichondraler Knochen; *M* Gewebe des Mark-
raumes; *E* enchondraler Knochen; *Kn* verkalkte Knorpelgrundsubstanz; *G* enchondrale Grenzlinie. ZENKER.
Hämatoxylin-Eosin. 200mal vergrößert.

perichondralem Knochen in einem bestimmten Entwicklungsstadium bei der menschlichen Ulna im 3. Embryonalmonat.

In den Epiphysen der Röhrenknochen setzt die Ossifikation später als in der Diaphyse ein, wobei von außen her Gefäße in den verkalkten Knorpel eindringen. Es kommt zur Auflösung des Knorpels und Knochengewebe erscheint an den Resten der verkalkten Knorpelsubstanz. Der auf solche Weise entstandene *Knochenkern* nimmt an Umfang nach allen Seiten hin zu und wird schließlich nach außen hin von einer dünnen Lage hyalinen Knorpels überzogen, der als Gelenkknorpel späterhin je nach Art des Gelenkes erhalten bleibt. In

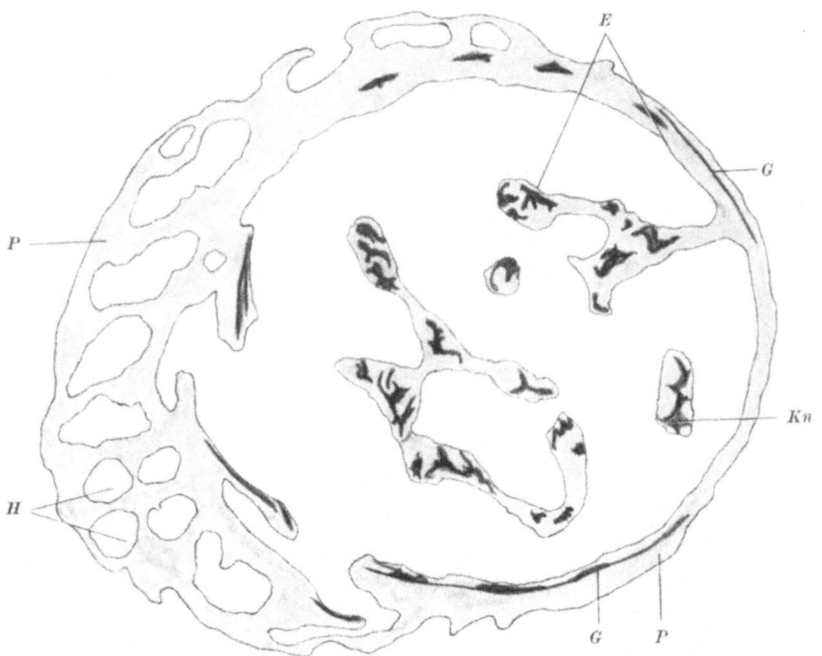

Abb. 107. Übersichtsskizze über die Verteilung enchondralen und perichondralen Knochens in der Ulna. Menschlicher Embryo vom 3. Monat. *P* perichondraler Knochen; *H* HAVERSsche Kanäle in Bildung; *E* enchondraler Knochen; *Kn* verkalkte Knorpelgrundsubstanz; *G* enchondrale Grenzlinie. ZENKER. Hämatoxylin-Eosin. 100mal vergrößert, auf ³/₄ verkleinert.

Richtung zur Diaphyse hin stößt der wachsende enchondrale Epiphysenkern an eine knorpelige Platte, die *Epiphysenfuge*. Sie trennt Epiphyse und Diaphyse viele Jahre voneinander und besitzt beim Längenwachstum des Knochens einen entscheidenden Einfluß. Bei ihrer Verknöcherung, die bei den einzelnen Röhrenknochen zu unterschiedlicher Zeit, etwa um das 20.—21. Lebensjahr, einzutreten pflegt, ist ein Längenwachstum der Röhrenknochen nicht mehr möglich.

Gleich den Epiphysen der Röhrenknochen tragen auch die Wirbel alle Anzeichen der enchondralen Ossifikation (Abb. 108). An den knorpeligen Wirbeln beobachtet man gewöhnlich drei primäre Ossifikationszentren, eines für den Körper und je eines für jede Bogenhälfte des späteren Wirbels. Das Eindringen der Gefäße zwischen die geblähten Zellen in der verkalkenden Knorpelanlage des Wirbelkörpers geschieht in der Hauptsache aus dem dorsalen Periost.

Zu den auf dem Wege der chondralen Bildung entstandenen Knochen gehören der Hauptteil der Schädelbasis, die untere Nasenmuschel, die Gehörknöchelchen, das Zungenbein, die Knochen des Stamms und der Extremitäten. An der Clavicula läßt sich Knochengewebe wie an der Diaphyse von Femur und Humerus schon sehr bald, um die 6.—7. embryonale Woche, nachweisen. Der Mittelteil der Clavicula scheint sich aus einer zuerst bindegewebigen, dann knorpelartigen Masse zu entwickeln, während akromiales und sternales Ende aus dem Ersatz hyalinen Knorpels entstehen. Neben der bindegewebigen oder dermalen und der chondralen Knochenbildung wird in der Literatur eine primär angiogene Knochenbildung erwähnt, bei welcher die Gefäßendothelien und die aus ihnen hervorgehenden Osteoblasten sich an der Genese von Knochengewebe beteiligen sollen.

Beim wachsenden Knochen müssen Apposition und Resorption in einem bestimmten Verhältnis zueinander vor sich gehen. Der Organismus greift in die komplizierten Vorgänge des Knochenwachstums bestimmend und regelnd durch Abgabe von Hormonen ein. Schilddrüse, Epithelkörperchen, Keimdrüsen, Hypophyse und Nebenniere werden als Spender solcher Hormone genannt. Welchen direkten Einfluß das Nervensystem bei der Osteogenese

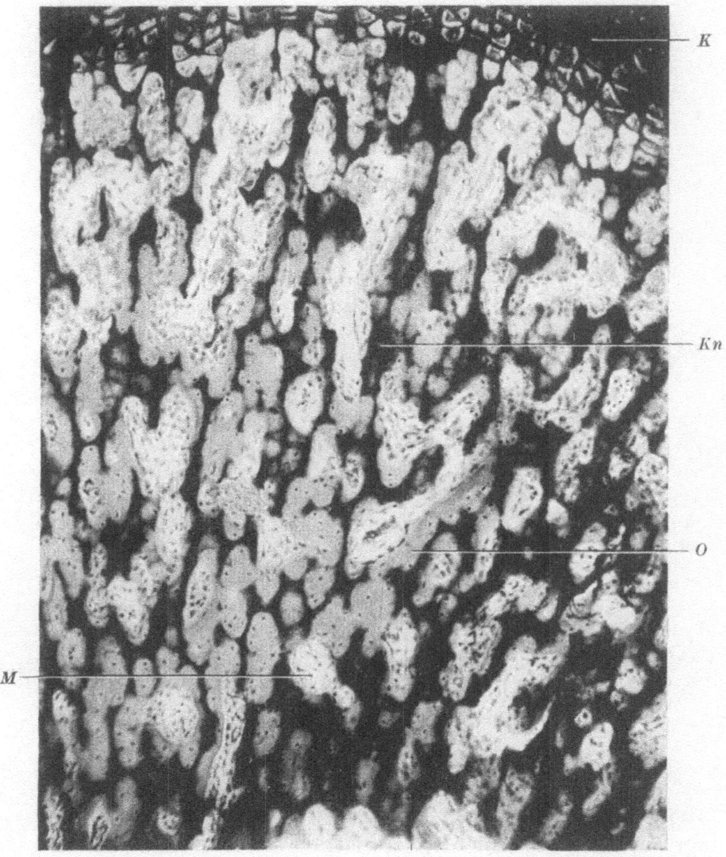

Abb. 108. Enchondrale Ossifikation bei einem Wirbel. Menschlicher Embryo im 3. Monat. *K* hyaliner Knorpel in Verkalkung; *Kn* Reste verkalkter Knorpelgrundsubstanz; *O* enchondraler Knochen; *M* primäre Markhöhle. ZENKER. Hämatoxylin-Eosin. 100mal vergrößert.

besitzt, läßt sich schwer sagen. An den Gefäßen bis herab zu den Capillaren des Knochens sind Nerven gefunden worden. Im primären Knochenmark und im Osteoblastensyncytium hat man feinste, wahrscheinlich netzartig verbundene Nervenfäserchen beschrieben.

Anhang: Chordagewebe.

Die Chorda dorsalis stellt ein axiales, stabähnliches, ungegliedertes Stützorgan dar, das beim Amphioxus dauernd erhalten bleibt, bei den übrigen Wirbeltieren und beim Menschen im embryonalen Geschehen gebildet und durch eine gegliederte Wirbelsäule ersetzt wird. Bei niedrigen Wirbeltieren besteht die Chorda aus großen, blasigen, mit einer glykogenreichen Flüssigkeit erfüllten Zellen; sie besitzen eine Membran und abgeplattete, epithelartige Kerne, welche sich meistens der Innenfläche der membranartigen oder aus feinsten Fäserchen gebildeten Chordascheide anlagern (Abb. 109).

Bei Säugerembryonen erreichen die Chordazellen eine geringere Größe als bei niederen Wirbeltieren. Das rein zellige Chordagewebe wird auch als „Chordoides Gewebe" bezeichnet. Beim Menschen wird die Chorda dorsalis schon während des embryonalen Geschehens zurückgebildet. Ein kleiner Chordarest ist als winziges Häuflein zelliger Elemente in Abb. 136 zu ersehen.

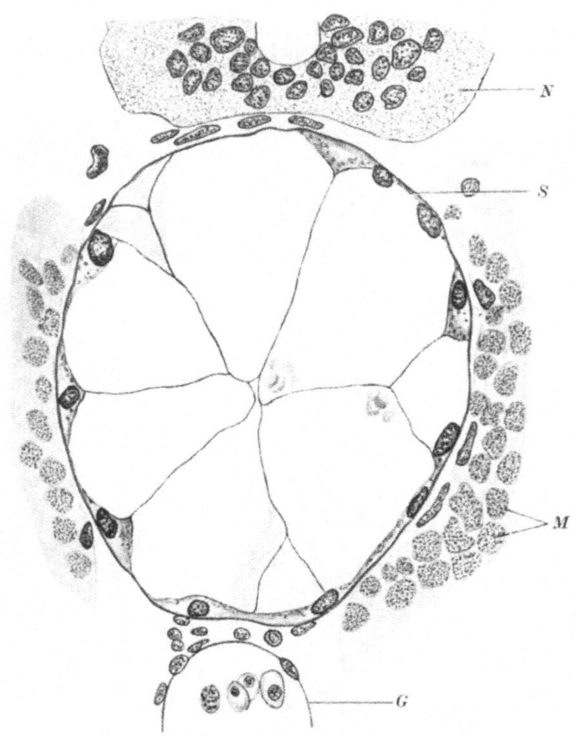

Abb. 109. Chorda dorsalis. Embryo von Bombinator. *N* Neuralrohr; *S* Chordascheide; *M* embryonale Muskelfasern; *G* Gefäß. Bouin. Karmalaun. Pikroblauschwarz. 400mal vergrößert, auf ³/₄ verkleinert.

3. Muskelgewebe.

Die Fähigkeit, sich auf einen Reiz zusammenzuziehen, d. h. zu kontrahieren, kommt dem Muskelgewebe nicht allein zu; sie ist als eine allgemeine Eigenschaft der lebendigen Masse zu betrachten. Das Muskelgewebe vermag jedoch nur durch seine besondere, in der Längsachse seiner Einzelelemente erfolgende Kontraktionsfähigkeit mechanische Arbeit zu leisten. Solches ist nur durch eine enge plasmatische Verbindung des Muskelgewebes mit dem Bindegewebe und in Abhängigkeit von dem die Muskeltätigkeit regelnden Nervengewebe möglich. Daher lassen sich Muskelelemente, die aus ihrem bindegewebigen und nervösen Zusammenhang gelöst sind, immer nur als gewebliche Teilstücke betrachten. Ein reines, nur aus contractilen, kernhaltigen Muskelelementen bestehendes Gewebe gibt es also gar nicht. Die contractile Substanz tritt in dreierlei Form, im *glatten*, *Skelet-* und *Herzmuskelgewebe* vors Auge. Das Muskelgewebe entstammt, mit Ausnahme eines wenig verbreiteten, epithelialen Muskelgewebes, dem Mesoderm.

a) Glattes Muskelgewebe.

In größerer Masse tritt glattes Muskelgewebe in der Wand unserer Hohlorgane gewöhnlich in Form von Bündeln, bandartigen, flächenhaften Häuten oder komplizierten netzartigen Flecht- und Gitterwerken in Erscheinung. Der Anblick glatten Muskelgewebes im Längsschnitt (Abb. 110) verleitet leicht dazu, das Gewebe in faserige, kernhaltige Einzelelemente zu zergliedern. In dieser Annahme wird man durch einen Querschnitt eines Muskelbündels bestärkt, das die quergetroffenen Muskelfasern in verschieden gestalteten, nicht immer gleichmäßig gefärbten Feldern wiedergibt. Wo sich ein Muskelkern vorfindet, liegt er im

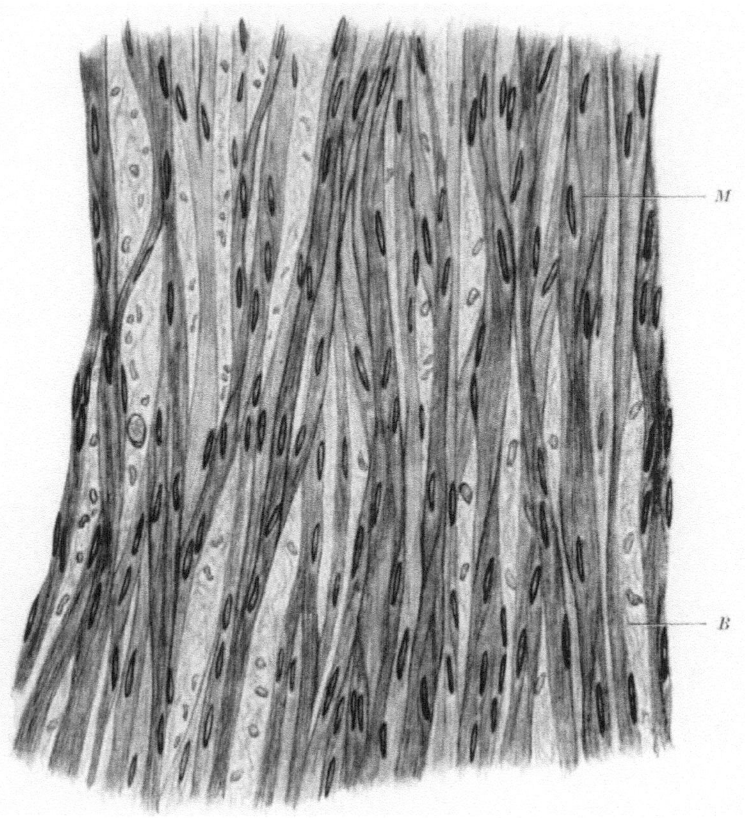

Abb. 110. Längsschnitt durch glattes Muskelgewebe aus dem menschlichen Magen. *M* Muskelelemente; *B* Bindegewebe. BIELSCHOWSKY-Methode. 400mal vergrößert, auf ⁴/₅ verkleinert.

Plasma der Faser, ungefähr in der Mitte oder nur wenig davon zur Seite verschoben (Abb. 111). Daß die einzelnen Muskelfasern selbst da, wo sie denkbar eng aneinandergelegt vorkommen, immer noch durch eine kernfreie Zwischensubstanz voneinander getrennt werden, geht aus der gleichen Abbildung hervor.

Ohne gewaltsamen, jeden plasmatischen Zusammenhang störenden Eingriff ist es nicht möglich, glattes Muskelgewebe etwa in spindelförmige, faserige Einzelelemente oder gar in typische Zellen aufzulösen. Wo glatte Muskelfasern in Abb. 112 als vielgestaltige, spindelförmige oder verzweigte Gebilde dargestellt werden, sind sie stets aus ihrem plasmatischen Zusammenhang mit dem übrigen Muskelgewebe und dem Binde- und Nervengewebe herausgerissen. Das glatte Muskelgewebe besitzt einen faserigen, aber keinen zelligen Bau und ist als ein mit Binde- und Nervengewebe plasmatisch verbundenes Syncytium zu betrachten.

Eine verhältnismäßig grobe Netzbildung glatten Muskelgewebes von syncytialem Charakter läßt sich in der Gallenblase, im Endokard, in der Gefäß-

wand und in der Schleimhaut des Magens beobachten. Der plasmatische Zusammenhang der contractilen Elemente dürfte zum Teil durch Aufzweigung
der einzelnen Muskelfasern zustande kommen (Abb. 113). Im Hinblick auf die
aus dem Mesenchym hervorgegangene Entwicklung des glatten Muskelgewebes
stellen wahrscheinlich die verästelten Elemente den primitiven Typus und die
mehr spindelförmigen Gebilde die höhere Bildungsstufe dar. Das mit den Endstücken vieler Drüsen fest verhaftete, myoepitheliale Syncytium zeigt an der

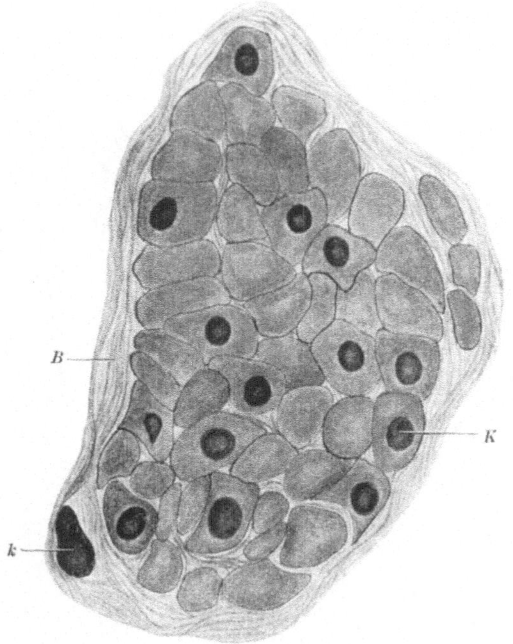

Abb. 111. Querschnitt durch glattes Muskelgewebe. Ösophagus, Mensch. *K* Kern in der Mitte einer glatten
Muskelfaser; *B* Bindegewebe; *k* Kern einer Bindegewebszelle. MÜLLER-Formol. Hämatoxylin-Eosin. 1000mal
vergrößert, auf ²/₃ verkleinert.

um den Kern angehäuften Plasmamasse einen sternförmigen Verzweigungsmodus
in deutlicher Weise (Abb. 114). Am fixierten Material kann man in der contractilen Substanz oder dem Sarkoplasma um den Kern herum eine schmale feinkörnige Zone feststellen, in der ein Diplosom, der GOLGI-Apparat und Plastokonten beschrieben worden sind. Im übrigen Plasma werden überaus feine,
längsverlaufende Fibrillen (Myofibrillen) sichtbar; sie erscheinen im Polarisationsmikroskop positiv einachsig doppelbrechend und finden sich in einer
Grundsubstanz, dem eigentlichen Sarkoplasma, eingebettet. Die Form der
Muskelkerne ist vom Funktionszustand des glatten Muskelgewebes abhängig
und wechselt vom längsgestreckten, stäbchenartigen Aussehen bei Muskel-
dehnung bis zur rundlichovalen, manchmal sogar spiralig zusammengezogenen
Gestalt bei der Kontraktion.

Nach obiger Schilderung hat die durch 35% Kalilauge isolierte „spindelförmige Muskel-
zelle" als ein Kunstprodukt oder Artefakt zu gelten; die hochprozentige Kalilauge, welche
die schwersten Veränderungen am Protoplasma bewirkt, kann heutzutage unmöglich noch
als ein geeignetes Mittel zu Protoplasmastudien bewertet werden. In festgefügten Bündeln
oder Häuten glatten Muskelgewebes kommt der plasmatische Zusammenhang unter den
kernhaltigen Faserelementen weniger durch die Aufzweigung der einzelnen Faser, als auf
dem Wege über das feinste, kernlose, aus kollagenen, präkollagenen und elastischen Fibrillen

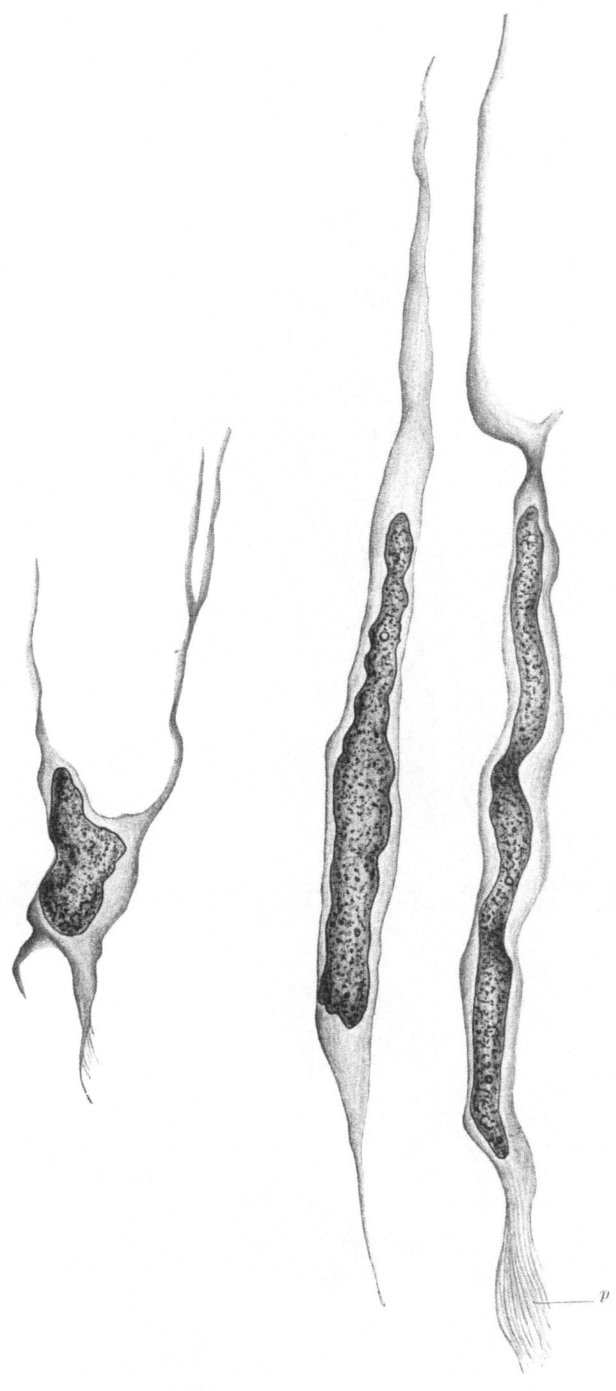

Abb. 112. Isoliert gezeichnete, glatte Muskelfasern aus einer Arterienwand. Uterus, Mensch. *p* Pinselartige Verzweigung. ZENKER. Hämatoxylin-Eosin. 1000mal vergrößert, auf $^4/_5$ verkleinert.

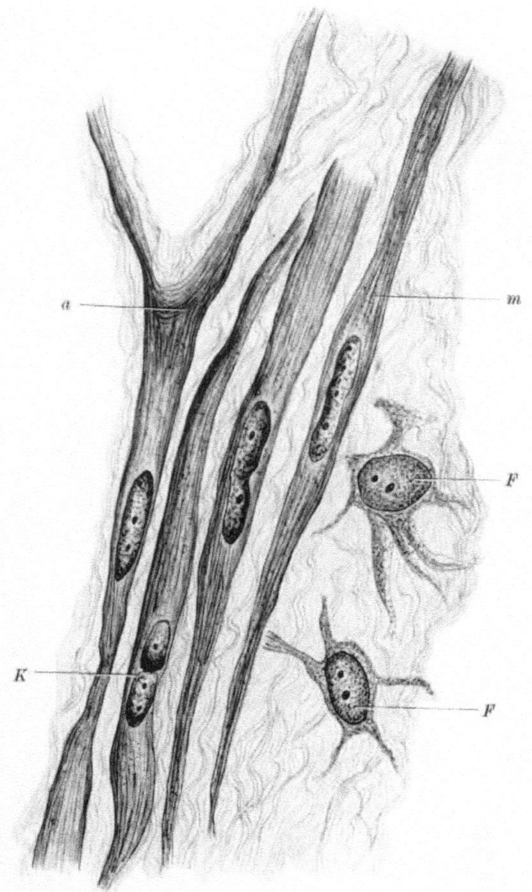

Abb. 113. Glatte Muskelfasern (rot) aus der Muscularis mucosae des menschlichen Magens. *a* Aufzweigung; *m* Myofibrillen; *K* Kern in Amitose; *F* Fibrocyten. BIELSCHOWSKY-Methode. 1100mal vergrößert, auf ⁴/₅ verkleinert.

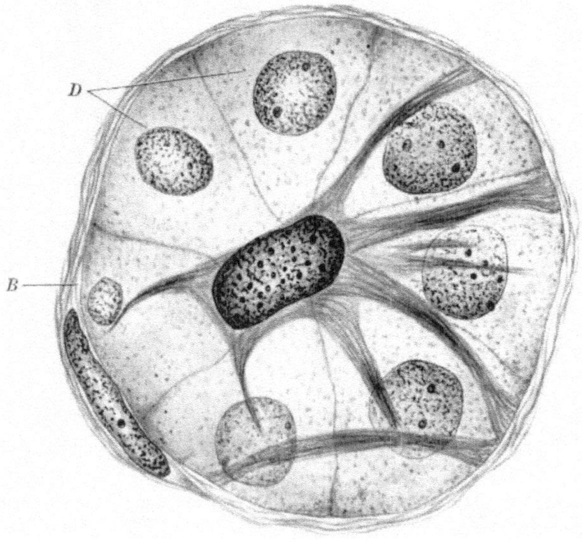

Abb. 114. Myoepithelzelle aus der Glandula submandibularis. Mensch. *D* Drüsenzellen; *B* Bindegewebe. Sublimat, Eisenhämatoxylin. 1800mal vergrößert, auf ⁴/₅ verkleinert.

zusammengesetzte Zwischengewebe zustande. Es ist trotz seines, gegenüber dem Sarkoplasma abweichenden färberischen Verhaltens im Hinblick auf seine Genese nicht ganz zu Unrecht als „Exoplasma" dem eigentlichen Muskelgewebe zugerechnet worden. Sog. „Protoplasma-

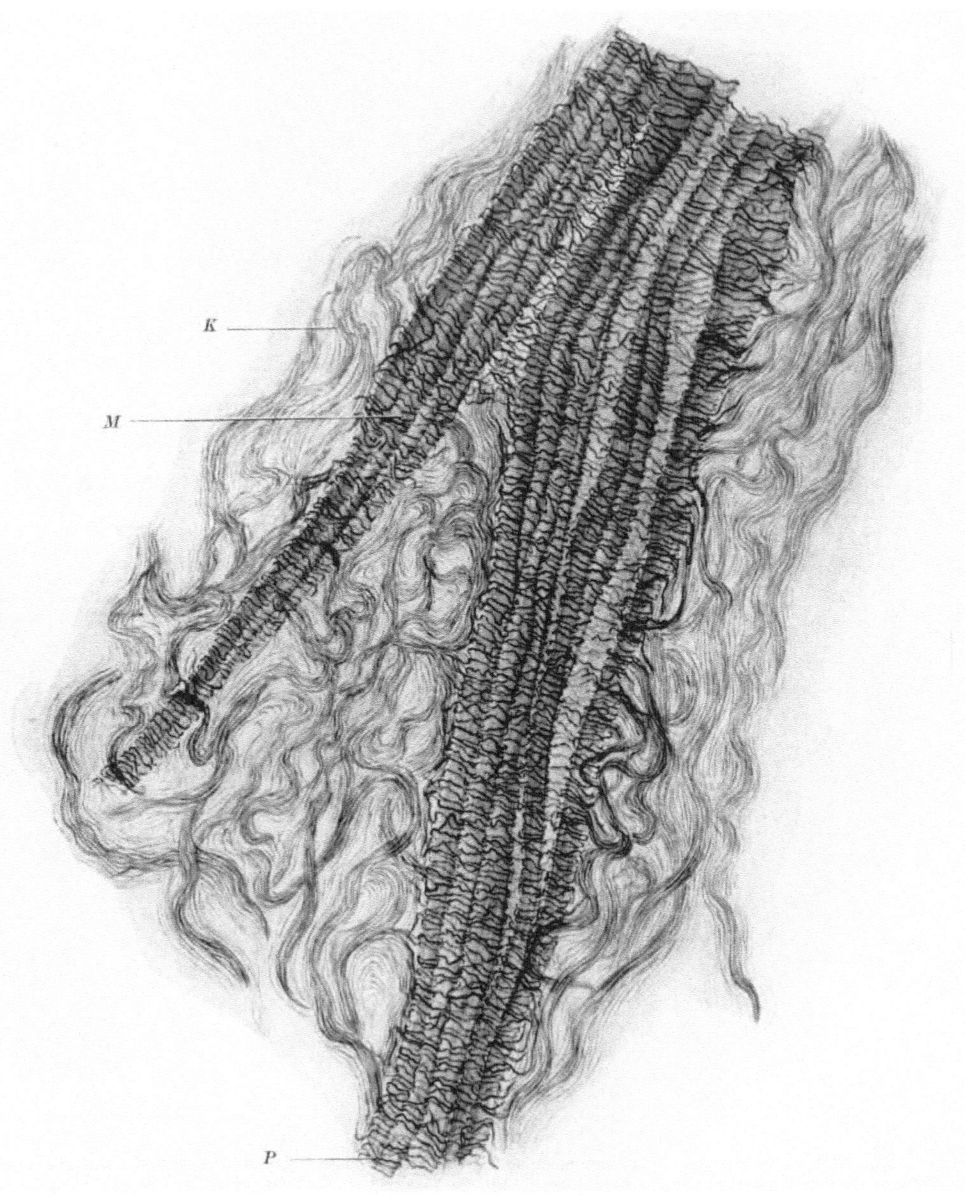

Abb. 115. Glatte Muskelfasern (rot) von präkollagenen Fäserchen umhüllt in kollagenem Bindegewebe. *M* glatte Muskelfasern; *P* präkollagene Fäserchen; *K* kollagene Fibrillen. Appendix, Mensch. Bindegewebemethode von STUDNIČKA. 1000mal vergrößert, auf $^4/_5$ verkleinert.

brücken" zwischen den Muskelfasern sind ebenso wie die „Verdichtungsknoten" als Schrumpfungsprodukte zu betrachten. Eine nur den Myofibrillen zukommende Kontraktionsfähigkeit läßt sich nicht beweisen; an der vom Nervensystem abhängigen contractilen Leistung muß die gesamte contractile Plasmamasse einschließlich ihrer Kerne beteiligt sein.

Die zarte fibrilläre Zwischensubstanz, welche die einzelnen glatten Muskelfasern innerhalb der Bündel oder festgefügten Häute mit zirkulären oder spiralig verlaufenden Fäserchen umhüllt (Abb. 115), reagiert zwar auf unsere für das Bindegewebe verwendeten Farbstoffe. Bei der außerordentlichen Feinheit der

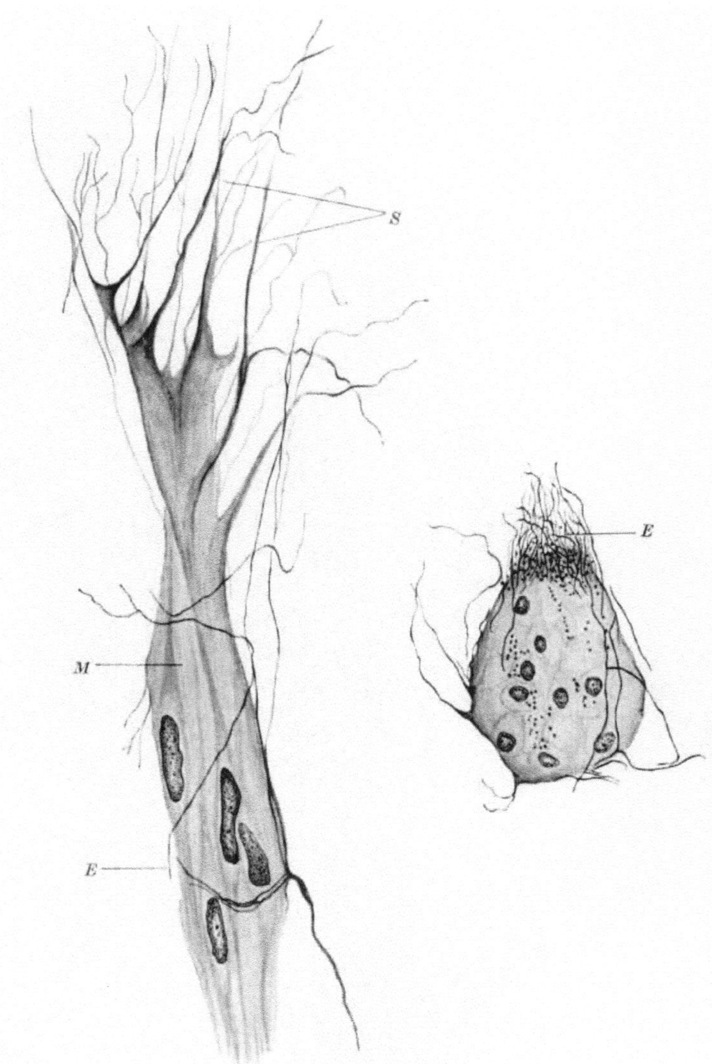

Abb. 116. Glattes Muskelgewebe im Zusammenhang mit elastischen Fasern. Links Längsschnitt, rechts Querschnitt. *M* glatte Muskelfasern; *E* elastische Fasern; *S* elastische Endsehnen. Mamilla, Mensch. Elasticafärbung. Paracarmin. 1100mal vergrößert, auf ²/₃ verkleinert.

fibrillären Elemente scheint jedoch, wie im vorhergehenden Kapitel über das Bindegewebe ausgeführt worden ist, eine exakte Bestimmung ihrer Zugehörigkeit zum elastischen, kollagenen, präkollagenen, argyrophilen Bindegewebe wenigstens mit histologischen Methoden nicht mehr möglich. Wahrscheinlich wird durch diese Zwischensubstanz eine gewisse Verschieblichkeit der glatten Muskelfasern gegeneinander gewährleistet. Da sich keine Bindegewebszellen zwischen den aneinandergefügten glatten Muskelfasern vorfinden, so könnte man das gesamte fibrilläre Zwischengewebe auch als besonders differenziertes „Randplasma" oder „Exoplasma" oder als randständiges Gitterfasersystem gleich einer Intercellularsubstanz in das glatte Muskelgewebe einbeziehen.

Damit das glatte Muskelgewebe Arbeit leisten kann, muß es mit kollagenen oder elastischen Fasern, welche die Funktion einer Sehne übernehmen, verbunden sein. So finden sich an den scheinbaren zugespitzten Enden glatter

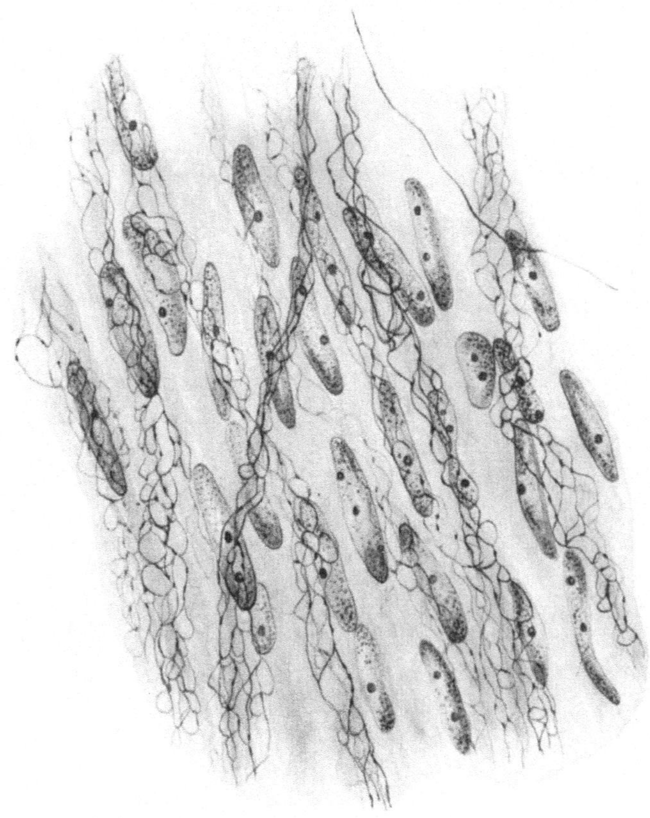

Abb. 117. Nervöses Terminalreticulum im glatten Muskelgewebe. Appendix, Mensch. BIELSCHOWSKY-Methode. 1800mal vergrößert, auf ⁶/₇ verkleinert.

Muskelfäserchen oft pinselförmige Ausstrahlungen des Sarkoplasmas in feinste kollagene Sehnenfibrillen (Abb. 112); ein gleiches morphologisches Verhalten läßt sich bei der Verknüpfung von Sarkoplasma mit elastischem Gewebe feststellen (Abb. 116). Feinste elastische Sehnen übertragen hier die Verkürzung des glatten Muskelgewebes auf ein elastisches Fasernetz, dessen Spannungszustand, wie etwa in der Lunge, durch die glatte Muskulatur eine dauernde Beeinflussung erfährt. Die elastischen Fibrillen schieben sich gewöhnlich in die oben erwähnte fibrilläre Zwischensubstanz des glatten Muskelgewebes hinein, umfassen einzelne Muskelfasern oder Bündel von solchen auch ringförmig oder in Spiraltouren. Hierdurch kommt es vielerorts, wie in der Gallenblase, Mamilla, Tunica dartos, in Lunge und Aorta, zu einer plasmatisch untrennbaren Verschmelzung zwischen glatter Muskulatur und elastischem Gewebe, zu einem einheitlichen muskulös-elastischen funktionellen System (BENNINGHOFF).

Im menschlichen Organismus bleibt zunächst die Tätigkeit des glatten
Muskelgewebes an die vom Nervensystem ausgehenden Erregungen gebunden.
Die nervösen Erregungen gelangen auf dem Wege über eine äußerst feine, teils
aus kernhaltigen Strängen, teils aus einem syncytialen Netzwerk bestehende
Bildung, das nervöse Terminalreticulum an das glatte Muskelgewebe heran.

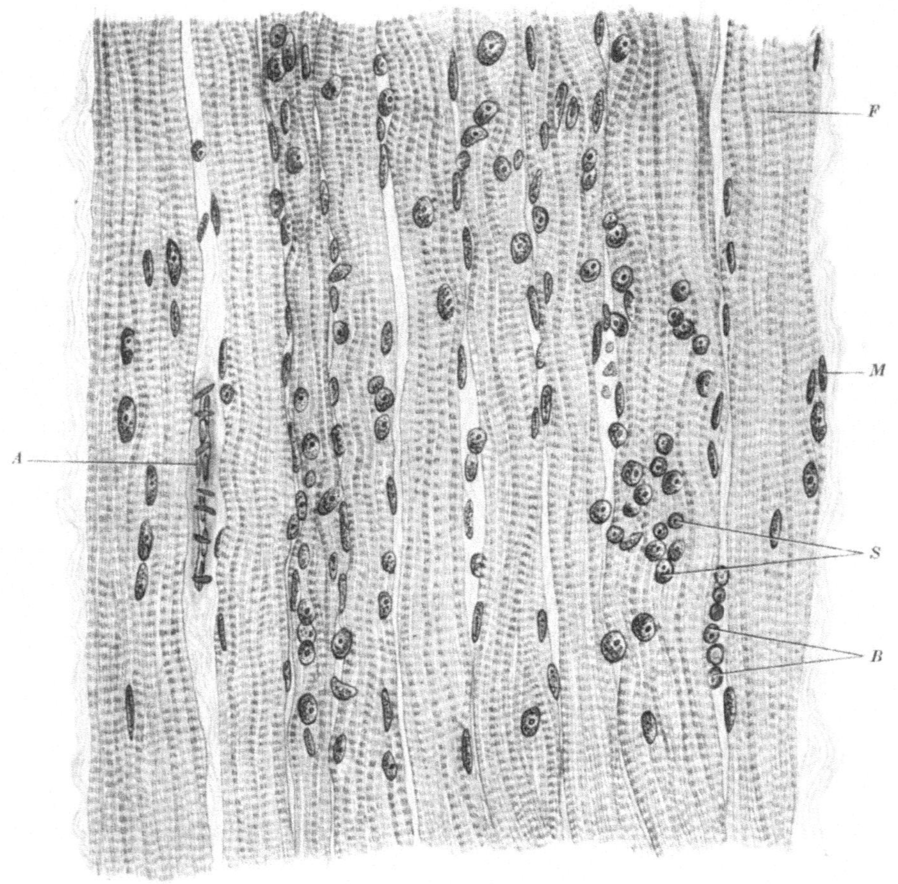

Abb. 118. Quergestreiftes Muskelgewebe aus der Zunge des Menschen. *M* Muskelkern; *B* Bindegewebskerne;
S Kerne einer Sohlenplatte; *F* Muskelfaser; *A* längsgeschnittene Arterie. MÜLLER-Formol. Hämatoxylin-
Eosin 400mal vergrößert, auf $^9/_{10}$ verkleinert.

Beide Gewebsarten befinden sich in direktem, plasmatischem Zusammenhang
und haben wegen ihrer morphologischen und funktionellen Verbindung auch als
„musculo-nervöses" System in der Literatur Erwähnung gefunden (Abb. 117).
Neben der nervösen Beeinflussung des glatten Muskelgewebes ist auch eine
solche über die Blutbahn auf chemischem Wege denkbar. Doch läßt sich die
Annahme, daß chemische Reize erst das nervöse Terminalreticulum und sekundär
das Muskelgewebe in Erregung versetzen, nicht von der Hand weisen.

Glattes Muskelgewebe findet sich im Magen-Darmkanal, in der Wand der Gallenblase,
im Endokard, in den Arterien und Venen, im männlichen und weiblichen Genitalapparat,
in den Luftwegen und in der Lunge, im Nierenbecken, Ureter, in der Harnblase und Harnröhre, in der Haut an Haarbälgen, Schweißdrüsen, am Warzenhof, in der Tunica dartos und
im Inneren des Auges. Die Tätigkeit der glatten Muskulatur mit ihren ziemlich langsamen
und träge verlaufenden Kontraktionen wird im normalen Ablauf unwillkürlich durch das

vegetative Nervensystem bestimmt und geregelt. Doch läßt sich gelegentlich ein Einfluß des Willens auf die Reaktionsweise des glatten Muskelgewebes nicht in Abrede stellen.

Einer gesteigerten Beanspruchung vermag sich glattes Muskelgewebe durch Vermehrung der gesamten Plasmamasse unter einer gleichzeitigen gewissen Zunahme der Kerngröße gut anzupassen. Eine derartige auf vermehrter Arbeit beruhende Hypertrophie tritt vor allem beim graviden Uterus in Erscheinung und spielt in der Pathologie am Magen-Darmkanal, an der Gallenblase, an der Harnblase und am Ureter bei den peripher von der hypertrophischen

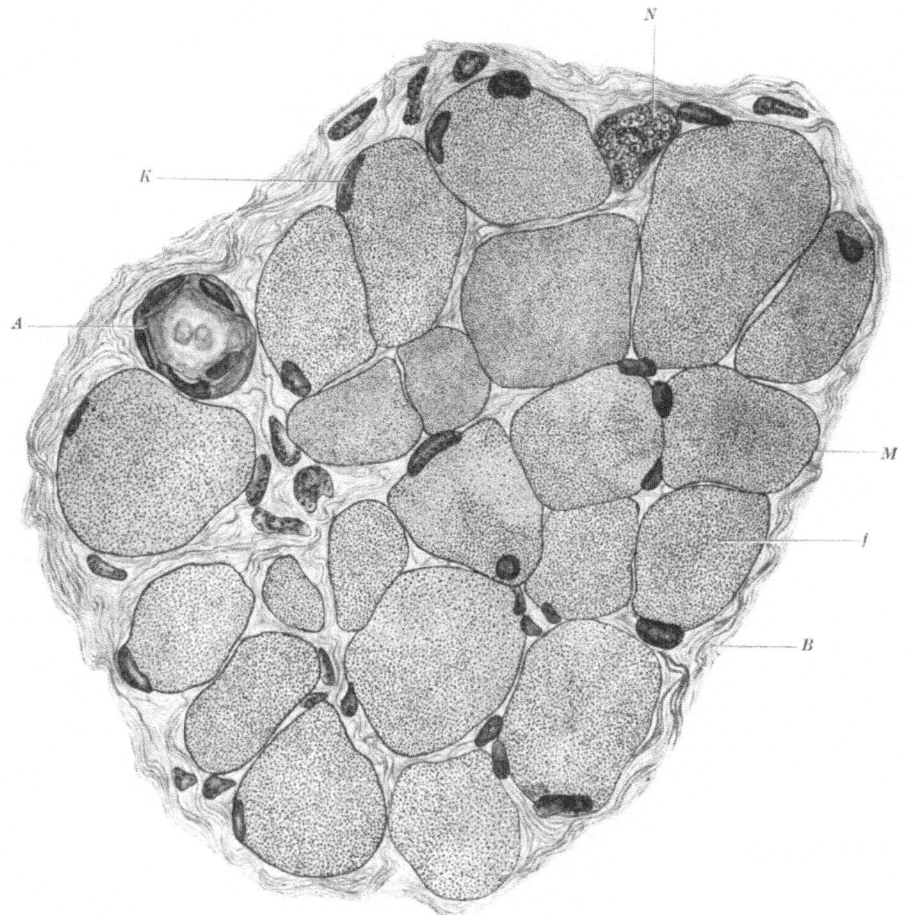

Abb. 119. Querschnitt durch quergestreifte Muskelfasern aus der Rippen-Muskulatur des Menschen. *M* Muskelfaser; *K* Muskelkern; *f* Myofibrillen; *B* Bindegewebe; *A* Arteriole; *N* Nerv. ZENKER. Hämatoxylin-Eosin. 900mal vergrößert, auf $^9/_{10}$ verkleinert.

Muskelmasse auftretenden Verengerungen (Stenosen) eine bedeutsame Rolle. Wenn auch Übergangsformen zwischen Fibrocyten und sternförmig-verzweigten glatten Muskelfasern festgestellt worden sind, so dürfte eine Neubildung glatten Muskelgewebes wohl nur auf Grund von Teilungsvorgängen bereits vorhandener Muskelelemente zustande kommen. Hierbei findet wahrscheinlich die Amitose eine stärkere Verwendung als die Mitose (Abb. 13). Die sog. „Reihenstellung" der Kerne im glatten Muskelgewebe erscheint bei den Mm. arrectores pilorum einstweilen unerklärlich, läßt aber, wenn sie mit pathologischen Erscheinungen im zugehörigen geweblichen Bezirk verbunden ist, an eine mindere Leistungsfähigkeit und eine verringerte Wertigkeit des glatten Muskelgewebes denken.

b) Quergestreiftes Muskelgewebe.

Für den Aufbau des quergestreiften Muskelgewebes gelangt die *Muskelfaser* als wichtigstes, histologisch gut faßbares Elementargebilde zur Verwendung.

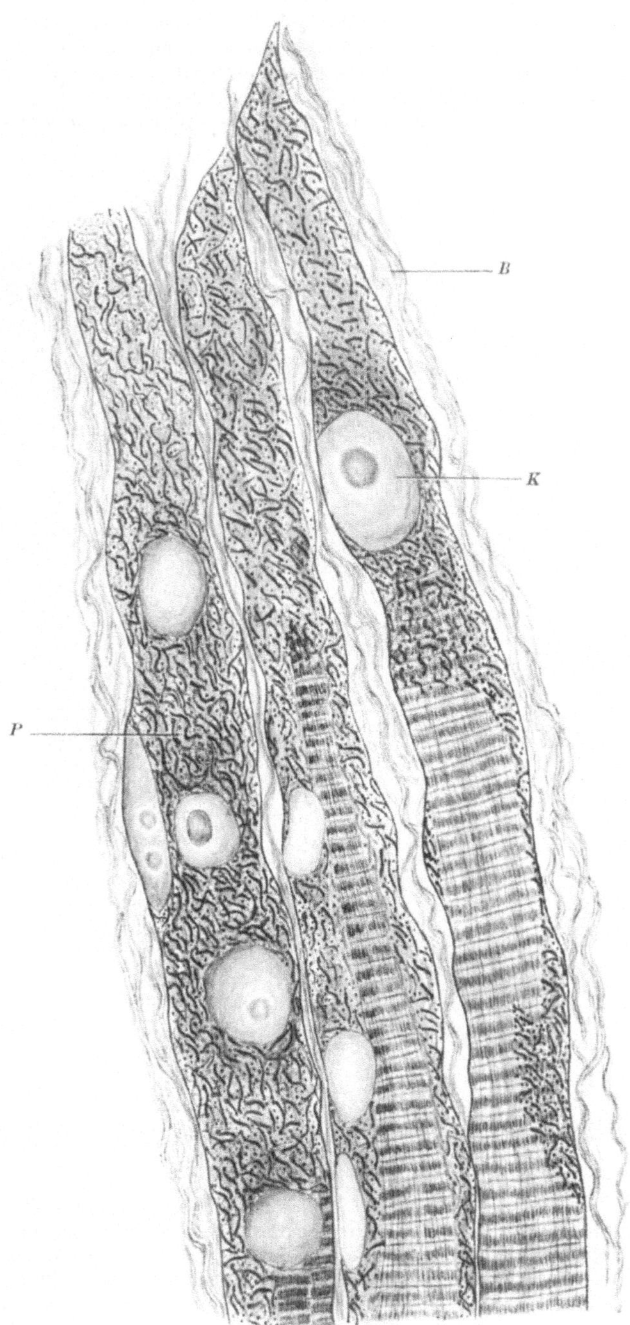

Abb. 120. Embryonale Skeletmuskelfasern beim ersten Auftreten der Querstreifung. Frosch. *K* Muskelkern;
P Plastokonten; *B* Bindegewebe. Kaliumbichromat-Osmiumsäure. Hämatëin. 1100mal vergrößert, auf $^9/_{10}$
verkleinert.

Unter einer Muskelfaser hat man einen in frischem Zustande gelblichgrün gefärbten, fadenförmig in die Länge gezogenen, plasmatischen Strang zu verstehen,
der sich von benachbarten, gleichartigen Bildungen infolge eines zwischen-

gelagerten zarten Bindegewebes leicht isolieren läßt. Die einzelne Muskelfaser kann eine Länge von 12 cm erreichen und besitzt in ihrem glatt konturierten Randbezirke eine Fülle von längsovalen, in ihrer Form je nach Funktion und Herkunft wechselnden Kernen. Da Zellgrenzen fehlen, so hat die Muskelfaser als ein langgestrecktes, an beiden Enden etwas abgestumpftes Syncytium zu gelten (Abb. 118). Eine regelmäßige, die ganze Muskelfaser in abwechselnd dunkle und helle Plasmaschichten segmental gliedernde Querstreifung ist für die Muskelfaser auffallend und hat dem ganzen Muskelgewebe seinen Namen gegeben. Quergestreiftes Muskelgewebe baut unsere gesamte Skeletmuskulatur auf und findet sich in der Zunge, im Larynx, Pharynx und im oberen Ösophagus, in der Dammregion und in den Muskeln des Gehörorgans.

Im Querschnitt erscheint die Form der einzelnen Muskelfasern infolge ihrer Weichheit wechselnd und vom Funktionszustand und vom jeweiligen Fixierungsmittel abhängig (Abbildung 119). Die randständige Lage der Muskelkerne wird hier deutlich; vereinzelt finden sich bei quergestreiften Muskelfasern die Kerne auch in der Tiefe des Sarkoplasmas, sogar an zentraler Stelle vor; letzteres Verhalten ist an den Enden der Muskelfasern gewöhnlich zu beobachten. Der Querschnitt einer Muskelfaser zeigt im fixierten Zustand manchmal ein homogenes, manchmal ein fein punktiertes Aussehen, das auf der Anwesenheit von feinsten Myofibrillen beruhen dürfte.

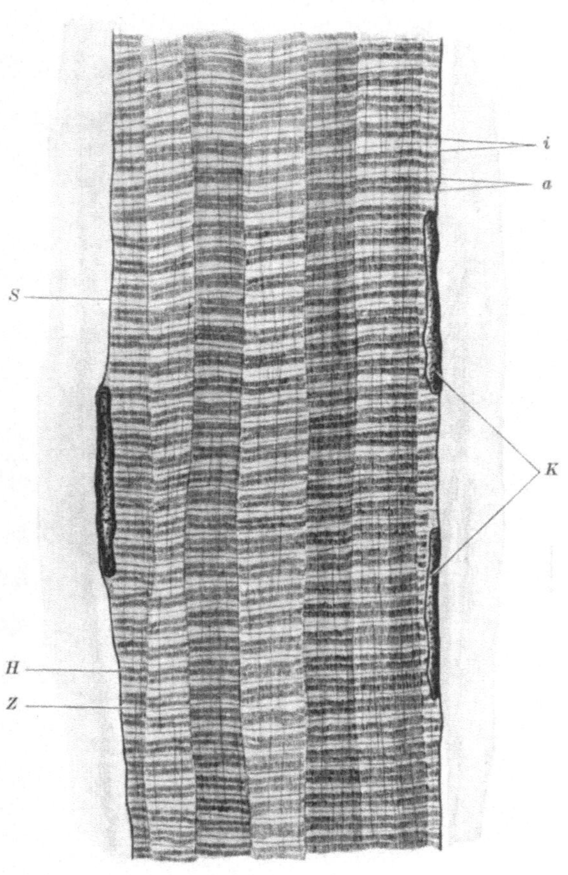

Abb. 121. Teilstück einer quergestreiften Muskelfaser. Längsschnitt. Kaninchen. *K* Muskelkerne; *S* Sarkolemm; *i* isotrope, *a* anisotrope Substanz; *Z* anisotrope Zwischenscheibe; *H* isotrope Mittelscheibe. ZENKER. Hämatoxylin-Eosin. 1100mal vergrößert, auf $^9/_{10}$ verkleinert.

Die Entwicklung der quergestreiften Muskelfaser stellt einen komplizierten, am fixierten Präparat schwer zu beurteilenden Vorgang dar. Sehr wahrscheinlich sind die in den Urwirbeln zuerst auftretenden primitiven Vorläufer der quergestreiften Muskelfasern, die Myoblasten, von vornherein als ein syncytialer Verband zu betrachten, der während des Wachstums durch eine gleichzeitige Umformung seiner Elemente zu langgestreckten Plasmasträngen die Muskelfasern aus sich hervorgehen läßt. Das Sarkoplasma dieser embryonalen, schlauchartigen Gebilde beherbergt eine große Menge von Plastokonten, die beim ersten Auftreten der quergestreiften Myofibrillen dem Auge entschwinden (Abb. 120). Möglicherweise werden aus den Plastokonten hervorgegangene Produkte zum Aufbau der Myofibrillen verwendet; letztere treten zuerst in den Randpartien der sarkoplasmareichen, embryonalen Muskelfasern hervor, während

die Kerne in der Fasermitte Platz finden. Erst später gelangen die Muskelkerne
an die Peripherie der Muskelfaser, die nunmehr in ihrer ganzen Dicke eine zarte
fibrilläre Längsstreifung zu besitzen scheint. Beim Längenwachstum der Muskelfasern dürfte die Kernvermehrung auf Mitose und Amitose beruhen.

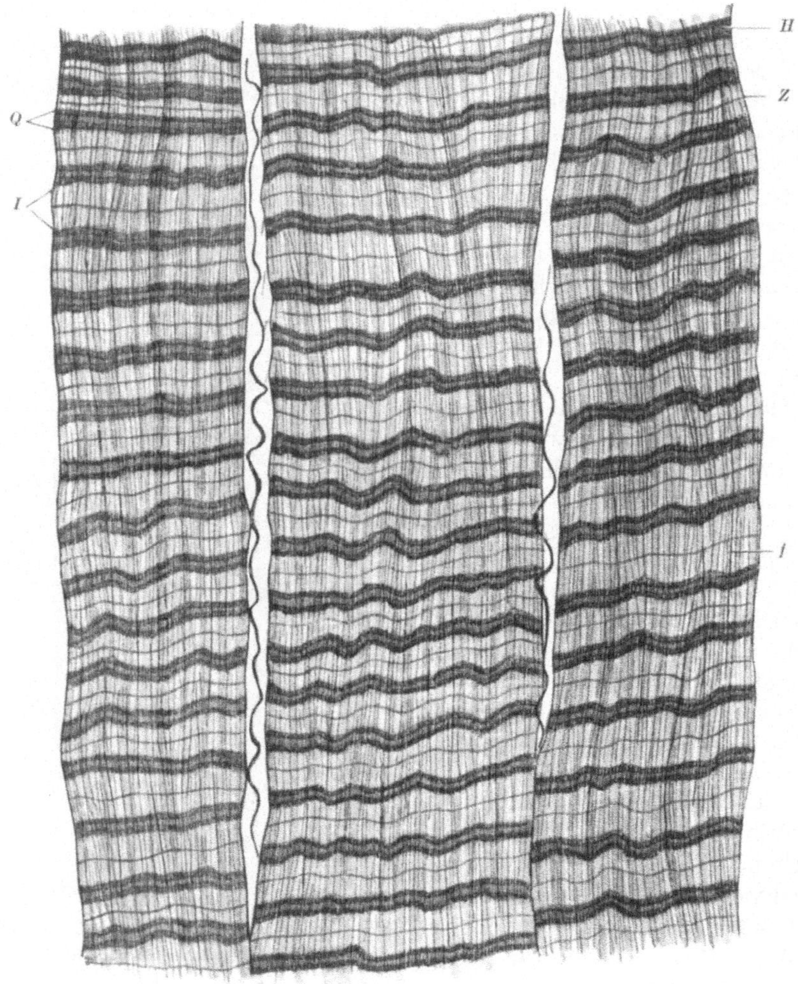

Abb .122. Drei quergestreifte Skeletmuskelfasern mit deutlich fibrillärer Längsstreifung. M. intercostalis, Mensch.
Q anisotrope Querscheibe; H HENSENs isotrope Mittelscheibe; I isotrope Querscheibe; Z anisotrope Zwischenscheibe (KRAUSE); f längsverlaufende Myofibrillen. Kaliumbichromat. Essigsäure-Hämatëin.
1000mal vergrößert, auf ⁹/₁₀ verkleinert.

An frischen, wie an fixierten Präparaten ist die Querstreifung gelegentlich
sehr undeutlich; immerhin gelingt es nicht allzuschwer, das gesamte Sarkoplasma
der quergestreiften Muskelfaser in einem Zustand zu beobachten, der dem in
Abb. 121 wiedergegebenen gleicht. Dunkle, plasmatische Querstreifen wechseln
mit hellen Querstreifen in regelmäßiger, segmentaler Anordnung ab, so daß
man an einen Aufbau der Muskelfaser aus wechselweise dunklen und hellen
Schichten denken könnte. Unter dem Polarisationsmikroskop erscheint die
dunkle Substanz stark positiv einachsig doppeltbrechend (anisotrop), die helle
isotrope Substanz zeigt sich zwar ebenfalls doppeltbrechend, doch in wesentlich

geringerem Grade. Bei Anwendung sehr starker Vergrößerungen wird innerhalb der dunklen Querscheibe Q noch ein helles, isotropes Querband, die Mittelscheibe H (HENSEN) sichtbar. In entsprechender Weise findet sich die helle, isotrope Schicht I durch einen dunklen anisotropen Querstreifen Z (KRAUSEs Grundmembran oder Zwischenscheibe) unterteilt (Abb. 122). Somit ergibt sich unter Beibehaltung einer einheitlichen Nomenklatur ein für die Wirbeltiere und den Menschen charakteristischer Querstreifungsbefund in der Reihenfolge $Z\,I\,Q$ (mit H) $I\,Z$.

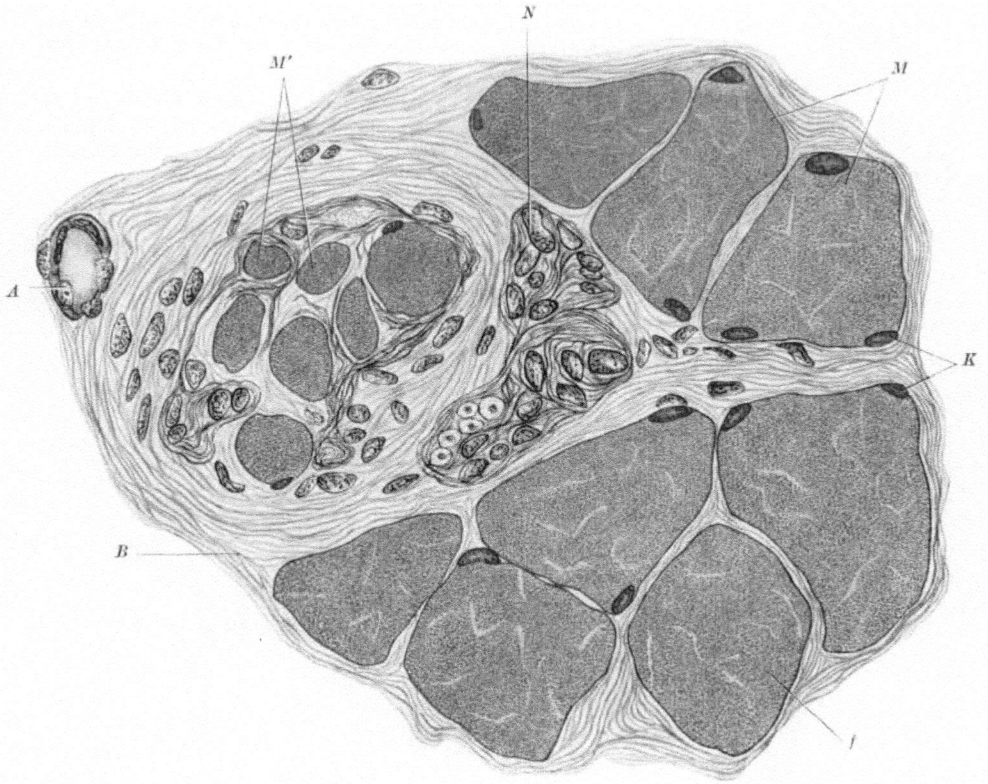

Abb. 123. Skeletmuskelfasern im Querschnitt. M. omohyoideus, Mensch. M Muskelfasern; K Muskelkerne; f Myofibrillen; M' Muskelfasern einer Muskelspindel; N Nervenfasern; A Arteriole; B Bindegewebe. ZENKER. Hämatoxylin-Eosin. 700mal vergrößert, auf ⁴/₅ verkleinert.

Neben der Querstreifung macht sich in der Skeletmuskelfaser gelegentlich eine zarte Längsstreifung bemerkbar; sie ist wahrscheinlich auf die Existenz parallel zur Längsachse der Faser gerichteter *Myofibrillen* oder ganzer Bündel feinster Myofibrillen zurückzuführen. Wie Querschnitte ergeben (Abb. 119 und 123), zeigen sich die Myofibrillen in Punktform gleichmäßig über die gesamte Schnittfläche des Sarkoplasmas verteilt, höchstens hier und dort durch geringe Anhäufungen undifferenzierten Sarkoplasmas etwas auseinander gedrängt. Feinste, lipoidhaltige Körnchen, die Sarkosomen, sind manchmal um den Kern gelagert, manchmal in bestimmten längs- oder quergestellten Reihen angeordnet; wahrscheinlich haben wir es hierbei mit Artefakten zu tun. Die gesamte, weiche Sarkoplasmamasse der Muskelfaser wird von einer schlauchartigen Hülle, dem *Sarkolemm*, eingefaßt; es darf teilweise als verdichtetes Exoplasma, als eine Art Grenzmembran Geltung beanspruchen und umschließt auch die Muskelkerne.

Zum anderen Teil, wahrscheinlich mehr in der Randzone des Sarkolemms, treten allerfeinste Gitterfaserstrukturen auf, welche mit der bindegewebigen Umgebung der Muskelfaser in Zusammenhang stehen.

Einzelne Myofibrillen, die man an Verzweigungsstellen oder bei pinselartigen Aufsplitterungen quergestreifter Muskelfasern beobachten kann, zeigen bereits die segmentale Gliederung in dunkle und helle Abschnitte. Daher ist möglicherweise die Querstreifung der Muskelfaser auf die parallele Lagerung der Fibrillen zurückzuführen, wobei sich die isotropen und anisotropen Segmente der Myofibrillen in gleicher Höhe befinden müssen. Geringfügige Strukturverschiebungen in der Querstreifung, seit HEIDENHEIN als Noniusperioden bezeichnet, dürfen wohl als das Resultat von Schrägschnitten oder als Artefakte angesehen werden.

In manchen Organen (Herz, Ösophagus, äußere Augenmuskeln, Larynx) durchziehen Bündel von Myofibrillen das verhältnismäßig stark entwickelte Sarkoplasma

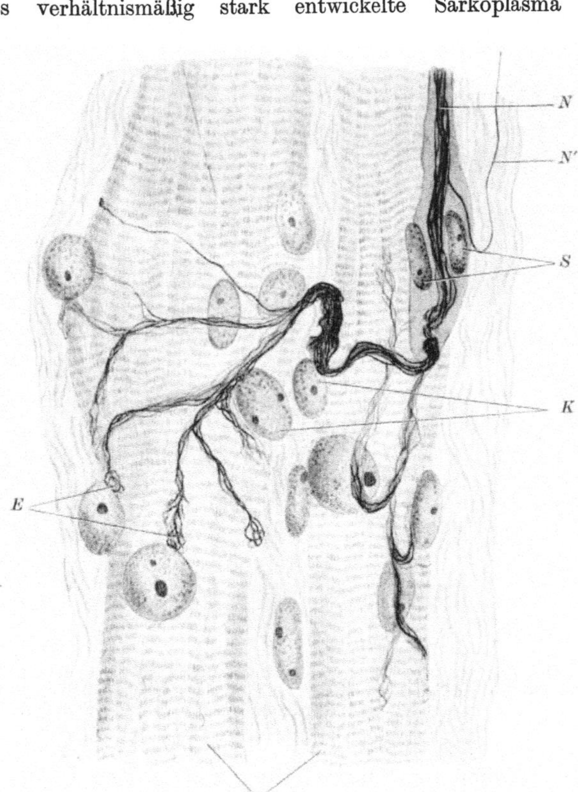

Abb. 124. Verästelte quergestreifte Muskelfaser aus der inneren Muskelschicht des Ösophagus. Mensch. Kerne von Bindegewebszellen. BIELSCHOWSKY-Methode. 1800mal vergrößert, auf ⁴/₅ verkleinert.

Abb. 125. Motorische Endplatten auf quergestreiften Skeletmuskelfasern. Mensch. M Muskelfasern; N markhaltige, N' marklose Nervenfaser; S SCHWANNsche Kerne; E neurofibrilläre Endnetze; K Kerne der Sohlenplatte. BIELSCHOWSKY-Methode. 1800mal vergrößert, auf ⁴/₅ verkleinert.

quergestreifter Muskelfasern in schraubenartigen Windungen. Derartige „Spiralmuskelfasern" sind häufig durch quer- oder schräggestellte Muskelfaserbrücken geflechtartig miteinander verbunden, haben ihre Kerne vielfach nicht randständig, sondern innerhalb des Sarkoplasmas nach der Mitte hin verlagert und gewinnen hierdurch eine beträchtliche Ähnlichkeit mit dem Herzmuskelgewebe (Abb. 339). Die vielgenannten „COHNHEIMschen Felder" auf dem Querschnitt von Skeletmuskelfasern — in Abb. 123 sind sie andeutungsweise zu sehen — kommen weniger durch eine bündelartige Gruppierung der Myofibrillen in einem undifferenzierten Sarkoplasma als durch einen Schrumpfungsvorgang bei der Fixierung zustande.

Es lassen sich trübe, sarkoplasmareiche, viele Sarkosomen enthaltende Fasern von hellen, sarkoplasmaarmen, fibrillenreichen Muskelfasern unterscheiden. Beide Faserarten kommen in den menschlichen Muskeln gemischt vor. Bei Kaninchen und bei Vögeln setzen sich die rot aussehenden Muskeln aus trüben, die weißen aus hellen Fasern zusammen. Bei der Farbe eines Muskels dürfte freilich nicht nur der jeweiligen Menge der Sarkosomen und Fibrillen, sondern auch dem Myohämatingehalt, der Kernzahl, der Art und Menge des Bindegewebes und dem Capillarsystem eine gewisse Bedeutung zukommen. Der Bestand der einzelnen Muskeln des menschlichen Organismus an trüben und hellen Fasern scheint zu variieren. Im übrigen zeigen die Muskelfasern gleicher Muskeln bei verschiedenen Menschen je nach Alter, Tätigkeit, vielleicht auch Rasse, mancherlei strukturelle Verschiedenheiten, besitzen also wahrscheinlich ein individual-anatomisches Gepräge.

Quergestreifte Muskelfasern können (Zunge, Ösophagus und Larynx) sich gelegentlich verästeln (Abb. 124) und unter Umständen Anlaß zu geflechtartigen Bildungen geben; so hat im Herzmuskelgewebe die einzelne Muskelfaser ihre Individualität fast völlig verloren und ist nur als Teilstück aus einem riesigen, syncytialen Faserflechtwerk zu bewerten. Die Funktion jeder quergestreiften Muskelfaser geschieht in Abhängigkeit vom Nervengewebe. Jede einzelne Muskelfaser hängt mit dem cerebrospinalen Nervengewebe an der Stelle der motorischen Endplatte plasmatisch zusammen (Abb. 125). In die Verbindungszone zwischen Sarkoplasma und Nervengewebe findet sich noch eine zarte, schwer abgrenzbare Plasmaschicht, die Sohlenplatte, eingeschaltet, deren ziemlich große, meist rundliche, mit großen Nucleolen ausgestattete Kerne bereits in Abb. 118 hervortreten (s. auch Abschnitt Nervenendorgane).

Die Aktion des quergestreiften Muskelgewebes zeigt sich innerhalb gewisser, hier nicht weiter zu erörternder Grenzen willkürlich beeinflußbar. Der außerordentlich verwickelte Vorgang der Kontraktion muß sich innerhalb der Muskelfaser abspielen, die hierbei eine plötzliche, in Wellenform ablaufende Änderung ihrer Struktur erleidet. Die quergestreifte Muskelfaser besitzt, abgesehen von der motorischen Endplatte, noch eine zweite, histologisch nachweisbare sympathische Nervenversorgung.

Das Studium der Strukturteile, welche für die Übertragung der Zugkraft von der Muskelfaser auf die Sehne zur Verfügung

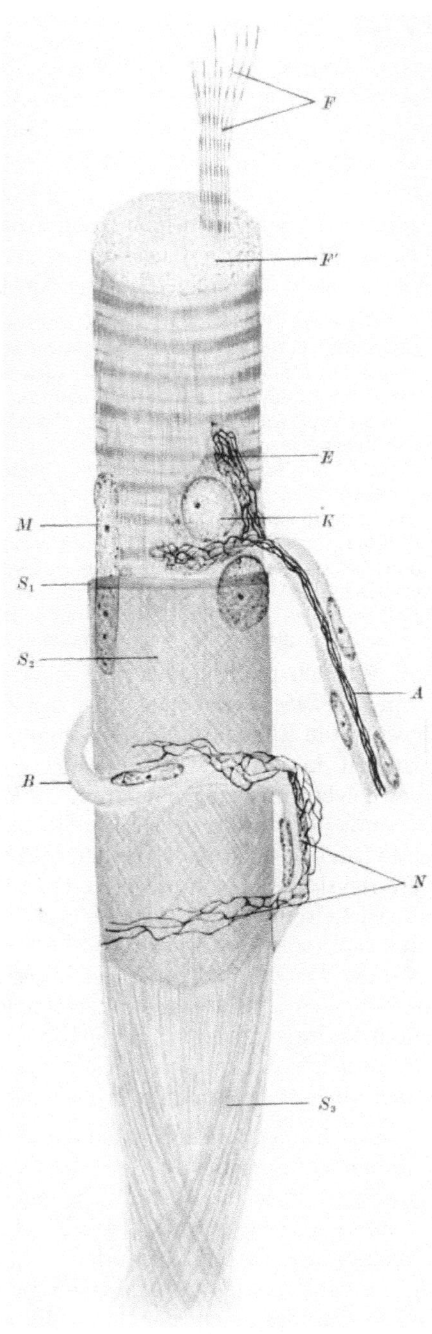

Abb. 126. Schema einer Skeletmuskelfaser. Rot Muskelfaser; grün Sarkolemm und Sehnenfibrillen. *F* Myofibrillen im Längsschnitt; *F'* Myofibrillen im Querschnitt; *M* Kern der Muskelfaser; S_1 inneres, S_2 äußeres Sarkolemm; *E* Endigung der motorischen Nervenfaser; *K* Sohlenkern; *B* Blutcapillare; *N* sympathische Nerven; S_3 Sehnenfibrillen; *A* Achsencylinder der mit SCHWANNschen Kernen ausgestatteten Nervenfaser.

stehen, gestaltet sich wegen ihrer außerordentlichen Feinheit sehr schwierig. Daß am Ende der Muskelfaser sich die Myofibrillen unter Durchbohrung des Sarkolemms in Sehnenfibrillen fortsetzen können, scheint außer Zweifel zu stehen. Nach der polarisationsoptischen Untersuchung gibt es keinen allmählichen Übergang von Myofibrillen in kollagene Fibrillen. Vielmehr besteht zwischen beiden Elementen eine scharfe Grenze. Andererseits darf in dem, in der äußeren Sarkolemmschicht ausgebreiteten Gitterfasersystem, aus dem zahlreiche Sehnenfibrillen ihren Ursprung nehmen, eine bedeutsame funktionelle Einrichtung für die Übertragung der Muskelkraft zu erblicken sein. Die schematische Abb. 126 mag die geschilderten Verhältnisse erläutern.

Degenerative Erscheinungen am quergestreiften Muskelgewebe äußern sich in Verringerung der contractilen Substanz (Atrophie), in gleichzeitiger Einlagerung von Pigment und Fettkörnchen, im Verlust der Querstreifung bei gleichzeitiger Degeneration der motorischen Endplatten. Schließlich kommt es unter granulärem Zerfall zum völligen Schwund des Sarkoplasmas und zu dessen Ersatz durch ein fibröses, kernhaltiges Gewebe. Merkwürdigerweise wird der Zerfallsprozeß von einer gelegentlich starken Vermehrung der Muskel- und Sohlenkerne begleitet. Beide Kernarten lassen sich am Ende weder voneinander noch von den umgebenden Bindegewebskernen unterscheiden. Ersatz oder Regeneration zugrunde gegangenen Muskelgewebes ist nur auf Grund übrig gebliebenen, kernhaltigen Sarkoplasmas bei amitotischer Kernvermehrung unter Mitwirkung des zugehörigen Nerven- und Bindegewebes möglich. Übermäßiges Wachstum des Muskelgewebes (Hypertrophie) besitzt in der Vermehrung und Dickenzunahme der Muskelfasern sein augenfälligstes Merkmal. Daß sich das benötigte Nerven- und Bindegewebe und das Capillarsystem einer solchen Massenvergrößerung angleichen müssen, ist selbstverständlich.

Muskeln und Sehnen. Die quergestreiften Muskelfasern werden zum Aufbau von *Muskeln* verwendet. Bei der Zusammenfassung unserer contractilen, *quer*gestreiften Elementargebilde zu einer höheren morphologischen und funktionellen Einheit kommt dem Bindegewebe entscheidende Bedeutung zu. Das Bindegewebe bewirkt für jeden einzelnen Muskel eine bestimmte, spezifische Gliederung, die mit der Funktion des jeweiligen Muskels untrennbar zusammenhängen muß. Das Bindegewebe eines Muskels läßt sich als ein einheitliches, zusammenhängendes Fasersystem betrachten (Abb. 127). Die äußerste, stärkste unter der Muskelfascie entwickelte bindegewebige Schicht bezeichnet man mit *Perimysium externum*; die in das Innere des Muskels eindringenden Scheidewände oder Septen führen den Namen *Perimysium internum*. Dieses vermag die Muskelfasern zu höheren Einheiten, den *Muskelbündeln* verschiedener Ordnung und Größe zusammenzufassen. Vom Perimysium internum spalten sich feinste bindegewebige Scheidewände als *Perimysium* der *einzelnen Muskelfaser* oder *Endomysium* um die einzelne Muskelfaser ab, mit deren äußerer Sarkolemmlage sie kontinuierlich zusammenhängen.

Das Bindegewebe hält zunächst die Masse der Muskelfasern rein mechanisch zu einem unterschiedlich großen Organ, dem Muskel, zusammen. Starke bindegewebige Fascien oder Muskellogen, an welchen das Perimysium externum gleitend vorbeigeschoben werden kann, verhüten ein Auseinanderquellen der Muskeln bei übermäßig starken Kontraktionen. Abgesehen von diesen Fascienlogen wird das gesamte Muskelbindegewebe genötigt, bei der Kontraktion den Formveränderungen der Muskelfasern in entsprechender Weise nachzugeben. Demgemäß muß das Muskelbindegewebe durch eine bestimmte Anordnung seiner kollagenen Fibrillenbündel und durch Einlagerung elastischer Fasernetze die Fähigkeit besitzen, seine Gesamtform je nach dem Funktions- und Ernährungsstand des Muskelgewebes zu ändern. Ferner ermöglicht das Muskelbindegewebe bei gleichzeitiger, aber unterschiedlich starker Beanspruchung einzelner Abschnitte eine gewisse Verschiebung der Muskelbündel des gleichen Muskels gegeneinander. Schließlich bildet das Muskelbindegewebe für die Nerven und Blutgefäße den Weg zur Muskelfaser, um diese in Abhängigkeit vom Organismus zu bringen.

Bei der Verschiebung der Muskelbündel gegeneinander dürfte dem Perimysium internum die Hauptrolle zukommen; wahrscheinlich stellen die Muskelbündel funktionelle Einheiten einer bestimmten Größenordnung dar. Da die Muskelbündel bei verschiedenen Muskeln eine unterschiedliche Größe und weitere Teilbarkeit in immer kleinere Bündel aufweisen, so hat man die kleinste Gruppe parallel gerichteter Muskelfasern mit dem Namen „Primärbündel" bezeichnet; größere Bündelgruppen würden dann den Namen „Sekundär-" und „Tertiär-bündel" zu tragen haben. Viele Muskeln lassen die Anordnung in Bündel verschiedener Größe vermissen. Bei quergestreiftem Muskelgewebe, das zur Geflechtbildung neigt (Zunge, Pharynx, oberer Ösophagus, Herz), ist eine bündelweise Gruppierung der Muskelfasern überhaupt nicht vorhanden.

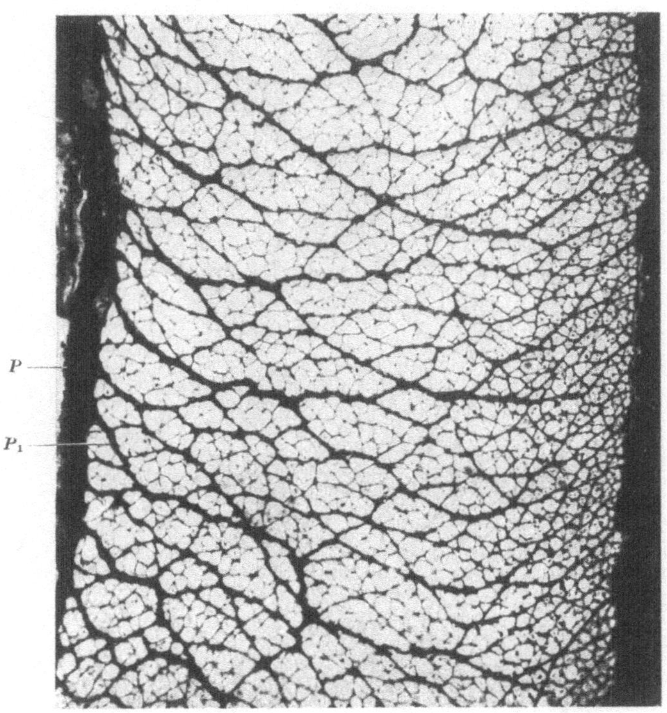

Abb. 127. Bindegewebsgerüst eines quergestreiften Skeletmuskels. Mensch. *P* Perimysium ext.; *P₁* Perimysium int. Die kleinsten Felder werden von den Muskelfasern ausgefüllt und von dem hier eben sichtbaren Endomysium umgrenzt. Formol. VAN GIESON. 55mal vergrößert.

Die *Sehne,* deren Dickendurchmesser an Größe hinter demjenigen des zugehörigen Muskels erheblich zurücksteht, überträgt die Zugkraft des Muskels über das Periost auf den Knochen; an der Haftstelle finden sich die SHARPEYschen Fasern der Zugrichtung entsprechend besonders stark entwickelt. Auf dem Querschnitt zeigt die Sehne eine ähnliche Aufteilung ihrer kollagenen Fasermassen in Bündel verschiedener Größe, wie es beim Skeletmuskel der Fall ist (Abb. 128). Demnach sendet ein an der Peripherie der Sehne vorhandenes Bindegewebe, das *Peritenonium externum,* in das Innere feine Bindegewebszüge hinein, die als *Peritenonium internum* die Sehnenfasern zu Sehnenbündeln formieren. Das gesamte Peritenonium zeigt seine lockeren, mit elastischen Netzen durchsetzten Faserbündel gewöhnlich quer oder schräg zur Richtung der Sehnenfasern orientiert, enthält spärliche, ziemlich feine Blutgefäße, jedoch eine reichliche nervöse Versorgung. (Über Muskel- und Sehnenspindeln s. nervöse Endorgane.) Die breiten Sehnen oder Aponeurosen sind aus den gleichen Elementen wie die langen Sehnen aufgebaut, lassen jedoch, z. B. an der vorderen Bauchwand, eine

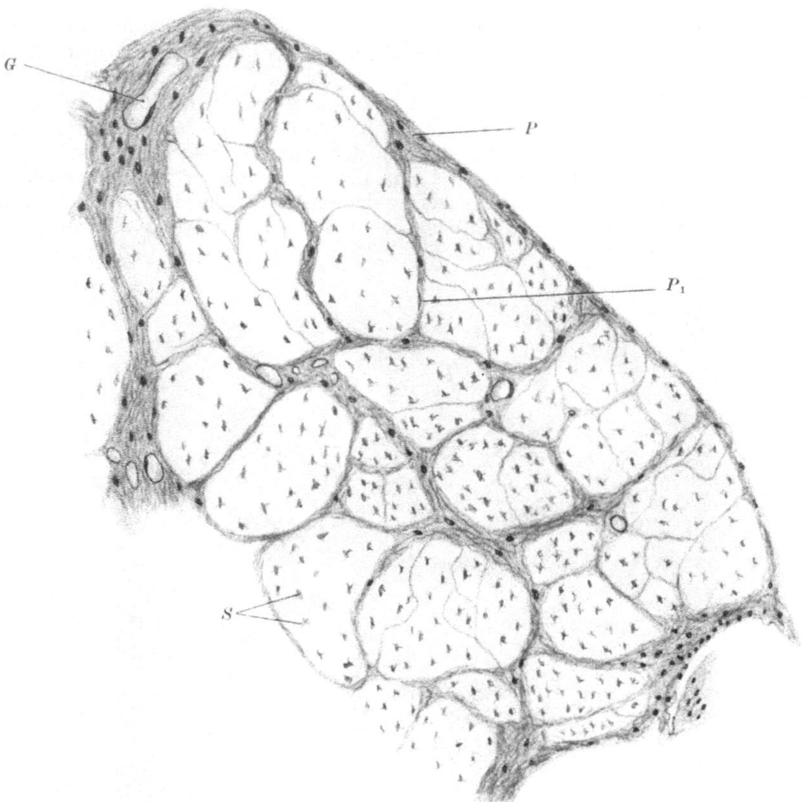

Abb. 128. Querschnitt durch ein Stück einer Sehne. Mensch. *P* Peritenonium ext.; *P*₁ Peritenonium int., welches die einzelnen Sehnenbündel umfaßt; *S* Sehnenzellen; *G* Blutgefäß. Formol-Pikrinsäure. Hämatoxylin. 60mal vergrößert, auf ⁴/₅ verkleinert.

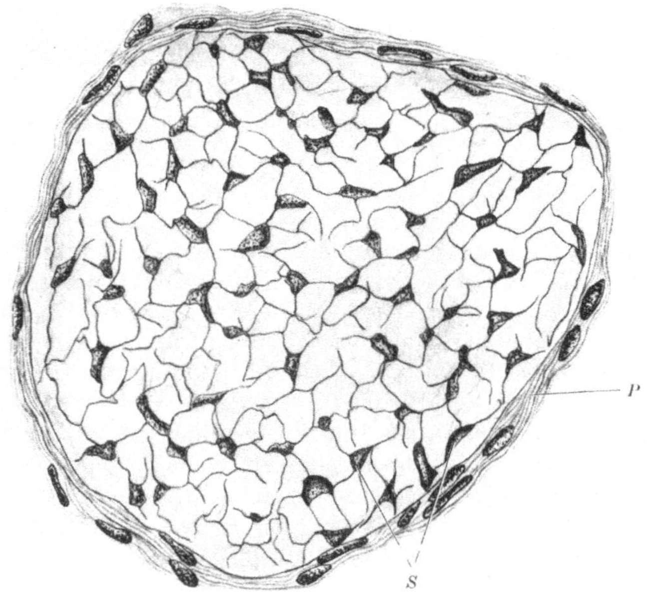

Abb. 129. Querschnitt durch eine Schwanzsehne der Katze. *P* Peritenonium ext.; *S* Sehnenzellen (Syncytium). ZENKER. Hämatoxylin-Erythrosin. 900mal vergrößert, auf ⁴/₅ verkleinert.

von der verschiedenen Zugrichtung verschiedener Muskeln beeinflußte, oft recht verwickelte Anordnung ihrer Faserzüge beobachten.

An den Schwanzsehnen bei der Katze oder Maus ist der Aufbau einer Sehne gut zu erkennen (Abb. 129). Während des embryonalen Wachstums treten die cellulären Elemente mit ihren flügelförmigen Fortsätzen stark in den Vordergrund. Der von den Zellen eingefaßte, in der Abb. 129 homogen gezeichnete Raum ist

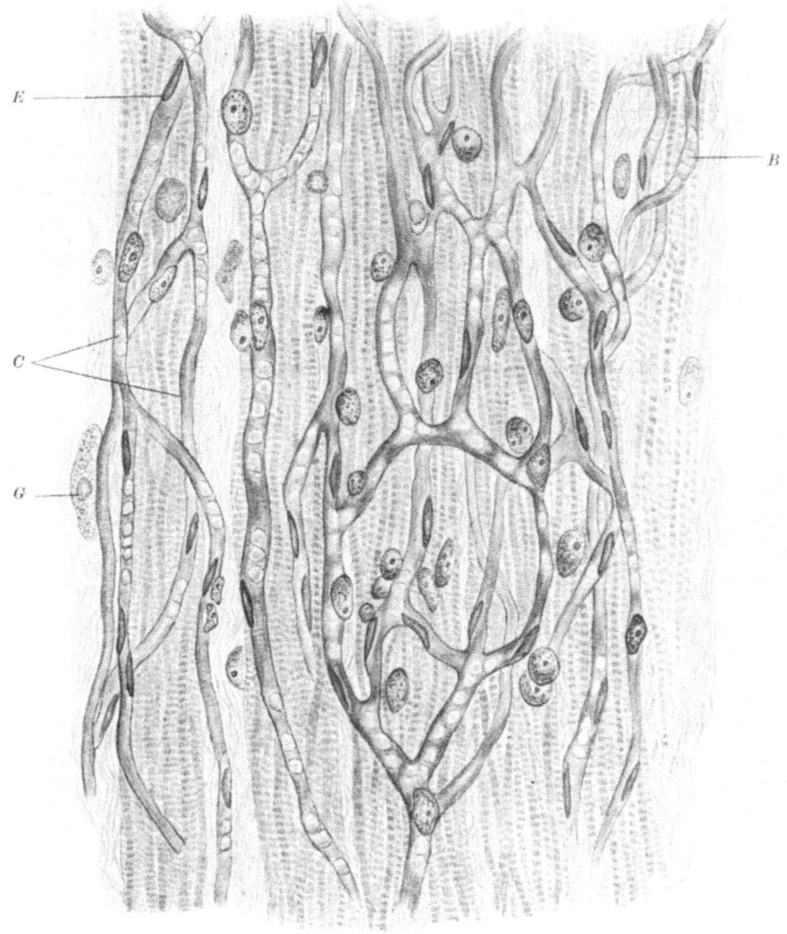

Abb. 130. Quergestreiftes Skeletmuskelgewebe mit Capillarnetz. Mensch. *C* Blutcapillaren; *E* Endothelkern; *B* Blutkörperchen; *G* granulierte Bindegewebszelle. BIELSCHOWSKY-Methode. 600mal vergrößert, auf $^9/_{10}$ verkleinert.

von einer enormen Masse quergetroffener Sehnenfibrillen ausgefüllt zu denken. Die weitverbreitete Behauptung von einem der Zugrichtung parallel geordneten Verlauf der Sehnenfibrillen kann im übrigen höchstens für das Mittelstück einer langen Sehne, nicht aber für ihre Muskel- oder periostnahen Strecken Geltung beanspruchen.

Aus den Zugsehnen darf man vielleicht besondere „Gleitsehnen" absondern, die wie ein Transmissionsriemen um einen Drehpunkt (Hypomochlion) herumgeführt sind; sie erfahren von jener Stelle, wo die Zugrichtung verändert wird, gleichzeitig die Einwirkung des Druckes und reagieren hierauf mit der Bildung rundlicher Zellen und mit der Entwicklung eines Fasergeflechtes an Stelle paralleler Faserzüge.

Die Wand der *Schleimbeutel* besteht wie diejenige der Sehnen aus kollagenem Bindegewebe mit elastischen Netzen in unterschiedlicher Anordnung. Die innerste Lage der Schleimbeutel wird von einem einfachen Endothel überzogen, das sich auch bei Sehnen an ihrer Gleitlläche mit den Sehnenscheiden vorfindet. Sehnenscheiden und Schleimbeutel

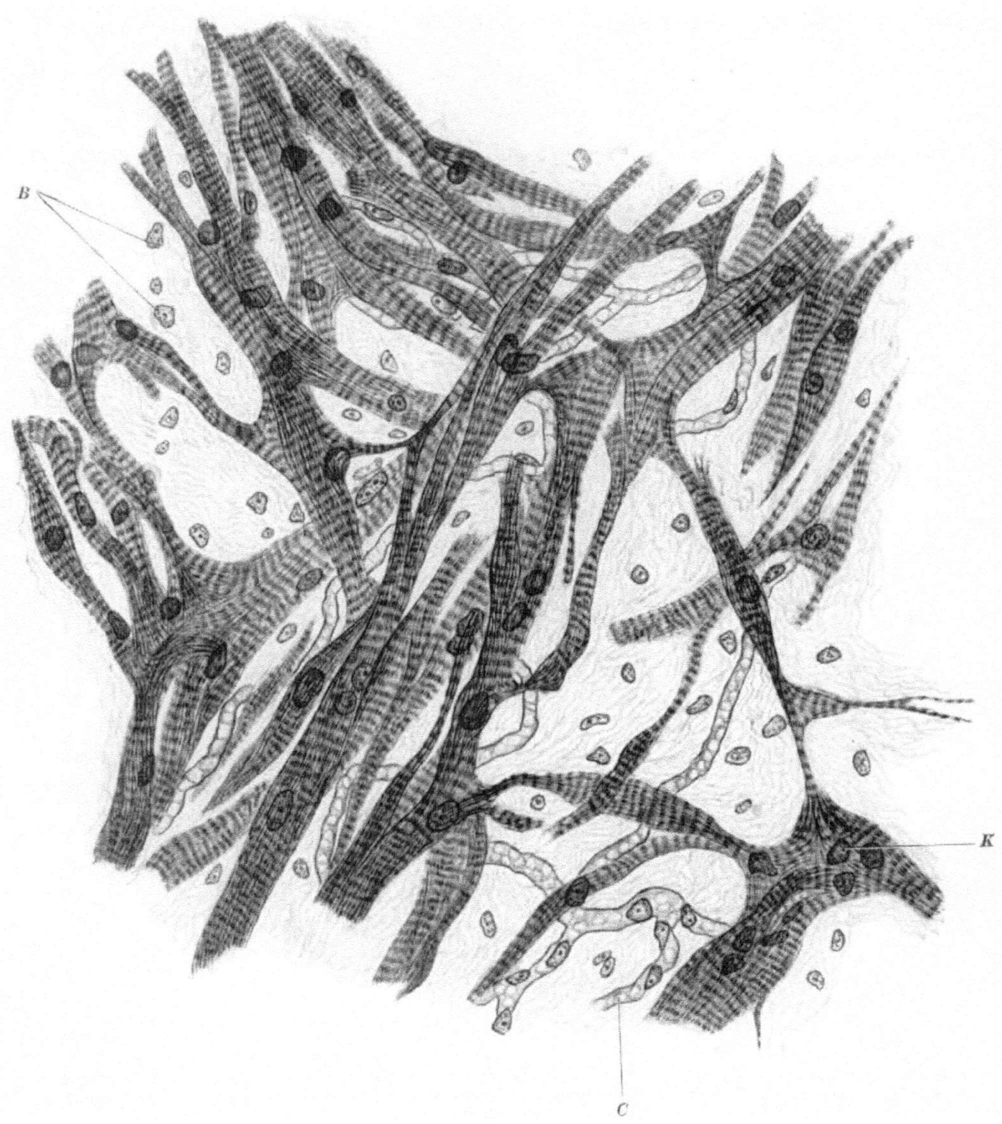

Abb. 131. Syncytial gebautes Muskelfasernetz (rot) aus dem Atrium dextrum des Herzens. Mensch. *K* Muskelkern; *B* Bindegewebskerne; *C* Blutcapillare. Bielschowsky-Methode. 250mal vergrößert, auf ⁴/₅ verkleinert. (Präp. Dr. Hermann.)

sind gegenüber der verhältnismäßig geringen Blutversorgung der Sehne reich an Gefäßen und sympathischen Nerven. Die Gelenk*kapseln* besitzen eine innere gefäß- und nervenreiche, von einem Endothel überzogene Lage, das *Stratum synoviale*, dem die Absonderung der spärlichen Gelenkflüssigkeit, der Synovia, zukommt. Auch zottenartige Erhebungen (Gelenk- oder Synovialzotten) können sich in dieser Gelenkinnenhaut entwickeln. Das oft nur wenig elastische Außenblatt der Kapsel, das *Stratum fibrosum*, dürfte wohl für jedes Gelenk im Organismus eine spezifische Anordnung seiner straffen, kollagenen Faserzüge aufweisen. Blut- und Lymphgefäße, sympathische und sensible Nervenfasern, letztere in kleinen Endorganen auslaufend, vervollständigen den Aufbau der Gelenkkapseln.

Der **Verlauf der Blutgefäße** in den Skeletmuskeln ist an die Konstruktion des Muskelbindegewebes gebunden. Demnach finden sich die größeren Blut-

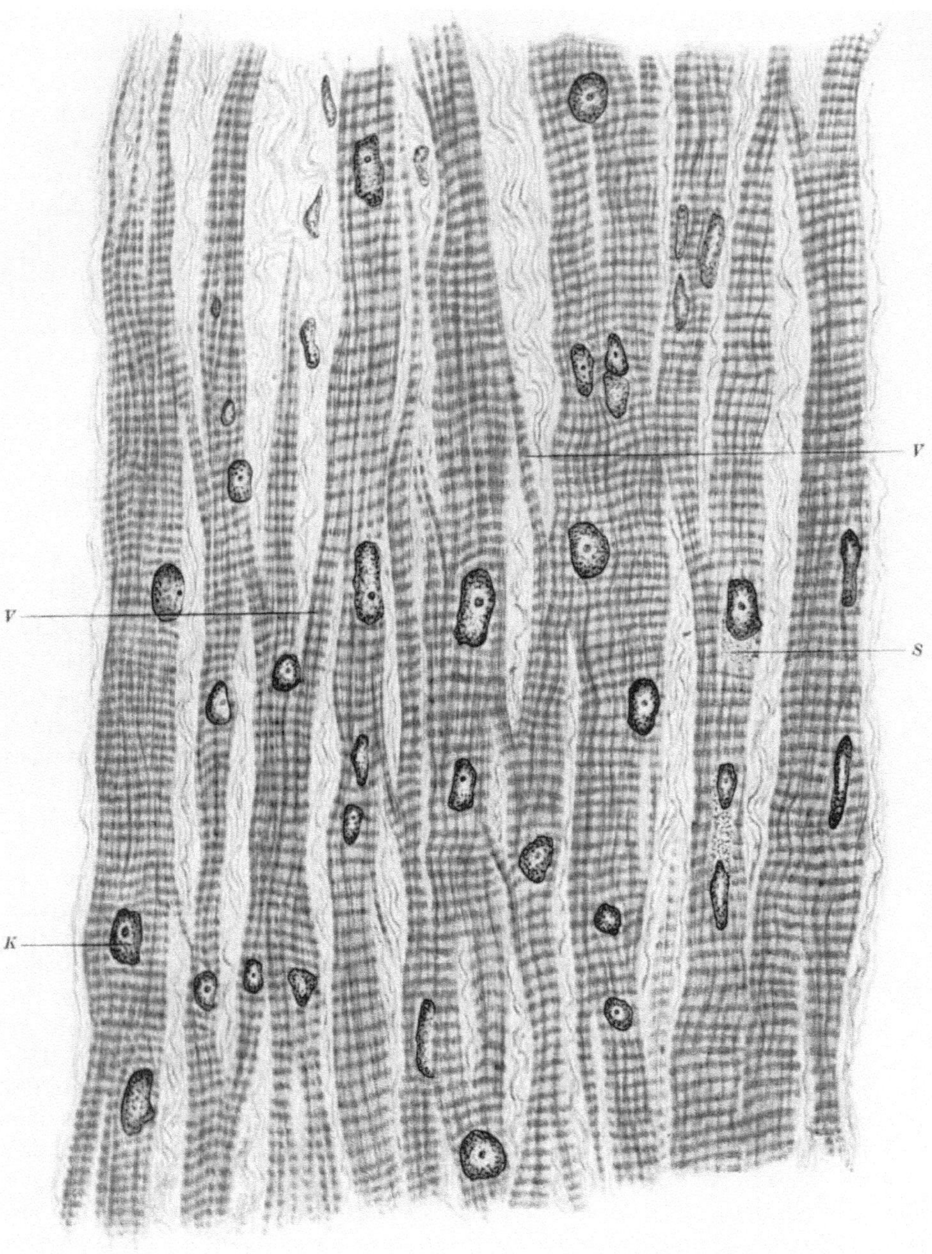

Abb. 132. Muskelfasern aus einem Papillarmuskel. Herz, Mensch. *K* Muskelkern; *S* körniges Sarkoplasma; *V* plasmatische Verbindungsbrücke zwischen den Muskelfasern. ZENKER. Hämatoxylin-Eosin. 430mal vergrößert, auf $^9/_{10}$ verkleinert.

gefäße im Perimysium externum, um innerhalb der Septen und Knotenpunkte des Perimysium internum an Kaliber allmählich abzunehmen. Im Inneren der kleinsten Muskelbündel sind nur sehr kleine Arterien, Venen und das gesamte

Capillarsystem zu beobachten. Sämtliche Gefäße zeigen sich durch Anastomosen miteinander verbunden; die Venen besitzen Klappen. Die Blutcapillaren (Abb. 130) verlaufen in dem allerfeinsten, zwischen den einzelnen Muskelfasern ausgebreiteten Bindegewebe; ihre Anordnung wird durch die Verlaufsrichtung der Muskelfasern derart beeinflußt, daß die Capillaren in der Hauptsache eine zur Längsachse der Muskelfasern parallele Richtung einschlagen. Man kann daher an einem ungefärbten Injektionspräparat allein aus dem Bilde des Capillarsystems auf den Verlauf der Muskelfasern schließen (Abb. 307). Selbstverständlich sind die längsgerichteten Capillaren durch zahlreiche quer und schräg einherziehende Anastomosen zu einem geschlossenen Netz miteinander verknüpft.

Die Lymphgefäße sollen ähnlich den Blutgefäßen angeordnet sein.

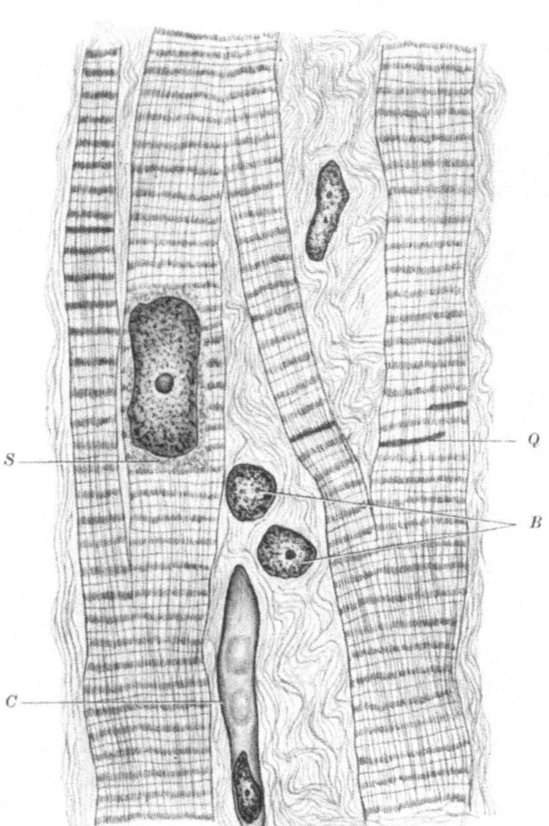

Abb. 133. Plasmatische Verbindung zwischen Muskelfasern. Herz, Mensch. *S* körniges Sarkoplasma; *C* Blutcapillare; *Q* Querlinie; *B* Bindegewebskerne. Sublimat-Pikrinsäure. Hämatoxylin-Erythrosin. 1800mal vergrößert, auf ⁴/₅ verkleinert.

c) Herzmuskelgewebe.

Das gesamte Herzmuskelgewebe oder Myokard ist als ein riesiges, aus quergestreiften, faserigen Muskelelementen zusammengesetztes, netzartiges Syncytium zu betrachten. Der netzartige Charakter der Herzmuskulatur tritt bereits in den ersten Anfängen ihrer Entwicklung zutage. Die Konstruktion des Muskelnetzes zeigt in den einzelnen Herzabschnitten eine unterschiedliche Gestaltung. So erscheint das Muskelgewebe in der Wand der Vorhöfe (Abb. 131) stärker aufgelockert als im Papillarmuskel (Abb. 132). Die plasmatischen Verbindungsbrücken zwischen den einzelnen Muskelfasern zweigen sich in allen erdenklichen Winkeln von den gröberen Fasern ab, während im Papillarmuskel der Zusammenhang zwischen den Muskelfasern stets durch spitzwinklige Aufteilung der Faserelemente zustande kommt. Die quergestreiften, plasmatischen Verbindungsbrücken zwischen den Muskelfasern besitzen gewöhnlich eine geringere Kaliberstärke als die großen Muskelfasern (Abb. 133). In den Lücken des muskulären Maschenwerkes ist für ein überaus feines, kollagen-elastisches Bindegewebe, für das Capillarsystem und für die Ausbreitung eines zarten Nervennetzes hinreichend Raum gegeben.

Die Kerne der Herzmuskulatur sind wie beim glatten Muskelgewebe in der Mitte des Sarkoplasmas gelegen, von erheblicher Größe und von unregelmäßigen, stellenweise beinahe eckigen Konturen. An den beiden Polen der meist rundlichovalen Kerne sieht man in einem nicht fibrillär differenzierten Sarkoplasma gewöhnlich Lipoid und Pigmentgranula, auch Glykogenkörnchen angehäuft. Die Herzmuskulatur besitzt eine gewisse morphologische Ähnlichkeit mit der

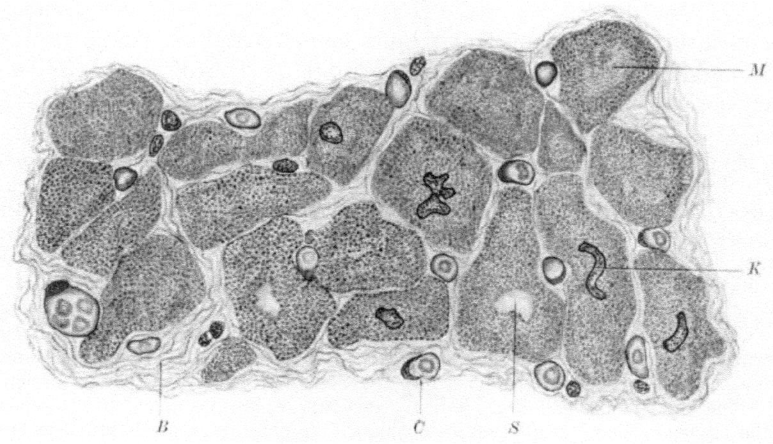

Abb. 134. Querschnitt durch Herzmuskelgewebe. *M* Muskelfaser mit punktförmigen Querschnitten der Myofibrillen; *K* Muskelkern; *S* Sarkoplasma; *C* Blutcapillare; *B* Bindegewebe. Kaliumbichromat-Formol. Hämatoxylin-Erythrosin. 700mal vergrößert, auf ⁴/₅ verkleinert.

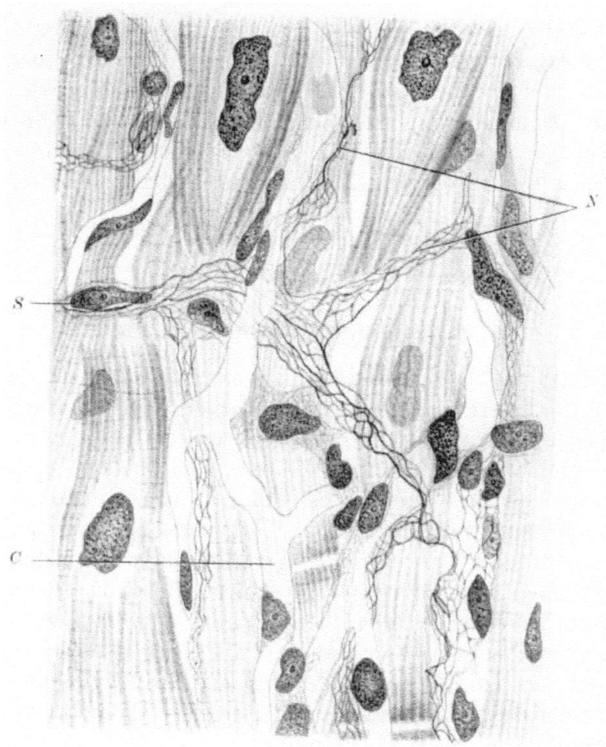

Abb. 135. Nervöses Terminalreticulum im Herzmuskelgewebe. Mensch. *N* Nervöse, feinste Plasmastränge; *S* Schwannscher Kern; *C* Blutcapillare. Bielschowsky-Methode. 1200mal vergrößert. (Nach Seto.)

Skeletmuskulatur, wenn auch die Querstreifung häufig schwerer zu erkennen ist und das Sarkolemm sich als äußerst fein erweist. Die parallel zur Längsachse der Muskelfaser gestellten Myofibrillen werden bei sarkoplasmareichen Muskelfasern meistens an den Randpartien zu Bündeln zusammengeschlossen aufgefunden, was sich auch bei Querschnitten durch Herzmuskelfasern leicht wahrnehmen läßt. Im übrigen zeigen die Herzmuskelfasern infolge der plasmatischen Verbindungsbrücken auf dem Querschnitt eine wechselnde Größe und an den Verzweigungsstellen einen mannigfach gestalteten Umriß; hierdurch sind sie ohne Schwierigkeit von Skeletmuskelfasern zu unterscheiden (Abb. 134).

Das aus trüben, sarkoplasmareichen Fasern zusammengesetzte Herzmuskelgewebe erscheint bei allen Wirbeltieren von roter Farbe. Die in der Literatur viel besprochenen, die ganze Muskelfaser durchziehenden, manchmal auch treppenartig geknickten *Glanzstreifen* oder *Querlinien* (Abb. 133) stellen wahrscheinlich durch ungleichmäßiges Absterben des Herzmuskels hervorgerufene Artefakte dar und sind offenbar keine ständig auftretenden Strukturen. Ein gleiches dürfte für eine blätterartig-radiäre Stellung der Myofibrillen in den Herzmuskelfasern Geltung besitzen. In der Kultur wurden an lebenden Herzmuskelfasern Myofibrillen mit Sicherheit beobachtet. Die Züchtung embryonalen Herzgewebes förderte bedeutsame Kenntnisse über dessen Wachstum, Kontraktion, Differenzierung und Entdifferenzierung zutage. Die ersten rhythmischen Kontraktionen treten am Hühnerherzen bereits vor einer fibrillären Differenzierung des Sarkoplasmas hervor und können in der Kultur 1 Monat und länger erhalten bleiben. Nervenloses, embryonales Herzgewebe vermag seine ersten rhythmischen Pulsationen auszuführen, ohne daß man an diesem Gewebe wegen der Masse eingelagerter Dotterplättchen viel von Sarkoplasma, geschweige von den Myofibrillen gewahren könnte (Abb. 1).

Wenn das embryonale Herzmuskelgewebe die Potenz besitzt, außerhalb des Organismus in der Kultur rhythmische Kontraktionen zu bewerkstelligen, so kommt eine selbständige, pulsatorische Leistung der Herzmuskulatur innerhalb des erwachsenen Organismus nicht in Frage. Die untrennbare plasmatische Verbindung des Herzmuskelgewebes mit der syncytialen, netzartigen Endformation des Nervengewebes (Abb. 135) weist auf eine direkte Abhängigkeit der Herztätigkeit vom Nervensystem mit Sicherheit hin. Kontraktionen des Herzmuskelgewebes lassen sich innerhalb des Organismus nur unter dem Einfluß des Nervensystems und unter der Zufuhr des capillären Blutstromes denken.

4. Nervengewebe.

a) Allgemeine Bemerkungen.

Ein Querschnitt durch einen 11 cm langen menschlichen Embryo vermag bereits über die dominierende Stellung des Nervengewebes innerhalb des Organismus einen bedeutsamen Aufschluß zu verschaffen (Abb. 136). Man sieht die Hauptmasse der embryonalen Nervenzellen oder Neuroblasten in dem Neuralrohr zusammengehäuft, das die Anlage des Gehirns und Rückenmarks, also des gesamten Zentralnervensystems, darstellt. Nervenzellen kommen auch außerhalb des Zentralnervensystems in den Spinalganglien, im sympathischen Grenzstrang, in vielen Eingeweiden, im Auge und im inneren Ohr zur Beobachtung. Die embryonalen Nervenzellen besitzen die Fähigkeit, feine Fortsätze aus ihrem Protoplasma hervorgehen zu lassen; auch erwachsene Nervenzellen sind hierzu unter bestimmten Bedingungen imstande. Durch das Auswachsen von Fortsätzen aus dem Körper der Nervenzellen entsteht als neuer Elementarteil des Nervengewebes die Nervenfaser. Das Rückenmark gerät durch die aus ihm hervorgehenden Nervenfasern mit sämtlichen Organen und Geweben des Organismus in Zusammenhang. Faserbündel, die das Rückenmark an seiner dorsalen Seite verlassen und das Ganglion spinale durchziehen, werden als *dorsale Wurzel* oder *Radix dorsalis* bezeichnet. Faserbündel, die annähernd ventral aus dem Rückenmark entspringen, führen den Namen *Radix ventralis*.

Radix dorsalis und ventralis vereinigen ihre Fasern zu einem kurzen Nervenstamm, dem *N. spinalis*, der sich in einen dünnen, hinteren Ast, den *Ramus dorsalis*, und in einen dickeren, vorderen Ast, den *Ramus ventralis*, aufteilt; die Nervenfasern beider Rami geraten mit den für sie bestimmten Organen und Geweben ihrer Region in plasmatische Verbindung.

Das Auswachsen der Nervenfasern aus dem Neuralrohr und ihre Verbindung mit den regionären Organen berührt eine schwierige Frage, die allein mit Hilfe des Mikroskops unlösbar bleibt. Wenn HARRISON und BRAUS an Nervenzellen in der Kultur zuerst das

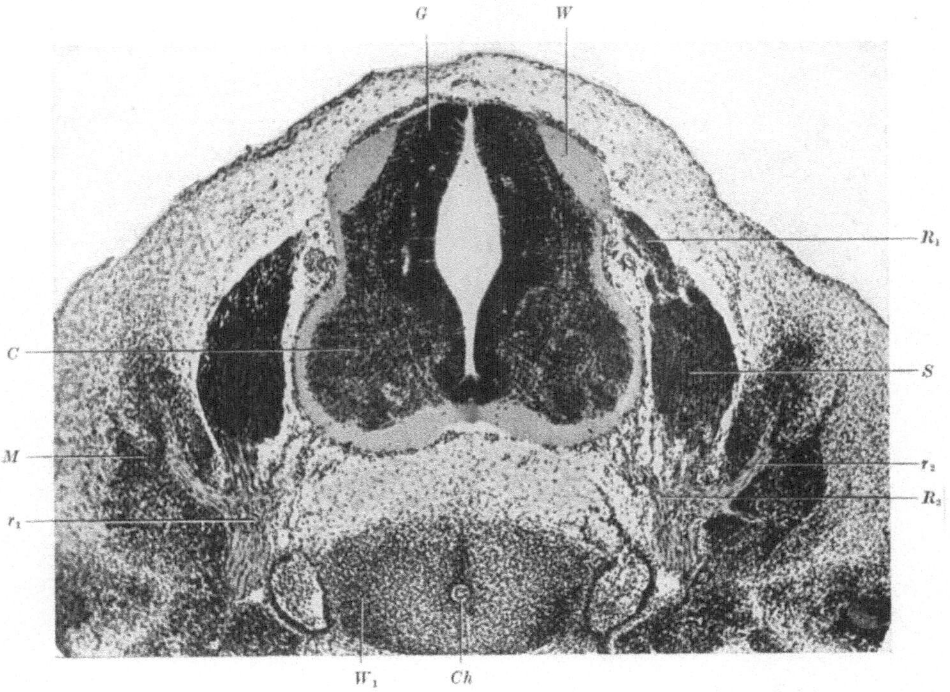

Abb. 136. Querschnitt durch die Anlage des Nervensystems bei einem 11 cm langen, menschlichen Embryo. *G* graue, *W* weiße Substanz des Rückenmarks; *C* Columna ventralis; *R₁* Radix dorsalis; *R₂* Radix ventralis; *S* Spinalganglion; *r₁* Ramus ventralis; *r₂* Ramus dorsalis; *W₁* Anlage des Wirbelkörpers; *Ch* Chorda dorsalis; *M* Muskelanlage. Hämatoxylin-Eosin. 54mal vergrößert.

Hervorsprießen eines Fortsatzes aus dem Zellkörper gezeigt haben, so wird durch diese Beobachtung nur die Potenz der Neuroblasten zur Neubildung faseriger Elementarteile vor Augen geführt. Innerhalb des Organismus muß der Prozeß des Auswachsens von Nervenfasern aus den Neuroblasten des Neuralrohrs unter viel verwickelteren Bedingungen vor sich gehen. Auch die innervierten Gewebe, Epithel, Muskulatur und Bindegewebe besitzen zweifellos gestaltende Faktoren an der Entstehung der Nervenbahnen. Ein gleiches gilt für die Regeneration von Nervenfasern nach Durchschneidung. Neubildung von peripheren Nervenfasern ist nicht allein Sache der Nervenzellen, sondern bedarf der gestaltenden Kräfte des ganzen Organismus.

Eine kurze, entwicklungsgeschichtliche Betrachtung läßt das Nervengewebe im Gehirn und Rückenmark zu einer gewaltigen Masse angehäuft sein und durch eine riesige Fülle von Nervenfasern und weiteren Nervenzellen mit sämtlichen Geweben des Körpers in plasmatischer Verbindung stehen. Das gesamte Nervensystem ist als eine einheitliche in alle Organe und Gewebe versenkte und zu ungeheurer Feinheit entwickelte Plasmamasse von besonderer Differenzierung zu betrachten. Aufbau und Ausbreitung des Nervengewebes bereiten einer histologischen Untersuchung eine unüberwindliche Schwierigkeit; denn man bekommt, gleichgültig, ob man eine makroskopische oder mikroskopische Methode wählt, stets nur zusammenhanglose Bruchstücke des Nervengewebes zu sehen. Man ist also genötigt, sich aus Teilstücken ein Ganzes aufzubauen, eine Methode, die zu mancherlei Fehlschlüssen verleiten kann.

Dem Nervengewebe werden eine besondere Erregbarkeit auf einen Reiz, die Leitung und Umwandlung von Erregungen zugeschrieben. Dank dieser Eigenschaft vermag das Nervengewebe als untrennbare Ganzheit alle Organe

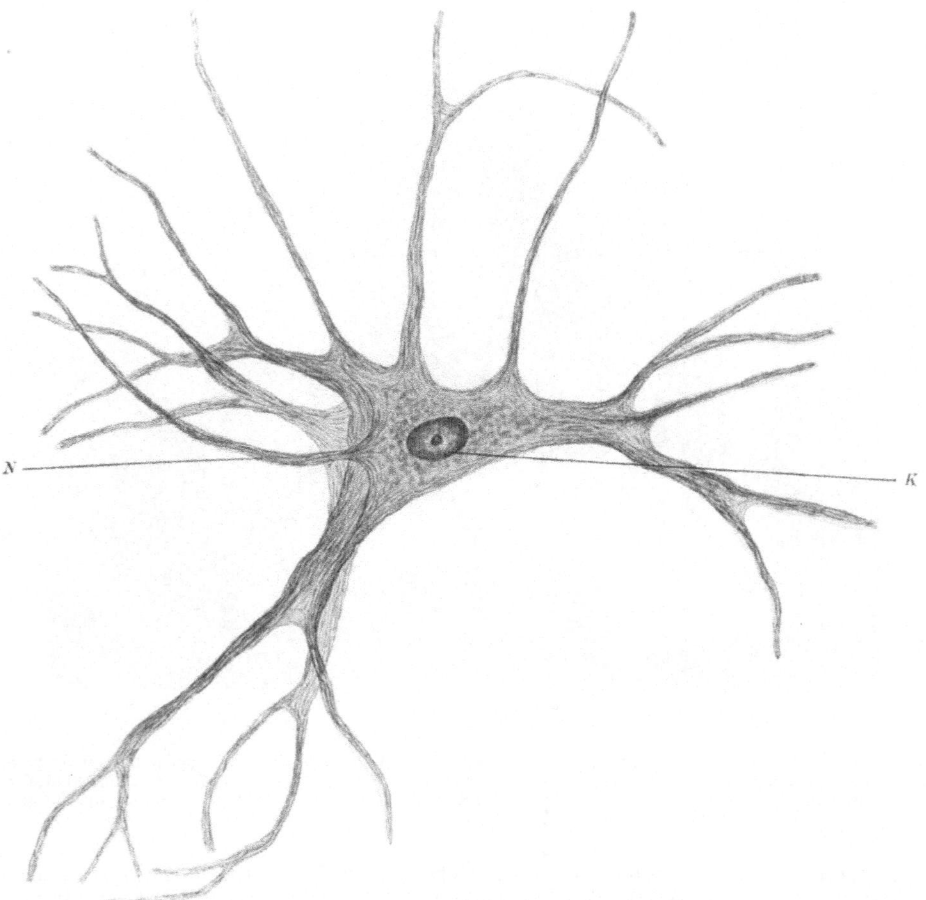

Abb. 137. Motorische Ganglienzelle aus der Vordersäule des Rückenmarks. Mensch. *N* Neurit (?); *K* Kern. Carminfärbung. 350mal vergrößert, auf $^9/_{10}$ verkleinert.

untereinander zu harmonischer Zusammenarbeit zu verbinden, den Verkehr mit der Außenwelt aufzunehmen, alle Erregungen aus dem Körper nach einem Zentralorgan zu dirigieren und von hier aus wiederum nervöse Impulse in alle Gewebe des Körpers zu senden. Aus dem Bau auf die Funktion des Nervensystems zu schließen, bietet für den Histologen nur geringe Aussichten auf Erfolg. Wir wissen nicht einmal über die Funktionen einer Nervenzelle Bescheid.

Form und Funktion lassen sich in ihrer gegenseitigen Beziehung beim Nervengewebe schwer oder gar nicht durchschauen. Der anatomische Befund nötigt in der Reflexion über die Funktion des Nervengewebes zu größter Zurückhaltung. Der Aufbau des Nervensystems und die enorme, zu feinsten Strukturelementen entwickelte Nervenmasse innerhalb der verschiedenen Gewebe des Körpers führen zu folgender Vorstellung: Kein physiologischer oder pathologischer Vorgang innerhalb des Organismus ist ohne Beteiligung des Nervensystems denkbar. Sämtliche Nervenfasern sind nicht lediglich als plasmatische Fortsätze von Nervenzellen, sondern vor allem als Teilelemente eines einheitlichen Ganzen zu betrachten. Gehirn und vegetatives Nervensystem besitzen bei jeder einzelnen Person ein individuell morphologisches Gepräge.

Abgesehen von dem Nachteil, das Nervengewebe stets in Teilstücken studieren zu müssen, bringt die Untersuchung nervöser Formationen eine zweite technische Schwierigkeit mit sich: Nervengewebe läßt sich mit den meisten, gebräuchlichen Farbstoffen schlecht oder gar nicht färben. Erst die Entdeckung Golgis, das Nervengewebe nach Behandlung mit Silberlösungen in tief schwarzer Farbe, wenn auch nur in zufälligen Bruchstücken vors Auge zu bringen, hat einen tieferen Einblick in die Morphologie des Nervengewebes gestattet. Heutzutage ist die alte Golgi-Methode durch leistungsfähigere Silbermethoden ersetzt worden. Als beste Silbermethode hat diejenige zu gelten, die das Nervengewebe im Einklang mit den lebenden Strukturen und in seiner plasmatischen Verbindung mit allen anderen Geweben darzustellen vermag. Ohne Verwendung einer Silbermethode ist eine vollkommene Wiedergabe des Nervengewebes im mikroskopischen Präparat bis jetzt nicht möglich.

b) Nervenzellen.

Im Hinblick auf die vorhergehende Betrachtung hat man daran festzuhalten, daß sich diejenige Bildung, die im folgenden unter dem Namen *Nervenzelle* oder *Ganglienzelle* geschildert wird, mit einem kernhaltigen, abgrenzbaren Klümpchen Protoplasma, der früher so

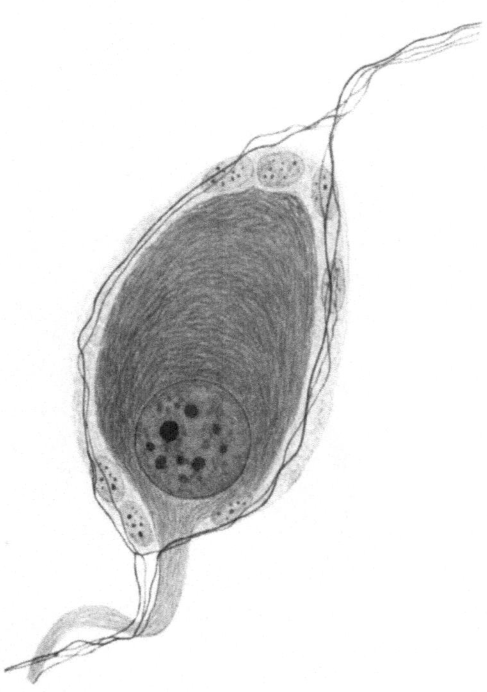

Abb. 138. Unipolare Ganglienzelle aus dem MEISSNER-schen Plexus des Magens, mit feinsten Nervenfäserchen im Hüllplasmodium. Mensch. BIELSCHOWSKY-Methode. 1300mal vergrößert, auf ⁶/₇ verkleinert.

definierten Zelle, nicht ohne Einschränkung vergleichen läßt. Die Nervenzellen dürfen nur als kernhaltige, aus dem zusammenhängenden Nervengewebe losgelöste, von zahlreichen, plasmatischen Verbindungen abgetrennte Teilstücke von unterschiedlicher Gestalt Geltung beanspruchen. Der Formenreichtum ist bei den Nervenzellen sehr groß, vom Umfang des Zellkörpers und von der Zahl, Stärke und Anordnung der Zellfortsätze abhängig. Alter und Krankheit vermögen die Form der Nervenzellen umzugestalten.

Die reife *Nerven-* oder *Ganglienzelle* besitzt gewöhnlich mehrere plasmatische Ausläufer; eine derartige, mit unterschiedlich vielen, plasmatischen Fortsätzen versehene Ganglienzelle nennt man multipolar (Abb. 137). Besonders große, multipolare motorische Ganglienzellen, die ihre Ausläufer gleichsam strahlenartig nach allen Richtungen aus dem Körper auswachsen lassen, finden sich in der Vordersäule des Rückenmarks oder im Kerngebiet des N. hypoglossus. Bei dieser Zellart sind die Ausläufer einander weder in morphologischer noch in funktioneller Bedeutung gleichwertig. Die meisten Ausläufer verzweigen sich schon sehr bald nach Verlassen des Zellkörpers in immer feiner werdende Äste und entschwinden unserem Auge, indem sie sich in ein unentwirrbares, feinstes,

nervöses Fasernetz, *das Neuropilem*, verlieren. Derartige Zellausläufer werden
als *Dendriten* bezeichnet. Ein einziger Ausläufer läßt sich gewöhnlich auf weite
Strecken im Präparat verfolgen, gibt meistens keine Äste ab und tritt an vielen
Ganglienzellen an einer besonders differenzierten Stelle, dem Ursprungskegel,

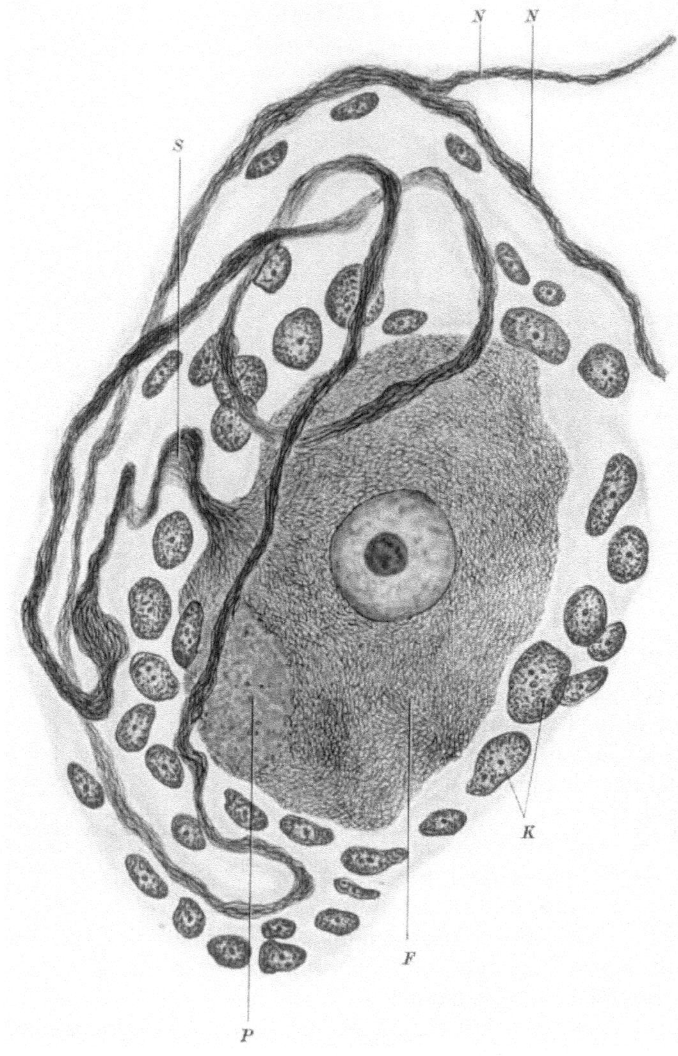

Abb. 139. Pseudounipolare Ganglienzelle. Ganglion Gasseri. Mensch. *S* Stammfortsatz; *N* Neuriten; *P* Pigment; *K* Kerne des Hüllplasmodiums; *F* Neurofibrillen. BIELSCHOWSKY-Methode. 1200mal vergrößert, auf ⁹/₁₀ verkleinert.

heraus. Ein derartiger Ausläufer vermag eine beträchtliche Länge, unter Umständen eine solche von 1 m zu erreichen und führt den Namen *Zellfortsatz* oder
Neurit. Motorische Nervenfasern, die uns im Skeletmuskelgewebe des Rumpfes
und der Extremitäten begegnen, sind als Neuriten der in der Vordersäule des
Rückenmarks gelegenen, motorischen Ganglienzellen zu betrachten.

Manche Ganglienzellen sind mit einem einzigen Fortsatz oder Neuriten ausgestattet. Sie treten ziemlich selten in Erscheinung und werden als *unipolar*
bezeichnet (Abb. 138). *Bipolar* heißt man Ganglienzellen mit zwei Fortsätzen,

die an den beiden gegenüberliegenden, spitzen Enden aus einem ungefähr breit-
spindelförmigen Zellkörper ihren Ursprung nehmen. Sie finden sich in den peri-

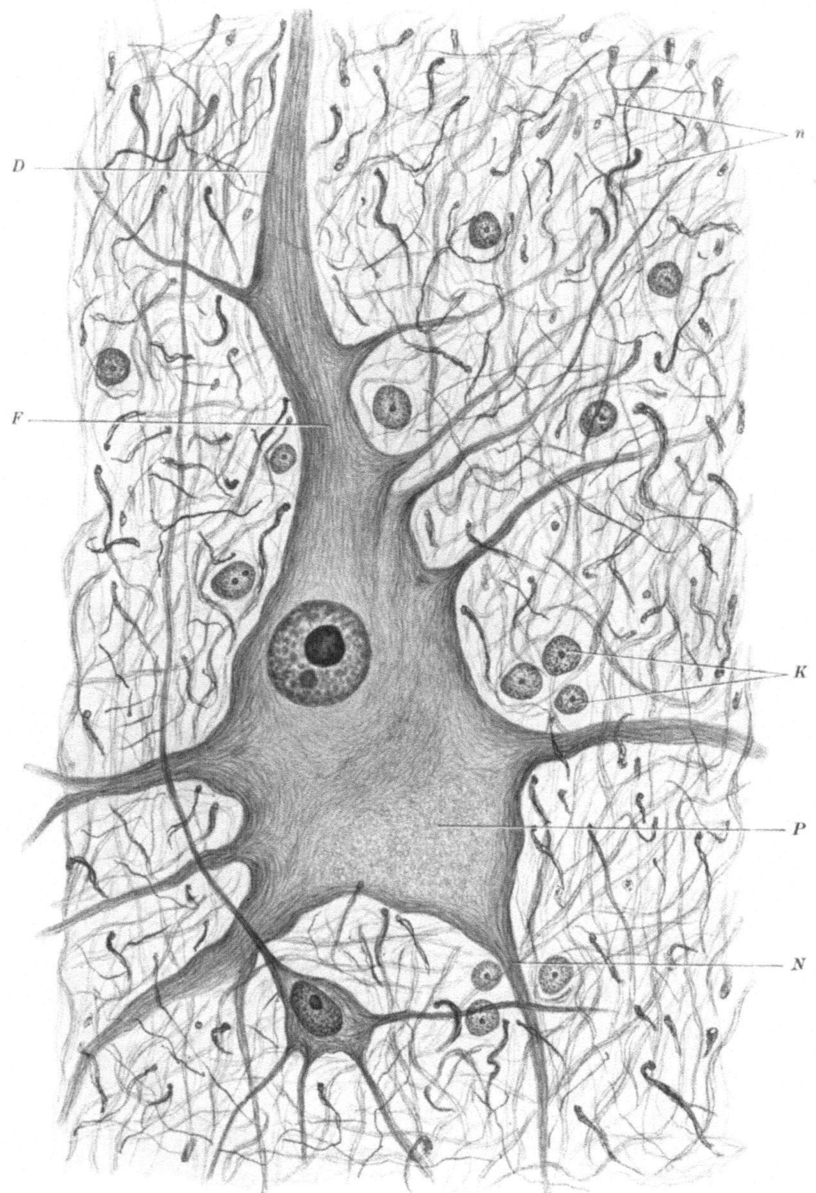

Abb. 140. Große und kleine Pyramidenzelle aus der vorderen Zentralwindung des Großhirns. Mensch. *D* Spitzendendrit; *N* Neurit; *F* Neurofibrillen; *P* Pigment; *K* Kerne von Gliazellen; *n* Fasermasse des Neuropilems.
BIELSCHOWSKY-Methode. 800mal vergrößert, auf $^9/_{10}$ verkleinert.

pheren Ganglien des N. cochleae und des N. vestibularis (Abb. 508). Aus bipolaren Zellen können während der Embryonalzeit in den Spinalganglien und
in den Ganglien mancher Kopfnerven (Ggl. geniculi N. facialis, Ggl. Gasseri,
Ggl. jugulare und nodosum N. vagi) große, kugelige Zellen werden. Aus ihrem

Körper entspringt ein einziger Stammfortsatz von unterschiedlicher Länge und
teilt sich alsbald in zwei Neuriten ungleichen Kalibers auf. Wegen der charakteristischen, dichotomischen Aufteilung des Fortsatzes nennt man diese Ganglienzellen *pseudounipolar* (Abb. 139).

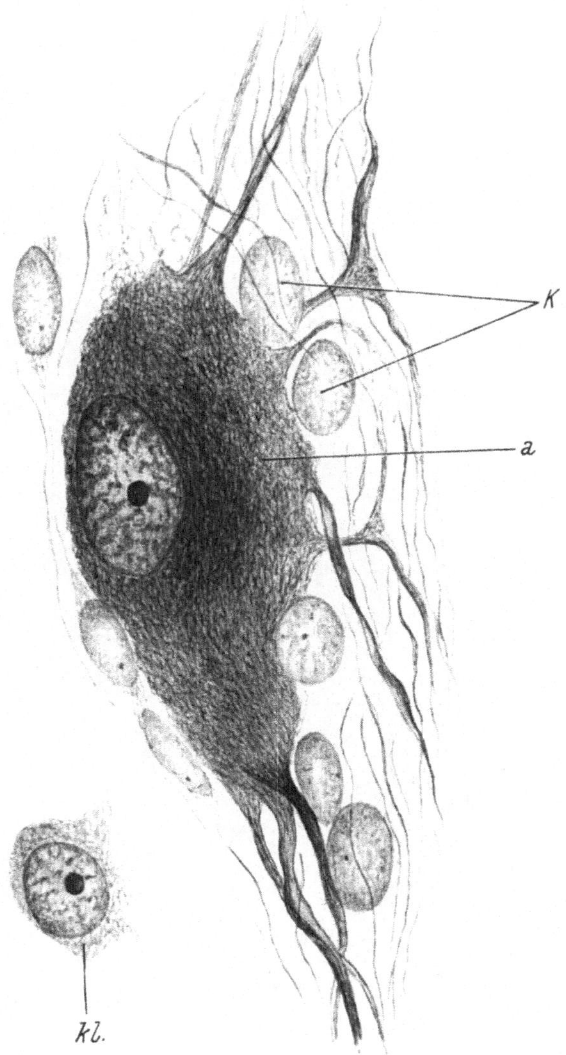

Abb. 141. Multipolare Ganglienzelle aus dem AUERBACHschen Plexus des Colons. Mensch. *K* Kerne des Hüllplasmodiums; *a* große Ganglienzelle vom Typus 2; *kl* kleine, unreife Ganglienzelle. BIELSCHOWSKY-Methode.
1600mal vergrößert, auf ³/₄ verkleinert.

Multipolare Ganglienzellen von kegelförmiger Gestalt und unterschiedlicher
Größe sind in ungeheurer Masse in der Rinde des Großhirns zu beobachten. Sie
führen den Namen Pyramidenzellen, zeichnen sich durch einen enorm langen,
nach der Gehirnoberfläche hin verlierenden „Spitzendendriten" und durch zahlreiche weitere Dendriten aus. Der Neurit pflegt die Ganglienzelle in entgegengesetzter Richtung wie der Spitzendendrit zu verlassen. Die größten, derartigen

Zellformen sind unter dem Namen BETZsche Riesenpyramidenzellen bekannt (Abb. 140). Die Pyramidenzelle stellt niemals ein abgrenzbares, zelliges Individuum dar, sondern steht durch ihre zahlreichen Dendriten mit dem Fasergewirr des Neuropilems in untrennbarem, plasmatischem Zusammenhang.

Im Ausbreitungsgebiet des vegetativen Nervensystems, in den sympathischen Ganglien, in den Ganglien des Herzens, der Darmwand, der Nebenniere und ver-

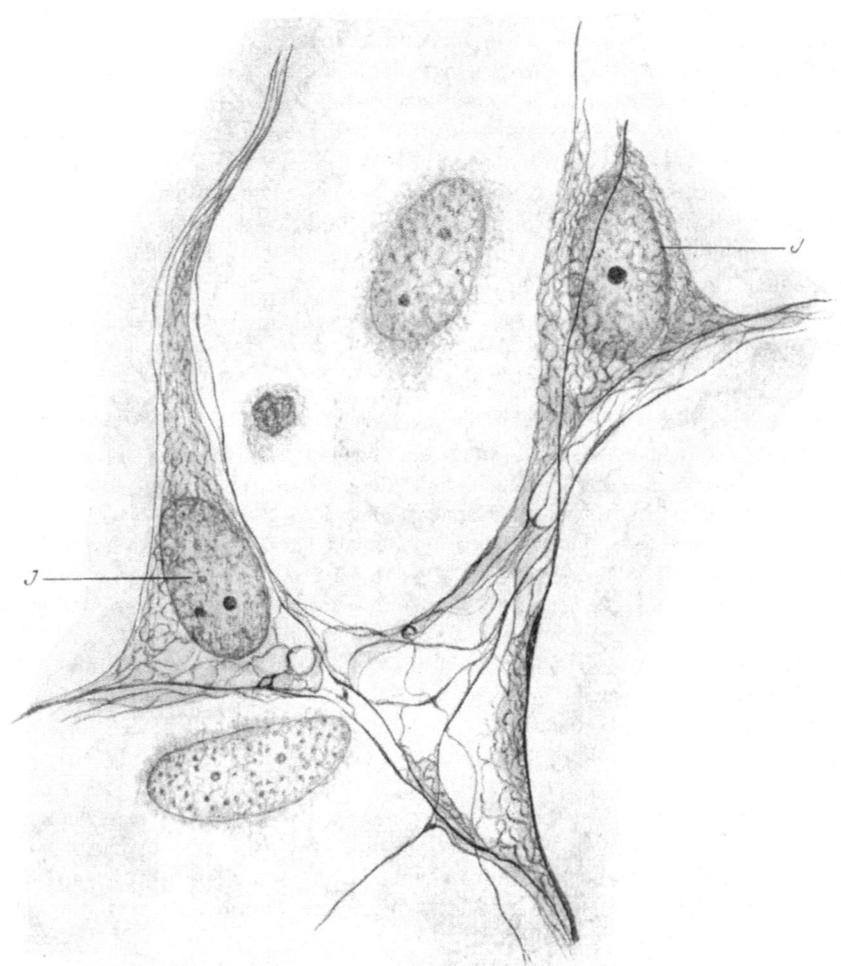

Abb. 142. „Interstitielle Zellen" (*J*) aus dem Plexus mucosus des Colons. Mensch. BIELSCHOWSKY-Methode. 2400mal vergrößert, auf ³/₄ verkleinert.

schiedener anderer Organe finden sich multipolare Ganglienzellen weit verbreitet. Abgesehen von einer einzigen, mit einem deutlich erkennbaren Neuriten ausgestatteten Zellart lassen sich bei diesen vegetativen Ganglienzellen Dendriten und Neuriten nicht voneinander unterscheiden (Abb. 141). Die sämtlichen Fortsätze entspringen wahllos von der Oberfläche des Zellkörpers, vermögen durch dauernde Aufspaltung unter Umständen eine bedeutende Zahl von feinen Nervenfasern zu entwickeln, die sich innerhalb der Organe an der Bildung sympathischer Fasergeflechte beteiligen. Die multipolaren Ganglienzellen des vegetativen Nervensystems erreichen einen beträchtlichen Umfang und zeigen in Stärke und Zahl der Fortsätze mancherlei Schwankung. Sehr kleine Ganglienzellen, die gelegentlich kaum den Kernumfang einer großen Ganglienzelle erreichen und vielleicht nicht einmal lange Fortsätze besitzen, bilden in den sympathischen Ganglien eine häufige Erscheinung. Möglicherweise haben wir es hier mit undifferenzierten, nervösen Elementen, ähnlich den Neuroblasten, zu tun, die zum Ersatz für zugrunde gegangene Ganglienzellen bereitstehen.

In den nervösen Endformationen der Darmwand, der Iris und des Corpus ciliare trifft man schließlich auf eine Fülle kleiner, mit dem Nervengewebe in engster, plasmatischer Verbindung stehender Elemente; sie lassen sich schwer darstellen und hinsichtlich ihrer morphologischen Stellung im Nervengewebe nicht leicht definieren. Zu ihnen gehören vor allem CAJALs „interstitielle Zellen", die sich in den feinsten Nervennetzen der Darmwand oder des Gefäßapparates in bedeutender Anzahl vorfinden (Abb. 142). Wenn es sich hierbei auch sicher nicht um isolierbare Zellen, vielmehr um besonders differenzierte, kernhaltige syncytiale Elementarteile des SCHWANNschen Leitplasmodiums handelt, so läßt sich andererseits eine gewisse Ähnlichkeit zwischen „interstitiellen Zellen" und sehr kleinen Ganglienzellen nicht ohne weiteres von der Hand weisen.

Da wir bei den Reaktionen des vegetativen Nervengewebes auf experimentelle Eingriffe den Ganglienzellen eine gewisse Selbständigkeit in der Leitung der Erregungen und in der Umwertung nervöser Impulse zuschreiben, so besitzt die Frage, ob die interstitiellen Zellen den Ganglienzellen gleichzusetzen sind oder nicht, für unsere Kenntnis vom Ablauf der Betriebsfunktionen im nervösen Endausbreitungsgebiet eine gewisse Bedeutung.

Daß die chemische Beschaffenheit des Nervengewebes von besonderer Art sein muß, läßt sich aus der Schwierigkeit, das Nervengewebe mit unseren Farbstoffen darzustellen, ohne weiteres erschließen. Die Frage, ob das Protoplasma der Ganglienzellen, das *Neuroplasma*, spezifische morphologische Eigenschaften besitzt, läßt sich nur mit großer Vorsicht und Zurückhaltung beantworten. Ähnlich dem Sarkoplasma ist das gesamte Neuroplasma durch die Anwesenheit feinster, fädiger Strukturelemente gekennzeichnet. Sie führen den Namen *Neurofibrillen*, sind in eine scheinbar homogene Grundsubstanz eingebettet und lassen sich mit manchen Silbermethoden ausgezeichnet zur Darstellung bringen (Abb. 138—141). Die Neurofibrillen scheinen innerhalb des Zellkörpers ein außerordentlich zartes, netzartiges Gefüge zu entwickeln, verleihen den Dendriten und Neuriten mit ihrem entsprechend längsgerichteten, parallelen oder spiraligen Verlauf ein feinstreifiges Aussehen und können sich wahrscheinlich in allerfeinste, fädige Elemente aufzweigen. Nach Behandlung mit Silberlösung kann man das meist schwärzlichblau gefärbte Neuroplasma mit seinen Neurofibrillen im Präparat bis in die denkbar zartesten Aufzweigungen erkennen. Nervöses Gewebe kommt ohne diese neurofibrilläre Substanz nicht vor; ihr muß also bei der Leistung nervöser Erregungen, wenn auch nicht die alleinige, so doch die Hauptaufgabe zufallen.

Die Frage, ob wir in den Neurofibrillen oder in dem strukturlosen Neuroplasma das eigentliche „leitende Element" vor uns haben, ist mit dem Mikroskop unlösbar und müßig, da im Nervengewebe Neurofibrillen stets in Verbindung mit Neuroplasma vorkommen. Von der Bedeutung der Glia, des Hüllplasmodiums und der SCHWANNschen Scheide für die Leitfähigkeit des Nervengewebes sei hierbei abgesehen. Eine Artefaktnatur der Neurofibrillen scheint dadurch widerlegt, daß die Lebendbeobachtung der Neurofibrillen an Nervenzellen in der Kultur gelungen ist. Die Übereinstimmung des lebenden Neurofibrillenbildes mit den Ergebnissen der BIELSCHOWSKY-Methode ist als erfreuliches Zeichen für die Leistungsfähigkeit der Silbermethoden bei der Darstellung des Nervengewebes zu bewerten. Die Annahme, wonach die am kultivierten Nervengewebe beobachteten Neurofibrillen bereits als Anzeichen einer beginnenden Degeneration zu gelten hätten oder eine Art „Stützgerüst" bilden sollen, läßt sich schwer beweisen. Ein Deutungsversuch fibrillärer Plasmastrukturen führt schließlich in den Bereich der Molekularphysik hinein. Im übrigen darf man das am fixierten Präparat auftretende, neurofibrilläre Gefüge nicht als eine unveränderliche Struktur

des Nervengewebes betrachten. Das Neurofibrillenbild der Ganglienzellen unterliegt mannig-
fachem, gestaltlichem Wechsel, der in pathologischen Fällen deutlich werden kann. Auch
die Beobachtungen an kultivierten Nervenzellen haben eine dauernde Veränderlichkeit der
neurofibrillären Strukturen ergeben.

Mit basischen Farbstoffen, wie Toluidinblau, Thionin, Kresylviolett, Methylenblau, lassen sich in den meisten Ganglienzellen unterschiedlich gestaltete plas-

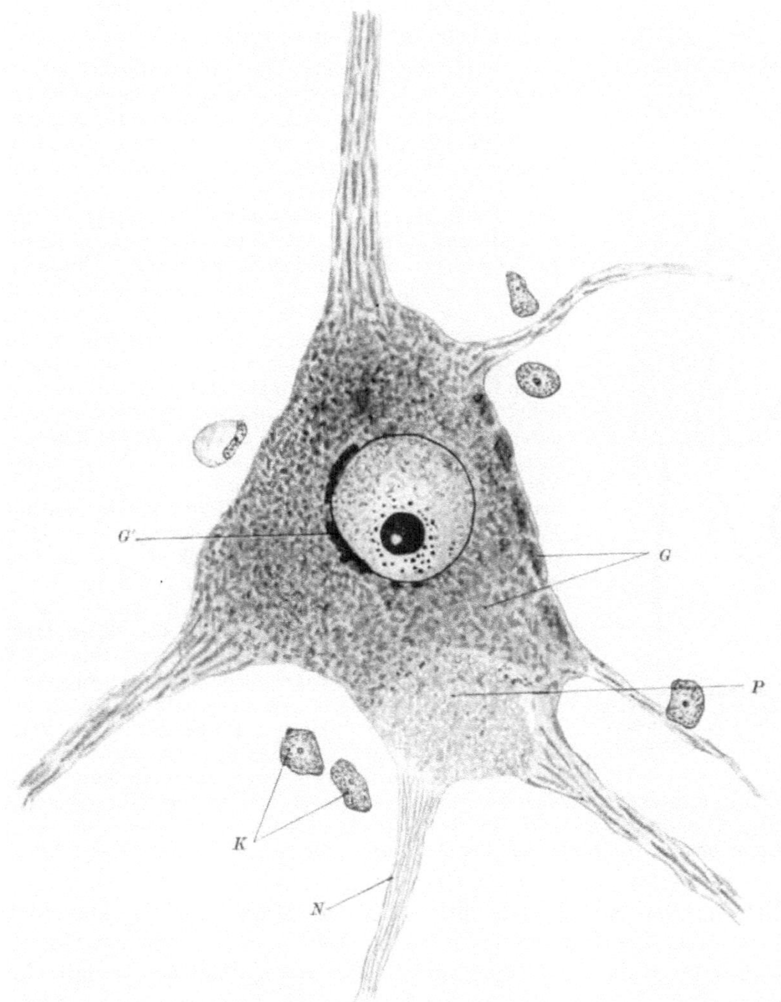

Abb. 143. Pyramidenzelle aus der vorderen Zentralwindung des Großhirns. Mensch. *G* Nissl-Granula, bei
G' der Kernmembran angelagert; *P* Pigment; *N* Neurit; *K* Kerne von Gliazellen. Nissl-Methode. 1200mal
vergrößert, auf $^{19}/_{20}$ verkleinert.

matische Einschlüsse feststellen. Sie wurden von Nissl entdeckt und tragen
nach ihm den Namen Nissl-*Substanz* oder *Tigroidsubstanz*. Es handelt sich
hierbei um rundliche, eckige, fadenförmige, gelegentlich auch um allerfeinste,
körnige, staubartig verteilte Bildungen (Abb. 143). Größere Schollen können
durch feine Fäden miteinander zusammenhängen und als kleine Stäbchen eine
Strecke weit innerhalb der Dendriten gefunden werden; an den Verzweigungen
derselben nehmen sie vielfach eine dreieckige Gestalt an. Mitunter erscheinen
die Nissl-Schollen der Kernmembran kappenförmig aufgelagert. Der Ursprungs-

kegel der Neuriten bleibt stets frei von Nissl-Substanz. In den sympathischen Ganglienzellen kommt die Nissl-Substanz meist in Körnchenform und in uncharakteristischer, diffuser Verteilung vor. Die Bedeutung der Nissl-Substanz ist in Hypothesen oft genug behandelt, aber bis heute nicht geklärt worden. Der histologische Befund führt zu der Vorstellung, daß sich Kernchromatin, Nucleolarsubstanz, Nissl-Granula und Neurofibrillengefüge dauernd in gegenseitiger, funktioneller Wechselwirkung befinden und bei der Verarbeitung der Erregungen ein funktionell einheitliches, für uns undurchsichtiges Ganzes bilden müssen.

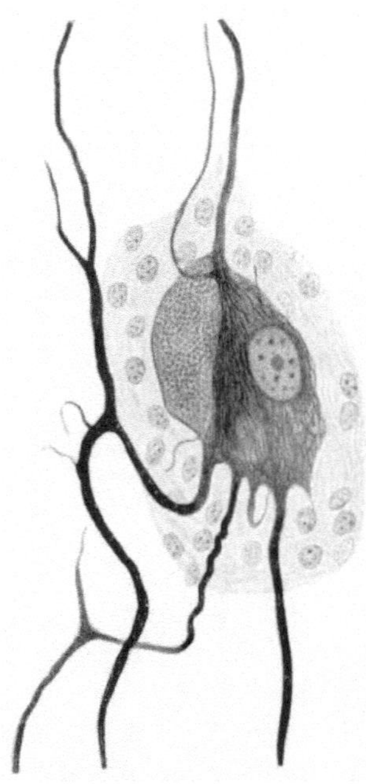

Abb. 144. Pigmenthaltige, multipolare Ganglienzelle. Gangl. cerv. cran. Mensch. Bielschowsky-Methode. 500mal vergrößert.

Die für die Färbung der Nissl-Granula notwendige Fixierung des Nervengewebes mit 96%igem Alkohol ist für eine Darstellung plasmatischer Feinstrukturen ungünstig, führt zu Schrumpfungen und vermag nur das Trugbild isolierter Zellkörper aus dem Nervengewebe hervorzuzaubern. Daher liegt der Gedanke nahe, in den Nissl-Granula durch die Alkoholfixierung entstandene Fällungsprodukte von Eiweißkörpern, somit Artefakte zu sehen. Anderweitige Beobachtungen sprechen jedoch gegen jenen Einwand und lassen das Tigroid als ein vital vorgebildetes Strukturelement der Nervenzelle betrachten. Die Nissl-Methode hat zu bedeutsamen Erfolgen geführt, insofern die Nissl-Granula bei ihrer Ausfällung nach bestimmten physikalischen Gesetzen formiert werden und ein gleichmäßig wiederkehrendes, mithin als normal anzusprechendes Zellbild entstehen lassen. Demnach müssen Abweichungen von diesem Normal- oder „Äquivalentbild" als pathologische Veränderungen des Neuroplasmas bewertet werden. Derartige Veränderungen des Nissl-Bildes sind bei bestimmten Erkrankungen oder nach Durchschneidung des zur Ganglienzelle gehörigen Neuriten zu beobachten. Hierbei kann es zu einer völligen Auflösung der Nissl-Substanz oder Tigrolyse und zum Untergang der Zelle kommen; unter Umständen vermag sich eine geschädigte Ganglienzelle wieder zu erholen. Die Meinung, wonach das Nissl-Bild ein Negativ des Fibrillenbildes darstellen soll, die Fibrillen also nur zwischen den Nissl-Schollen Platz zu finden hätten, beruht auf schlecht fixierten Präparaten. Ein Vergleich der Abb. 140 und 143 ergibt, daß man Nissl- und Fibrillenbild nicht ohne weiteres „zur Deckung bringen" kann. An den Purkinjeschen Zellen des Kleinhirns zeigt das ultraviolette Mikrophotogramm Neurofibrillen, Nissl-Substanz und die sehr fragwürdigen „Neurosomen" in plasmatischem Zusammenhang. Neurofibrillen können durch die Nissl-Substanz glatt hindurchziehen.

Viele Nervenzellen enthalten in ihrem Plasma Pigmentgranula; als schwarze, ziemlich grobe Melaningranula treten sie in den Zellen des Nucleus niger in solcher Masse auf, daß dieses im Mesencephalon gelegene Kerngebiet bereits mit bloßem Auge sichtbar wird. Auch andere Kerngebiete des Zentralnervensystems können in den Ganglienzellen Melaninpigment beherbergen. Eine zweite, gelblichbraun aussehende Pigmentart, das Lipofuscin, läßt sich im Körper vieler Ganglienzellen beobachten (Abb. 144); wahrscheinlich handelt es sich hierbei um eine Zusammensetzung aus einer eiweißartigen Grundsubstanz, einer in gewissen organischen Lösungsmitteln löslichen, mit Fettfarbstoffen färbbaren Substanz und um einen gelben an die Grundsubstanz gebundenen Farbstoff. Es ist bis jetzt nicht gelungen, über die Bedeutung des Pigmentes Aufklärung zu verschaffen. Vielfach behauptete Beziehungen zwischen dem Pigment und dem Lebensalter sind ohne exakte Beweisführung geblieben. So muß man sich damit begnügen, die Pigmentgranula als ein für den Stoffwechsel vieler Ganglienzellen wichtiges Material in Anspruch zu nehmen.

In zahlreichen Ganglienzellen sind mit besonderen Methoden fuchsinophile Granula, Plastosomen oder Neurosomen, der GOLGI-Apparat, Vitamin-C-Granula und oxydasehaltige Indophenolblaukörnchen beschrieben worden. Vergleicht man die durch die verschiedenen Methoden erzeugten Zellbilder miteinander, so gerät man in Verlegenheit, alle die dargestellten, kunstvoll gefärbten Plasmaelemente noch in der von NISSL-Substanz, Neurofibrillen und Pigment vollgestopften Ganglienzelle unterzubringen. Hier liegt den Gedanke nahe, daß unter bestimmten Bedingungen Fixierung und Färbung den nämlichen Plasmastrukturen eine wechselnde Form und Farbe verleihen und das gesamte Neuroplasma zu einem Trugbild verändern.

Der Kern der meisten Ganglienzellen besitzt gewöhnlich eine rundliche, gelegentlich auch rundlichovale Gestalt und eine vor allem mit Silberlösungen gut darstellbare Kernmembran; er enthält nur wenig, oft wie in feinste Staubkörnchen verteiltes Chromatin und einen großen, deutlich hervortretenden Nucleolus. Wegen der geringen Chromatinmenge pflegen die Kerne ziemlich hell zu erscheinen und sind bei peripheren Ganglienzellen leicht von den Kernen der übrigen Gewebsarten zu unterscheiden. Der Nucleolus — in manchen Kernen sind mehrere vorhanden — ist aus verschiedenen Substanzen zusammengesetzt. Mitunter lassen sich in seinem Inneren winzig kleine Kügelchen nachweisen, die dem Nucleolus ein maulbeerartiges Aussehen verleihen. Ein kleines, helles Gebilde wurde als „Krystallkörper" im Nucleolus beschrieben. Zwischen Kernumfang und Umfang des Zellkörpers läßt sich keine bestimmte Beziehung feststellen. Es gibt also kleine Ganglienzellen mit sehr großem Kern und große Ganglien mit relativ kleinem Kern. Mehrkernige Ganglienzellen bilden nur in bestimmten caudal gelegenen Gebieten des vegetativen Nervensystems, wie im Plexus prostaticus, eine normale Erscheinung; sie finden sich als zweikernige Elemente im Sympathicusgebiet nicht allzu selten. Sonderbarerweise ist im Grenzstrang des Sympathicus Vielkernigkeit bei Erwachsenen fast stets mit degenerativen Veränderungen der Ganglienzelle verknüpft. Beim Kaninchen sind die Nervenzellen der sympathischen Ganglien normalerweise zweikernig.

Eine exzentrische Lage des Zellkerns ist gewöhnlich bei den Ganglienzellen der Olive, der CLARKEschen Säule und gelegentlich in sympathischen Nervenzellen zu beobachten. Dem Nucleolus kommt wahrscheinlich beim Stoffwechsel der Ganglienzelle eine bedeutsame Rolle zu, da mancherlei Beobachtungen auf Größenveränderungen des Nucleolus im Altersprozeß und auf Beziehungen zwischen Chromatin, Nucleolus und NISSL-Granula hindeuten. Nach Alkoholfixation und Verwendung basischer Anilinfarbstoffe lassen sich an der Außenseite der Kernmembran besonders färbbare, plasmatische Auflagerungen entdecken. Auch kann man mit der AZAN-Methode nach Fixierung in BOUINS Flüssigkeit in den Kernen sympathischer Ganglienzellen ein kleines, leuchtend rot gefärbtes Körperchen überaus häufig erkennen, das sich von den Nucleolen und dem Chromatin deutlich abhebt und der Innenseite der Kernmembran dicht anliegt. Neben Veränderungen in der Dicke der Kernmembran findet man schließlich in sympathischen Ganglienzellen Kernbilder von unterschiedlichem Aussehen, wobei große, helle Kerne kleineren, dunkleren Kernen gegenüberstehen (Abb. 11). Demnach vollziehen sich offenbar im Kern, an seiner Membran und seiner direkten, plasmatischen Umgebung fortwährende, gestaltliche Veränderungen, die auf eine besondere Mitbeteiligung des Kernes am physiologischen Geschehen innerhalb der Ganglienzelle hinweisen. Eigentümliche Umformungen der Kernmembran, kombiniert mit einem Durchtritt des Nucleolus aus dem Kern in das Neuroplasma sind an den Ganglienzellen des Grenzstranges selten zu entdecken. Inwiefern die Ganglienzelle die Fähigkeit zur Mitose verloren hat, läßt sich schwer beurteilen. Die Mehrkernigkeit bei den Ganglienzellen dürfte auf Amitose beruhen.

Hüllgewebe um die Ganglienzellen.

Daß die Ganglienzelle niemals als eine in sich abgeschlossene abgrenzbare Einheit, sondern als ein kernhaltiges, aus einem untrennbaren Verbande herausgelöstes, besonders differenziertes, nervöses Teilstück zu betrachten ist, findet man im vorhergehenden kurz beschrieben. Die Ganglienzelle gerät noch mit einer zweiten Gewebsart, dem Hüllplasmodium, in engsten Zusammenhang. Das fragliche Gewebe entstammt, wie das Nervengewebe, dem Ektoderm. Man kann während der Differenzierung des Neuralrohres sehr bald zwei Zellformen voneinander unterscheiden: die *Neuroblasten*, die als die Ursprungselemente des gesamten

Nervengewebes gelten, und die *Spongioblasten* oder *Glioblasten*, auf deren gestaltende Potenzen innerhalb des Zentralnervensystems die Bildung der Neuroglia und im peripheren Nervensystem die Entstehung der „neurogenen Nebenzellen" (Kohn), des Schwannschen Scheidenplasmodiums und einiger anderer Zellarten zurückgeführt werden darf.

Das um die meisten peripheren Nervenzellen der Spinalganglien, Kopfganglien und sympathischen Ganglien gelagerte, mit unterschiedlich geformten Kernen ausgestattete, ektodermale Hüllplasmodium scheint unseren Fixierungsmitteln gegenüber sehr empfindlich zu sein, weshalb eine exakte Darstellung in färberischer Hinsicht nur schwer gelingen will. Da Zellgrenzen fehlen, so muß es sich beim Hüllplasmodium um einen syncytialen Verband handeln, der die Ganglienzelle von allen Seiten umschließt (Abb. 144). Eine zarte, bindegewebige Hülle findet sich an der Außenseite dieses als ein spezifisches Gewebe zu betrachtenden Syncytiums. Wahrscheinlich ist das Hüllplasmodium an der Produktion bestimmter, chemischer Stoffe beteiligt, denen beim Erregungsvorgang innerhalb der Ganglienzelle eine gewisse Rolle zukommt. Ganglienzelle und Hüllplasmodium dürften bei ihrer gemeinsamen Betriebsfunktion in dauernder, gegenseitiger Wechselwirkung stehen und als plasmatischer Komplex von einheitlicher Gesamtfunktion Geltung beanspruchen.

Vor allem in pathologischen Fällen läßt sich an den peripheren Ganglienzellen eine Massenzunahme der neurofibrillären Substanz in Gestalt neuer Fortsätze oder in der Entwicklung von mancherlei Schlingen und Windungen feststellen. Da dieses gesteigerte Wachstum neurofibrillärer Substanz stets mit einer entsprechenden Vermehrung des Hüllplasmodiums vor sich geht, so liegt es nahe, an gemeinsame Gestaltungsfunktionen von Ganglienzelle und Hüllplasmodium zu denken. In dem Abschnitt über die sympathischen Ganglien wird zu dieser Frage weiteres berichtet.

Für die Ganglienzellen des Zentralnervensystems sind funktionelle Beziehungen zu ihrer direkten plasmatischen Umgebung, der Neuroglia, anzunehmen. Die in unmittelbarer Nähe von Ganglienzellen gelegenen Kerne dieses sehr komplizierten Gewebes sind in den Abb. 140 und 143 eingezeichnet.

c) Nervenfasern.

Daß Ganglienzellen und Nervenfasern nur verschiedentlich differenzierte Teilkörper eines einheitlich geschlossenen Systems darstellen, ist im vorhergehenden angedeutet worden. Bei einer Beschreibung über den anatomischen Bau der Nervenfaser ist der Zusammenhang von Nervenfaser und Ganglienzelle niemals aus dem Auge zu verlieren. Abb. 145 zeigt den Anfang einer Nervenfaser in ihrer kontinuierlichen Verbindung mit einer Ganglienzelle und eine weitere Aufteilung dieser Faser in zwei ebenso gebaute Nervenfasern, nur von ungleicher Dicke. Demnach sind alle derartigen Nervenfasern, die uns im Körper begegnen, als Fortsätze der Ganglienzellen oder Neuriten zu betrachten. Die Länge dieser Neuriten ist sehr verschieden und kann eine Ausdehnung bis zu 1 m erreichen.

Markhaltige Nervenfasern, frisch in physiologischer Kochsalzlösung untersucht, sind leicht voneinander zu isolieren und stellen sich dem Auge als röhrenartige Gebilde mit völlig glatter Oberfläche dar. Sie sind verschieden dick, von weißlichgrauer Farbe und besitzen als Außenschicht einen stark lichtbrechenden, grünlich glänzenden, doppelt konturierten Cylindermantel, der den Namen *Markscheide* führt. Das von der Markscheide eingeschlossene, zentral gelegene Plasma der Nervenfaser erscheint strukturlos, wasserreich, von weicher Konsistenz, blaßgrauer Farbe und wird als *Achsencylinder* bezeichnet. Er zeigt sich im polarisierten Licht schwach doppeltbrechend, während die Markscheide eine sehr starke Doppelbrechung besitzt. Schließlich findet sich an den peripheren, markhaltigen Nervenfasern noch eine schwer zu beobachtende, der Markscheide außen aufgelagerte, überaus zarte, kernhaltige Grenzschicht von großer Be-

deutung, das *Neurilemm*. Die markhaltigen Nervenfasern des Zentralnervensystems besitzen kein Neurilemm.

Wegen ihres beträchtlichen Wassergehaltes verändern sich frisch dem Organismus entnommene Nervenfasern sehr rasch und neigen bei Anwendung unserer
Fixierungsmittel sehr zu Schrumpfungserscheinungen. Die Osmiumsäure vermag
den plasmatischen Zustand der lebenden Nervenfaser am besten zu erhalten;

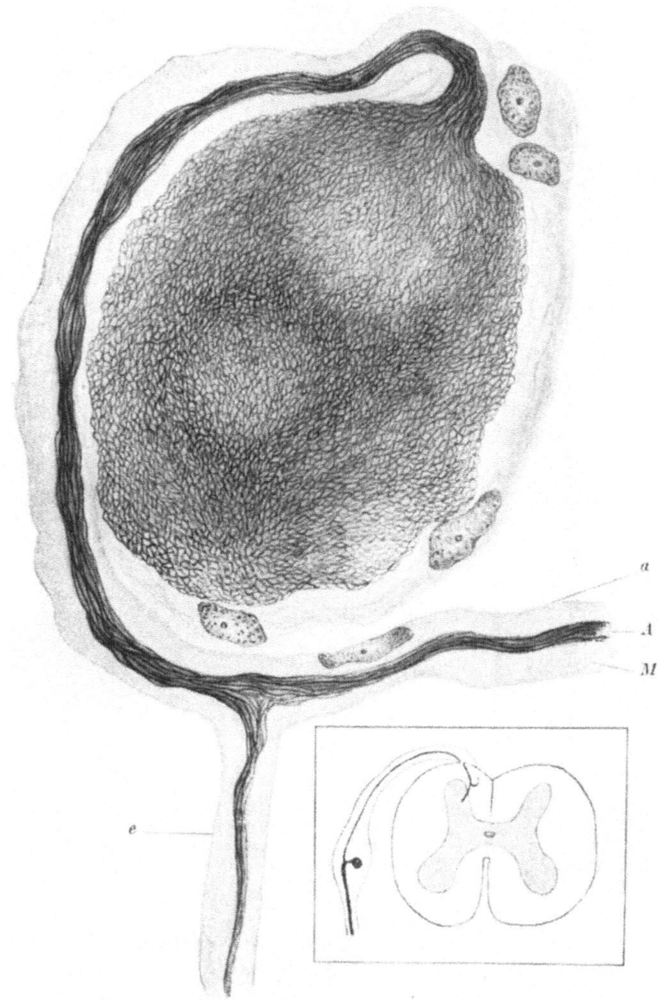

Abb. 145. Pseudounipolare Spinalganglienzelle mit afferentem (*a*) und efferentem (*e*) Neuriten. *A* Achsencylinder; *M* Markscheide. Bielschowsky-Methode. 1100mal vergrößert.

sie verleiht der Markscheide eine dunkelgraue oder schwarze Farbe und läßt
den breiten Achsencylinder homogen und hellgrau erscheinen (Abb. 146). An
manchen Stellen der Nervenfaser ist die Markscheide ringförmig unterbrochen;
wir haben es hier mit dem schon in frischem Zustande zu beobachtenden
Ranvierschen *Schnürring* zu tun. Die zwischen zwei Schnürringen gelegene
Strecke einer Nervenfaser mißt etwa 0,6—1 mm und wird als interanuläres Seg-
ment bezeichnet. Neben der ringförmigen Unterbrechung kommt es in der Markscheide noch zu schrägen, äußerst feinen Einschnitten, den Lantermannschen

Einkerbungen, die durch die ganze Dicke der Markscheide hindurchgehen,
in gewisser Regelmäßigkeit aufeinander folgen und auf diese Weise im Markmantel verschieden große Abschnitte, die „zylindrischen Segmente" entstehen
lassen (Abb. 147). Wenn es sich hierbei auch sehr wahrscheinlich um eine
Artefaktbildung handeln dürfte, so bleibt das Fehlen der LANTERMANNschen

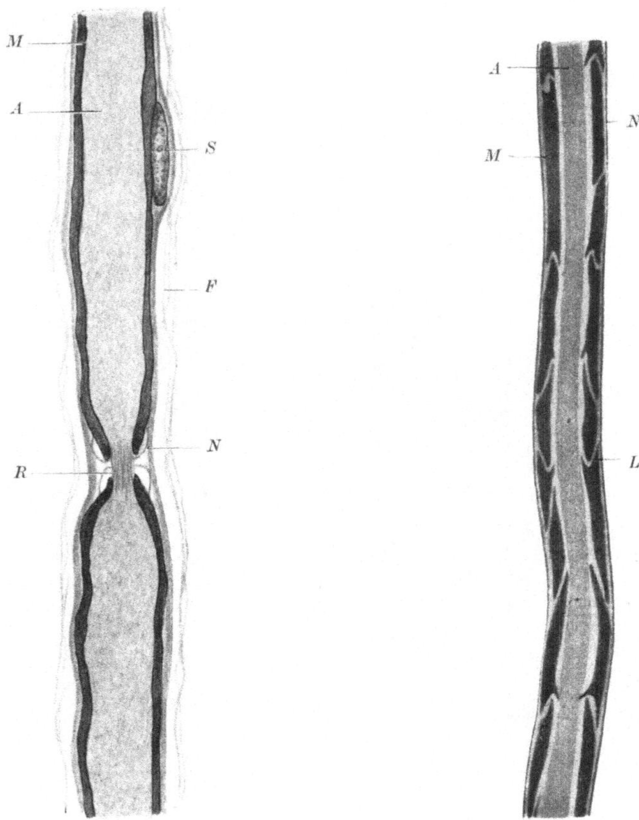

Abb. 146. Markhaltige Nervenfaser aus dem N. ischia-
dicus des Frosches. *A* Achsencylinder; *M* Markscheide;
S SCHWANNscher Kern; *N* Neurilemm; *R* RANVIERS
Schnürring; *F* bindegewebige Fibrillenscheide.
Osmiumsäure. 1200mal vergrößert.

Abb. 147. Markhaltige Nervenfaser aus dem N. vagus.
Kaninchen. *A* Achsencylinder; *M* Markscheide;
N Neurilemm; *L* LANTERMANNsche Einkerbung.
Osmiumsäure. 750mal vergrößert.

Einkerbungen an den markhaltigen Fasern des Zentralnervensystems immerhin
auffallend. Offenbar besitzt die Markscheide der peripheren Nervenfasern einen
anderen molekularen Bau als ·bei den zentralen Nervenfasern. Vielleicht läßt
sich diese Erscheinung auf die Existenz des Neurilemms zurückführen, das die
peripheren Nervenfasern umschließt, den zentralen Nervenfasern jedoch fehlt.

Die sich mit Osmiumsäure schwärzende Marksubstanz, *das Myelin,* besteht aus einer
Masse abwechselnd gelagerter Protein- und Lipoidschichten und bildet ein kolloidales System
von äußerst verwickeltem Bau. Das Nervenmark ist positiv einachsig doppeltbrechend in
bezug auf die radiale Richtung der Markröhre. Die optischen Achsen liegen nicht in der
Richtung der Fasern, sondern in Radien senkrecht zur Oberfläche. Offenbar sind die doppelt-
brechenden Moleküle in ihrer Stellung bestimmt orientiert. Cerebroside, Lecithin, Cholesterin,
Neurokeratin und andere Substanzen sind im Myelin nachgewiesen. Im frühen, embryonalen
Zustand fehlt den Nervenfasern eine Markscheide; viele Nervenfasern erhalten sogar erst
in den Monaten nach der Geburt ihren Markmantel. Wahrscheinlich bedingt der beträchtliche
Wassergehalt des Myelins nach Anwendung unserer Fixierungsmittel das Auftreten zahl-

reicher Artefakte. Sie sind als „Fischflossenmuster", „Trichterformen", „Neurokeratinnetz", „Golgis Spiralen" und an Querschnitten markhaltiger Nervenfasern als „radiäre Streifung" (Abb. 149) beschrieben worden, sollen aber hier keine weitere Erwähnung finden. In frischem Zustande verändert sich das Mark sehr rasch, besonders an den Schnitträndern der Nervenfasern zu eigentümlich glänzenden, scholligen oder konzentrisch geschichteten Elementen; sie sind unter dem Namen Myelinfiguren bekannt.

Bringt man markhaltige Nervenfasern in eine Silberlösung, so erhält man an der Ranvierschen Einschnürung einen durch den Chloridgehalt des Nervengewebes bedingten Silberniederschlag in Gestalt eines lateinischen Kreuzes. Offenbar vermag die Silberlösung von hier aus auf dem Achsencylinder ringförmige, phasenmäßige Ausfällungen zu bewirken, wodurch eine sonderbare Querstreifung des Achsencylinders vorgetäuscht wird („Frommannsche Streifen"). Die Angabe, daß durch dieses Versilberungsexperiment gleichsam der Weg markiert werde, den ernährende Substanzen vom Ranvierschen Schnürring nehmen, daß also die Unterbrechung der Markscheide ein günstiges Moment für den Stoffaustausch bedeute, bleibt eine reine Hypothese; denn es läßt sich nicht ohne weiteres aus derartigen Erscheinungen an totem Material auf Vorgänge in der lebenden Substanz schließen.

Wie das Sarkolemm mit der Muskelfaser, so bildet das feine, membranartige Neurilemm mit der Nervenfaser eine untrennbare anatomische und funktionelle Einheit. Das Neurilemm liegt der Außenseite der Markscheide unmittelbar auf, läßt sich mitunter schwer erkennen und enthält längsovale oder auch rundlichovale Kerne. Sie scheinen bei groben, markhaltigen Fasern so verteilt zu sein, daß gewöhnlich auf eine Strecke zwischen zwei Ranvierschen

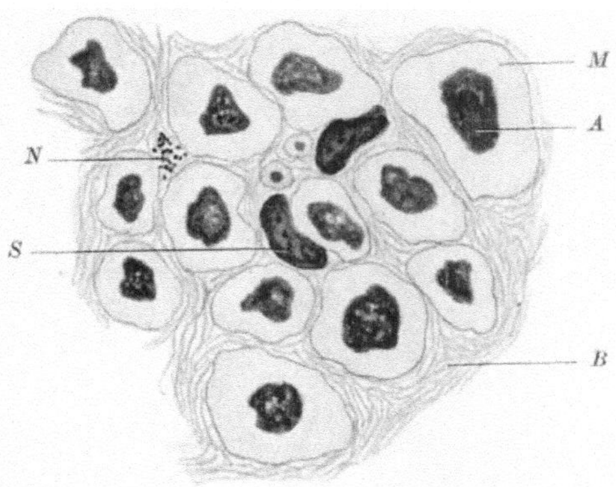

Abb. 148. Querschnitt markhaltiger Nervenfasern. N. vagus, Mensch. *A* Achsencylinder; *M* Markscheide; *S* Schwannscher Kern; *N* feinste, marklose Nervenfäserchen; *B* Bindegewebe. Bielschowsky-Methode. 1100mal vergrößert, auf ⁹/₁₀ verkleinert.

Schnürringen je ein Kern zu liegen kommt. In der Nähe der nervösen Endausbreitung nimmt jedoch die Zahl der Kerne erheblich zu. Da die Kerne nicht durch Zellgrenzen voneinander geschieden werden, so muß es sich beim Neurilemm um eine syncytiale Bildung handeln; sie mag hier mit dem Namen „Schwannsches Leitplasmodium" bezeichnet werden, während die Neurilemmkerne als Schwannsche Kerne seit langem bekannt sind. Das Neurilemm erfährt im Gegensatz zur Markscheide am Ranvierschen Schnürring keine Unterbrechung, sondern stellt mit seiner zarten Hülle einen plasmatischen Zusammenhang zwischen zwei interanulären Segmenten her (Abb. 146). In der Umgebung der Schwannschen Kerne lassen sich mit Thionin feine Granula darstellen, die als Reichsche π-Granula beschrieben worden sind und wahrscheinlich zu einem dendritenartigen Geäst formiert werden können.

Das Neurilemm mit seinen Schwannschen Kernen ist ektodermaler Herkunft; Schwannsche Elemente werden beim Menschen bereits gegen Ende der dritten embryonalen Woche beobachtet. Die Bildung des Nervenmarkes erfolgt erst gegen den vierten embryonalen Monat und wird vielfach als eine Leistung des Schwannschen Leitplasmodiums angesehen. Im übrigen läßt sich eine derartige These aus dem mikroskopischen Präparat nicht beweisen.

Nach Abb. 145 scheint sich der *Achsencylinder* aus der gleichen neurofibrillären Substanz wie die Ganglienzelle aufzubauen, also aus Neuroplasma und aus Neurofibrillen. Immerhin muß der Wassergehalt des Achsencylinders größer sein als derjenige der Ganglienzelle, da er in unseren Fixierungsmitteln leicht schrumpft und alsdann einen wesentlich geringeren Durchmesser als im lebenden Zustand aufweist (Abb. 148 und 149). Unter dem Polarisationsmikroskop verhält sich der Achsencylinder schwach positiv doppeltbrechend in bezug auf die Faserlänge. Osmiumsäure gibt wahrscheinlich das Bild seiner lebenden Struktur am besten wieder, indem sie den Achsencylinder homogen in leicht grauer Farbe erscheinen läßt; bei der gleichen Methode treten im Querschnitt durch den Achsencylinder feinste Pünktchen auf, die den quergeschnittenen Neurofibrillen entsprechen. Mit Osmiumsäure behandelte, markhaltige Nervenfasern lassen sich somit am Querschnitt leicht am schwarzen Ring der Markscheide und an der hellen, von ihr umfaßten, schwach punktierten Kreisfläche des Achsen-

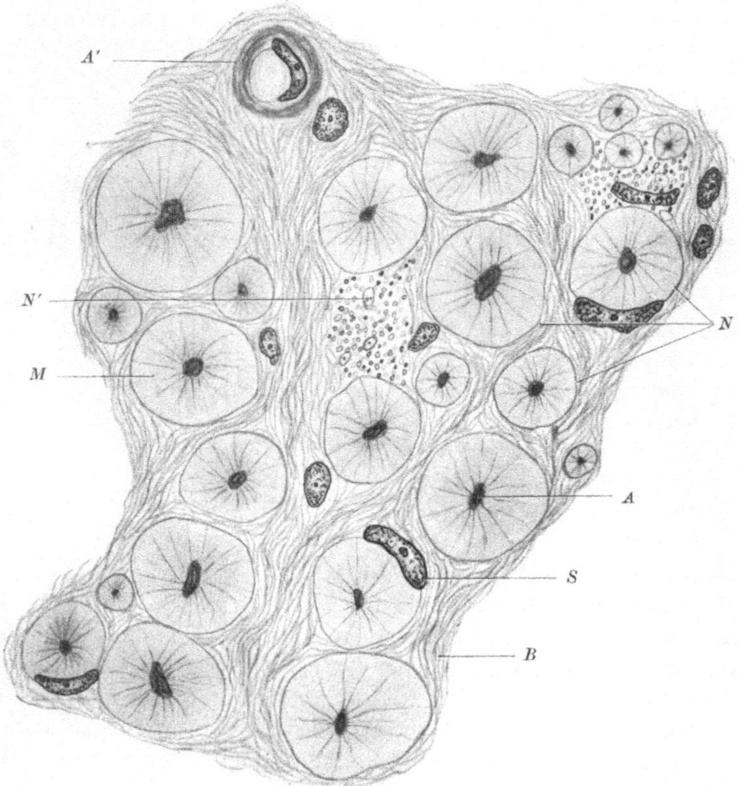

Abb. 149. Querschnitt markhaltiger Nervenfasern. N. radialis, Mensch. *N* Markhaltige Nervenfasern; *A* Achsencylinder; *M* Markscheide; *S* SCHWANNscher Kern; *N'* feinste, marklose Nervenfäserchen; *A'* Arteriole; *B* Bindegewebe. MÜLLERs Flüssigkeit. VAN GIESON. 1500mal vergrößert, auf $^9/_{10}$ verkleinert.

cylinders erkennen (Abb. 150). In Silberlösungen färbt sich der Achsencylinder tief schwarz, die Neurofibrillen treten vielfach schön hervor, während die Markscheide hell bleibt. Die Neurofibrillen verlaufen nicht immer parallel zur Längsachse des Achsencylinders, sondern häufig in spiraligen Windungen; bei zunehmender Aufteilung der Nervenfaser scheinen sie sich gleichfalls aufzuspalten und dabei feiner zu werden.

Die Frage, ob die Neurofibrillen als der lebenden Substanz angehörige Elementarteile oder hier nur als „latent" vorhandene, an den molekularen Aufbau gebundene Strukturen zu betrachten sind, die erst bei der Degeneration oder bei der Fixierung des Neuroplasmas sichtbar werden, ist im Abschnitt über den Bau der Ganglienzelle behandelt worden. Die Neurofibrillenmethoden vermögen jedenfalls die Ausbreitung des Neuroplasmas bis in die denkbar feinsten intracellulären Verzweigungen nachzuweisen. Für den Nachweis nervöser Substanz im peripheren Gewebe ist die Frage nach der realen Existenz der Neurofibrillen ohne Bedeutung.

Die markhaltige Nervenfaser wird gewöhnlich von einer feinsten bindegewebigen Hülle umgeben, die dem Neurilemm direkt aufliegt und den Charakter eines Reticulinfasernetzes besitzt (Abb. 146). Sie führt den Namen *Endoneural-scheide* oder KEY-RETZIUS*sche Fibrillenscheide*, hängt mit dem Endoneurium zusammen, ermöglicht je nach Beanspruchung eine geringe Verschieblichkeit der Nervenfasern gegeneinander und verleiht der Nervenfaser wahrscheinlich eine gewisse Festigkeit gegenüber einer eventuell einsetzenden Zugkraft. Wie ein Blick auf die Abb. 149 und 150 ergibt, ist der Unterschied im Durchmesser der markhaltigen Nervenfasern sehr beträchtlich; neben auffallend groben und

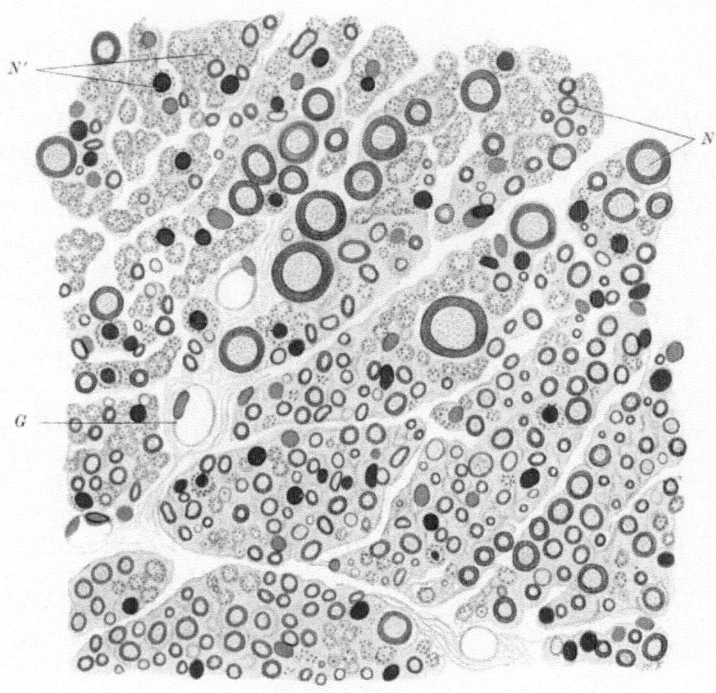

Abb. 150. Querschnitt markhaltiger und markloser Nervenfasern. Sympathischer Grenzstrang, Katze. *N* Markhaltige Nervenfasern; *N'* marklose Nervenfasern; rot SCHWANNsche Kerne; *G* Gefäß. Osmiumsäure. Alaun-Cochenille. 700mal vergrößert, auf ⁶/₇ verkleinert.

dicken Fasern gibt es solche von erheblicher Feinheit, aber immer noch im Besitz einer zarten Markhülle. Bei zunehmender Verfeinerung der Nervenfaser scheint auch diese unserem Auge zu entschwinden, ein neues Aufbauelement des Nervengewebes wird sichtbar: *Die marklose Nervenfaser.*

Als **marklose Nervenfasern** mögen hier solche Elemente bezeichnet werden, die nach Verwendung unserer spezifischen Färbemethoden keine Markscheide mehr erkennen lassen. Sollten von diesen Fasern mit dem Polarisationsmikroskop doch noch markhaltige Substanzen nachweisbar sein, so sei das für die folgende Betrachtung ohne Belang.

Die **marklosen Nervenfasern** bereiten wegen ihrer außerordentlichen Feinheit einer histologischen Darstellung erhebliche Mühe. Um sie vom Bindegewebe sicher zu unterscheiden, muß man die Neurofibrillenmethode verwenden. Hierbei erscheinen die feinsten, marklosen Nervenfäserchen noch dünner als die innerhalb der Achsencylinder vorkommenden Neurofibrillen. Daher ist es bei diesen zarten Faserelementen trotz ihrer innerhalb geringer Grenzen schwankenden Kaliberstärke nicht mehr möglich, Achsencylinder von Neurofibrillen zu trennen. Dem Nachweis nervöser Substanz in Gestalt feinster, fibrillärer Gebilde gilt hier die Hauptaufgabe der histologischen Technik, die eine intraplasmatische Lagerung

der Neurofibrillen in zarten Strängen SCHWANNschen Leitplasmodiums zutage
gefördert hat (Abb. 151). Aus dem dünnen, kernhaltigen, die markhaltigen
Fasern umhüllenden Neurilemmhäutchen
sind bei den marklosen Fasern zarte, syncytiale Plasmastränge geworden, die in
ihrem Inneren die Neurofibrillen und die
schmalen SCHWANNschen Kerne beherbergen.

Querschnitte durch derartig gebaute,
nervöse Plasmastränge ergeben unter Umständen eine zentrale Lage der SCHWANNschen Kerne, während die Neurofibrillen
randständig verteilt sind (Abb. 150). Vielfach scheinen diese Plasmastränge zu
größeren „marklosen Nerven" miteinander
verbunden zu sein, um in den Nervengeflechten innerhalb unserer Eingeweide
in die nervöse Endausbreitung überzuleiten
(Abb. 152). Im Bereich der nervösen Endigung entwickeln die Plasmastränge durch
fortwährende Aufteilung und neue Verbindungen untereinander ein geschlossenes
syncytiales Netz, in dem sich die Neurofibrillen stellenweise wie zu einem Reticulum verbinden. Gleichzeitig nehmen die
SCHWANNschen Kerne statt der länglichovalen Form eine mehr rundlichovale oder
rundliche Gestalt an, lagern sich vorzugsweise an die Knotenpunkte des nervösen
Netzwerkes und erscheinen als „interstitielle Zellen", die aus der Abb. 142 zu ersehen sind.

Der Verlauf der marklosen Nervenfäserchen
ist nicht immer an die Existenz des SCHWANNschen Leitplasmodiums gebunden. Im nervösen
Endgebiete werden marklose Nervenfäserchen auch
in Epithelien, in Gefäßwänden ohne SCHWANNsches Leitgewebe beobachtet; auch können marklose Nervenfäserchen durch das Plasma von
Bindegewebszellen oder glatten Muskelfasern hindurchziehen, eine Erscheinung, die wohl als veränderlich zu betrachten ist.

Die Leitungsgeschwindigkeit von Erregungen
beträgt bei markhaltigen Nervenfasern etwa
60—100 m/sec, bei marklosen Nervenfasern nur
1—2 m/sec; demnach vermögen die dicksten Nervenfasern die Erregung am schnellsten, die
dünnsten am langsamsten zu leiten. Der vom
Reizort ausgehende Erregungszustand nimmt
durch die Nervenfaser einen wellenförmigen Ablauf. Gewöhnlich ist eine Fülle von Nervenfasern
vom stärksten bis zum feinsten Kaliber zu einem
Nerven durch Bindegewebe vereinigt; somit gibt
es in jedem Nerven Fasern mit verschieden

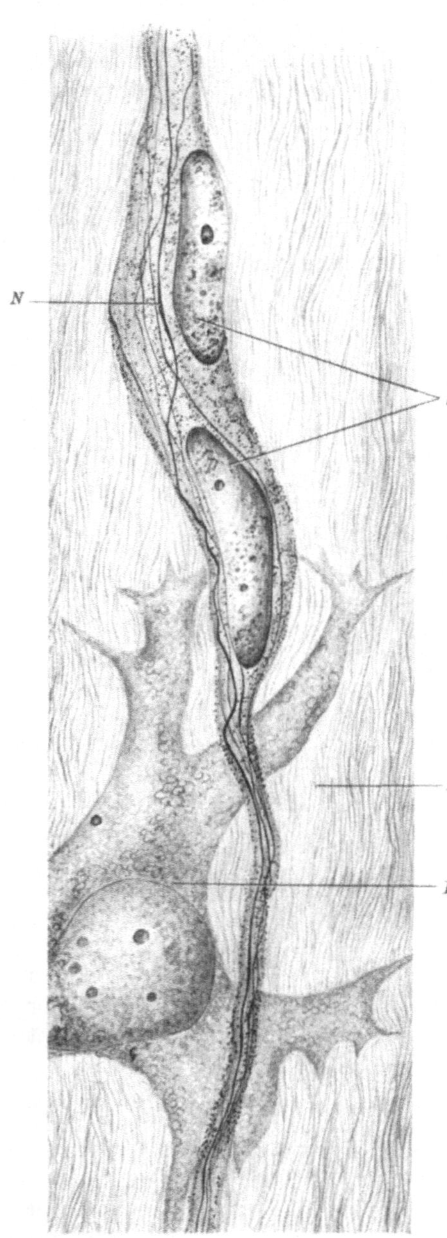

Abb. 151. Feinste, marklose Nervenfäserchen
im SCHWANNschen Leitplasmodium. Ösophagus,
Mensch. *N* Nervenfäserchen; *S* SCHWANNsche
Kerne; *F* Fibrocyt; *K* kollagene Fibrillen.
BIELSCHOWSKY-Methode. 2000mal vergrößert,
auf ⁹/₁₀ verkleinert.

rascher Erregungsleitung. Welche Rolle hierbei dem SCHWANNschen Leitplasmodium, dem
Achsencylinder und der Markscheide im einzelnen zukommt, läßt sich aus dem mikroskopischen Präparat niemals erkennen. Daher soll hier den erwähnten Bauelementen

der Nervenfaser beim Ablauf der Erregung keine spezifische Funktion zugesprochen werden. Nur sei an der Vorstellung festgehalten, wonach Achsencylinder, Markscheide und das SCHWANNsche Leitplasmodium im Dienste der Erregungsleitung als ein anatomisch wie physiologisch untrennbares Ganzes zu deuten sind. Motorische und sensible Nervenfasern lassen sich nicht voneinander unterscheiden; ein gleiches gilt für einen Deutungsversuch feinster, markloser Nervenfäserchen, die sich aus cerebrospinalen und sympathischen Nervenfasern abgezweigt haben. Marklose Nervenfasern können somit motorisch, sensibel und sympathisch sein.

Bei degenerativen und regenerativen Vorgängen sind dem um die Ganglienzellen gelegenen Hüllplasmodium, dem SCHWANNschen Leitplasmodium, aber auch dem Bindegewebe und dem Gefäßapparat bedeutsame Aufgaben zugewiesen. Doch ist die Fülle der hierbei beobachteten, morphologischen Einzelheiten so groß und ihre Deutung so schwierig, daß sich eine erschöpfende Darstellung des außerordentlich komplizierten, vom Gesamtorganismus abhängigen Regenerationsprozesses hier in kurzer Form nicht wiedergeben läßt.

d) Periphere Nerven.

Die peripheren Nerven bestehen je nach ihrem Umfang aus einer wechselnden Zahl markloser und markhaltiger Nervenfasern, die durch Bindegewebe zusammengehalten und bei größeren Nerven auch wieder in verschiedene Bündel unterteilt werden. Blutgefäße und Fettgewebe zeigen sich am Aufbau der Nerven beteiligt.

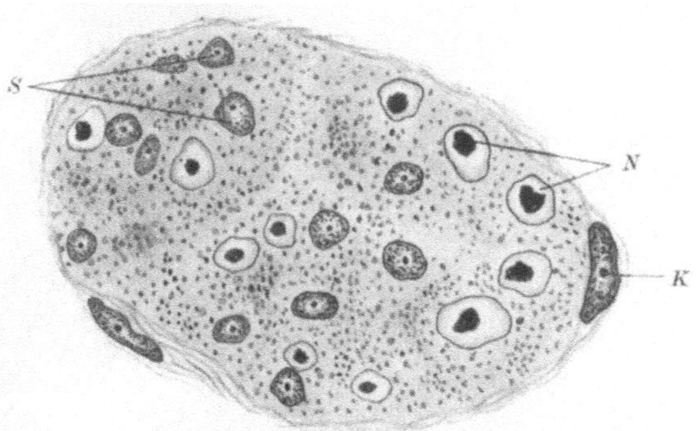

Abb. 152. Querschnitt feinster, markloser Nervenfäserchen (schwarz punktiert) im SCHWANNschen Leitplasmodium. Sympathischer Nerv, Mensch. *S* SCHWANNsche Kerne des Leitplasmodiums; *N* markhaltige Nervenfasern; *K* Kern der bindegewebigen Hülle. BIELSCHOWSKY-Methode. 1500mal vergrößert, auf $^5/_6$ verkleinert.

Die Farbe der Cerebrospinalnerven ist im Hinblick auf die große Zahl markhaltiger Fasern weißlich glänzend, bei den sympathischen Nerven infolge der markarmen und marklosen Fasern mehr ins Graue spielend. Übrigens sind auch unter den marklosen Nervenfasern der peripheren Nerven sensible Elemente nachgewiesen worden. Auf den ersten Blick scheinen die Nervenfasern parallel zueinander und zur Längsachse des Nerven orientiert zu sein (Abb. 153). Genau genommen trifft solches aber nicht zu und es bleibt verfehlt, einen Nerven mit einem Telephonkabel zu vergleichen, wobei den Nervenfasern die Rolle von Telephondrähten zugedacht würde. Abgesehen davon, daß sich gelegentlich eine spiralige Verlaufsweise von Nervenfasern innerhalb eines Nerven beobachten läßt, stellt sich der konstruktive Aufbau eines größeren, cerebrospinalen Nerven viel komplizierter dar, als man aus einem einzelnen Querschnitt durch den Nerven zu ersehen vermeint.

Zunächst zeigen die größeren Nerven an ihrer Außenseite eine bindegewebige Hülle, die aus ziemlich starken kollagenen Faserbündeln und einem elastischen Fasernetz geflochten ist. Sie führt den Namen *Epineurium* und läßt an ihrer Oberfläche durch Einlagerung von Fettzellen eine Auflockerung ihrer geweblichen Struktur erkennen, wodurch eine gewisse Verschieblichkeit des Nerven gegenüber seiner Umgebung gewährleistet wird. Auch Blutgefäße kommen im Epineurium vor. Das Epineurium hängt mit bindegewebigen Septen zusammen, die im Inneren des Nerven eine verschieden große Anzahl von Nervenfasern in einzelnen Logen zu Nervenbündeln zusammenschließen. Jeder dieser Bündel, die dem Querschnitt des Nerven eine charakteristische Note verleihen, besitzt eine weitere, feste, bindegewebige Hülle, *das Perineurium* (Abb. 154).

Innerhalb eines derartigen Faserbündels sind nochmals feine Bindegewebszüge zu beobachten, die sich vom Perineurium abgezweigt haben und in ihrer Gesamtheit den Namen *Endoneurium* führen (Abb. 155). Letzteres umfaßt kleinere Gruppen von Nervenfasern, von denen jede einzelne von einer feinsten, kollagenen oder präkollagenen „Hülle", der *Endoneuralscheide,* umkleidet wird. Bei kleinen Nervenästen fehlt die Bündelung. Auf dem Wege zur Peripherie verschmälern die cerebrospinalen Nerven durch Astabgabe allmählich ihren Durchmesser. Dieser Faserverlust kann jedoch im Verlaufe eines Nerven durch fort-

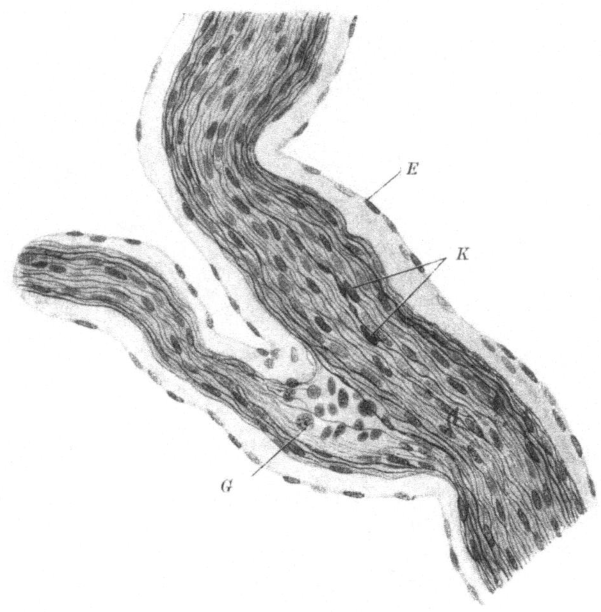

Abb. 153. Markloser Nerv aus dem AUERBACHschen Plexus des Magens. Mensch. Achsencylinder schwarz. *K* SCHWANNsche Kerne; *E* Endothelhülle des entzündlich erweiterten, perilymphatischen Spaltraumes; *G* Kern einer Ganglienzelle. BIELSCHOWSKY-Methode. 300mal vergrößert.

währende Aufteilung der noch vorhandenen Fasern teilweise ersetzt werden. Die einzelnen Nervenbündel stehen innerhalb des Nerven in lebhaftem Faseraustausch miteinander. Daher sieht man auf jedem Längsschnitt eines Nerven vereinzelte Fasern schräg von einem Bündel in das andere übertreten. Infolgedessen ändert sich auch das Querschnittsbild eines größeren Nerven im Hinblick auf die Zahl und Größe seiner Bündel bereits im Abstand von 1 cm erheblich. Somit ist ein isolierter Verlauf bestimmter Leitungsbahnen im peripheren Nerven schwer denkbar. Im Grunde stellt ein peripherer Cerebrospinalnerv ein auf engstem Raum zusammengedrängtes und in das zweckmäßigste Format gebrachtes Nervengeflecht oder einen Nervenplexus dar. Zahl und Lagerung der Nervenfasern sind also im Verlaufe eines Nerven dauernden Veränderungen unterworfen.

Die stärksten, arteriellen Blutgefäße für den Nerven liegen im Epineurium, dringen durch das Perineurium in das Endoneurium, um hier ein Capillarsystem zu entwickeln. Sympathische Gefäßnerven müssen also im Bindegewebegerüst der Nerven vorhanden sein. Ein Lymphstrom im Nerven scheint keine besonderen, von Endothel ausgekleideten Räume zu beanspruchen. Immerhin wird bei ödematösen Veränderungen am Nerven gelegentlich eine endothelartige Scheide abgehoben, woraus man vielleicht die Existenz eines perilymphatischen Spaltraumes mit gewisser Vorsicht folgern kann.

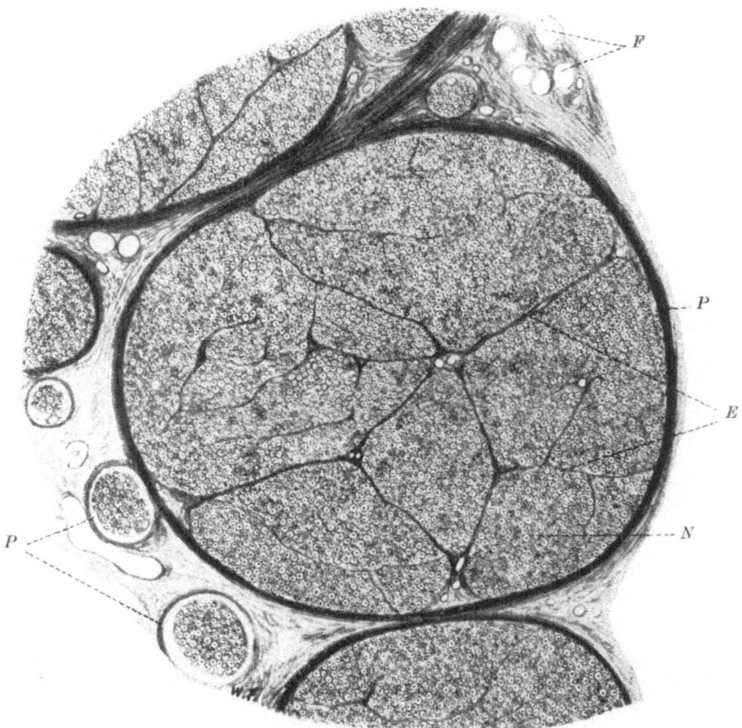

Abb. 154. Querschnitt eines Cerebrospinalnerven. Mensch. Eigenes Präparat. *E* Endoneurium; *P* Perineurium; *F* Fettzellen im Epineurium; *N* Querschnitte markhaltiger Nervenfasern. Chromsäure-Fuchsin. Schwache Vergrößerung. (Aus Braus-Elze.)

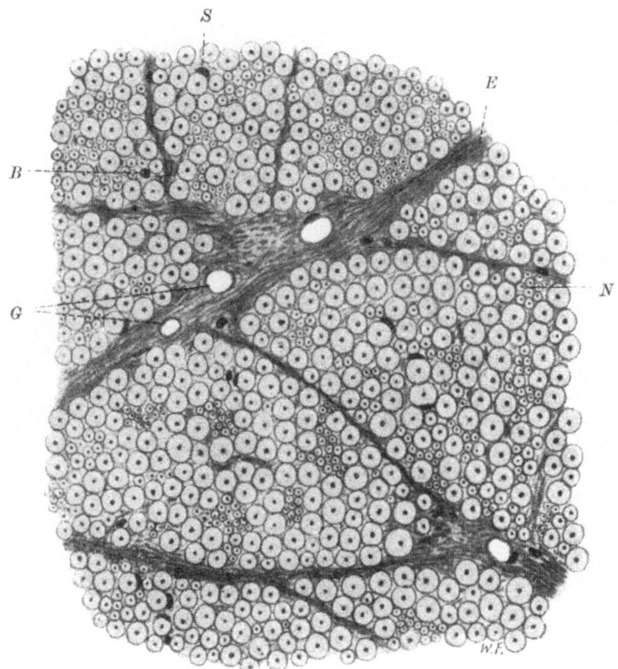

Abb. 155. Querschnitt markhaltiger Nervenfasern. Cerebrospinalnerv, Mensch. *E* Endoneurium; *N* dünne markhaltige Nervenfasern; *S* Schwannscher Kern; *B* Kern einer Bindegewebszelle; *G* Blutgefäße. Chromsäure-Fuchsin. Mittlere Vergrößerung. (Aus Braus-Elze.)

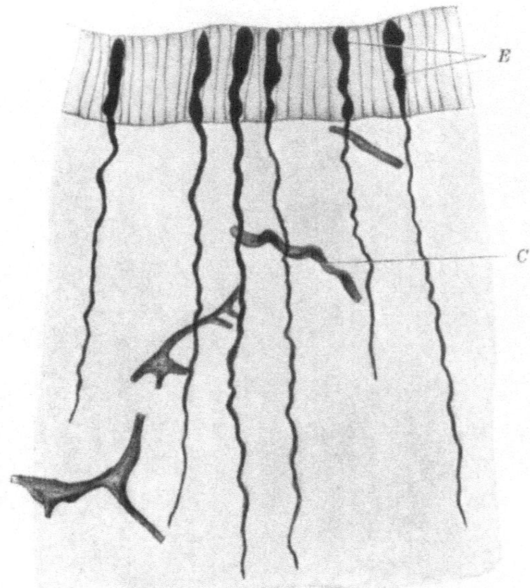

Abb. 156. Ependymzellen (*E*) mit ihren Fortsätzen. Medulla oblongata, Kaninchen. *C* Capillare.
GOLGI-Methode. 290mal vergrößert, auf ³/₄ verkleinert.

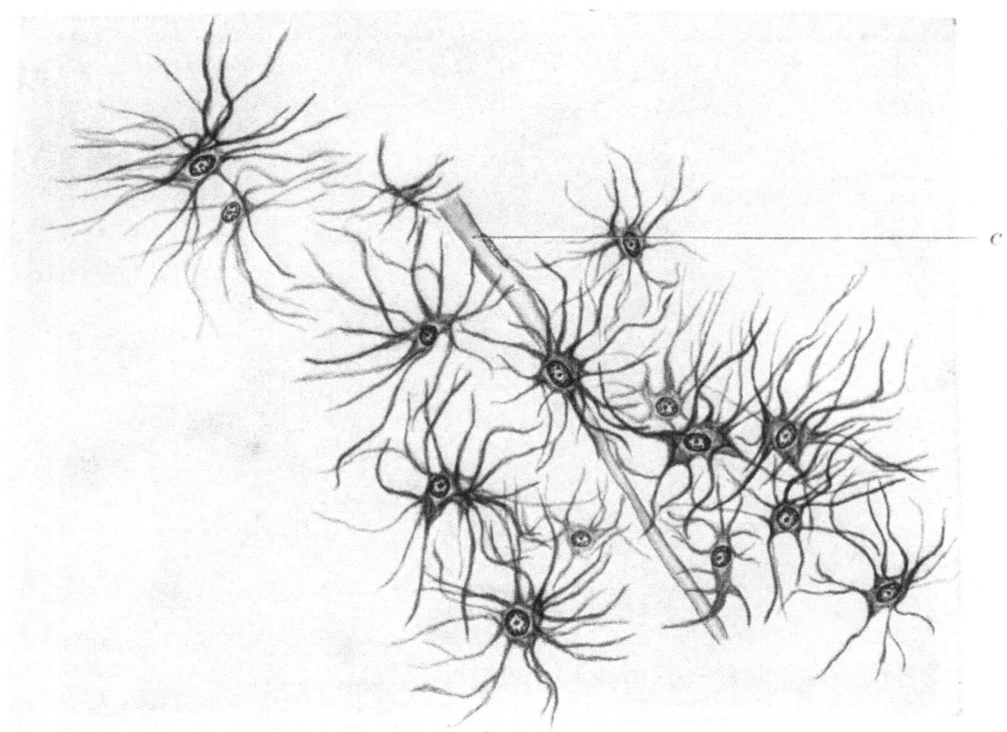

Abb. 157. Astrocyten aus dem Mark des Kleinhirns. Mensch. *C* Capillare. Natronlauge-Silbermethode nach
O. SCHULTZE. 600mal vergrößert, auf ⁴/₅ verkleinert.

e) Neuroglia.

Im peripheren Nervensystem findet sich eine besondere Gewebsart ektodermaler Herkunft in untrennbarer Verbindung mit der neurofibrillären Substanz.
Sie tritt um die Ganglienzellen als Hüllplasmodium und an den Nervenfasern
als SCHWANNsches Leitgewebe in Erscheinung. Bindegewebe faßt Ganglienzellen

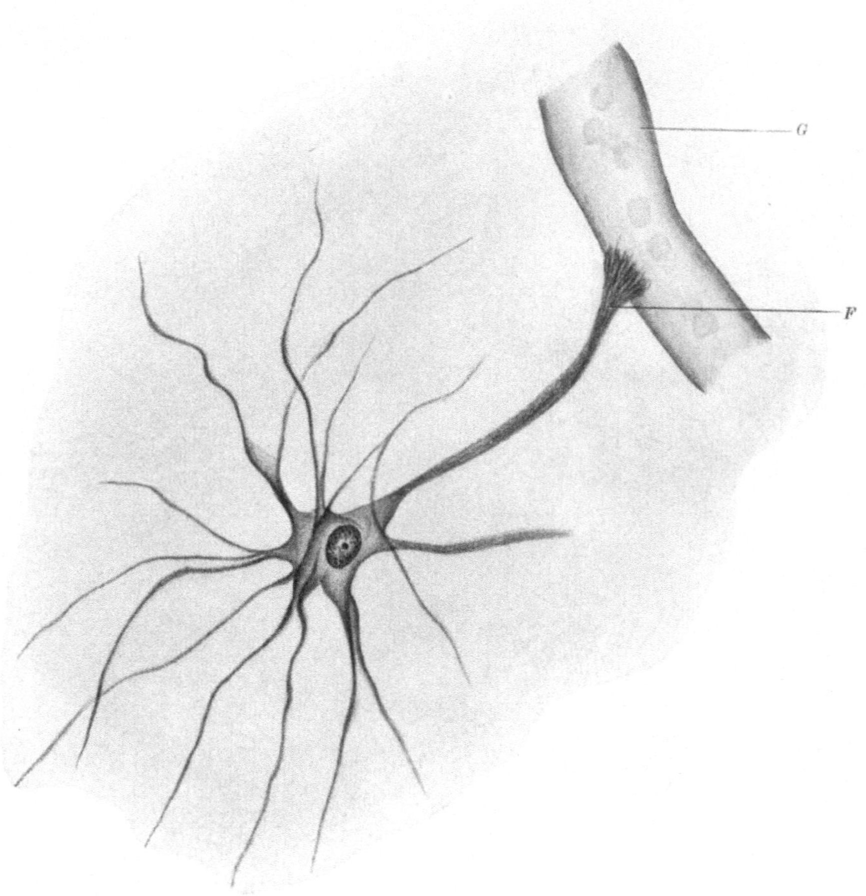

Abb. 158. Astrocyt aus dem Großhirn. Mensch. *F* Gliafuß; *G* Gefäß. Natronlauge-Silbermethode nach
O. SCHULTZE.   1100mal vergrößert, auf $^9/_{10}$ verkleinert.

und Nervenfasern zu Ganglien und Nerven, somit zu Einheiten höherer Organisation zusammen. Neurofibrilläre Substanz kommt also in der Peripherie niemals
isoliert, sondern stets in plasmatischer Verbindung mit anderen Gewebsarten
vor. Ein gleiches gilt für die Ganglienzellen und Nervenfasern des Gehirns und
Rückenmarks. Ein ungeheuer kompliziertes, teils aus zelligen, teils aus faserigen
Elementen zusammengesetztes, wahrscheinlich syncytial gebautes System ist
dem zentralen Nervengewebe beigesellt. Es stammt wie das periphere Hüllplasmodium und das SCHWANNsche Leitgewebe vom Ektoderm ab und führt
den Namen *Neuroglia* oder kurz *Glia*. Kollagenes Bindegewebe verleiht dem
Gehirn und Rückenmark nur an der äußeren Oberfläche als weiche Hirnhaut

oder Pia mater einen gewissen festigenden Halt; im Inneren der nervösen Zentralsubstanz ist es nur in Begleitung der Gefäße in äußerst geringer Verteilung zu
beobachten. Demnach dürften im Zentralnervensystem der Neuroglia auch
bindegewebige Funktionen zufallen.

Die Darstellung der Neuroglia gehört zum schwierigsten und fragwürdigsten Kapitel
histologischer Technik. Jede Zell- und Faserart benötigt zu ihrer Beobachtung eine eigene

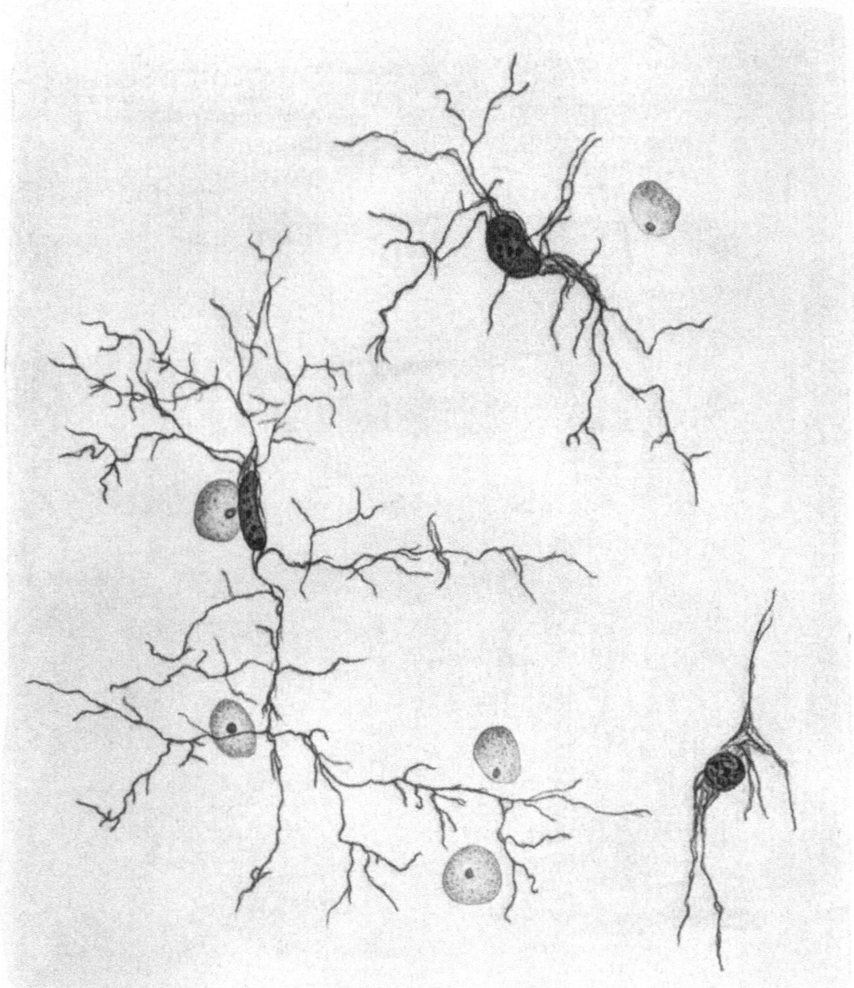

Abb. 159 .HORTEGAsche Zellen (Mikroglia). Großhirn, Mensch. HORTEGA-Methode. 1000mal vergrößert,
auf $^9/_{10}$ verkleinert.

Spezialfärbung, wobei das arme Protoplasma von einer komplizierten Mixtur in die andere
gequält wird. Dies Treiben mit äußerst unsicheren Methoden wird solange fortgesetzt, bis
der jeweilige Autor das sieht, was er sich erhofft, nicht das, was im Lebendigen da ist. Daß
unter solchen Umständen Artefaktbildungen aller Art als normale Erscheinung hingestellt
werden, ist selbstverständlich. Da schon eine kleine Abweichung von den technischen Vor-
schriften einer Methode genügt, um ein neues Gliabild hervorzuzaubern, so hat man sich bei
einer Beurteilung von Gliapräparaten große Vorsicht aufzuerlegen. Auch die folgende
Schilderung will unter diesem Gesichtswinkel gewertet sein.

Neuroglia wird in ihrer einfachsten Form als Ependym in Gestalt einer
einschichtigen Epithellage beobachtet, welche die Ventrikelhöhlen des Gehirns,

den Aquaeductus mesencephali und den Canalis centralis des Rückenmarks auskleidet (Abb. 156). Die zylindrischen Zellen tragen an ihrer Oberfläche beim
Embryo noch einen Flimmerbesatz, später eine Art Cuticularsaum und lassen
an ihrer Basis lange, faserige Ausläufer entstehen, die sich später verästeln und
in das übrige, gliöse Faserwerk verlieren. Die um den Zentralkanal des Rückenmarkes gelagerte Substantia gelatinosa centralis und das Septum dorsale des
Rückenmarkes scheinen auf Kosten von Ependymfasern entstanden zu sein.

Sehr wahrscheinlich ist die gesamte Neuroglia
als ein teils schwammiges, teils faseriges Syncytium
zu betrachten, in welchem die kernhaltigen Plasmaelemente nur als Knotenpunkte eines dreidimensionalen
Reticulums zu gelten haben. Aus diesem plasmatischen Netz können sich, ähnlich den Reticulumzellen
im lymphadenoiden Gewebe, kernhaltige Plasmateilchen loslösen und als isolierte Zellen vors Auge
gelangen. Isolierte Gliazellen, die nach Verwendung
verschiedener Silbermethoden im Präparat hervortreten, sind in ihrer scheinbaren Individualität durch
eine allzu elektive Methode hervorgetäuscht. Das
gilt auch für die in Abb. 157 wiedergegebenen *Astrocyten*. Sie bilden wohl die kernhaltige Hauptmasse des
gliösen Gewebes, stellen jedoch keine zelligen Individuen dar, sondern lassen ihre strahlenförmig nach
allen Seiten hin ausgesandten Fortsätze kontinuierlich
in das Faserwerk der Glia übergehen. Ihre Kerne sind
rundlich und chromatinarm; im Zellplasma sind
Plastosomen beobachtet worden. Die Astrocyten werden gegenüber wesentlich kleineren, gliösen Elementen
auch als *Makroglia* bezeichnet.

Astrocyten lassen eine protoplasmareiche und eine mit
dem Fasernetz in Verbindung stehende Form erkennen;
vielleicht handelt es sich hierbei nur um verschiedene Funktionsstadien. Die mit der GOLGI-Methode erhaltenen Bilder
von sog. „Kurzstrahlern" und „Langstrahlern" unter den
Astrocyten entsprechen kaum der Wirklichkeit.

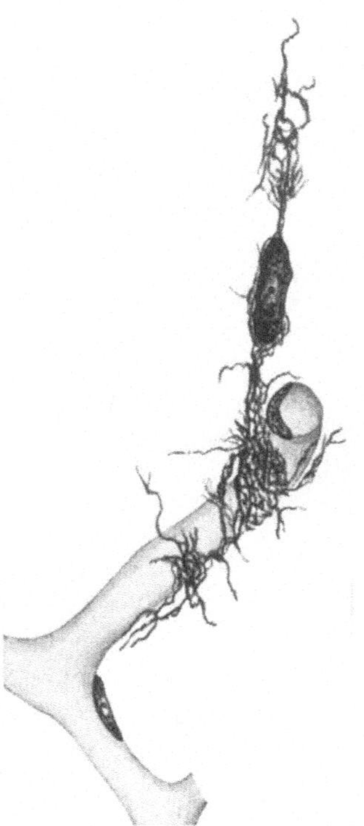

Abb. 160. HORTEGAsche Zelle in
Verbindung mit einer Capillare.
Großhirn, Mensch. HORTEGA-Methode. 1000mal vergrößert, auf
⁴/₅ verkleinert.

Die Astrocyten werden mit dem Stoffwechsel des
Zentralnervensystems in Verbindung gebracht; sie
stehen vor allem mit der Gefäßwand durch Verbreiterungen an einem ihrer
Fortsätze (Gliafuß) in Zusammenhang (Abb. 158). Gliafasern können durch das
perinucleäre Plasma der Astrocyten hindurchziehen, auch am Zellrand vorbei-
laufen. Die Astrocyten zeigen unter bestimmten Umständen phagocytäre
Eigenschaften, speichern Pigmentgranula und Lipoide. Substanzverluste am
Gehirn und Rückenmark vermögen sie in gewissem Umfang durch Bildung von
Glianarben zu decken.

Bereits im NISSL-Präparat findet man im Rindengrau kleine, schmale Kerne.
Diese gehören eigentümlichen, sonderbar gestalteten Zellen an, deren Darstellung
vor allem HORTEGA gelungen ist (Abb. 159). Die HORTEGAschen Zellen scheinen
einen dünnen, langgestreckten Zellkörper zu besitzen, von dem sich im rechten
Winkel zarte, wenig verästelte Ausläufer abzweigen. Ein plasmatischer Zusammenhang der HORTEGAschen Zellen mit der Capillarwand läßt sich häufig
feststellen. Wegen ihrer Kleinheit werden die geschilderten Zellen der *Mikroglia*
zugerechnet.

Die HORTEGAschen Zellen können Lipoide, Eisen, Pigment speichern; mit Trypanblau läßt sich im Zellkörper vital eine färbbare Granula nachweisen. Ferner wird den HORTEGAschen Zellen amöboide Beweglichkeit zugesprochen, und die Fähigkeit, ihre Form zu verändern und sich zu fortsatzlosen, granulierten Elementen abzurunden. Daß die in Abb. 159 und 160 mit der HORTEGA-Methode dargestellten Gliazellen die lebendige Form widerspiegeln, ist sehr unwahrscheinlich. HORTEGA läßt übrigens die fraglichen Gliazellen nicht ektodermaler, sondern mesodermaler Abkunft sein, ohne diese These exakt beweisen zu können.

Zur Mikroglia werden schließlich noch kleine, angeblich nur mit wenigen Ausläufern versehene Zellen gezählt, die ebenso wie die HORTEGAschen Zellen mit dem gliösen Fasernetz

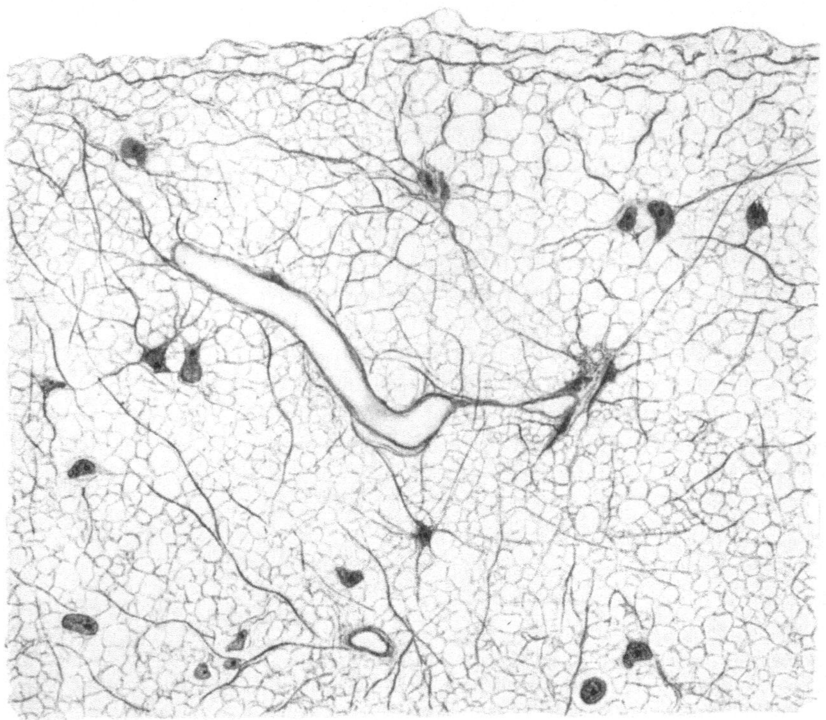

Abb. 161. Gliareticulum aus der Außenschicht der Großhirnrinde. Mensch. Oberer Rand: Membrana limitans superficialis. Methode nach ALZHEIMER-MANN. (Nach SPIELMEYER.)

in keiner plasmatischen Verbindung stehen sollen. Die genannten Zellen sind unter dem Namen *Oligodendroglia* beschrieben worden, besitzen aber vielfach Ähnlichkeit mit Astrocyten. Wie die HORTEGAschen Zellen sind auch die Elemente der Oligodendroglia in der Großhirnrinde den Pyramidenzellen unmittelbar angelagert, ein Verhalten, das ihnen den Namen *Trabanten-* oder *Satellitenzellen* eingetragen hat, ohne daß hiermit über ihre Funktion etwas von Bedeutung ausgesagt wäre.

Das gliöse Faserwerk ist im Zentralnervensystem in ungleicher Dichte und verschiedener Anordnung verteilt. Zu besonders starker Entwicklung des gliösen Faserfilzes kommt es an den oberflächlichen Bezirken des Großhirns, also unter dem Ependym und unter der Pia mater. Die hier entwickelte zarte Gliahülle, die *Membrana limitans gliae superficialis,* zeigt sich mit dem kollagenen Gewebe der Pia mater fest verlötet und hängt andererseits mit pinselartig verbreiterten, bügelförmig angeordneten Gliafäserchen zusammen (Abb. 161). Durch die Membrana limitans superficialis wird das Gehirn vom Bindegewebe vollkommen abgeschlossen. In gleicher Weise läßt sich eine gliöse Abdichtung des Zentralnervensystems gegenüber dem Gefäßsystem in Form der *Membrana limitans perivascularis* beobachten, an der zahlreiche Fortsätze von Astrocyten verankert sind. Über die feinste Aufteilung der Faserglia innerhalb des Zentralorgans läßt sich sehr schwer etwas aussagen, weil wir hier die Grenze optischer Leistungsfähigkeit erreicht haben. Wahrscheinlich existiert ein äußerst zartes, gliöses Reticulum (HELD), von dem unter der Bezeichnung Grundnetz an anderer Stelle die Rede sein soll (Abb. 161).

Unter der Membrana limitans superficialis scheint die Glia stärker aufgelockert zu sein und kammerartige Räume zu bilden. Das gesamte, an der Gehirnoberfläche ausgebreitete Gliagewebe trägt den Namen Glia marginalis. Die Blutgefäße dringen meist senkrecht zur Oberfläche des Gehirns und Rückenmarks in die zentrale Nervensubstanz ein und verlaufen innerhalb eines ihrer Form angepaßten Hohlraumes, der mit den großen Liquorräumen des Gehirns in Verbindung steht. Diese Hohlräume (VIRCHOW-ROBIN*scher Raum*) erhalten durch die Membrana limitans perivascularis gegenüber dem zentralen Nervengewebe ihre Abgrenzung. Ob auch die Capillaren von derartigen Hohlräumen umfaßt werden, ist schwer zu sagen, da durch Schrumpfungserscheinungen leicht ein perivasculärer Hohlraum zu entstehen pflegt.

Daß der Glia beim Stoffwechsel und bei regenerativen Prozessen der nervösen Zentralsubstanz eine bedeutsame Rolle zukommt, steht außer Zweifel. Demnach besitzt die Glia im Zentralnervensystem ähnliche funktionelle Aufgaben wie das Bindegewebe in allen übrigen Organen. Die mechanische Festigung der weichen Gehirnsubstanz darf wohl in erster Linie dem kollagenen Gewebe der Pia mater und dem elastisch-muskulären Gefüge des Gefäßapparates zu verdanken sein. Die vielfach behauptete „Stütz- und Isolierfunktion" der Glia hat noch niemand bewiesen. Inwieweit die Glia in die Erregungsvorgänge innerhalb des Zentralnervensystems funktionell eingeschaltet ist, bleibt dunkel. Immerhin läßt sich eine Mitwirkung der Glia beim Ablauf einer nervösen Erregung so wenig wie beim SCHWANNschen Leitplasmodium von der Hand weisen. Schließlich dürfte das gesamte Gliasystem, von dem sich dauernd Einzelelemente loslösen können, fortwährenden Veränderungen unterworfen sein. Auch das Altern spielt bei der Veränderung der Glia eine ursächliche Rolle.

f) Der Histologische Aufbau des Nervensystems.

Großhirn (Cerebrum).

Bei einem Schnitt durch den Gyrus des Großhirns werden dem bloßen Auge sogleich zwei Bestandteile von verschiedener Farbe erkennbar: eine außen gelegene, die Gehirnoberfläche bildende, *graue Substanz* und eine in die Tiefe verlagerte *weiße Substanz*. Die graue Substanz stellt die *Rinde* oder den *Cortex* des Großhirns dar und erhält ihre graue Farbe durch die Anwesenheit von Ganglienzellen und marklosen Nervenfasern, denen bis zu einem gewissen Grade auch markhaltige Fasern beigesellt sind. Auch die tiefer gelegenen Kerne des Gehirns, wie der Nucleus caudatus und Nucleus lentiformis, bestehen aus grauer Substanz. Die *weiße Substanz* oder das *Mark* des Großhirns setzt sich, die Glia abgerechnet, nur aus markhaltigen Nervenfasern zusammen, deren Myelin die weiße Farbe bedingt. Mit Hilfe der BIELSCHOWSKY-Methode und der Natronlaugesilbermethode von O. SCHULTZE ist es möglich, Nervenzellen und Nervenfasern gleichzeitig im Präparat zu sehen. Aus mancherlei Gründen sei hier zunächst versucht, die Zellen der Rinde in den Vordergrund der Betrachtung zu rücken, um eine Vorstellung vom zelligen Aufbau oder von der „Cytoarchitektonik" der Großhirnrinde zu gewinnen. Das Verhalten der markhaltigen Fasern in der Hirnrinde oder die „Myeloarchitektonik" sei einer ergänzenden Betrachtung im nachfolgenden Abschnitt vorbehalten.

Als bedeutsamstes und für den Aufbau der Großhirnrinde charakteristisches Formelement haben wir die Pyramidenzelle zu bewerten (Abb. 140, 162). Im Grunde handelt es sich hierbei um multipolare Ganglienzellen, deren Plasma durch die Entwicklung eines besonders starken, senkrecht zur Hirnoberfläche laufenden Stammdendriten derart in die Länge gezogen ist, daß hieraus annähernd die Form einer steilen Pyramide resultiert. Die Pyramidenzellen zeigen eine

unterschiedliche Größe, wobei im NISSL-Bild die BETZschen Riesenpyramidenzellen etwa die zehnfache Länge der kleinsten Pyramidenzellen zu erreichen
pflegen. Vom Stammdendriten, der sich als eine kontinuierliche, immer schmäler
werdende Verlängerung des Zellkörpers betrachten läßt, zweigen sich manchmal
in einem Winkel bis zu 90⁰ feine Seitendendriten in wechselnder Zahl und Stärke
ab. Ein gleiches geschieht beim Zellkörper (Abb. 140). Der Neurit nimmt un-

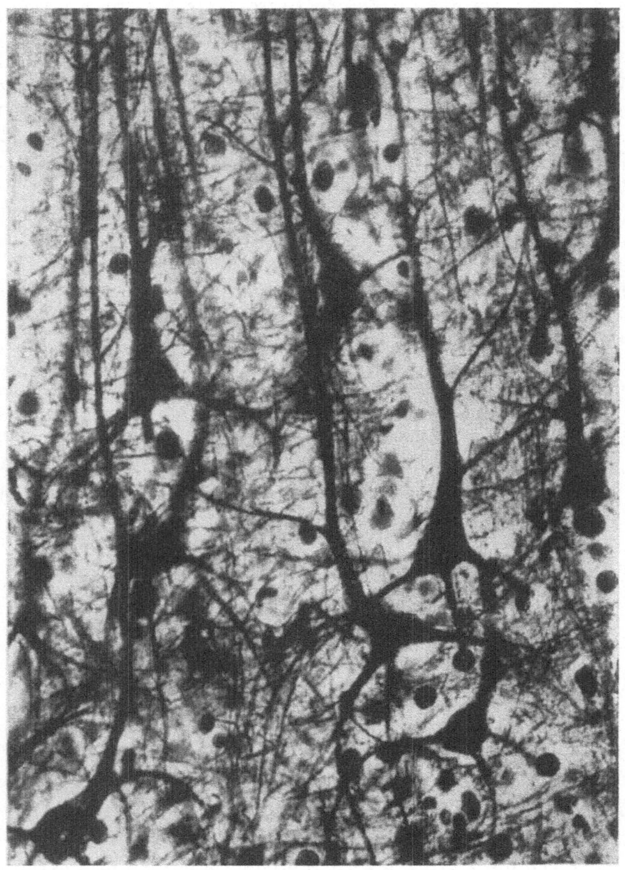

Abb. 162. BETZsche Pyramidenzellen aus dem Gyrus praecentralis der Großhirnrinde. Mensch. Natronlauge-
Silbermethode nach O. SCHULTZE. 390mal vergrößert.

gefähr aus der Basismitte der Pyramidenzelle mit einem kegelförmigen Ursprung
einen dem Stammdendriten gerade entgegengesetzten Verlauf und läßt sich in
den meisten Fällen, aber nicht immer, bis in die Markschicht hinein verfolgen.

Von der typischen mit einem einzigen Stammdendriten ausgestatteten Form
der Pyramidenzelle kommen mancherlei Abweichungen zu Gesicht. Vielleicht
läßt sich ein Teil der kleinen, die 2. und 4. Schicht erfüllenden „Körnerzellen"
als abgewandelte Pyramidenzellen betrachten. Auch bei sehr großen Pyramidenzellen wird die geläufige Form nicht immer beibehalten. Statt des einen Stammdendriten sieht man manchmal deren zwei sich unter einer geweih- oder gabel-
artigen Bildung aus dem langgestreckten Körper der Pyramidenzelle entwickeln
(Abb. 163). Der eine Ausläufer kann, wie bei vielen Pyramidenzellen, die Molekularschicht erreichen und sich dort verästeln, während der andere Ausläufer

einen mehr schrägen und manchmal sogar horizontalen Verlauf mit unbekannter Endigungsweise nimmt. Daß zahlreiche, vielfach im rechten Winkel aus der

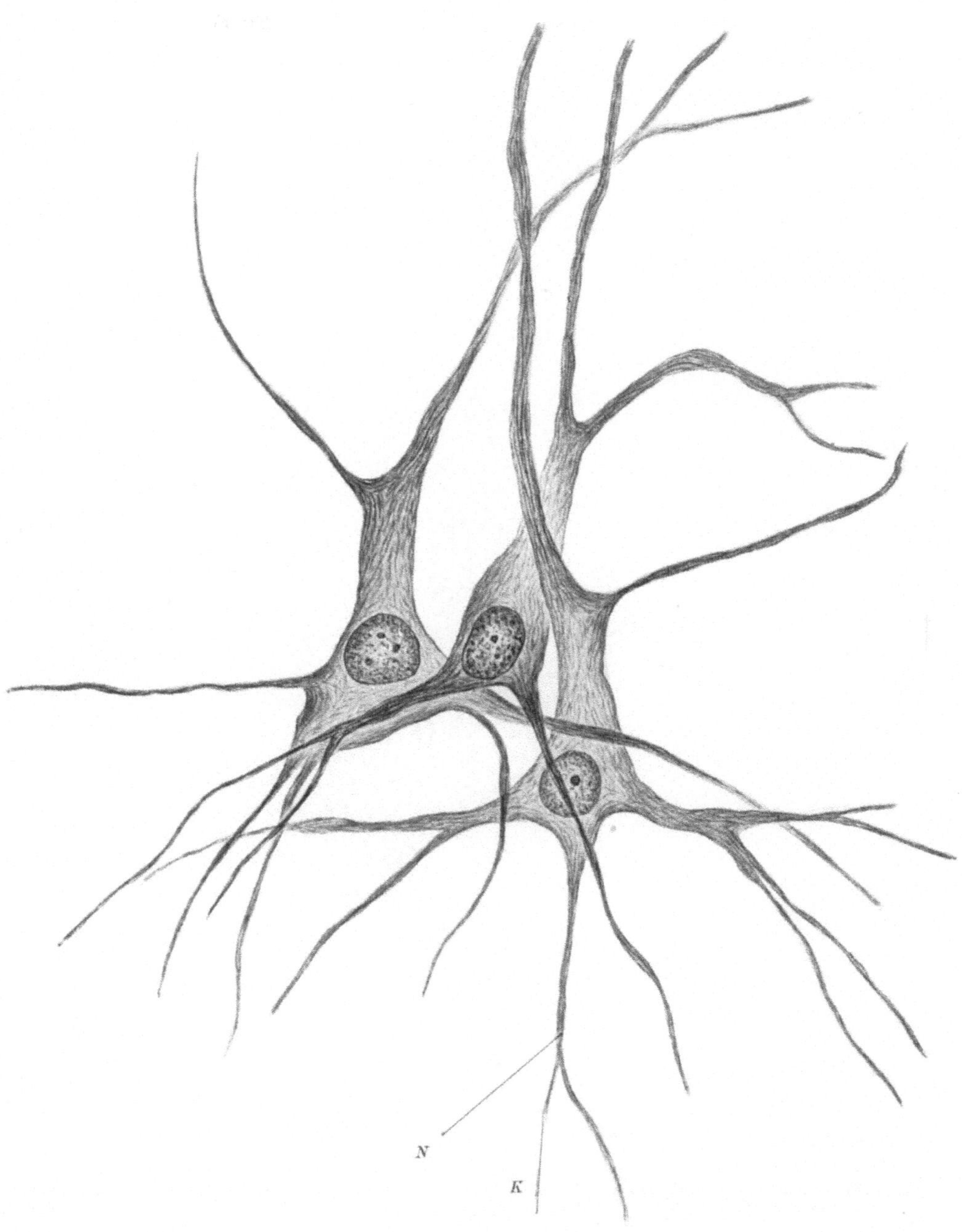

Abb. 163. Pyramidenzellen mit gabelartiger Verzweigung des Stammdendriten 5. Schicht des Gyrus praecentralis der Großhirnrinde. Mensch. *N* Neurit; *K* Kollaterale. Natronlauge-Silbermethode nach O. SCHULTZE. 1000mal vergrößert, auf $^9/_{10}$ verkleinert.

Pyramidenzelle hervorgehende „Seitendendriten" die Interradiärfasern des nervösen Flechtwerks entstehen lassen, steht außer Zweifel. Die ins Mark verlaufenden Neuriten der Betzschen Riesenpyramidenzellen liefern in der vorderen Zentralwindung wahrscheinlich zur Bildung der motorischen Pyramidenbahnen den Hauptbestandteil, während die Neuriten der übrigen Pyra-

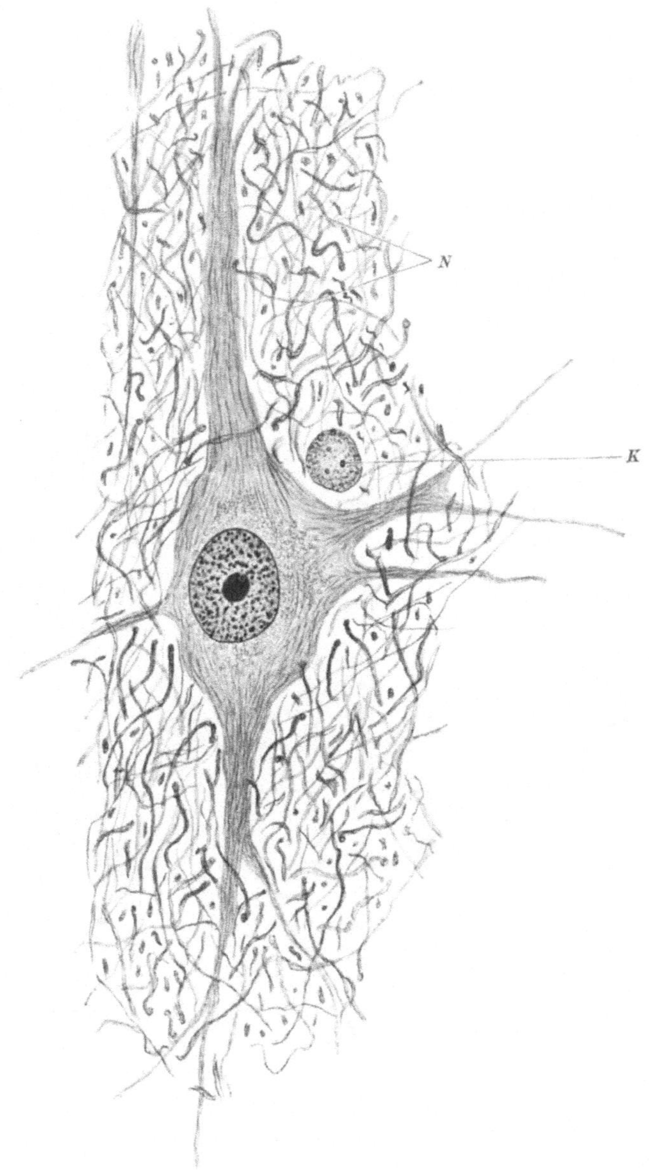

Abb. 164. Spindelförmige Zelle aus der 6. Schicht des Gyrus praecentralis. Großhirn, Mensch. *K* Kern einer Gliazelle; *N* Neuropilem. Bielschowsky-Methode. 1500mal vergrößert, auf ⁴/₅ verkleinert.

midenzellen, soweit sie die Rinde verlassen, als „Projektionsfasern" die Hirnrinde mit den tiefer gelegenen Kerngebieten des Zentralsystems verknüpfen.

Besonders gebaute Pyramidenzellen finden sich in der Rinde des Ammonshorns vor; andere Abarten der Pyramidenzellen sind im Riechhirn als Gabelzellen, ferner im Gyrus centralis post. und in der Nähe des Sulcus parietalis sup. mit zwei bogenförmig gestalteten Stammdendriten als „Umfassungszellen" beschrieben worden. In der Heschlschen Quer-

windung und der rückwärtigen Hälfte der 1. Temporalwindung ist die 1. CAJALsche Hörzelle
bekannt. Auch in der Area striata der Sehrinde scheinen spezifische Zellen, die MEYNERTschen
Sternzellen, und zwei weitere Zellarten aufzutreten. Der sonst so fruchtbringende Gedanke,
Form und Funktion zu einer harmonisch klingenden Vorstellung zu verbinden, stößt gerade
bei der mikroskopischen Anatomie des Zentralnervensystems auf derart unüberwindliche
Schwierigkeiten, daß er quälende Unruhe statt ruhiger Freude bereitet. Von Milliarden
von Ganglienzellen in der Großhirnrinde ist nicht die Funktion einer einzigen Ganglienzelle

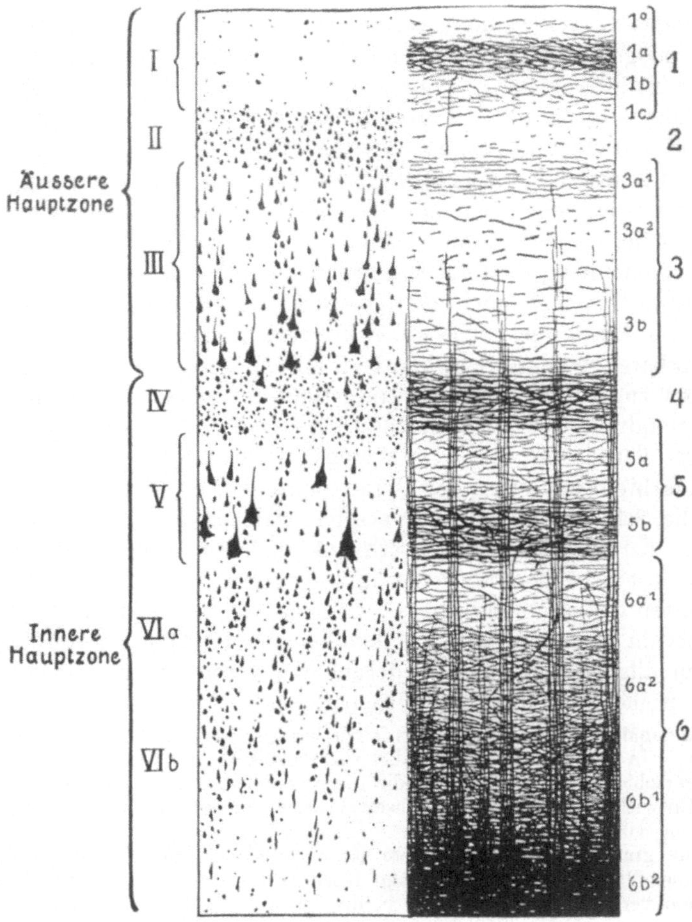

Abb. 165. Schema vom Zell- und Markfaseraufbau der Großhirnrinde nach BRODMANN und VOGT. (Aus
BRAUS-ELZE.) I Molekularschicht; II äußere Körnerschicht; III Schicht der mittleren und großen Pyramidenzellen; IV innere Körnerschicht; V Schicht der großen Pyramidenzellen; VI Schicht der spindelförmigen und vielgestaltigen Zellen.

bekannt; auch bleibt es eine unbewiesene Hypothese, normale Nervenzellen von unterschiedlichem Bau ohne weiteres mit einer verschiedenen Funktion zu bedenken. Schließlich gibt
es in der Hirnrinde mit größter Wahrscheinlichkeit keine Zellindividuen, weshalb die Frage
nach einer spezifischen Funktion einer Einzelzelle wohl an Bedeutung verlieren dürfte.

In der 6. Schicht der Lamina multiformis der Großhirnrinde zeigen die Zellen
einen unterschiedlich stark wechselnden Bau; manche Formen erinnern an
Pyramidenzellen, manche an gewöhnliche multipolare Ganglienzellen. In der
Hauptsache handelt es sich um spindelförmige Elemente, die mit der Längsachse
meistens senkrecht zur Oberfläche des Gehirns orientiert sind und in dieser
Richtung auch ihre beiden an entgegengesetzten Enden entspringenden, starken
Ausläufer besitzen (Abb. 164). Der Neurit soll sich aus der breiten Seite der

ziemlich schmalen „*Spindelzelle*" loslösen und in das Mark ziehen. Die Dendriten entschwinden im undurchdringlichen Gewirr des Neuropilems der Beobachtung.

Die menschliche Großhirnrinde ist dick; den größten Dickendurchmesser besitzt die vordere Zentralwindung. Der histologische Aufbau der Rinde im Großhirn ist regionär verschieden. Einen Rindenbezirk mit einer histologisch einheitlichen Bauweise nennt man Area, deren eine große Anzahl in mühevoller Untersuchung festgestellt wurde (BRODMANN, VOGT, v. ECONOMO). Man hat versucht, die ganze Hirnrinde in ein areales Kartensystem aufzuteilen. Vielfach ist es nicht möglich, an der Hirnoberfläche die genaue Ausdehnung eines Areals oder Feldes anzugeben, da es neben scharf umgrenzten Areae auch solche mit unscharfer Begrenzung gibt. Hierbei dürfte auch an eine, bei jedem Menschen verschiedene individuelle Ausprägung der Hirnrinde zu denken sein. In den Areae jeweils Zentren mit spezifischer Funktion sehen zu wollen, dürfte wenig erfolgreich sein, da die Abgrenzung der Felder sich nur auf das verschiedene Aussehen der mit der NISSL-Methode erhaltenen Zellbilder bezieht, den untrennbaren inneren Zusammenhang der ganzen Hirnrinde durch das Fasersystem aber nicht berücksichtigt. Daher sei auch die Frage nach einer eventuellen physiologischen Bedeutung der Areale hier nicht weiter erörtert, hingegen der an der Großhirnrinde erkennbare, celluläre Schichtenbau, dessen wechselvolles, topographisches Verhalten erst zur Aufhellung der Areale geführt hat, etwas eingehender behandelt.

Bei Anwendung der NISSL-Methode zeigt die Großhirnrinde einen mehr oder weniger deutlichen Schichtungstypus, wobei im Grunde nur die unvollkommen gefärbten Zellkörper der Pyramidenzellen, in gewissem Sinne also nur Artefakte die Schichtenbildung hervorrufen. Ob hierdurch die Aufstellung von Schichten in der Großhirnrinde überhaupt an Wert verliert, läßt sich schwer sagen, da wir einstweilen über die funktionelle Bedeutung der Zellschichten und der ganzen Cytoarchitektonik so wenig wissen wie über die Bedeutung der Area. Immerhin gelingt, wie sich aus dem Schema der Abb. 165 ergibt, am NISSL-Präparat im allgemeinen eine Gliederung der Hirnrinde in 6 Schichten. Sie heißen der Reihe nach von der Hirnoberfläche bis zum Mark gerechnet:

I. Lamina zonalis (Molekularschicht) mit nur wenigen Nervenzellen (RETZIUSsche Zellen), deren Fortsätze in der Hauptsache parallel zur Oberfläche des Gehirns verlaufen und die Tangentialfaserschicht verstärken; auch die Stammdendriten der Pyramidenzellen scheinen sich an der Entwicklung der Tangentialfaserschicht zu beteiligen. Sonst ist in dieser Zone das Gliagewebe vorherrschend.

II. Lamina granularis externa (äußere Körnerschicht). Sie setzt sich wahrscheinlich aus sehr kleinen Pyramidenzellen, den sog. Körnerzellen zusammen, deren Fortsätze sich im Neuropilem verlieren, teilweise auch in die Lamina zonalis gelangen können.

III. Lamina pyramidalis (Schicht der mittleren und großen Pyramidenzellen), deren Neuriten ins Mark verlaufen, während die Spitzendendriten sich großenteils bis in die Molekularschicht verfolgen lassen. Ausgedehnteste Schicht der Hirnrinde.

IV. Lamina granularis interna (innere Körnerschicht) zeigt beim Erwachsenen eine unterschiedliche, meist geringe Entwicklung und ist in der vorderen Zentralwindung nicht leicht zu beobachten, oder fehlt gänzlich (Abb. 166). Die zahlreichen Zellen sind sehr klein und ihre Ausläufer infolgedessen schwer zu verfolgen. Zwischen die Radiärstreifen der markhaltigen Nervenfasern finden sich die Zellen oft in säulenartige Reihen eingeklemmt.

V. Lamina ganglionaris (Schicht der großen Pyramidenzellen), erscheint an vielen Stellen der Hirnrinde zellarm und gewinnt in der motorischen vorderen Zentralwindung durch das Auftreten der BETZschen Riesenpyramidenzellen ein besonderes Gepräge. Letztere werden als eine Ursprungsstelle der motorischen Pyramidenbahn angesehen (Abb. 166).

VI. Lamina multiformis (Schicht der spindelförmigen und vielgestaltigen Zellen). Die meisten Neuriten dieser mannigfach wechselnden Zellformen scheinen ins Mark zu ziehen; viele Ausläufer verlieren sich auch ins Neuropilem.

Abb. 166. Schnitt durch den Gyrus praecentralis des Großhirns. Mensch. *I* Molekularschicht; *II* äußere Körnerschicht; *III* Schicht der mittleren und großen Pyramidenzellen; *IV* Stelle der hier fehlenden inneren Körnerschicht; *V* Schicht der Riesenpyramidenzellen; *VI* Schicht der spindelförmigen und multiformen Zellen: *M* Markfasern. BIELSCHOWSKY-Methode. 60mal vergrößert.

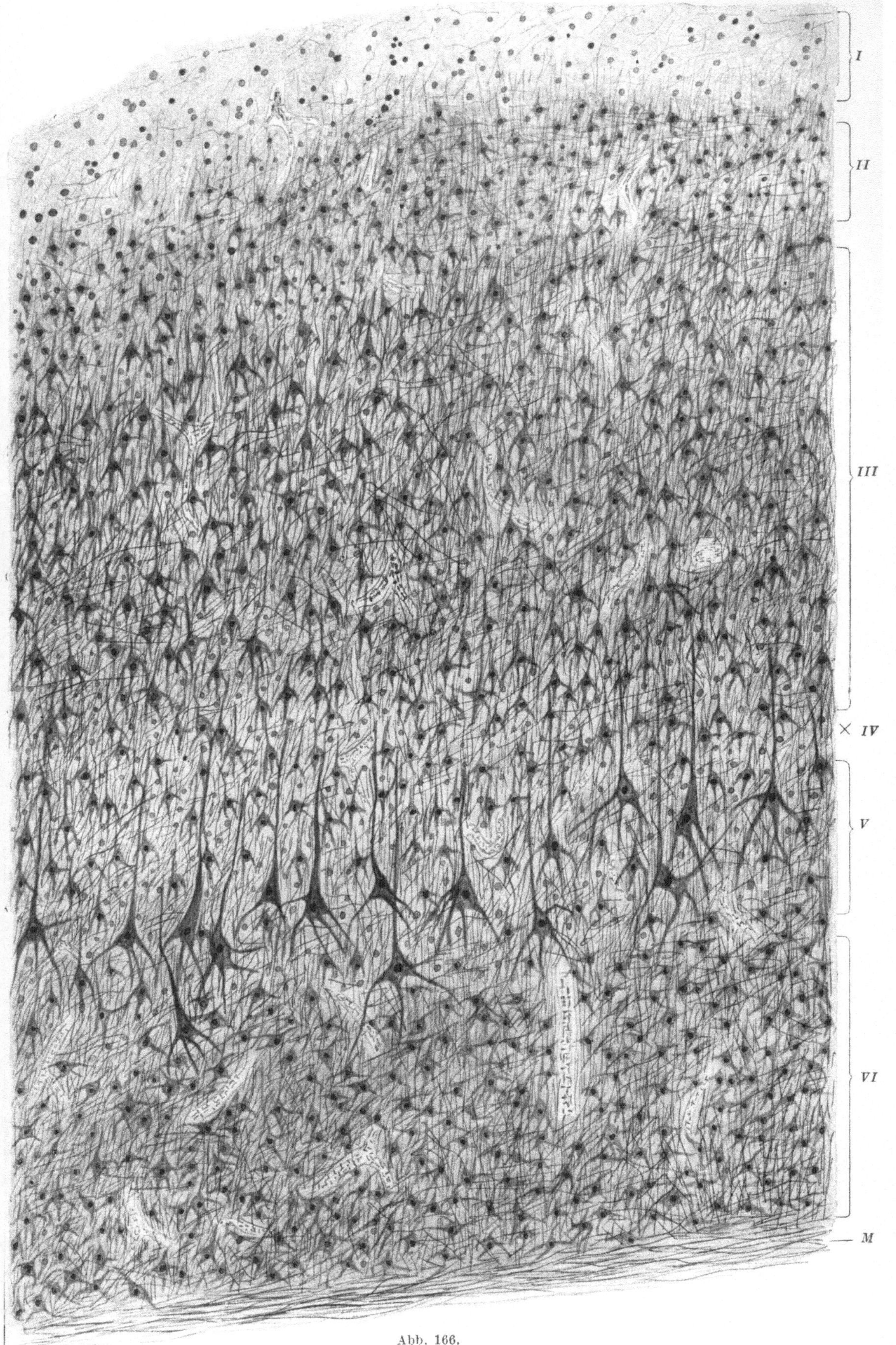

Abb. 166.

Im Gebiet des Sulcus calcarinus findet sich ein sehr verwickelter Schichtenbau, zu dessen Umgestaltung ein parallel zur Hirnoberfläche verlaufender Zug markhaltiger Fasern, der VICQ D'AZYRsche *Streifen*, beiträgt.

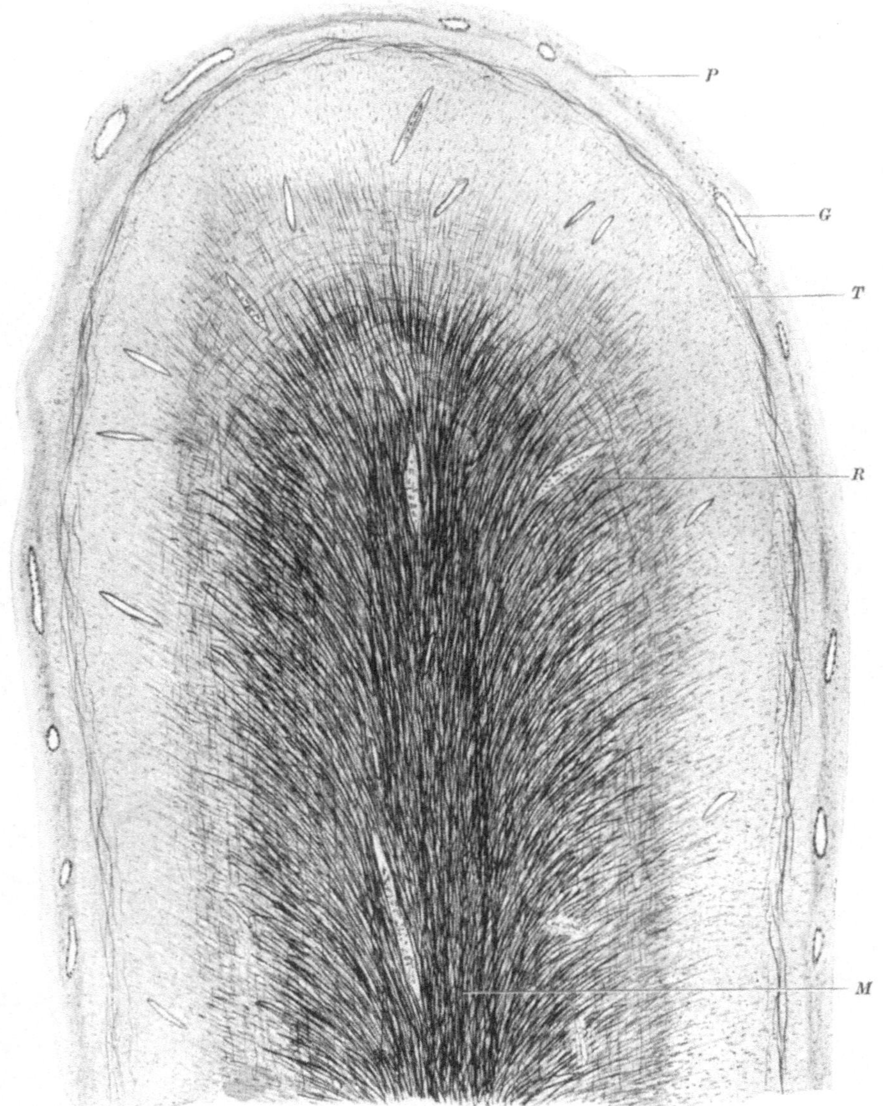

Abb. 167. Schnitt durch einen Gyrus des menschlichen Großhirns. Darstellung der markhaltigen Nervenfasern. *T* äußere Tangentialfasern; *R* Radiärfasern; *M* Markschicht; *G* Gefäß; *P* Pia mater. Markscheidenmethode nach WEIGERT. 10mal vergrößert, auf $^{19}/_{20}$ verkleinert.

Da das Zellbild vom Bau der Großhirnrinde nur ein unvollkommenes Bruchstück wiederzugeben vermag, so bedarf es zur Untersuchung des mit der Zellmasse untrennbar verknüpften Fasersystems einer notwendigen Ergänzung. Diese wird, allerdings nur bis zu einem gewissen Grad durch die Markscheidenmethoden herbeigeführt, die ein in bestimmter Weise aufgebautes System markhaltiger Fasern in der Hirnrinde vor Augen führen (Abb. 167). Wie das Zellbild, so zeigt auch die Konstruktion des Markfaserbildes, die Myeloarchitektonik, ein regionär verschiedenes Verhalten. Zunächst fällt ein System aus dem Mark stammender, annähernd senkrecht zur Hirnoberfläche verlaufender Markfasern auf, die etwa in der Lamina pyramidalis ihre Markscheide verlieren. Diese zu einzelnen Bündeln zusammengefaßten Fasern werden als *Radiärfasern* bezeichnet und leiten die Erregung teils in corticofugaler, teils in corticopetaler Richtung.

Da eine besonders gebaute Endigung der corticopetalen Fasern in der Großhirnrinde nicht bekannt ist, so bleiben für die Endigungsweise der corticopetalen Fasern zwei Möglich-

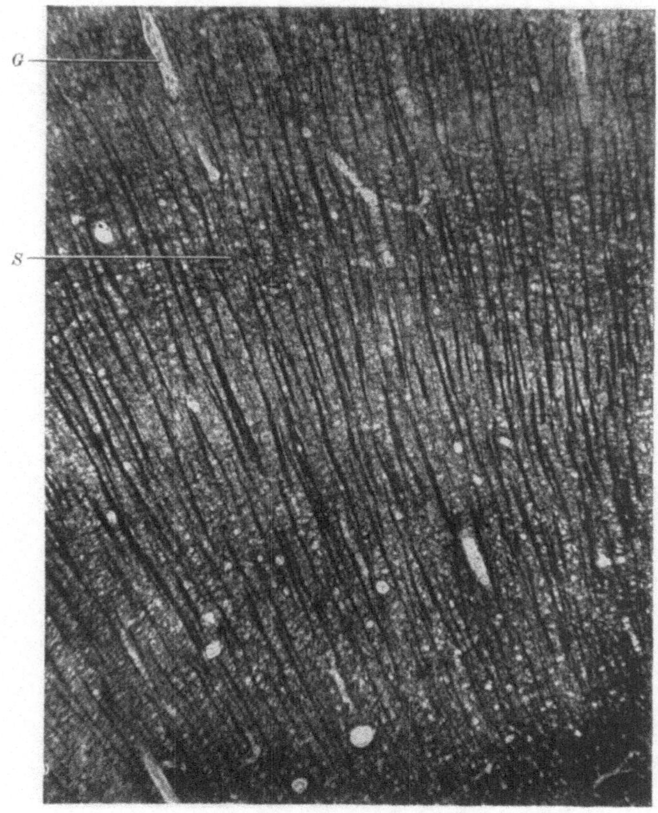

Abb. 168. Faserbild aus der Area striata des menschlichen Großhirns. Die starken, schräg von unten nach oben ziehenden Bündel werden durch die Radiärfasern gebildet. *S* GENNARIscher Streifen; *G* Gefäß. Natronlauge-Silbermethode von O. SCHULTZE. 50mal vergrößert.

keiten denkbar: Entweder verzweigen sich die fraglichen Fasern zu feinsten Ästchen und finden auf diese Weise einen kontinuierlichen Übergang in das Neuropilem. Oder die Neuriten vieler Pyramidenzellen leiten die Erregung gar nicht in zentrifugaler, sondern in zentripetaler Richtung; somit wäre eine bedeutende Anzahl von Pyramidenzellen als eine Art Endstation zentripetaler Erregung zu betrachten.

Das gesamte Fasersystem der Großhirnrinde läßt noch eine zweite charakteristische Verlaufsrichtung seiner Faserelemente annähernd parallel zur Gehirnoberfläche erkennen. Derartige Fasern führen den Namen *Tangentialfasern* und treten unter der Pia mater in der Molekularschicht als tangentiales Flechtwerk in Erscheinung. Etwa in der 3. Hirnschicht, wo die Radiärfasern ihre Markscheide verlieren, spricht man von einem *superradiären Flechtwerk* der Tangentialfasern. Die ganze enorme Masse der Tangentialfasern, welche die Radiärbündel in annähernd rechtem Winkel kreuzen, ist als „*Interradiäres Flechtwerk*" beschrieben worden, an deren Entstehung die Seitendendriten der Pyramidenzellen und die Kollateralen ihrer Neuriten einen großen Anteil haben dürften. Schließlich gibt es in der Großhirnrinde noch Fasern, die weder tangential noch radiär verlaufen, sondern in schräger Richtung durch mehrere Schichten hindurchziehen.

Etwa in der 4. und 5. Schicht der Hirnrinde werden die Tangentialfasern zu zwei feinen, parallel angeordneten Schichten oder Streifen verdichtet. Die Streifen sind als *äußerer* und *innerer* BAILLARGER*scher Streifen* bekannt.

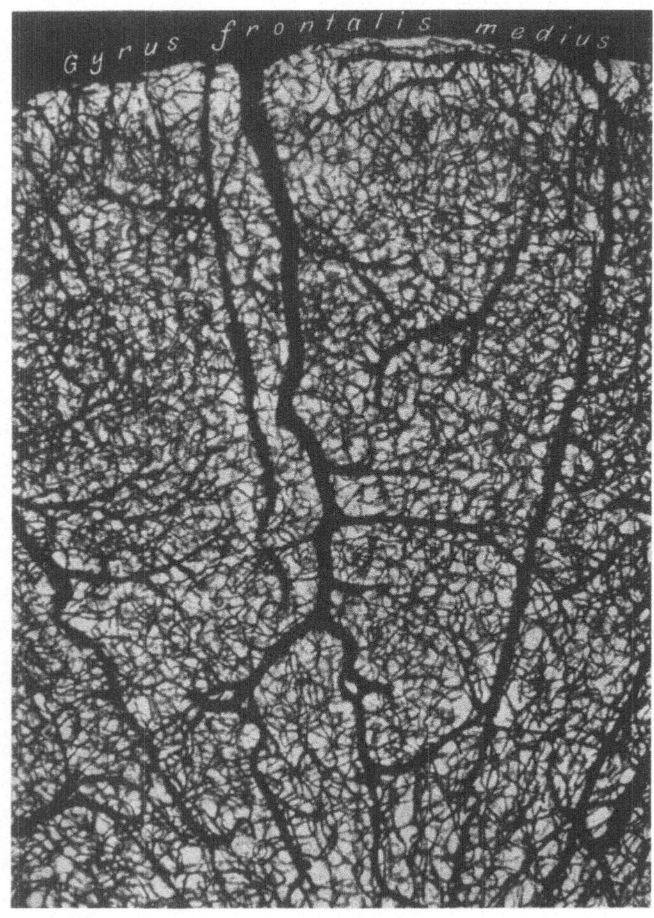

Abb. 169. Gefäßversorgung des Gyrus frontalis medius. Großhirn, Mensch. In der Mitte eine von der Pia mater senkrecht in die Hirnsubstanz eindringende Arterie, welche die Hirnrinde unter Abgabe von Seitenästen durchsetzt und sich im Mark aufgabelt. (Nach PFEIFER.)

Besser als die Markscheidenmethoden vermag die Anwendung von Silberlösungen das undurchdringliche Gewirr markhaltiger und markloser Fasern in der Hirnrinde aufzudecken (Abb. 168). Der dargestellte Schnitt stammt von dem im Gebiet des Sulcus calcarinus gelegenen, zentralen Ende der Sehbahn. Hier haben die Tangentialfasern des äußeren BAILLARGERschen Streifens eine besondere Massenzunahme erfahren und bilden den GENNARI*schen* oder VICQ D'AZYR*schen Streifen.*

Die durch den GENNARISchen Streifen hervorgerufene weiße Streifenschichtung ist an der entsprechenden Stelle der Calcarinarinde schon mit bloßem Auge zu sehen und hat hier zur Bezeichnung Area striata geführt.

Bei Nervenfasern, die zu einem bestimmten System von gleicher Funktion vereinigt sind, findet die Bildung der Markscheide anscheinend zur gleichen Zeit statt. Andererseits zeigt sich die Markreifung bei verschiedenen Systemen zu verschiedenen Zeiten. So hat das Studium der Markscheidenbildung oder Myelogenese bedeutende Erfolge in der Entdeckung funktionell einheitlicher Faserzüge oder „Bahnen" zutage gefördert.

Das **Gefäßsystem** des Großhirns besitzt einen sehr komplizierten Aufbau; er zeigt ähnlich dem cellulären Schichtenbau und dem Markfasersystem regionale Verschiedenheiten, ohne sich im übrigen genau nach der Cytoarchitektonik zu richten. Man kann daher auch von einer nach eigenen Gesetzen entwickelten Angioarchitektonik sprechen, deren Einzelresultate hier nicht erörtert werden sollen. Im Hinblick auf die Untersuchungen von PFEIFER sei nur an Hand der Abb. 169 der enorme Gefäßreichtum in der Großhirnrinde demonstriert und auf den senkrecht zur Oberfläche des Gehirns orientierten Verlauf der aus der Pia mater eindringenden Arterien hingewiesen, die bis in die Tiefe des Markes gelangen und in Rinde und Mark ein einheitlich geschlossenes Capillarnetz entstehen lassen. Es gibt demnach für Rinde und Mark nur ein einheitliches Gefäßsystem.

Von morphologischen Einzelheiten sei bemerkt: Die Zahl der Arterien ist im Großhirn geringer als diejenige der Venen, an denen häufig ampulläre Erweiterungen auftreten. Es gibt keine Arterien mit einem abgeschlossenen Versorgungsgebiet, also keine Endarterien im Sinne COHNHEIMS; vielmehr stellt das ganze Stromgebiet ein einheitlich zusammenhängendes Kanalnetz dar, das über die Mittellinie des Balkens hinweg das Gefäßsystem der linken und rechten Hemisphäre aneinanderschließt. Wie in anderen Organen, so gibt es im Großhirn arterielle, venöse und arteriovenöse Anastomosen. Im Hinblick auf Blutverteilung im Gehirn seien folgende Möglichkeiten angedeutet: Ein Teil des der Rinde zugeführten Blutes wird durch kurze Venen wieder an die Oberfläche in die Piavenen zurückgeleitet. Eine andere Blutmenge kann im Capillargebiet von ihrer Eintrittsstelle abgedrängt und durch große Sammelvenen entlang den Hirnsinus abgeführt werden. Eine weitere Blutmenge erreicht durch lange Arterien das Mark, strömt von hier durch besondere Schlingengefäße an die Oberfläche des Gehirns zurück oder gelangt in große Venen, die in der Pia gewöhnlich als Hirnvenen bezeichnet werden. Schließlich fließt ein Teil des Blutes in der Richtung der Ventrikel und ergießt sich in die Vena Galeni.

Kleinhirn (Cerebellum).

Beim Kleinhirn findet sich eine stärkere Furchenbildung als beim Großhirn. Daher steht im Kleinhirn den zellführenden Schichten der Rinde oder *Substantia corticalis* ein relativ größerer Raum zur Verfügung als im Großhirn. Trotz der geringen Gesamtgröße des Kleinhirns kann sein Zellreichtum gegenüber dem Großhirn sehr beträchtlich sein. Bei einem senkrecht zur Längsrichtung eines Gyrus geführten Sagittalschnitt gewahrt man in der Rinde schon mit bloßem Auge eine äußere, grau gefärbte Zone, das *Stratum moleculare* und eine innere, gelblich oder rostfarben erscheinende Schicht, das *Stratum granulosum* (Abb. 170). Beide Schichten fassen an ihrer gemeinsamen Grenzzone scheinbar eine dritte Schicht ein, *das Stratum ganglionare*; bei gewöhnlichen Färbemethoden werden die mit hirschgeweihartigen Dendriten ausgestatteten Körper seiner Aufbauelemente, *der PURKINJEschen Zellen*, gut sichtbar (Abb. 171). Die PURKINJEschen Zellkörper sind zu einer einzigen Lage nebeneinander gereiht, stehen gewöhnlich an den Kuppen der Windungen etwas dichter gedrängt, lassen aber nur äußerst selten eine geringe Verlagerung in der Richtung zum Stratum moleculare oder granulosum beobachten. Nach innen grenzt das Stratum granulosum an die Markschicht oder *Substantia medullaris*, die beim Kleinhirn einen eigentümlichen, blätterigen Bau besitzt.

Die Markscheidenmethode zeigt das Mark durchweg aus markhaltigen Fasern zusammengesetzt, die im Stratum granulosum einen etwas schrägen Verlauf nehmen und dabei ein dichtes Geflecht entwickeln. In der Tiefe der Furchen sieht man in der Markregion die markhaltigen Fasern bogenförmige Verbindungszüge von einem Gyrus zum anderen bilden. An der Grenze zwischen Stratum granulosum und moleculare werden besondere, mehr aufgelockerte, markhaltige

Fasern sichtbar, die unter dem Namen Tangentialfasern bekannt sind. Man
erhält im Präparat die *Tangentialfasern*, ebenso wie die volle Ausbreitung der
PURKINJEschen Zellen nur dann, wenn man den Schnitt in sagittaler Haupt-
richtung, also senkrecht zur Längsachse der Gyri führt. Legt man den Schnitt
in transversaler Richtung, also parallel zur Längsachse der Gyri, so trifft man in
der Gegend, in der die Tangentialfasern einherziehen, marklose Fasern, die sog.

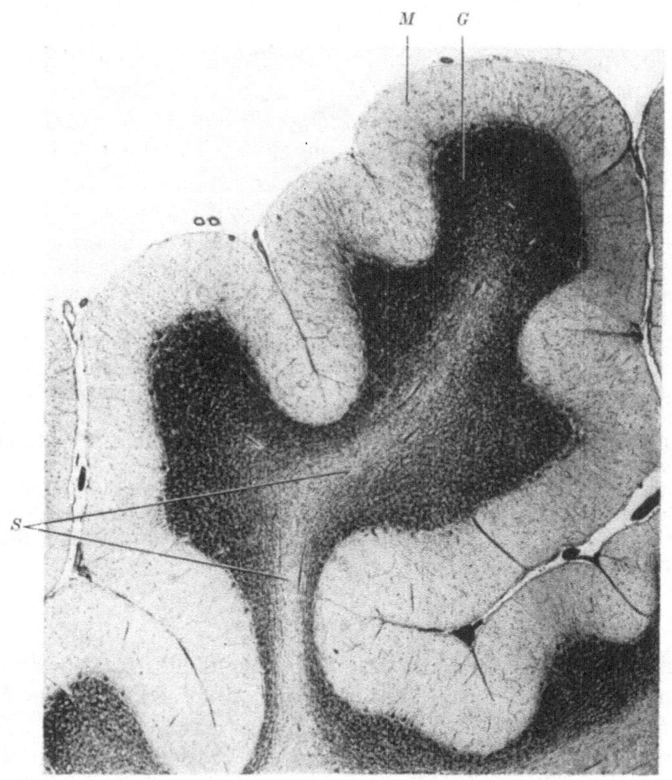

Abb. 170. Kleinhirn. Übersicht. Mensch. *M* Stratum moleculare; *G* Stratum granulosum; *S* Substantia
medullaris. Carminfärbung. 20mal vergrößert.

Parallelfasern. Das Fasersystem des Kleinhirns zeigt somit in seinen beiden
Hauptschnittrichtungen eine jeweils abweichende Anordnung. Nur wenige,
markhaltige Nervenfasern dringen etwa bis zur Mitte der Molekularschicht vor,
um dort ihre Markscheide zu verlieren; mittlere und äußere Lage der Molekularschicht bleiben frei von markhaltigen Nervenfasern.

Die Hauptmasse der markhaltigen Fasern dürfte aus den Neuriten der PURKINJEschen
Zellen und aus afferenten Elementen bestehen, die sich aus dem Tractus spinocerebellaris
dorsalis, olivocerebellaris, den Vestibularis- und Brückenkernen und aus dem Mesencephalon
herleiten lassen. Die Tangentialfasern entstehen wohl aus den Fortsätzen der Korbzellen
und aus rückläufigen Fortsätzen der PURKINJEschen Zellen. Das manchmal sehr dichte
System der horizontal verlaufenden, marklosen Parallelfasern kommt durch den bemerkens-
werten Aufteilungsmodus des aus den kleinen Körnerzellen stammenden Neuriten in der
unteren Molekularschicht zustande.

Somit ergeben die in Abb. 170 und 171 gebrachten Übersichten eine scheinbar
einfache Gliederung in ein mit marklosen Fasern und nur spärlichen Zellen ausgestattetes Stratum moleculare, in eine Lage großer Ganglienzellkörper und in
das aus markhaltigen Fasern und einer enormen Menge von Kernen bestehende

Stratum granulosum. Die Anwendung von Silbermethoden vermag durch eine
schwarze Imprägnierung der allerfeinsten Nervenelemente den inneren Zusammenhang der Rindenschichten aufzudecken und die scheinbare Schichtengliederung zu einem Ganzen zu vereinigen. Nach Abb. 172 breitet sich im
Stratum moleculare ein prachtvolles, wohl geformtes Dendritengeäst der PURKINJEschen Zellen durch die ganze Dicke der Zone hin aus. Das einzigartige Bild
der PURKINJEschen Zellen mit ihren erst horizontal verlaufenden, dann steil

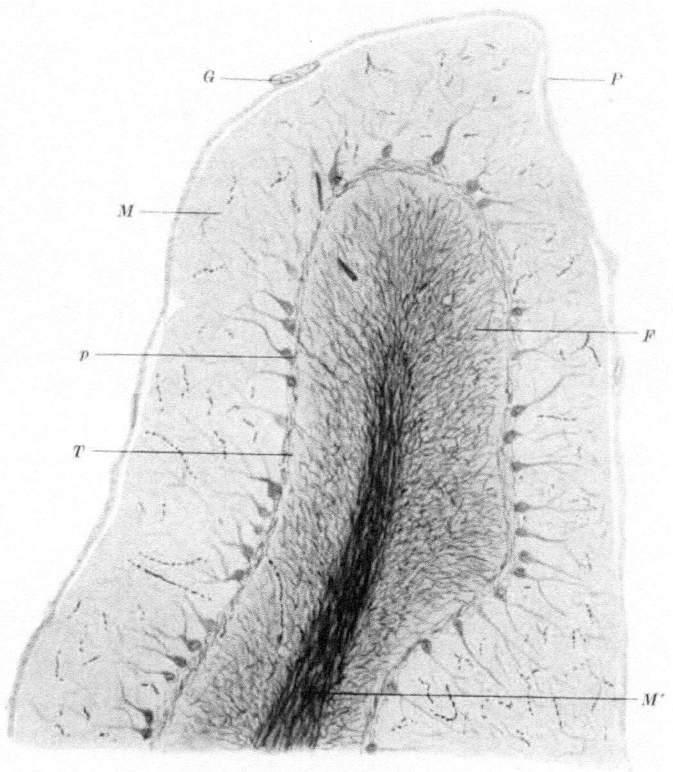

Abb. 171. Kleinhirn. Mensch. *P* Pia mater; *G* Gefäß; *M* Stratum moleculare; *p* Stratum gangliosum mit
PURKINJEschen Zellen; *T* Tangentialfasern; *F* Fasergeflecht im Stratum granulosum; *M'* Mark. Markscheidenfärbung nach WEIGERT. 40mal vergrößert.

zur Hirnoberfläche aufsteigenden Stammdendriten und ihrer allmählichen Aufzweigung prägt sich unserer Vorstellung besser ein als jede lange Beschreibung.
Die PURKINJEschen Zellen sind als eine für das Kleinhirn charakteristische
Zellart zu betrachten, die sonst nirgends im Körper vorkommt. Im übrigen ist
die Individualität der PURKINJEschen Zelle als ein abgrenzbarer, kernhaltiger
Protoplasmateil dadurch in Frage gestellt, daß sich an ihrem Dendritenflechtwerk selbst bei stärkster Vergrößerung niemals ein freies Faserende vorfindet.
Vielmehr scheinen die PURKINJEschen Zellen mit ihrem der Oberflächenvergrößerung dienenden Dendritengeäst ein einheitlich geschlossenes Netzwerk,
ein nervös-faseriges Syncytium darzustellen (Abb. 173), das erst an der Membrana
limitans gliae direkt unter der Pia mater sein Ende findet. Der einzige Neurit
verläßt den Körper der PURKINJEschen Zelle mit einer kegelförmigen, plasmatischen Ausbuchtung in der Richtung zur Körnerschicht, erhält dort eine Markscheide und erreicht die Ganglien des Kleinhirns. Rückläufige Kollateralen

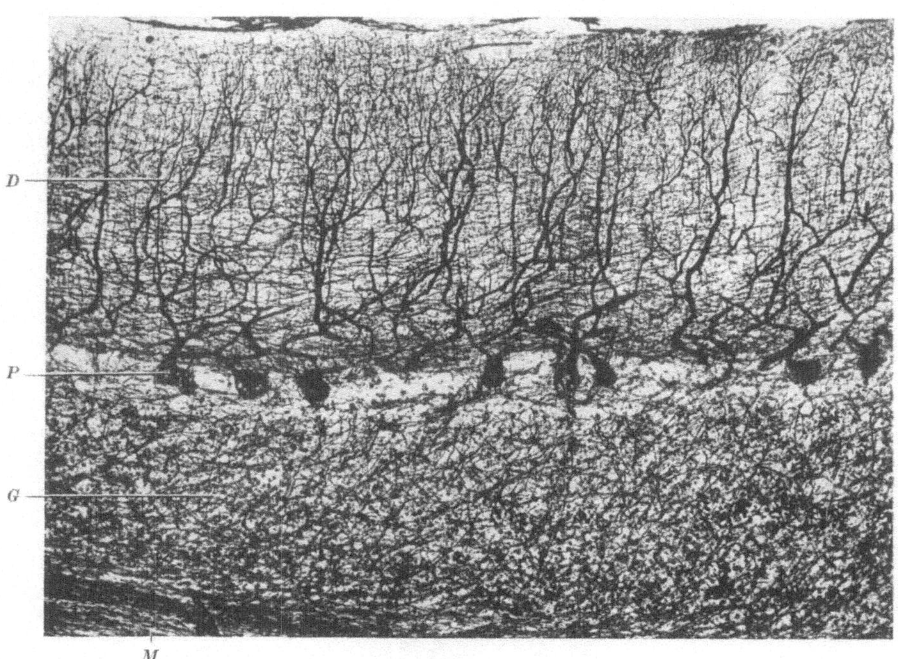

Abb. 172. PURKINJEsches Syncytium in der Kleinhirnrinde. *D* Dendriten; *P* Körper der PURKINJEschen Zelle; *G* Stratum granulosum; *M* Mark. Natronlauge-Silbermethode nach O. SCHULTZE. 100mal vergrößert.

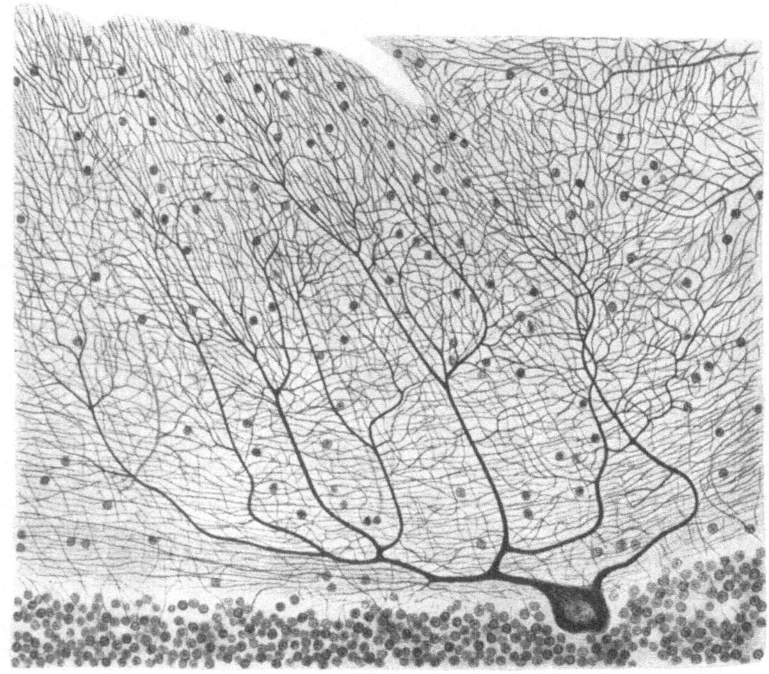

Abb. 173. PURKINJEsche Zelle aus dem Kleinhirn. Mensch. Sagittalschnitt senkrecht zur Längsrichtung der Gyri. Natronlauge-Silbermethode von O. SCHULTZE. 300mal vergrößert, auf ³/₄ verkleinert.

dieser Neuriten biegen in der Körnerschicht wieder in die Molekularschicht um, nehmen an der Bildung des Tangentialfaserzuges teil und verlieren sich wahrscheinlich in ·den um die Körper der Purkinjeschen Zellen geflochtenen Faserkörben.

Auffallenderweise ist die in Abb. 172 und 173 dargestellte Verzweigung des Purkinjeschen Syncytiums nur bei einem Sagittalschnitt senkrecht zur Längsachse der Gyri zu sehen. Ein Transversalschnitt parallel zur Längsrichtung der

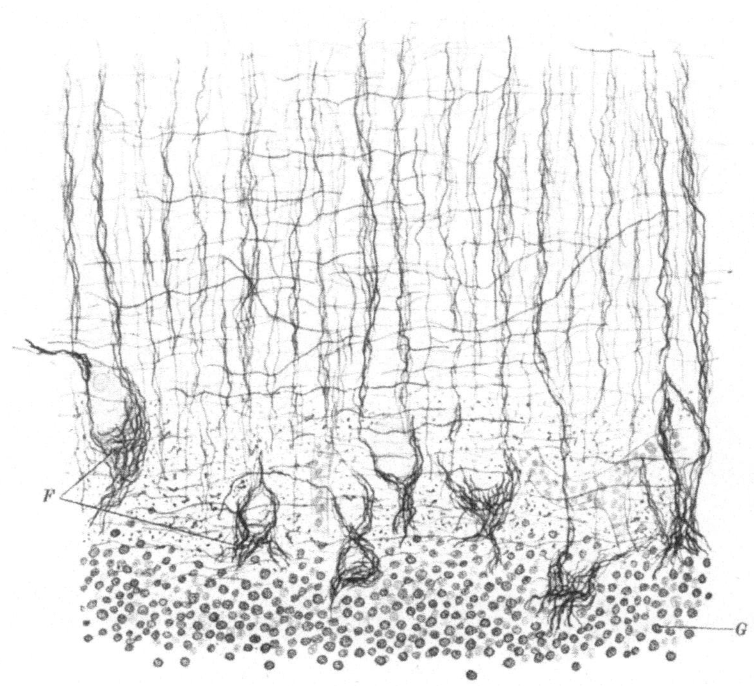

Abb. 174. Dendriten Purkinjescher Zellen. Kleinhirn, Mensch. Transversalschnitt parallel der Längsrichtung der Gyri. *G* Stratum granulosum; *F* Faserkörbe. 350mal vergrößert, auf ⁹/₁₀ verkleinert.

Gyri ergibt von der Anordnung des Purkinjeschen Dendritengeflechts ein stark verändertes Bild (Abb. 174). Die Faserkörbe um die Purkinjeschen Zellen treten an der Grenze zur Körnerschicht zwar noch deutlich hervor. Aber das Dendritengeäst hat sich außerordentlich verschmälert; man sieht es wie das Astwerk eines Spalierbaumes nunmehr von der Seite. Demnach hat das dendritische Netzwerk der Purkinjeschen Zellen nur in einer Ebene, nämlich in der senkrecht zur Längsrichtung der Gyri gelegten Sagittalebene seine volle Ausdehnung erhalten.

Der umfangreiche Körper der Purkinjeschen Zellen gestattet einen guten Einblick in den Bau des großen Kernes, der netzartig miteinander verbundenen Nissl-Schollen, die sich bei Anwendung der ultravioletten Mikrophotographie selbst wieder aus feinsten, körnigen Elementen zusammengesetzt erweisen. Auch die Abgangsstelle des Neuriten läßt feine Nissl-Granula in spärlicher Verteilung erkennen. Ob die mit der Altmannschen Methode dargestellten Plastokonten (O. Schultze) oder Neurosomen (Held) neben der Nissl-Granula und dem Fibrillensystem als lebende, plasmatische Differenzierungsprodukte existieren oder nur als Trümmer oder Verklumpungen von Fibrillen zu betrachten sind, läßt sich schwer entscheiden. Die Purkinjeschen Zellen enthalten kein besonderes Lipoidpigment.

Der Körper jeder Purkinjeschen Zelle wird von einem nervösen Geflecht umfaßt, das man als Faserkorb bezeichnet hat (Abb. 175). Derartige Faserkörbe stellen keine zufällige Bildung dar, sondern besitzen offenbar für die Übertragung nervöser Impulse, die von anderen Regionen des Kleinhirns oder des gesamten Zentralnervensystems herkommen, eine außerordentliche Bedeutung. Fasern, die von den Korbzellen und großen Körnerzellen, aus der Körnerschicht, dem Mark und aus den Neuriten der PURKINJEschen Zellen stammen, lassen in verwickeltem Zusammenschluß ein solches Korbgeflecht entstehen. Auch hängen vielfach die Faserkörbe benachbarter PURKINJEscher Zellen untrennbar miteinander zusammen. Demnach kann mit Hilfe des Faserkorbes eine Fülle nervöser Erregungen gleichzeitig die PURKINJEsche Zelle von vielen Regionen treffen oder auch von der PURKINJEschen Zelle nach vielen Regionen hinausgehen.

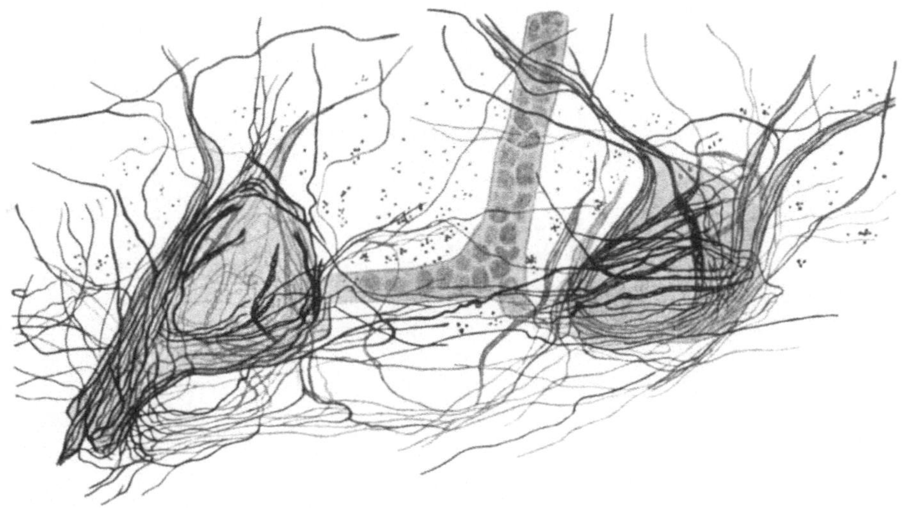

Abb. 175. Faserkörbe um PURKINJEsche Zellen. Kleinhirn, Mensch. Die Punkte stellen die Querschnitte der „Parallelfasern" (in der Längsrichtung des Gyrus verlaufende Fortsätze der kleinen Körnerzellen) dar. Natronlauge-Silbermethode nach O. SCHULTZE. 1000mal vergrößert, auf $^3/_5$ verkleinert.

Daß der Faserkorb im Dienste der Übertragung nervöser Erregungen steht, ersieht man aus den häufig zu beobachtenden, fibrillären Auflockerungen und Verbreiterungen einzelner Nervenfasern. Derartige fibrilläre Netzbildungen, die bei den motorischen und sensiblen Enden eine regelmäßige Erscheinung bilden, erzielen zunächst eine Oberflächenvergrößerung der für die Übertragung der Erregungen eingesetzten nervösen Substanz. Das Korbgeflecht liegt unmittelbar auf der Oberfläche des PURKINJEschen Zellkörpers; wahrscheinlich stehen allerfeinste Fibrillen der Korbfäserchen mit den intracellulären Fibrillen der PURKINJEschen Zelle in kontinuierlichem Zusammenhang.

Eine Übertragung nervöser Impulse bleibt auch an den Stammdendriten der PURKINJEschen Zellen denkbar. Denn hier sieht man aus dem Geflecht der Faserkörbe sich feine marklose Fäserchen am groben Dendritengeäst emporranken (Abb. 176); sie lassen sich im Gewirr des Neuropilems nicht weiter verfolgen. Diese „Kletterfasern" stellen mit größter Wahrscheinlichkeit eine Endigungsform afferenter Bahnen dar.

Zwischen dem Dendritennetz der PURKINJEschen Zellen verbirgt sich im Stratum moleculare noch eine besondere Art multipolarer Ganglienzellen. Kern und Zelleib sind sicherlich klein; die dünnen Fortsätze scheinen eine erhebliche Länge zu besitzen, da sich ein Ende nicht feststellen läßt. Die fraglichen Zellen sind unter dem Namen „Kleine Rindenzellen" bekannt (Abb. 177).

Zu ihnen zählen wohl auch die multipolaren, im Stratum moleculare auftretenden Korbzellen; von ihren Fortsätzen verläuft häufig einer in horizontaler Richtung, um Kollateralen an die Faserkörbe verschiedener PURKINJEscher Zellen abzugeben.

Im Stratum granulosum finden sich die *kleinen Körnerzellen* in ungeheurer Masse zu kleinen Gruppen und Haufen aneinander gelagert. Da sich das Neuroplasma dieser Zellen sehr schwer färben läßt, so vermeint man wegen der eng gedrängten Kernfülle zunächst eine Ansammlung von Lymphocyten vor sich zu haben. Die alte GOLGI-Methode bringt über die multipolare Gestalt dieser winzig kleinen Ganglienzellen eine gewisse Aufklärung. Eine geringe Anzahl

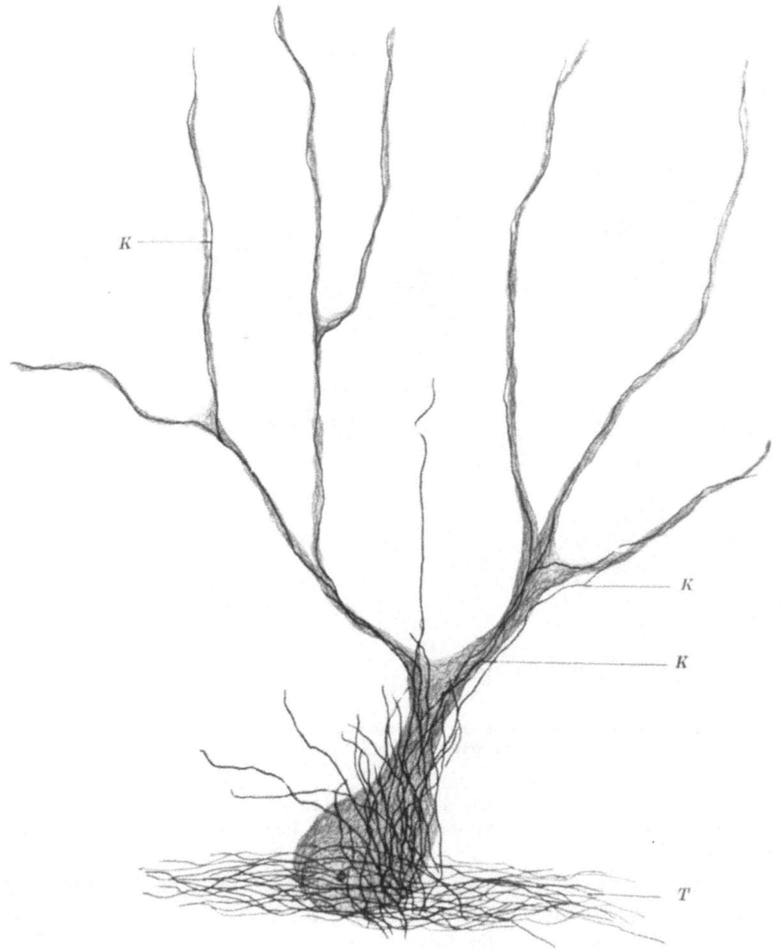

Abb. 176. „Kletterfasern" (*K*) an den Stammdendriten einer PURKINJEschen Zelle. Kleinhirn, Mensch. *T* Tangentialfasern. BIELSCHOWSKY-Methode. 800mal vergrößert, auf ⁴/₅ verkleinert.

ziemlich kurzer Dendriten erreicht noch im Stratum granulosum mit „krallenförmigen", besser mit feinen, fibrillären Auflockerungen ein scheinbares Ende (Abb. 178). Ein dünner, langer, markloser Neurit steigt senkrecht zur Molekularschicht empor und teilt sich im unteren Drittel desselben T-förmig in zwei horizontal verlaufende Äste. Sie sind parallel zur Längsrichtung der Windungen orientiert und infolgedessen auf Sagittalschnitten durch die Gyri in der Nähe des Stratum ganglionare nur als feine Punkte bemerkbar (Abb. 175). In großer Masse vermögen sie unter Umständen eine dichte „*Parallelfaserschicht*" zu erzeugen.

Schließlich lassen sich teils im Stratum granulosum, in der Hauptsache im Stratum ganglionare, die *großen Körnerzellen* vereinzelt beobachten. Sie sind multipolar, senden eine Reihe von Ausläufern mit meist unbekanntem Ende teils in die Molekularschicht, teils in das unentwirrbare Neuropilem des Stratum granulosum hinein (Abb. 178). Einige der aufsteigenden Fasern verlieren sich in die Faserkörbe der PURKINJEschen Zellen.

Eine Unterscheidung von Dendriten und Neuriten ist bei den großen Körnerzellen, die man auch als GOLGI-Zellen bezeichnet hat, zwar oft behauptet worden, aber nicht beweisbar. Zu den großen Körnerzellen gehören wahrscheinlich auch bipolare, mehr horizontal in der Körnerschicht gelagerte Elemente. Teils in der Körner-, teils in der Markschicht sind noch

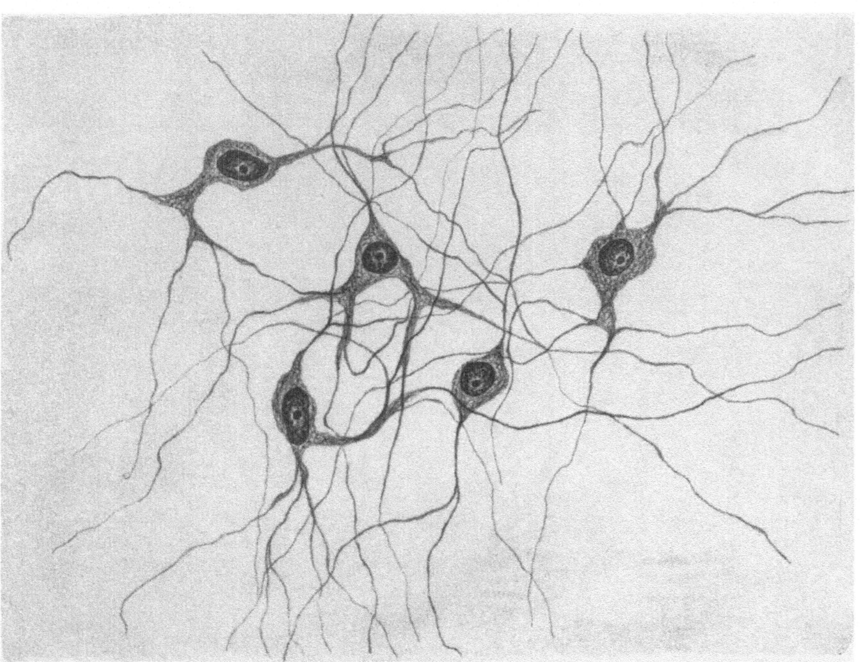

Abb. 177. Kleine Rindenzellen aus dem Stratum moleculare des Kleinhirns. Mensch. BIELSCHOWSKY-Methode. 1000mal vergrößert, auf ⁴/₅ verkleinert.

vereinzelte Zellen beschrieben worden, die ihre Ausläufer durch die Markschicht hindurch zur gegenüberliegenden Körnerschicht senden, also die beiden Körnerschichten eines Gyrus miteinander verknüpfen.

In der Körnerschicht kommen kleine, unscharf begrenzte Substanzhaufen vor, die sich mit Eosin und Fuchsin rot färben, schwach granuliert zeigen und *Eosinkörper* genannt werden; die feinen Granula reagieren überdies färberisch wie Plastokonten. In dieser, als differenziertes Neuroplasma zu betrachtenden Grundsubstanz kommt es zur Bildung eigenartiger, nervöser Faserknäuel, die als *Glomeruli cerebellares* beschrieben worden sind. Afferente Fasern („Moosfasern") scheinen hier unter Entwicklung zarter, fibrillärer Ösen und Netzchen ein Ende zu nehmen (Abb. 179); auch Fortsätze der großen Körnerzellen, krallenförmige Dendriten der kleinen Körnerzellen und Gliagewebe nehmen am Aufbau der sonderbaren Glomeruli teil, in denen offenbar verschiedene Zellsysteme miteinander in Verbindung stehen (vgl. Abb. 222).

Die Kerne des Kleinhirns, der Nucleus dentatus, globiformis, emboliformis und fastigii enthalten sämtlich kleine, multipolare Ganglienzellen, sollen aber hier keine weitere Beschreibung erfahren.

Die Neuroglia des Kleinhirns setzt sich aus den gleichen Elementen wie im Großhirn, aus Astrocyten, Oligodendroglia und der HORTEGAschen Mikroglia zusammen. Die gesamte Molekularschicht wird noch von einem senkrecht zur Oberfläche orientierten, annähernd gleichgerichteten Fasersystem durchzogen, das seinen Ursprung in kleinen, im Stratum gangliosum gelegenen, zellartigen Elementen zu besitzen scheint (Abb. 180). Diese Gliaformation, deren Fasern mit der Membrana limitans gliae superficialis an der Oberfläche des Kleinhirns zusammenhängen, ist unter dem Namen BERGMANNsche *Glia* bekannt.

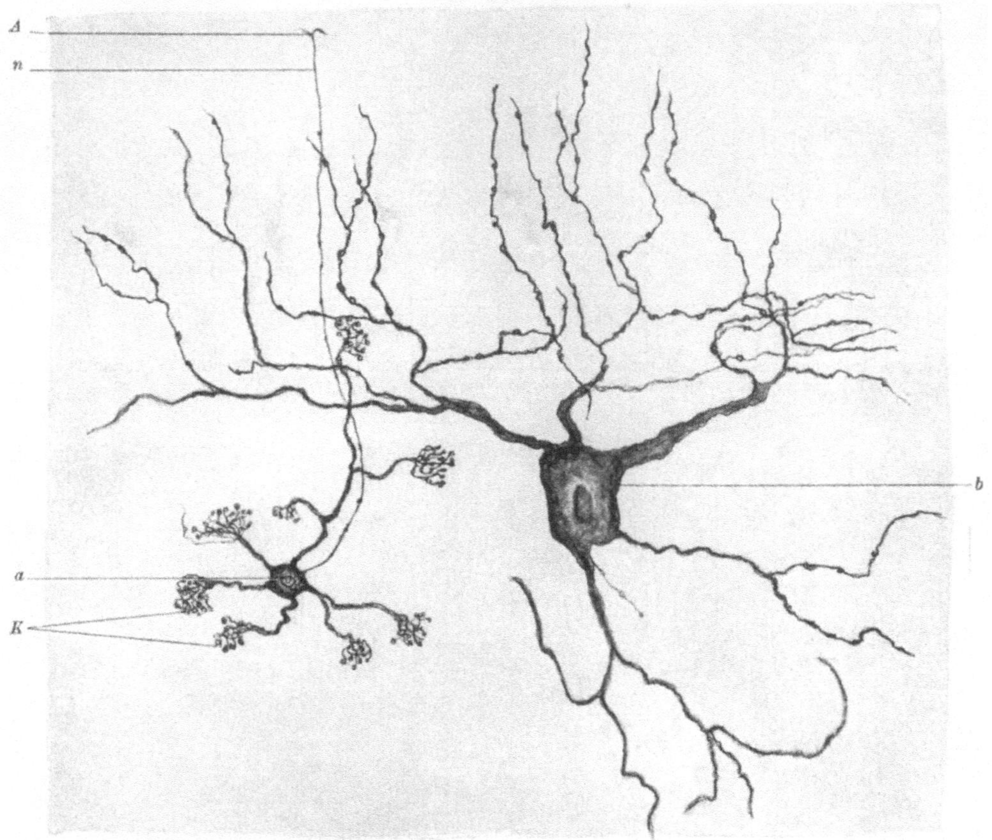

Abb. 178. Kleine Körnerzelle (*a*) und große Körnerzelle (*b*) aus dem Stratum granulosum des Kleinhirns. Mensch. *K* Krallenförmige Verästelung der Dendriten; *n* Neurit; *A* Aufzweigung des Neuriten senkrecht zur Bildebene. GOLGI-Methode. 600mal vergrößert, auf ⁴/₅ verkleinert.

Eine sonderbare, nur mit der CAJALschen Goldsublimatmethode darstellbare Form „gefiederter" Gliazellen ist von FAÑANAS in der Molekularschicht beschrieben worden. Die fraglichen Elemente bieten mit ihren vielen, kleinen, rundlichen Sprossungen ein derart bizarres Aussehen, daß zum mindesten ihre in den einschlägigen Abbildungen wiedergegebene Form mit der lebendigen Wirklichkeit wenig gemeinsam haben dürfte. An den Capillaren der Körnerschicht sieht man sehr häufig Stränge gleichgerichteter Nervenfäserchen sich bogenförmig herumwinden; es sieht aus, wie wenn ein Bündel feiner Seidenfäden über einen horizontalen Stab gelegt würde. Ob diese Fasern etwas mit der Innervation der Gefäße zu tun haben, ist fraglich, da die schwer nachweisbaren Vasomotoren der nervösen Zentralsubstanz aus der Pia herkommen.

Hirnstamm (Diencephalon, Mesencephalon, Pons, Medulla oblongata).

Im Hirnstamm finden sich, abgesehen von der aus markhaltigen Nervenfasern bestehenden weißen Substanz, große Massen grauer, aus Ganglienzellen

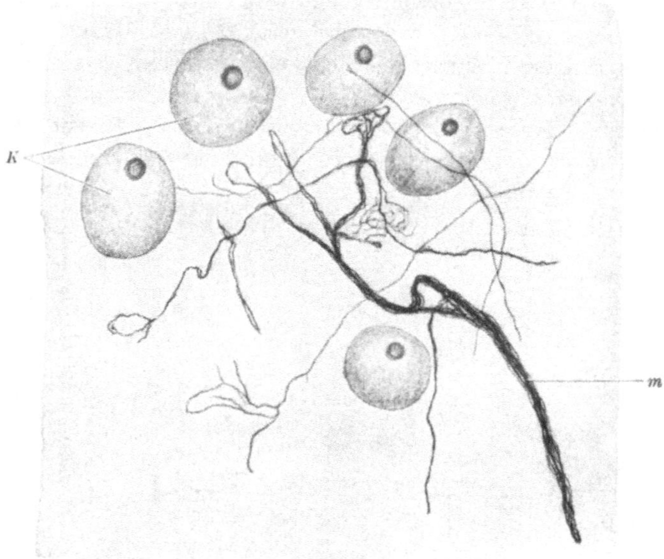

Abb. 179. Endigungsweise einer „Moosfaser" (*m*) im Stratum granulosum. Kleinhirn, Mensch. *K* Kerne kleiner Körnerzellen. BIELSCHOWSKY-Methode. 2000mal vergrößert.

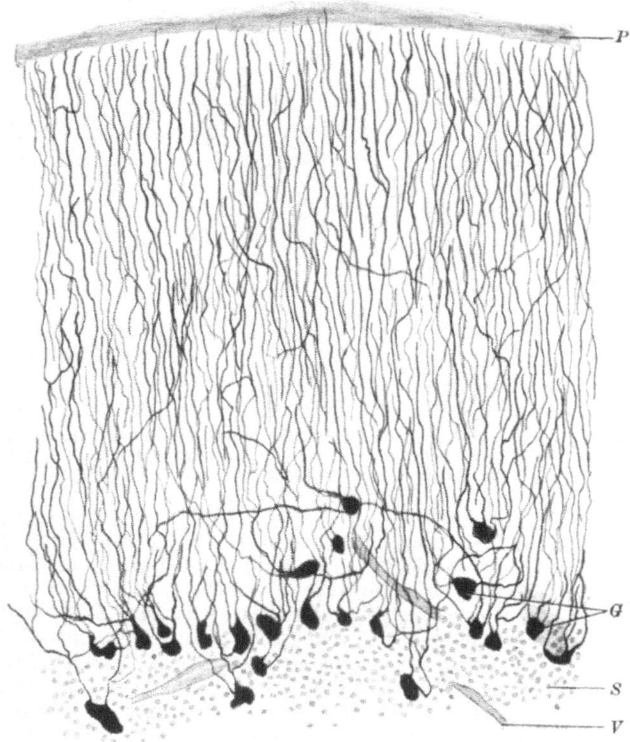

Abb. 180. BERGMANNsche Gliazellen (*G*) im Stratum moleculare des Kleinhirns. Mensch. *P* Pia mater; *S* Stratum granulosum; *V* Gefäß. GOLGI-Methode. 250mal vergrößert, auf ⁴/₅ verkleinert.

zusammengesetzter Substanz in mannigfacher Verteilung. In besonderer Fülle erscheint die graue Substanz am Boden des 4. Ventrikels in der Medulla oblongata,

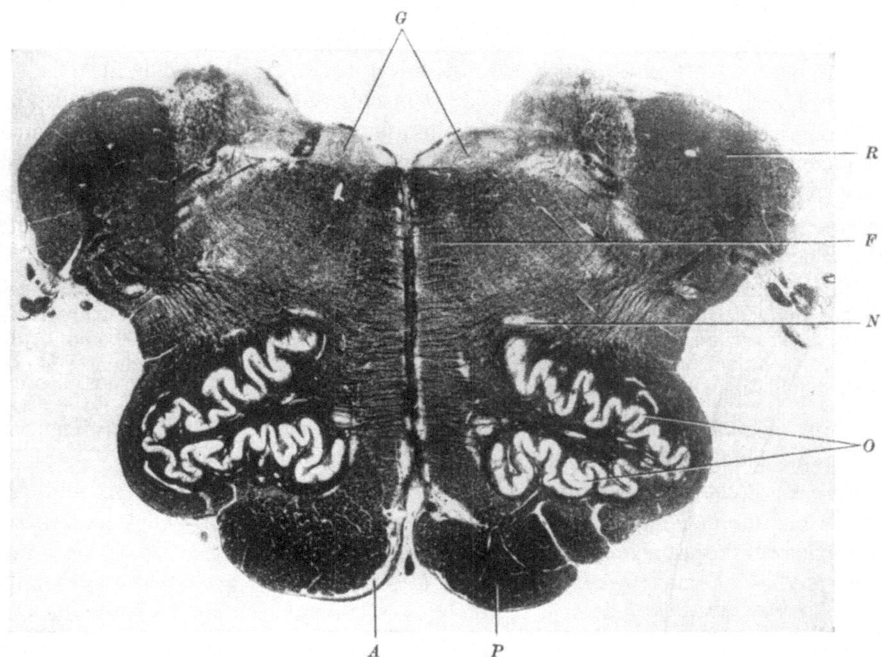

Abb. 181. Medulla oblongata. Mensch. *G* graue Substanz am Boden der Rautengrube; *R* Corpus restiforme; *F* Formatio reticularis; *N* Nucleus olivae accessorius dorsalis; *O* Oliva; *A* Nucleus arcuatus; *P* Pyramis. Markscheidenmethode nach WEIGERT. 5mal vergrößert.

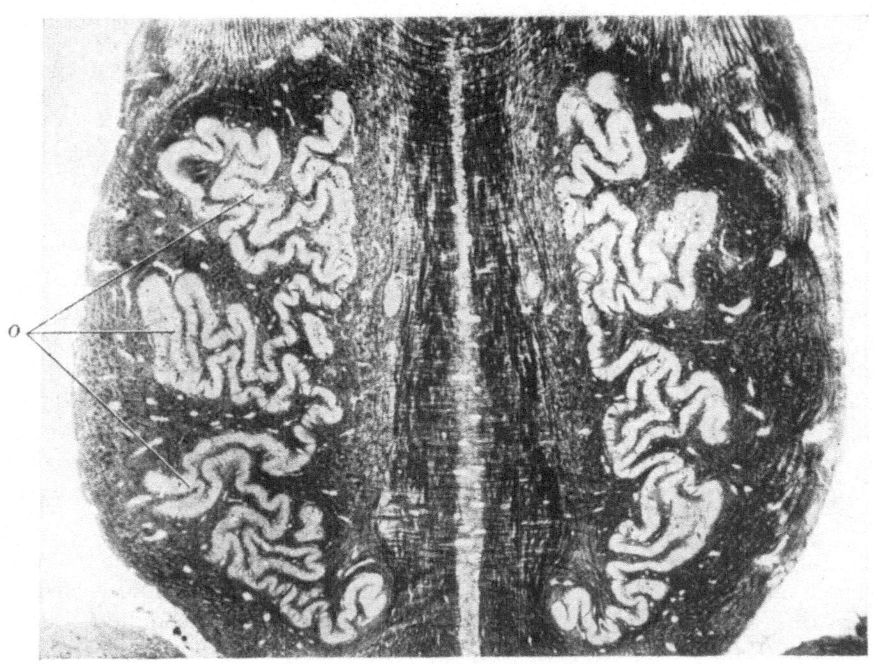

Abb. 182. Medulla oblongata. Mensch. Längsschnitt durch den Olivenkern. *O* Nucleus olivae. Markscheidenmethode nach WEIGERT. 5¹/₂mal vergrößert.

als zentrales Höhlengrau um den Aquaeductus mesencephali und in der Haubenregion und schließlich im Thalamusgebiet zur Seite des 3. Ventrikels. Auch im

Hypothalamus und Tuber cinereum des Diencephalons lagern graue Massen von Bedeutung für unsere vegetativen Funktionen. Die Ganglienzellen dieser grauen Kerngebiete sind sämtlich multipolar, aber von unterschiedlicher Größe und mit cellulären Merkmalen oder Einschlüssen verschieden ausgestattet. Einen ganglionären, abgrenzbaren Zellhaufen, dessen Ganglienzellen sämtlich die gleichen morphologischen Eigenschaften aufweisen, bezeichnet man als einen *Kern* (Nucleus); die einzelnen Kerne — man braucht nur an die „Ursprungskerne" unserer motorischen Hirnnerven zu denken — weichen in ihrem Zellbild mehr oder weniger voneinander ab.

Auch färberisch lassen sich manche Kerngebiete schon mit bloßem Auge unterscheiden. Die zugehörigen Ganglienzellen enthalten in solchem Falle im Zellkörper Melaninpigment, wie im *Nucleus niger*, im *Locus caeruleus* des V. oder in der *Ala cinerea* des IX. und X. Hirnnerven. Auch der Nucleus ruber mit seinen teils großen, teils kleinen Ganglienzellen erhält durch deren Eisengehalt einen besonderen Farbton.

Eine eigentümliche Bauweise tritt beim Nucleus dentatus des Kleinhirns und beim Nucleus olivae der Medulla oblongata in Erscheinung. Die multipolaren Ganglienzellen werden hier gleichsam innerhalb einer vielfach gefältelten Platte zusammengefaßt (Abb. 181). Die graue Substanz des Olivenkerns zeigt im Markscheidenpräparat eine helle Farbe und bildet im Querschnitt einen spitzen, nach medial offenen Winkel, der eine Masse markhaltiger Fasern einschließt. Auch in der unmittelbaren Umgebung des Olivenkerns beobachtet man eine beträchtliche Menge markhaltiger Fasern. Ein Längsschnitt durch die Medulla oblongata führt die merkwürdige Verteilung grauer Substanz beim Olivenkern mit besonderer Deutlichkeit vor Augen (Abb. 182).

Unter **Formatio reticularis** versteht man eine sehr kompliziert gestaltete Masse feinster Nervenfasern, die eine verstreute Menge kleiner Ganglienzellen einschließen; von besonderer Bedeutung für die Atmung, den Kreislauf und den Stoffwechsel ist die am Boden der Rautengrube ausgebreitete Formatio reticularis (Abb. 181), die mit den in der Nähe lagernden Hirnnervenkernen VII—XII durch nervöse Faserzüge zusammenhängt. Auch in der Haubenregion *(Tegmentum)* erreicht die Formatio reticularis eine besonders starke Ausprägung.

Von den Stammganglien des Endhirnes besitzen Nucleus caudatus und Putamen des Nucleus lentiformis sehr viele kleine, multipolare und nur wenig große Nervenzellen. Die Pars pallida des Nucleus lentiformis zeichnet sich durch große Ganglienzellen aus.

Rückenmark (Medulla spinalis).

Das Rückenmark baut sich aus einer *weißen* und *grauen Substanz* auf. Die in die Tiefe verlagerte graue Substanz setzt sich aus Ganglienzellen und Nervenfasern zusammen; große Massen meistens in der Längsrichtung des Rückenmarks verlaufender, markhaltiger Fasern bilden die weiße Substanz. Die symmetrische Anlage des Rückenmarks erhält vorn durch die Fissura mediana ventralis und hinten durch das gliöse Septum mediale dorsale eine Aufgliederung in eine spiegelbildlich gleiche rechte und linke Hälfte. Eine frontal gestellte Platte grauer Substanz und eine Anzahl sich überkreuzender, markhaltiger Nervenfasern verbinden beide Hälften miteinander (Abb. 183).

Die **graue Substanz** (Substantia grisea), die im Querschnitt eine gewisse Ähnlichkeit mit einem ausgebreiteten Schmetterling besitzt, kann man sich als eine vierkantig konstruierte Säule vorstellen, deren frontales Verbindungsstück den *Canalis centralis* einschließt. Im Querschnittsbild bezeichnet man die beiderseits nach vorn geschobene graue Masse als *Columna ventralis*, die nach hinten ragende graue Substanz als *Columna dorsalis*. Die Stelle, wo Vorder- und Hintersäule zusammenhängen, heißt *Pars intermedia*. Im Thorakalmark kann man die *Columna lateralis*, eine seitliche Ausbuchtung der Substantia grisea beobachten. In den einzelnen Abschnitten des Rückenmarks zeigt die

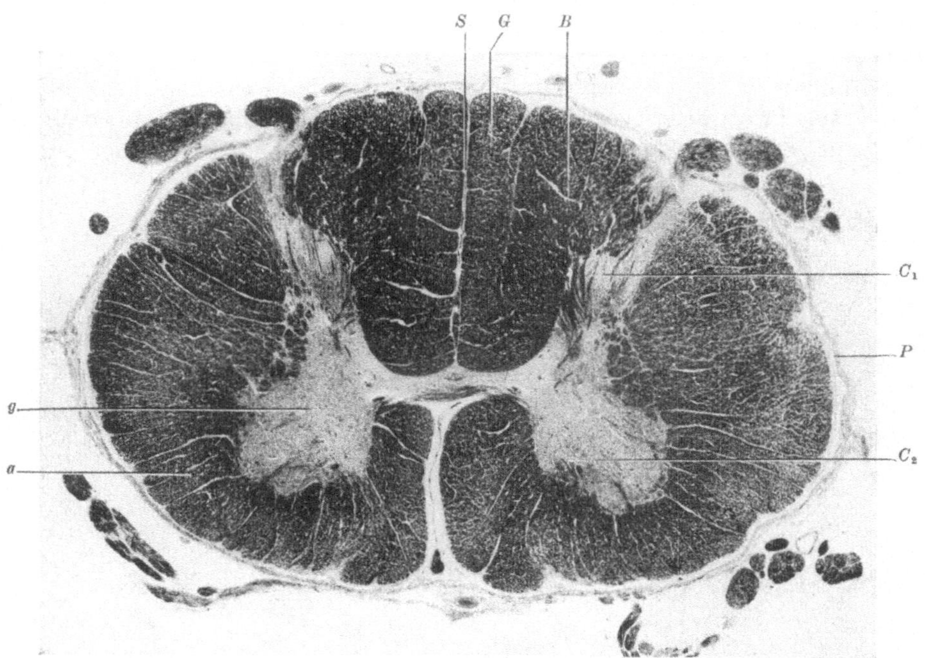

Abb. 183. Rückenmark, Regio cervicalis. Mensch. *G* Fasciculus gracilis (GOLL); *B* Fasciculus cuneatus (BUR-DACH); C_1 Columna dorsalis; C_2 Columna ventralis; *g* Substantia grisea; *a* Substantia alba; *P* Pia mater; *S* Septum med. dorsale. WEIGERT-Methode. 8mal vergrößert.

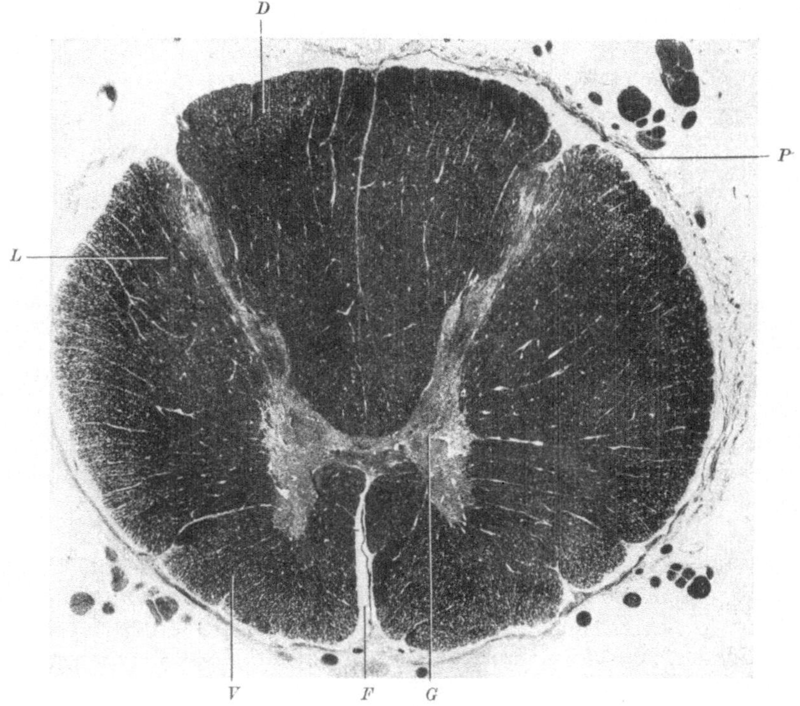

Abb. 184. Rückenmark, Regio thoracalis. Mensch. *D* Fasciculus dorsalis; *L* Fasciculus lateralis; *V* Fasciculus ventralis; *F* Fissura mediana ventralis; *G* Substantia grisea; *P* Pia mater. WEIGERT-Methode. 7mal vergrößert.

Masse der grauen Substanz eine verschiedenartige Entwicklung; auch der histologische Aufbau ist in craniocaudaler Richtung einem fortwährenden Wechsel
unterworfen.

So findet sich in der Regio cervicalis die graue Substanz vor allem in der
Vordersäule in beträchtlicher Menge angehäuft; in der Regio thoracalis erweckt
die graue Substanz durch ihre verhältnismäßig geringe Ausprägung einen

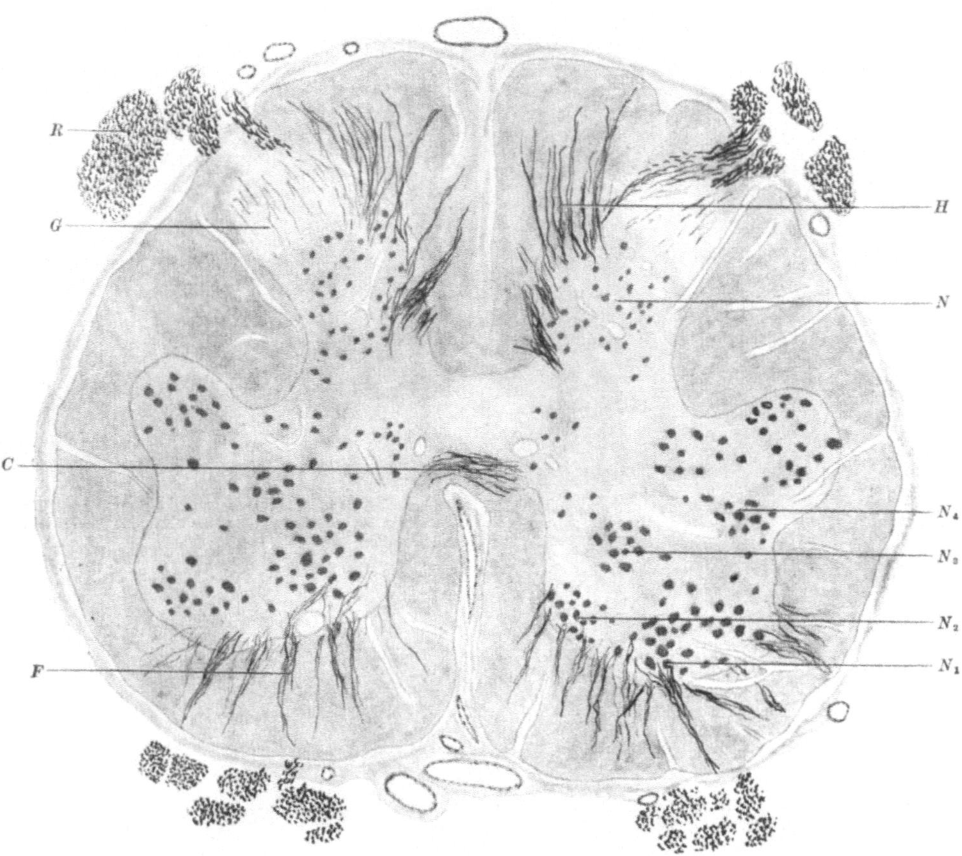

Abb. 185. Rückenmark, Regio lumbalis. Mensch. *R* Radix dorsalis; *H* hintere Einstrahlungszone; *N* Nucleus
proprius columnae dorsalis; *G* Substantia gelatinosa; *F* Fila radicularia ventr.; *C* Commissura alba; N_1 Nucleus
ventrolateralis; N_2 Nucleus ventromedialis; N_3 Nucleus dorsomedialis; N_4 Nucleus dorsolateralis. WEIGERT-
Methode. 10mal vergrößert, auf $^9/_{10}$ verkleinert.

zierlichen Eindruck gegenüber der großen Masse des umhüllenden Markmantels
(Abb. 184). In der Regio lumbalis (Abb. 185) entsteht an der grauen Substanz
eine besonders starke Massenzunahme, die sich auch noch in der Regio sacralis
bemerken läßt (Abb. 186). Der Einfluß einer segmentalen Gliederung macht
sich, abgesehen von den Abgangsstellen der vorderen und hinteren Wurzel,
an der grauen Substanz in gewissem Grade bemerkbar. Die besonders starke
Entwicklung grauer Substanz in der Cervical- und Lumbosacralregion hängt
mit der Anlage der Extremitäten zusammen; für die Funktion der zu ihrem
Bau verwendeten Muskulatur muß eine entsprechende Masse nervöser Substanz
bereitgestellt werden. An den Vordersäulen, in denen die für die Innervation
der Skeletmuskulatur bedeutsamen motorischen Ganglienzellen Platz gefunden
haben, wird die durch die Extremitätenanlage bedingte Vermehrung grauer
Substanz besonders deutlich.

Zwischen grauer und weißer Substanz befindet sich nicht überall eine scharfe Grenze. Vor allem kommt es im Brustmark dorsal der Columna lateralis ähnlich einem Schwammwerk zu feinen Auslagerungen grauer Substanz, durch deren Gerüst längsverlaufende markhaltige Nervenfasern hindurchziehen. Das feine Bälkchenwerk grauer Substanz zu beiden Seiten der Pars intermedia ist als *Formatio reticularis* beschrieben worden. Vordere und hintere Wurzelfasern, welche annähernd in horizontalem Verlauf weiße und graue Substanz miteinander verknüpfen, sollen später Erwähnung finden.

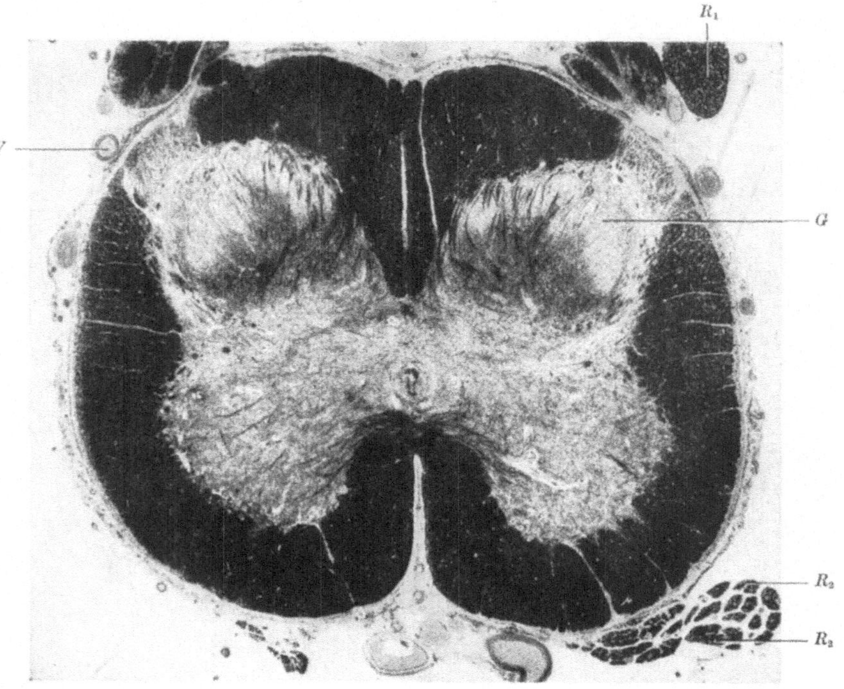

Abb. 186. Rückenmark, Regio sacralis. Mensch. R_1 Radix dorsalis; G Substantia gelatinosa; V Gefäß der Pia mater. R_2 Radix ventralis. WEIGERT-Methode. 10mal vergrößert.

Die dorsale Spitze der Hintersäule wird von einer Plasmaschicht umfaßt, welche in Farbe und geweblicher Struktur von der übrigen, grauen Substanz abweicht. Die Schicht führt den Namen *Substantia gelatinosa* (ROLANDI) und besitzt sehr kleine Ganglienzellen (GIERKEsche Zellen). Markhaltige Nervenfasern durchqueren die Substantia gelatinosa vielfach in dorsoventraler Richtung. Die eigentümliche Färbung der Schicht dürfte großenteils auf dem Vorhandensein einer reich entwickelten Neuroglia beruhen. Die Substantia gelatinosa reicht durch die ganze Länge des Rückenmarks, ist in den drei oberen Halssegmenten gut zu sehen und in der Lumbal- und Sacralregion zu großer Mächtigkeit gestaltet. Auf die Substantia gelatinosa folgt dorsal eine verhältnismäßig schmale *Zona spongiosa*, die ebenfalls reich von weitmaschigem Gliagewebe durchsetzt ist und darin kleine Ganglienzellen (Marginalzellen) beherbergt (Abb. 187). An die Zona spongiosa schließt sich in dorsaler Reihenfolge eine, durch die außerordentliche Feinheit ihrer marklosen und markarmen Nervenfasern auffallende Region weißer Substanz an; sie wird *Zona terminalis* oder nach ihrem Entdecker auch LISSAUERsche *Randzone* genannt.

Über die Zahl der in der Substantia gelatinosa vorkommenden Ganglienzellen lauten die Angaben in der Literatur verschieden, ja widersprechend. Der Umstand dürfte sich zum Teil auf die Schwierigkeit zurückführen lassen, bei den kleinen Elementen zwischen gliösem und nervösem Gewebe die richtige Unterscheidung zu treffen.

Die Cytoarchitektonik des Rückenmarks zeigt ein sehr kompliziertes regionär verschiedenes und wohl auch individuell wechselndes Verhalten. Auffallend groß und verhältnismäßig leicht zu beobachten sind die in der Vordersäule der grauen Substanz befindlichen motorischen Ganglienzellen (Vorderhornzellen,

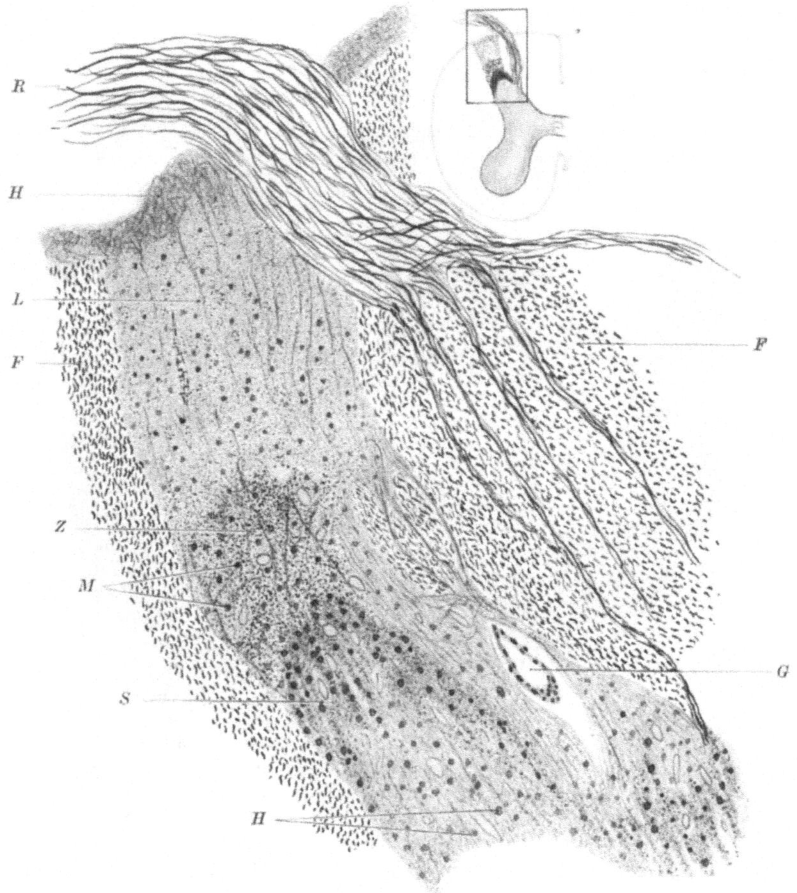

Abb. 187. Hintere Spitze der Columna dorsalis. Halsmark, Mensch. *R* Radix dorsalis; *F* Fasern der Substantia alba; *H* Hornspongiosa; *L* Zona terminalis (LISSAUER); *Z* Zona spongiosa; *S* Substantia gelatinosa (ROLANDO); *M* marginale Zellen; *H* zentrale Strangzellen; *G* Gefäß. Natronlauge-Silbermethode nach O. SCHULTZE.

„Wurzelzellen") (Abb. 137). Ihre Dendriten verzweigen und verlieren sich im Neuropilem der grauen Substanz oder reichen bei den am Rande der grauen Substanz gelegenen Ganglienzellen teilweise in die weiße Substanz hinein. In einem horizontalen Querschnitt durch das Rückenmark trifft man die motorische Vorderhornzelle selten mit der Hauptmasse des Zellkörpers und der Mehrzahl ihrer Ausläufer. Möglicherweise ist die Hauptachse der Zellen annähernd parallel zur Längsachse des Rückenmarks orientiert.

Die Multipolarität der Vorderhornzellen macht es unter Umständen schwierig oder unmöglich, ihre Lage zu den Körperachsen genau festzulegen. Solches gelingt bei den spindelförmigen Zellen der Substantia gelatinosa oder der Pars intermedia leichter. Bei derartigen Zellen ist eine gemeinschaftliche Richtung ganzer Gruppen beobachtet und als „Zellströmung" (TAKAGI) bezeichnet worden.

Der Neurit der motorischen Vorderhornzelle verläßt den Zellkörper gewöhnlich unter Bildung eines kurzen „Ursprungskegels", ist aber, da er wie die Dendriten in der grauen Substanz kleine Seitenäste (Kollateralen) abzugeben pflegt, nicht

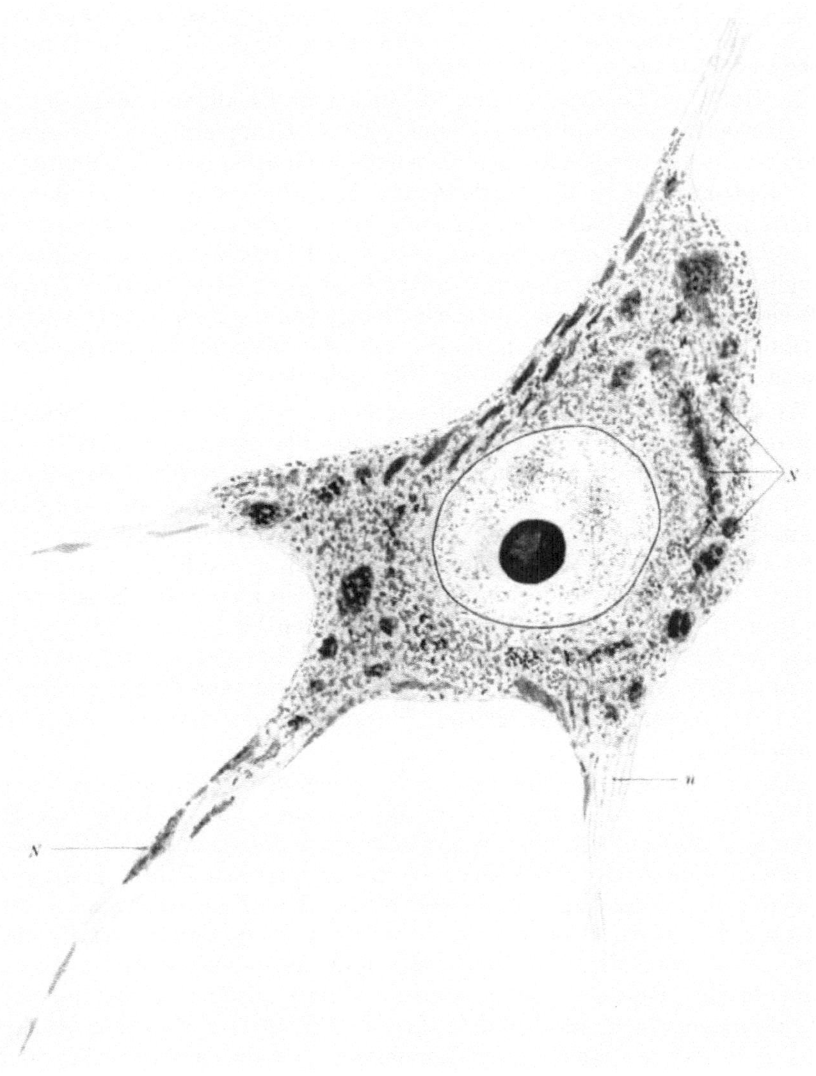

Abb. 188. Motorische Ganglienzelle aus der Vordersäule. Rückenmark. Mensch. *N* NISSLsche Schollen; *n* Neurit (?). NISSL-Methode. 1400mal vergrößert, auf $^{19}/_{20}$ verkleinert.

immer deutlich erkennbar. Er umgibt sich noch in der Substantia grisea mit einer Markscheide und tritt, mit Neuriten der gleichen Zellart zu schmalen Bündeln vereinigt, in die weiße Substanz über. Hier erscheinen die motorischen Neuriten als Wurzelfasern *(Fila radicularia ventralia)*, nehmen durch die weiße Substanz einen schräg nach abwärts gerichteten Verlauf, um das Rückenmark etwas tiefer als die zugehörigen Ganglienzellen liegen, in der vorderen Wurzel (Radix ventralis) zu verlassen. Die Neuriten der motorischen Vorderhornzellen bleiben stets auf der gleichen Seite und versorgen stets die gleichseitige Skeletmuskulatur.

Die motorischen Vorderhornzellen bilden wegen ihrer beträchtlichen Größe ebenso wie die Betzschen Pyramidenzellen, ein günstiges Objekt zum Studium der Nissl-Granula (Abb. 188). Diese tritt hier teils in Schollen, teils in feinster, körniger Verteilung vor Augen und erstreckt sich noch eine Strecke weit als länglich-schmale Körper in die Dendriten hinein.

Daß die Ursprungsstelle des Neuriten stets frei von Nissl-Granula bleiben soll, läßt sich nicht ohne Ausnahme bestätigen. Mit der ultravioletten Mikrophotographie habe ich im Neuriten der Purkinjeschen Zellen immer noch eine Menge feinster, zur Nissl-Substanz gehörender Elemente beobachten können.

Im Hals- und Lendenabschnitt des Rückenmarks läßt sich an den motorischen Ganglienzellen der Vordersäule eine gewisse Gruppierung zu Kernen wahrnehmen. Man unterscheidet hier, ohne daß die Grenzen besonders deutlich wären, eine ventromediale und ventrolaterale, eine dorsomediale und dorsolaterale Zellgruppe. In der Nähe der Pars intermedia wird noch eine zentrale Gruppe erkennbar. Die Ganglienzellen der medialen Kerngebiete sollen gegenüber den Ganglienzellen der lateralen Kerngebiete gewisse morphologische Unterschiede aufweisen. Die Zahl der Ganglienzellen hängt von der Masse der zu versorgenden Muskulatur ab. Gelegentlich finden sich ausgelagerte Ganglienzellen in der weißen Substanz in der Nähe der Fila radicularia.

Zu den motorischen Wurzelzellen gehören noch Kerngebiete, welche mehr dorsalwärts, vor allem in der Columna lateralis, Platz gefunden haben. Es handelt sich hierbei um multipolare Zellen, deren Neuriten wohl in der Hauptsache durch die vordere Wurzel das Rückenmark verlassen, um in den sympathischen Grenzstrang zu gelangen. Der *Nucleus intermediolateralis* wird als wahrscheinliches Ursprungsgebiet des Sympathicus betrachtet (Abb. 189); seine Zellsäule wird erst im 8. Cervicalsegment auffindbar, erreicht im unteren Brust- und oberen Lendenmark ihren größten Umfang und ist noch bis in das Ende des Rückenmarks zu sehen. Die Bedeutung des *Nucleus intermediolateralis* würde, wenn die Annahme seiner Zugehörigkeit zum sympathischen Nervensystem richtig ist, in der Versorgung der glatten Muskulatur, der Drüsen und Gefäße zu suchen sein.

Das Vorkommen der motorischen Ganglienzellen bleibt auf die Vordersäule und die Pars intermedia beschränkt. Die weitaus größte Zellmasse des Rückenmarks setzt sich aus den über die gesamte graue Substanz verteilten *Strangzellen* zusammen. Sie sind meist kleiner als die motorischen Zellen, multipolar oder spindelförmig, wechselnd in Form und Größe. Ihre Neuriten treten in die weiße Substanz der gleichen Seite oder über die vordere Commissur in die weiße Substanz der gegenüberliegenden Seite und lassen hier teilweise die mehrere Segmente des Rückenmarks miteinander verbindenden „Grundbündel" entstehen. Strangzellen, die meist medial in der grauen Substanz gelegen sind und ihre Fortsätze über die graue Commissur nach der gegenüberliegenden Seite senden, werden auch als *Commissurenzellen* bezeichnet. Viele Strangzellen besitzen ziemlich kurze, auf- und absteigende Neuriten, deren Kollateralen an die motorischen Vorderhornzellen gelangen. Derartige Strangzellen scheinen auf sehr komplizierte Weise in unsere Reflexbahn eingeschaltet und vor allem in der Columna dorsalis zu liegen. Hier findet sich eine besondere Zellsäule, der *Nucleus dorsalis proprius* (Abb. 189).

Andere Strangzellen zeichnen sich durch lange Neuriten aus, die in die weiße Substanz übertreten und aufsteigende Faserbündel entwickeln. Ein derartiges Faserbündel von gleicher Funktion führt den Namen *Tractus*. So entstehen der *Tractus spinocerebellaris ventralis* (Gowers) aus den Neuriten von Strangzellen der gleichen und der gegenüberliegenden Seite, und der *Tractus spino-thalamicus* (EDINGER) aus Neuriten von Ganglienzellen der gekreuzten Seite. Im Zusammenhang mit den mit langen Neuriten ausgestatteten Strangzellen sei hier noch der *Nucleus dorsalis* oder die CLARKEsche *Säule* genannt (Abb. 189); der Kern findet sich an der medialen Seite der Columna dorsalis gerade an der Grenze zur Pars intermedia und erstreckt sich über die ganze Länge des Rückenmarks. Er ist in seiner rundlichen Abgrenzung vom 8. Cervical-

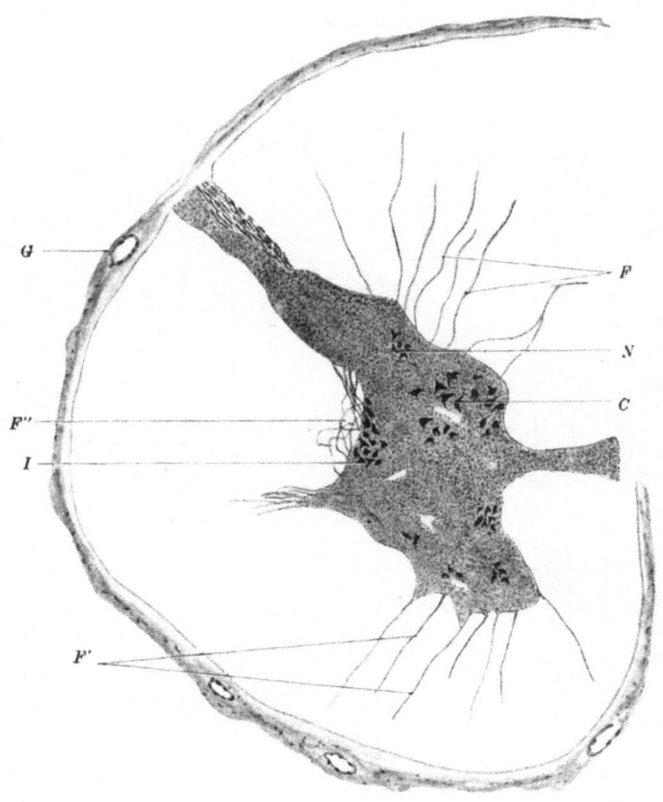

Abb. 189. Rückenmark. Mensch. Thorakalregion. *F* Fila radicularia dorsalia; *F'* Fila radicularia ventralia; *G* Gefäß der Pia mater; *N* Nucleus dorsalis proprius; *I* Nucleus intermediolateralis; *C* Nucleus dorsalis (CLARKE); *F''* Formatio reticularis. BIELSCHOWSKY-Methode. 12mal vergrößert, auf ⁹/₁₀ verkleinert.

bis zum 1. Lumbalsegment deutlich erkennbar und zeigt vom 11. Thorakalbis zum 1. Lumbalsegment seine stärkste Entfaltung. Der Nucleus dorsalis setzt sich lateral aus spindelförmigen und medial aus großen, multipolaren Ganglienzellen zusammen, deren Neuriten in lateralem Verlauf in die gleichseitige weiße Substanz übertreten und hier den, dicht unter der Pia mater gelegenen, zum Kleinhirn führenden *Tractus spinocerebellaris dorsalis* (FLECHSIG) formieren. Im oberen Halsmark ist der CLARKEsche Kern verhältnismäßig schwach entwickelt und setzt sich in der Medulla oblongata in den GOLLschen und BURDACHschen Kern fort.

Es ist sehr schwierig, sich über die mannigfache Form und Funktion der Ganglienzellen eine klare Vorstellung zu verschaffen; das meiste was man hierüber geschrieben oder abgebildet wahrnimmt, ist reine Hypothese. Wegen der Kleinheit der meisten Strangzellen lassen sich ihre Ausläufer häufig unvollkommen oder gar nicht mit der Silberlösung impränieren. Die mit der alten GOLGI- oder CAJAL-Methode erhaltenen Abbildungen der Strangzellen sind viel zu einfach, als daß sie der Wirklichkeit entsprechen könnten. Die NISSL-Methode scheidet bei der Frage nach der Fortsatzbildung der Strangzellen von vornherein

aus. Die vielen Schemata, die man in den meisten Lehrbüchern aller Art über die Cyto-
und Myeloarchitektonik der grauen Substanz vorfindet, haben mit dem ungeheuer komplizierten, histologischen Aufbau der zentralnervösen Substanz meist nichts mehr gemein.

Die weiße Substanz oder Substantia alba des Rückenmarks besteht aus
gewöhnlich annähernd parallel zur Längsachse der Medulla spinalis verlaufenden
Nervenfasern und aus Neuroglia. Die weiße Farbe beruht auf dem Vorhandensein
einer Markscheide bei den meisten Nervenfasern. Im Querschnitt würde das
histologische Bild der weißen Substanz eintönig erscheinen, wenn nicht die
Nervenfasern alle erdenklichen Unterschiede in ihrem Kaliber vom stärksten

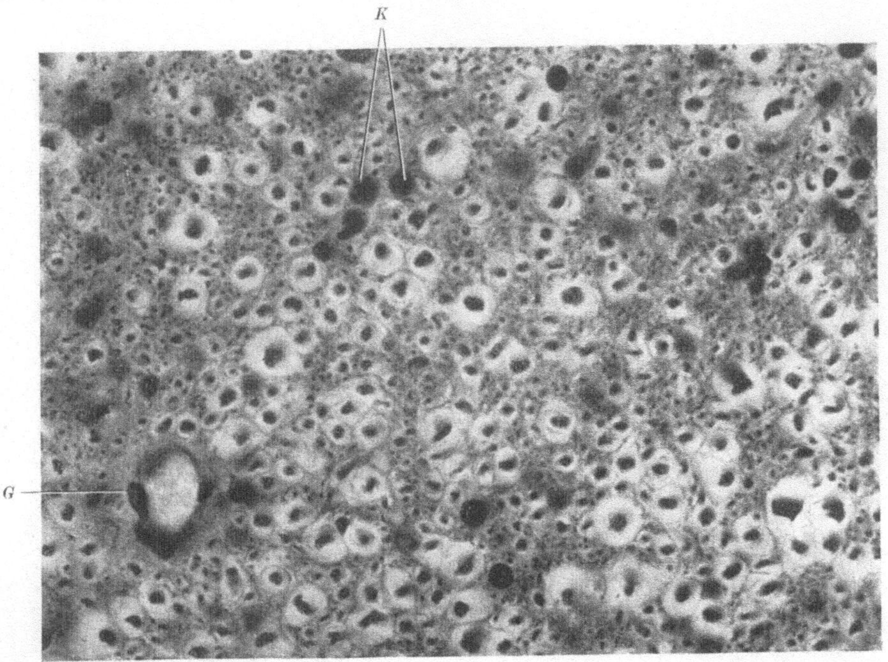

Abb. 190. Quergeschnittene Nervenfasern im Seitenstrang der weißen Substanz. Achsencylinder schwarz,
Markscheiden hell. Rückenmark. Mensch. *K* Kerne von Gliazellen; *G* Gefäß. BIELSCHOWSKY-Methode.
400mal vergrößert.

bis zum allerfeinsten Durchmesser erkennen ließen (Abb. 190). Zwecks einer
topographischen Orientierung kann man die weiße Substanz in drei große,
dorsal, lateral und ventral der grauen Substanz gelegene Längsfaserzüge oder
Stränge aufteilen: den *Hinterstrang oder Fasciculus dorsalis, Seitenstrang oder
Fasciculus lateralis* und den *Vorderstrang oder Fasciculus ventralis* (Abb. 184).
Der Hinterstrang wird durch die Columna dorsalis, Substantia gelatinosa, Zona
spongiosa und Zona terminalis vom Seitenstrang getrennt; er läßt besonders
deutlich in der Halsregion eine Zusammensetzung aus einem schmalen, medialen
Faserbündel, dem *Fasciculus gracilis* (GOLL) und einem lateralen, breiten Faserzug,
dem *Fasciculus cuneatus* (BURDACH) erkennen (Abb. 183). Seitenstrang und
Vorderstrang besitzen keine scharfe Grenze zwischen sich.

Daß markhaltige Nervenfasern nicht nur in der Längsrichtung orientiert
sind, sondern auch einen schrägen Verlauf nehmen können, ist bei den Fila
radicularia ventralia erwähnt worden. Die Anordnung der aus dem Spinalganglion stammenden Fasern der hinteren Wurzel gestaltet sich im Gebiet des
Hinterstrangs, in der hinteren Einstrahlungszone, wesentlich komplizierter.
Bemerkenswerterweise teilen sich wahrscheinlich die allermeisten Fasern der

afferenten hinteren Wurzel innerhalb der weißen Substanz T-förmig in einen längeren auf- und einen kürzeren absteigenden Ast. Von der lateralen Fasergruppe der hinteren Wurzelfasern gelangen Elemente von äußerster Feinheit in die Zona terminalis; wahrscheinlich handelt es sich hierbei um marklose afferente Fasern, die von kleinen Ganglienzellen aus dem Spinalganglion abstammen und im Dienste der Hautsensibilität stehen. Andere Fasern der lateralen Gruppe gelangen zu den kleinen Strangzellen der Hintersäule, der Zona spongiosa und der Substantia gelatinosa.

Die mediale Fasergruppe der hinteren Wurzelfasern ist in ihrem etwas gebogenen Verlauf in dem medial der Columna dorsalis gelegenen Gebiet der Hintersäule zu beobachten (Abb. 185). Auch hier kommt es zu einer Aufteilung der Fasern in auf- und absteigende Äste; die aufsteigenden Äste begeben sich hirnwärts. Ein anderer Faseranteil tritt in die graue Substanz ein und gerät mit dem Nucleus dorsalis (CLARKE) oder unter Bildung von Reflexkollateralen mit Strangzellen in nähere Beziehung und kann unter Umständen bis zur Vordersäule im Präparat verfolgt werden.

Schließlich sieht man viele Nervenfasern teils in der weißen, teils in der grauen Substanz in beinahe horizontaler Verlaufsrichtung von der linken auf die rechte Hälfte des Rückenmarks übertreten und umgekehrt. Es kommt also in den um die Medianebene gelagerten Gebieten zu Überkreuzungen ganzer Fasersysteme. Derartige Überkreuzungen, eine bedeutsame Einrichtung des Nervensystems, werden als *Commissuren* bezeichnet. Innerhalb der grauen Substanz findet sich eine solche Commissur dorsal des Canalis centralis, die *Commissura grisea dorsalis*. Die ventral vom Zentralkanal gelegene Überkreuzungsstelle heißt Commissura grisea ventralis. Ventralwärts davon tritt in der weißen Substanz noch eine weitere *Commissura ventralis alba* in Erscheinung (Abb. 191).

Die Fasern des Fasciculus gracilis besitzen im Hinterstrang ein feineres Kaliber als die Fasern des Fasciculus cuneatus. GOLLscher und BURDACHscher Strang setzen sich aus aufsteigenden, afferenten Fasern zusammen. Es gibt im Hinterstrang auch absteigende, afferente Fasern; sie finden sich im Querschnitt des Hals- und Lendenmarks in einem längsovalen, kommaförmigen Feld zwischen Fasciculus gracilis und cuneatus (SCHULTZEsches Komma). Ein zweites ähnlich gestaltetes Bündel absteigender, afferenter Fasern läßt sich in der Mitte zwischen dem rechten und linken Fasciculus gracilis vom unteren Halsmark bis zum oberen Sacralmark verfolgen *(Fasciculus descendens dorsalis)*.

Klinische Beobachtung, pathologische Anatomie, experimentelle und embryologische Forschung haben in mühevoller Arbeit in der weißen Substanz des Rückenmarks bestimmte Faserbündel von annähernd gleicher, cellulärer Abkunft und wahrscheinlich auch gleicher Funktion aufgedeckt. Diese Faserbündel oder Stränge (Fasciculus, Tractus) sind keineswegs scharf voneinander getrennt, enthalten auch vielfach Fasern anderer Herkunft und Funktion, verleihen aber immerhin der histologisch scheinbar so gleichmäßig aufgebauten, weißen Substanz eine Systemgliederung von höchster Bedeutung für physiologische und klinische Arbeit. Die Wiedergabe des gesamten Faserverlaufs im Gehirn und Rückenmark ist nicht Aufgabe dieses Buches. Im folgenden sei kurz die topographische Lage der wichtigsten Fasersysteme in der weißen Substanz des Rückenmarks vermerkt:

I. **Fasciculus dorsalis** (Hinterstrang): **Fasciculus gracilis und cuneatus** enthalten durchweg aufsteigende, afferente, aus den Spinalganglien stammende Fasern der hinteren Wurzel. Im Halsabschnitt des GOLLschen Stranges verlaufen aufsteigende, sensible Fasern aus der unteren Extremität und der unteren Rumpfhälfte; im Halsabschnitt des BURDACHschen Stranges ziehen aufsteigende, sensible Fasern aus der oberen Extremität und der oberen Rumpfhälfte. Demnach sind im Halsmark die langen caudalen Bahnen mehr medial, die kürzeren, oberen Bahnen mehr lateral gelagert. Die aufsteigenden Bahnen dürften die von der Haut kommenden Berührungs- und Tastempfindungen, vor allem aber den Muskelsinn und die Tiefensensibilität von Rumpf und Extremitäten vermitteln.

Absteigende, afferente Fasern sind im SCHULTZESchen Komma und im Fasciculus descendens dorsalis zusammengefaßt.

In der **Zona terminalis** finden sich auf- und absteigende, vielleicht großenteils marklose, afferente Hinterwurzelfasern im Dienste der Hautsensibilität.

II. **Fasciculus lateralis** (Seitenstrang): Am lateralen Rand der weißen Substanz direkt unter der Pia mater befinden sich

a) **Tractus spinocerebellaris dorsalis** (FLECHSIG), aufsteigende Kleinhirnseitenstrangbahn. deren Neuriten aus dem Nucleus dorsalis (CLARKE) stammen.

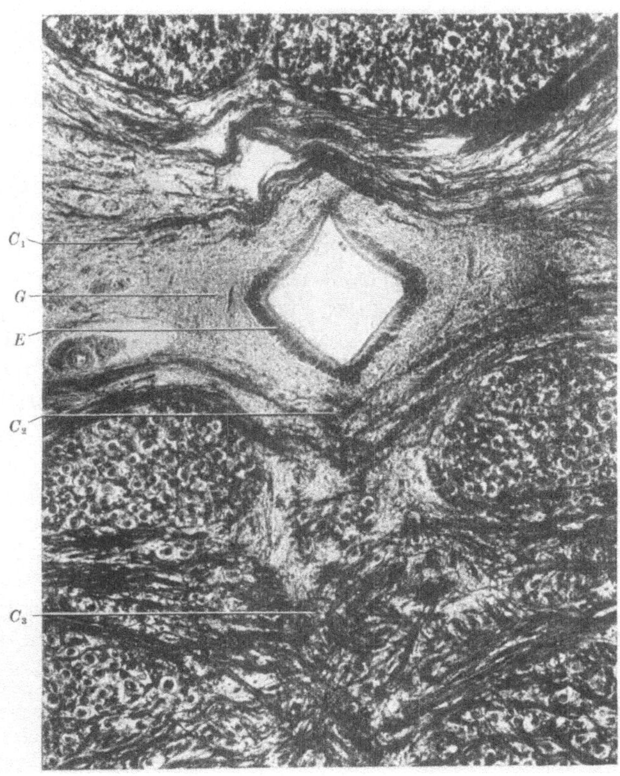

Abb. 191. Rückenmark. Rind. C_1 Commissura dorsalis; E Ependym des Canalis centralis; G Substantia gelatinosa centralis; C_2 Commissura ventralis grisea; C_3 Commissura ventralis alba. WEIGERT-Methode. 110mal vergrößert.

b) **Tractus spinocerebellaris ventralis** (GOWERS), aufsteigende Kleinhirnseitenstrangbahn mit Neuriten aus der Pars intermedia der grauen Substanz. Beide Bahnen dürften aus der Tiefe der Muskulatur kommende Erregungen dem Kleinhirn zuführen.

c) **Tractus spinotectalis und spinothalamicus,** medial vom GOWERSschen Bündel gelegen, besitzen aufsteigende, gekreuzte Fasern aus der grauen Substanz der Gegenseite und leiten Temperatur- und Schmerzempfindung, aber auch durch Berührung entstandene Erregungen nach dem Mesencephalon und zum Thalamus.

d) **Tractus corticospinalis lateralis** (Pyramidenseitenstrangbahn), enthält absteigende, motorische Fasern aus dem Gyrus praecentralis der gegenüberliegenden Stirnhälfte. Die Fasern dieser wichtigsten motorischen Bahn ziehen zu den motorischen Vorderhornzellen der gleichen Seite.

e) **Tractus vestibulospinalis** (HELD), absteigende Bahn aus dem in der Medulla oblongata gelegenen Nucleus vestibularis lateralis (DEITERS), zieht zu den motorischen Vorderhornzellen. Einfluß des Gleichgewichtsapparates auf die Bewegung.

f) **Tractus rubrospinalis** (MONAKOW), stammt aus dem gegenseitigen Nucleus ruber des Mesencephalons, gelangt in der FORELschen Kreuzung auf die andere Seite und endigt an den motorischen Vorderhornzellen. Der Tractus gehört zum motorischen extrapyramidalen System und ist beim Menschen schwach entwickelt.

III. Fasciculus ventralis (Vorderstrang):

a) **Tractus corticospinalis ventralis** (Pyramidenvorderstrangbahn) an der Fissura ventralis gelegen, führt absteigende, motorische Fasern aus dem Gyrus praecentralis der gleichen Seite (daher ungekreuzte Pyramidenbahn) zu den motorischen Vorderhornzellen der gleichen und über die Commissura alba zu den Vorderhornzellen der Gegenseite.

b) **Tractus tectospinalis,** ebenfalls an der medialen Randzone des Vorderstrangs gelegen, enthält absteigende Fasern aus der Vierhügelregion und gelangt zu den motorischen Vorderhornzellen der gleichen und gegenüberliegenden Seite. Er vermittelt den Einfluß von Gehörs- und Gesichtsempfindungen auf die Motorik.

c) **Tractus vestibulospinalis** (s. II e).

d) **Tractus spinoolivaris** (HELWEG), auch als „Dreikantenbahn“ wegen des dreieckigen Feldes, das sie im Querschnitt darbietet, bezeichnet. Das Fasersystem findet sich nur im Halsmark vor, enthält wahrscheinlich auf- und absteigende Fasern, ist aber sonst in seiner Ausdehnung und Funktion unbekannt.

e) **Fasciculus longitudinalis medialis** (hinteres Längsbündel), ein vom Mesencephalon bis zum oberen Lendenmark reichendes, aus auf- und absteigenden Fasern zusammengesetztes Bündel. Es liegt beiderseits der Commissura alba, unmittelbar der medialen Basis der Vordersäule benachbart, besitzt zahlreiche Kollateralen zu vielen Hirnnervenkernen und zu den Vorderhornzellen des Rückenmarks.

Als Grundbündel (Fasciculus proprius) bezeichnet man die in allen drei Strängen des Rückenmarks die graue Substanz umgrenzende Fasermasse. Ihre Neuriten entspringen aus Strangzellen, verlassen das Rückenmark nicht, sondern verbinden mit auf- und absteigenden Ästen jeweils mehrere Segmente des Rückenmarks miteinander. Auch mit den motorischen Vorderhornzellen geraten sie in Verbindung.

Die Neuroglia des Rückenmarks besteht aus Astrocyten, Oligodendroglia, HORTEGA-Zellen und dem zarten Faserfilz. Die unter der Pia mater entwickelte Grenzschicht der Glia heißt *Hornspongiosa* (Abb. 187); sie sendet zarte, gliöse Septen in die weiße Substanz hinein. Es scheinen von der Pia aus zugleich mit Gefäßen kollagene Fasern in die weiße Substanz einzudringen. Um den Zentralkanal findet sich ein dichter Gliafilz, die Substantia gelatinosa centralis (Abb. 191). Auch an dem eigenartigen Aufbau der Substantia gelatinosa (ROLANDI) und der Zona spongiosa ist das Gliagewebe in besonderer Weise beteiligt. Die Wand des Zentralkanals wird von zylindrischen, im frühen Kindesalter flimmernden Ependymzellen gebildet; sehr häufig läßt sich an Stelle eines Zentralkanals nur eine Masse gliösen Gewebes beobachten. Der Kanal ist in diesem Falle obliteriert.

Das Rückenmark erhält seine Blutgefäße aus der Pia mater und besitzt wie das gesamte Zentralnervensystem in seiner grauen Substanz ein sehr dichtes Capillarnetz, das in der weißen Substanz eine wesentlich geringere Entwicklung zeigt. Stärkere Arterienäste dringen von der Fissura mediana ventralis aus in die weiße Substanz bis zur Commissura grisea vor, erreichen hier die graue Substanz und lassen in der rechten und linken Vordersäule das sehr engmaschige Capillarnetz entstehen (Abb. 192). Von der gesamten Peripherie des Rückenmarks gelangen weiterhin in den bindegewebigen oder gliösen Septen kleine Arterien in radiärem Verlauf durch die weiße Substanz direkt in das Capillarnetz der grauen Substanz hinein. Andere, gleichfalls in den Septen verlaufende Arterien übernehmen die Versorgung der weißen Substanz; das Capillarnetz ist hier weitmaschig und mehr der Längsrichtung der Nervenfasern angepaßt. Die Capillargebiete der weißen und grauen Substanz hängen miteinander zusammen. Die Venen zeigen in ihrem Verlaufe eine eigene Anordnung.

Die Gefäße innerhalb des Rückenmarks besitzen eigene Vasomotoren, die von der Pia mater aus in die Tiefe gelangen. Der histologische Nachweis dieser Gefäßnerven ist überaus schwierig.

Häute und Gefäße des Zentralnervensystems.

Gehirn und Rückenmark finden sich in zwei häutigen Formationen eingehüllt, die beide aus dem embryonalen Mesenchym stammen und als *Pachymeninx oder harte Hirnhaut* (Dura mater) und als *Leptomeninx oder weiche Hirnhaut*

(Pia mater) bezeichnet werden (Abb. 193). Der Duralsack schließt den Raum, in dem sich Gehirn und Rückenmark befinden, vollständig nach außen ab und kann als eine um das Zentralnervensystem gelegte Schutzhülle betrachtet werden. Diese äußere, sehr feste und derbe Haut ist der nervösen Zentralsubstanz niemals direkt angelagert, sondern von ihr durch einen mit Flüssigkeit erfüllten Raum, das *Cavum leptomeningicum*, getrennt. Zu dessen Abgrenzung wird das zarte

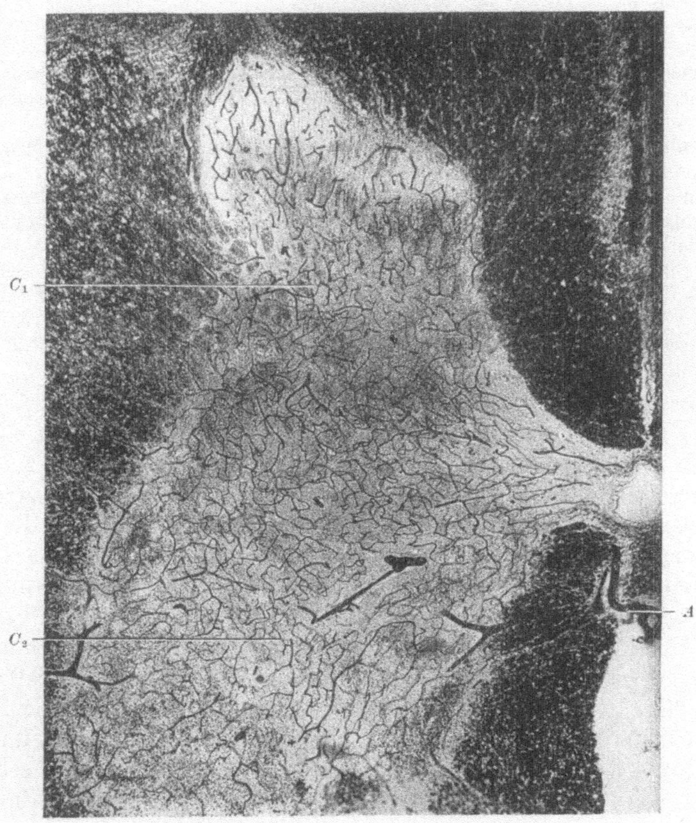

Abb. 192. Rückenmark. Mensch. Gefäße injiziert. C_1 Columna dorsalis; C_2 Columna ventralis; A Ast der A. spinalis ventralis. 37mal vergrößert.

Gewebe der Leptomeninx verwendet. Die *Hirnflüssigkeit oder der Liquor cerebrospinalis* ist also in ein besonderes, zum großen Teil von den Hirnhäuten entwickeltes Kanalsystem eingeschlossen; sie wird von dem zum Hirnhautgewebe zählenden Plexus chorioideus gebildet.

Zur Schutzfunktion, zur Bildung und Verteilung des Liquors im Cavum leptomeningicum kommt den Hirnhäuten noch eine bedeutsame mechanische Aufgabe zu. Das wasserreiche, weiche Nervengewebe des Gehirns und Rückenmarks bedarf eines festigenden Gerüstes, das seinen Zusammenhalt wahrt, seine Lagebeziehung zum Körperganzen festlegt und ein Auseinanderweichen der nervösen Zentralsubstanz verhindert. Für diese Aufgabe wird das kollagenelastische Bindegewebe der verschiedenen Hirnhäute verwendet. Schließlich nimmt der gesamte Blutzufluß und Blutabfluß des Zentralnervensystems seinen Weg über die Gefäße der Hirnhäute. Der Stoffwechsel des Gehirns und Rückenmarks kann somit nur von seiten der bindegewebigen Häute aufrechterhalten werden.

Die das Cavum cranii wie eine feste Tapete auskleidende *Dura mater encephali* übernimmt zu den geschilderten Hirnhautfunktionen noch die Aufgaben des Periosts für die Knochen der Schädelkapsel, deren Bildung und Ernährung durch die A. meningicae ihr zufällt. Das Duraperiost ist im allgemeinen mit der Schädelbasis, der Crista galli, den Processus alae parvae und mit der Umgebung des For. occipitale magnum, sowie dem mittleren Bereich des Schädeldaches ziemlich stark verwachsen und läßt sich hier etwas schwer lösen; an der Kalotte zeigt sich die Dura weniger fest fixiert. An der Innenseite der Dura ist

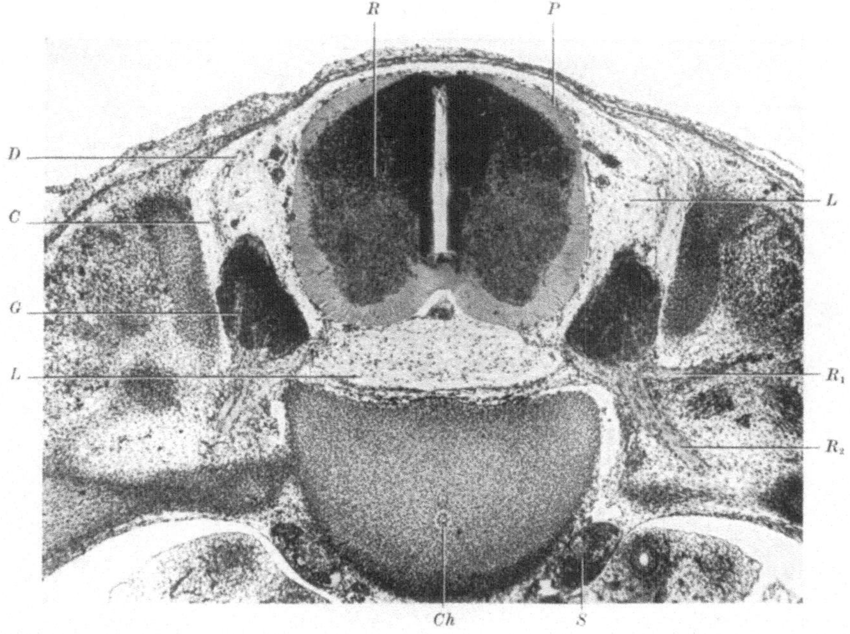

Abb. 193. Rückenmark (*R*). Menschlicher Embryo 13,4 cm. *D* Duralamelle; *C* Cavum extradurale; *G* Ganglion spinale; *P* Pia mater; *L* Cavum leptomeningicum mit Leptomeninx; R_1 Ramus dorsalis; R_2 Ramus ventralis; *Ch* Chordarest im Wirbelkörper; *S* sympathisches Ganglion. ZENKER. Hämatoxylin-Eosin. 45mal vergrößert.

noch eine zweite, mit der periostalen Schicht verbundene, aus straffem Bindegewebe und elastischen Fasern zusammengesetzte Schicht zu beobachten. In der Umgebung der großen Hirnvenen, der *Sinus durae matris*, zeigt das sonst in seiner faserigen Anordnung sehr kompliziert gestaltete Bindegewebe eine mehr grobmaschig schwammige Beschaffenheit.

An dem duralen, intrakraniellen Septensystem, der *Falx cerebri* und dem *Tentorium cerebelli*, werden beim Studium ihres kollagenen Faserverlaufs funktionellgestaltende Einflüsse des wachsenden Gehirns und der wachsenden Schädelkapsel erkennbar. Vor allem dürfte die Zugspannung bei der Ausgestaltung der kollagenen Fibrillenzüge in den Durasepten eine bedeutsame Rolle spielen. Es ist auch versucht worden, das gesamte durale Septensystem als einen Bestandteil der Schädelkonstruktion zu betrachten und als eine zugfeste Ausgleichsspanne gegenüber den am Schädel wirkenden Zugkräften der Nacken- und Kaumuskulatur aufzufassen (BLUNTSCHLI). In Falx und Tentorium werden ziemlich oft kleine Knochenstückchen oder Verkalkungsherde beobachtet. Die Röntgenologen sprechen geradezu von einem „Falxknochen". Merkwürdigerweise besitzt das australische Schnabeltier an Stelle der Falx cerebri eine sich vom Stirnbein und von der Mitte des Schädeldaches zwischen beide Hirnhemisphären einsenkende Knochenplatte.

Die **Dura mater spinalis** schließt das Rückenmark in einer langen, am Foramen occipitale befestigten, sackartigen Hülle ein. Sie besitzt, wie die Durasepten der Schädelhöhle, an der Struktur ihrer Faserzüge Merkmale gestaltenden Einflusses von seiten der beweglichen Wirbelsäule, des wachsenden Rückenmarks

und wohl auch der Liquorströmung. Da die Dura den aus dem Rückenmark
kommenden Nerven ihre bindegewebige Hülle liefert, so gewinnen die Austritts-
stellen der Spinalnerven auch mechanische Bedeutung, insofern sie das Rückenmark und den Duralsack in der Frontalebene innerhalb des Wirbelkanals fixieren.
Die bindegewebigen Faserzüge an den duralen Haftstellen der durch die Dura
hindurchtretenden Spinalnerven sind der mechanischen Beanspruchung im
Wirbelkanal entsprechend im Gesamtverlauf des Duralsacks wechselnd angeordnet. Der Duralsack des Rückenmarks zeigt in seinem straffen, kollagenen
Bindegewebe hauptsächlich eine Längsrichtung seiner Fasern, die von einer
entsprechenden Menge querverlaufender Faserbündel gekreuzt werden. Auch ein

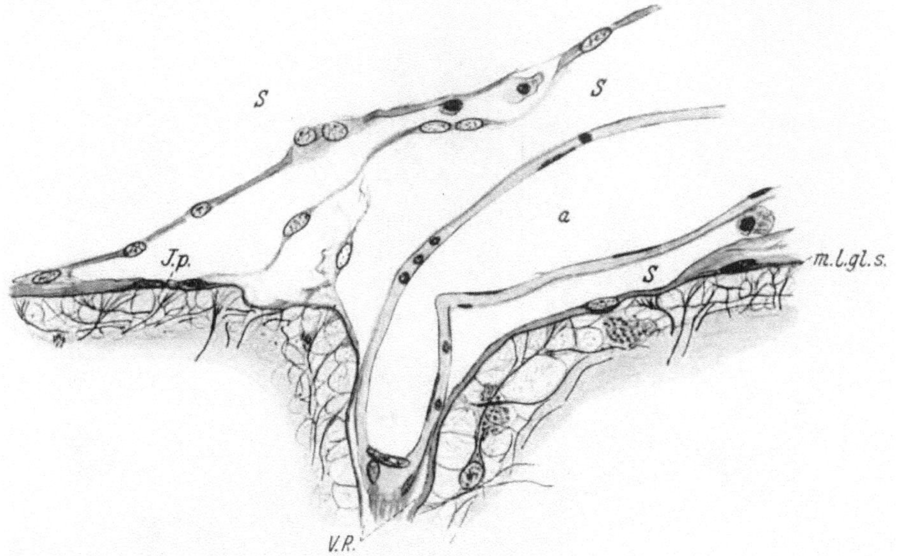

Abb. 194. Eintrittsstelle einer Arterie (*a*) in die Großhirnrinde. Mensch. *S* Cavum leptomeningicum; *m.l.gl.s.*
Membrana limitans gliae superficialis; *V.R.* VIRCHOW-ROBINscher Raum. *J.p.* Membrana intima Piae.
(Nach HELD.)

elastisches Fasernetz findet sich in der derben, bindegewebigen Hülle vor. Im
Unterschied von der Dura mater encephali erscheint die Dura mater spinalis
vom Periost der Wirbelknochen durch einen Raum, das *Cavum extradurale*,
getrennt. Nachgiebiges Bindegewebe, Fettgewebe, reichlich entwickelte Venenplexus und Lymphgefäße füllen das Cavum extradurale aus.

Die **Leptomeninx** oder **weiche Hirnhaut** ist als ein einheitliches bindegewebiges
Fasersystem aufzufassen, das die für die Blutzirkulation des Gehirns benötigten
Gefäße trägt und den für die Gehirnflüssigkeit zur Verfügung gestellten Spaltraum, das *Cavum leptomeningicum*, einschließt. Zwei Grenzlamellen dichten diesen
Raum ab: Nach außen die gefäßlose, der Dura mater angelagerte *Spinnwebenhaut
oder Arachnoides*, nach innen die der gliösen Membrana limitans superficialis
des Zentralnervensystems direkt aufliegende, gefäßführende *Pia mater*. Die
größeren Hirngefäße verlaufen in dem feinen, das ganze Cavum leptomeningicum
durchsetzenden bindegewebigen, spongiösen Bälkchenwerk; die kleineren Gefäßäste dringen in die Pia mater ein. Die Arachnoides setzt sich, ähnlich dem
Omentum, aus einem kollagenen Bälkchenwerk zusammen, von dem eine Fülle
feinster Bündel durch das Cavum leptomeningicum mit der Pia mater verspannt
ist. Da diese kollagenen Bündel von elastischen Fasernetzen in besonderer Weise
umsponnen werden, so kann das weiche, verschiebliche Gewebe den pulsatorischen

Wellen der Gehirngefäße oder des Liquors am besten nachgeben und bei Nachlassen der Pulswelle seine frühere Lage wiedergewinnen.

Die Arachnoides ist zellarm; sie besitzt gegenüber der Dura mater einen epithelartigen Überzug, der gemeinsam mit der Dura mater einen capillären Spaltraum, das *Cavum subdurale*, begrenzt; es soll mit Lymphräumen außerhalb des Zentralnervensystems in Verbindung stehen. Gefäßlose Zotten arachnoidalen und subarachnoidalen Gewebes wölben die hier dünne Duradecke vielfach nach außen vor und können bis in die Sinus der Dura mater und in das knöcherne Schädeldach hineinragen. Diese Epithel tragenden Zotten werden als

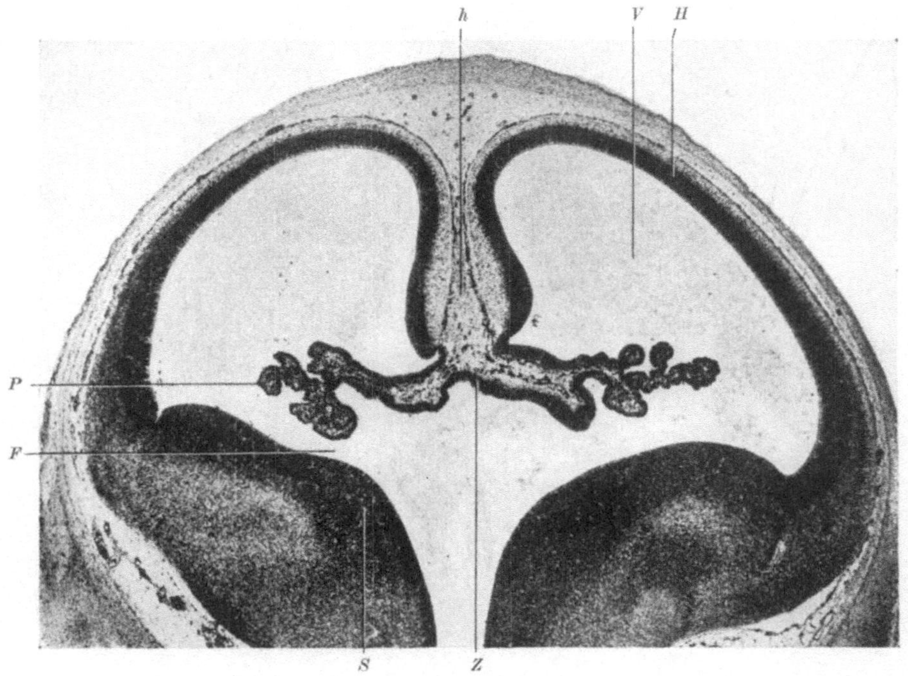

Abb. 195. Plexus chorioideus bei einem menschlichen Embryo von 13 cm. *H* Hemisphäre; *V* Ventriculus lateralis; *F* Foramen Monroi; *P* Plexus chorioideus; *Z* Dach des Zwischenhirns; *h* Anlage der Hirnhäute; *S* Corpus striatum. ZENKER. Hämatoxylin-Eosin. 20mal vergrößert.

PACCHIONIsche *Granulationen* (Granula meningica) bezeichnet und scheinen bei der Abgabe von gewissen im Liquor enthaltenden Stoffen an das Blut eine Rolle zu spielen. Kleine, zellige Knötchen bilden in der Arachnoides eine normale Erscheinung.

Die Pia mater überzieht als innere, bindegewebige Grenzlamelle der Leptomeninx das gesamte Zentralnervensystem wie mit einer zarten dünnen Haut (Abb. 167, 171, 189). Diese Haut, so bedeutsam sie für den mechanischen Zusammenhalt des Nervengewebes sein dürfte, muß dennoch imstande sein, sei es durch Verschiebung ihrer kollagenen Schichten, sei es infolge der Mitwirkung elastischer Netze, sich den durch die Pulswelle bedingten, rhythmischen Volumschwankungen der Gehirn- und Rückenmarksubstanz anzupassen. Die Pia begleitet die Gefäße mit feinsten, kollagenen, vielleicht auch präkollagenen Faserzügen ein Stück weit in die nervöse Zentralsubstanz hinein (Abb. 194). Auch das Cavum leptomeningicum sendet um die Gefäße kleine Aussackungen, die periadventitiellen Spalträume (VIRCHOW-ROBIN), in die Tiefe des Zentralnervensystems. Gegen das Nervengewebe sind die Spalträume durch die Membrana limitans gliae abgeschlossen. Daß um die Capillaren derartige Spalträume vorhanden sind, ist unwahrscheinlich, da an einem plasmatischen Zusammenhang zwischen Capillarwand und Gliagewebe kein Zweifel bestehen dürfte.

Nicht selten trifft man in der Pia mater längliche oder sternförmige Pigmentzellen an. Eine besondere Bedeutung ist ihnen schwerlich zuzuweisen.

Die **Plexus chorioidei** sind Bildungen der embryonalen Hirnwand und der angrenzenden Leptomeninxanlage. Die zu einem Epithel verdünnte Hirnwand wuchert mit dem der Leptomeninx entstammenden Bindegewebe und mit Blutgefäßen an der medialen Seite der Hemisphäre in die beiden lateralen Hirnventrikel ein (Abb. 195). Auch die Telae chorioideae des 3. und 4. Ventrikels

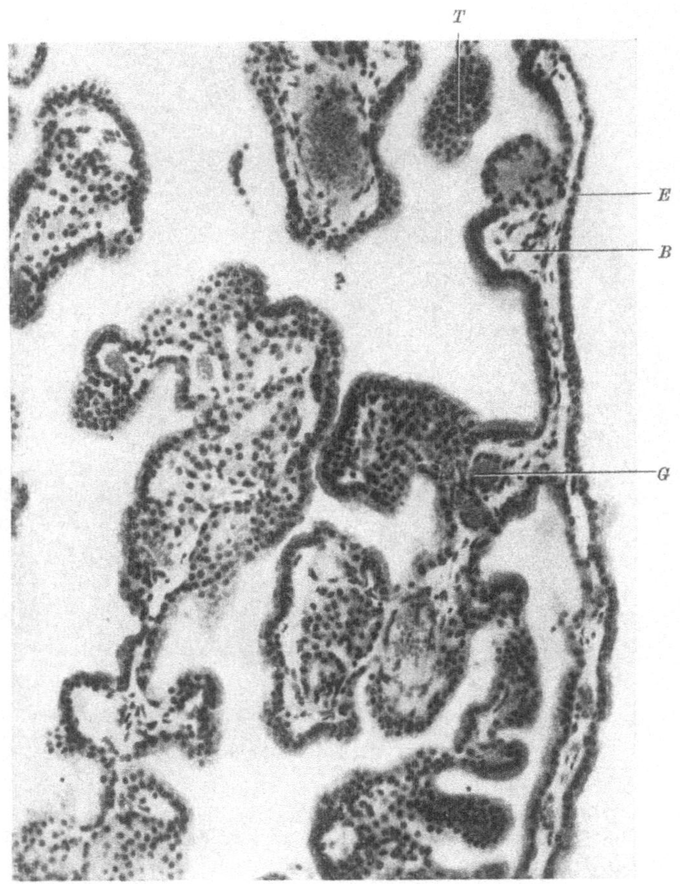

Abb. 196. Plexus chorioideus. Mensch. *T* Tangentialschnitt durch das Epithel. *E* Epithel; *G* Gefäß; *B* Bindegewebe. ZENKER-Formol. Hämatoxylin-Erythrosin. 140mal vergrößert.

sind als gefäßführende Leptomeninxplatten zu betrachten, die einen epithelialen, von den Decklamellen der dorsalen Hirnwand herrührenden Überzug tragen. Aus der ursprünglich einfachen Anlage der Telae und Plexus chorioidei entwickeln sich zahlreiche gefäßreiche, bindegewebige Falten, die von einem dem Ependym vergleichbaren Epithel überzogen sind (Abb. 196).

Das einschichtige Plexusepithel zeigt kubische Zellen, die in ihrem Plasma zahlreiche Einschlüsse aller Art, Fettvacuolen und schwer definierbare Granula von unterschiedlicher Gestalt erkennen lassen (Abb. 197). Auch ein GOLGI-Apparat und daran gebundenes Vitamin C wurden bei Ratte und Meerschweinchen im Plexusepithel nachgewiesen (WOLF-HEIDEGGER). Die morphologischen Verhältnisse und Veränderungen im Plasma des Plexusepithels legen den Gedanken

an eine drüsenähnliche Tätigkeit nahe. Man neigt dazu,
den Liquor cerebrospinalis als ein sekretorisches Produkt
der Plexus chorioidei anzusehen. Andererseits vermag
das Plexusepithel im Liquor befindliche Stoffe auch zu
resorbieren. Somit greift
der Plexus chorioideus
wahrscheinlich in die
Menge und chemische
Zusammensetzung des
Liquor cerebrospinalis
regulierend ein. Mit der
Ernährung des Gehirns
hat der Plexus chorio-
ideus jedenfalls nichts
zu tun. Beim Neuge-
borenen zeigt sich an der
Oberfläche der Epithel-
zellen noch ein Flimmer-
besatz.

Nicht selten findet man
im Bindegewebe der Plexus
chorioidei Hirnsand (Acervulus cerebri), rundliche
konzentrisch geschichtete,
mit Hämatoxylin stark färbbare Kalkkörnchen.

Von den **Gefäßen der
Hirnhäute** sei hier nur bemerkt: Der arterielle Zufluß
der Dura geschieht durch
die A. meningicae und ist
zum geringsten Teil für die
Dura, in der Hauptsache
für die Ernährung des knöchernen Schädeldaches, bestimmt. In der periostalen
und in der inneren Dura-
schicht sind Capillarnetze
entwickelt. Die Venen verlaufen in der inneren Schicht.
Die großen Venen, die Sinus
durae matris, sind in den
Blutkreislauf des Gehirns
eingeschaltet und besorgen
den Abfluß des venösen
Hirnblutes. Die Sinus werden von lockerem Binde-
gewebe umgeben und be-
sitzen zur Auskleidung ihrer
Wand nur ein plattes Endothel, aber keine Muskulatur.

Von der Leptomeninx
bleibt die Arachnoides frei
von Gefäßen, während das
übrige Leptomeninxsystem
die für die Gehirndurchblu-
tung bedeutsamen Arterien
und Venen durch die Pia
mater in die Gehirnsubstanz
hinein- bzw. herausführt.

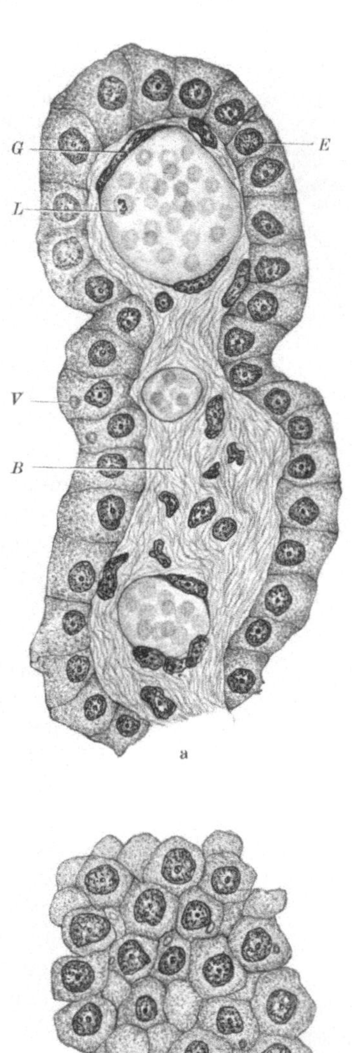

Abb. 197 a und b.　a Schnitt durch eine
Falte des Plexus chorioideus. Mensch.
G Gefäß mit Erythrocyten gefüllt;
L Leukocyt; E Epithel; V vacuoliger
Einschluß; B Bindegewebe. b Plexus-
epithel im Tangentialschnitt. ZENKER-
Formol. Hämatoxylin-Erythrosin.
580mal vergrößert, auf $^9/_{10}$ verkleinert.

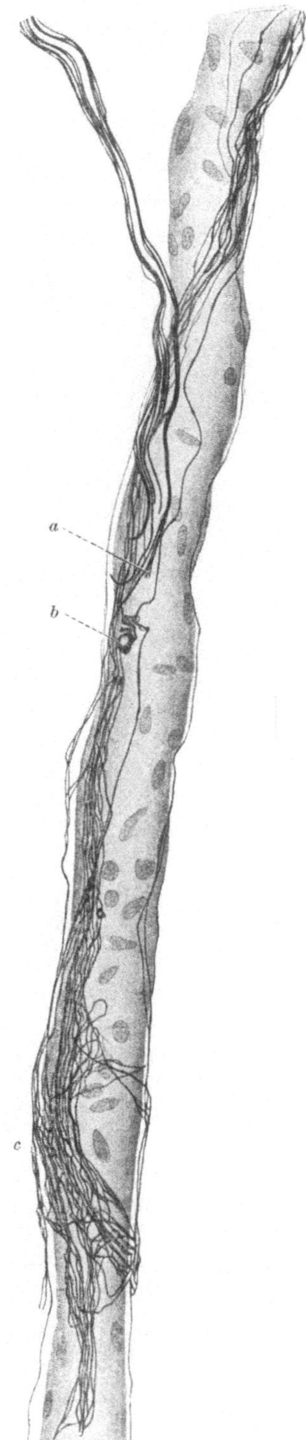

Abb. 198.　Gefäßnerven an einer Arterie
der Pia mater. Mensch. a Rißstelle
eines die Arterie begleitenden Nerven-
bündels; b nervöses Körperchen; c Nervengeflecht. Natronlauge-Silbermethode
von O. SCHULTZE. 500mal vergrößert,
auf $^2/_3$ verkleinert.

Das Blut der Gehirnarterien stammt aus den Aa. carotis int. und vertebralis. Den Venen der Pia mater fehlt vielfach eine Muskulatur, weshalb sich kleinere Venen leicht mit Capillaren verwechseln lassen. Capillaren kommen in der Pia mater nicht vor. Über das Verhalten der Gefäße in der Gehirnsubstanz und über ihre Angioarchitektonik in der Großhirnrinde ist an entsprechender Stelle berichtet. Lymphgefäße fehlen im Zentralnervensystem.

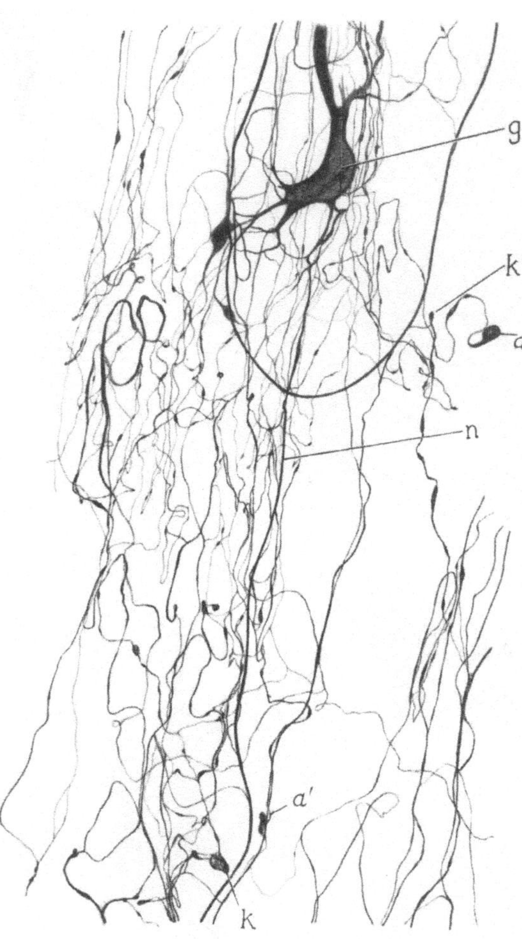

Die Dura mater erhält ihre Nerven aus den drei großen Trigeminusästen und aus Ästen vom N. glossopharyngicus, vagus, accessorius und hypoglossus. Sympathische Fasern gelangen mit den Aa. meningicae in die Dura hinein. Die in der Dura verlaufenden Nervengeflechte setzen sich aus markhaltigen und marklosen Nervenfasern zusammen; knäuelförmige und baumartig verzweigte, zu den sensiblen Endigungen zählende Nervenformationen kommen vor. Auch Nerven von äußerster Feinheit lassen sich an den Bindegewebszellen beobachten. Die Innervation der Duraarterien unterscheidet sich nicht von derjenigen anderer Arterien.

Die Nerven der Pia mater stammen von Ästchen aus dem III., VI.—XII. Gehirnnerven, die sympathischen Fasern aus dem von der Halsregion mit den Aa. carotis int. und vertebrales zur Schädelhöhle aufsteigenden Nervengeflecht. Eine besonders reichliche Nervenversorgung zeigen die kleinen Arterien und Arteriolen (Abb. 198); auch eigentümliche, wahrscheinlich sensible Endigungen sind an ihrer Wand gefunden worden. Die Venen der Pia mater besitzen den gleichen Innervationsmodus wie andere Körpervenen. Die kleineren Arterien nehmen ihre Vasomotoren von der Pia mater aus mit in die Substanz des Gehirns und Rückenmarks hinein. Intracerebrale und intramedullare Arterien sind wie

Abb. 199. Nervengeflecht aus der Tela chorioidea des 4. Ventrikels. Mensch. *g* Ganglienzelle; *a* und *k* Endkörperchen; *n* ein Fortsatz der Ganglienzelle. Natronlauge-Silbermethode nach O. SCHULTZE. 250mal vergrößert.

die Arterien der Pia mater mit Nerven ausgestattet. Der histologische Nachweis eines ausgedehnten Vasomotorensystems an den Gehirngefäßen erlaubt den Schluß, die cerebrale Blutzirkulation in Abhängigkeit vom vegetativen Nervensystem zu bringen. Damit ist nicht gesagt, daß nicht auch im Blute kreisende, chemische Stoffe von Einfluß auf die Wand der Hirngefäße sein könnten.

Abgesehen von der Gefäßinnervation besitzt die Pia mater noch eine Fülle von Nerven besonderer Art. Sie finden sich zu größerer Menge in den Telae chorioideae aufgehäuft und lassen hier und dort kleine kolbige Körperchen erkennen, die vielleicht afferente Endformationen darstellen (Abb. 199). Auch vereinzelte Ganglienzellen kommen in der Pia vor. Neben den kleinen nervösen Endkörperchen stellen große, afferente Endorgane in Gestalt von verschieden

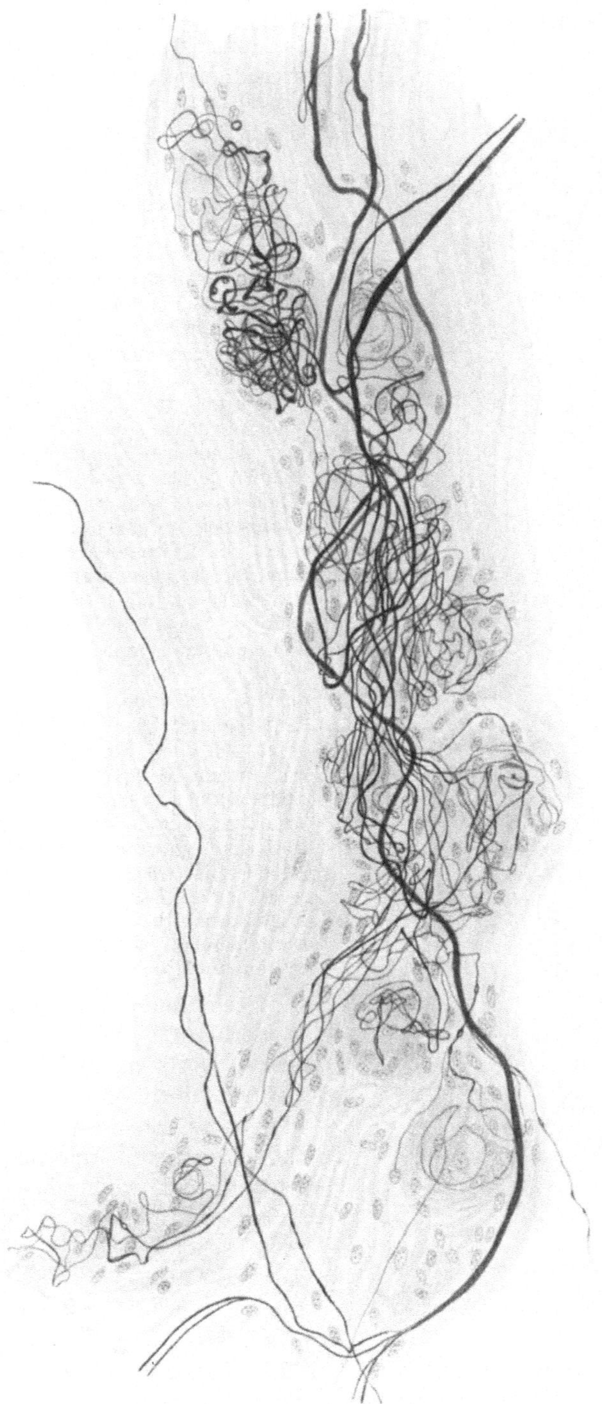

Abb. 200. Knäuelförmige, nervöse Endformation aus der Pia mater. Mensch. BIELSCHOWSKY-Methode. 250mal vergrößert.

geformten Nervenknäueln oder von MEISSNERschen Körperchen eine auffallende Erscheinung dar (Abb. 200). Derartige Gebilde liegen vielfach in der Nähe von

Blutgefäßen, werden aber auch frei im Bindegewebe beobachtet. Der histologische Befund zeigt zwischen der Pia des Gehirns und derjenigen des Rückenmarks keine auffallenden Unterschiede hinsichtlich der Innervation.

Die Gefäße des Plexus chorioideus besitzen eigene Vasomotoren; eigentümliche sensible Endapparate sind im Bindegewebe in der Nähe der Gefäße beschrieben worden. Feinste Nerven verlaufen aus dem Bindegewebe bis zum Plexusepithel empor.

Volum- und Druckschwankungen, verringert um den Widerstand der elastischen Gefäßwand, dürften eine Veränderung der Gewebsspannung in der Umgebung der Piagefäße bewirken; derartige Spannungsänderungen im Bindegewebe sind wahrscheinlich als adäquater Reiz für die beschriebenen nervösen Endorgane anzusehen, die somit als Kontrollapparate für die Blutzirkulation des Gehirns gelten dürften. Veränderungen in der Liquorbewegung oder in der chemischen Zusammensetzung des Liquors können ferner von Einfluß auf die afferenten Endapparate sein. Abgesehen von ihren mechanischen Aufgaben ist den Hirnhäuten, vor allem der Leptomeninx, somit noch eine Funktion von höchster Bedeutung: Die Regulation des Blutkreislaufs im Gehirn und Rückenmark und die Regulation der Menge und der Zusammensetzung des Liquors zugewiesen.

Schmerzempfindliche nervöse Endorgane scheinen nach operativen Erfahrungen in der Leptomeninx nicht vorhanden zu sein. Es fragt sich aber, ob die beschriebenen Nervenendigungen in sämtlichen Hirnhäuten bei veränderten mechanischen Bedingungen wie Hirndruck oder unter toxischer Beeinflussung nicht doch schmerzempfindlich werden können. Jedenfalls ist der Gedanke nicht von der Hand zu weisen, daß bei starken Kopfschmerzen, bei Migräne oder bei epileptischen Anfällen die gesamten Nerven der Hirnhäute samt dem Gefäßsystem in Mitleidenschaft gezogen werden.

Der **Liquor cerebrospinalis** ist eine wasserklare, zellfreie Flüssigkeit und findet sich in den vom Ependym ausgekleideten Hirnventrikeln und im Cavum leptomeningicum. Er umspült das ganze Zentralnervensystem und hält es gleichsam schwimmend, wodurch es vor jeder von außen auftreffenden, mechanischen und thermischen Reizung aufs sorgfältigste geschützt ist. Als Bildungsstätte des Liquors wird der Plexus chorioideus angenommen.

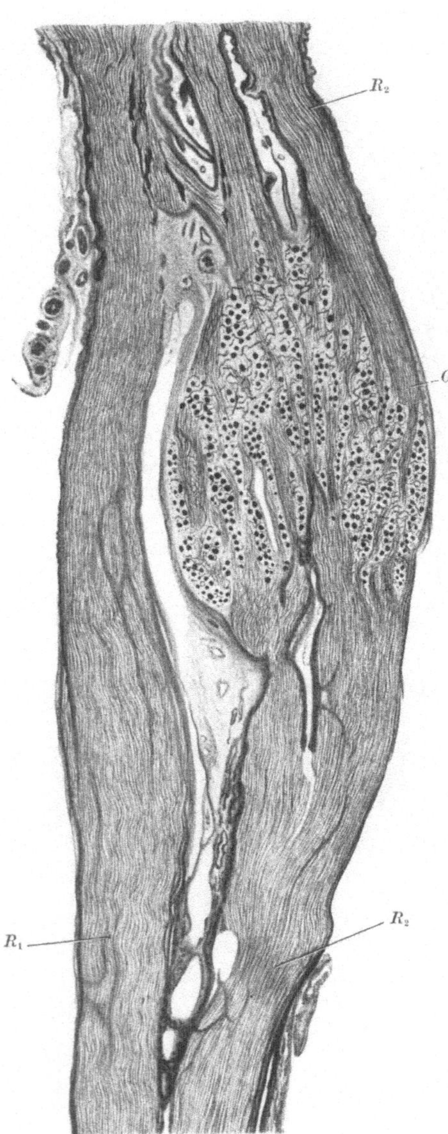

Abb. 201. Spinalganglion vom Kind. *G* Ganglion; *R₁* Radix ventralis; *R₂* Radix dorsalis. Bielschowsky-Methode. 8mal vergrößert.

Die Hirnflüssigkeit gelangt aus den Ventrikelhöhlen durch das Foramen Magendi und die Aperturae laterales nach außen. Vielleicht besitzt auch die Leptomeninx teilweise die Fähigkeit zur Produktion des Liquors. Die Resorption des Liquors geschieht, soweit sie nicht vom Plexusepithel übernommen wird, durch die Pacchionischen Granulationen in die Schädelvenen. Die Bildung und der Abfluß des Liquors werden durch das Nervensystem reguliert. Infolge seines geringen Salz- und Eiweiß-

gehaltes kann dem Liquor für die Ernährung des Zentralnervensystems keine
Bedeutung zukommen. Nach mancher Auffassung soll er Abfallprodukte aus
dem Gehirn aufnehmen.

Spinalganglion (Ganglion spinale).

Die Spinalganglien liegen in der hinteren Wurzel zwischen deren Verbindung
mit dem Rückenmark und ihrer Vereinigung mit der vorderen Wurzel zum Spinalnerven (Abb. 201). Sie setzen sich aus Nervenfasern, die zur hinteren Wurzel

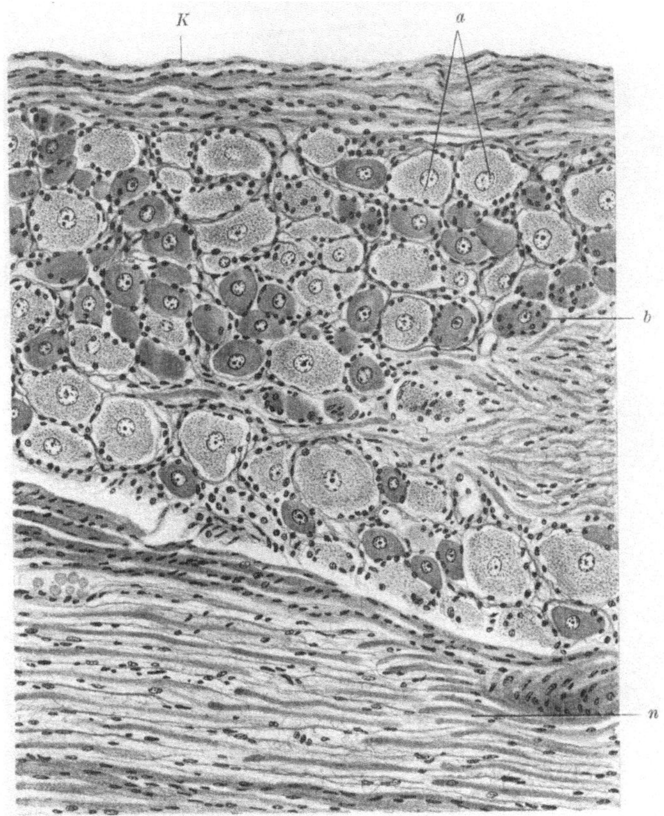

Abb. 202. Spinalganglion. Mensch. *a* helle Zellen; *b* dunkle Zelle; *n* markhaltige Nervenfasern; *K* Kapsel.
ZENKER. Hämatoxylin-Eosin. 60mal vergrößert.

gehören, aus Bindegewebe, Gefäßen und aus besonders gebauten Ganglienzellen nebst ihrem Hüllplasmodium zusammen. Ihrer Entwicklung nach könnte
man die Spinalganglien als ein Stück aus dem Rückenmark verlagerter, grauer
Substanz betrachten. Aber zwischen dem histologischen Aufbau der grauen
Substanz und demjenigen der peripheren Ganglien besteht ein bemerkenswerter
Unterschied. Den peripheren Ganglien fehlt die Neuroglia. Kollagenes Bindegewebe ist an deren Stelle getreten, verdichtet sich um das Ganglion zu einer
festeren Hülle oder Kapsel, an deren Bildung sich auch die Dura beteiligt und
trägt die Blutgefäße in das Innere des Ganglions; es umhüllt die Nervenfasern
als Fibrillenscheide und läßt um die Ganglienzellen noch einmal ein zartes
Flechtwerk entstehen.

Neben dem ektodermalen Nervengewebe übernimmt somit das gefäßführende,
mesodermale Bindegewebe einen bedeutsamen Anteil am Aufbau der peripheren

Ganglien. Ein weiteres, schwer darstellbares und schwer definierbares Gewebe
kommt noch hinzu; es ist wie das SCHWANNsche Leitgewebe aus dem ektodermalen Medullarrohr abzuleiten und findet sich als Hüllplasmodium um die
Körper der Ganglienzellen (Abb. 138, 139, 144). Diese zeigen im Ganglion keine
bestimmte Anordnung, sondern werden in verschieden großen Haufen oder in

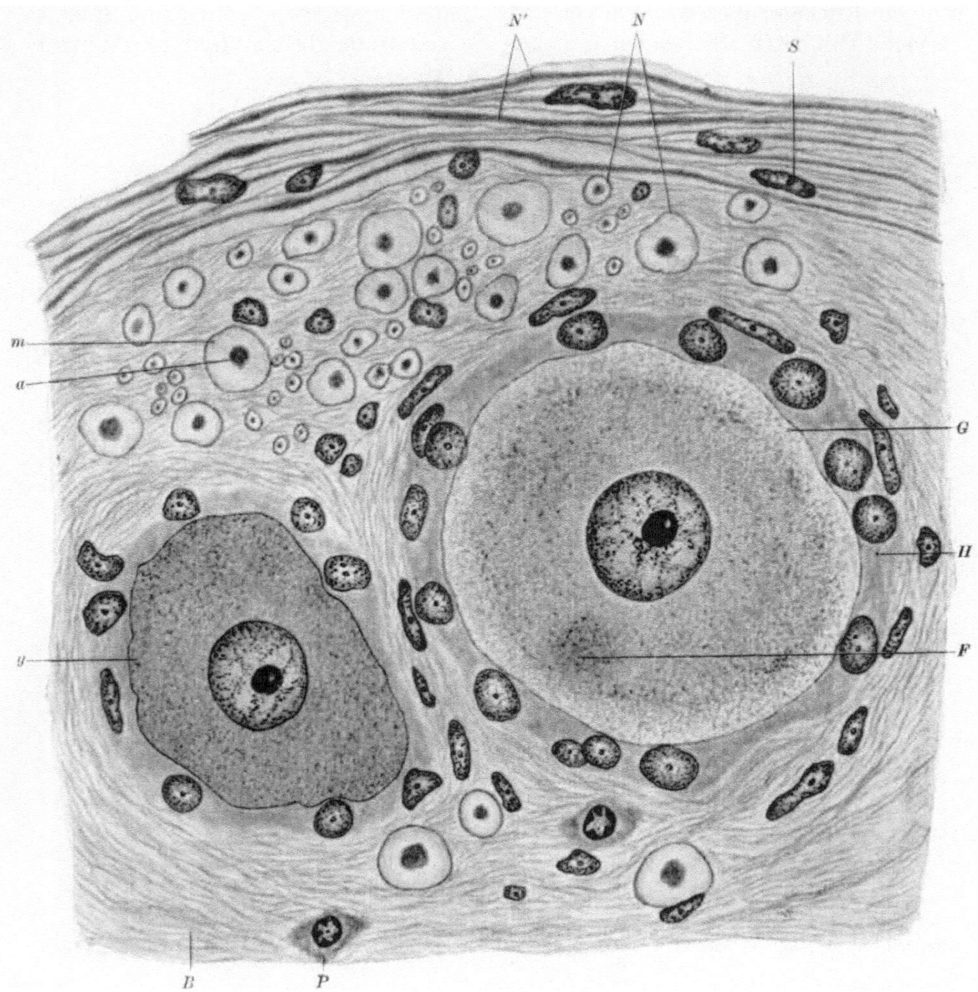

Abb. 203. Ganglion Gasseri. Mensch. *G* Große, helle Ganglienzelle; *g* kleine, dunkle Ganglienzelle; *F* dunkler
Fleck; *N* markhaltige Nervenfasern; *N'* markhaltige Nervenfasern im Längsschnitt; *a* Achsencylinder; *m* Mark-
scheide; *H* Hüllplasmodium; *S* SCHWANNscher Kern; *P* Plasmazelle; *B* Bindegewebe. ZENKER. Hämatoxylin-
Eosin. 800mal vergrößert.

kleineren Gruppen beobachtet, die durch Züge markhaltiger und markloser
Nervenfasern, sowie durch kollagenes Bindegewebe voneinander getrennt sind
(Abb. 202).

Man erkennt bei schwacher Vergrößerung nach Färbung mit Hämatoxylin-
Eosin das Auftreten von heller und dunkler färbbaren Ganglienzellen. Die hellen
Zellen besitzen im allgemeinen einen größeren Umfang und eine deutliche, durch
die NISSL-Substanz hervorgerufene Granulierung. Die dunklen Zellen sind
wesentlich kleiner; auch zeigt hier die NISSL-Substanz eine erheblich feinere
Beschaffenheit und Verteilung. Ein Hüllplasmodium läßt sich an den beiden

Zellarten beobachten (Abb. 203). Im Spinalganglion kommen fast durchweg pseudounipolare Zellen vor, deren Fortsatz sich dichotomisch in eine von der Peripherie kommende dickere und in eine in das Rückenmark ziehende dünnere Nervenfaser aufteilt (Abb. 139 und 145). Die Ganglienzellen lassen bei geeigneter Methode einen GOLGI-Apparat, vereinzelt Pigment in ihrem Neuroplasma erkennen. Vielfach bemerkt man in ihrem Zellkörper eine kugelige Verdichtung des Plasmas von unklarer Herkunft und Bedeutung.

Die unipolaren Nervenzellen der Spinalganglien gehen aus ursprünglich bipolaren Zellformen hervor, die beim Erwachsenen noch in den Ganglien der Nn. vestibuli und cochleae eine regelmäßige Erscheinung darstellen (Abb. 508). Vielleicht sind die im Ganglion Gasseri beschriebenen bipolaren Ganglienzellen (YAMASHITA) als in der Entwicklung zurückgebliebene Zellen zu betrachten. Aus dem Stammfortsatz einer Ganglienzelle können äußerst feine Nervenästchen, sog. Kollateralen, entspringen; sie ziehen entweder in unbekannter Richtung weiter oder finden mit einer kugeligen Bildung, dem Endplättchen, in der Umgebung der Zelle ein Ende. Derartige Endplättchen kann man in den Vagusganglien bei mancherlei Erkrankungen und nach experimentellen Eingriffen zahlreich beobachten; in vielen Ganglien sieht man sie gar nicht. Wahrscheinlich handelt es sich somit bei den Endplättchen um eine Reizerscheinung, um den Ausdruck eines abnormen Funktionszustandes im Neuroplasma. Wenn die oben erwähnten, zarten Kollateralen statt aus dem Stammfortsatz aus dem Körper einer Spinalganglienzelle ihren Ursprung nehmen, gelangt man leicht dazu, von multipolaren Ganglienzellen zu sprechen. Derartige Zellen behalten aber trotz ihrer Multipolarität den Charakter einer Spinalganglienzelle bei. Echte multipolare Zellen, wie sie in den sympathischen Ganglien auftreten, scheinen in den Spinalganglienzellen entweder gar nicht oder nur überaus selten vorzukommen. Schließlich gibt es in den Spinalganglien noch kleine, birnförmige Nervenzellen mit zwei marklosen Fortsätzen, ferner „gefensterte Zellen", die vor allem im Ganglion nodosum und semilunare zu beobachten sind und Zellen, die offenbar zugrunde gehen. Mit der NISSL-Methode will man je nach Größe, Menge und Verteilung der NISSL-Granula verschiedene Zelltypen festgestellt haben. Wieweit sich diese Zelltypen mit den mit Hilfe der Silbermethode klargelegten Zellarten in Übereinstimmung bringen lassen, ist schwer zu sagen. Die Zahl der Ganglienzellen ist in den Spinalganglien der einzelnen Rückenmarksegmente verschieden; sie erreicht im unteren Hals-, im Lenden- und Sacralabschnitt ihren höchsten Stand, sinkt aber im mittleren Thorakalabschnitt etwa auf die Hälfte dieses Höchststandes herunter. Im Hinblick auf die Entwicklung der von den Stammfortsätzen der Ganglienzellen hervorgebrachten pericellulären Faserkörbe dürften individuelle, durch Alter oder Krankheit bedingte Unterschiede vorkommen.

Die markhaltigen Fasern verlaufen großenteils zu Bündeln zusammengefaßt durch das Spinalganglion hindurch; die afferenten und efferenten Neuriten der pseudounipolaren Ganglienzellen stellen die Hauptmasse jener markhaltigen Faserbündel dar. Vielfach ist der vom Stammfortsatz der Ganglienzellen entwickelte, pericelluläre Faserknäuel bereits markhaltig. Marklose Nervenfasern kommen häufig zu Gesicht; sie stammen teils aus Kollateralen aus den markhaltigen Fortsätzen der größeren Ganglienzellen, teils sind sie direkte Fortsätze der kleinen Ganglienzellen. Ferner gelangen marklose Fasern aus dem sympathischen Grenzstrang mit den Gefäßnerven in die Spinalganglien und lassen gelegentlich um einzelne Ganglienzellen feinste, korbartige Geflechte entstehen. Auch im Bindegewebe sieht man mitunter knäuelartige Geflechte markloser Fasern, deren Herkunft oft schwer bestimmbar bleibt. Vor Verwechslung mit ähnlich gestalteten pathologischen Bildungen hat man sich bei diesen Geflechten zu hüten.

Sensible Endorgane, wie KRAUSEsche Endkolben und PACINIsche Lamellenkörperchen lassen sich innerhalb der Spinalganglien nicht entdecken, wohl aber in deren Kapsel. In das Ganglion Gasseri dringt das Bindegewebe oft in großen Massen ein und zerteilt die Menge der Ganglienzellen in unterschiedlich große Gruppen; auch Plasmazellen lagern in den kollagenen Faserzügen (Abb. 203). Die Gefäßversorgung der Spinalganglien ist sehr reich; die Blutgefäße dringen von der Kapsel aus mit dem Bindegewebe in das Innere und entwickeln hier ein dichtes Geflecht. Capillarnetze umhüllen die größeren Ganglienzellen. Es fällt sehr schwer, sich eine Vorstellung vom konstruktiven Aufbau der Spinalganglien zu verschaffen, da die Zahl der Ganglienzellen größer ist als die Zahl der mit dem Ganglion verbundenen hinteren Wurzelfasern. Ein derartiges Verhalten besitzt wahrscheinlich beim Menschen nicht für die sämtlichen Ganglien aller Rückenmarksegmente Gültigkeit. Offenbar zeigt sich der Bau der Spinalganglien wesentlich verwickelter als es in den gebräuchlichen Schemata der Lehrbücher demonstriert wird. Jedenfalls müssen alle zentripetalen, somatosensiblen, aus Haut und Muskulatur kommenden und viscerosensiblen, aus den Eingeweiden kommenden Nervenfasern durch die hintere Wurzel in Verbindung mit den Spinalganglienzellen stehen und vom Spinalganglion aus dem Rückenmark zugeführt werden. Ob auch efferente Fasern aus dem Rückenmark durch das Spinalganglion und die hintere Wurzel in die Spinalnerven gelangen, ist eine viel diskutierte, schwer zu lösende Frage, bei deren Studium man in der Literatur widersprechenden Meinungen begegnet. Efferente sekretorische Fasern sollen sich aus der hinteren Wurzel zu den Schweißdrüsen begeben.

Sympathisches Ganglion (Ganglion sympathicum).

Zunächst findet man die sympathischen Ganglien in dem ventral zu beiden Seiten der Wirbelsäule vorgelagerten Grenzstrang oder *Truncus sympathicus*, wo sie durch verbindende Faserzüge oder *Rami internodiales* aneinander geknüpft eine segmental gegliederte nervöse Kette bilden. Zum anderen sind sympathische Ganglien in großer Menge in den für unsere Eingeweide bestimmten Nervengeflechten oder Plexus (Plexus renalis, lienalis, uterinus, prostaticus, coeliacus usw.) zu beobachten. Eine enorme Masse kleiner sympathischer Ganglien ist ferner in die Wand vieler Eingeweide-Hohlorgane (Herz, Lunge, Magen-Darmkanal, Gallenblase, Harnblase) eingebaut. Auch im Mark der Nebenniere nehmen sympathische Ganglien einen bedeutsamen Raum ein. Da die interstitiellen Zellen (Abb. 142) sich vielleicht als Mikroganglienzellen betrachten lassen und in allen Organen des Körpers, abgesehen vom Zentralnervensystem, vorkommen, so besitzt die sympathische Ganglienzelle eine ungeheure Verbreitung im Organismus. Neben dem Gehirn und Rückenmark gibt es also noch ein zweites, aus dem Medullarrohr stammendes, als verlagerte graue Substanz anzusprechendes System, das in Abhängigkeit vom Zentralnervensystem in die Betriebsfunktionen des Organismus regulierend einzugreifen vermag. Wir besitzen demnach in der Peripherie eine riesige Menge nervöser Substanz, die man im Bau, teilweise auch in der Funktion zum mindesten vergleichsweise der nervösen Zentralsubstanz an die Seite setzen kann. Beim geweblichen Aufbau dieser peripheren, mit Ganglienzellen ausgestatteten, nervösen Masse des vegetativen Nervensystems kommt den sympathischen Ganglien eine überragende Rolle zu.

Das **vegetative Nervensystem** baut sich fürs erste aus dem „Sympathicus", d. h. dem Grenzstrang, den erwähnten Nervenplexus und den intramuralen Ganglien auf. Untrennbar in Form und Funktion mit dem „Sympathicus" verbunden scheint der „Parasympathicus", kein anatomischer, sondern ein physiologischer Begriff, der die Nervenelemente mit einer dem Sympathicus angeblich entgegengesetzten Wirkungsweise auf das Erfolgsorgan in sich vereinigt. Zum Parasympathicus rechnet man Fasern aus dem N. oculomotorius, die Nn. petrosus superficialis major und minor, den N. intermedius (Chorda tympani), den N. vagus und direkt aus dem 2.—4. Sacralsegment stammende, in den Plexus pudendalis ziehende Nervenfasern, die N. erigentes. Durch Verbindungsäste zwischen dem Ganglion cervicale craniale gelangen Vagusfasern in den Grenzstrang und umgekehrt. Wenn auch die Menge der im Grenzstrang verlaufenden Vagusfasern nur gering sein dürfte, so ist der Anteil der Vagusfasern in den Ganglien der nervösen Eingeweide, Plexus und in den intramuralen Nervenplexus erheblich höher. Sympathische Ganglien enthalten also stets Vagusfasern in unterschiedlicher Menge, aber keine, dem Vagusgebiet eigentümlichen, pseudounipolaren Ganglienzellen.

Die reifen sympathischen Ganglienzellen sind multipolar und besitzen in einer wechselnden Zahl von Fortsätzen ihr wichtigstes Charakteristikum. Bipolare und unipolare Formen kommen im peripheren Ausbreitungsgebiet des vegetativen Nervensystems gelegentlich vor, sind aber selten. In den Ganglien finden sich die unterschiedlich großen Nervenzellen teils einzeln oder zu mehreren verstreut, teils zu dichten Gruppen zusammengeballt vor (Abb. 204). Unter

den multipolaren Ganglienzellen herrscht eine ungeheure Mannigfaltigkeit in
Größe und Form. Im Grunde genommen gleicht keine Ganglienzelle der anderen
(Abb. 205). Die sympathische Ganglienzelle besitzt keine feste Gestalt; Alter

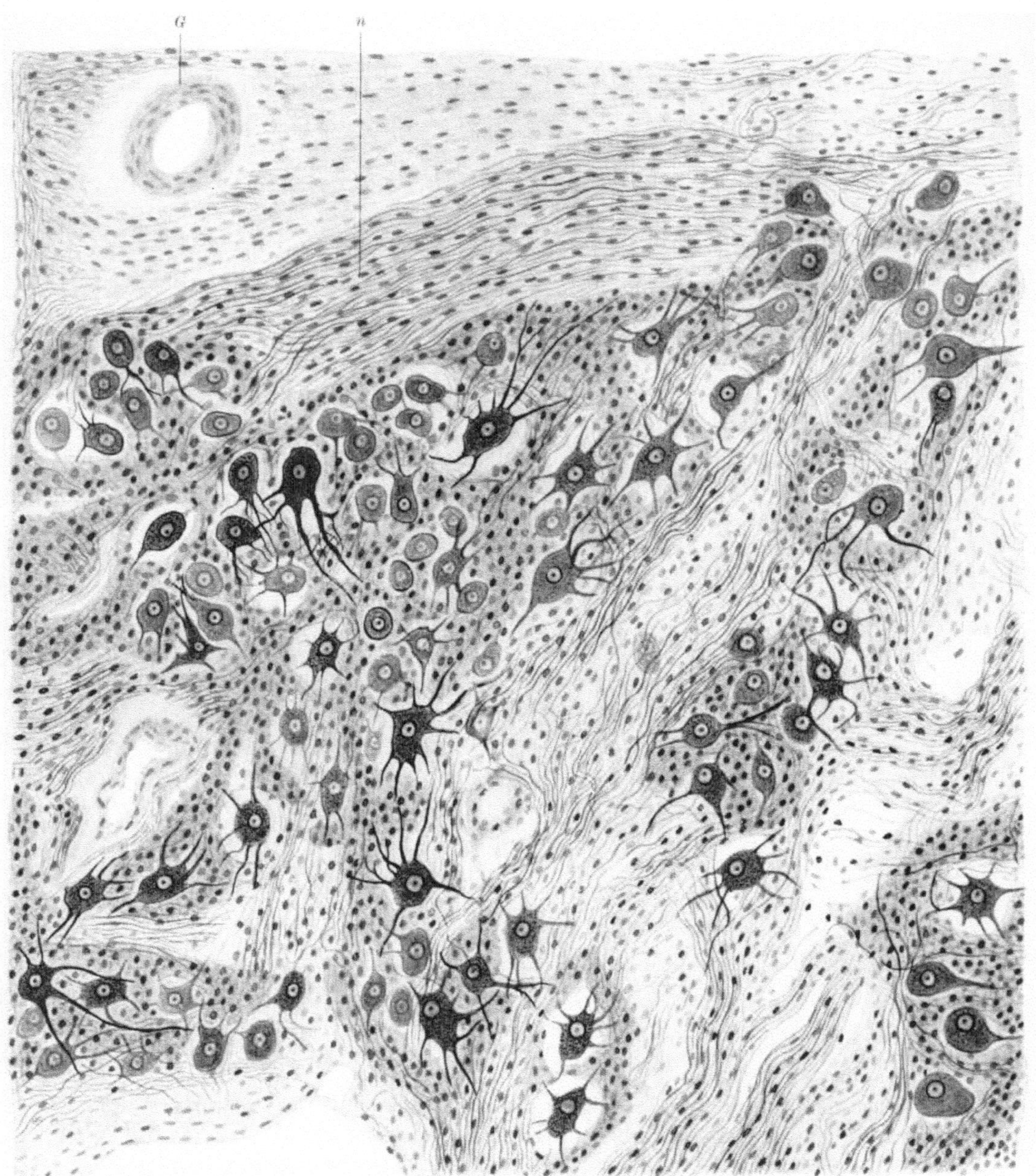

Abb. 204. Ganglion solare. Mensch. Multipolare Ganglienzellen schwarz, Nebenzellenplasmodium farbig.
n Nervenfasern mit SCHWANNschen Kernen; *G* Gefäß. BIELSCHOWSKY-Methode. 250mal vergrößert.

und Krankheit vermögen ihre Form zu verändern und die Zahl der Fortsätze
von der Kindheit bis ins Alter hinein unter Umständen zu vermehren. Demnach
bietet ein sympathisches Ganglion unter dem Mikroskop bei den einzelnen
Menschen ein unterschiedliches Bild und zeigt ein ausgesprochen individuelles

Gepräge. Beim Einzelindividuum gewähren die Ganglien der regionalen Grenzstrangabschnitte und diejenigen der Eingeweideplexus einen jeweils verschiedenen Anblick. Umfang, Lagerung und Zahl der Ganglienzellen und ihrer Fortsätze sowie die Menge und Verteilung des Nebenzellenplasmodiums und der

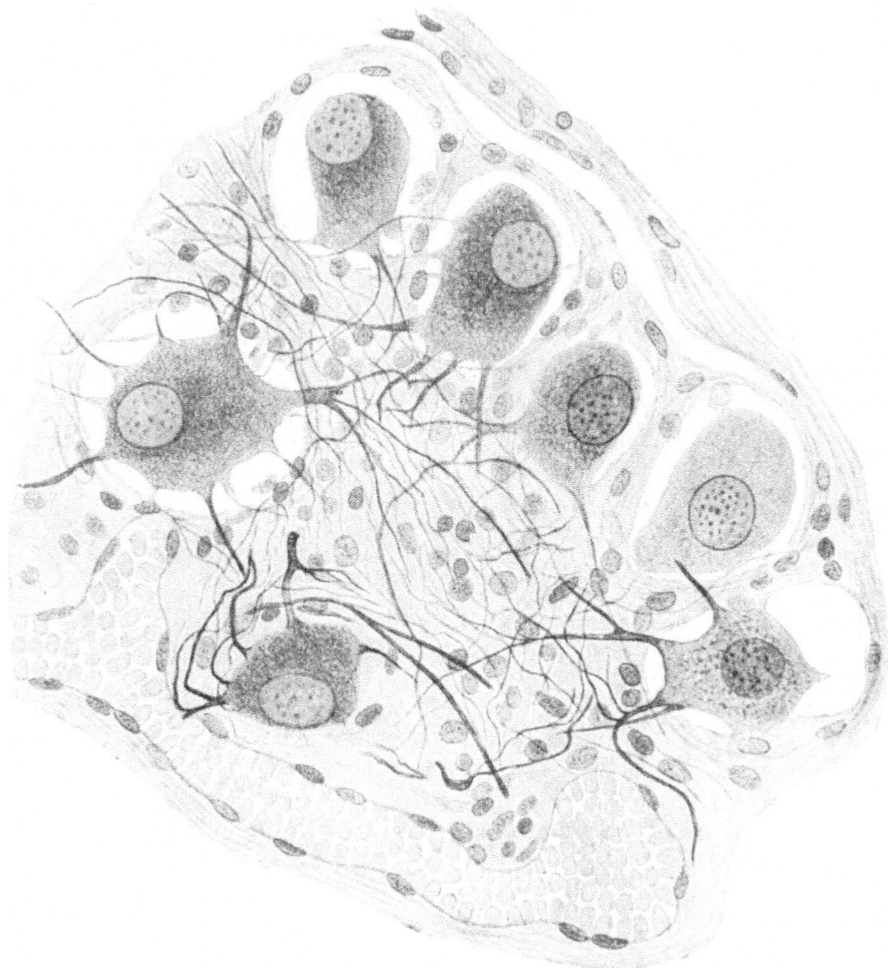

Abb. 205. Ganglion solare. Mensch. Multipolare Ganglienzellen mit Nebenzellenplasmodium. BIELSCHOWSKY-Methode. 1200mal vergrößert, auf $^6/_{10}$ verkleinert.

Nervenfasern bewirken in dauerndem Wechsel das unterschiedliche Aussehen der Ganglien.

Infolge der unendlichen Mannigfaltigkeit in der Gestalt des Zellkörpers und in der Zahl, Anordnung und Kaliberstärke seiner Fortsätze ist es bei den Ganglienzellen des Grenzstrangs und der vorgelagerten Eingeweidenervenplexus nicht möglich, bestimmte Zellgruppen nach ihrer morphologischen Beschaffenheit aufzustellen. Hier sei nur folgendes hervorgehoben: Es ist an den Fortsätzen der zur Rede stehenden Ganglienzellen weder möglich, ein freies Ende, ähnlich einer Blitzableiterspitze, aufzufinden, noch Dendriten und Neuriten voneinander zu unterscheiden (Abb. 206). Nur die mit Endplättchen versehenen Fortsätze stellen eine freie Endigung dar, sind aber sehr wahrscheinlich als eine Reaktion des Neuroplasmas auf abnorme Reize zu betrachten. Das Fehlen freier Nervenendigungen an den Zellfortsätzen legt es nahe, die Ganglienzelle als ein kernhaltiges, mit besonders differenziertem Neuroplasma ausgestattetes, willkürlich aus einem riesigen, nervösen Syncytium herausgeschnittenes Stück aufzufassen, ihre Individualität somit aufzugeben. Zum anderen bleibt bei dem Unvermögen, Neuriten und Dendriten voneinander zu trennen, es theoretisch denkbar, afferente und efferente Erregungen in den gleichen Fortsätzen anzunehmen.

Die sympathische Ganglienzelle bildet mit dem sie umgebenden Hüllplasmodium eine untrennbare, morphologische und funktionelle Einheit (Abb. 138, 144, 206). Das Hüllplasmodium hängt vielfach mit kleinkernigen, ektodermalen Plasmahaufen zusammen, die man in Anlehnung an die ektodermalen, neurogenen Nebenzellen Kohns vielleicht als Nebenzellenplasmodium bezeichnen kann. Diese Plasmodien sind schwer darstellbar, scheinen einen lockeren, stellenweise reticulären Bau zu besitzen, in dessen Spalten ein Geflecht feinster, kollagener Fäserchen, vor allem aber eine Fülle von Nervenfasern hineinversenkt sind. In Abb.205 zeigen sich die weitaus meisten Fortsätze der Ganglienzellen nach dem Nebenzellenplasmodium orientiert. Kommt es zur Bildung pericellulärer, nervöser Faserkörbe um die Ganglienzellen oder zur Entstehung besonderer Faserknäuel, so geschieht eine derartige Neuentwicklung von Fortsätzen der Ganglienzelle nur innerhalb und unter gleichzeitigem Wachstum des Hüllplasmodiums (Abb.207).

Besonders sinnfällig tritt die enge Beziehung zwischen Ganglienzelle und Hüllplasmodium in pathologischen Fällen gleichsam als Naturexperiment vors Auge. Wucherungen des Hüll-

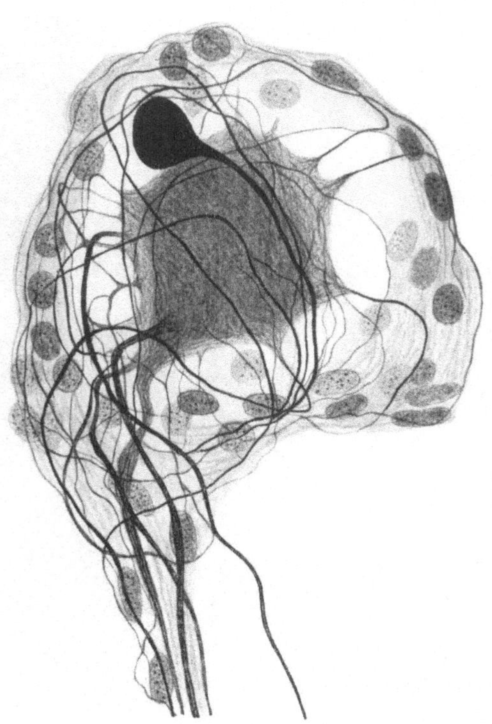

Abb. 206. Multipolare, sympathische Ganglienzelle in ihrem kernhaltigen Hüllplasmodium mit pericellulärem Faserkorb und Endplättchen an einem Fortsatz. Gangl. cerv. cran. Mensch. Bielschowsky-Methode. 1000mal vergrößert.

plasmodiums sind stets mit entsprechenden, streng an die Ausdehnung des Hüllplasmodiums gebundenen Fortsatzwucherungen an der Ganglienzelle verknüpft. Offenbar muß dem Hüllplasmodium auch eine gestaltende Wirkung bei der Entstehung derartiger Faserkörbe und spiralig gewundener Nervenfäserchen zukommen. Abnorme Reize treffen also Ganglienzelle und Hüllplasmodium gemeinsam. Solches gilt selbstverständlich auch für normale Erregungen (Abb. 19 u. 208).

Bei Reizung der in das Ganglion eintretenden sympathischen Fasern ist das Auftreten bestimmter Stoffe, vor allem des Acetylcholins im Ganglion festgestellt worden. Eine Bildung des Acetylcholins aus dem Hüll- und Nebenzellenplasmodium läßt sich wohl denken und dem Stoff somit die Rolle eines freiwerdenden Vermittlungsträgers von Erregungen zwischen der nervösen Fasermasse und den Ganglienzellen zuweisen. Durch Betupfen sympathischer Ganglien mit Nicotin ist es Langley gelungen, die Erregungsleitung im sympathischen Nervensystem zu unterbrechen; die Unterbrechung gelingt aber nicht beim Betupfen sympathischer Faserbündel. Wahrscheinlich schädigt das Nicotin die bei nervöser Reizung besonders auftretenden Stoffwechselbeziehungen zwischen Ganglienzelle und Hüllplasmodium, unter Umständen auch die Bildung des benötigten Acetylcholins aufs schwerste. Eine Unterbrechung der Erregungsleitung im Ganglion würde so durch den Ausfall der chemischen Mitarbeit des Hüllplasmodiums verständlich werden. Die Physiologen haben aus der Nicotinreaktion einen hierzu passenden „neuronalen" Bau des sympathischen Nervensystems konstruiert, das aus einem prä- und postganglionären Neuron bestehen und an Stelle des Zusammentreffens beider Neurone in den sympathischen Ganglien besondere, anatomische Einrichtungen „die Synapsen" besitzen soll. Die veraltete Golgi-Methode schien einer solchen Vorstellung Recht zu geben, weshalb man in zahlreichen, viel zu einfach gedachten

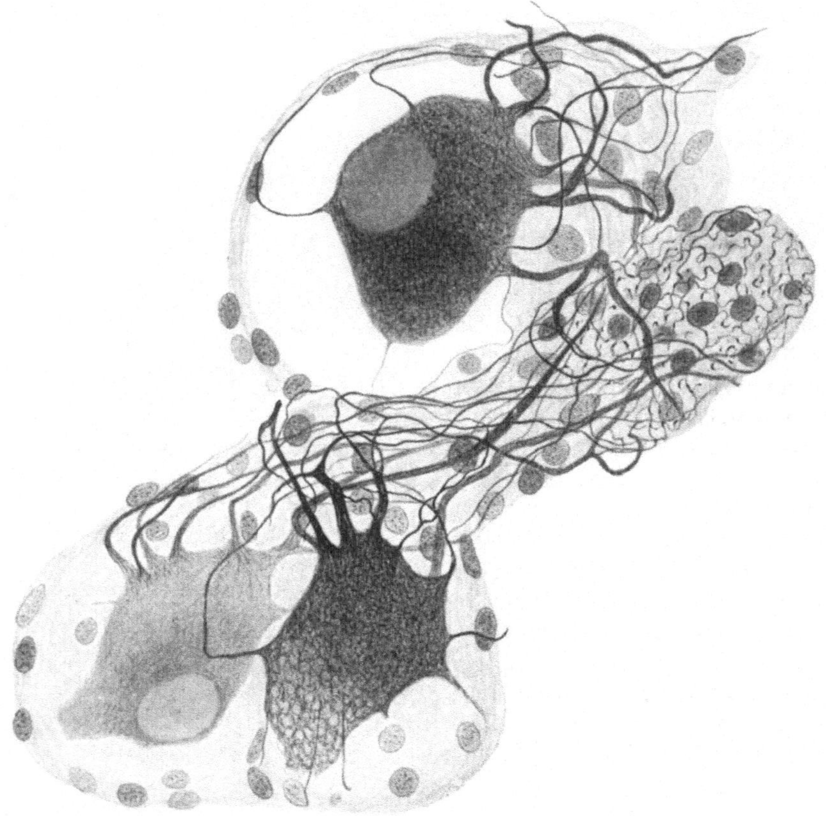

Abb. 207. Multipolare, sympathische Ganglienzellen mit gemeinsamer Knäuelbildung ihrer Fortsätze. Ganglion cerv. cran. Mensch. Bielschowsky-Methode. 900mal vergrößert.

und daher falschen Schemata den Aufbau des sympathischen Nervensystems aus hintereinander geschalteten „Neuronen" dargestellt findet. Die moderne histologische Technik vermag eine derartige gedanklich konstruierte Anatomie nicht nachzuweisen.

Das Vorkommen mehrkerniger Ganglienzellen erweist sich wahrscheinlich als individuell verschieden. Zweikernige Ganglienzellen trifft man nicht allzu selten; Ganglienzellen mit 12 und mehr Kernen kommen gehäuft in den caudalen Gebieten der sympathischen Nervengeflechte (Plexus prostaticus, seminalis, uterinus), beim Neugeborenen und bei Kindern auch in den Cervicalganglien zur Beobachtung. Wahrscheinlich handelt es sich hierbei um unreife Entwicklungsstadien. Bei Erwachsenen ist die Mehrkernigkeit gewöhnlich mit degenerativen Erscheinungen am Neuroplasma verknüpft und als Anzeichen minderwertiger oder krankhafter Funktion einzuschätzen. Die Genese der Mehrkernigkeit ist wahrscheinlich auf Amitose zurückzuführen. Unerklärlicherweise besitzen die sympathischen Ganglienzellen bei den Nagern, vor allem beim Kaninchen, fast durchweg zwei Kerne. An den sympathischen Ganglienzellen des Menschen kann man vielleicht zwei Kernklassen voneinander unterscheiden (Abb. 11).

Multipolare sympathische Ganglienzellen werden nicht nur in den sympathischen Ganglien, sondern auch in großer Menge in den Nn. splanchnici, weniger zahlreich in den

Rami internodiales und communicantes beobachtet. In der Pia mater und an der Unterfläche des 1. Trigeminusastes im Sinus cavernosus der Schädelbasis kommen weiterhin
sympathische Ganglienzellen vereinzelt oder in kleinen Gruppen vor.

Der Versuch, aus der Vielgestalt der multipolaren Ganglienzellen einige
morphologisch besonders charakteristische „Zelltypen" herauszufinden, zeitigt
nach den obigen Ausführungen möglicherweise nur im Hinblick auf die beiden
Kernklassen in den Ganglienzellen einen gewissen Erfolg. Bei den intramuralen
Ganglienzellen verschiedener Organe gelingt es nach einer Beobachtung DOGIELs,

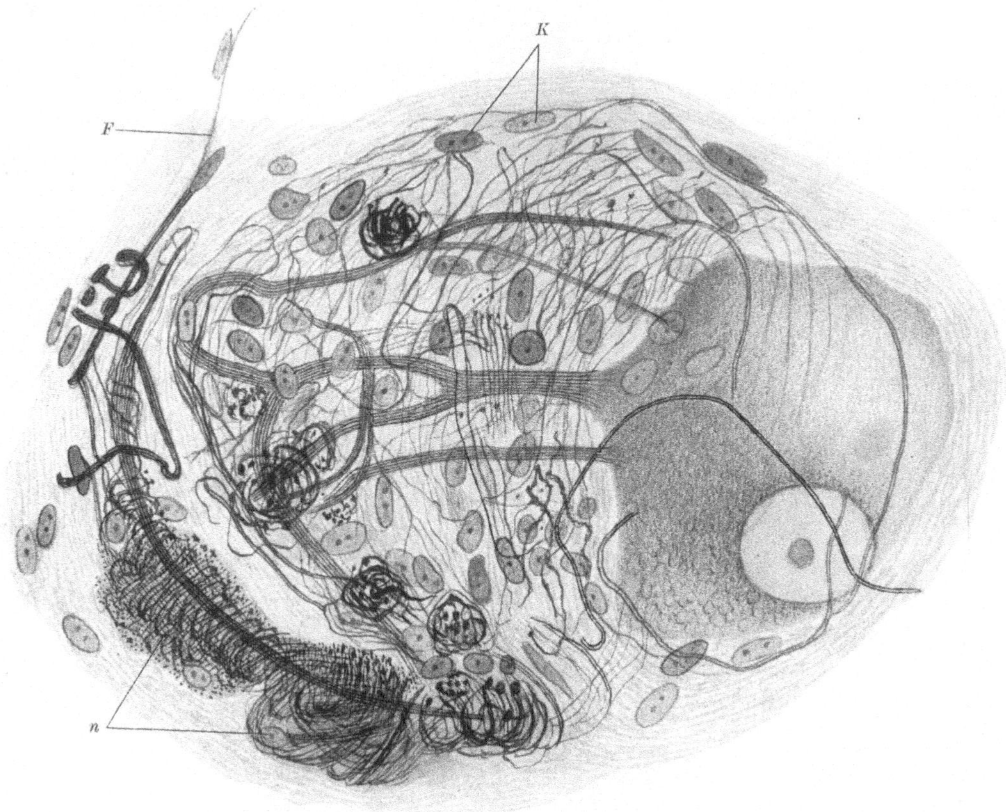

Abb. 208. Multipolare Ganglienzelle mit hyperplastischem Faserkorb. Gangl. cerv. caud. 47jähriger Mann.
Asthma bronchiale. *K* Kerne des gewucherten Hüllplasmodiums; *n* spiralig gewucherte Nervenfäserchen am
Fortsatz *F* einer benachbarten Ganglienzelle. BIELSCHOWSKY-Methode. 1200mal vergrößert, auf ⁵/₆ verkleinert.

zwei unterschiedlich gebaute und in ihrer spezifischen Bauweise stets wiederkehrende Zellformen zu beobachten. Die Ganglienzellen vom Typus I erhalten
ihr spezifisches Aussehen durch einen langen Fortsatz, der sich von einer unterschiedlichen Zahl kurzer Fortsätze leicht unterscheiden läßt (Abb. 209). Seiner
Stärke wegen kann man gewöhnlich den langen Fortsatz auf weite Strecken
in den intramuralen Nervengeflechten verfolgen. Die kurzen Fortsätze der Zelle
gehen in außerordentlich zarte, fibrilläre Verbreiterungen über, die mit ihrer Umgebung, dem Hüllplasmodium, den Capillaren, glatten Muskelfasern und dem
Bindegewebe in plasmatischen Zusammenhang geraten. Beim Typus II handelt
es sich um multipolare Ganglienzellen mit langen, verschieden starken Fortsätzen in unterschiedlicher Zahl; Dendriten und Neuriten sind nicht voneinander
zu unterscheiden (Abb. 141). Die Zellen der Grenzstrangganglien gehören wohl
sämtlich dem Typus II an.

Wie oben bemerkt, sind die Strukturen der Ganglienzellen veränderlich; das gilt auch für die Fortsätze der angeführten Zelltypen und dürfte vor allem die fibrillären Verbreiterungen an den kurzen Fortsätzen vom Zelltypus I und die Zahl der Fortsätze beider Zellarten

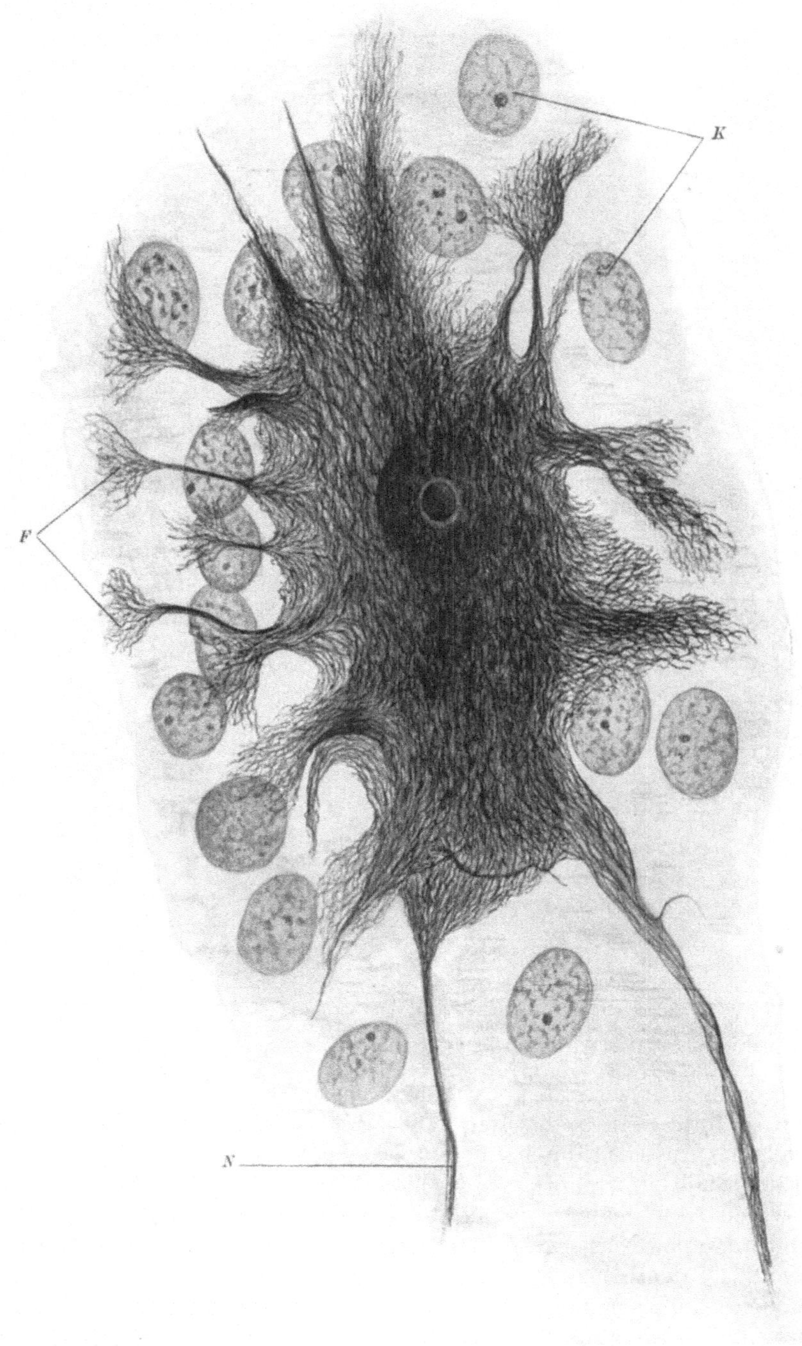

Abb. 209. Multipolare Ganglienzelle, Typus I aus dem AUERBACHschen Plexus. Colon, 42jähriger Mann. *F* Fibrilläre Verbreiterungen kurzer Fortsätze; N langer Neurit; *K* Kerne des Hüllplasmodiums. BIELSCHOWSKY-Methode. 1400mal vergrößert, auf $^3/_4$ verkleinert.

betreffen. Feinste, kurze Fortsätze sind wahrscheinlich im Auswachsen begriffen. Unter der Einwirkung des Alterns oder pathologischer Reize kann sich die Zahl der Fortsätze von durchschnittlich 12—15 auf 70 und mehr bei einer einzigen Ganglienzelle steigern.

Sympathische Ganglienzellen von Katze und Kaninchen erweisen sich gegenüber den menschlichen Ganglienzellen als formverschieden. Zu einem III. Zelltypus könnte man bei den intramuralen Ganglien die oben angedeutete Masse kleiner Ganglienzellen (Abb. 141) und die „Interstitiellen Zellen" rechnen; eine weitere schwer definierbare Masse von „neuroblastenähnlichen Ganglienzellen" oder „Mikroganglienzellen", über die man beim Studium nervöser Formationen leicht hinwegsieht, gehört ebenfalls hierher.

Die sympathischen Ganglien besitzen gewöhnlich eine bindegewebige Kapsel, welche mit zarten Faserbündeln die Blutgefäße in die Tiefe führt und um die Ganglienzellen eine wahrscheinlich präkollagene Faserhülle entstehen läßt. Man kann zwar mit der HORTEGA-Methode in den sympathischen Ganglien ein feinstes, netzartiges Faserwerk darstellen; hiermit ist aber das gelegentlich behauptete Vorkommen von Glia nicht erwiesen.

Ähnlich, aber nicht gleich den Ganglien des Grenzstranges sind die aus multipolaren Ganglienzellen zusammengesetzten Kopfganglien: Ganglion ciliare, Ganglion oticum, Ganglion pterygopalatinum und Ganglion submandibulare gebaut. Im Ganglion ciliare scheinen die Zellen vom Typus I an Zahl zu überwiegen. Die Hauptmasse der in den sympathischen Ganglien verlaufenden Nervenfasern ist markarm oder marklos. Auch starke markhaltige Fasern kommen vor, die wahrscheinlich vorwiegend dem Vagus oder viscerosensiblen Fasern zuzurechnen sind. Markhaltige Fasern können feinste, marklose Kollateralen abgeben oder ihre Markscheide verlieren. Man darf also aus dem Markgehalt oder der Marklosigkeit einer Nervenfaser keinen Schluß auf ihre etwaige Funktion folgern.

Die peripheren Nervenendigungen. Sich über die Endigungsweise der peripheren Nervenfasern Klarheit zu verschaffen, fällt sehr schwer und bedarf zu einem erfolgreichen Studium unbedingt der modernen Silbermethoden. Man benötigt überdies sehr starke Vergrößerungen; denn es handelt sich nicht allein darum, ein Ende der neurofibrillären Leitungsbahn zu finden, sondern auch deren Verbindungsweise mit dem Plasma des Erfolgsorganes aufzudecken. Hierbei gerät man leicht an die Grenze der Leistungsfähigkeit unserer optischen Instrumente, weshalb bei Ausdeutung mikroskopischer Beobachtungen vorsichtige Zurückhaltung zu herrschen hat.

Keine einzige Nervenfaser endigt gleich einer Blitzableiterspitze im Gewebe „frei". Wenn solche „freien Nervenenden" im Präparat oder in den Abbildungen auftreten, so handelt es sich hierbei stets um abgeschnittene oder unvollständig gefärbte Nervenfäserchen. Die kleinste Form einer nervösen Endigung zeigt sich wohl in Gestalt einer Endöse oder Reticulare, welche durch eine fibrilläre Auflockerung der Nervenfaser zustande kommt (Abb. 210). In dieser örtlich begrenzten fibrillären Netzbildung tritt, wenn auch in kleinstem Maßstabe, bereits ein für alle Nervenendigungen charakteristisches Verhalten hervor, nämlich die Oberflächenvergrößerung neurofibrillärer Substanz. Die Vergrößerung der neurofibrillären Oberfläche wird vor allem bei den sensiblen Nervenendigungen durch Schlingenbildung und Verästelung der Nervenfasern an umschriebener Stelle bedeutsam gesteigert.

Die feinsten neurofibrillären Endnetze sind nicht etwa mit einer plasmatischen „Kittsubstanz" an das Plasma anderer Gewebsarten geklebt, sondern in untrennbarem, lebendigem Zusammenhang mit dem Gewebe des Erfolgsorgans zu denken. Bei den motorischen Endplatten, wo die Übertragung nervöser Erregungen auf die Skeletmuskulatur stattfindet, zeigt sich an Stelle der fibrillären Endausbreitung noch ein besonderes, schwer darstellbares, kernhaltiges Plasmodium, das als Sohlenplatte bezeichnet wird. Desgleichen ist, abgesehen von den intraepithelialen Nervenenden, auch bei den sensiblen Nervenendigungen

die feinste neurofibrilläre Substanz vielfach in ein besonderes kernhaltiges
Terminalplasma versenkt. Demnach sind an den Stellen, wo das Nervensystem
seine Reize von den Geweben empfängt oder seine Erregungen an diese vermittelt, besondere plasmatische Einrichtungen vorhanden, denen eine erhebliche
physiologische Bedeutung zukommen dürfte.

Abgesehen von der Oberflächenvergrößerung nervöser Substanz auf möglichst
kleinem Raum kommt es bei den Endigungen der Cerebrospinalnerven in der
Bewertung ihrer Funktion auf die äußere Form offenbar sehr wenig an. Keine
motorische Endplatte gleicht genau der anderen; eine ungeheure gestaltliche
Mannigfaltigkeit zeichnet die sensiblen Endorgane aus, weshalb die im folgenden
dargestellten Endigungen nur im Hinblick auf die in der Literatur üblichen
Bezeichnungen ausgesucht, im übrigen aber aus einer unendlichen Formenreihe willkürlich
genommen worden sind. Die systematische Behandlung der nervösen Endorgane soll hier
nach dem funktionellen Gesichtspunkt erfolgen. Es wird daher von sensiblen (receptorischen) und von motorischen (efferenten) Endigungen die Rede sein. Eine dritte Endigung, die efferente und afferente Elemente in sich vereinigt, sei zum Schluß abgehandelt.

Die sensiblen Nervenendigungen. Die intraepithelialen Nervenfasern entstammen gewöhnlich einem im Bindegewebe unter dem
Epithel ausgebreiteten, subepithelialen Nervenplexus, der sich aus markhaltigen und
marklosen, je nach dem Organ, auch nur aus
marklosen Nervenfäserchen zusammensetzt.
Gelegentlich lösen sich aus den unter dem
Epithel gelegenen nervösen Endknäueln einzelne Nervenfäserchen los, um zum Epithelgewebe emporzusteigen. Beim Eindringen in
das Epithel sind die Nervenfäserchen sämtlich
ohne Markscheide und können teils zwischen

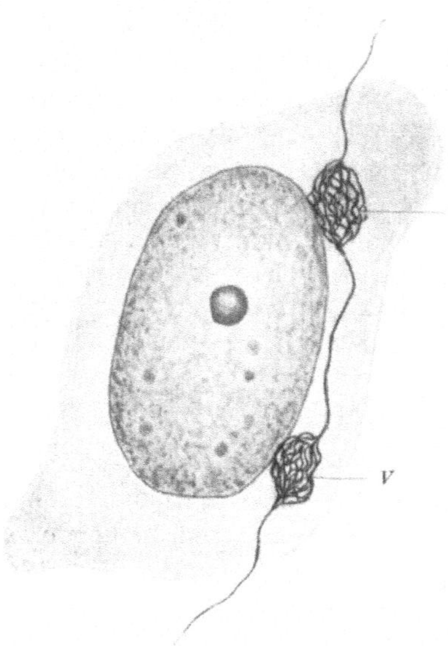

Abb. 210. Intraepitheliale Nervenfaser im
Plasma einer Epithelzelle verlaufend. Pharynx,
Mensch. *V* Varicositäten. BIELSCHOWSKY-
Methode. 2400mal vergrößert.

den Epithelzellen, teils durch deren Protoplasma bis an die oberste Epithelschicht gelangen. Sie geben in ihrem Verlauf kleinste Ästchen ab und biegen
gelegentlich bogenförmig in eine rückläufige Richtung um (Abb. 31). Bei den
intraepithelialen Nervenfasern kommt mitunter in den basalen Epithelschichten
eine netzförmig geschlossene Formation zustande. Da an der Oberfläche der
meisten Epithelien ein fortwährender Zellverlust ausgeglichen werden muß, so
dürfte den intraepithelialen Nervenfäserchen bei der dauernd erforderlichen Neu-
und Umbildung des Epithels eine beträchtliche Regenerationskraft innewohnen.

An den intraepithelialen Nervenfäserchen bemerkt man gewöhnlich kleine,
knöpfchenartige Verdickungen, „Varicositäten" oder allerfeinste fibrilläre Auflockerungen, die teils zwischen den Zellen, teils im Plasma der Zellen Platz
finden (Abb. 210). Wahrscheinlich haben wir es bei diesen intraepithelialen
Varicositäten mit der kleinsten Form einer nervösen Endigung zu tun.

In der Tiefe mancher Epithelien (Schweine- und Maulwurfrüssel, Hunde- und Rinder-
schnauze) kommen differenzierte helle Zellen, die MERKELschen Tastzellen, zur Beobachtung.
Sie zeichnen sich durch einen umfangreichen, etwas abgeplatteten Kern aus und besitzen
innerhalb ihrer dem Bindegewebe zugewendeten Plasmaschicht eine, von einer zuführenden
Nervenfaser entwickelte, neurofibrilläre, netzartige Verdichtung, die *Tastscheibe* (Tast-
meniscus). Im Zusammenhang mit der Tastscheibe hat BOEKE innerhalb dieser Sinneszelle

ein zartes, „periterminales Netzwerk" beobachtet. In der Tiefe der menschlichen Epidermis sind die MERKELschen Tastzellen gleichfalls gefunden worden, scheinen aber ziemlich selten zu sein. Den intraepithelialen Nerven in der Haut des Menschen wird bei der Schmerzempfindung eine gewisse Rolle zugesprochen. Jedoch muß man mit der Zuteilung bestimmter Sinneswahrnehmungen an bestimmte, nervöse Endgebiete sehr vorsichtig sein.

Bei den GRANDRYSCHEN Körperchen handelt es sich um differenzierte abgeplattete Sinneszellen, die von einer bindegewebigen Kapsel zu zweien oder mehreren umfaßt werden

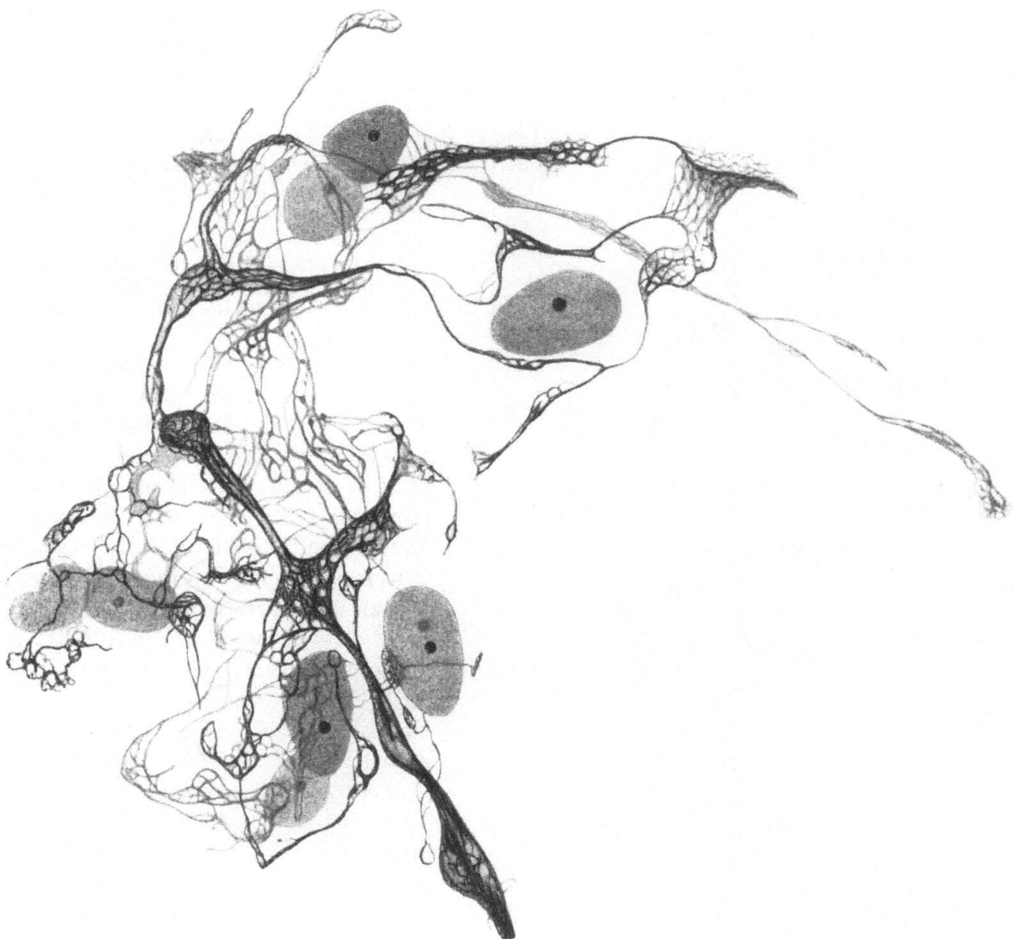

Abb. 211. Sensibles Endbäumchen in der Wand des Sinus caroticus. Mensch. BIELSCHOWSKY-Methode. 1800mal vergrößert, auf $^7/_{10}$ verkleinert.

und mit einer je zwischen zwei Zellen eingeklemmten, neurofibrillären Tastscheibe durch das periterminale Netzwerk in engste, plasmatische Verbindung geraten. Die GRANDRYSCHEN Körperchen, die die Bedeutung von Tastorganen haben, liegen im subepithelialen Bindegewebe in der Wachshaut des Schnabels von Ente, Gans und Nachtraubvögeln, werden aber auch in der Zunge vieler anderer Vögel gefunden.

Sensible Endbäumchen oder Endbüschel kommen im Bindegewebe vor und sind durch vielfache Verästelung einer markhaltigen Nervenfaser gekennzeichnet. Gleichzeitig lockert sich das neurofibrilläre Gefüge in den zahlreichen, varicösen Verbreiterungen der kleinen Ästchen auf und führt zu einer beträchtlichen Oberflächenvergrößerung des Neuroplasmas (Abb. 211). Bei weiterer Ausdehnung der fibrillären Verbreiterungen kann es zur Entwicklung eines wabig-diffusen Nervennetzes kommen, das mit allerfeinsten, nur noch schwach imprägnierbaren

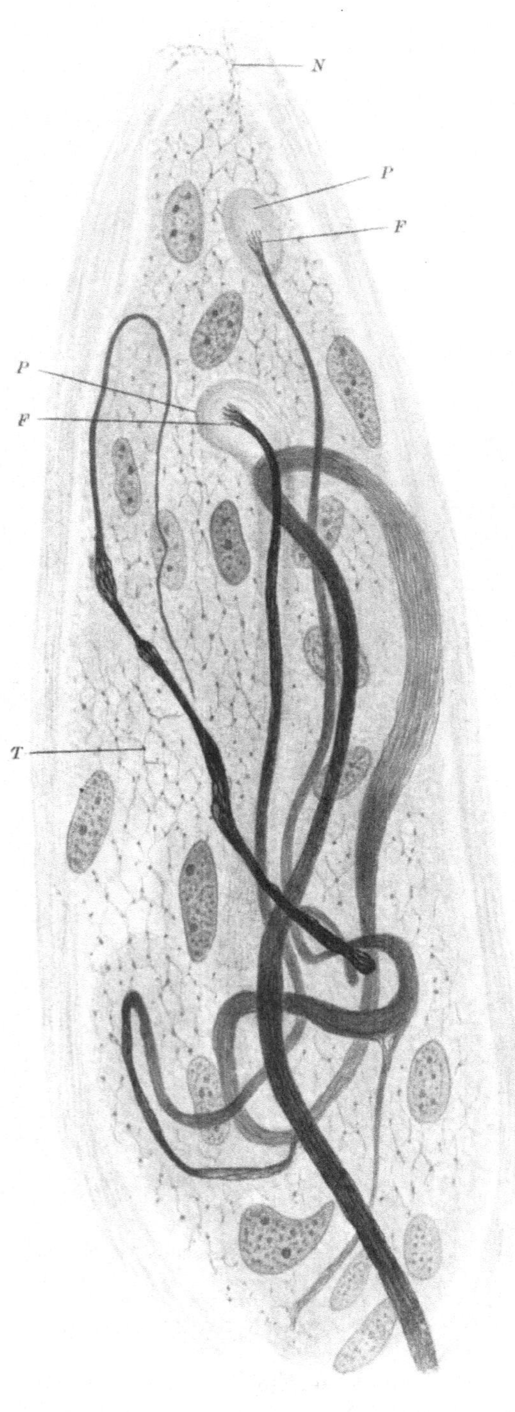

Abb. 212. Sensibler Endknäuel, ähnlich dem KRAUSEschen
Endkolben. Pia mater, Mensch. *F* Fibrilläre Aufsplitterung
der Nervenfaser; *P* Terminalplasma; *T* Terminalreticulum;
N feinste, in das Terminalreticulum verlaufende Nerven-
fäserchen in der bindegewebigen Kapsel. BIELSCHOWSKY-
Methode. 2000mal vergrößert, auf ³/₄ verkleinert.

Ausläufern in die bindegewebige
Grundsubstanz hineinversenkt ist;
hierbei läßt sich bei dem allmählichen Verdämmern der überaus
zarten, nervösen Strukturen eine
scharfe Trennung von Bindegewebe
und Nervengewebe nicht mehr
feststellen. Ob die in Abb. 211
eingezeichneten Kerne zu bindegewebigen Zellen oder zu einem
spezifisch gebauten Plasmodium
gehören, ist ungeklärt.

Derartige „Endbüschel" sind von
RUFFINI zuerst beschrieben worden und
kommen an den Sehnen, im Corium,
Zahnfleisch, im intramuskulären Bindegewebe, Endokard, Corpus ciliare und in
der Iris vor. Eine bindegewebige Kapsel
um die nervöse Bildung ist stellenweise
vorhanden.

Bei den KRAUSEschen Endkolben
handelt es sich um nervöse Endorgane, die im Bindegewebe vorkommen, von einer bindegewebigen
Kapsel umfaßt werden und die Tendenz zur Oberflächenvergrößerung
ihrer neurofibrillären Substanz
durch vielfache Schlingenbildung
der zuführenden Nervenfaser deutlich erkennen lassen. Die in Abb. 212
dargestellte Nervenendigung kann
man in die vielgestaltige Reihe
der KRAUSEschen Endkolben einbeziehen. Die knäuelförmige Entwicklung der Nervenfaser geschieht
in einem differenzierten kernhaltigen Plasmodium; Äste der Haupt-
faser finden mit feinsten fibrillären
Auflockerungen in einem feinge-
streiften, im Silberpräparat dunkel-
rosa gefärbten Terminalplasma ein
Ende. In das kernhaltige Plasmodium ist ein nur bei stärkster
Vergrößerung sichtbares feinstes
Netz von zweifellos nervösem Charakter eingelagert; es steht mit zarten, durch die Kapsel eindringenden,
wahrscheinlich sensiblen Fasern in
Zusammenhang. Bei einem derart
komplizierten strukturellen Aufbau
des Endorgans müssen offenbar
die sich nach Auftreffen adäquater
Reize abspielenden Vorgänge außerordentlich verwickelt sein.

Am Aufbau des KRAUSEschen Endkolbens können sich mehrere markhaltige Nervenfasern beteiligen (Abb. 200); die gleiche Abbildung zeigt ferner wie Abb. 212 das Eindringen
feinster markloser Nervenfäserchen in den KRAUSEschen Endkolben. In der Literatur
wird bei verschiedenen sensiblen Nervenendorganen über das Vorkommen markloser Nervenfäserchen berichtet und ihre Knäuelbildung als TIMOFEEW*scher Apparat* bezeichnet. Vielfach
stammen diese marklosen Nervenfäserchen von markhaltigen Fasern ab und sind wahrscheinlich sensibel. Das dürfte auch für die in Abb. 212 mit *N* bezeichneten Nervenfäserchen

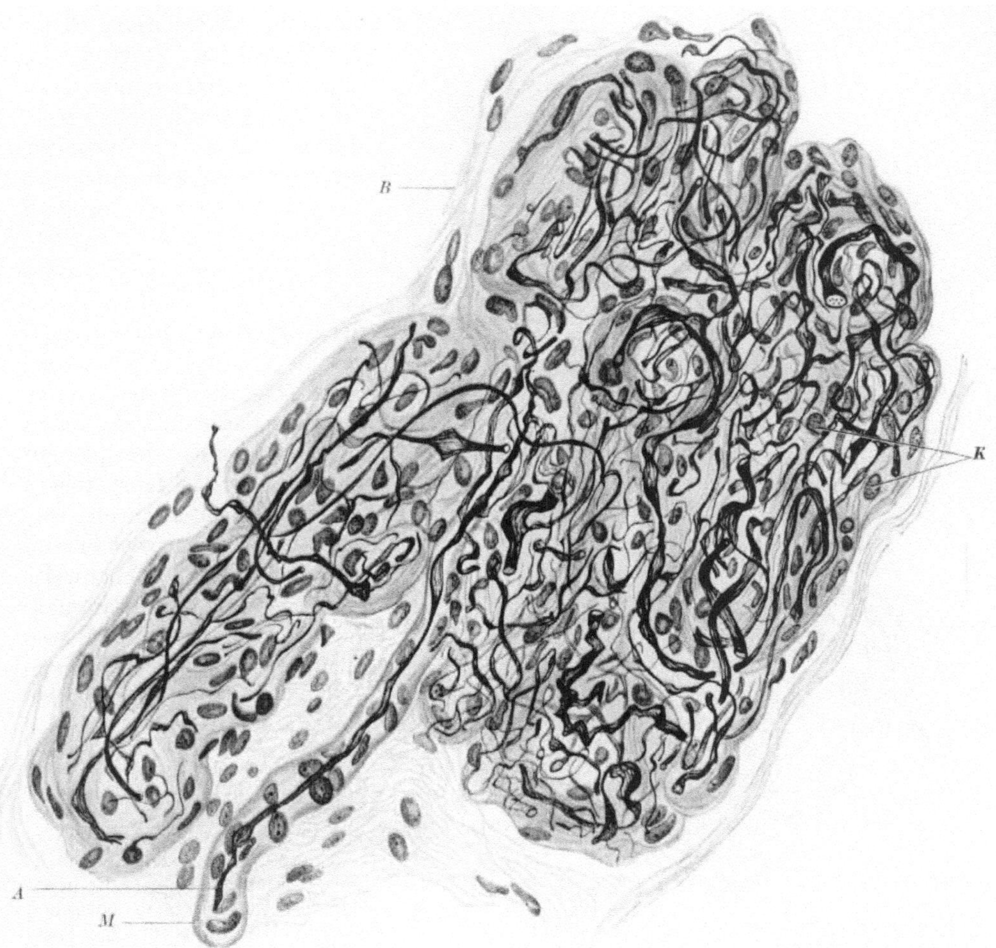

Abb. 213. KRAUSES Endkolben. Clitoris der Kuh. *A* Achsencylinder; *M* Markscheide; *B* bindegewebige Kapsel;
K Kerne des Terminalplasmas. BIELSCHOWSKY-Methode. 450mal vergrößert, auf $^9/_{10}$ verkleinert.
(Material von Dr. POMEYER, Obergünzburg.)

gelten. Daneben bemerkt man in direkter Umgebung vieler Endorgane feinste Nervennetze,
deren Fasern möglicherweise sympathischer Natur sind.

Ein KRAUSEscher Endkolben vermag mit der Fülle seiner nervösen Schlingen
und Verästelungen und der eingelagerten Plasmamasse auf umschriebenem
Raum oft einen beträchtlichen Umfang zu erreichen (Abb. 213). In solcher
Ausdehnung werden häufig die Endkolben im Bindegewebe der äußeren Genital-
organe gefunden und als Genitalnervenkörperchen bezeichnet (DOGIEL). Die
Endkolben sind vielfach durch nervöse Faserzüge miteinander verbunden und
zu einem einheitlichen receptorischen System zusammengeschlossen.

Die MEISSNERschen Tastkörperchen lassen eine ungeheure Mannigfaltigkeit der
Form zutage treten und sich unter Umständen von den KRAUSEschen Endkolben

nicht mehr unterscheiden. Aus ihrer Formenfülle sei in Abb. 214 nur ein Exemplar mit besonders charakteristischen Merkmalen gebracht. Die MEISSNERschen Körperchen, auch als WAGNER*sche Körperchen* bekannt, stellen längsovale Gebilde dar und finden sich in der menschlichen Haut in oberflächlicher Lage gewöhnlich an der Spitze der Cutispapillen direkt unter dem Epithel. An der Vola der Finger und Zehen sind sie zahlreich, werden an behaarten Hautstellen seltener, lassen sich jedoch in der gesamten, äußeren Bedeckung beobachten. Schon bei schwacher Vergrößerung sind sie an einer feinen Querstreifung kenntlich; sie beruht darauf, daß die im MEISSNERschen Körperchen gelegenen längsovalen oder birnförmigen Sinneszellen (Kolbenzellen, Tastzellen) mit ihrer Längsachse senkrecht zur Längsachse des Körperchens übereinander geschichtet sind. Auch an den im Körperchen entwickelten nervösen Faserschlingen macht sich vorzugsweise eine quer zur Längsachse des Körperchens eingeschlagene Richtung bemerkbar. Das nervöse Schlingenwerk zeigt stellenweise einen netzartigen Zusammenhang und ist mit seinen feinsten fibrillären Endausbreitungen in das Plasma der Sinneszellen hineinversenkt.

Wie bei den KRAUSEschen Endkolben können sich an der Bildung eines MEISSNERschen Körperchens mehrere markhaltige Nervenfasern, ferner feinste marklose Nervenfäserchen beteiligen. Nervöse Verbindungen zwischen benachbarten MEISSNERschen Tastkörperchen, auch solchen von verschiedener Gestalt, sind häufig. Auf die Herkunft von vielen intraepithelialen Nerven aus den MEISSNERschen Körperchen ist im vorhergehenden hingewiesen.

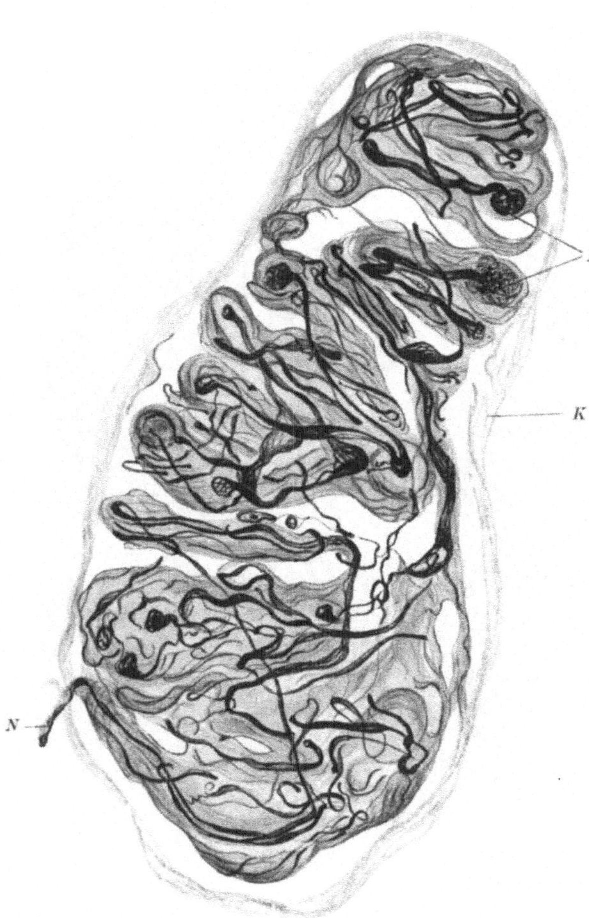

Abb. 214. MEISSNERS Tastkörperchen aus der Haut. Mensch. *N* Markhaltige Nervenfaser; *F* fibrilläre Auflockerungen. Terminalplasma grau; *K* bindegewebige Kapsel. BIELSCHOWSKY-Methode. 1000mal vergrößert, auf ⁴/₅ verkleinert.

Die **VATER-PACINISCHEN Lamellenkörperchen** sind im menschlichen Organismus stark verbreitet. Sie finden sich in der Tiefe des Coriums oder in der angrenzenden Tela subcutanea der äußeren Haut, im Bindegewebe der Eingeweide, Blutgefäße, Skeletmuskeln und Gelenkkapseln, in serösen Häuten und sogar im Perineurium peripherer Nerven. Die Lamellenkörperchen können über 2 mm lang werden, setzen sich aus einer fibrillär aufgelockerten marklosen Nervenfaser und einem darum gelagerten Terminalplasma, dem Innenkolben, zusammen und besitzen in einer Menge zwiebelschalenartig geschichteter, bindegewebiger Lamellen ihr charakteristisches Kennzeichen (Abb. 215).

Die Lamellen erscheinen, wie man an Querschnitten durch die Endorgane leicht bemerken kann (Abb. 216), in der Umgebung des Innenkolbens dicht aufeinander geschichtet und lassen in den Zwischenräumen noch ein System feinster, kollagener, teilweise vielleicht auch elastischer Fäserchen bemerken. Die den Lamellen von innen anliegenden Kerne gehören einem dünnen, endothelartigen Häutchen an. Außen wird das Lamellenkörperchen von einer bindegewebigen Kapsel umfaßt; sie beherbergt Blutgefäße, die zwischen den Lamellen sichtbar werden. Die zuführende markhaltige Nervenfaser wird beim Eintritt in den Innenkolben marklos, in dessen leicht körnigem kernlosem Plasma sie

vor allem am oberen Ende, in eine netzartige, fibrilläre Endausbreitung übergeht. Die eindringende markhaltige Zentralfaser ist häufig von marklosen Fäserchen begleitet.

Wahrscheinlich stellen die Lamellen Duplikaturen dar, derart, daß je zwei Lamellen einen breiten, mit Flüssigkeit gefüllten Hohlraum zwischen sich einfassen. Demnach würde über den Innenkolben eine Reihe von Hohlkapseln geschichtet sein. Der adäquate Reiz für die VATER-PACINIschen Körperchen dürfte in Veränderungen des Gewebedruckes und der Gewebespannung liegen, so daß den Körperchen eine bedeutsame Rolle bei der Vermittlung der Tiefensensibilität, vor allem im Bewegungsapparat, zukommen wird. Möglicherweise üben die Lamellenkörperchen im Hinblick auf ihre enge Beziehung zur Gefäßwand eine gewisse Kontrolle bei der Regulation des Blutkreislaufes aus. Die in der Wachshaut des Schnabels und in der Zunge bei manchen Vögeln vorkommenden HERBSTschen *Körperchen* sind als eine Abart der VATER-PACINIschen Lamellenkörperchen zu betrachten.

Sehnenspindeln sind spindelförmige Auftreibungen eines Bündels

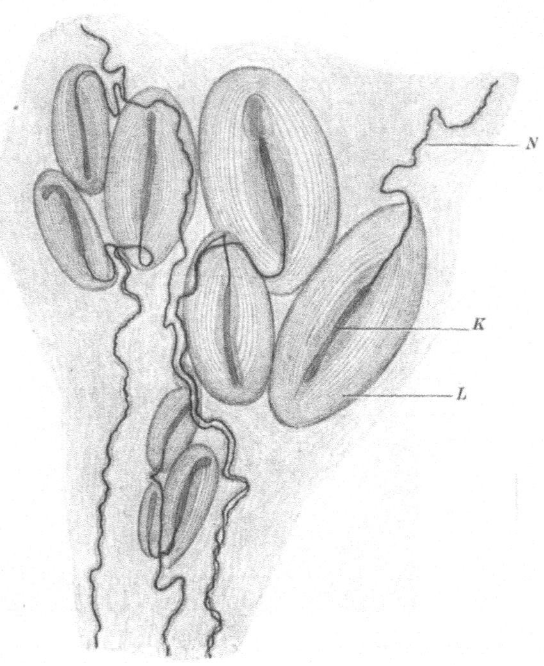

Abb. 215. VATER-PACINIsche Lamellenkörperchen aus dem Mesenterium der Katze. *N* Markhaltige Nervenfaser; *K* Innenkolben mit markloser Nervenfaser; *L* Lamellen. Präparat von Prof. BONNET. 25mal vergrößert, auf ⁹/₁₀ verkleinert.

von Sehnenfasern, die noch einmal von einer bindegewebigen Hülle umfaßt werden. Ein ähnliches gilt für die *Muskelspindeln*, die eine Länge von 3 mm erreichen können, aus mehreren, unterschiedlich dicken, quergestreiften Muskelfasern bestehen und gleichfalls eine eigene, bindegewebige, stellenweise lamelläre Umhüllung besitzen (Abb. 123 und 217). Charakteristisch für beide Endorgane ist eine starke Entwicklung des Nervengewebes, das von markhaltigen und marklosen Fasern gebildet, auf Sehnen und Muskelfasern Strukturen entstehen läßt, wie sie etwa in Abb. 211 dargestellt sind. Bei den Muskelspindeln macht sich mitten in der auf dem Sarkolemm der Muskelfasern erfolgten Ausbreitung des Nervengewebes ein auffallender Kernreichtum bemerkbar. Auch Blutgefäße sind im Bindegewebe der Muskelspindel zu beobachten. Die Form der nervösen Endausbreitung an den Muskel- und Sehnenspindeln läßt auf eine receptorische Funktion schließen. Motorische, unter dem Sarkolemm gelegene Endplatten sind an den Muskelfasern der Muskelspindeln beschrieben worden.

Sehnenspindeln sind wohl in allen Sehnen des Organismus vorhanden; die Muskelspindeln kommen in allen Skeletmuskeln des Organismus vor, wenn auch in verschiedener Dichte. Wahrscheinlich sind die genannten Endapparate als Organe für die Tiefensensibilität zu betrachten und vermitteln die im Muskel vor sich gehenden Spannungsänderungen. Neben der Auskunft über die Muskelspannung (Kraftsinn, Muskelsinn) kommt den Muskelspindeln eine bedeutsame Rolle bei den Eigenreflexen zu.

Im Hinblick auf die von der Physiologie in der menschlichen Haut festgestellten Druckpunkte, Wärme- und Kältepunkte und auf das Problem der Schmerzempfindung liegt es nahe, für bestimmte Sinnesqualitäten entsprechende Endorgane von bestimmtem morphologischem Aussehen in Anspruch zu nehmen. Derartige Beziehungen zwischen Bau und Funktion sind vielleicht bei den intraepithelialen Nerven der Haut für den oberflächlichen Schmerz und bei den Muskel- und Sehnenspindeln für das Bewußtsein der Muskelspannung möglich. Aber für die in der Tiefe des Körpers auszulösende Schmerzempfindung dürfte es schon sehr schwierig sein, entsprechende Receptoren aufzufinden, will man nicht an die Lamellenkörperchen oder an das riesige Endnetz des vegetativen Nervensystems hierbei

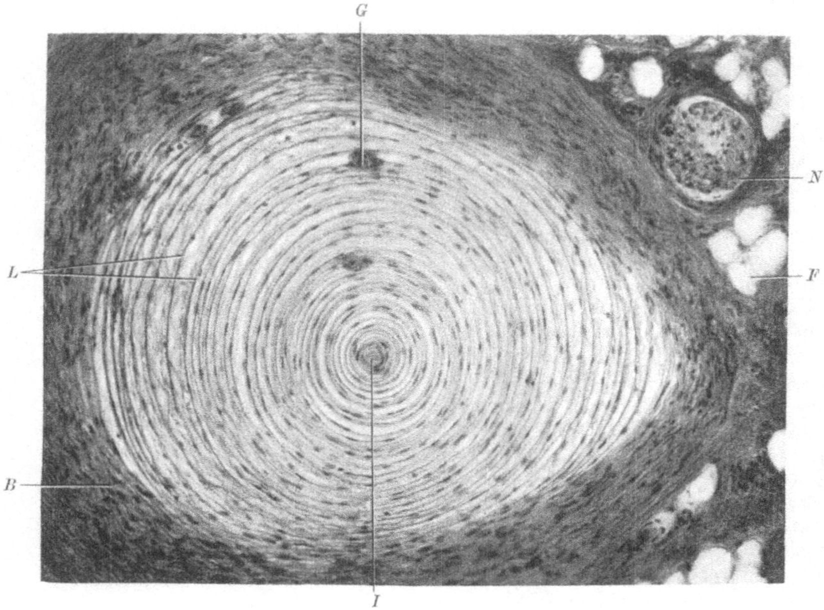

Abb. 216. VATER-PACINIsches Lamellenkörperchen aus der Haut. Mensch. Querschnitt. *I* Innenkolben; *L* Lamellen; *G* Blutgefäß; *B* bindegewebige Kapsel; *F* Fettzellen; *N* Nerv. ZENKER. Hämatoxylin-Eosin. 80mal vergrößert.

denken. Da sich MEISSNERsche, DOGIELsche und KRAUSEsche Endkörperchen nicht scharf voneinander abgrenzen lassen und überdies durch zahlreiche, nervöse Verbindungsfasern vielfach in der Haut in einem einheitlichen receptorischen System aneinander geschlossen sind, so vermag die Anatomie für die physiologisch nachweisbaren Druckpunkte, Kälte- und Wärmepunkte keine sichere, morphologische Unterlage zu liefern.

Die motorischen Nervenendigungen. Die *motorischen Endplatten* an den Skeletmuskelfasern liegen unter dem Sarkolemm, mit welchem sich das Neurilemm der zuführenden markhaltigen Nervenfaser kontinuierlich verbindet. Die Form der Endplatte besitzt in der Aufsicht ungefähr einen längsovalen Umfang; in der Profilansicht wird sie durch eine leichte hügelige Erhebung an den Muskelfasern bemerkbar. An der Spitze dieses Hügels tritt gewöhnlich der Achsencylinder nach Verlust der Markscheide in die Endplatte ein. Wenn man vom komplizierten Bau einer motorischen Endplatte nur mit Hilfe spezifischer Nervenfärbemethoden eine gewisse Einsicht gewinnen kann, so läßt sich immerhin die Existenz einer Endplatte an einem nach den gebräuchlichen Methoden hergestellten Präparat durch eine gehäufte Anwesenheit von Kernen an umschriebener Stelle nachweisen (Abb. 118). Die rundlichen oder rundlichovalen Kerne führen den Namen *Sohlenkerne* und werden von einer feinkörnigen fibrillenfreien Substanz des Sohlenplasmas, der *Sohlenplatte,* umschlossen.

Innerhalb der kernhaltigen Sohlenplatte entwickelt der Achsencylinder unter Verästelung seiner aufgelockerten Fibrillenbündel unterschiedlich gestaltete, neurofibrilläre Strukturen von netzartigem Charakter (Abb. 218). Das scheinbare Ende der neurofibrillären Bahn tritt in Gestalt von kleinen reticulären Endknospen, Endösen oder Schlingen vors Auge. Zwischen der mit Silber gut schwärzbaren neurofibrillären Endausbreitung und der contractilen Substanz findet sich eine feinste, wabige schwach färbbare Struktur, das *periterminale Netzwerk* (BOEKE). Sogar zu den Kernen der Sohlenplatte scheinen gelegentlich die neurofibrillären Endreticularen in enge Beziehung zu treten. Bei der außerordentlichen Feinheit des periterminalen Netzwerkes läßt es sich schwer beurteilen, ob es nervöser oder sarkoplasmatischer Herkunft ist, ob es nicht etwa eine plasmatische Formation spezifischer Art darstellt oder ob seine Existenz nur auf der Wirkungsweise unserer Fixierungsmittel beruht. Gegenüber unserer heutigen Vorstellung von einem untrennbaren plasmatischen Zusammenhang zwischen Nervengewebe und dem Sarkoplasma bleibt diese Frage wahrscheinlich von untergeordneter Bedeutung.

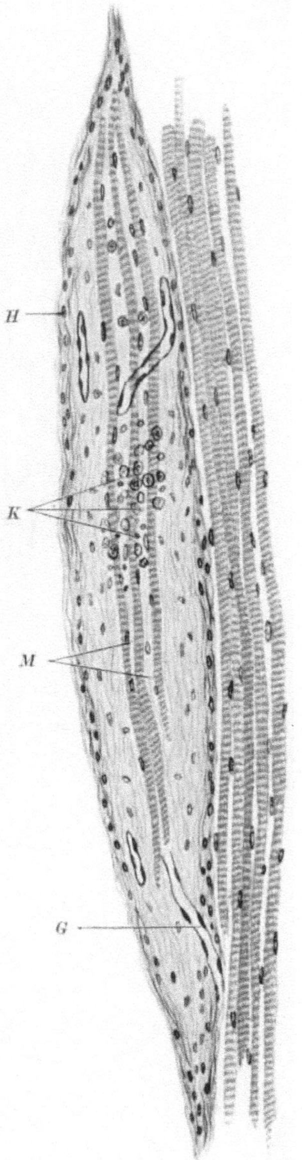

Unter dem oft sehr komplizierten Geflecht markhaltiger Nervenfasern, die im Skeletmuskel verlaufen, beobachtet man feinste marklose Nervenfäserchen; sie entstammen den motorischen markhaltigen Nervenfasern, manchmal sogar dem neurofibrillären Gefüge der motorischen Endplatten und endigen mit einer feinen Reticulare an einer Skeletmuskelfaser. Unter Umständen beteiligen sich eine oder mehrere marklose Nervenfäserchen, offenbar Verzweigungen markhaltiger Fasern, gemeinsam mit einer markhaltigen Faser an der Bildung einer motorischen Endplatte.

Die Übertragung nervöser Impulse vom Nervensystem auf die Skeletmuskelfaser nimmt ihren Weg durch die motorische Endplatte. Hierbei spielen sich offenbar überaus komplizierte Prozesse physikalisch-chemischer Natur ab. Die Übertragung nervöser Impulse, wahrscheinlich eine Funktion der kernhaltigen Sohlenplatte, kann durch Curarin ausgeschaltet werden, ohne daß Muskel und Nerv ihre Erregbarkeit verlieren würden. Demnach muß der Sohlenplatte eine spezifische Tätigkeit bei der Übertragung der nervösen Erregung zukommen, ein Vorgang, den man auch bei dem durch Nicotin außer Tätigkeit zu setzenden Hüllplasmodium in den sympathischen Ganglien annehmen könnte. Möglicherweise stehen wir bei den im Endausbreitungsgebiet des vegetativen Nervensystems vorkommenden „interstitiellen Zellen" vor einer ähnlichen plasmatischen Einrichtung chemischer Funktion.

Bei Degeneration der motorischen Endplatte kommt es zu einer übermäßig starken Schwarzfärbung, zur Schwellung, Verklumpung und zu körnigem Zerfall der neurofibrillären Substanz; gleichzeitig treten Granula in der Sohlenplatte auf. Sonderbarerweise zeigt sich beim Zugrundegehen der motorischen Endplatte die Zahl der Sohlenkerne vermehrt; auch die Kernform, die übrigens schon normalerweise eine unterschiedliche Gestalt besitzt, kann sich verändern; eine Regeneration motorischer Endplatten ist unter günstigen Bedingungen möglich.

Daß die quergestreiften Muskelfasern auch unter dem Einfluß des vegetativen Nervensystems stehen müssen, hat BOEKE durch den histologischen Nachweis eines feinsten, vegetativen Nervennetzes gezeigt.

Abb. 217. Muskelspindel (M. omohyoideus). Mensch. *M* Muskelfasern der Spindel; *H* bindegewebige Hülle; *K* Kernansammlung; *G* Gefäß. ZENKER. 100mal vergrößert, auf ⁹/₁₀ verkleinert.

Die glatte Muskulatur erhält ihre nervöse Versorgung durch das vegetative Nervensystem; dieses besitzt im Gebiete seiner Endausbreitung und an der Stelle des plasmatischen Zusammenschlusses mit den verschiedenen Gewebsarten

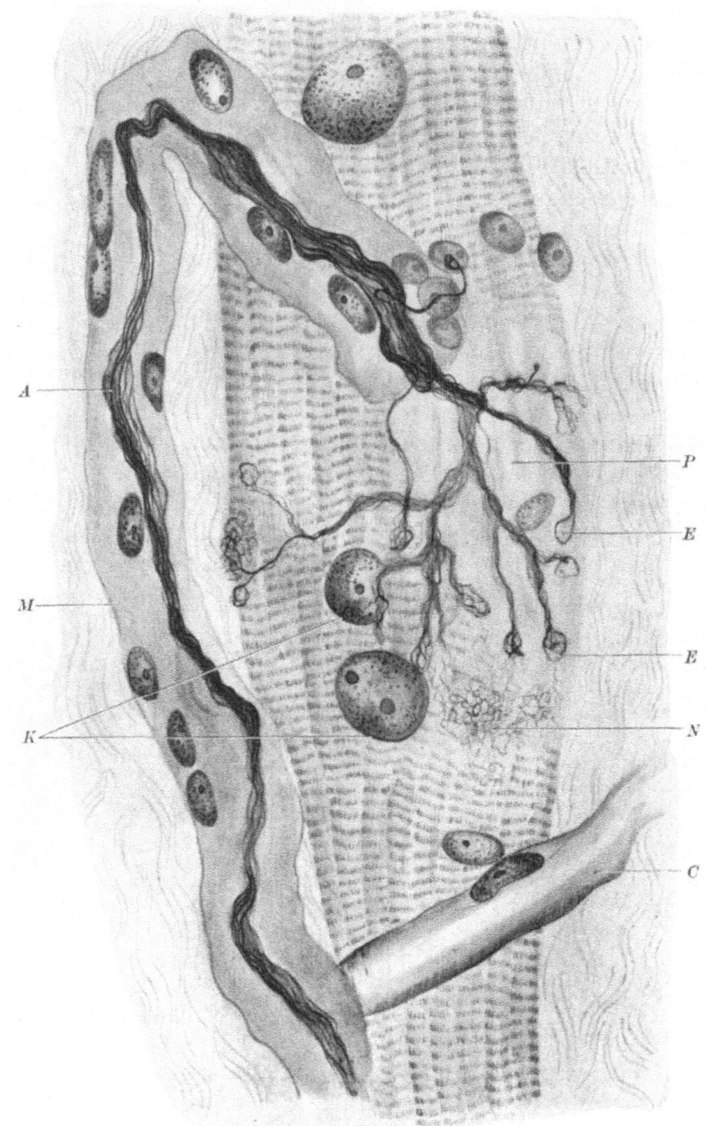

Abb. 218. Motorische Endplatte an einer quergestreiften Muskelfaser. Mensch. *A* Achsencylinder; *M* Markscheide der zuführenden Nervenfaser; *E* Endösen; *P* Plasma; *K* Kerne der Sohlenplatte; *N* periterminales Netzwerk; *C* Blutcapillare. BIELSCHOWSKY-Methode. 1800mal vergrößert, auf $^{19}/_{20}$ verkleinert.

der Erfolgsorgane eine netzartige Konstruktion. Das allerfeinste, teils mit SCHWANNschen, teils mit interstitiellen Kernen versehene nervöse Netz führt den Namen *nervöses Terminalreticulum* (REISER, STÖHR). Seine Form ist derjenigen des innervierten Gewebes angepaßt, auch wohl veränderlich; zarte nervöse Faserstränge sind miteinander verflochten und verlaufen im engsten

Zusammenhang mit der glatten Muskulatur (Abb. 117). Unter Umständen dringen einzelne sehr zarte Nervenfäserchen in das Sarkoplasma der glatten Muskelfasern ein. Es gelingt nicht, besonders gebaute, freie Nervenendigungen an den glatten Muskelfasern zu entdecken (Abb. 219). Demnach muß die Übertragung einer nervösen Erregung auf die gesamte glatte Muskulatur durch ein kernhaltiges nervöses Netz bewerkstelligt werden, dem im Hinblick auf die

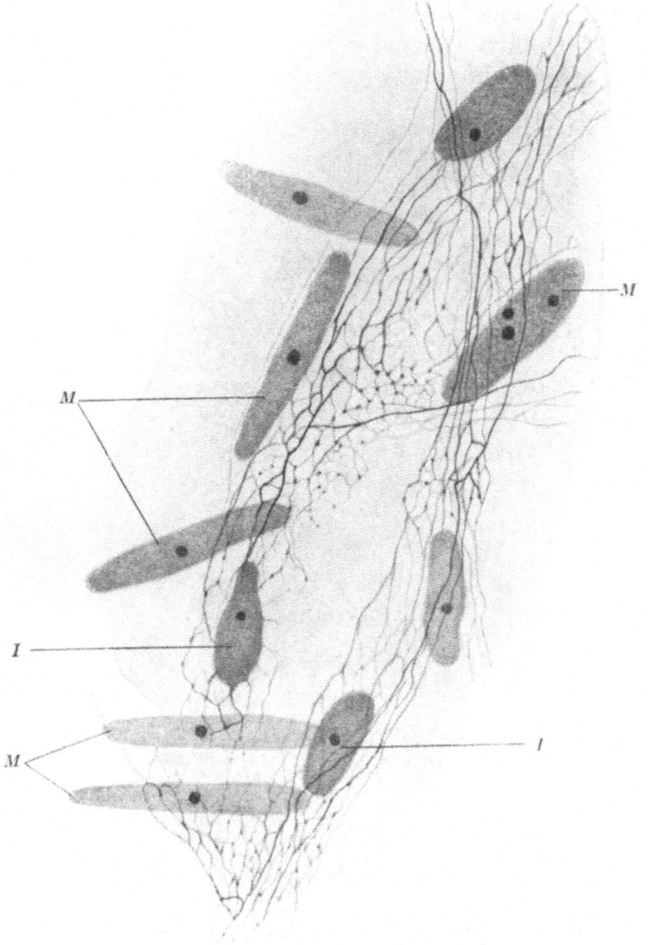

Abb. 219. Nervöses Terminalreticulum aus der Muscularis mucosae des Magens. Mensch. *M* Kerne der Muskelfasern; *I* Kerne interstitieller Zellen. BIELSCHOWSKY-Pyridin-Methode. 1500mal vergrößert, auf ⁵/₈ verkleinert.

Existenz der interstitiellen Zellen vielleicht eine gewisse Selbständigkeit bei der Übertragung nervöser Impulse zugeschrieben werden darf.

Da sich das nervöse Terminalreticulum keineswegs nur an der glatten Muskulatur vorfindet, sondern sich in gleicher Weise auf Blutgefäße, Bindegewebe und Drüsen erstreckt, so kann sich seine Funktion nicht darauf beschränken, nur die Motorik der glatten Muskulatur in Gang zu halten. Die Aufgaben des Terminalreticulums müssen umfassender sein, weshalb dies syncytiale Netz im folgenden noch als nervöses Endorgan spezifischer Art eine kurze Schilderung erfahren soll.

Das nervöse Terminalreticulum. Das nervöse Terminalreticulum stellt die Endausbreitung des vegetativen Nervensystems dar. Es handelt sich um ein

syncytial gebautes, nervöses, teilweise noch mit kernhaltigen nervösen Plasmasträngen ausgestattetes Netz, das mit den Zellen, Geweben oder Gewebskomplexen
der versorgten Organe aufs engste plasmatisch verbunden erscheint und stellenweise mit feinsten fibrillären Ausläufern in das Plasma der versorgten Gewebe
gelangt. Zugehörige Kerne von länglicher Gestalt gehören dem SCHWANNschen
Leitplasmodium an; Kerne von rundlichen, oder rundlich-ovalem Umfang sind
den interstitiellen Zellen zuzuzählen (Abb. 220), aber nicht immer scharf von
SCHWANNschen Kernen zu trennen. Gleich den versorgten Geweben dürfte das
nervöse Terminalreticulum während des Lebens, in Alter und Krankheit gestaltlichen Veränderungen unterworfen sein. Es ist nicht möglich, die Strecke der

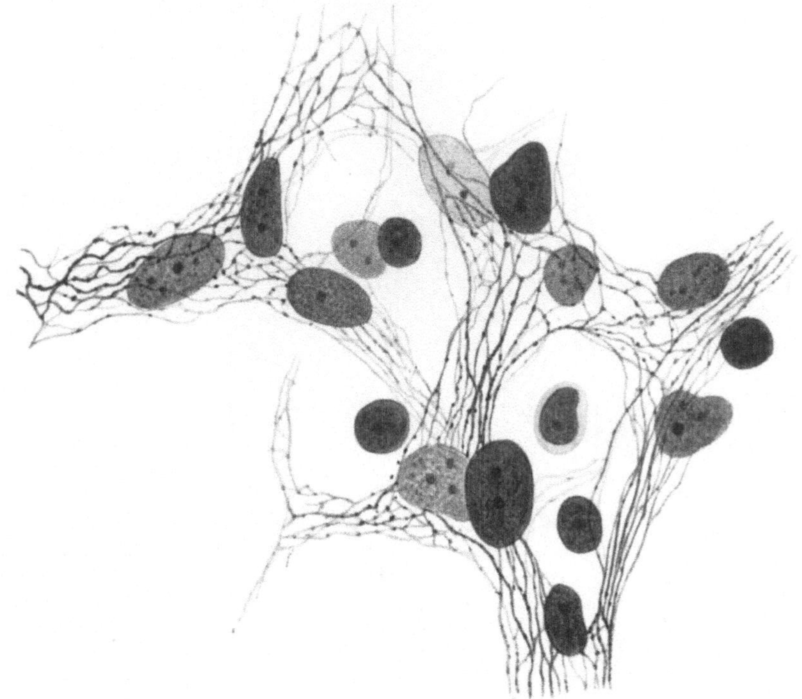

Abb. 220. Nervöses Terminalreticulum aus dem Plexus mucosus in der Tunica propria des Darmes. Katze.
BIELSCHOWSKY-Methode. 2000mal vergrößert, auf ⁴/₅ verkleinert.

Reizübertragung beim Terminalreticulum unter allen Umständen genau festzulegen, oder das Terminalreticulum im Hinblick auf seine etwaige Funktion den
motorischen oder receptorischen Endorganen einzugliedern.

Die netzartige Konstruktion des Terminalreticulums läßt schon beim einzelnen Nervenfäserchen eine doppelte, hin- und rückläufige Leistung der Erregung zu. Daß sich an der Innervation der glatten Muskulatur des Darmkanals
der Vagus beteiligt, ist eine besondere Tatsache. Da es mit geringer Ausnahme
weder für den Vagus noch für den Sympathicus besondere Nervenendorgane
gibt, so sind im nervösen Terminalreticulum sympathische und parasympathische
Elemente zu einer untrennbaren syncytialen Einheit miteinander verschmolzen.
Solches läßt sich für die Innervation der glatten Muskulatur, der Drüsen und
der Gefäßwand verallgemeinern. Der histologische Befund vermag somit keinen
Nachweis für die Existenz eines gesonderten sympathischen und parasympathi-
schen Nervensystems zu bringen. Der Nachweis afferenter Vagusfasern und die
Beobachtung zahlreicher Reflexmechanismen bei der Motilität des Darmes, der

Gallen- und Harnblase legt es nahe, im Terminalreticulum die Existenz afferenter Nervenelemente anzunehmen.

Das zarte, an Drüsen glatten Muskeln und im Bindegewebe entwickelte terminale Netz bringt seine Maschen auch mit der Capillarwand in plasmatische

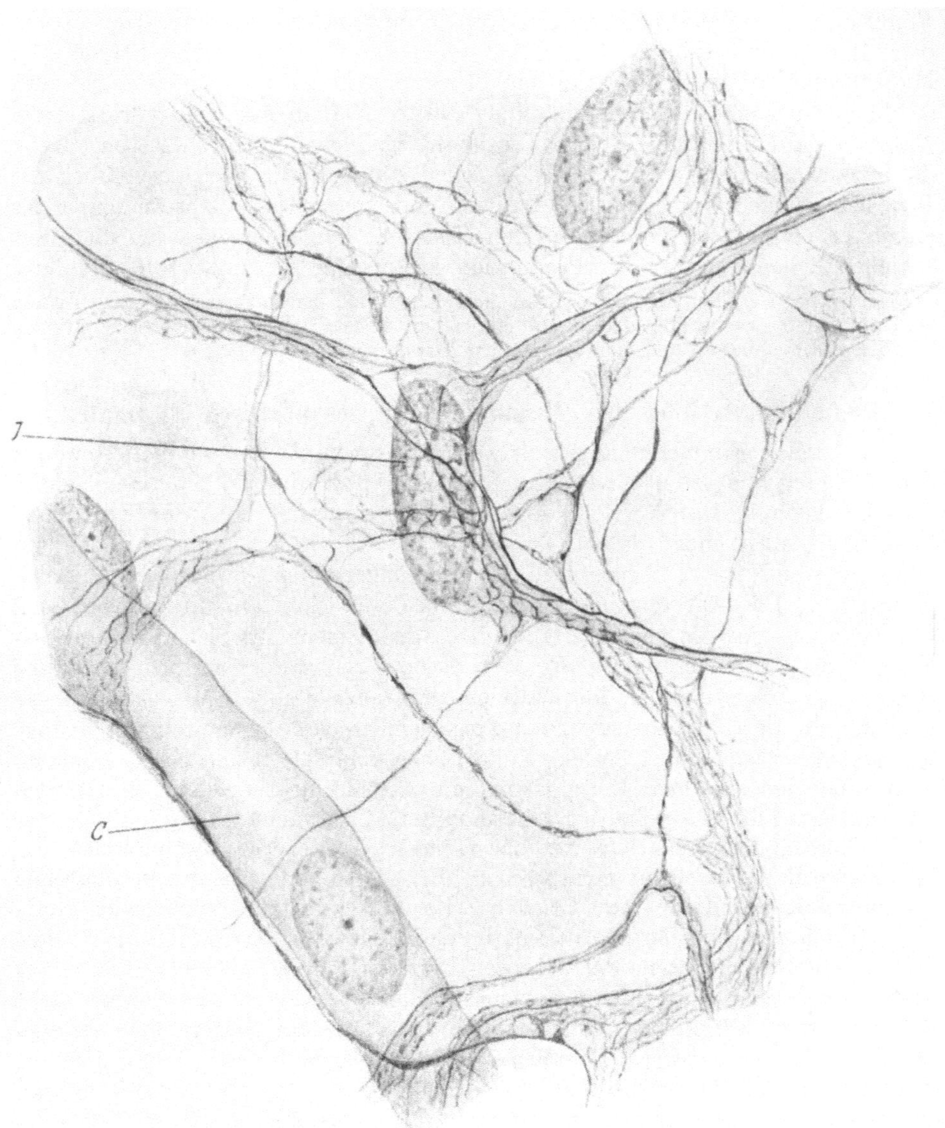

Abb. 221. Nervöses Terminalreticulum in der Submucosa des Colons. Mensch. *I* Kern einer interstitiellen Zelle; *C* Capillare. BIELSCHOWSKY-Methode. 2400mal vergrößert, auf ³/₄ verkleinert.

Verbindung (Abb. 221). Es gibt also keine anatomisch isolierbare Capillarnerven. Die Funktion der Capillarwand ist durch das Terminalreticulum an die Funktion des zugehörigen Organs gebunden. Nach dem oben Gesagten können sich die zur Capillarwand verlaufenden Nervenstränge aus afferenten und efferenten Elementen zusammensetzen. Das syncytiale Maschenwerk des Terminalreticulums ist stellenweise von solcher Feinheit, daß der Gedanke nahe liegt, jeden normalen und pathologischen Vorgang im Gewebe nur in Abhängigkeit von Nervensystem ablaufen zu lassen. Trotz des untrennbaren Zusammenhangs zwischen den Geweben und Gefäßen der Erfolgsorgane mit dem Terminalreticulum bleibt es denkbar, daß vom vegetativen Nervensystem herstammende Impulse in dem kernhaltigen Syncytium des Terminalreticulums je nach dem Funktionszustand des betreffenden Organs eine gewisse Auslese, Umwertung oder Regulation erfahren. Haben wir schon im AUERBACHschen Plexus oder MEISSNERschen Plexus gleichsam ein Stück peripheren Rückenmarks vor uns, so dürfte sich eine gleiche Vorstellung, wenn auch in erheblich verringertem Maßstabe, auf die Funktion des Terminalreticulums übertragen lassen. Denn die in ihm enthaltenen, interstitiellen Zellen könnten, wie oben ausgeführt, die Bedeutung kleiner Ganglienzellen besitzen und eine gewisse Selbständigkeit des äußersten peripheren Nervennetzes gewährleisten. Möglicherweise sind die interstitiellen Zellen auch an der Produktion bestimmter Erregungsstoffe beteiligt.

Auf die enge Verbindung des vegetativen Endnetzes mit den innersekretorischen Drüsen wird an anderer Stelle hingedeutet und hierbei die Abhängigkeit aller Körperfunktionen von der Hormonbildung und dem vegetativen Nervensystem gestreift.

Bemerkungen über den Zusammenhang der nervösen Elemente.

Über den Zusammenhang des peripheren Nervengewebes mit den Geweben der Erfolgsorgane sei nach den Ausführungen über die Endorgane folgendes zusammengefaßt: Das Nervengewebe erscheint an den Stellen der Erregungsübertragung nicht mehr als ein Gewebe sui generis, sondern unter Auflockerung seines feinsten Neurofibrillengefüges mit dem umgebenden Gewebe kontinuierlich verbunden. Die Ausbreitung der neurofibrillären Substanz in immer feiner werdende, mit unseren heutigen Hilfsmitteln nicht mehr mit Sicherheit zu beurteilende Strukturen erfolgt in der motorischen wie in der sensiblen Endigung stets in einer spezifischen, kernhaltigen Substanz. Das für die sich bei der Übertragung der nervösen Erregung abspielenden elektrochemischen Vorgänge bedeutsame Plasma führt bei den motorischen Endplatten den Namen Sohlenplatte; bei den sensiblen Endorganen kommen hierfür besondere Sinneszellen oder ein besonderes kernhaltiges Plasmodium in Betracht.

Im Bereich des vegetativen Nervensystems ist das nervöse Terminalreticulum als nervöse Endigungsform anzusprechen. Bei diesem teilweise mit kernhaltigen Plasmasträngen und mit interstitiellen Zellen ausgestatteten syncytialen Netz, das mit feinsten, fibrillären Ausläufern in die Gewebe der Erfolgsorgane eindringt, läßt sich die Stelle der nervösen Reizübertragung, abgesehen von einer intraplasmatischen Lagerung der Neurofibrillen im versorgten Gewebe nicht mit Sicherheit bestimmen. Vielleicht kann man die auf größere Flächen ausgedehnte Verbindungsweise zwischen Nervengewebe und Erfolgsorgan auch zu dem langsameren Ablauf nervöser Reaktionen bei der glatten Muskulatur und den Drüsen in Beziehung setzen, zumal eine Produktion chemischer Wirkstoffe durch die interstitiellen Zellen im Bereiche der Möglichkeit gelegen ist.

Nach dem Vorhergehenden kann von einem Abschluß des Nervengewebes gegenüber dem versorgten Gewebe durch eine histologisch faßbare, trennende Membran, somit von einer morphologischen Selbständigkeit des Nervengewebes oder gar von einem Aufbau des Nervensystems aus bestimmten anatomischen, gleich zu erörternden Einheiten, den sog. Neuronen, keine Rede sein. In Anlehnung an die in Abschnitt I abgelehnte Vorstellung, die den Organismus als einen aus lauter Einzelindividuen zusammengesetzten „Zellenstaat" betrachtet, läßt die heute veraltete Neuronenlehre das gesamte Nervensystem ebenfalls aus angeblich individuellen Einheiten, den Neuronen, aufgebaut sein. Nach der

Neuronenlehre stellt der Körper einer Ganglienzelle mit seinen Dendriten und Neuriten ein abgrenzbares Ganzes dar; die Neuronen bestehen hiernach getrennt nebeneinander und bilden jeweils eine anatomische, genetische, funktionelle, trophische und im Hinblick auf die pathologische Reaktionsweise und die Polarisation der nervösen Erregung gesonderte Einheit. Die kontinuierliche plasmatische Verbindungsweise des Nervengewebes mit dem Gewebe der Erfolgsorgane und die Existenz des syncytial gebauten, nervösen Terminalreticulums stehen in vollkommenem Widerspruch mit der auf einer unvollkommenen, anatomischen Technik und der Lehre vom Zellenstaat beruhenden Neuronentheorie. Wenn diese somit für die Bauweise der peripheren Nervenendorgane keine Gültigkeit besitzen kann, so fragt es sich, wie man sich einen konstruktiven Aufbau des Zentralnervensystems vorstellen soll.

Um die außerordentlich komplizierte Bauweise des Nervensystems und der mit ihm verbundenen Neuroglia zu erkennen, vermögen wir uns bis heute nicht mit Sicherheit auf die Ergebnisse der histologischen Technik zu stützen. Denn der Versuch, die Frage nach dem Aufbau des Zentralnervensystems zu beantworten, führt an die Grenze der technischen Leistungsfähigkeit und an Stelle einer exakten morphologischen Beweisführung zur Hypothese. Eins dürfte bei Benutzung der Fibrillenmethoden heute als gesichert

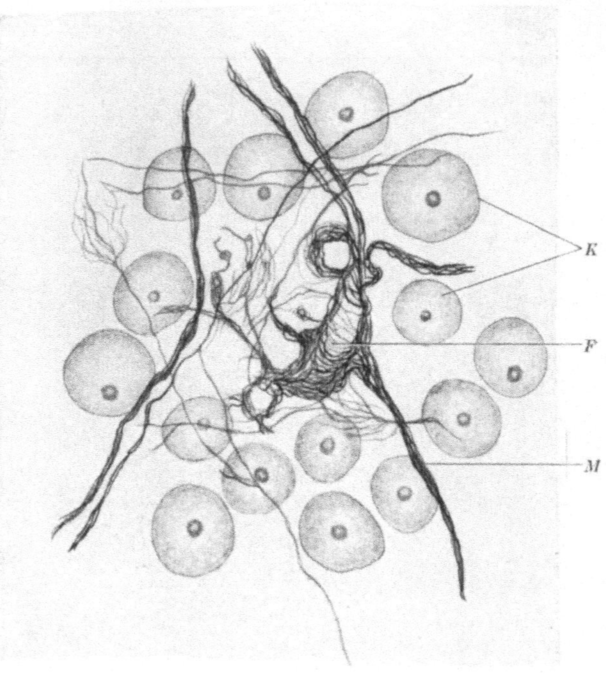

Abb. 222. Fibrilläre Aufsplitterung (*F*) einer „Moosfaser" in einem Glomerulus aus der Kleinhirnrinde. Mensch. *M* Moosfaser; *K* Kerne der kleinen Körnerzellen. BIELSCHOWSKY-Methode. 2000mal vergrößert.

gelten: Es gibt an den Dendriten und Neuriten der Ganglienzelle im Zentralnervensystem kein freies, wirkliches Ende. Man braucht zu diesem Zweck nur die Ausläufer der kleinen Rindenzellen (Abb. 177), das PURKINJEsche Dendritengeflecht (Abb. 173), vor allem aber das in den Abb. 140 und 164 dargestellte Neuropilem der Großhirnrinde anzusehen, um sich von dem Fehlen freier Nervenenden zu überzeugen. Eine enorme Fülle von Ausläufern der in der grauen Substanz vorhandenen Ganglienzellen muß sich in dieses scheinbar undurchdringliche Neuropilem verlieren, ohne ein wirkliches Ende zu finden. Da in dem neurofibrillären Gitterwerk keine freien Nervenenden oder plasmatischen Verbindungsstellen zwischen Fasern verschiedener Herkunft vorkommen, so liegt die Annahme eines syncytialen Neurofibrillengitters im Grau des Zentralnervensystems nahe und von der Existenz getrennter neuronaler Einheiten wäre hier nicht das Mindeste zu verspüren. Offenbar zeigt sich der Aufbau des Zentralnervensystems jedoch wesentlich komplizierter.

Abgesehen von der Vielgestalt und der regionär verschiedenen Anordnung der Nervenzellen und des intercellulären, mit einer riesigen Oberflächenvergrößerung ausgestatteten Neuropilems lassen sich im Zentralnervensystem bestimmte Stellen beobachten, an denen ein Zusammenschluß von Ausläufern verschiedener Ganglienzellen vorhanden sein muß. Solches gilt für die Kletterfasern und die Faserkörbe der PURKINJEschen Zellen (Abb. 175 und 176). Wahrscheinlich dringen von den Korbfasern aus feinste Fibrillen ins Innere der Zellkörper, während sich die Kletterfasern nach Umschlingung der Stammdendriten in das undurchdringliche Neuropilem verlieren dürften.

An den in der Körnerschicht des Kleinhirns vorhandenen „**Eosinkörpern**" kommt es gleichfalls zu einer plasmatischen Verbindung verschiedenartiger Zellfortsätze (Abb. 179 und 222). In einer Art kernloser Grundsubstanz nehmen die aufsteigenden Moosfasern unter Bildung eines allerfeinsten, fibrillären Netzes ein scheinbares Ende. Doch läßt sich dieses zarte Fibrillennetz so wenig wie die Masse des Grundplasmas scharf abgrenzen, sondern es hängt mit netzartigen Aufsplitterungen von Ausläufern der großen und kleinen Körnerzellen zusammen. Bemerkenswerterweise findet sich hier an einer offensichtlichen Nahtstelle im Neuropilem eine differenzierte, wahrscheinlich auch gliöse Faserelemente beherbergende, nervöse Zwischen- oder Grundsubstanz entwickelt, der Sohlenplatte einer motorischen Endigung vergleichbar.

Besonders gebaute, nervöse Haftstellen finden sich unter anderem an den Zellen des Trapezkernes, im Bulbus olfactorius und in Gestalt der „Endfüßchen" an den großen Vorderhornzellen des Rückenmarks. Bei diesen, dem Zellkörper aufsitzenden, vielfach schwer nachweisbaren „Endfüßchen" handelt es sich wahrscheinlich nur um Verdichtungsstellen des pericellulären Neuropilems.

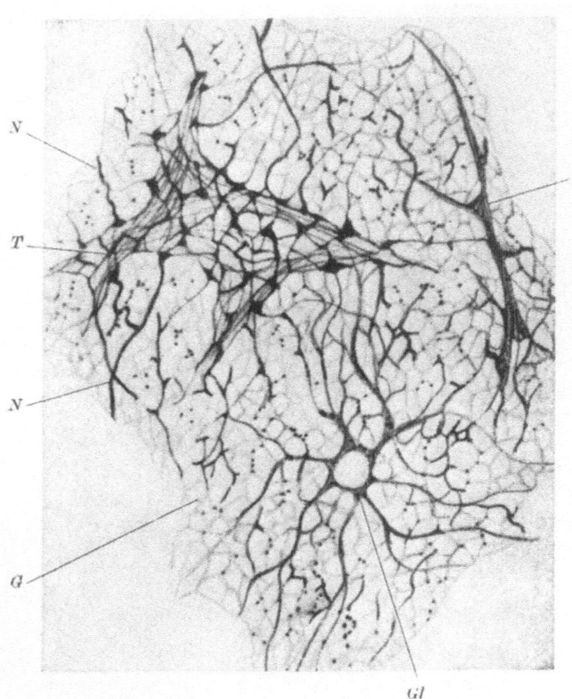

Abb. 223. Schema zur Struktur der menschlichen Großhirnrinde. Zwischen Nervenzelle und Gliazelle das graue Grundnetz. Neurofibrillen im Neuroplasma und Glioplasma. *N* Neurit; *G* Grundnetz; *D* Dendrit; *T* pericelluläres, nervöses Terminalnetz; *Gl* Gliazelle. (Nach BAUER.)

Auf Grund der obigen Schilderung liegt heutzutage kein Anlaß mehr vor, sich das Nervensystem in einer etwas primitiven Weise aus cellulären Einzelindividuen aufzubauen und eine solche Vorstellung mit allzu einfachen Schemata zu illustrieren. Lehnt man, wie es hier geschehen soll, einen cellulären Aufbau des Nervensystems ab, so gelangt man notwendigerweise zu einer syncytialen Konstruktion des Nervensystems, wenn auch in regionär verschiedener Differenzierung. Doch läßt sich hierbei manches Unbefriedigende nicht in Abrede stellen.

Schon NISSL hat behauptet, daß die Masse des Neuropilems in der grauen Substanz nicht das letzte Ende der aus den Ganglienzellen stammenden Fortsätze darstellen könne und in den Zwischenräumen dieses Fibrillensystems die Existenz einer nichtzelligen, spezifisch nervösen Substanz gefordert, die er mit dem Ausdruck „Nervöses Grau" bezeichnet hat. Nach HELD wird in der Kleinhirnrinde die Endausbreitung des extracellulären Neuropilems durch ein allgemeines, plasmatisches „Grundnetz" repräsentiert, in welches sich die Fortsätze der Nerven- und Gliazellen verlieren sollen. Auch die scheinbar frei endigenden Dendriten der PURKINJEschen Zellen sollen nach HELD in dieses Grundnetz übergehen. Da ich mich von freien Dendritenenden bei den PURKINJEschen Zellen nicht überzeugen konnte, so müßten, wenn man der HELDschen Anschauung folgen will, noch wesentlich feinere Dendriten bei den genannten Zellen vorhanden sein, als das aus Abb. 173 zu ersehen ist.

BAUER sucht in Anlehnung an die Lehre HELDS das „Nervöse Grau" NISSLS durch ein „Grundnetz" zu ersetzen, das er als eine Übergangsformation betrachtet, in der sich Dendriten, Neuriten und Fortsätze der Gliazellen syncytial miteinander vereinigen. Abb. 223 gibt die Vorstellung BAUERS schematisch wieder. Der Autor bezeichnet die gesamten zwischenzelligen Fibrillengitter, die an den Abgangsstellen der Dendriten und Neuriten kontinuierlich mit dem intracellulären Fibrillensystem zusammenhängen, als Integrationsorgan der Hirnrinde.

Schließlich entwickelt KORNMÜLLER über den Zusammenhang der nervösen Elemente eine weitere Theorie, wonach er in der Peripherie des Ganglienzellkörpers ein aus den Dendriten stammendes „einsteigendes Fibrillensystem" annimmt, das die Erregung auf ein um den Kern gelegenes, „aussteigendes Fibrillensystem" und von da auf den Neuriten überträgt. KORNMÜLLER verlegt also die Übertragungsstelle nervöser Impulse von einer Ganglienzelle auf die andere nicht auf die Zelloberfläche, sondern ins Innere der Zelle; er spricht hierbei dem Zellkern eine besondere Bedeutung für das perinucleäre in den Neuriten „aussteigende" Fibrillensystem ähnlich den Kernen der motorischen Sohlenplatte zu.

Daß es sich in den sympathischen Ganglien ebenso wie im Ausbreitungsgebiet des vegetativen Nervensystems um ein syncytiales System handeln muß, ist an den entsprechenden Stellen ausgeführt. Im Hinblick auf die Erregungsübertragung von einem Zellkörper auf den anderen läßt sich gegen die KORNMÜLLERsche Hypothese nichts einwenden, zumal der Autor hierbei dem Hüllplasmodium mit Recht eine sekretorische Einwirkung auf den komplizierten Ablauf der Erregungsvorgänge zuweist. Da noch niemand eine „stützende" Funktion der Neuroglia nachgewiesen hat, so darf man zum mindesten an eine Mitbeteiligung der Glia bei den Erregungsvorgängen im Zentralnervensystem denken.

Aus den vorhergehenden Ausführungen läßt sich somit schließen: Für eine Zusammensetzung des Zentralnervensystems aus cellulären Einzelindividuen oder Neuronen vermag die histologische Untersuchung keine Unterlage zu bringen. Es ist wahrscheinlich, aber nicht sicher, daß wir im Zentralnervensystem ein regional verschieden differenziertes Syncytium vor uns haben.

Da die Neuronentheorie und die hierauf fußende Synapsentheorie SHERRINGTONS Form und Funktion des Nervensystems sehr einfach und bequem darstellen, so schätzen viele Leute diese Theorien hoch ein, zumal man mancherlei pathologische und physiologische Vorgänge hiermit zu „erklären" vermeint. Die histologische Forschung darf sich aber nicht abhalten lassen, bequem gewordene alte Irrtümer durch neue Erkenntnisse zu ersetzen, ungeachtet dessen, daß hierdurch einer Deutung der nervösen Vorgänge ungeahnte Schwierigkeiten entstehen sollten.

IV. Mikroskopische Anatomie der Organe.

1. Innersekretorische Organe.

a) Hypophysis cerebri.

Ein Medianschnitt durch die an einem Stiel (Infundibulum) am Boden des Zwischenhirns hängende Hypophyse ergibt folgende Gliederung des Organs: Ein nach vorn gelagertes Gebiet wird als *Vorderlappen* (*Lobus anterior*, Adenohypophyse), der dorsale Anteil als *Hinterlappen* (*Lobus posterior*, Neurohypophyse) bezeichnet. Ein Teil des den Vorderlappen bildenden Gewebes findet sich als Pars tuberalis in der vorderen, gelegentlich auch in der hinteren Wand des Hypophysenstieles. Zwischen Vorder- und Hinterlappen wird die kleine Pars intermedia sichtbar. Eine für die Gefäß- und Nervenversorgung der Drüsen wichtige, bindegewebige Kapsel lagert auf der Außenseite des Organs (Abb. 224).

Für die komplizierte Entwicklung der Hypophyse liefern zwei getrennte Anlagen das Aufbaumaterial. Aus einer Ausstülpung des ektodermalen Epithels im Dache der primitiven Mundbucht, der RATHKEschen *Tasche* gehen Vorderlappen, Pars tuberalis und Pars intermedia hervor. Hinterlappen und Hypophysenstiel entstammen dem Boden des 3. Ventrikels. Am Beginn des nur beim Embryo vorhandenen Ganges, der die Mundhöhle und Hypophysenanlage miteinander verbindet, entsteht die kleine Rachendachhypophyse (Hypophysis pharyngica); sie ist aus dem gleichen Gewebe wie der Vorderlappen aufgebaut. Gelegentlich können Teile des embryonalen Hypophysenganges als *Canalis cranio-pharyngicus* im Keilbeinkörper erhalten bleiben.

Eine später nur im Hypophysenstiel bemerkbare Ausbuchtung des 3. Ventrikels reicht ursprünglich als Hypophysenhöhle bis in die Hypophyse hinein, trennt aber nicht etwa beide Anlagengebiete voneinander, sondern wird dorsal vom Gewebe des Vorderlappens umfaßt. Die Hypophysenhöhle verschwindet, Teile ihrer Epithelwand schnüren sich ab und entwickeln kleine, cystenartige Hohlräume, die teilweise mit Kolloid gefüllt sind. Das Gewebe des Vorderlappens wächst weiterhin in dieses als Pars intermedia zu bezeichnende Gebiet hinein, das nunmehr mit der Adenohypophyse untrennbar verschmolzen erscheint.

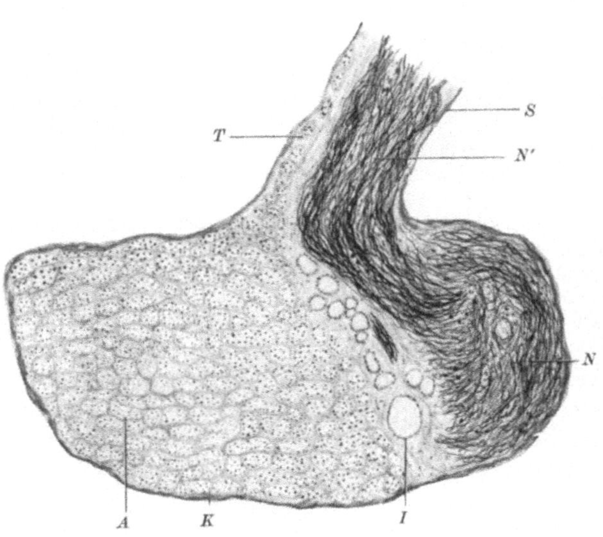

Abb. 224. Medianschnitt durch die Hypophyse. Mensch. *A* Adenohypophyse; *I* Pars intermedia; *N* Neurohypophyse; *T* Pars tuberalis; *S* Stiel; *N'* Nervenfaserzug; *K* bindegewebige Kapsel. BIELSCHOWSKY-Methode. 20mal vergrößert, auf ⁴/₇ verkleinert.

Die Pars intermedia der menschlichen Hypophyse entspricht nicht völlig der Pars intermedia der Säugetiere. Man begegnet über die Pars intermedia in der Literatur widersprechenden Anschauungen.

Das Durchschnittsgewicht der menschlichen Hypophyse beträgt beim Erwachsenen etwa 0,60 bis 0,65 g, erreicht bei der Frau jedoch etwas höhere Werte als beim Mann. Das Übergewicht der weiblichen Hypophyse beruht auf einer stärkeren Entwicklung des Vorderlappens, der während der Gravidität eine besondere Rolle spielt. Auch das Alter und wahrscheinlich die Körpergröße des Individuums sind von Einfluß auf das Gewicht der Hypophyse.

Der **Vorderlappen** oder die **Adenohypophyse** ist als eine großenteils celluläre, teils auch syncytiale Plasmamasse zu betrachten, die durch das Bindegewebe und die in ihm verlaufenden Gefäß- und Nervenbündel eine Gliederung in unregelmäßig gestaltete Haufen und Stränge erfährt. Viele Zellen gehen in diesem außerordentlich komplizierten Drüsenparenchym zugrunde; neue Zellen werden aus undifferenzierten Elementen gebildet, viele im Innern der Zellhaufen und Stränge gelegene Zellen hängen nicht mit einer Basalmembran zusammen. Manche Färbemethoden, vor allem die Azanmethode, haben eine erstaunliche Vielfalt, wahrscheinlich auch eine beträchtliche Wandlungsfähigkeit in der Farbreaktion der Drüsengranula an den Tag gefördert. Rechnet man noch den dauernden Einfluß des Alters auf den Bestand und die Hormonproduktion des Vorderlappens hinzu, so ergibt sich hieraus: Das Gewebe der Adenohypophyse muß sich in einer fortwährenden morphologischen Umwandlung befinden. Solches bedeutet, daß eine Drüsenzelle heute nicht das gleiche Aussehen und nicht die nämliche färberische Reaktion ihrer Granula zu bieten braucht wie morgen.

Der begreifliche Versuch, in eine unübersehbare Vielheit morphologischer Erscheinungen eine gewisse Ordnung zu bringen, führt in der Zellenlehre gewöhnlich zur willkürlichen Aufstellung von „Zelltypen" und allen möglichen „Übergangsformen". Ein derartiges Verfahren stellt einen methodischen Fehler dar, da es einen Vorgang aus dem fixierten Präparat konstruiert. Daher sollen die verschiedenen Hypothesen über die Genese der Zellveränderungen im Vorderlappen keine weitere Erwähnung finden. Es werden im folgenden nur die drei, bei der Azanmethode auffallenden Zellarten unter der von ROMEIS vorgeschlagenen Bezeichnung kurz beschrieben. Die Frage, inwieweit es sich bei diesen Zellarten um besondere

Funktionszustände handelt, wird also ihrer Unlösbarkeit wegen nicht weiter berührt. Daß sich die hochdifferenzierten Zellformen aus undifferenzierten Elementen der embryonalen Hypophysenanlage entwickelt haben müssen, ist selbstverständlich.

Aus dem im wechselnden Schimmer seiner Farbentöne sehr schwer zu beurteilenden Plasmakomplex des Vorderlappens treten die mit leuchtend roter Granula erfüllten α-Zellen (eosinophile oder acidophile Zellen) am allerstärksten hervor (Abb. 225). Die Form des Zellkörpers und des Kernes wechselt, auch die Färbbarkeit der Granula unterliegt von einem satten Dunkelrot bis zu einem zarten Blaßrot vielen Schwankungen. Im Plasma mancher Zellen findet sich

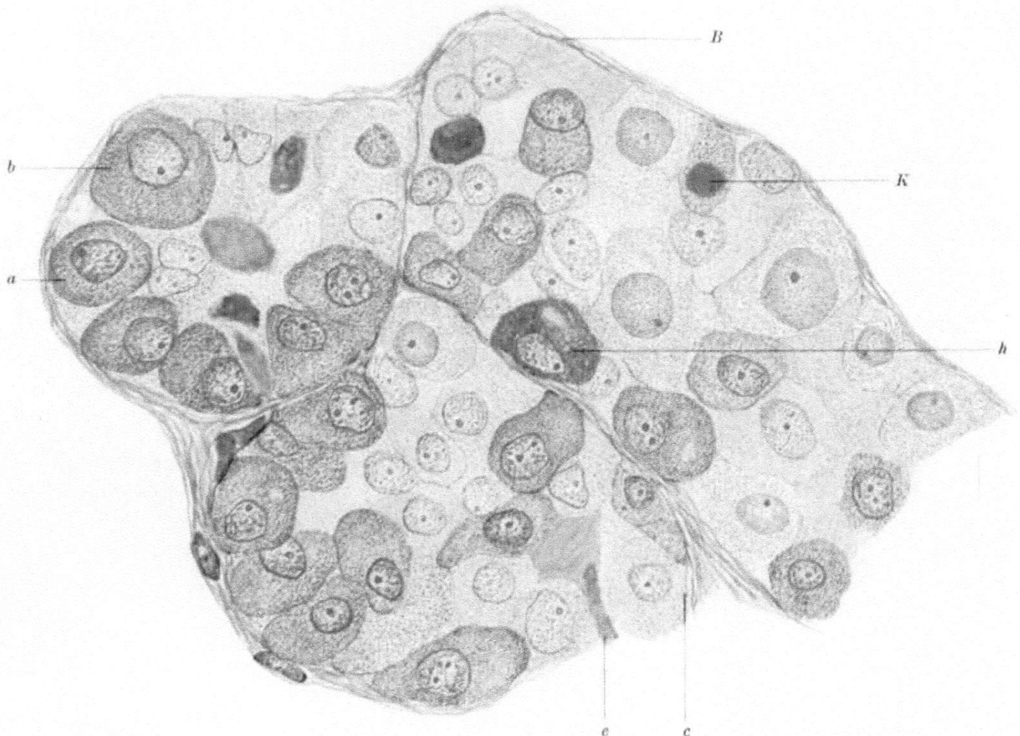

Abb. 225. Drüsenzellen aus dem Vorderlappen der Hypophyse. Mensch. *a* α-Zelle; *b* β-Zelle; *c* γ-Zelle; *h* stark färbbare Zelle mit Centroplasma; *K* Kolloid; *B* Bindegewebe zwischen den Zellsträngen; *e* zugrunde gehende Zelle. Susa. Azan. 1000mal vergrößert.

in der Nähe des Kernes ein von Granula entblößter schwachgrauer Fleck; er soll das Diplosom beherbergen. Im frischen Zustand erscheinen die α-Zellen dunkler als die übrigen Zellen.

Die β-Zellen oder basophilen Zellen zeigen im Azanpräparat in verschiedenen Abstufungen vom Lichtblau, Dunkelblau bis zum Violett gefärbte Granula, die sich überdies mit Kresofuchsin und Resorcinfuchsin blauviolett bis braun- oder rotviolett darstellen lassen. Der unterschiedlich gestaltete Zellkern nimmt gewöhnlich eine exzentrische Lage ein. Die Beschaffenheit der Granula schwankt zwischen grob und fein.

Die γ-Zellen werden auch als chromophobe Zellen oder Hauptzellen bezeichnet und lassen im Azanpräparat ein grau oder blaßviolettes Plasma mit grau- bis mittelvioletten Granula erkennen. Sie besitzen ziemlich große, chromatinarme, meist rundliche Kerne, deren Form und Umfang wechseln können. Zwischen den γ-Zellen findet man kleine, mit einer blaßblau färbbaren Kolloidmasse gefüllte Hohlräume. Es dürfte mitunter schwer fallen, γ-Zellen von unreifen Zellformen zu unterscheiden. In der Schwangerschaft gewinnen umfangreiche Zellen hinsichtlich der Verteilung, Größe und Farbreaktion ihrer eosinophilen Granula ein besonderes Aussehen, so daß man bereits von „Schwangerschafts-zellen" gesprochen hat. Nach ROMEIS soll es sich hierbei um spezifisch veränderte γ-Zellen handeln. ROMEIS unterscheidet nach Anwendung von Spezialfärbungen noch zwei weitere Zellarten, die δ- und ε-Zelle.

Zugrundegehende Drüsenzellen kommen bei allen 3 Zellarten vor und sind an der Über-färbung des Plasmas (Hyperchromasie) und an ihrer durch den Druck der Umgebung hervor-gerufenen zusammengepreßten Form zu erkennen. Auch schlecht färbbare (hypochro-matische) Zellen können nach Verlust der Granula und unter Vakuolisierung des Plasmas

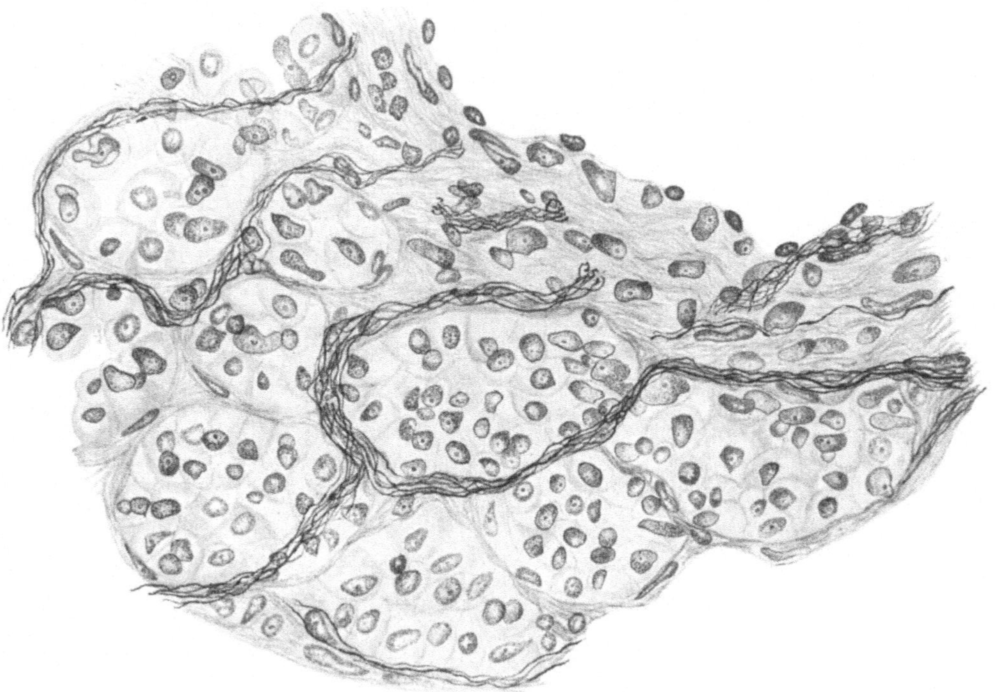

Abb. 226. Sympathischer Nervenplexus im Vorderlappen der Hypophyse. Mensch. BIELSCHOWSKY-Methode. 500mal vergrößert, auf $^5/_7$ verkleinert. (Nach HAGEN.)

einer Degeneration anheimfallen. Im Alter ist gelegentlich eine beträchtliche Verkleinerung des ganzen Vorderlappens zu beobachten. Geschwülste des Vorderlappens können jeweils aus eosinophilen, basophilen oder chromophoben Zellen aufgebaut sein. Die Massen und Stränge des Drüsenparenchyms werden von einer Basalmembran umschlossen, die sich aus einem feinsten flächenhaften Gitterfasernetz und einem dazwischen gelagerten, vom sol-zum gelartigen Zustand wechselnden Plasma zusammensetzt.

Das Parenchym der **Pars tuberalis** zeigt gewisse morphologische Unterschiede gegenüber dem Parenchym der Adenohypophyse.

Die Innervation des Vorderlappens ist für die Kenntnis seiner Funktion von Bedeutung. Zarte Nervenstränge markloser Fasern gelangen gemeinsam mit den Blutgefäßen aus der Kapsel in das Bindegewebe des Vorderlappens hinein. Sie zeigen das gleiche morphologische Verhalten wie die sympathischen Nervenelemente und stammen aus dem Plexus caroticus. Im Bindegewebe entwickeln die Nervenfaserzüge den gleichen dichten Plexus, den man an exkre-torischen Drüsen beobachten kann (Abb. 226). Die Übertragung nervöser Im-pulse auf das Drüsenparenchym und das Capillarsystem erfolgt durch feinste

Nervenfäserchen, die sich aus dem Plexus abspalten und ein zartes terminales Netzwerk entstehen lassen. In der Hauptsache dürfte es sich bei diesen Nervenfasern um efferente Elemente handeln; möglicherweise verlaufen auch afferente Fasern in dem dargestellten Nervenplexus.

Innerhalb des Vorderlappens sind auffallend gestaltete, knotig verdickte und sonderbar verästelte Nervenfasern beschrieben worden (HAGEN). Die eigentümlichen Fasern können an ihren Enden mit einem feinsten, fibrillären Netzwerk einzelne Drüsenzellen korbartig

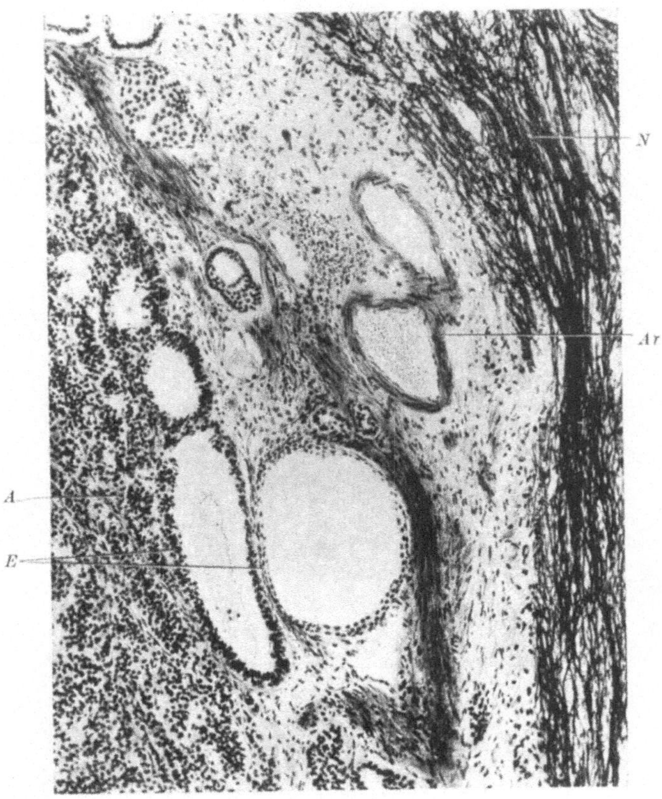

Abb. 227. Pars intermedia der Hypophyse. Mensch. *A* Adenohypophyse; *E* Epithelcysten der Pars intermedia; *Ar* Arterie; *N* Nervenbündel vom Hypophysenstiel zur Neurohypophyse ziehend. BIELSCHOWSKY-Methode. 76mal vergrößert.

umfassen, in das Plasma der Zellen eindringen und bis an die Kernmembran gelangen. Ihre Bedeutung ist einstweilen ungeklärt.

Die **Pars intermedia.** Beim Kind läßt sich eine einheitliche Hypophysenhöhle noch vielfach beobachten; beim Erwachsenen kommt ein einheitlicher Spaltraum in der Hypophyse nur selten vor; er scheint in eine Anzahl verschieden großer, von Epithel ausgekleideter Hohlräume oder Cysten aufgeteilt (Abb. 227). Das Epithel zeigt eine unterschiedliche Bauweise und besitzt gelegentlich einen Flimmersaum. Der Inhalt der Cysten kann aus einem mit der Azanmethode rot, manchmal auch blau färbbaren Kolloid bestehen, manchmal findet sich nur eine substanzarme, wäßrige Flüssigkeit. Die Epithelfollikel des Zwischenlappens erhalten ihre nervöse Versorgung aus dem breitfaserigen Nervengeflecht des Hinterlappens, die Gefäße stehen unter nervösem Einfluß.

Die Cysten oder Follikel der Pars intermedia können auf verschiedene Weise entstehen und sind jedenfalls nicht ausnahmslos als Reste der ursprünglichen Hypophysenhöhle zu betrachten. γ-, β- und α-Zellen werden weiterhin beobachtet; basophile Zellen finden sich nicht nur in den von einer Basalmembran umhüllten Zellsträngen, sondern auch frei, einzeln, gruppen- oder reihenweise im Bindegewebe.

Der Hinterlappen oder die **Neurohypophyse.** Die am Aufbau des Hinter-lappens beteiligten Gewebe befinden sich wie beim Vorderlappen in dauernder

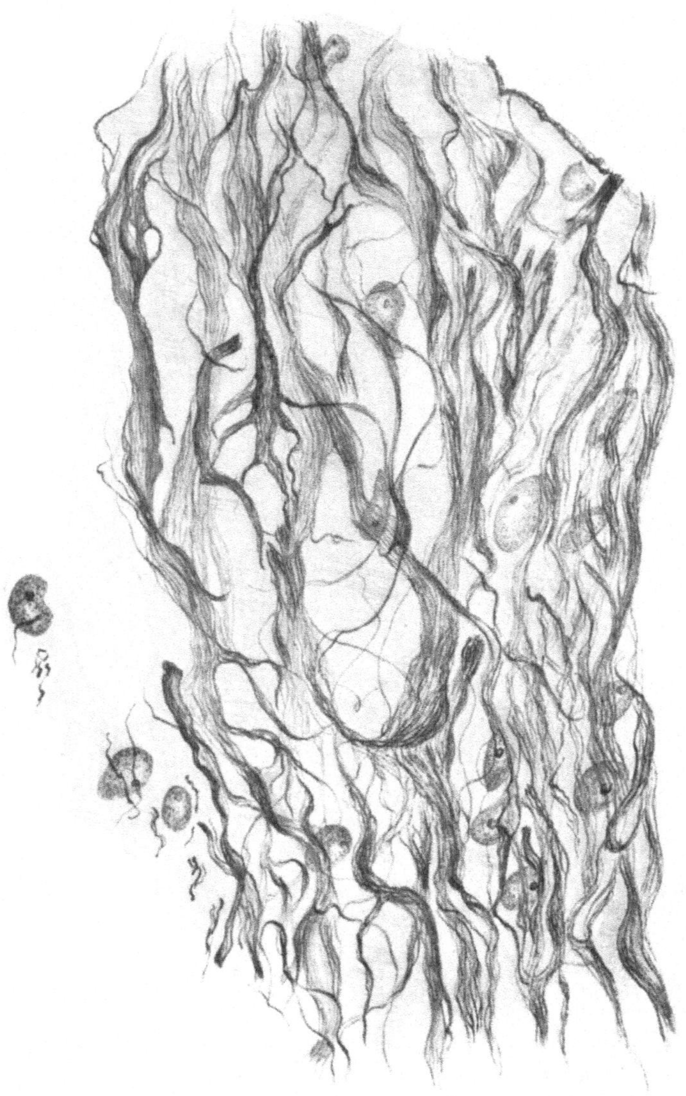

Abb. 228. Breitfaseriges, aus dem Infundibulum stammendes Nervenbündel im Hinterlappen der Hypophyse. Mensch. BIELSCHOWSKY-Methode. 1000mal vergrößert, auf $^6/_7$ verkleinert.

Veränderung. Die geweblichen Teilelemente lassen sich, abgesehen von den Gefäßen und ihrem umgebenden Bindegewebe, nur mit spezifischen Methoden zur Darstellung bringen. Hierbei ergibt sich eine für den Hinterlappen spezifische Bauweise der einzelnen Gewebsarten. Der Hinterlappen besitzt eine gewebliche Zusammensetzung besonderer Art.

Mit der Azanmethode lassen sich basophile Epithelzellen, kollagenes Bindegewebe um die Gefäße und gelegentlich hellblaues Kolloid erkennen. In der Hauptsache zeigt die Azanmethode ebenso wie polychromes Methylenblau oder Hämatoxylin-Eosin ein verwickeltes, uneinheitliches, plasmatisches Filzwerk, in das eine Fülle von rundlichen, länglichen und verschieden gestalteten Kernen eingelagert ist. Die genannten Methoden vermögen somit keinen genauen Einblick in den Aufbau des Hinterlappens zu verschaffen.

Im Hinblick auf die genetische Abkunft der Neurohypophyse vom Zwischenhirn soll das nervöse Aufbauelement des Hinterlappens zuerst betrachtet werden.

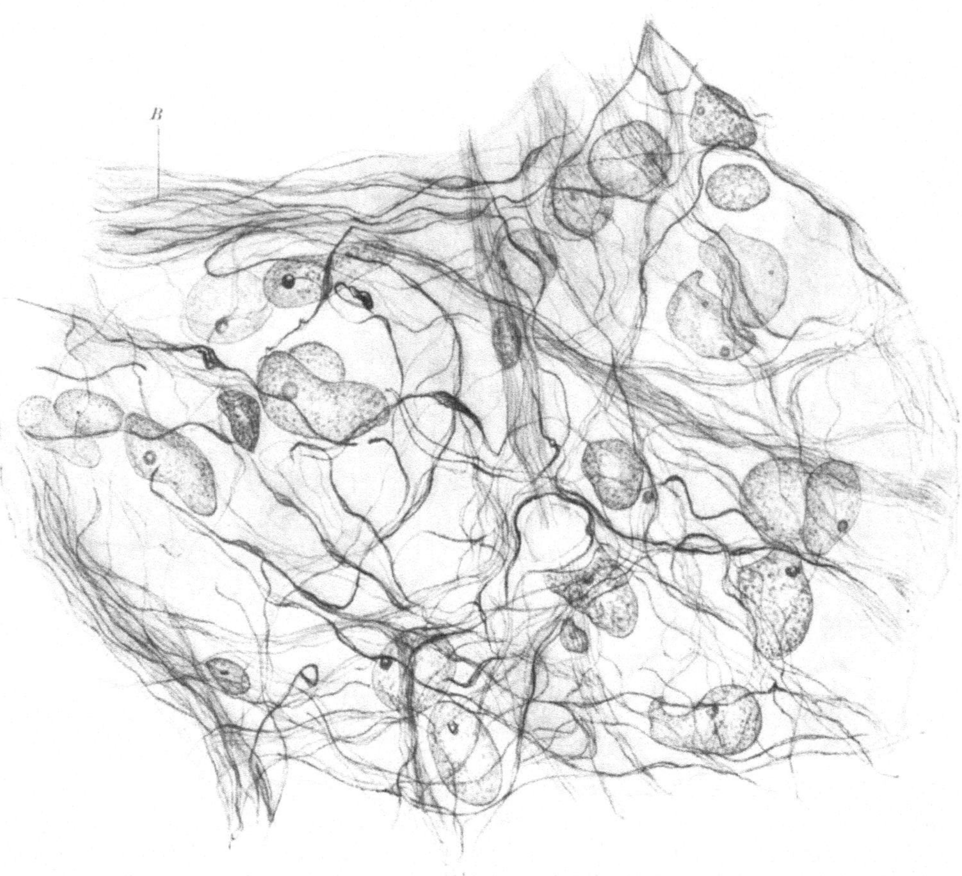

Abb. 229. Feinstes Nervengeflecht aus dem Hinterlappen der Hypophyse. Mensch. *B* Breite Nervenfaser, sich in Fibrillen verzweigend. BIELSCHOWSKY-Methode. 1100mal vergrößert, auf ⁴/₅ verkleinert.

Es stammt aus dem Zwischenhirn und gelangt durch den Hypophysenstiel in Gestalt wichtiger, mit Silber gut imprägnierbarer Faserzüge in den Hinterlappen (Abb. 227 und 228). Es handelt sich hierbei durchwegs um marklose Fasern, die großenteils in einer auffallenden Breite ein charakteristisches und für den Hinterlappen spezifisches Gepräge erhalten. Bei Anwendung sehr starker Vergrößerungen zeigen sich diese breiten Faserzüge aus feinsten Neurofibrillen zusammengesetzt. Die zarten Neurofibrillen zweigen sich teils einzeln, teils in schmalen Bündeln von den breiten Fasern ab und lassen schließlich ein über den ganzen Hinterlappen ausgebreitetes Nervengeflecht von äußerster Dichte entstehen (Abb. 229). Da man an jenen feinsten Nervenfibrillen nirgends ein freies Ende gewahren kann, so dürfte es sich im ganzen um eine nervöse netzartige

Endformation handeln, die mit den übrigen kernhaltigen Plasmaelementen in engstem plasmatischem Zusammenhang stehen muß.

Die breiten Nervenfasern nähern sich oft in ganzen Zügen unter Bildung einer länglich-kolbenartigen Anschwellung den Gefäßwänden, umfassen diese in kleinen Kreis- oder Spiraltouren und splittern sich dann in allerfeinste. fibrilläre Elemente in der Gefäßwand auf (Abb. 230). Ein ähnlicher morphologischer Befund tritt in der Epiphyse zutage (Abb. 258). Man hat stellenweise den Eindruck, als zerfielen die aus der Auflockerung der Endkolben hervorgegangenen zarten Neurofibrillen in allerfeinste Körnchen.

Eine besondere Bedeutung muß ferner den großen, unterschiedlich gestalteten Endkolben innewohnen, deren zuführende Fasern gleichfalls dem breitfaserigen

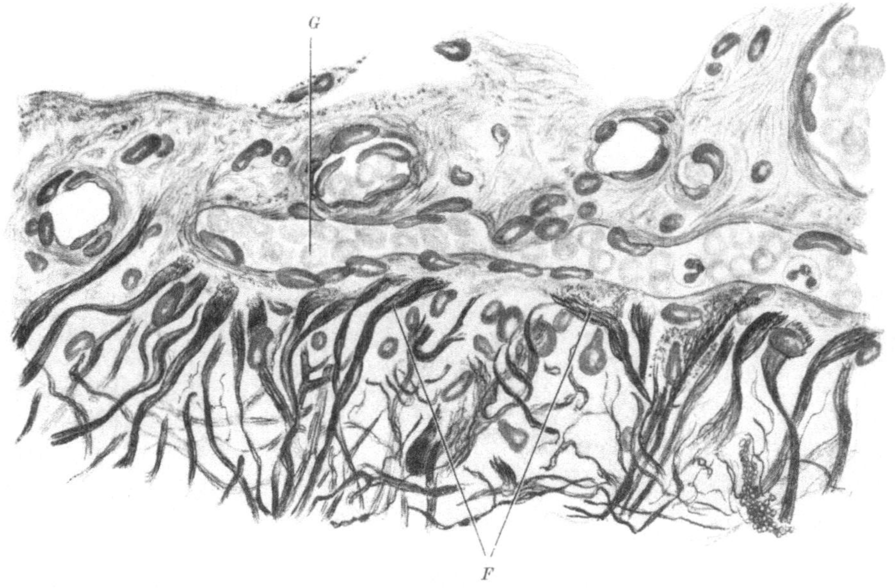

Abb. 230. Endigungsweise von Nervenfasern an der Gefäßwand. Hinterlappen der Hypophyse. *F* Kolbenartige, fibrilläre Auflockerungen der Nervenfasern; *G* Gefäß. BIELSCHOWSKY-Methode. 500mal vergrößert.

Nervengeflecht entstammen (Abb. 231). Die Endorgane, deren auch mehrere an der gleichen Nervenfaser hintereinander geschaltet sein können, bestehen zunächst aus einer in Kreis- oder Spiraltouren eng zusammen gewickelten neurofibrillären Masse. Solches gilt nicht in gleicher Weise für alle Endkolben, da viele von ihnen eine Auflockerung, einen allmählichen Schwund und einen Zerfall ihrer fibrillären Strukturen in feinste, argyrophile Granula erkennen lassen. Schließlich kommen feine granulierte, unscharf begrenzte Plasmabezirke vor. aus deren Mitte sich offenbar eine dunkle rundliche Stelle ähnlich einem Kern hervorhebt.

Es ist einstweilen nicht möglich, die Funktion dieser nervösen Endkolben und granulierten Plasmabezirke aufzuklären. Zunächst läßt sich an eine pathologische Erscheinungsform im Bereiche des Nervengewebes denken. Sollte es sich aber bei dem Zerfall der Endkolben um einen physiologischen Vorgang handeln, so würde ein fortwährender Zufluß nervöser Substanz innerhalb der Hypophyse einen für den Hinterlappen spezifischen einzigartigen Vorgang darstellen. Möglicherweise werden im Hinterlappen durch Zerfall des aus dem Zwischenhirn stammenden Nervengewebes bestimmte Stoffe zur Hormonbildung frei (HAGEN).

Vielfach verlaufen die Nervenfasern aus dem Infundibulum in eigentümlichen Schlingen und Windungen um die von Bindegewebe umkleideten Gefäße. Es entstehen in dem ungeheuren Gewirr des Nervengewebes etwas hellere Stellen, sog. „Inseln". Ganglienzellen kommen in der Hypophyse nicht vor.

Das übrige neben dem Nervengewebe im Hinterlappen vorkommende spezifische Gewebe ist sehr schwer zu beurteilen; epithelartige basophile Zellen, eigentümliche sternförmige Zellen und Zellen mit gelbem oder schwarzem und argyrophilem Pigment sind gelegentlich aus dem im großen und ganzen sehr unklaren Plasmakomplex herauszufinden. Die Existenz von Glia scheint zweifelhaft; wieweit ein um die Gefäße beschriebenes Gitterfasergerüst mit dem kollagenen Faserwerk zusammenhängt, bleibt ebenfalls wenig klar. Zu welchen Zellen oder Plasmahaufen die zahlreichen unterschiedlich großen runden, ovalen oder längsovalen Kerne gehören, läßt sich einstweilen nicht recht nachweisen. Hingegen findet man an manchen Kernen eigentümliche homogene Einschlüsse, die wahrscheinlich, wie bei vielen Kernen der Epiphyse, aus dem Kern in das umgebende Plasma ausgestoßen werden.

Zuletzt sind als eine für den Aufbau des Hinterlappens spezifische Formation die *Pituicytenfasern* zu erwähnen (Abb. 232). Sie erscheinen als homogene, mit unterschiedlichen Anschwellungen versehene Bänder, zeigen kolbenartige Verdickungen und einen eigentümlichen Verlauf. Sie befinden sich mit dem zarten Nervennetz in engster Verbindung.

Ob die Pituicytenfasern, die mitunter auch Granula beherbergen, sämtlich einen Kern besitzen, somit als bizarr geformte Zellen oder „Pituicyten" zu betrachten sind, ist sehr fraglich. Sie stellen jedenfalls ein für den Hinterlappen spezifisches Aufbauelement, ein eigentümliches Fasergewebe dar.

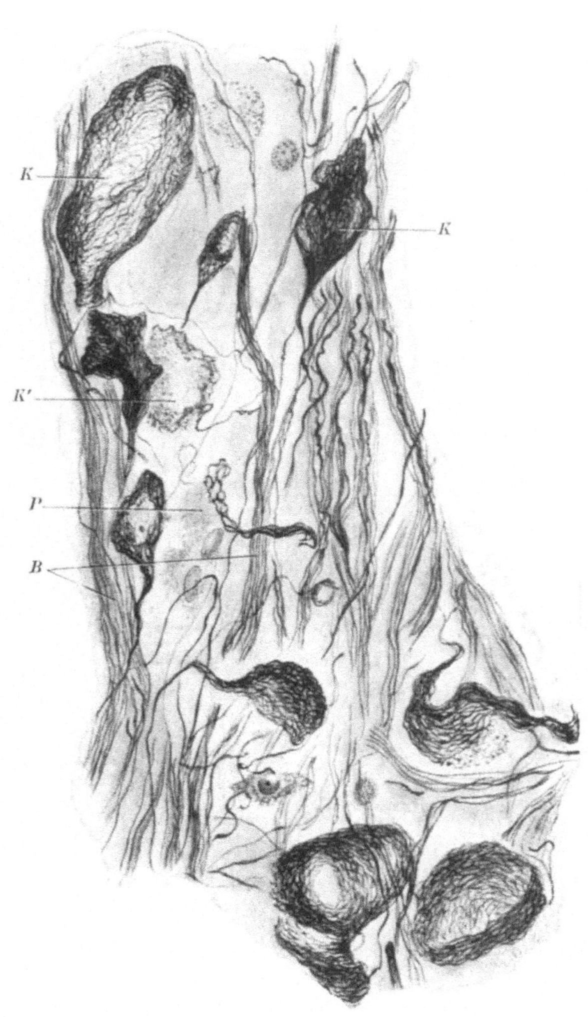

Abb. 231. Nervöse „Endkolben" (*K*) im Hinterlappen der Hypophyse. Mensch. *B* Breite Nervenfasern; *K'* in fibrillärem Zerfall begriffener „Endkolben"; *P* fein granuliertes Plasma. BIELSCHOWSKY-Methode. 900mal vergrößert, auf ⁴/₅ verkleinert.

Die bindegewebige Kapsel der Hypophyse läßt ein Stratum periostale vasculare und ein direkt dem Drüsenparenchym aufliegendes Stratum fibrosum unterscheiden; sie besitzt einen dichten Nervenplexus. Die Gefäßversorgung der Hypophyse erfolgt durch die Aa. hypophyseos inferior und superior, welche in der Pars intermedia anastomosieren. Die hier verlaufenden Arterien enthalten in ihrer Wand vielfach epitheloide Zellen. Das Blut wird aus der Hypophyse durch die Sinuscapillaren des Vorderlappens in Kapsel- und Sammelvenen ausgeführt. Im Infundibulum und im Hinterlappen sind besondere knäuelartige Gefäßbildungen beschrieben worden.

Der Hypophyse kommt als Bildungsstätte zahlreicher Hormone und infolge ihrer hormonalen Beziehungen zu anderen Hormondrüsen und wegen ihrer engen, morphologischen Verbindung mit dem Zwischenhirn eine überragende funktionelle Bedeutung zu. Hormone des Vorderlappens beeinflussen das Wachstum, den Kohlenhydrat- und Fettstoffwechsel, die Follikelreifung und Luteinbildung im Ovarium, ferner die Rinde und das Mark der Nebenniere, die LANGERHANSschen Inseln und die Epithelkörperchen. In der Pars intermedia ist bei Amphibien und Fischen ein pigmentbildendes Hormon gefunden worden.

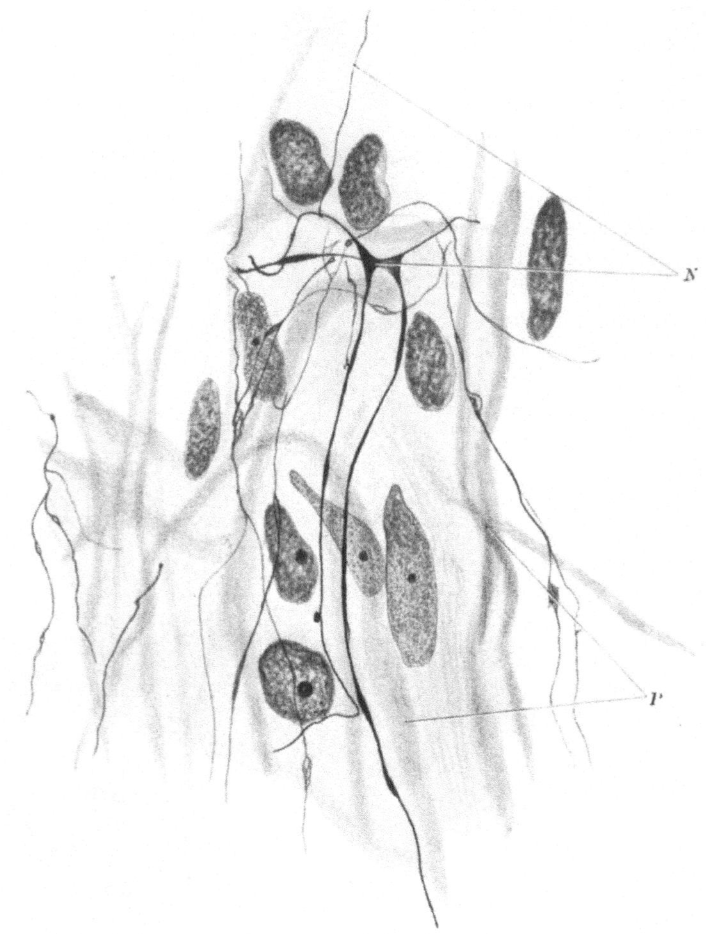

Abb. 232. Hinterlappen der Hypophyse. Mensch. *P* Pituicytenfasern; *N* feine Nervenfasern. BIELSCHOWSKY-Methode. 1100mal vergrößert. (Nach HAGEN.)

Hinterlappenhormone bringen die glatte Muskulatur des Uterus zu wehenartigen Kontraktionen, bewirken bei den Gefäßen eine Erhöhung des Blutdrucks und Kontraktionen an der glatten Muskulatur des Darmes, der Harn- und Gallenblase. Schließlich kann durch einen im Hinterlappen gebildeten Wirkstoff auch Wasserretention und Kochsalzausschüttung erfolgen. Eine wechselseitige nervöse, wahrscheinlich auch humorale Beeinflussung von Hypophyse und Zwischenhirn ist anzunehmen. Eine Funktion des Hinterlappens scheint ohne Mitwirkung des Zwischenhirns nicht möglich. Hinterlappen, Hypophysenstiel, Infundibulum und Hypothalamus bilden offenbar eine untrennbare, physiologische Einheit. Daher hat SPATZ dieses ganze Gebiet unter dem Namen „Neurohypophyse im weiteren Sinne" zusammengefaßt.

b) Schilddrüse (Glandula thyreoidea).

Die Schilddrüse ist entodermaler Abkunft und entsteht bereits beim 3 Wochen alten Embryo in Höhe der zweiten und dritten Schlundtasche aus einer Einsenkung des Mundhöhlenbodens. Das Foramen caecum der Zunge entspricht dem ersten Anlageort der Schilddrüse.

Die entodermale Anlage wuchert in Gestalt netzartig verzweigter, median gelegener Epithelstränge in die Tiefe und läßt schließlich nach beiden Seiten hin größere Aussprossungen, die späteren Seitenlappen, entstehen. Ursprünglich war die Schilddrüse am Foramen caecum mit dem Mundhöhlenboden durch den Ductus thyreoglossus verbunden, aus dessen Resten sich caudal der Lobus pyramidalis und kranial kleine Drüsenreste (Nebenschilddrüsen) in der Zunge, vor dem Zungenbein und dem Schildknorpel entwickeln können.

Das Parenchym der Schilddrüse erfährt durch die von der bindegewebigen Kapsel eindringenden Septen eine gewisse Gliederung in unterschiedlich große *Lobuli* oder *Läppchen*. Das sezernierende Gewebe setzt sich aus bläschenförmigen und unregelmäßig gestalteten, von einer einschichtigen Epithelwand ausgekleideten Hohlräumen zusammen, die man *Follikel* nennt (Abb. 233). Bau und

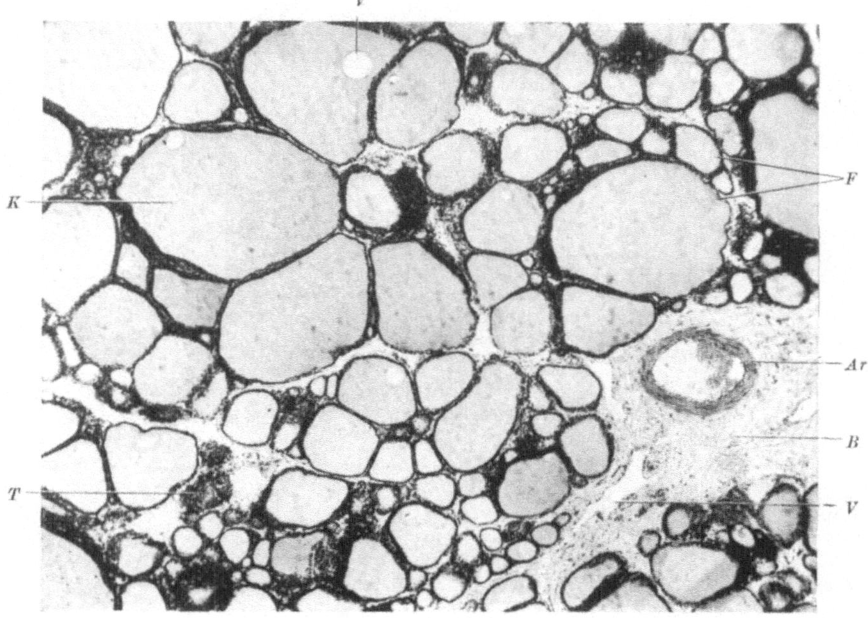

Abb. 233. Schilddrüse. Erwachsener Mensch. *F* Follikel; *K* Kolloid; *V'* Vacuole; *Ar* Arterie; *V* Vene; *T* Tangentialschnitt durch einen Follikel; *B* Bindegewebe. Kaliumbichromat-Formol. Hämatoxylin-Eosin. 55mal vergrößert.

Größe der Follikel schwanken erheblich; an einem individuellen Verhalten des Drüsenparenchyms besteht ferner kein Zweifel. Das Epithel zeigt je nach seinem Funktionszustand alle Übergänge von der zylindrischen zur platten Form. Auf Grund von Tierexperimenten betrachtet man das platte Epithel als wenig oder gar nicht sezernierend, kubisches Epithel als lebhaft sezernierend und zylindrisches Epithel als in der Resorption des aufgespeicherten Kolloids befindlich. Auch bei den Kernen macht sich ein dauernder Wechsel in Form und Größe bemerkbar.

Die Drüsenzellen erscheinen in der Hauptsache ziemlich hell, von wabigkörnigem Aussehen im Plasma; dunkle, intensiv färbbare Zellen mit gefältelten oder pyknotischen Kernen und vereinzelten Granula sind wohl als degenerative Elemente zu betrachten. Das Vorkommen von Plastosomen, GOLGI-Apparat und Centrosoma ist in den Drüsenzellen nachgewiesen. An der Oberfläche des Epithels findet sich gewöhnlich eine feinste Lage stark lichtbrechender Lipoidgranula. Im interstitiellen Bindegewebe kommen kolloidfreie solide Zellhaufen vor; an gleicher Stelle sind bei jungen Säugetieren mit argyrophiler Granula ausgestattete, „parafollikuläre Zellen" beobachtet worden.

Innerhalb der Follikel befindet sich eine glasige, strukturlose, stärker licht brechende Masse, das *Kolloid*, das sich mit Anilinfarbstoffen manchmal lebhaft manchmal gar nicht färben läßt. Gelegentlich werden im Kolloid helle Vacuolen mit einem darin enthaltenen, stark färbbaren Gerinnsel sichtbar. Das Kolloid stellt eine, vom Epithel aufgespeicherte Substanz dar, die bei Bedarf vom Epithel wieder verflüssigt, rückresorbiert und an seiner Basis durch die Basalmembran hindurch in das anliegende Bindegewebe, Capillarsystem, möglicherweise auch an die Lymphgefäße abgegeben wird. Nach Entleerung des Kolloids kann der Follikel seine prall gespannte Form verändern. Im Kolloid ist unter anderem ein jodhaltiger Eiweißkörper, das Thyreoglobulin enthalten; die wirksame

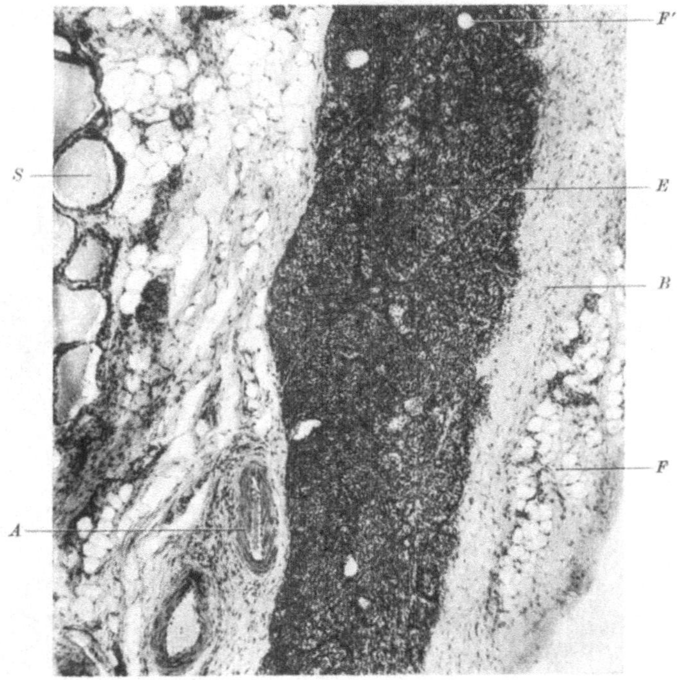

Abb. 234. Epithelkörperchen (*E*) Mensch. *F* Fettgewebe; *F'* Fettzelle; *A* Arterie; *B* Bindegewebe; *S* Schilddrüsenfollikel. Kaliumbichromat-Formol. Hämatoxylin-Eosin. 55mal vergrößert.

Substanz, das Thyroxin, wird nach Rückresorption von der Basis des Epithels an den Organismus abgegeben.

Das Follikelepithel wird an der Außenseite von einer Basalmembran umfaßt, deren Gitterfaserhülle mit dem sehr dicht entwickelten Capillarsystem verbunden ist und in das kollagene Fasersystem des interstitiellen Bindegewebes übergeht. Bei freilebenden Vögeln und Säugetieren kommt es in der kalten Jahreszeit zu Kolloidschwund mit nachfolgender Follikelumordnung, zu Sekretionssteigerung, Parenchymzunahme und Follikelneubildung. Ein gleiches findet bei neugeborenen Kindern und Säugetieren und bei eben ausgeschlüpften Vögeln statt.

An den kleineren Arterien werden wulstartige oder leistenähnliche, in das Lumen vorspringende Intimaverdickungen beobachtet, an deren, Zustandekommen abgesehen vom Endothel, auch epithelartige Zellen beteiligt zu sein scheinen. Wahrscheinlich handelt es sich hierbei um eine Vorrichtung zur Drosselung des Blutstromes. An den kleinen Venen finden sich ebenfalls durch eine längsverlaufende glatte Muskulatur hervorgerufene Längswülste, die bei Kontraktion offenbar eine Drosselung oder Sperrung des abfließenden Blutstromes bewirken und zu einer Stauung des unter Umständen thyroxinhaltigen Blutes im Capillargebiet führen können.

Die **Nerven** der Schilddrüse entstammen dem Vagus und Sympathicus und bilden in der Kapsel ein grobmaschiges Geflecht, das sich im interfollikulären Bindegewebe sehr verfeinert und schließlich in das netzartige, Follikel und Capillarsystem umspannende Terminalreticulum übergeht. Es enthält in seinem Leitplasmodium neben den länglichovalen Schwannschen

Kernen auch helle, große, rundlich gestaltete Kerne, die wohl den interstitiellen Zellen der Darmgeflechte, mithin kleinen Mikroganglienzellen gleichzusetzen sind. Die gewöhnlichen sympathischen Ganglienzellen kommen in der Schilddrüse beim Menschen nicht vor.

Die Tätigkeit der Schilddrüse vollzieht sich unter dem Einfluß des vegetativen Nervensystems und des Hypophysenvorderlappens. Hypofunktion der Drüse führt bei jugendlichen Individuen zu einer Hemmung des Längenwachstums, so daß Zwergwuchs hieraus resultiert; bei Erwachsenen kommt es bei Hypofunktion zu einer Schädigung des Nervensystems und zu einer beträchtlichen Herabsetzung des Stoffwechsels, eine Krankheitserscheinung, die

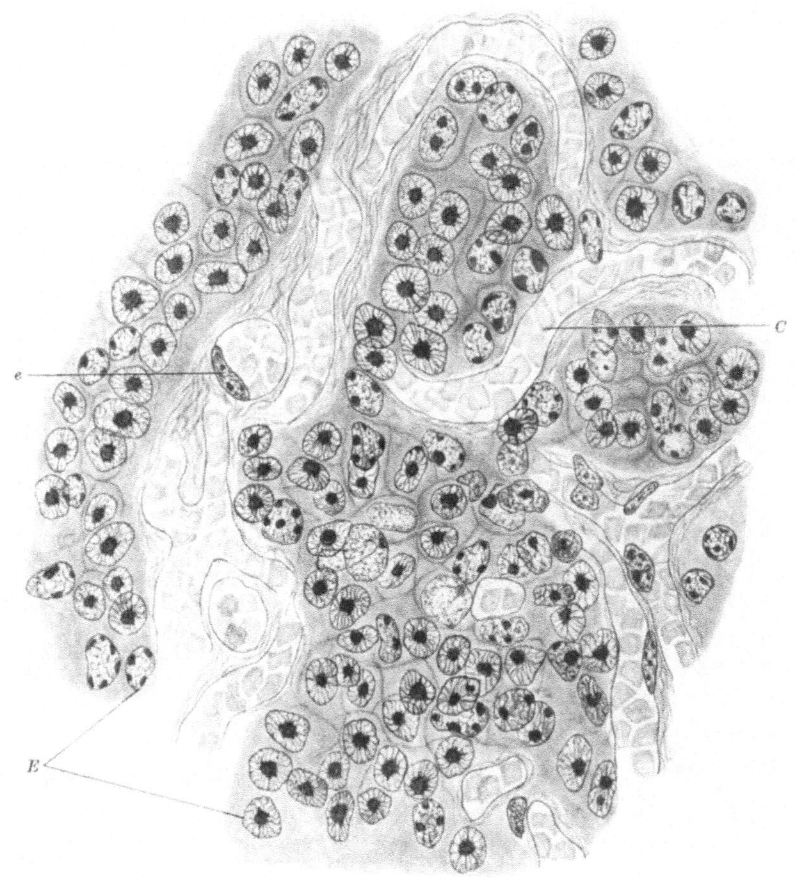

Abb. 235. Epithelkörperchen. Mensch. *E* Epithelmasse; *C* Capillare; *e* Endothelkern einer kleinen Vene. Kaliumbichromat-Formol. Hämatoxylin-Eosin. 1000mal vergrößert, auf ⁴/₅ verkleinert.

unter dem Namen Myxödem bekannt ist. Bei Hyperfunktion sind die Stoffwechselvorgänge gesteigert; es findet sich eine Übererregbarkeit des Nervensystems unter gleichzeitiger Vergrößerung (Struma) der Schilddrüse; die Basedowsche Krankheit wird mit einer Hyperfunktion der Schilddrüse in Zusammenhang gebracht.

c) Epithelkörperchen (Glandulae parathyreoideae).

Die Epithelkörperchen entstehen aus einer dorsolateralen Ausfaltung der 3. und 4. Kiementasche und finden sich gewöhnlich zu zwei auf jeder Seite im dorsalen Kapselgewebe der Schilddrüse (Abb. 234). Es handelt sich bei den fraglichen Gebilden um eine zellige Epithelmasse, in welche ohne viel Bindegewebe ein dichtes Gefäßnetz eingebaut ist (Abb. 235).

Die meisten Zellen besitzen ein schlecht färbbares Plasma, erscheinen hell und zeigen in ihrem Kern gewöhnlich einen deutlichen Nucleolus, manchmal auch deren zwei, während das Chromatin vielfach in Strängen auftritt oder in seiner Anordnung schwer bestimmbar bleibt. Form, Umfang und Aufbau der Kerne unterliegen Schwankungen. Beim Neugeborenen und in der Jugend enthalten die Drüsenzellen Glykogen; in höherem Alter werden die Zellgrenzen vielfach undeutlich und die Zellen teilweise durch Fettzellen ersetzt. Follikel, die von Epithel ausgekleidet sind und eine kolloidähnliche Masse enthalten, kommen schon bei Kindern, meist jedoch bei älteren Leuten vor.

Neben der Hauptmasse der hellen, als Hauptzellen bezeichneten Elemente werden stärker färbbare, oxyphile Zellen beobachtet; sie sind gewöhnlich durch einen geknitterten oder pyknotischen Kern gekennzeichnet, ballen sich gelegentlich zu kleinen Haufen zusammen und dürfen sehr wahrscheinlich als minderwertige oder dem Zerfall preisgegebene Gebilde betrachtet werden. Überzählige Epithelkörperchen finden sich manchmal innerhalb der Schilddrüse und der Thymusdrüse.

Die dünne bindegewebige Kapsel der Epithelkörperchen setzt sich aus kollagenen und elastischen Fasern zusammen, entwickelt in der Tiefe der Epithelmasse zarte Septen, die vor allem an der Grenze zum Epithelgewebe den Charakter eines Gitterfasernetzes annehmen. Die Epithelkörperchen erhalten ihre nervöse Versorgung aus dem in der Kapsel der Schilddrüse ausgebreiteten Nervenplexus, beziehen also Fasern aus Vagus und Sympathicus. Ganglienzellen fehlen.

Im Alter tritt in den Epithelkörperchen häufig Pigment in Erscheinung. Das Hormon der Epithelkörperchen wirkt auf den Kalkstoffwechsel im Organismus. Nach vollständiger Entfernung der Epithelkörperchen kommt es innerhalb kurzer Zeit zu einer Übererregbarkeit der Skeletmuskulatur und zum Krankheitsbild der Tetanie, die den Tod zur Folge haben kann.

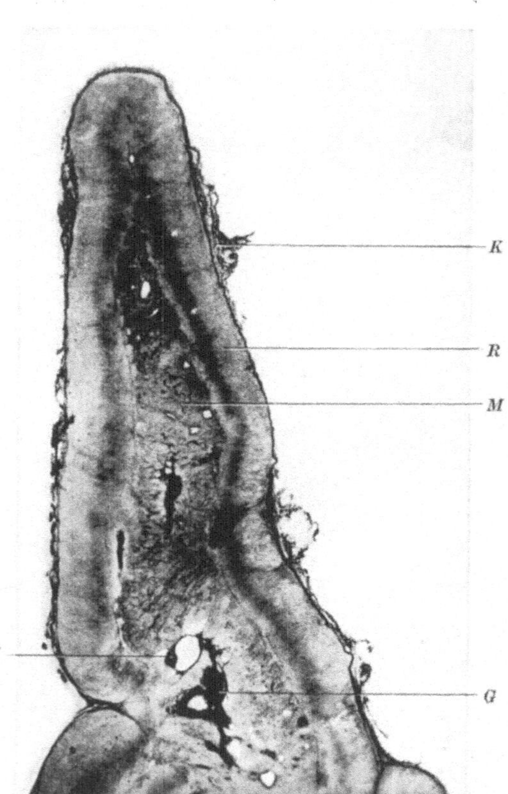

Abb. 236. Nebenniere des Menschen. Übersichtsbild. *K* Kapsel; *R* Rinde; *M* Mark; *G* Ganglion; *V* Vene. BIELSCHOWSKY-Methode. 15mal vergrößert.

d) Nebenniere (Corpus suprarenale).

Die beiden Bestandteile der Nebenniere, Rinde und Mark sind nach ihrer Entwicklung verschiedener Herkunft. Die Rinde entstammt dem dorsalen, die Leibeshöhle auskleidenden und zum Mesoderm gehörigen Cölomepithel in der Nähe der Keimdrüsenanlage. Die Marksubstanz entwickelt sich aus Elementen, die dem ektodermalen sympathischen Grenzstrang angehören und sich später zu chromaffinen Zellen und Ganglienzellen differenzieren. Da es beim Wachstum der Nebenniere vielfach zu Furchen- und Faltenbildung innerhalb der Rindenschicht kommt, so kann gelegentlich statt der inneren die äußere Schicht der Rinde direkt an das Mark grenzen; auch finden sich des öfteren abgesprengte Teile der Rinde im Mark und chromaffine Zellen des Markes innerhalb der Rinde.

Akzessorische Nebennieren entstehen aus abgesprengten Teilen der Anlage und werden in der Nähe der Nebenniere oder auch im Funiculus spermaticus, am Nebenhoden und in der Plica lata beobachtet; sie bestehen fast immer aus Rindensubstanz. Im embryonalen Zustand sind die Nebennieren unverhältnismäßig groß; beim Neugeborenen verhält sich das Gewicht der Nebenniere zu demjenigen der Niere wie 1:3, beim Erwachsenen wie 1:28. Nach der Geburt erfolgt an der inneren Rindenschicht ein auffallender Rückbildungsprozeß, der erst später wieder ausgeglichen wird.

Bei Betrachtung mit dem bloßen Auge sind an der menschlichen Nebenniere in frischem Zustande zwei Bestandteile zu unterscheiden: Außen eine gelbliche,

nach innen mehr bräunlich gefärbte *Rinde (Substantia corticalis)* und innen
ein mehr weißliches *Mark (Substantia medullaris)*. Eine bindegewebige **Kapsel**
umschließt das Organ (Abb. 236).

Von der Kapsel dringen in die Rindenschicht nur spärliche, bindegewebige
Anteile hinein, die fast durchweg den Charakter eines argyrophilen Gitterfasernetzes besitzen. Daher baut sich die Rinde, ähnlich den Epithelkörperchen,

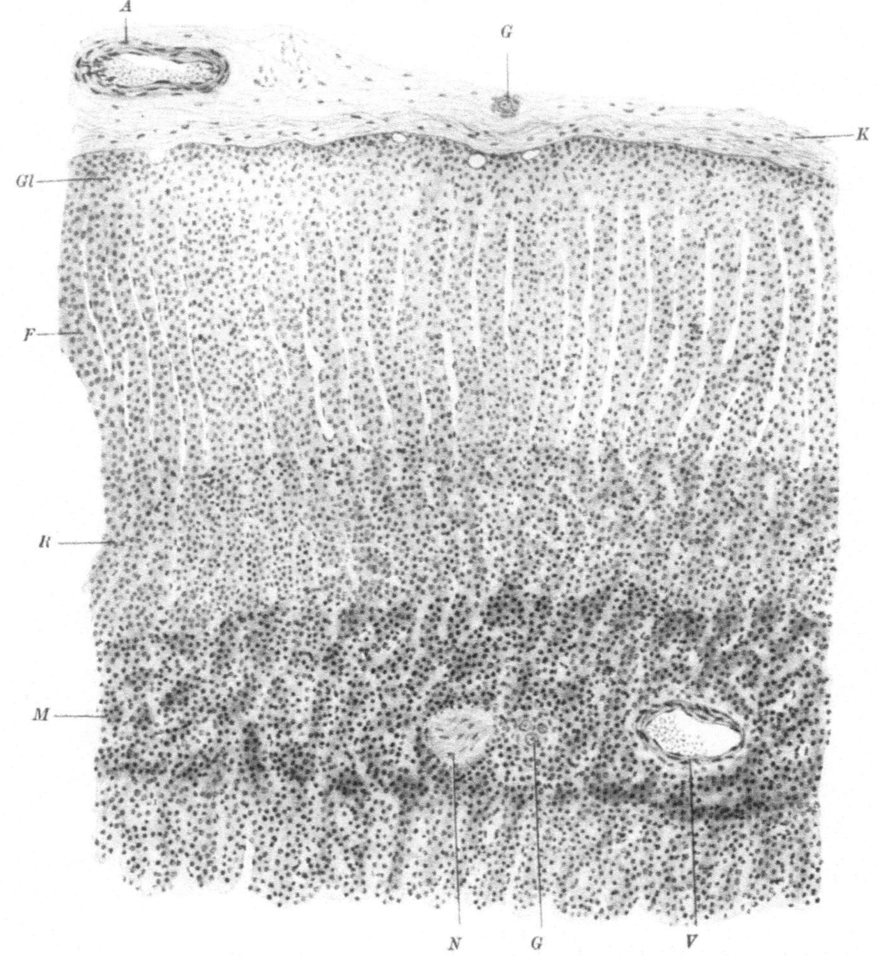

Abb. 237. Querschnitt durch die Nebenniere. Mensch. *K* Kapsel; *A* Arterie; *G* Ganglienzellen; *Gl* Zona glomerulosa; *F* Zona fasciculata; *R* Zona reticularis; *M* Mark; *N* Nervenfasern; *V* Vene. Kaliumbichromat-Formol.
Hämatoxylin-Erythrosin. 100mal vergrößert, auf ⁸/₁₀ verkleinert.

fast ausschließlich aus einer Masse epithelialer Drüsenzellen auf, zwischen die
ein zartes Capillarnetz eingelagert erscheint (Abb. 237). Die Rinde zeigt gewöhnlich auf dem Durchschnitt eine Gliederung in drei übereinander geschichtete
Abschnitte, die *Zona glomerulosa, fasciculata* und *reticularis*.

Die direkt unter der Kapsel gelegene **Zona glomerulosa** setzt sich aus gewundenen schlauchartigen Strängen oder rundlichen Haufen plasmareicher
Zellen zusammen (Abb. 238); stellenweise werden die Drüsenzellen einzeln oder
zu mehreren noch innerhalb der Kapsel angetroffen. Die Kerne besitzen im
Schnitt einen rundlichen oder rundlich ovalen Umfang, der sich unter Zunahme
der Färbbarkeit des Chromatins zu einem eigentümlichen, geknitterten Aussehen

verändern kann. Wahrscheinlich haben wir es bei diesem Verhalten der Kerne
ebenso wie bei dem Auftreten einer stärker färbbaren intraplasmatischen Granula
mit bestimmten Funktionszuständen der Drüsenzellen zu tun. In der Zona
glomerulosa und in den tieferen Schichten der Rinde gewahrt man manchmal
kleine Hohlräume.

Die **Zona fasciculata** nimmt den breitesten Raum innerhalb der Rindensubstanz ein und läßt an ihren Drüsenzellen eine deutliche Gliederung annähernd
in senkrecht zur Oberfläche des Organs orientierte Reihen erkennen. Dement-

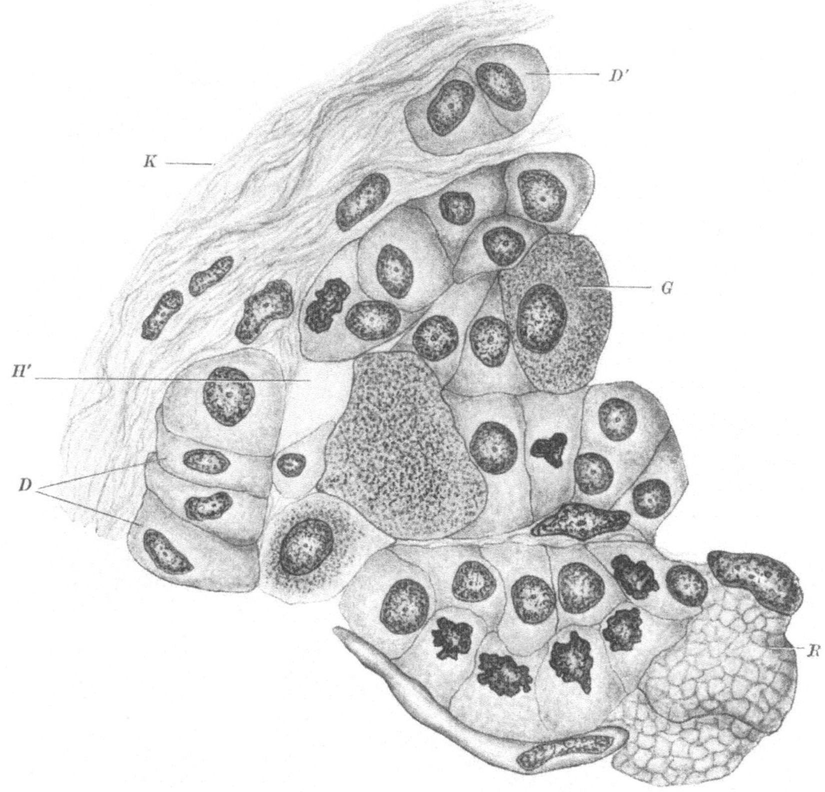

Abb. 238. Zona glomerulosa der Nebenniere. Mensch. *K* Kapsel; *D* Drüsenzellen; *D'* Drüsenzellen in der
Kapsel; *G* granulierte Zellen; *H'* kleiner Hohlraum *R* Zelle der Zona reticularis. Bouin-Trichromfärbung.
1000 mal vergrößert auf $^{19}/_{20}$ verkleinert.

sprechend zeigen sich hier die Maschen des Capillarnetzes mehr in die Länge
gezogen. Die hellen großen Zellen der Zona fasciculata sind im allgemeinen
schlecht, an verschiedenen Stellen der Nebenniere ungleich färbbar und mit
Lipoidsubstanz aller Art vollgestopft; letztere wird bei der üblichen Behandlung
in der histologischen Technik mit Alkohol und Xylol aus dem Zellplasma aus-
gezogen. Hieraus resultiert das wabig-schaumige Aussehen des Protoplasmas:
vereinzelte Zellen besitzen im Plasma feinste Granula (Abb. 239). Die gelbe
Färbung der frischen Nebennierenrinde beruht auf dem Gehalt der Zona fasciculata an Lipoidsubstanz. In der Tiefe der Rinde nehmen die Zellen an Größe
ab und enthalten eine geringere Menge an Lipoidsubstanzen. Die Zellkerne
zeigen, wie diejenigen der Zona glomerulosa, eine wechselnde Größe und stellenweise die eigentümlichen Knitterformen, ein Verhalten, das sich wahrscheinlich
zur Zellfunktion in Beziehung setzen läßt.

Die **Zona reticularis** weist hinsichtlich ihres Aufbaues eine gewisse Ähnlichkeit mit der Leber auf. In ein Netzwerk trüber, unterschiedlich großer Zellen ist ein zweites Netzwerk im fixierten Präparat gewöhnlich weit geöffneter Capillaren hineingesteckt (Abb. 240). Die Zellen sind mit sauren Anilinfarbstoffen, unter Umständen auch mit Silberlösungen gut zu färben, enthalten im Protoplasma feinste Granula, die bei älteren Leuten durch ein Lipofuscinpigment verdrängt

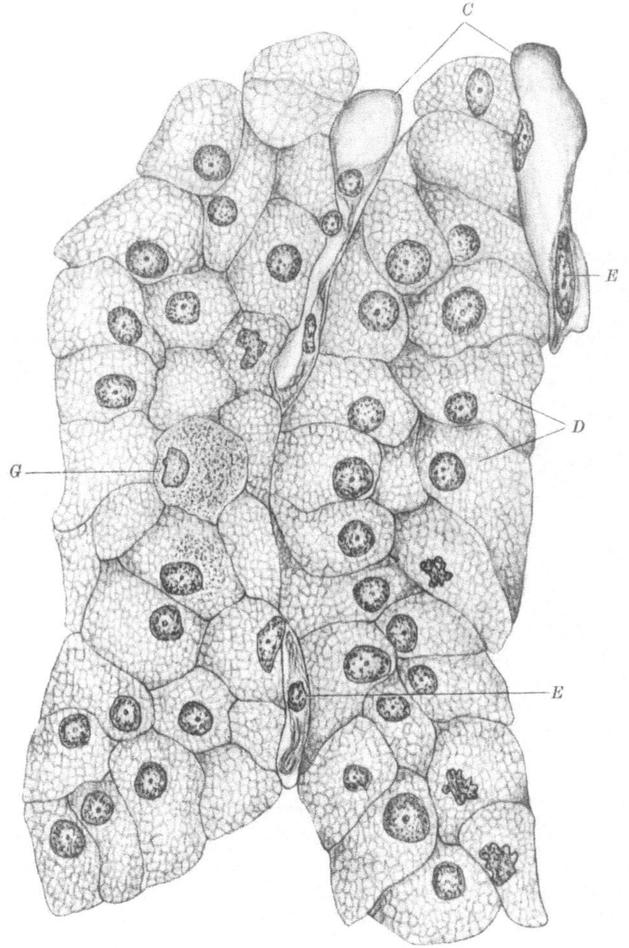

Abb. 239. Zona fasciculata der Nebenniere. Mensch. *D* Drüsenzellen; *G* granulierte Zelle; *C* Capillaren; *E* Endothelzellen der Capillaren. BOUIN-Trichromfärbung. 900mal vergrößert, auf ⁴/₅ verkleinert.

zu werden scheinen. Daher erkennt man an den Nebennieren älterer Individuen die Zona reticularis als braungefärbte Grenzzone zwischen der gelben Rinde und der helleren Marksubstanz (Abb. 236). An den Zellkernen lassen sich ähnliche Erscheinungen wie in der Zona fasciculata beobachten.

Das ungleichmäßig verteilte, an manchen Stellen der Nebenniere sogar fehlende *Mark* enthält eine Masse von unregelmäßig geformten, nicht besonders gegliederten Zellen, die mit Eisenchlorid eine grüne Färbung ergeben. Nach Behandlung mit Chromsäure oder mit chromsauren Salzen wie Kaliumbichromat nehmen die in den Markzellen enthaltenen feinsten Granula einen bräunlichen Farbton an; auf Grund dieser Farbreaktion tragen die Markzellen den Namen

„Chromaffine Zellen". Sie sind ursprünglich als „Nebenzellen" aus dem sympathischen Grenzstrang hervorgegangen und schwer darstellbar. Menge und Färbbarkeit ihrer Granula unterliegen mancherlei Schwankungen. An die vielfach zu lacunären Bluträumen erweiterten Capillaren grenzen die Markzellen gewöhnlich mit schmalen Flächen, während sie mit ihren breiten Flächen die Wandungen benachbarter Zellen berühren (Abb. 241). Sie erscheinen somit um die lacunären Bluträume in ähnlicher Lagerung wie die exokrinen Drüsenzellen

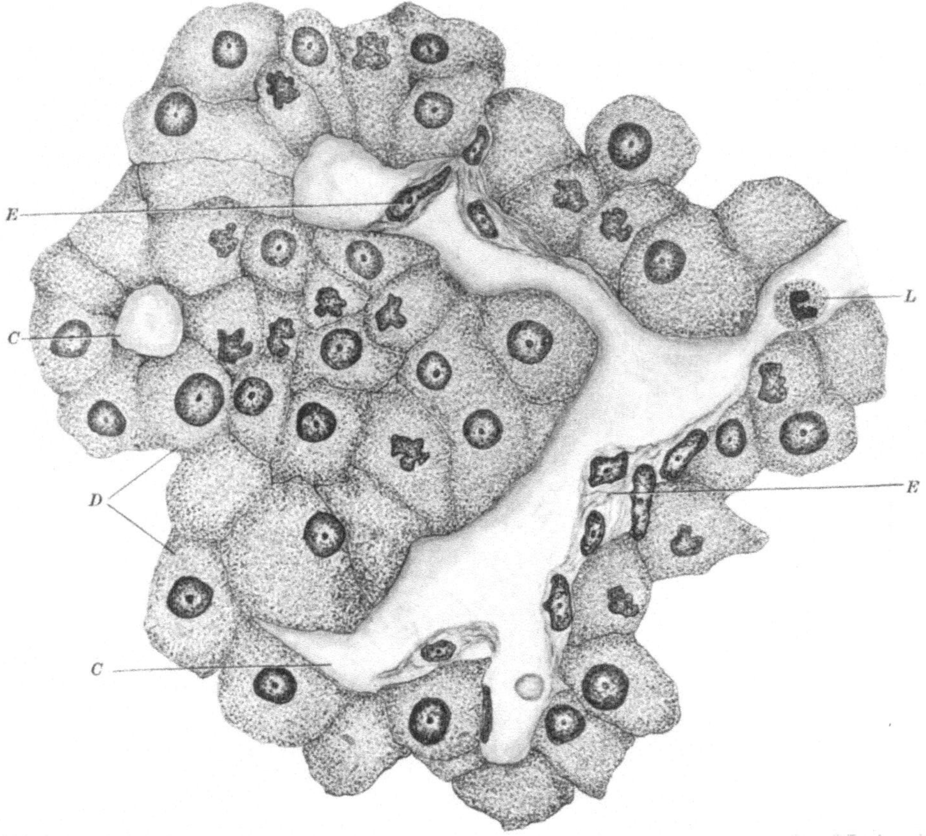

Abb. 240. Zona reticularis der Nebenniere. Mensch. *D* Drüsenzellen; *C* Capillaren; *E* Endothelzellen; *L* Leukocyt. BOUIN-Trichromfärbung. 900mal vergrößert, auf ⁴/₅ verkleinert.

um das Drüsenlumen. Die Kerne der chromaffinen Zellen sind von unterschiedlicher Größe und Gestalt.

Das Bindegewebe zeigt in der Nebenniere eine verhältnismäßig geringe Entwicklung und enthält überdies nur wenige von der Kapsel in die Zona glomerulosa einstrahlende kollagene Elemente. In der Hauptsache besitzt es den Charakter eines Gitterfasernetzes und läßt sich infolgedessen mit Silberlösungen sehr schön zur Darstellung bringen. Zu besonderer Dichte ist das Gitterfasernetz in der Zona reticularis ausgestaltet, wo es allem Anschein nach fast jede einzelne Zelle umklammert, während es in der Zona glomerulosa geringer entwickelt ist und Gruppen von Drüsenzellen umfaßt. In der Zona fasciculata verbindet das Gitterfasergerüst die Capillaren und Zellsäulen aufs engste miteinander. Im Mark sind zahlreiche elastische Fasern festgestellt worden. Das dort vorhandene Bindegewebe reagiert vielfach auf Gebrauch von Silberlösungen mit intensiver Schwarzfärbung. Bei der gleichen Technik kann man auf Querschnitten durch die Nebenniere an der Grenze zwischen Rinde und Mark ein Geflecht dunkelschwarz gefärbter Fasern beobachten, die annähernd parallel zur Oberfläche der Markschicht einherziehen und sich schräg nach aufwärts in die Rinde verlieren.

Da man in der Nebenniere kaum größere Arterien gewahrt, so müssen sich diese bereits innerhalb der Kapsel in präcapillare Arteriolen verzweigen und in der Rinde ein dem Bau der verschiedenen Schichten angepaßtes Capillarnetz entstehen lassen. Einzelne kleinere Arterien können von der Kapsel aus ohne Astabgabe gemeinsam mit groben Nervenbündeln in das Mark gelangen, um hier an der Bildung eines Capillarnetzes teilzunehmen, dessen Einzelabschnitte vielfach sinusartige Erweiterungen besitzen. Vom Capillarendotbel innerhalb der Rinde ragen häufig vorspringende kernhaltige Einzelelemente in das Gefäßlumen hinein und zeigen damit ein ähnliches Verhalten wie die KUPFFERschen Sternzellen in der Leber (Abb. 239 und 240).

Das Blut strömt aus der Rinde durch das Capillarsystem in das im Mark ausgebreitete Venennetz ab. Die kleineren Venen desselben münden in eine große, als „Vena centralis"

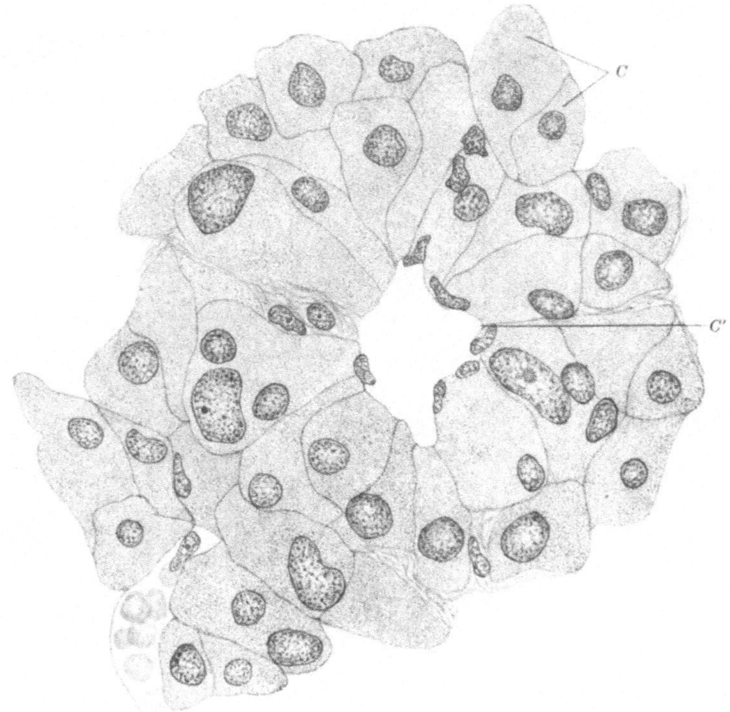

Abb. 241. Mark der Nebenniere. Mensch. *C* Chromaffine Zellen; *C'* erweiterte Capillare. BOUIN-Trichromfärbung. 900mal vergrößert, auf $^7/_8$ verkleinert.

bezeichnete Hauptvene ein. Diese besitzt in das Lumen vorgeschobene große Muskelpolster, die starken Zügen längsverlaufender Muskelfasern ihre Entstehung verdanken. Bei kleineren Venen zeigt sich der Muskelmantel mehr in einzelne Faserzüge aufgelockert. Die auffallende Anhäufung der glatten Muskulatur in der Wand der Vena centralis tritt, wie der Muskelreichtum der übrigen Markvenen, erst nach der Pubertät hervor und besitzt an den Muskelwülsten höchstwahrscheinlich die Bedeutung einer Sperreinrichtung, wodurch der Abfluß des adrenalinhaltigen Blutes aus der Nebenniere gedrosselt werden kann.

Die Venen der Kapsel zeigen mit ihren sinusartigen Erweiterungen und schließbaren Sphincterwülsten die Möglichkeit einer Blutspeicherung. Sie vermögen auch Blut aus den Rindencapillaren abzuführen. Das arterielle Blut der Kapsel strömt nicht ausschließlich in das Capillarsystem der Rinde hinein, sondern kann durch kleine Arterien, die in ihrer Intima epitheloide Zellen erkennen lassen, direkt in die Kapselvenen gelangen. Durch die erwähnten Einrichtungen am Gefäßsystem besteht die Möglichkeit Blut in der Nebenniere zu speichern, seinen venösen Abfluß zu drosseln oder das venöse, adrenalinhaltige Blut je nach Bedarf dem Körperkreislauf zuzuführen. Die Existenz eines lymphatischen Gefäßnetzes in der Nebenniere und ihrer Kapsel ist nachgewiesen.

Die **Nerven** der Nebenniere stammen aus dem Plexus suprarenalis, dem Fasern aus dem Plexus coeliacus, somit vom Vagus und Nervus splanchnicus, zuströmen;

auch direkte Äste aus Vagus und N. splanchnicus für die Nebenniere sind bekannt.
Im Plexus suprarenalis finden sich kleine Ganglien verstreut, die man noch in
der Kapsel, oft auf wenige oder vereinzelte Ganglienzellen reduziert, beobachten
kann. Von dem in der Kapsel ausgebreiteten Nervengeflecht dringen gewöhnlich
dicke Nervenbündel ohne weitere Verästelung innerhalb der Rinde unmittelbar
in die Marksubstanz hinein, um dort eine nervöse, vielfach verflochtene Fasermasse von enormer Dichte entstehen zu lassen (Abb. 242). Die Nervenfasern

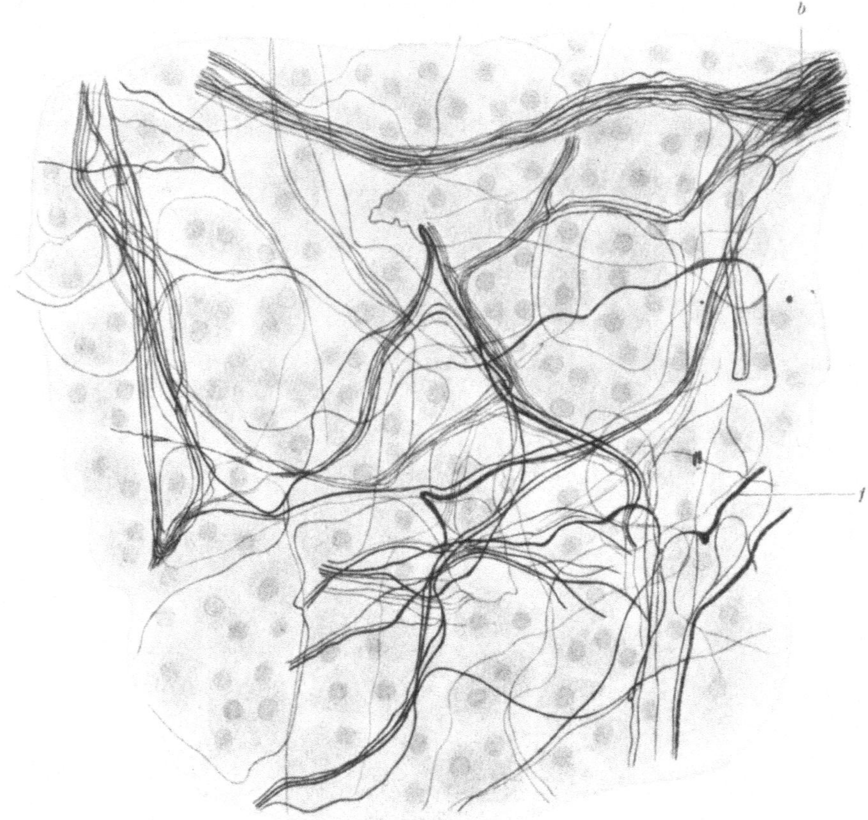

Abb. 242. Nervengeflecht aus dem Mark der Nebenniere. Mensch. *b* Von der Rinde einstrahlendes Nervenbündel; *f* dicke Nervenfaser. BIELSCHOWSKY-Methode. 500mal vergrößert, auf ³/₄ verkleinert.

besitzen durch vielfache Schlingenbildung, Verästelung und starke Kaliberschwankungen ähnlich den in den Paraganglien vorhandenen Nervenfasern ein
besonderes morphologisches Gepräge, das eine beträchtliche Tendenz zur Oberflächenvergrößerung der gesamten Nervenmasse erkennen läßt. Jede einzelne
chromaffine Zelle dürfte auf ihrer gesamten Oberfläche vielfach mit den feinsten,
fibrillären Ausläufern des netzartig angeordneten Nervengewebes in plasmatische
Verbindung geraten. Entsprechend der genetischen Abstammung der Marksubstanz aus dem sympathischen Grenzstrang bilden multipolare Ganglienzellen
im Mark der Nebenniere eine häufige Erscheinung.

Die Fortsätze der Ganglienzellen verlieren sich in dem nervösen Fasergerüst des Markes.
In der Nähe, an der Oberfläche, ja sogar im Neuroplasma der Ganglienzellen kommen vielgestaltige, nervöse, an marklosen Nervenfasern hängende Endkolben vor. Ihre Bedeutung
ist nicht gesichert, auch die Frage, ob die fraglichen Endkolben etwa als Ausdruck eines pathologischen Reizzustandes aufzufassen sind, läßt sich gegenwärtig nicht sicher beantworten.

Die Rinde erhält ihre nervöse Versorgung teils von der Kapsel, teils vom Mark aus in Gestalt jenes zarten Netzes, das sich als nervöses Terminalreticulum an den Erfolgsorganen des vegetativen Nervensystems gewöhnlich vorfindet. Auch das Gefäßsystem einschließlich des besonders gebauten Capillarnetzes in der Rinde befindet sich unter nervösem Einfluß (Abb. 243).

Es ist sehr schwer, die Beziehungen zwischen **Bau und Funktion** in der Nebenniere aufzudecken. So braucht das in der Nebenniere vorhandene Nervengewebe keineswegs nur efferente, also sekretorische Fasern zu enthalten, sondern könnte auch afferente, möglicherweise direkt von den in der Nebenniere gebildeten Stoffen beeinflußbare Fasern beherbergen. Eine in die Peripherie verlagerte nervöse Regelung bei der Darstellung oder Ausschüttung der Inkrete in das Venenblut oder Lymphgefäßsystem könnte durch die Ganglien der Nebenniere erfolgen. Die chromaffinen Zellen werden für die Produktion eines wichtigen, den Blutdruck erhöhenden Mittels, des Adrenalins, verantwortlich gemacht. In der Rinde entsteht das Cortin. Funktionelle Beziehungen zwischen der Rinde und dem Fett-, Zucker- und Pigmentstoffwechsel sowie zur Tätigkeit der Keimdrüsen werden vielfach erwähnt.

e) Langerhanssche Inseln.

Die im Pankreas verborgenen Langerhansschen Inseln, in ihrer Gesamtheit auch als *Inselorgan* bezeichnet, entwickeln sich aus den gleichen Gängen und Epithelknospen wie die exokrinen Zellen des Pankreas, entstammen also dem entodermalen Epithel. Die Anlagen der Inseln werden bei ihrer Weiterentwicklung allmählich vom Lumen der Ausführungsgänge und exokrinen Endstücke abgedrängt, jedoch nicht vollkommen, so daß ein kontinuierlicher Zusammenhang von Inselgewebe und Pankreaszellen häufig vorkommt. Beim Menschen ist eine völlige Isolierung der Langerhansschen Inseln von exokrinem Pankreasgewebe

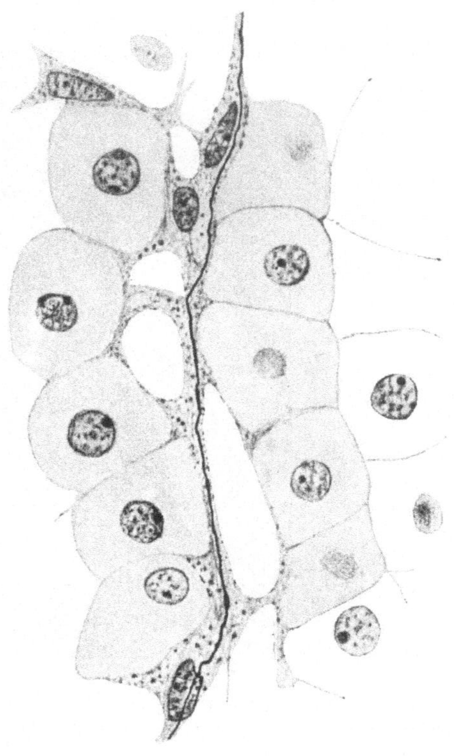

Abb. 243. Feinste, terminale Nervenfaser im Plasma einer Capillarwand in der Zona fasciculata. Nebenniere, Mensch. Bielschowsky-Methode. Etwa 1500mal vergrößert. (Nach Riegele.)

selten; demnach kann die Langerhanssche Insel auch nicht allseitig von einer bindegewebigen Hülle umschlossen werden.

Die Zellhaufen der Langerhansschen Inseln erscheinen im Querschnitt rundlich oder oval, selten langgestreckt und an der Oberfläche leicht gefurcht; sie wechseln erheblich in ihrem Umfang und können einen Durchmesser von $^{1}/_{2}$ mm oder wenig darüber erreichen. Die Inselzellen sind von heller Färbung und unterscheiden sich durch das Fehlen von Zymogengranula sogleich von der mehr dunkel gefärbten exokrinen Pankreasdrüse (Abb. 244). Die Langerhanssche Insel baut sich aus epithelialen Zellbalken und Zellhaufen auf, die von einem capillaren Gefäßknäuel durchzogen sind. Die Capillaren zeigen sinusartige Erweiterungen.

Größe und Zahl der Langerhansschen Inseln unterliegen mancherlei Schwankungen. Die Inseln kommen im Schwanzteil des Pankreas annähernd doppelt so häufig vor als in dessen Kopf- oder Körperregion.

Im allgemeinen sind die Inselzellen etwas kleiner als die exokrinen Pankreaszellen, jedoch von wechselnder Größe und vorwiegend mit runden Kernen ausgestattet. Letztere schwanken ebenfalls in ihrem Umfang und können vereinzelt übermäßig groß werden. Fixierung in ZENKER-Formol in Kombination mit AZAN-Färbung läßt strukturelle Unterschiede unter den Inselzellen erkennen. Am häufigsten sieht man die hellgelblich gefärbten, wahrscheinlich granulafreien B-Zellen; manche Zellen enthalten eine grobe dunkelrote oder dunkelgelbe Granula (A-Zellen). Zellformen, die in einem zartblau gefärbten Plasma eine blau gefärbte Granula enthalten, bezeichnet man als D-Zellen (Abb. 245). Schließlich lassen sich die Granula mancher Inselzellen auch mit Silberlösungen darstellen.

Wenn man heute für die B-Zellen eine Insulinproduktion in Anschlag bringt, so ist es bis jetzt nicht möglich, die strukturellen Erscheinungen an den Inselzellen zu einer bestimmten

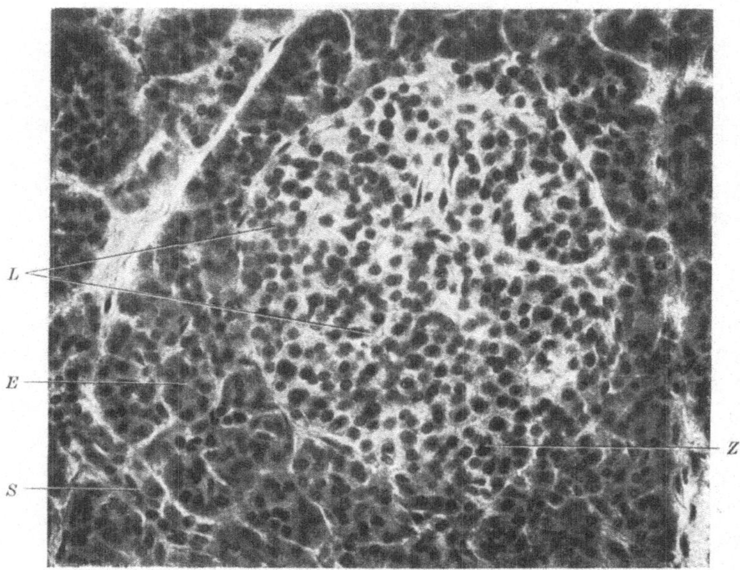

Abb. 244. LANGERHANSsche Insel (L) im Pankreas. Mensch. E Exkretorische Drüsenzellen; S Schaltstück; Z Zusammenhang zwischen Insel- und Pankreasgewebe. Kaliumbichromat-Formol. Hämatoxylin-Erythrosin. 350mal vergrößert.

Funktion in Beziehung zu setzen. Die verschiedene Färbbarkeit der Granula oder der Kerne, Veränderungen im Umfang oder in der Struktur der Kerne und das Auftreten von Knitterformen an den Kernen können Kennzeichen eines bestimmten Zelltypus sein, ebensogut jedoch als der morphologische Ausdruck eines bestimmten funktionellen Stadiums aufgefaßt werden. Veränderungen an den Mitochondrien und am GOLGI-Apparat der Inselzellen haben bis jetzt keine sicheren Ergebnisse für eine Deutung über die Vorgänge im Plasma des Inselorgans gezeitigt.

Ein Gerüst von argyrophilen Gitterfasern dringt von der Kapsel aus in die Tiefe der LANGERHANSSchen Inseln und umspannt Gefäße und Zellstränge. Lymphgefäße sind nicht beobachtet. Die zahlreichen Nerven dürften sich ähnlich verhalten wie die Nerven in den Paraganglien.

Die LANGERHANSschen Inseln bilden das für die Regulierung des Zuckerhaushaltes bedeutsame Insulin. (Über besondere endokrine Zellen nach FEYRTER s. Pankreas.)

f) Paraganglien.

Die von KOHN als **Paraganglien** bezeichneten Bildungen entstammen dem Medullarrohr, sind also neurogener Herkunft; sie haben sich zu scheinbar epithelialen Zellhaufen differenziert, deren neurogene Abstammung man beim Erwachsenen nur noch aus ihrer dauernden und engen Verbindung mit dem peripheren Nervensystem vermuten kann. Die Paraganglien sind als Nebenorgane des peripheren Nervensystems zu betrachten und besitzen den Charakter einer innersekretorischen Drüse. Nach einer von WATZKA durchgeführten Gliederung lassen sich zwei Arten: Chromaffine und nichtchromaffine Paraganglien feststellen.

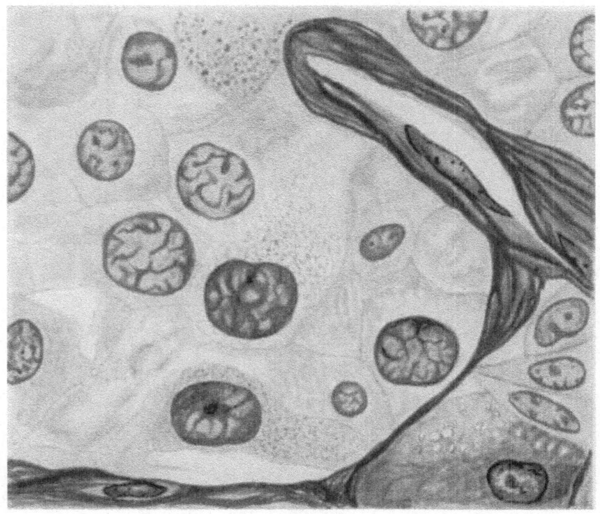

Abb. 245. Randpartie einer LANGERHANSschen Insel. Mensch. *A* Zelle mit gelblicher Granula; *B* Zelle blaßgelb, *D* Zelle zartblau granuliert. Bindegewebe blau. ZENKER-Formol. Azan. Etwa 2000mal vergrößert. (Nach BARGMANN.)

Die **chromaffinen Paraganglien** sind Abkömmlinge des sympathischen Grenzstranges; die feinen Granula ihrer Zellen färben sich mit Chromsalzen braun. Die Zellen vermögen das Adrenalin zu bilden. Als das größte Paraganglion

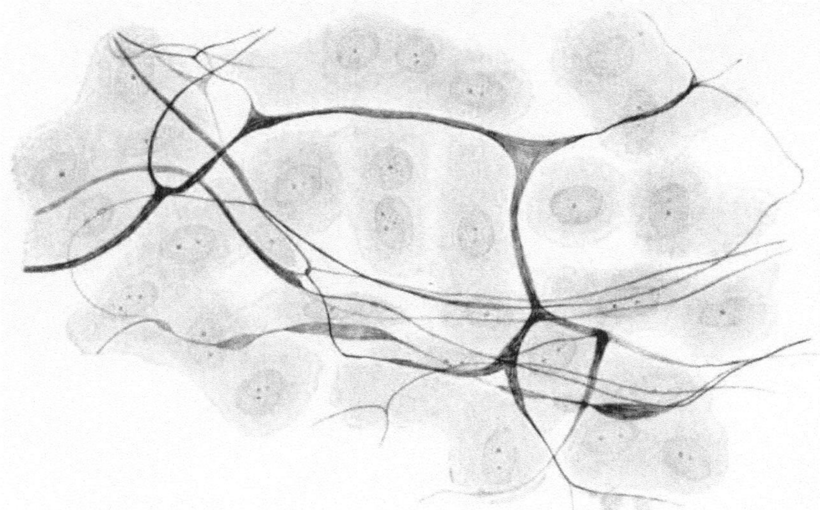

Abb. 246. Spezifische, für ein Paraganglion charakteristische Nervenfasern im Mark der Nebenniere. Mensch. BIELSCHOWSKY-Methode. 1400mal vergrößert auf ²/₃ verkleinert.

dieser Art hat das Mark der Nebenniere zu gelten. Das morphologische Verhalten der chromaffinen Zellen ist in dem Abschnitt über die Nebenniere näher geschildert worden. Die Paraganglien zeigen einen charakteristischen Bau ihrer Nervenfasern (Abb. 246). Vielfache dichotomische Aufteilung auf engem Raume, häufige Krümmung und Schlingenbildung, starke Kaliberschwankungen von

äußerster Feinheit zu beträchtlicher Dicke kennzeichnen diese Faserart, die
möglicherweise einem spezifisch nervösen System angehört.

Zu den chromaffinen Paraganglien zählen das Paraganglion aorticum abdominale
(ZUCKERKANDL) und etwa 40 im retroperitonaealen Raum befindliche kleinere Paraganglien. In

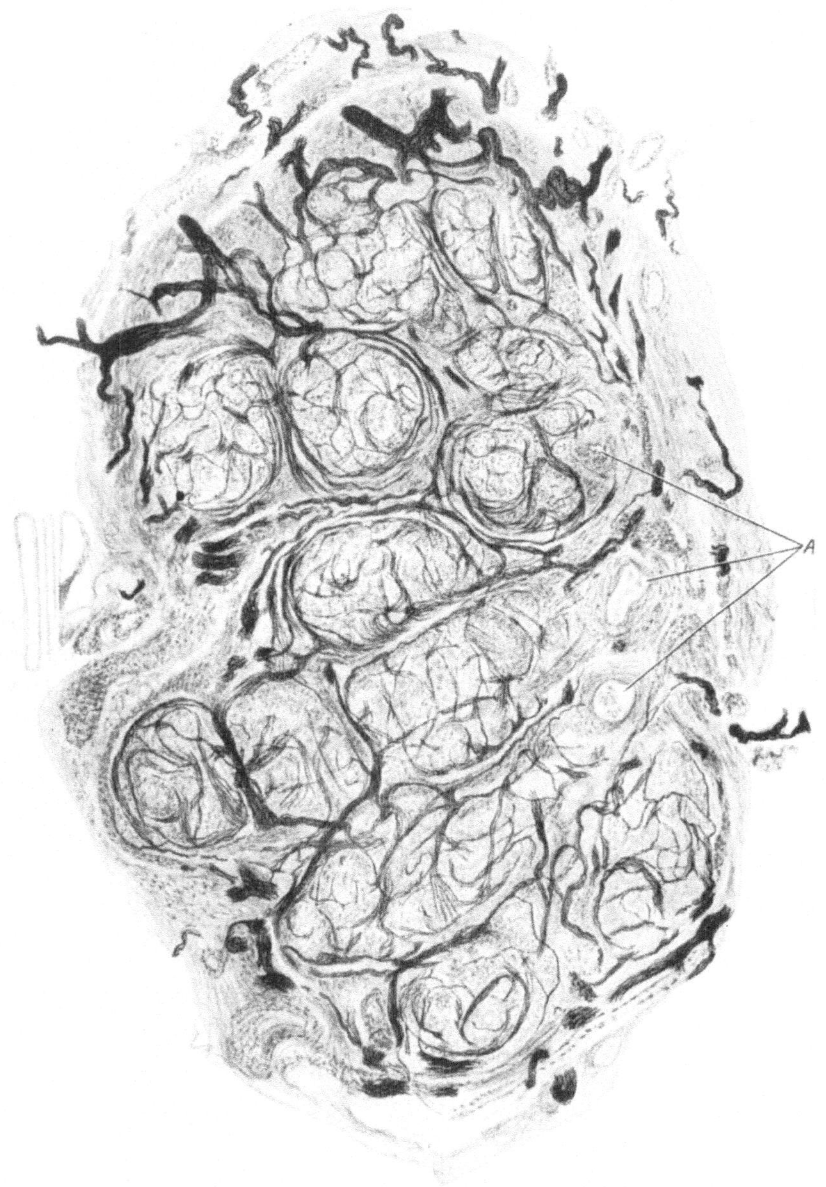

Abb. 247. Paraganglion caroticum vom Kind. Übersicht. *A* Querschnitte von Blutgefäßen. Nerven dunkelschwarz. BIELSCHOWSKY-Methode. 50mal vergrößert. (Nach RIEGELE.)

Das Paraganglion abdominale umlagert hufeisenförmig die Ursprungsstelle der Arteria
mesenterica caudalis, zeigt beim 1½jährigen Kinde seine höchste Entwicklungsstufe, um
dann einer allmählichen Rückbildung zu verfallen. Auch die übrigen Paraganglien mit
Ausnahme der Nebenniere verschwinden wieder oder werden als atrophische, nichtchromierbare Zellnester bei Erwachsenen im Plexus prostaticus und uterovaginalis beobachtet. In

seltenen Fällen können einzelne, chromierbare Paraganglien bis in das Alter fortbestehen.
Bei Kindern finden sich innerhalb der chromaffinen Paraganglien des kleinen Beckens häufig
kleine Lamellenkörperchen, welche gemeinsam mit dem chromaffinen Gewebe wieder
degenerieren.

Die polygonalen chromaffinen Zellen liegen zu Haufen und Strängen aneinander, besitzen gewöhnlich runde Kerne mit fein verteiltem Chromatin und
enthalten Centrosom und GOLGI-Apparat. Mancherorts scheinen Zellgrenzen zu
fehlen, so daß eine syncytiale Bauweise stellenweise möglich wäre. Die Gefäßversorgung der Paraganglien ist überaus reichlich; die Capillaren zeigen sinus-

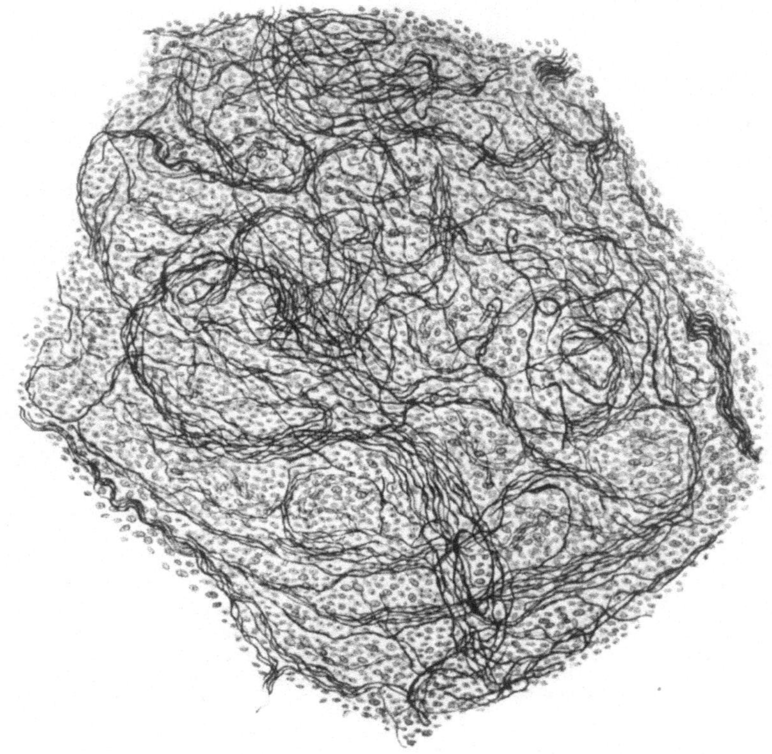

Abb. 248. Paraganglion caroticum. Mensch. Knötchen mit Nervengeflecht. BIELSCHOWSKY-Methode.
400mal vergrößert.

artige Erweiterungen und liegen mit ihrer Endothelwand den chromaffinen Zellhaufen unmittelbar auf.

Schließlich kommen chromaffine Paraganglien in peripheren Nerven und
Ganglien einzeln oder gruppenweise, bei Neugeborenen und kleinen Kindern in
weiter Verbreitung vor. Doch bleibt von allen chromaffinen Paraganglien nur
das Mark der Nebenniere während des Lebens erhalten.

Die **nichtchromierbaren Paraganglien** stehen in Beziehung zu den Nerven
Glossopharyngicus und Vagus und seien hier als *Paraganglion caroticum* und als
Paraganglion supracardiale bezeichnet. Das an der Teilungsstelle der Arteria
carotis communis gelegene *Paraganglion caroticum* stellt keine scharf umgrenzte
Masse dar, sondern setzt sich aus einem locker zusammenhängenden Gefüge
kleiner Knötchen zusammen. Manchmal werden die Knötchen durch eine binde-
gewebige Kapsel zu einer einigermaßen geschlossenen Einheit verknüpft
(Abb. 247). Unter Umständen sind die Zellhaufen im Bindegewebe diffus

verteilt; eine Kapsel fehlt in diesem Falle. Die bedeutsame Verbindung des Paraganglions mit dem Nervengewebe wird schon bei schwacher Vergrößerung aus der Anwesenheit zahlreicher in der Kapsel verlaufender Nervenbündel von beträchtlicher Stärke ersichtlich.

Die Beziehung des Drüsenparenchyms zum Nervensystem erhellt einigermaßen aus dem eigentümlichen, scheinbar regellos gelagerten nervösen Fasergewirr (Abb. 248). Es kommt offenbar darauf an, das Nervengewebe innerhalb des zelligen Parenchyms zu einer möglichst starken Entwicklung seiner Oberfläche zu bringen. Beim Anblick des in Abb. 249 wiedergegebenen, jede einzelne Drüsenzelle umklammernden Nervennetzes gelangt die an umschriebener Stelle entwickelte Oberflächenvergrößerung des Nervengewebes besonders klar zutage.

Bei Kindern und Jugendlichen finden sich chromaffine Zellen vereinzelt vor; beim Erwachsenen fehlt dem Parenchym des Paraganglions die charakteristische Braunfärbung mit chromsauren Salzen. Die polygonalen feingranulierten Parenchymzellen enthalten unterschiedlich gestaltete Kernformen. Neben großen, rundlichen, chromatinarmen Kernen kommen dunkle, chromatinreiche, fast pyknotisch aussehende Kerne vor, eine Erscheinung, die bei der Schilddrüse, Nebenniere, Hypophyse, den LANGERHANSschen Inseln und den LEYDIGschen Zwischenzellen zu entdecken ist und bei den innersekretorischen Organen wohl zu einem bestimmten Funktionszustand in Beziehung stehen dürfte. Vielleicht deutet das stellenweise Verschwinden der Zellgrenzen gleichfalls auf einen funktionellen Wechselzustand hin.

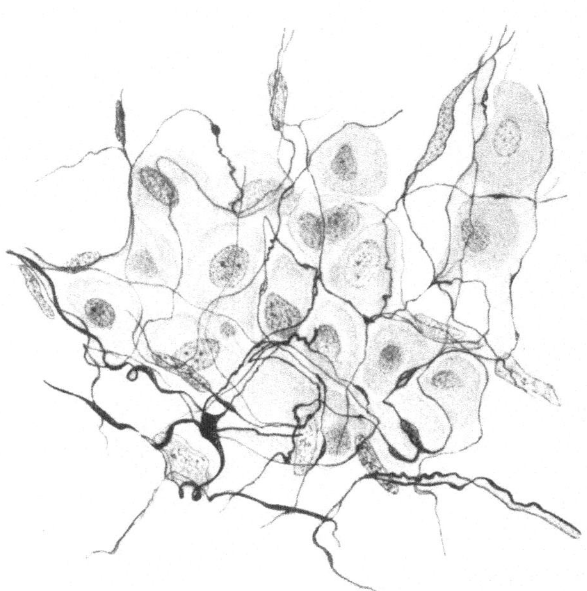

Abb. 249. Paraganglion caroticum. Mensch. Zellhaufen mit Nervenendnetz. BIELSCHOWSKY-Methode. 660mal vergrößert. (Nach RIEGELE.)

Das nervöse, in das zellige Parenchym versenkte, ungemein dichte Endnetz kann vereinzelte, an feinsten Ästchen hängende Endösen oder Reticularen sogar in das Plasma der Parenchymzellen hinein senden. Multipolare Ganglienzellen verschiedener Größe sind in der Kapsel, ferner zwischen und in den Knötchen des Paraganglions vereinzelt zu beobachten. Sensible Endkörperchen kann man in der Umgebung des Organs entdecken.

Die Nerven des Paraganglions caroticum stammen aus dem Sympathicus, Glossopharyngicus, Vagus und möglicherweise aus dem Nervus hypoglossus.

In der Kapsel und im Innern des Ganglion nodosum sind kleine, nichtchromierbare Paraganglien häufig. Die in das drüsige Parenchym versenkte Nervenmasse zeigt das gleiche spezifische Gepräge, wie es für die Nervenfasern aller Paraganglien Geltung besitzt (Abb. 250). Starke Schwankungen im Kaliber der gleichen Faser, vielfache Auflockerung, Entwicklung äußerst feiner Netze und Fibrillenspiralen und ein scheinbar wirres Durcheinander in der Anordnung der Nervenfasern kennzeichnen das Nervengewebe bei seiner Verbindung mit dem Parenchym der Paraganglien.

Das Paraganglion supracardiale ist mit seinem oberen Anteil in dem zwischen der Abgangsstelle der Aorta und der A. pulmonalis gelegenen Bindegewebe zu suchen; ein unteres Ganglion findet sich näher der Aorta am Ursprung der A. coronaria sinistra. Das obere Paraganglion enthält nur wenige oder keine chromaffine Zellen; das untere Paraganglion zeigt diese des öfteren und das ganze Leben hindurch. Nach vergleichend-anatomischen Untersuchungen weist das Auftreten chromaffiner Zellen im unteren Paraganglion auf eine stärkere Beteiligung des Sympathicus an dessen Innervation hin, während ein größerer Anteil des Vagus und Glossopharyngicus am Nervengeflecht eines Paraganglions die Zahl der chromaffinen Zellen entsprechend verringert (WATZKA). Demnach erhält das obere Paraganglion supracardiale seine nervöse Zufuhr in der Hauptsache aus dem Vagusgebiet. Der enorme Reichtum der in einem Herzparaganglion

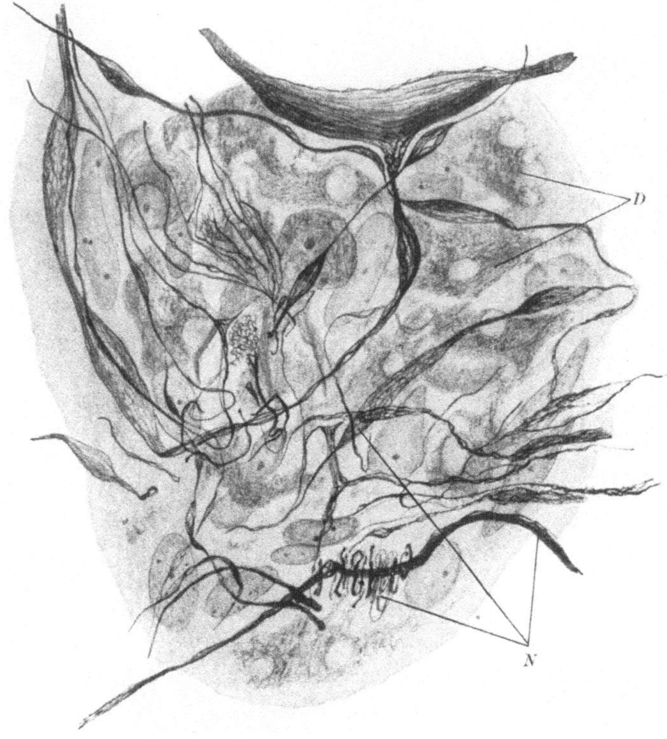

Abb. 250. Paraganglion aus der Kapsel des Ganglion nodosum. Mensch. *N* Nervenfasern; *D* Drüsenzellen. BIELSCHOWSKY-Methode. 1800mal vergrößert, auf $^4/_5$ verkleinert.

entwickelten nervösen Fasermasse mit ihrer allerfeinsten netzartigen Endausbreitung ist aus Abb. 251 zu ersehen.

Während die chromaffinen Paraganglien mit Ausnahme des Markes der Nebenniere sehr bald zurückgebildet werden, bleiben das Paraganglion caroticum und supracardiale dauernd erhalten. Das Paraganglion caroticum ist durch nervöse Faserzüge mit dem von HERING entdeckten, dem Glossopharyngicus angehörenden Sinusnerven verbunden, der sein Endgebiet an der Teilungsstelle der A. carotis communis im Bulbus caroticus besitzt. In ähnlicher Weise zeigen sich Paraganglion supracardiale und das in die Wand des Aortenbogens versenkte Ausbreitungsgebiet des aus dem Vagus stammenden N. depressor aneinander geschlossen. Sinusnerv und N. depressor gehören zu den afferenten Nerven und vermögen die Regelung des Blutdrucks im Sinne einer senkenden Wirkung zu beeinflussen.

In dieses rein nervöse Reflexsystem sind die beiden, nichtchromaffinen und nicht Adrenalin bereitenden, aber zweifellos inkretorischen Paraganglien in einer überaus verwickelten Weise eingeschaltet. Sie müssen offenbar mit der Regulation des Blutdrucks zu tun haben. Das in beiden Paraganglien zu besonderer Dichte entwickelte nervöse Endnetz kann afferente und sekretorische Fasern enthalten; die afferenten Fasern werden möglicherweise direkt durch das gebildete Inkret (Acetylcholin?) beeinflußt; sensible Endapparate an den zugehörigen kleinen Arterien überwachen den Zustrom des Blutes und greifen regulierend in das komplizierte Zusammenwirken von inkretorischem und nervösem Gewebe

ein. Letzteres erhält eine gewisse Automatie durch die Existenz von Ganglienzellen, die
sich mit ihren Fortsätzen an der Innervation des Paraganglion caroticum und in beträchtlicher
Zahl an der nervösen Versorgung des Paraganglion supracardiale beteiligen.

g) Anhang.

Die Begriffe einer innersekretorischen Drüse und eines Hormons lassen sich heute schwer
definieren. Nach VERZÁR gilt als ein Hormon eine spezifische Substanz, die von einem
spezifischen Organ oder einer Zellgruppe unter physiologischen Bedingungen gebildet wird
und funktionelle Veränderungen in fördernder oder hemmender Richtung, morphologischer
oder chemischer Art, in spezifischen anderen Organen anregt. Weder bei der Thymusdrüse

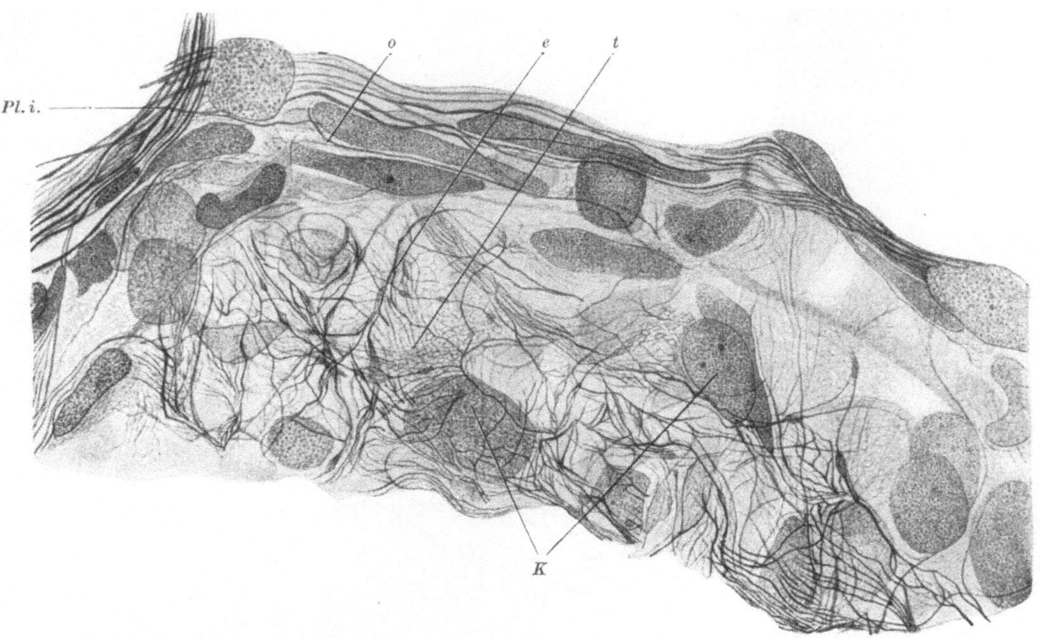

Abb. 251. Nervenausbreitung im Paraganglion supracardiale. Mensch. *e* Endgeflecht; *t* Terminalreticulum;
o oberflächliches Nervengeflecht; *Pl. i.* Plexus internodialis; *K* Kerne der Parenchymzellen. BIELSCHOWSKY-
Methode. 1600mal vergrößert. (Nach SETO.)

noch bei der Epiphyse ist bis jetzt die Produktion eines spezifischen Hormons exakt nachgewiesen worden. Man könnte daher der geweblichen Zusammensetzung nach die Thymusdrüse in das lymphatische System und die Epiphyse in das Nervensystem einreihen; der
morphologische Befund läßt auch an eine innersekretorische Leistung beider Organe denken.
Das Studium über die Funktion der Thymusdrüse und der Epiphyse bringt mehr Fragen
als Antworten. Bei dem Versuch, die beiden Organe in ein großes funktionelles System
einzugliedern, spielt die individuelle Betrachtungsweise eine maßgebliche Rolle. Die hier
erfolgte Einreihung von Thymus und Epiphyse in das hormonale System erhebt jedenfalls
keinen Anspruch auf allgemeine Gültigkeit und begnügt sich mit der Wiedergabe der formalen
Erscheinungen.

Thymusdrüse (Glandula thymus).

Die erste Anlage der Thymusdrüse ist epithelialer Natur und in einer ventral-
seitlichen Ausfaltung des Entoderms an der 3. und 4. Schlundtasche zu erblicken.
Als Differenzierungsprodukt jener epithelialen Anlage darf ein den Aufbau des
Organs bestimmendes, epitheliales Reticulum betrachtet werden. Da sich eine
riesige Anzahl kleiner Rundzellen in den Maschen dieses Reticulums vorfindet,
so erweckt die Thymusdrüse zunächst den Eindruck eines lymphatischen Organs.
Mit unseren bisherigen Hilfsmitteln lassen sich die eingelagerten Rundzellen
jedenfalls nicht von Lymphocyten unterscheiden.

Die bedenkliche Unsicherheit, die hinsichtlich der genetischen Abkunft jener „kleinen Thymuszellen" herrscht, hat ihre Hauptursache in dem Unvermögen, einen Vorgang aus dem fixierten histologischen Präparat zu konstruieren. Eine Hypothese will die kleinen Thymuszellen als eingewanderte Lymphocyten, eine andere als zu Lymphocyten gewordene Epithelzellen aufgefaßt wissen; im Grunde genommen zeigt sich für die Entwicklung der menschlichen Thymus die eine dieser Thesen so wenig beweisbar wie die andere. Gegenwärtig vermutet man in den kleinen Thymuszellen auch lymphocytäre Eigenschaften im Dienste der Abwehrreaktionen unseres Körpers und rechnet aus diesem Grunde die Thymusdrüse in die Gruppe der Lymphknoten, Milz und Tonsillen. Die Leistung der Thymusdrüse braucht sich aber nicht in einer möglichen Infektionsabwehr zu erschöpfen, sondern macht auch inkretorische Beziehungen zum Wachstum und zur Funktion der Keimdrüsen wahrscheinlich. Im allgemeinen darf die Frage nach der Funktion und der geweblichen Zusammensetzung der Thymusdrüse auch heute als wenig geklärt gelten. Eine lebenswichtige Bedeutung kommt der Thymusdrüse offenbar nicht zu.

Die vollentwickelte Thymusdrüse besitzt eine deutliche Gliederung in *Läppchen* verschiedener Größe (Abb. 252); eine bindegewebige Kapsel umfaßt das Organ, zwängt sich mit zarten Septen zwischen die Läppchen hinein und beherbergt die zugehörigen Gefäße und Nerven. Mit Hilfe einer Kernfärbung läßt sich an der Thymusdrüse eine dunkler färbbare *Rindenschicht* von einer *Marksubstanz* unterscheiden. Die ursprünglich mehr kompakt erscheinende Marksubstanz zieht sich später zu einem schmalen Gebilde, dem Markstrang, auseinander, an dessen Verzweigungen sich Rindensubstanz anhäuft. Die Rinde findet sich nicht überall

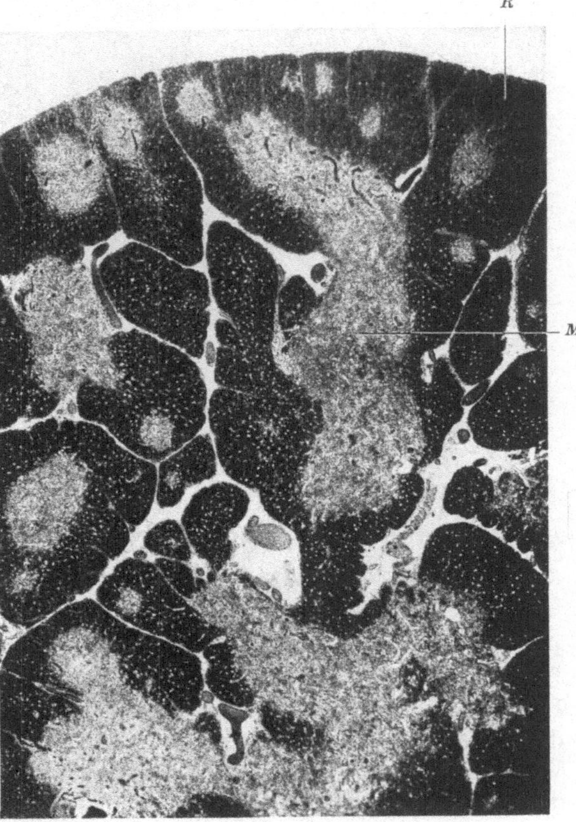

Abb. 252. Thymus vom Kind. Gliederung in Läppchen verschiedener Größe. *R* Rinde; *M* Marksubstanz. Kaliumbichromat-Formol. Hämatoxylin-Eosin. 15mal vergrößert.

der Marksubstanz aufgelagert, so daß stellenweise das zarte interstitielle Bindegewebe der Kapsel und der interlobulären Septen mit der Marksubstanz in engster Verbindung steht. Da man die Marksubstanz als eine zusammenhängende verzweigte Masse betrachten darf, so gibt es demnach keine völlig isolierten Läppchen.

Die Rindensubstanz ist von unterschiedlicher Dicke und von der Markschicht nicht scharf zu trennen. Eine große Masse kleiner Thymuszellen, die sich mit ihrem runden Kern und ihrem wenigen Plasma von Lymphocyten nicht im geringsten unterscheiden lassen, beherrscht zunächst das mikroskopische Bild. Auch Plasmazellen kommen in der Rinde vor. Die gesamte kleinzellige Plasmamasse lagert zwischen den Maschen eines epithelialen Reticulums. Direkt unter der Kapsel erscheint gelegentlich durch engen Zusammenschluß dieses Reticulums eine epithelartige Randzone deutlich entwickelt.

Im weniger zellreichen Mark besitzt das epitheliale Reticulum einen etwas gröberen und dichteren Bau als in der Rinde und hebt sich mit seinen hellen, großen, chromatinarmen Kernen deutlich gegenüber den kleinen Thymuszellen oder Lymphocyten ab (Abb. 253). Das Plasma des Reticulums enthält gelegentlich Fettkörnchen, kleine unterschiedliche Granula, feines Hämosiderinpigment und phagocytierte Kernreste; unter Umständen gewinnt es ein fibrilläres Aussehen. Ein zartes Gitterfasergerüst, meist als Begleitung der Blutgefäße, sorgt neben dem epithelialen Reticulum für den plasmatischen Zusammenhalt der Thymusdrüse.

Eine charakteristische Erscheinung für den Bau der Marksubstanz stellen die HASSALLschen *Körperchen* dar. Sie zeigen im Schnitt eine konzentrische Anordnung und besitzen einen schalig geschichteten Bau, der sich aus degenerierenden, teils kernlosen, teils kernhaltigen Epithelhaufen und aus homogenen, stark lichtbrechenden und gut färbbaren Massen zusammensetzt. Auch lebhaft färbbare Granula, ähnlich den Keratohyalinkörnchen in der Epidermis, kommen vor, so daß man an einen Verhornungsprozeß innerhalb des eigentümlichen Plasmakomplexes denken könnte (Abb. 254). Größe und Struktur der HASSALLschen Körperchen sind erheblichen Schwankungen unterworfen; die Körperchen können bei ihrer degenerativen Umwandlung schließlich nur noch eine einzige kolloidähnliche Masse darstellen und unter

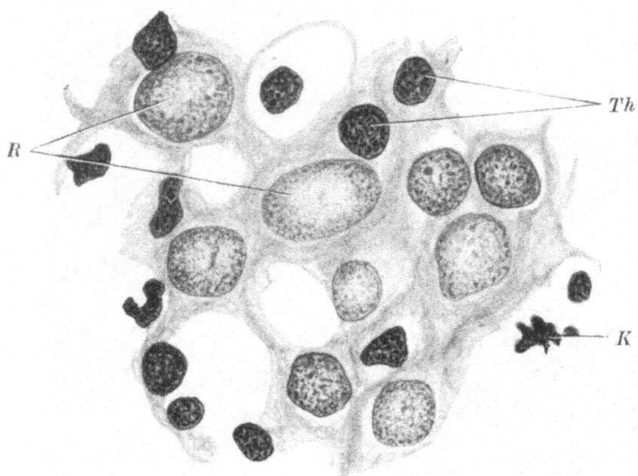

Abb. 253. Marksubstanz der Thymusdrüse. Kind. *R* Kerne des epithelialen Reticulums; *Th* kleine Thymuszellen; *K* Kernreste. Kaliumbichromat-Formol. Hämatoxylin-Eosin. 1000mal vergrößert, auf $^{19}/_{20}$ verkleinert.

Bildung von Cysten zerfallen. In der Mitte eines in Entstehung begriffenen HASSALLschen Körperchens beobachtet man gewöhnlich einige wenige vergrößerte Epithelzellen; um diese Zellen scheint das umgebende epitheliale Reticulum durch schalenartige Auflagerung und Verdichtung seiner Plasmamasse das Wachstum des HASSALLschen Körperchens in Szene zu setzen, bleibt aber mit dem übrigen epithelialen Reticulum in kontinuierlichem Zusammenhang.

Nach HAMMAR soll die Entwicklung des kleinen HASSALLschen Körperchens nur einen oder wenige Tage in Anspruch nehmen; sogar in der Gewebekultur ist das epitheliale Reticulum zur Bildung kleiner HASSALLscher Körperchen befähigt. Die Zahl der HASSALLschen Körperchen ist nicht konstant, steigt bis zum 20. Lebensjahre an, um dann wieder abzusinken. In Krankheitszuständen macht sich teils eine Vermehrung, teils eine Verringerung der HASSALLschen Körperchen wie beim Hungerzustand geltend. Demnach muß es in Entwicklung begriffene *„progressive Formen"* und in Degeneration befindliche *„regressive Formen"* der HASSALLschen Körperchen geben. Man hat bis heute über die Funktion der HASSALLschen Körperchen noch keinerlei Klarheit gewonnen; immerhin läßt der dauernde Wechsel ihrer Form und Zahl sie nicht als nutzlose Restbestandteile der epithelialen Thymusanlage betrachten. Das Werden und Vergehen der HASSALLschen Körperchen weist zum mindesten auf eine fortwährende Änderung in der Funktion der Thymusdrüse hin.

Die Thymusdrüse zeigt beim Wachstum eine Gewichtszunahme bis zur Pubertät; von hier an unterliegt sie unter dem Anzeichen einer Rückbildung einer Reihe von Veränderungen quantitativer und qualitativer Natur. Diese in der Pubertät einsetzende „Altersinvolution" macht sich in einer allmählichen Verringerung der Rinden- und Marksubstanz und in einer zunehmenden Verfettung des zwischen den Läppchen gelegenen interstitiellen Bindegewebes bemerkbar. Durch die interstitielle Fettmasse wird das schwindende Parenchym in unregelmäßige Einzelhaufen oder Stränge zerlegt (Abb. 255), so daß bereits im 40. Jahre die Gesamtmasse des Parenchyms nur auf den fünften Teil des gesamten Thymusgewichts geschätzt wird. Mit dem „Retrosternalen Fettkörper" des Alternden ist das Endstadium der „Altersinvolution" erreicht. Auch ungenügende Ernährung, schwere Erkrankungen und Gravidität können zu einer Involution der Thymusdrüse führen.

HAMMAR sucht die dauernde morphologische Umgestaltung der Thymusdrüse in fünf zeitliche, morphologisch gekennzeichnete Stadien zu gliedern und unterscheidet Kinder-

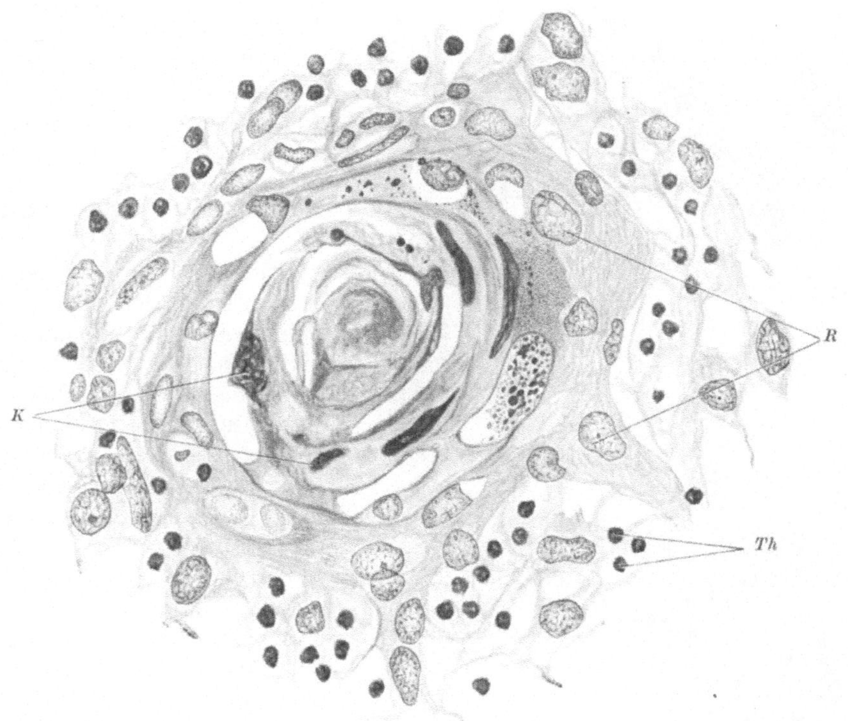

Abb. 254. HASSALLsches Körperchen. Marksubstanz der Thymusdrüse. Kind. *K* Kernreste im degenerierenden Plasma; *R* Kerne des epithelialen Reticulums; *Th* kleine Thymuszellen. Kaliumbichromat-Formol. Hämatoxylin-Eosin. 800mal vergrößert, auf 6/7 verkleinert.

typus, Pubertätstypus, Jünglingstypus, Mannestypus und Greisentypus. Kleine Teile des Thymusparenchyms können innerhalb des retrosternalen Fettkörpers bis in das hohe Alter erhalten bleiben.

Die Arterien dringen gewöhnlich an Stellen, wo die Rinde verhältnismäßig dünn ist, in das Innere des Läppchens, verzweigen sich an der Grenze zwischen Rinde und Mark und versorgen mit der Hauptmasse ihrer annähernd senkrecht zur Oberfläche ziehenden Arteriolen und Capillaren das Rindengewebe. Das Capillarnetz der Marksubstanz besitzt eine geringere Dichte als in der Rinde. Die Venen des oberflächlichen in der Rinde ausgebreiteten Geflechts führen ihr Blut in die im interstitiellen Bindegewebe verlaufenden Interlobularvenen ab; das venöse Markgeflecht scheint seinen Hauptabfluß durch Venen zu gewinnen, die ihren Weg gemeinsam mit den Arterien nehmen. Arteriovenöse Anastomosen vermögen in die Blutversorgung des Capillarsystems regulierend einzugreifen. Lymphgefäße werden in Begleitung der interlobulären Venen beschrieben und erhalten ihre Lymphe in der Hauptsache wahrscheinlich aus der Rindensubstanz. In der Umgebung der Gefäße finden sich beim Neugeborenen vielfach myeloische Elemente; auch Ansammlungen eosinophiler Leukocyten werden in der Thymusdrüse beobachtet.

In der Thymusdrüse sind bei Sauropsiden, Amphibien und Fischen eigentümliche quergestreifte Elemente als *myoide Zellen* beschrieben worden; auch beim menschlichen Fetus und Säugling hat man sie gefunden. Sie gehören wohl dem epithelialen Reticulum als besondere Differenzierungsresultate an; ihre Bedeutung ist unbekannt.

Die Nerven der Thymusdrüse entstammen dem Vagus und Sympathicus; die Innervation der Gefäße ist die gleiche wie bei allen anderen Gefäßen. Nach dem anatomischen Befund steht auch das Parenchym unter dem Einfluß des Nervensystems; die nervöse Endigungsform dürfte wie bei der Milz kaum anders als in Gestalt eines feinsten terminalen Netzes zu entdecken sein.

Hinsichtlich der heute noch schwer erkennbaren Funktion der Thymusdrüse sei auf die Beziehungen des Organs zur Skeletbildung und zu den Keimdrüsen hingewiesen. Man hat die Thymusdrüse wegen ihrer lymphoepithelialen Zusammensetzung auch mit der Tonsilla palatina verglichen, als Produktionsstätte von Lymphocyten betrachtet und ihr eine gewisse Bedeutung bei den Immunisierungsvorgängen zuerkannt.

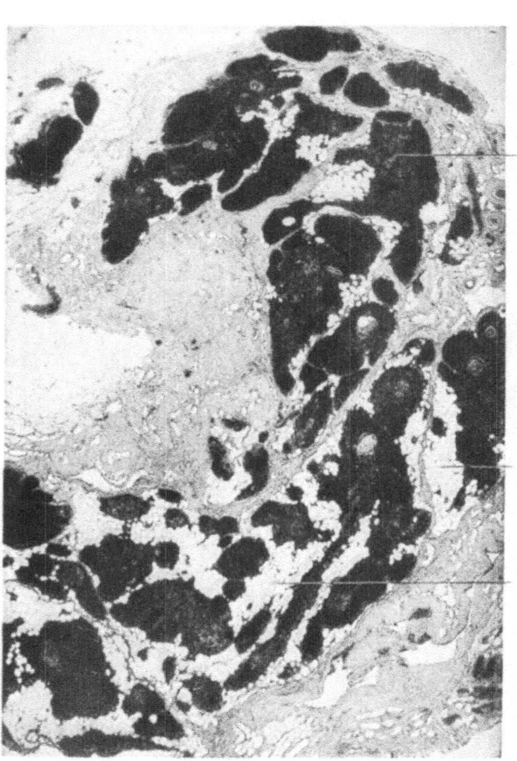

Abb. 255. Thymusdrüse eines 40jährigen Mannes. *Th* Reste des Thymusparenchyms; *F* Fettgewebe. Kaliumbichromat-Formol. Hämatoxylin-Eosin. 15mal vergrößert.

Zirbeldrüse (Corpus pineale, Epiphyse).

Eine innersekretorische Leistung ist bei der Epiphyse so wenig wie bei der Thymusdrüse bis jetzt nachgewiesen. Da mancherlei histologische Gebilde der Epiphyse mit Formationen im Hinterlappen der Hypophyse eine gewisse Ähnlichkeit besitzen und eine innersekretorische Funktion der Epiphyse in den Bereich der Möglichkeit rücken, so soll das eigentümliche Organ im Zusammenhang mit den Hormondrüsen eine kurze Beschreibung erfahren.

Die menschliche Epiphyse entwickelt sich bei Embryonen von 8 mm Länge aus einer kleinen, dorsalwärts gewendeten, von Cylinderepithel gebildeten Ausbuchtung des Zwischenhirndaches. Bei Vögeln finden sich an Stelle der Epiphyse drüsenähnliche Gebilde, bei manchen Echsen das Parietalauge, ein lichtempfindliches Sinnesorgan.

Die Gesamtmasse des Pinealgewebes erfährt scheinbar durch bindegewebige Septen eine gewisse Gliederung in unterschiedlich große Haufen oder Läppchen; da die bindegewebige Umfassung der Parenchymhaufen unvollständig ist, so hängen die Zellhaufen stets miteinander zusammen (Abb. 256). Es scheint verfehlt, den bindegewebigen Septen die gleiche Bedeutung wie in einer exkretorischen Drüse zuzuschreiben und sie nur als mechanische Einrichtung und als Leitgewebe für ein Gangsystem und den Gefäßnervenapparat zu betrachten. Abgesehen von den Gefäßen beherbergen die Septen in ihrem Innern besondere Gebiete, die *intraseptalen Räume,* in welche, wie sonst nirgends im Organismus, sonderbare histologische Strukturen eingebaut sind.

Ähnlich dem Hinterlappen der Hypophyse zeigt sich das Parenchym der Epiphyse von organspezifischem Bau, der zur Darstellung eigener histologischer

Methoden bedarf. Bis jetzt gelingt es nur mit einer Silbertechnik die Form der
Pinealzellen gut darzustellen. Hierbei erscheinen die Pinealzellen sämtlich mit
Fortsätzen von unterschiedlicher Länge und verschiedener Dicke ausgestattet
(Abb. 257). Bei dem unendlichen Formenreichtum der Pinealzellen kommen im
Verlauf der Fortsätze alle erdenklichen Schwankungen zu Gesicht. Die in der
Mitte der Parenchymhaufen gelegenen Pinealzellen senden ihre Fortsätze meist
sternförmig nach allen Seiten der Umgebung, während die Fortsätze der in der
Nähe der bindegewebigen Septen gelagerten Pinealzellen meist gleichmäßig und
vielfach senkrecht auf die Wand des intraseptalen Raumes zustreben.

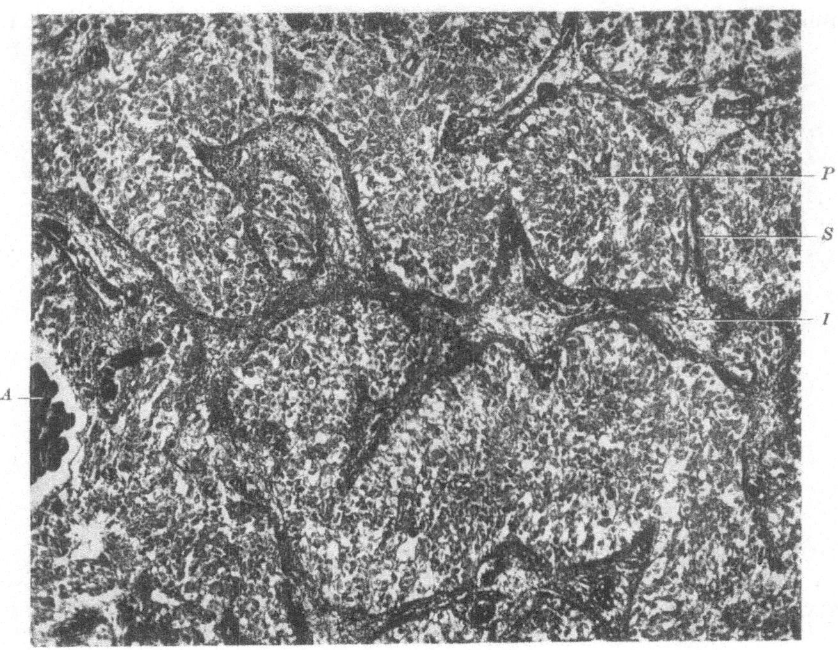

Abb. 256. Epiphyse. Mensch. *P* Parenchymhaufen; *S* bindegewebige Septen; *I* intraseptaler Raum; *A* Acervulus.
BOUIN. Azanfärbung. 90mal vergrößert.

Die Fortsätze der Pinealzellen nehmen offenbar sämtlich mit kleinen schmalen,
leicht kolbigen Anschwellungen ein Ende. Die genaue Endigungsform ist wegen
der dichten Lagerung der kleinen Endkölbchen sehr schwer zu bestimmen.
Möglicherweise hängen letztere im intraseptalen Raum plasmatisch miteinander
zusammen. Die durch das eigentümliche morphologische Verhalten der Fortsätze charakterisierte Gestalt der Pinealzellen darf als spezifisch für die menschliche Epiphyse gelten, nicht anders, als die PURKINJEsche Zelle für das Kleinhirn.
Ob wir in den Pinealzellen nervöse Elemente vor uns haben, oder sie der Glia
zurechnen sollen, bleibt eine schwer lösbare Frage. Gleich den Pituicytenfasern
im Hinterlappen der Hypophyse sollen hier die Pinealzellen als Teile eines für
die Epiphyse spezifischen Gewebes betrachtet werden. Auch das eigentümliche
Verhalten der Kerne läßt bei den Pinealzellen an eine spezifische Gewebsart
denken, die sonst nirgends im Körper vorkommt.

Die Kerne der Pinealzellen sind meist rundlichoval, enthalten Nucleolen in verschiedener
Zahl und Chromatin in feiner Verteilung und vermögen ihre Form zu ändern. So gewahrt
man häufig Einkerbungen oder Aussprossungen an der Kernoberfläche in Form kleiner
Fortsätze, die in das umgebende Plasma hineinragen. Möglicherweise hängen die gelappten
und eingekerbten Kernformen mit der Ausstoßung homogener Kernkugeln zusammen, die

sich vom höheren Kindesalter an innerhalb der Kerne bilden und wahrscheinlich in bestimmten Intervallen aus dem Kern in das Plasma eliminiert werden (Abb. 12).

Das Plasma der Pinealzellen enthält vielfach feine Granula; auch die Anwesenheit eines bräunlichgelblichen Pigments läßt sich häufig feststellen. Bei Anwendung der Azanmethode beobachtet man im Plasma vereinzelte grobe, unregelmäßig gestaltete Granula, die sich wie das Kernchromatin leuchtend rot färben. Manche Granula lassen argyrophile Eigenschaften verspüren und erscheinen nach Gebrauch von Silberlösungen tiefschwarz. Die funktionelle Bedeutung dieser Strukturen ist unklar. Die Pinealzellen finden sich in einem faserigen Gliafilz eingebettet, dem Astrocyten und Mikroglia angehören.

In den intraseptalen Räumen lagern zellige Elemente des Bindegewebes wie Fibrocyten, Mastzellen, Lymphocyten, Pigmentzellen, ferner vereinzelte Pinealzellen, in der Hauptsache die Gefäße und das außerordentlich komplizierte terminale Fortsatzgeflecht. Die ganze inkongruente Plasmamasse ist in ein

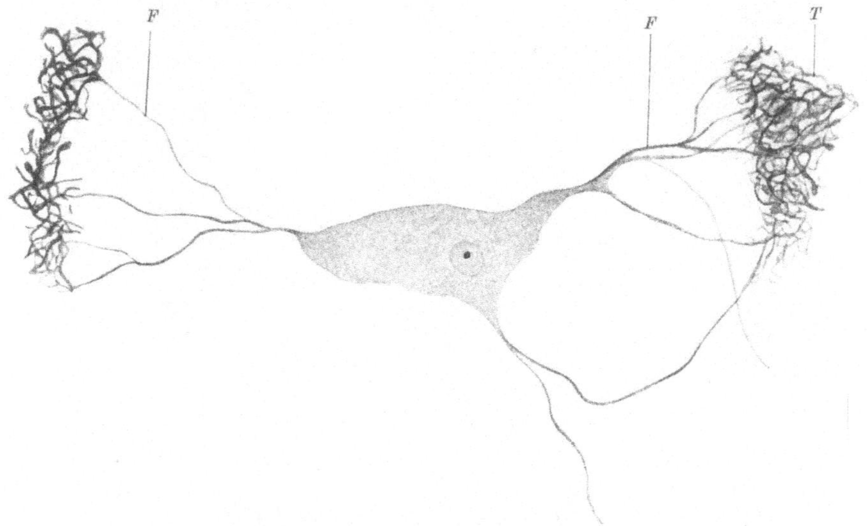

Abb. 257. Pinealzelle aus der Epiphyse. Mensch. *F* Fortsätze mit Verzweigungen im intraseptalen Raum; *T* terminales Fortsatzgeflecht. BIELSCHOWSKY-Methode. 1800mal vergrößert, auf ⁷/₈ verkleinert.

feinstes, kollagenes Gitterwerk eingebaut, das mit der Azanmethode in blauer Farbe vors Auge gelangt und gleichzeitig auf Silberlösungen mit Schwarzfärbung reagiert.

Die Fortsätze der in der Umgebung der bindegewebigen Septen liegenden Pinealzellen verlassen das parenchymatöse Gebiet der Epiphyse und dringen in dichten Massen gleichgerichtet und eng aneinandergelagert in die intraseptalen Räume ein; hier geraten sie mit den Capillarwänden durch vielfache Umschlingung in plasmatischen Zusammenhang (Abb. 258). Die dargestellte Endigungsweise der aus den Pinealzellen stammenden Fortsätze besitzt große Ähnlichkeit mit dem Verhalten der in Abb. 230 wiedergegebenen Nervenfasern an der Gefäßwand im Hypophysenhinterlappen. Funktionelle Beziehungen zwischen Gefäßsystem und der Masse der Pinealzellen dürften sich aus dem morphologischen Befund ergeben; nur die Art dieser Beziehungen bleibt dunkel und läßt sich aus dem histologischen Präparat nicht erschließen.

Vor einem kaum entwirrbaren Knäuel schwer deutbarer morphologischer Strukturen steht man bei Betrachtung des in Abb. 259 gezeichneten terminalen Fortsatzgeflechtes; es dürfte wohl die Hauptmasse des in den intraseptalen Raum versenkten Gewebekomplexes bilden. Mit Sicherheit beteiligen sich die Fortsätze der Pinealzellen mit allen erdenklichen Auftreibungen am Aufbau dieses eigentümlichen Strauchwerkes. Ferner scheinen merkwürdig geringelte,

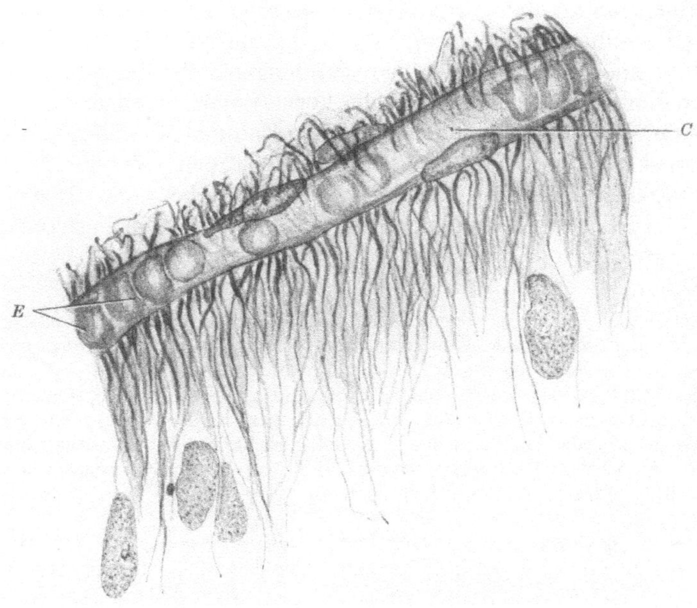

Abb. 258. Fortsatzendigungen von Pinealzellen an einer im intraseptalen Raum verlaufenden Capillare *C*. Epiphyse. Mensch. *E* Erythrocyten. BIELSCHOWSKY-Methode. 1200mal vergrößert.

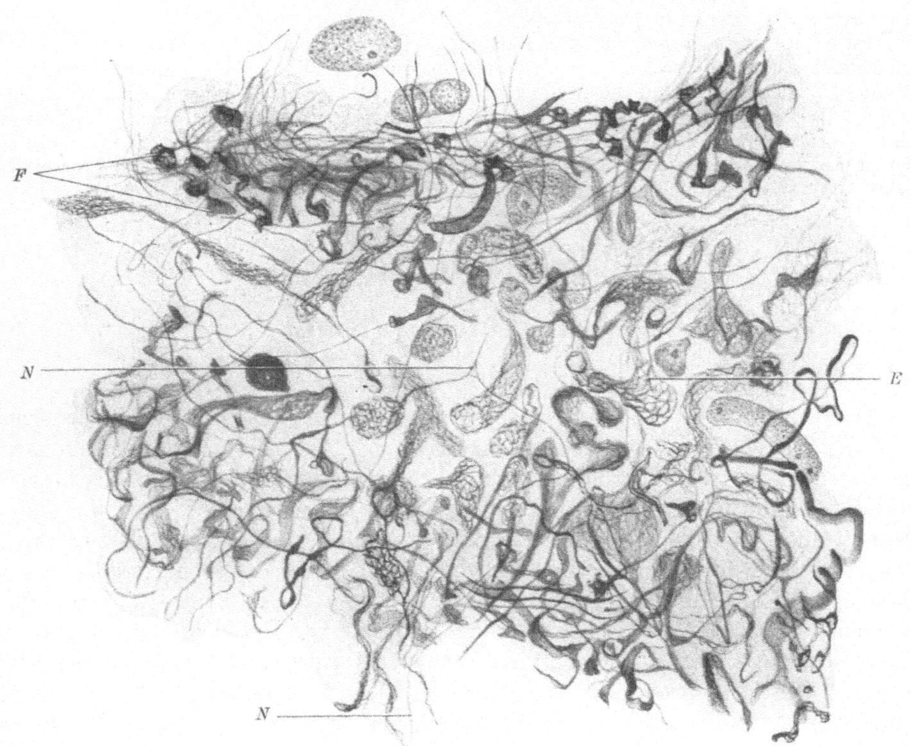

Abb. 259. Terminales Fortsatzgeflecht im intraseptalen Raum. Das Bindegewebe nicht dargestellt. *F* Fortsätze von Pinealzellen; *N* Nervenfasern; *E* fibrilläre Endplättchen nervöser Natur. BIELSCHOWSKY-Methode. 1600mal vergrößert, auf ²/₁₀ verkleinert.

unterschiedlich breite, stark argyrophile Fasern vorzukommen. Besondere Aufmerksamkeit verdienen die zarten fibrillären netzartigen Strukturen, die in Gestalt von kleinen Plättchen, Kolben, spindeligen Auftreibungen usw. in großer Masse zu finden sind. Die netzartigen Formationen unterscheiden sich nicht im geringsten von entsprechenden nervösen Endigungen, hängen vielfach mit Nervenfasern kontinuierlich zusammen und sollen daher als dem Nervengewebe angehörige Elementarteile betrachtet werden. Hierbei muß es sich um eine besondere Endigungsform handeln, die ihre Entstehung dem Zustrom zahlreicher markloser Nervenfäserchen verdankt und ihr Ausbreitungsgebiet auf den intraseptalen Raum beschränkt hat.

Somit findet sich in das kollagene Gitterwerk des intraseptalen Raumes ein Gewebskomplex von außerordentlicher Kompliziertheit gelagert; von der Aufgabe der Septen als einer trennenden Scheidewand im Drüsenparenchym kann keine Rede sein. Vielmehr scheint in der Epiphyse der funktionelle Schwerpunkt gerade in die Septen verlegt zu sein, in deren Räume durch verhältnismäßig locker gebaute, bindegewebige Netzverdichtungen die Fortsätze der Pinealzellen, Nervenfasern, vielleicht auch Gliafasern eindringen und teilweise mit den Gefäßen in Verbindung treten. Daß sich an der Entstehung des terminalen Fortsatzgeflechtes celluläre Elemente beteiligen, ist wahrscheinlich, im einzelnen aber schwer festzustellen.

Die in der Epiphyse vorkommenden Nervenfasern entstammen in der Mehrheit wohl dem Zwischenhirn, zum geringen Teil einzelnen Ganglienzellen, die spärlich zwischen den Pinealzellen vorkommen. Die Gefäßnerven sollen dem Sympathicus angehören.

Wie jedes Organ ist auch die Epiphyse Altersveränderungen unterworfen, die sich in einer Vermehrung des Bindegewebes, in einer Verbreiterung der intraseptalen Räume, in Cystenbildung und in dem Auftreten von Hirnsand oder *Acervulus* bemerkbar machen. Letzterer besteht aus maulbeerartigen kleinen Konkrementen, die sich aus Kalksalzen und einer organischen Substanz zusammensetzen. Sammeln sich Kalkkonkremente zu großer Masse an, so kann man beim Lebenden die Epiphyse im Röntgenbild als kleinen Schatten wahrnehmen. Hirnsand gilt schon vom 16. Lebensjahr an als konstanter Bestandteil der Epiphyse; seine Bedeutung ist unklar.

Rätselhaft wie der histologische Bau der Epiphyse ist auch ihre Funktion. Die vergleichende Anatomie erweckt den Gedanken an ein ehemaliges lichtperzipierendes Sinnesorgan. Möglicherweise sind die terminalen Fortsatzgeflechte Reste eines solchen. Vielleicht weisen die Erscheinungen der Kernsekretion bei den Pinealzellen und die enge Verbindung ihrer Fortsätze mit den intraseptalen Gefäßen auf eine innersekretorische Leistung der Epiphyse hin. Zu einwandfreien Ergebnissen über die Funktion der Epiphyse ist man bis jetzt trotz großer Mühe nicht gelangt.

2. Zirkulationsorgane.

Blutgefäßsystem.

a) Herz (Cor).

Das Herz entwickelt sich aus einer paarigen Anlage des visceralen Mesoderms. Mit der Schließung des Darmrohres legen sich die beiderseitigen Endokardsäckchen aneinander und bilden ein einfaches, an beiden Enden fixiertes, schlauchförmiges Endothelrohr, das von einem ebenfalls mesodermalen, myoepikardialen Mantel umschlossen wird. Seiner Genese nach ist das Herz als ein stark erweitertes Gefäßrohr zu betrachten, das sich von den übrigen Gefäßen durch eine spezifische Muskulatur und Innervation und durch seine Lage in einer eigenen serösen Höhle morphologisch auszeichnet. Die Entwicklung des Herzens läßt frühzeitig einen dreischichtigen Aufbau der Herzwand zutage treten: Eine Innenschicht oder *Endokard,* eine starke mittlere Muskelschicht oder *Myokard,* eine schmale Außenschicht oder *Epikard,* das man als viscerales Blatt des *Perikards* bezeichnen kann.

Die ersten rhythmischen Pulsationen des embryonalen Herzgewebes beginnen in einem sehr frühzeitigen embryonalen Entwicklungsstadium. Frühzeitig explantiertes embryonales

Herzgewebe besitzt in der Zellkultur ohne Mitwirkung des Nervensystems eine Zeitlang die Potenz zu rhythmischen Kontraktionen.

Endokard. Das Herz stellt ein muskulöses Hohlorgan dar; seine in zwei Vorhöfe und zwei Kammern aufgeteilte Innenfläche wird von einer glatten Haut, dem Endokard ausgekleidet. Dieses ist von wechselnder Dicke, in den Vorhöfen gewöhnlich stärker als in den Kammern entwickelt und an der Ausflußbahn der Aorta wahrscheinlich infolge starker mechanischer Beanspruchung besonders kräftig gestaltet. Am frischen Herzen erkennt man die dicken Endokardregionen an ihrer weißlichen, die dünnen Stellen an einer mehr bräunlichen Farbe, da hier das dunkle Rot der Muskulatur hindurchschimmert.

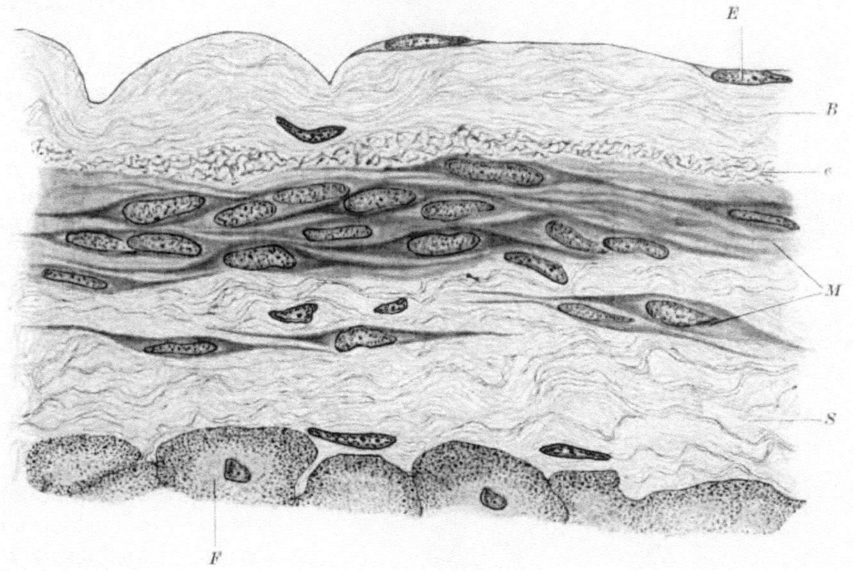

Abb. 260. Endokard aus dem Atrium sinistrum des Herzens. Mensch. *E* Endothel; *B* feinstreifiges Bindegewebe; *e* elastisches Netz; *M* glatte Muskelfasern; *S* subendokardiales Bindegewebe; *F* sarkoplasmareiche Fasern des Reizleitungssystems. Kaliumbichromat-Formol. Hämatoxylin-Erythrosin. 900mal vergrößert, auf ⁶/₇ verkleinert.

Ein senkrechter Durchschnitt durch das Endokard ergibt an dessen Innenseite ein aus platten, polygonalen Zellen zusammengesetztes Endothel mit einer daruntergelegenen, subendothelialen Schicht zarten Bindegewebes. Eine schmale angrenzende, hauptsächlich aus elastischen Elementen zusammengesetzte Lage hängt mit einem wechselnden Geflecht glatter Muskelfasern unmittelbar zusammen. Die folgende *subendokardiale Schicht* zeigt ein derberes, kollagenelastisches Bindegewebe, enthält stellenweise Fasern des Reizleitungssystems und greift in das Bindegewebe der Herzmuskulatur kontinuierlich über (Abb. 260).

Die glatte Muskulatur findet sich im Endokard des Vorhofes häufiger als in dem der Kammer, besitzt vielfach eine syncytiale, netzartige Konstruktion und läßt an ihren kernhaltigen Einzelelementen oft beträchtliche Ähnlichkeit mit Fibrocyten hervortreten. Das Endokard der Vorhöfe geht allmählich in die Wand der einmündenden Venen über. Blutgefäße kommen nur in den tieferen Schichten des Endokards vor; offenbar werden die inneren Endokardlagen direkt aus dem strömenden Blute innerhalb des Herzens ernährt.

Die Taschenklappen (Valvulae semilunares) gehen aus einer embryonalen Wucherung des Endokards hervor und sind an der Kammerwand gerade an der Ursprungsstelle der Aorta und der Arteria pulmonalis angebracht (Abb. 261). Die Hauptmasse des Klappengewebes setzt sich aus straffem, mit elastischen Netzen durchwobenem Bindegewebe zusammen, dessen kollagene Fasern großenteils entsprechend dem freien Klappenrand, also quer zur Richtung des Blutstromes, unter spitzwinkeliger Überkreuzung einherziehen. Muskelfasern aus dem Myokard umfassen die Haftstelle der Klappe nach der Ventrikelseite in ringförmiger, nach der Arterienwand in längsgerichteter Anordnung. Die Semilunarklappen sind frei von Blutgefäßen und glatten Muskelfasern.

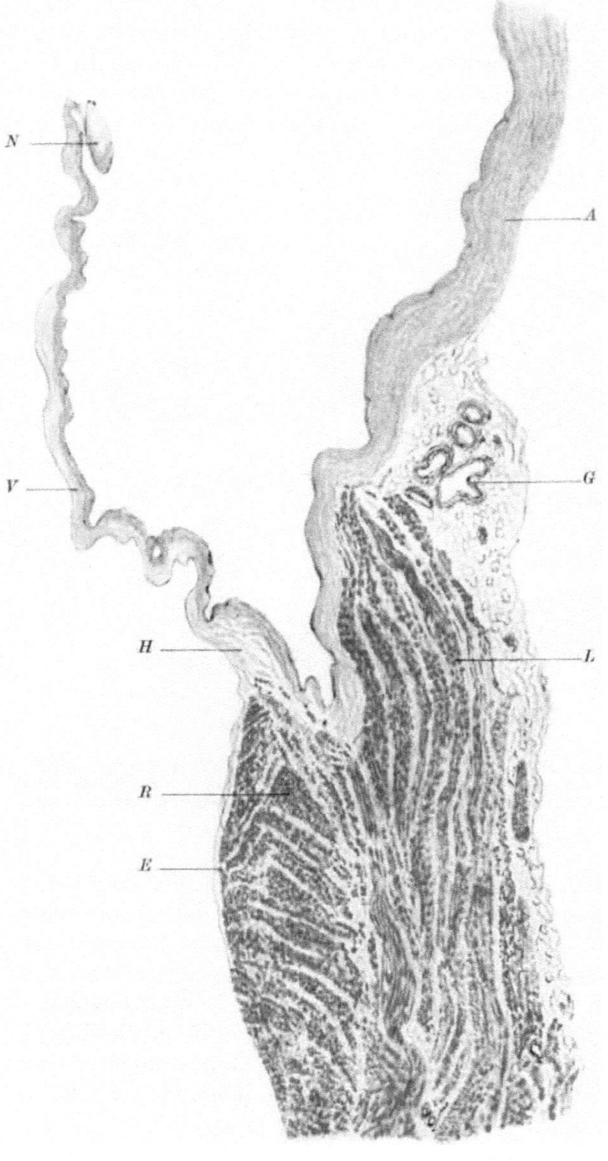

Die Segelklappen (Valvulae atrioventriculares) sind gleichfalls ihrer Genese nach auf eine Umbildung des Endokards zurückzuführen. Sie besitzen als festes Gerüst oder Skelet eine derbe, fibröse Platte, welche an ihrer Ansatzstelle an den Anuli fibrosi elastisches, mit glatter Muskulatur durchsetztes Gewebe enthält. Ein feines Endokard überkleidet die straffe Faserplatte, mit welcher die Sehnen der Papillarmuskeln, die *Chordae tendineae*, kontinuierlich verbunden sind. Die sehr zarten Sehnenfibrillen splittern am Muskelursprung wie am Klappenansatz pinselartig auseinander; ihre Gesamtmasse besitzt auf der weitaus größten Verlaufstrecke der Sehne eine zarte endotheliale Überkleidung (Abb. 262). In den Segelklappen lassen sich Gefäße nur in Verbindung mit glatter Muskulatur beobachten; an den freien Rändern der Segelklappen finden sich keine Blutgefäße.

Als „Herzskelet" bezeichnet man die derben, bindegewebigen Faserzüge, welche den Segelklappen zum Ansatz dienen und ringförmig die Herzostien umfassen; auch die zwischen den Anuli fibrosi eingezwängten Trigona fibrosa und das Septum membranaceum

Abb. 261. Längsschnitt durch eine Valvula semilunaris der A. pulmonalis. Mensch. *N* Nodulus Arantii; *V* Ventrikelseite; *H* Ansatzstelle der Taschenklappe; *A* Wand der A. pulmonalis; *G* Gefäßquerschnitt; *L* längsverlaufende Muskelfasern; *R* ringförmige Muskelschicht; *E* Endokard des Ventrikels. Kaliumbichromat-Formol. Hämatoxylin-Eosin. 5mal vergrößert, auf ⁶/₇ verkleinert.

rechnet man zum Herzskelet. Sein geweblicher Aufbau gleicht dem des Faserknorpels.

Myokard. Die gesamte quergestreifte Muskelmasse des Herzens oder das Myokard stellt ein riesiges Syncytium und ein geschlossenes Netz dar. Verschieden starke Bündel quergestreifter Muskelfasern können sich aus diesem überaus komplizierten Netzwerk abzweigen und an bestimmten Stellen, etwa am Anulus fibrosus oder an den Chordae tendineae, gleich den Skeletmuskeln in kollagene Sehnenfasern übergehen. Auch elastische Sehnen kommen an der Einmündungsstelle der großen Venen und in der angrenzenden Region des Atriums zur Beobachtung. Die Muskulatur der Vorhöfe ist durch die fibrösen Ringbildungen an den Ostien von der Kammermuskulatur getrennt.

Die Muskulatur der Atrien besitzt durch starke Verzweigung und beträchtliche Kaliberschwankungen ihrer Faserelemente ein besonderes Kennzeichen (Abb.131).

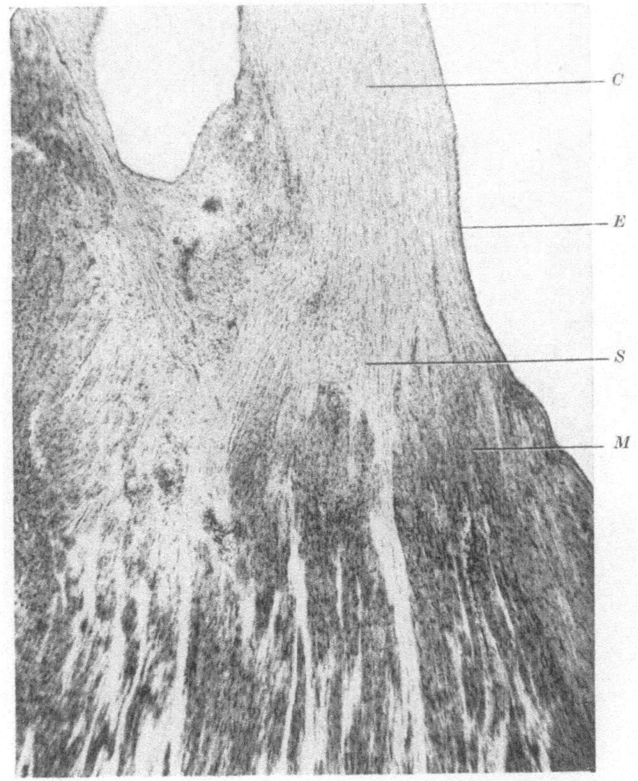

Abb. 262. Ursprungsstelle einer Chorda tendinea aus einem Papillarmuskel. Herz. Mensch. *C* Chorda tendinea; *E* Endokard; *S* Sehnengewebe; *M* Muskelfasern. Kaliumbichromat-Formol. Hämatoxylin-Erythrosin. 28mal vergrößert.

Ein elastisch-kollagenes Perimysium internum paßt sich dem Verlauf der Muskelfaserzüge an, umfaßt einzelne Muskelfasern oder ganze Bündel und bringt Nerven samt einem reichen Capillarsystem an das contractile Gewebe heran. Ein feinstes argyrophiles Faserwerk hüllt die einzelnen Muskelfasern ein und geht unmerklich in zartes kollagenes Gewebe über. Elastisches Gewebe scheint in der Kammer geringer als in den Vorhöfen entwickelt zu sein.

Von der gewöhnlichen braunroten Arbeitsmuskulatur des Herzens läßt sich schon makroskopisch durch eine etwas hellere Farbe ein spezifisches Muskelgewebe präparatorisch unterscheiden. Es ist im Sinusknoten (KEITH-FLACK), im TAWARAschen Knoten und im *Atrioventrikularbündel* zu finden. Der an der Einmündungsstelle der Vena cava cranialis gelegene *Sinusknoten* besitzt eine etwa spindelförmige Gestalt, zeigt sich an seinem vorderen Anteil ein wenig verdickt und läßt sich mit einer zugehörigen, kleinen Arterie etwa auf 2—2$^1/_2$ cm

Länge verfolgen; dann geht das Gewebe des Knotens kontinuierlich in das des Myokards über.

Der Sinusknoten baut sich aus einem scheinbar wirren Geflecht von Muskel-, Binde- und Nervengewebe auf. Die Muskulatur tritt als ein regelloses, syncytiales Maschenwerk hervor, dessen Einzelelemente vielfach den faserigen Bau vermissen lassen, kein Sarkolemm haben und nur noch in Gestalt kernhaltiger Fibrillenbündel vorkommen (Abb. 263). Deutlich abgrenzbare Muskelfasern

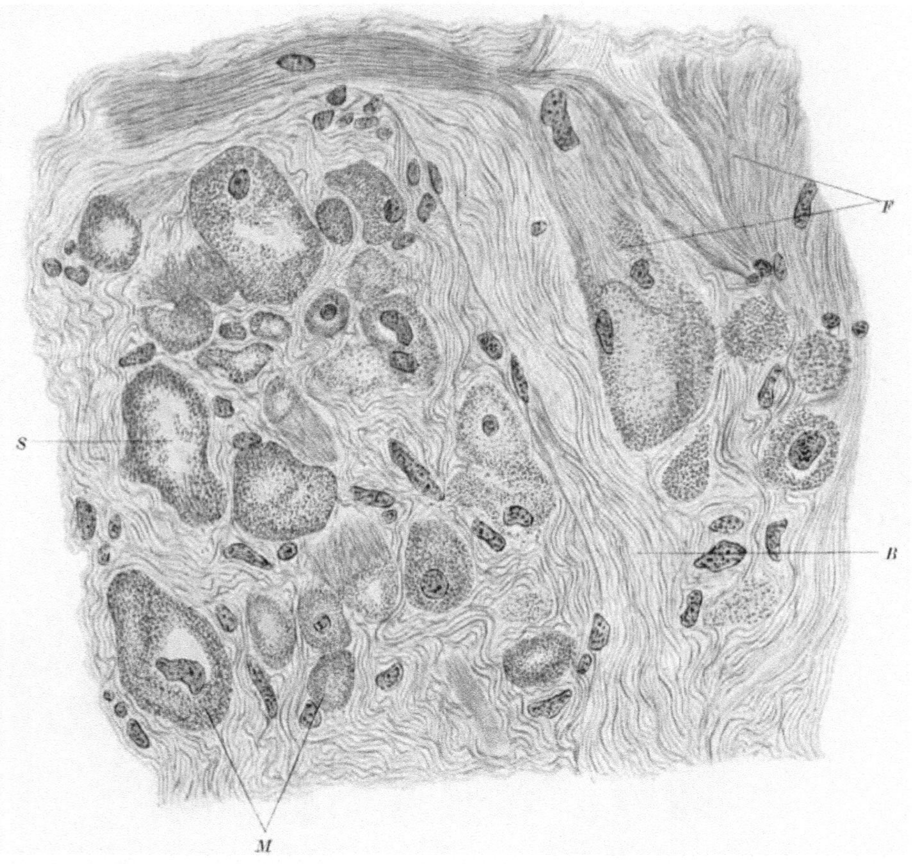

Abb. 263. Sinusknoten aus dem rechten Vorhof des Herzens. Mensch. *F* Muskelfasergeflecht; *M* quergetroffene Muskelfasern; *S* Sarkoplasma; *B* Bindegewebe. Kaliumbichromat-Formol. Hämatoxylin-Erythrosin. 600mal vergrößert, auf ⁵/₆ verkleinert.

zeigen außerordentliche Schwankungen in ihrem Breitendurchmesser. Die Querstreifung läßt sich an dieser spezifischen, besonders sarkoplasmareichen Muskulatur mitunter schwer erkennen, dürfte aber immer vorhanden sein.

Der TAWARAsche Knoten findet sich in der rechten Wand des muskulären Vorhofseptums unter dem Endokard, hängt mit der Arbeitsmuskulatur des rechten Vorhofs auf allen Seiten durch muskuläre Verbindungszüge zusammen und kann in einen Vorhofs- und einen Kammerknoten unterteilt werden. Letzterer geht kontinuierlich in das zum Atrioventrikularsystem gehörige Crus commune oder HISsche Bündel über, welches die fibröse Vorhofkammergrenze am Trigonum fibrosum dextrum durchbricht und sich alsbald in der Kammerscheidewand in je ein nach abwärts ziehendes Bündel, das Crus sinistrum und dextrum verzweigt. Das Muskelgeflecht des TAWARAschen Knotens und die

parallel gestellten Faserzüge des Crus commune enthalten Muskelfasern von
sehr feinem Kaliber. Im Crus dextrum nehmen die sarkoplasmareichen Fasern
an Stärke zu und gelangen allmählich an die Oberfläche der Kammerscheidewand,
wo sie im subendokardialen Gewebe schön zu sehen sind (Abb. 264). Sarko-
plasmareichtum, Fibrillenarmut und häufige Randständigkeit der Myofibrillen
kennzeichnen hier das spezifische Muskelgewebe.

Das Atrioventrikularbündel stellt die einzige muskuläre Verbindung zwischen
Vorhof- und Kammermuskulatur dar und wird eine gewisse Strecke weit von
einer bindegewebigen Scheide umhüllt. Daher kann man das Muskelbündel
von der übrigen Herzmuskulatur präparatorisch isolieren; solches gelingt jedoch
nicht im Endausbreitungsgebiet des Bündels. Die sarkoplasma- und glykogenreichen Muskelfasern scheinen ihre spezifische Bauweise zu verlieren und unter

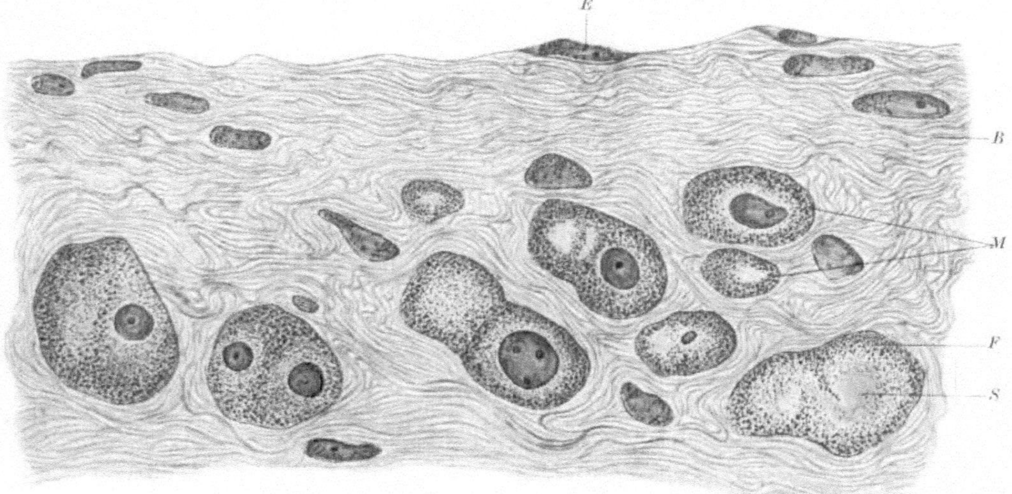

Abb. 264. Querschnitt durch Muskelfasern des Reizleitungssystems aus dem menschlichen Herzen. *E* Endothel
des Endokards; *B* Bindegewebe; *M* Muskelfasern; *S* Sarkoplasma; *F* Myofibrillen. Kaliumbichromat-Formol.
Hämatoxylin-Erythrosin. 900mal vergrößert, auf ⁴/₆ verkleinert.

vielfacher Aufzweigung in gewöhnliches Herzmuskelgewebe überzugehen. An
der Endverzweigung des Atrioventrikularbündels sind dessen Muskelfasern nicht
mehr mit Sicherheit von den gewöhnlichen Herzmuskelfasern zu unterscheiden.
Bei den Huftieren, vor allem bei Schaf und Rind, können die einzelnen Muskelfasern des Atrioventrikularbündels einen bedeutenden Umfang erreichen, sich
zu mehreren aneinanderlegen und auf diese Weise die schon mit dem bloßen
Auge sichtbaren PURKINJEschen Fäden bilden (Abb. 265).

In den Einzelfasern der PURKINJEschen Fäden nimmt das Sarkoplasma, wie aus dem
beigegebenen Querschnitt leicht ersichtlich, einen ungewöhnlich großen Raum ein. Im
Längsschnitt zeigen diese Fasern eine zellartige, segmentale Gliederung, wobei die oft sehr
unregelmäßig angeordneten Myofibrillen ohne weiteres durch die wahrscheinlich nur vor-
getäuschten Zellgrenzen hindurchziehen.

Sinusknoten und TAWARAscher Knoten sind nicht durch spezifische Muskulatur miteinander verbunden. Offenbar erfolgt in beiden Knoten unter bestimmten Bedingungen
eine Reizbildung zur Regelung des Herzrhythmus; Schlagzahl, Schlagfolge und der zeitliche
Ablauf von Vorhof- und Kammertätigkeit können von den beiden Knoten her beeinflußt
werden. Wird das Atrioventrikularbündel unterbrochen, so kommt es zum „Herzblock";
Vorhof und Kammer schlagen dann unabhängig voneinander. Demnach dürfte im Verlauf
des Atrioventrikularbündels der einzige Weg zu suchen sein, auf dem die Erregung vom Vorhof
in die Kammerregion gelangt. Dies berechtigt nicht dazu, in den spezifischen Muskelfasern
des Atrioventrikularbündels ein eigenes „Reizleitungssystem" zu sehen, da für die Erregungsleitung von der Kammer in den Vorhof ein überaus dichtes, mit dem Muskelgewebe des

Atrioventrikularbündels untrennbar verknüpftes Nervennetz zur Verfügung steht. Wie dem auch sei: Abgesehen von der Kontraktionsfähigkeit dürfte dem hier erörterten, spezifischen Herzmuskelgewebe noch eine spezifische Leistung unter dem Einfluß des Nervensystems zukommen.

Epikard. Die gesamte Muskelmasse des Herzens wird an ihrer Außenfläche von einer verschieden dicken und verschieden festen glatten Haut, dem Epikard,

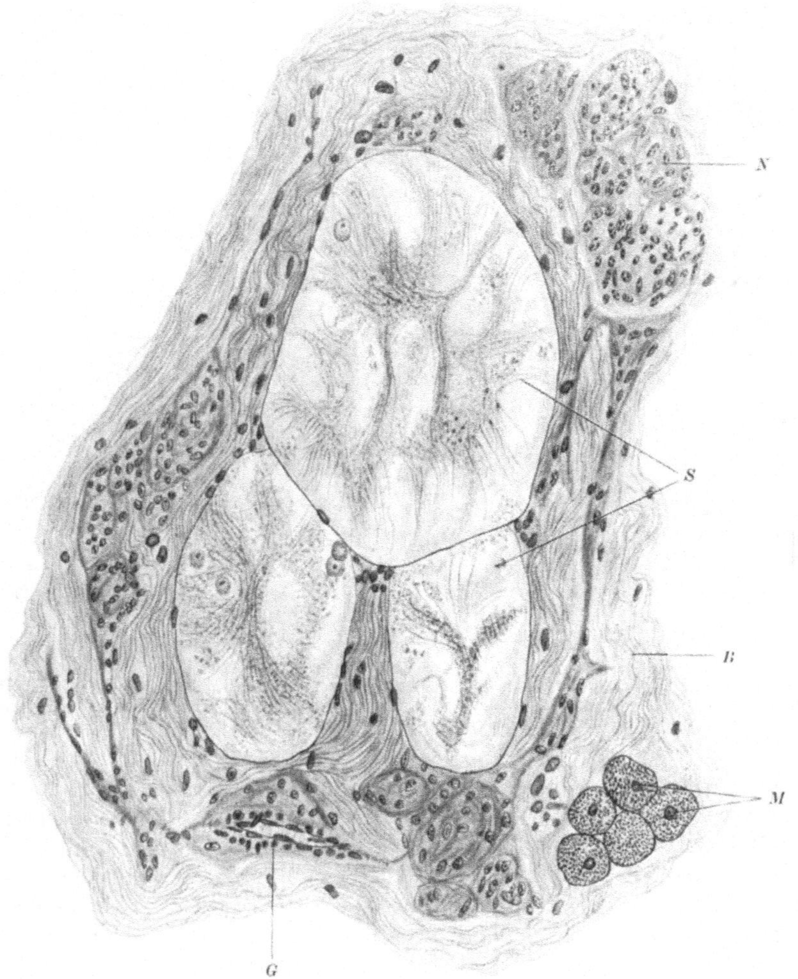

Abb. 265. Querschnitt durch sarkoplasmareiche Muskelfasern (*S*) aus dem Reizleitungssystem des Herzens, Kalb. *M* Gewöhnliche Muskelfasern; *N* Nervengewebe; *B* Bindegewebe; *G* Gefäß. Kaliumbichromat-Formol. Hämatoxylin-Eosin. 430mal vergrößert, auf ³/₄ verkleinert.

überzogen. Es besitzt an seiner Oberfläche eine wechselnd kubische bis platte Epithelschicht mit einem daruntergelagerten, kollagenelastischen Bindegewebe (Abb. 266). Das subepikardiale Bindegewebe hängt mit demjenigen des Myokards eng zusammen, beherbergt zahlreiche Gefäße und Nerven und kann durch Einlagerung von Fettgewebe vor allem längs der großen Gefäßstämme eine mehr aufgelockerte Bauweise erfahren.

Die Blutversorgung des Herzens geschieht durch die Coronararterien; sie gehören zum muskulären Typus und lassen an ihren größeren Ästen eine besonders starke Intimaverdickung hervortreten, die in der Hauptsache auf einer mehr spiralig verlaufenden Längsmuskulatur beruht. Vor dem Übergang in das Capillargebiet entwickeln die Arterien ein arterielles Gefäßnetz; somit stellen sie keine Endarterien dar. Das Capillarnetz richtet sich in seiner Anordnung innerhalb des Myokards nach dem Faserverlauf der Muskulatur. Etwa zwei Drittel des Herzblutes gelangen durch den Sinus coronarius in den rechten Vorhof; der Rest des Blutes wird, vor allem im rechten Vorhof, in geringerem Maße in den übrigen Hohlräumen des Herzens, durch die Vena minimae Thebesii, aus zahlreichen im Endokard befindlichen kleinen Öffnungen in das vom Herzen beförderte Körperblut entleert. Das lymphatische Gefäßnetz ist sehr reichlich ausgestaltet.

Die aus dem Vagus und Sympathicus stammenden Nerven erscheinen in der lockeren bindegewebigen Unterlage des Epikards unter einem aus Ganglienzellen und Nervenfasern zusammengesetzten Geflecht, das an der äußeren Wand des rechten Vorhofs zu besonderer Dichte angehäuft ist. Aus dem subepikardialen Geflecht dringen die Nervenbündel unter dauernder Verflechtung in das Myokard, entwickeln jedoch an den quergestreiften Muskelfasern keine motorischen Endplatten, sondern ein mit interstitiellen Zellen ausgestattetes geschlossenes Netz

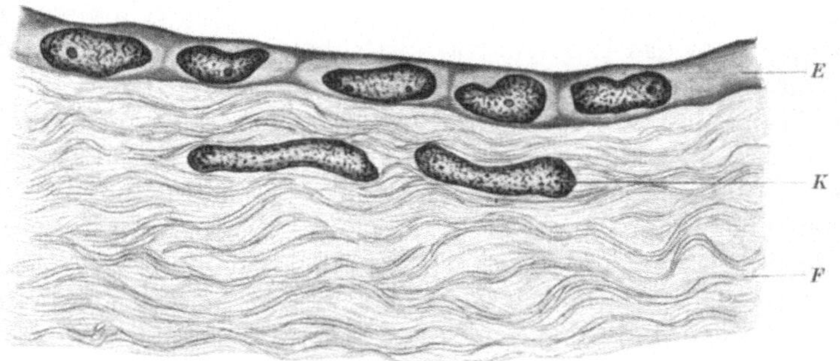

Abb. 266. Epikard. Mensch. *E* Plattes Epithel; *K* Kerne von Bindegewebszellen; *F* kollagene Fasern. Kaliumbichromat-Formol. Hämatoxylin-Erythrosin. 1800mal vergrößert, auf ³/₄ verkleinert.

(Abb. 135). Dieses Vagus- wie Sympathicuselemente enthaltende Terminalreticulum sendet gelegentlich allerfeinste, mit einer Öse versehene Nervenfäserchen in das Sarkoplasma der Muskelfasern. Die spezifische Muskulatur der Knoten und des Arterioventrikularbündels zeigt eine dem Myokardgewebe entsprechende Innervation. Im Endokard und in den Klappen sind feinste Nervengeflechte bekannt.

Ganze, meist aus multipolaren Nervenzellen zusammengesetzte Ganglien finden sich in ihrer Hauptmasse im subepikardialen Gewebe an der Basalwand des rechten Vorhofs und an der Mündungsstelle der oberen Hohlvene bis zum Sinusknoten. Als Grenze für das Vorkommen großer Ganglien darf der Sulcus coronarius betrachtet werden; einzelnen Ganglienzellen kann man auch in den übrigen Herzregionen begegnen. Die Nervenzellen liegen hier gewöhnlich unter dem Epikard und vermindern ihre Zahl, je mehr man sich der Herzspitze nähert.

Afferente, wahrscheinlich dem Vagus zugehörige Endorgane sind in allen drei Herzschichten beschrieben worden. Die Gefäße des Coronarkreislaufes werden in gleicher Weise wie alle übrigen Gefäße vom Nervensystem versorgt. Daß dem intrakardialen Nervensystem infolge der Fülle seiner Ganglienzellen und im Hinblick auf seine netzartige Konstruktion eine gewisse funktionelle Selbständigkeit zukommen dürfte, ist sehr wahrscheinlich.

Das **Perikard** oder der **Herzbeutel** zeigt einen zweischichtigen Aufbau. Die derbe äußere Schicht, die *Tunica fibrosa*, setzt sich aus straffem, kollagenem Bindegewebe mit einem verhältnismäßig geringen elastischen Anteil zusammen. Besonders gerichtete kollagene Faserzüge verknüpfen die Anheftungspunkte des Perikards an den großen Herzgefäßen und am Diaphragma miteinander. Die innere Schicht, die *Tunica serosa*, gleicht in ihrer geweblichen Struktur dem Epikard; letzteres kann man auch als viscerales Perikard bezeichnen. Demnach verhalten sich die Gefäße und Nerven in der Tunica serosa wie im Epikard, nur daß der Nervus phrenicus durch Abgabe feinster Äste neben Vagus und Sympathicus noch an der Versorgung des Perikards teilnimmt. Die Epithelien des Epikards und Perikards sondern eine geringe Menge seröser Flüssigkeit, den Liquor pericardii, ab.

b) Blutgefäße.

Allgemeines.

Die vom Gefäß- und Nervensystem abhängige Herzmuskulatur treibt das Blut auf dem Wege röhrenförmiger, geschlossener Gefäßbahnen innerhalb des Organismus durch mehrere, parallel geschaltete Kreislaufsysteme hindurch. Das Capillarsystem besitzt für den Stoffaustausch zwischen Blut und Gewebe, für die hormonale Beeinflussung, für die Wärmeregulation und als Blutspeicher innerhalb des gesamten geschlossenen Röhrensystems die wichtigste Bedeutung. Die Arterien bringen das Blut aus dem Herzen in das Capillargebiet hinein, besorgen also die Blutzufuhr für dasselbe. Die Venen führen das Blut aus dem Capillargebiet in das Herz zurück, übernehmen somit den Blutabfluß aus dem capillaren Gefäßnetz.

Die Wand des geschlossenen Röhrensystems erhält im Herzabschnitt ihre größte Dicke und nimmt im Laufe der arteriellen Verästelung gegen das Capillargebiet an Stärke erheblich ab; im Capillarsystem ist die Gefäßwandung am dünnsten und erfährt im venösen Abschnitt in der Richtung gegen das Herz eine allmähliche Verstärkung, ohne jedoch die Wanddicke gleich großer Arterienrohre zu erreichen. Demnach kann man im histologischen Präparat die wandstarken Arterien, die mehr dünnwandigen Venen und die schmalen, nur 8—9 μ breiten Capillaren mit ihrer überaus zarten Wand voneinander unterscheiden (Abb. 267). Der Bau der Gefäßwand ist von der funktionellen Beanspruchung, vom Durchmesser des Gefäßrohres und wohl auch von Bau und Lage des zugehörigen Organs abhängig. Die Beanspruchung der Gefäßwand steigt mit dem Blutdruck. Daher erfährt die Wand des Gefäßsystems im Herzabschnitt und in den großen Arterien ihre stärkste Ausbildung.

Die Behauptung, daß das Herz als Motor das Blut durch ein geschlossenes Röhren- oder Schlauchsystem hindurchpresse, stellt im Grunde nur einen etwas groben Vergleich dar. Zunächst ist das Röhren- oder Gefäßsystem nicht vollständig geschlossen, sondern in der Milz offen, weshalb hier normalerweise Blut aus den Gefäßen in das interstitielle Milzgewebe und zurück gelangen kann. Des weiteren zeigt sich die innerste Schicht des Röhrensystems, das Endothelrohr, als eine lebendige Struktur, durchgängig für Stoffe aus dem Blut in das Gewebe und umgekehrt. Auf diesem Vermögen der Durchlässigkeit des Endothelrohres für den Stoffaustausch beruht vor allem die Bedeutung des Capillarsystems für die Funktion aller Organe und Gewebe. Schließlich ist ein lebendiges, in den Körper eingebautes Gefäßrohr etwas anderes als etwa ein passiv dehnbarer Gummischlauch. Denn Arterien und Venen vermögen mit Hilfe ihrer Muskulatur den Durchmesser der Gefäße und somit den Strömungswiderstand zu ändern. Die Tätigkeit der Capillarwand ist dem jeweiligen Bedürfnis der Organe angepaßt, so daß jedes Organ das seinem Bedarf entsprechende Blutvolumen erhält. Nervensystem und chemische Stoffe wie Acetylcholin und Adrenalin regulieren in einer außerordentlich verwickelten Weise die Tätigkeit der Gefäßwand. Daß dem intramuralen Nervensystem des Herzens infolge der Existenz vieler Ganglienzellen und einer netzartigen Konstruktion eine gewisse Selbständigkeit zukommen dürfte, wurde oben ausgeführt.

Die ersten Blutgefäße entstehen auf der Wand des Dottersackes aus dem Mesoderm außerhalb des embryonalen Körpers. Im Embryo werden die Gefäße etwas später als einfaches Endothelrohr im Mesenchym angelegt. Ein dünnes, einschichtiges, plattes Epithelhäutchen stellt die ganze Wand der primitiven Gefäßanlage dar. Dieses Endothel übernimmt später die Innenauskleidung sämtlicher Gefäßröhren und bildet einen funktionell außerordentlich bedeutsamen Bestandteil aller Gefäße. Die Capillaren bestehen fast nur aus einem solchen Endothelrohr. Venen und Arterien verstärken die dünne Wand ihres Endothelrohres durch muskuläre und bindegewebige Elemente, die vom umgebenden Mesenchym geliefert werden. Auch beim Erwachsenen entstehen die neuzubildenden Blutgefäße aus erst soliden, dann hohlen Endothelsprossen aus der Wand der Blutcapillaren (Abb. 268). Dieser Vorgang spielt bei der Regeneration der Gefäße eine entscheidende Rolle. Je nach Bedarf des hierbei zu ersetzenden

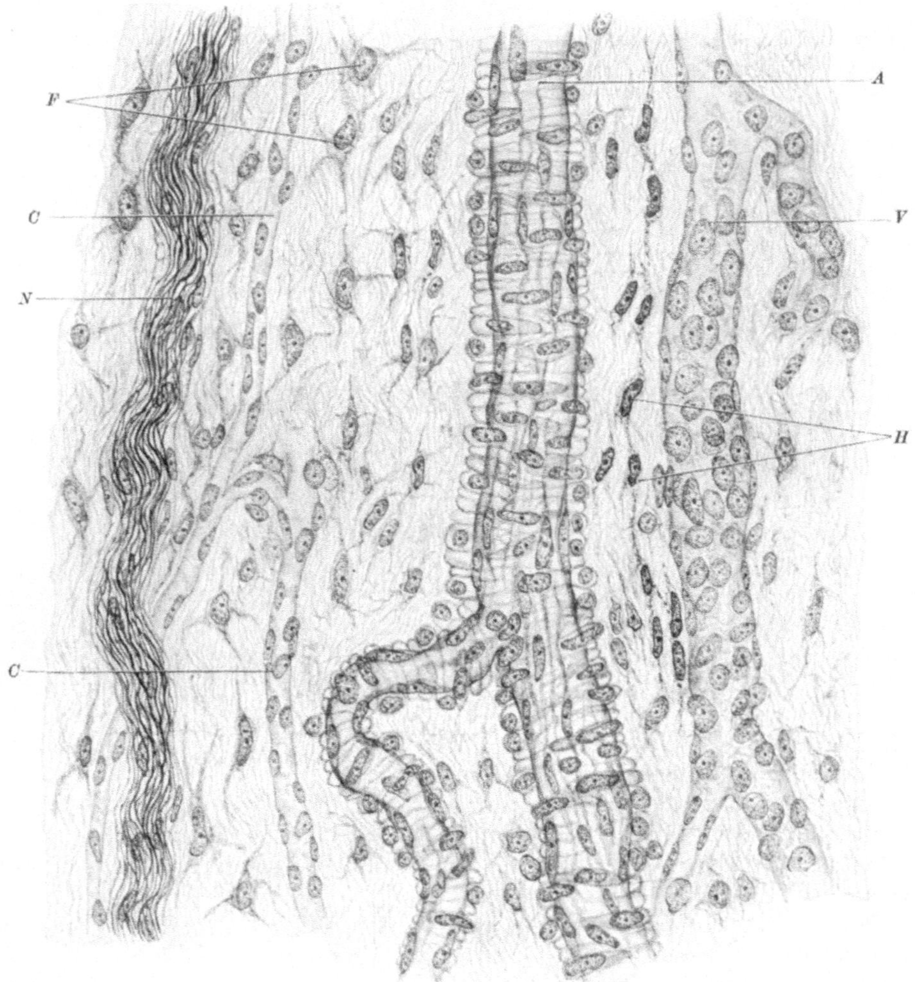

Abb. 267. Blutgefäße aus der Submucosa des Ösophagus. Mensch. *A* kleine Arterie; *V* Vene; *C* Capillare; *N* Nervenbündel; *F* Fibrocyten; *H* Histiocyten. BIELSCHOWSKY-Methode. 430mal vergrößert, auf ⁶/₇ verkleinert.

Gewebes werden die jungen Capillaren zu Arterien oder Venen durch Erweiterung ihres Lumens und Verstärkung ihrer Wand umgestaltet.

Capillaren.

Die Wand der Blutcapillaren besteht zunächst aus einem *Endothelrohr* und einem *Grundhäutchen*; Muskelfasern und elastische Elemente fehlen. Unter *Endothel* versteht man eine sehr dünne, rein celluläre Haut, deren wechselnd angeordnete Zellgrenzen sich mit Silberlösungen leicht schwärzen lassen. Die Längsachsen der meist länglichen Zellen liegen ebenso wie die Längsachsen der länglich ovalen Kerne parallel zur Längsachse des Gefäßes. Der Durchmesser eines Capillarrohres ist gewissen Schwankungen unterworfen und erreicht etwa mit 7,5 μ den Flächendurchmesser eines roten Blutkörperchens. Sinkt der Durchmesser unter diesen Betrag herunter, so kann man bei einer Lebendbeobachtung sehen, wie sich die deformierbaren Erythrocyten durch das scheinbar zu enge Capillarrohr hindurchzwängen.

An den Blutcapillaren der Leber, Nebenniere, Nierenglomeruli und der Choriocapillaris ist eine Silberschwärzung der Zellgrenzen bis jetzt nicht gelungen. Möglicherweise besitzt hier die Capillarwand einen besonderen, vielleicht auch syncytialen Bau. Im Capillarendothel des Gehirns und der Speicheldrüsen zeigen

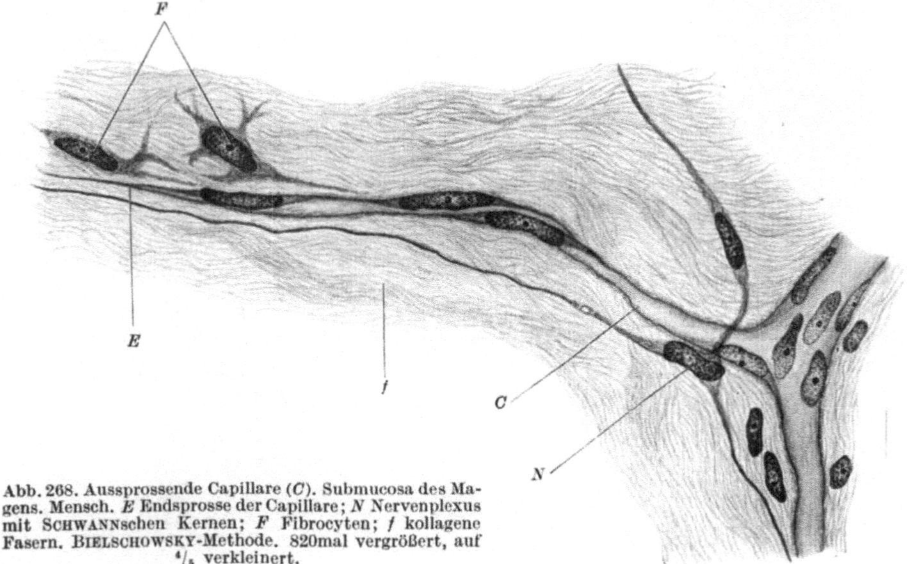

Abb. 268. Aussprossende Capillare (*C*). Submucosa des Magens. Mensch. *E* Endsprosse der Capillare; *N* Nervenplexus mit Schwannschen Kernen; *F* Fibrocyten; *f* kollagene Fasern. Bielschowsky-Methode. 820mal vergrößert, auf ⁴/₅ verkleinert.

die Kerne vielfach einen rundlichen Defekt („Lochkerne"). Das Plasma der Endothelzellen erscheint gewöhnlich homogen.

Das Grundhäutchen liegt dem Capillarendothel an seiner Außenseite auf (Abb. 269). Sehr wahrscheinlich kann das Grundhäutchen, ähnlich einer Basalmembran bei Drüsenepithelien, seinen Zustand zwischen gallertig und fest verändern.

Wenn sich das Grundhäutchen aus feinsten, argyrophilen Faserstrukturen zusammensetzen sollte (Abb. 270), so würde ein derartiger Zustand auf einen Wechsel der zwischen der argyrophilen Fibrillenmasse gelagerten Grundsubstanz zwischen gel- und solartigem Charakter hindeuten. Auf keinen Fall darf man sich unter dem Grundhäutchen eine starre, unveränderliche Membran vorstellen, sondern man muß stets das Veränderliche seiner strukturellen Beschaffenheit im Auge behalten. Daher brauchen die im folgenden geschilderten Pericyten keineswegs immer von dem Grundhäutchen überzogen zu sein, sondern können auch im Grundhäutchen oder außerhalb desselben gefunden werden (Abb. 57 und 269).

Die **Pericyten**, vielfach als Adventitiazellen oder Rougetsche Zellen bezeichnet, bilden einen sehr wichtigen, wenn auch keineswegs immer vorhandenen Bestandteil der Capillarwand. Im Bau ihres Plasmas und in der Wandelbarkeit ihrer Form besitzen sie eine beträchtliche Ähnlichkeit mit Fibrocyten und umklammern das Endothelrohr auf die mannigfachste Weise (Abb. 271). Die Pericyten können untereinander und mit dem umgebenden Fibrocytennetz oder dem pericapillären, bindegewebigen Reticulum plasmatisch zusammenhängen und diese plasmatische Verbindung je nach den Erfordernissen der Funktion lösen. Schließlich vermögen die Pericyten Vitalfarbstoffe zu speichern. An den Capillaren im Glomerulus der Niere läßt sich ein Pericytennetz sehr schön darstellen (Abb. 272); feinste Ausläufer desselben können in eine überaus zarte, netzartige Formation ähnlich derjenigen eines Grundhäutchens übergehen. Andererseits sind hier die Pericyten imstande, mit ihren Ausläufern über intercapilläre Spalten hinweg benachbarte Capillarwände zu umfassen. Nach Form und Gewebe gehören die Pericyten dem Bindegewebe an und sind als differenzierte Zellart desselben aufzufassen.

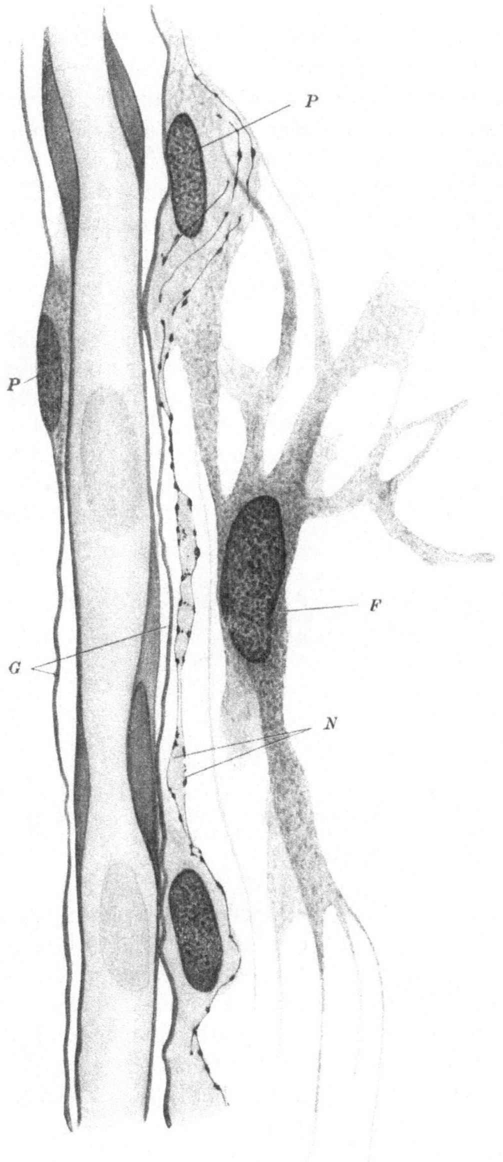

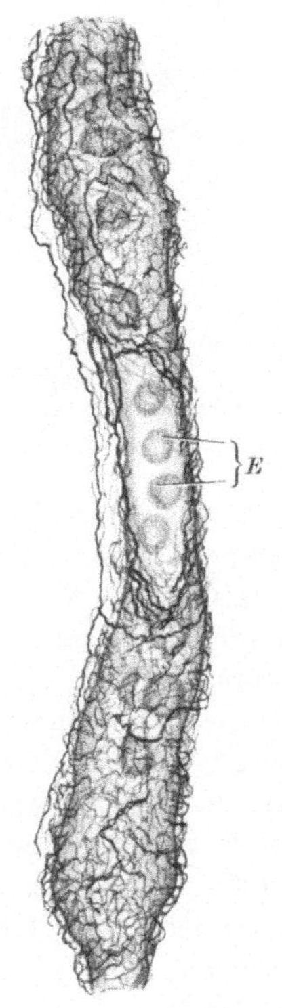

Abb. 269. Blutcapillare aus der Submucosa des Magens. Mensch. *P* Pericyten; *G* Grundhäutchen, vom kernhaltigen Endothelrohr abgelöst; *F* Fibrocyt; *N* feinste Nervenfäserchen. Bielschowsky-Methode. 1700mal vergrößert, auf ⁵/₆ verkleinert.

Abb. 270. Blutcapillare mit feinem, argyrophilem Fasernetz aus der Kleinhirnrinde. Mensch. *E* Erythrocyten. Bielschowsky-Methode. 1500mal vergrößert, auf ⁴/₅ verkleinert.

Die Capillaren können sich aktiv, nicht etwa durch den eindringenden Blutstrom, erweitern und aktiv wieder verengern. Sie sind also wie Muskelgewebe contractil und besitzen eine gewisse Dehnbarkeit ihrer Wand. Da die Erweiterung und Verengerung der Capillarlichtung ohne Anwesenheit der Pericyten möglich ist, so braucht man letztere nicht ohne weiteres primitiven Muskelzellen gleichzustellen. Im lebendigen Geschehen bilden bei der Capillare Endothel, Grundhäutchen und Pericyten in Form und Funktion ein geschlossenes Ganzes, kontrahieren sich oder erschlaffen also gemeinsam auf Reize verschiedener Art. Es bleibt daher müßig, ausschließlich dem Endothel oder den Pericyten ein contractiles Vermögen zuschreiben zu wollen.

Das Capillarnetz richtet sich in seinem Aufbau nach der Bauweise des versorgten Organs und bietet in seiner Beziehung zu den einzelnen Geweben einen jeweils verschiedenen Anblick. Das die Capillaren versorgende terminale Nervennetz muß sich gleichfalls dem konstruktiven Bau der Organe anpassen und wechselt in seinem morphologischen Verhalten. Die ganze Capillarwand mit Endothel, Grundhäutchen und Pericyten steht zweifellos unter nervösem Ein-

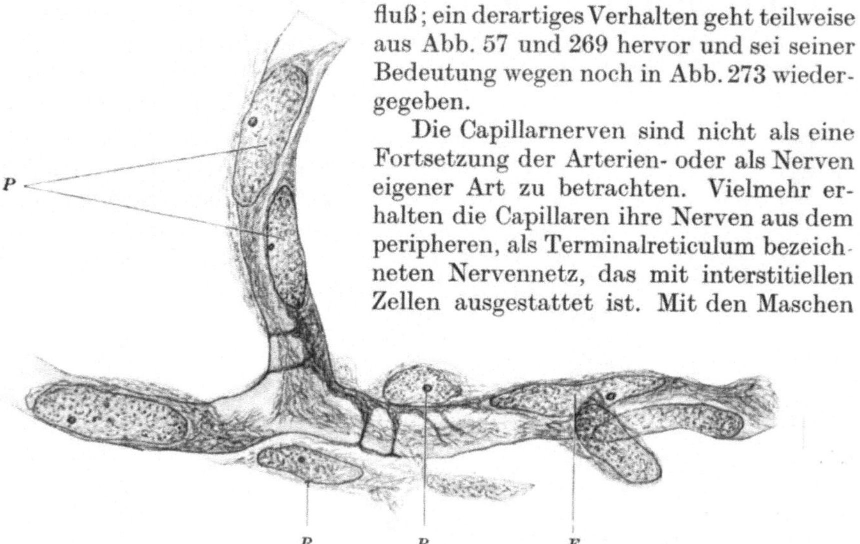

fluß; ein derartiges Verhalten geht teilweise aus Abb. 57 und 269 hervor und sei seiner Bedeutung wegen noch in Abb. 273 wiedergegeben.

Die Capillarnerven sind nicht als eine Fortsetzung der Arterien- oder als Nerven eigener Art zu betrachten. Vielmehr erhalten die Capillaren ihre Nerven aus dem peripheren, als Terminalreticulum bezeichneten Nervennetz, das mit interstitiellen Zellen ausgestattet ist. Mit den Maschen

Abb. 271. Capillarwand mit Pericyten aus der Submucosa des Ösophagus. Mensch. *P* Kerne von Pericyten; *E* Endothelkern; *R* Kerne eines pericapillären, bindegewebigen Reticulums. BIELSCHOWSKY-Methode. 1500mal vergrößert, auf ⁶/₇ verkleinert.

dieses Nervennetzes zeigt sich die Capillarwand auf vielfältige Weise plasmatisch zusammenhängend, nicht anders als das Drüsen- und Bindegewebe und die glatte Muskulatur (Abb. 274). In der Physiologie ist eine selbständige Veränderung der Capillaren im Hinblick auf die Weite, Zahl und Durchlässigkeit der Wand bekannt; die überaus große, zum Stoffaustausch zwischen Blut und Gewebe verwendete Oberfläche des gesamten Capillarsystems wird nicht stets und überall gleichmäßig gebraucht, sondern den jeweiligen Bedürfnissen der Organe angepaßt. Capillaren können also völlig verengt, blutleer und unter dem Mikroskop unauffindbar sein oder andererseits unter Erweiterung ihres Lumens aufgespeichertes, dem Blutstrom entzogenes Blut enthalten. Eine teilweise Ausschaltung ganzer Capillargebiete aus dem Blutkreislauf läßt sich durch Öffnung arteriovenöser Anastomosen oder durch Verengerung oder Verschluß der Arteriolen erreichen.

Bei all diesen pausenlos stattfindenden regulatorischen Vorgängen kommt dem Einfluß im Blute kreisender, chemischer Stoffe und dem Nervensystem eine erhebliche Bedeutung zu. Hierbei dürfte sich die Wirksamkeit chemischer und nervöser Faktoren auf das Capillarsystem kaum voneinander trennen lassen. Die syncytiale Konstruktion des peripheren Nervennetzes umfaßt das Capillarnetz und Organparenchym gemeinsam in gleicher Weise und stimmt Organ- und Capillarfunktion harmonisch aufeinander ab. Die Capillaren können sich bei Entzündungsvorgängen nicht erweitern, ohne daß das Nervensystem von Einfluß wäre; kein farbloses Blutkörperchen kann durch die Capillarwand ohne Beteiligung des Nervensystems hindurchtreten. Bei der nervösen Beeinflußbarkeit der Capillarwand dürfte überdies das periphere Nervennetz mit seinen interstitiellen Zellen eine gewisse Selbständigkeit in der Leitung, Wertung und Umwertung nervöser Impulse besitzen. Dieser Umstand, ferner die Regulationsfähigkeit des auf die Capillarwand einwirkenden nervösen und chemischen Faktors sowie die Regulationsfähigkeit des gesamten, die lebendige Capillarwand bildenden Plasmas gestalten das Problem der Capillarfunktion trotz der scheinbar einfachen histologischen

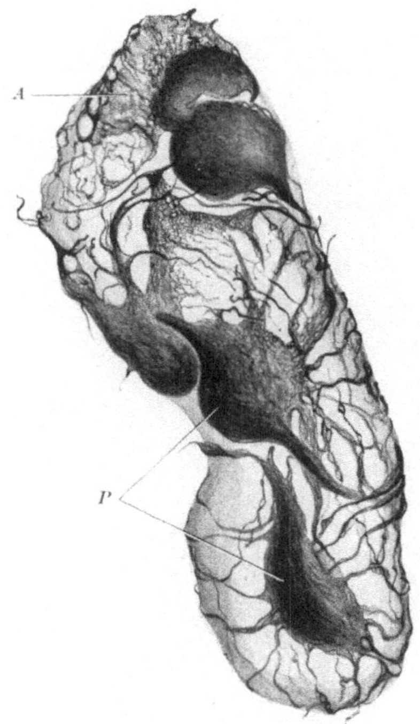

Abb. 272. Pericyten (*P*) an der Capillare aus einem Nierenglomerulus. Mensch. *A* Feinstes, argyrophiles Netz. BIELSCHOWSKY-Methode. 1500mal vergrößert, auf $^5/_6$ verkleinert.

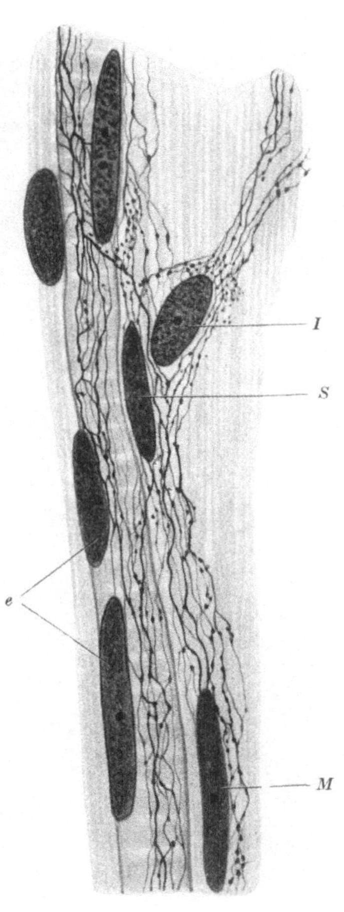

Abb. 273. Nervöses Terminalreticulum an einer Capillarwand. Muscularis des menschlichen Magens. *S* SCHWANNscher Kern; *M* Kern einer Muskelfaser; *e* Endothelkern; *I* interstitielle Zellen. BIELSCHOWSKY-Methode. 1400mal vergrößert, auf $^4/_5$ verkleinert.

Verhältnisse außerordentlich verwickelt und stellen uns vor allem bei Störungen im Capillarkreislauf vor anscheinend kaum lösbare Fragen.

Arterien.

Die Aufgabe der Arterien besteht in der Zuleitung des Blutes aus dem Herzen in die Capillarnetze der Organe. Die Arterien stellen elastische Röhren dar, welche ihr großes, an der Aorta und Arteria pulmonalis leicht zu messendes Kaliber infolge fortwährender Astabgabe immer mehr verringern und hierbei die gewebliche Zusammensetzung ihrer Wand fortwährend ändern. Je größer das Kaliber der Arterien, um so mehr elastisches Material ist in ihrer Wand enthalten; daher resultiert das gelbe Aussehen unserer großen Körperarterien.

Je kleiner das Kaliber, um so mehr Muskulatur wird in die elastische Wand eingebaut; hierdurch wächst das Vermögen der Arterie durch die unter nervösem Einfluß stehende Muskulatur, ihre Elastizität fortwährend regulatorisch ändern

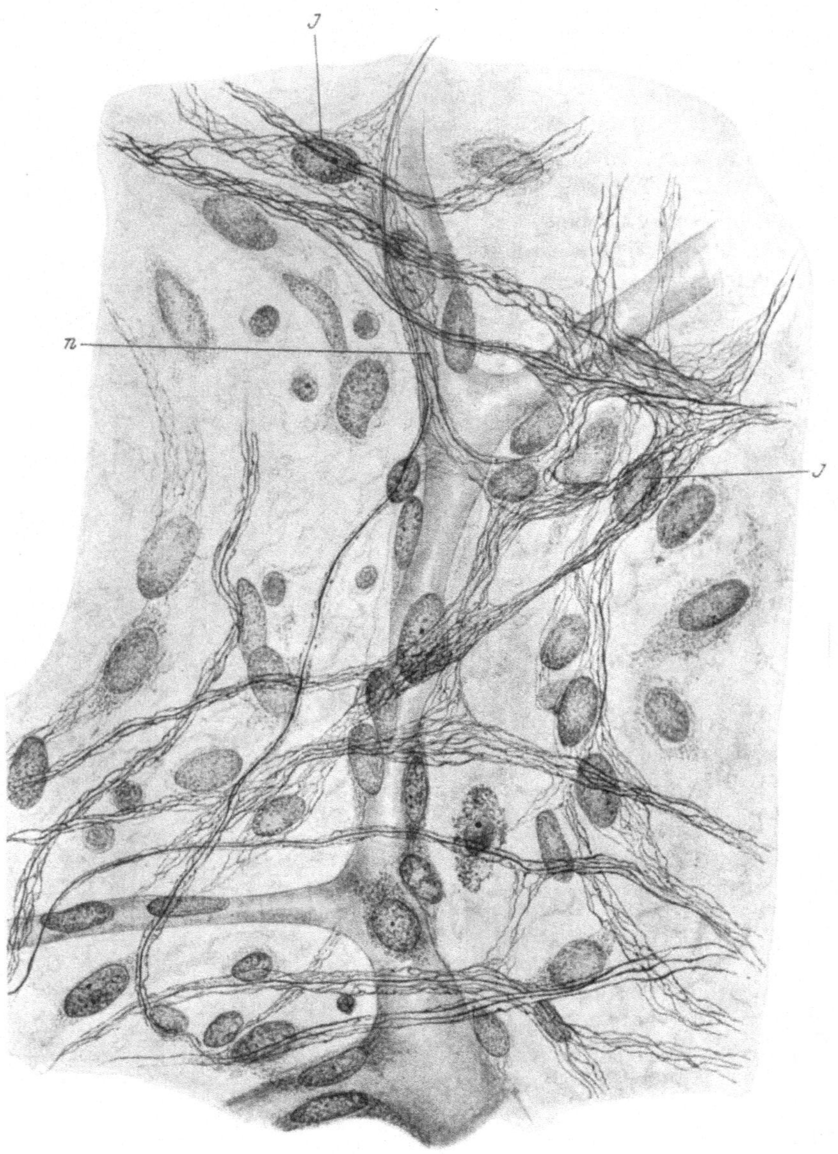

Abb. 274. Capillaren in Verbindung mit dem terminalen Nervennetz des Plexus mucosus. Colon, Mensch. *J* Kerne interstitieller Zellen; *n* nervöser Plasmastrang auf der Capillarwand. BIELSCHOWSKY-Methode. 1000mal vergrößert, auf ⁴/₅ verkleinert.

zu können. Die regulatorische Kraft des elastischen Arterienrohres steigt mit zunehmender Entfernung vom Herzen. Die Beziehungen zwischen Bau und Beanspruchung des Arterienrohres sind sehr verwickelt; die Arterien sind dem Verhalten des Blutstromes, den Erfordernissen ihres Stromgebietes angepaßt, infolgedessen regionär verschieden gebaut. Schließlich prägen Alter und Individualität der Person dem Bau der Arterienwand ihre Merkmale auf. Solches bedeutet bei der beträchtlichen funktionellen Anpassungsfähigkeit der Arterienwand das Auftreten einer überaus wechselvollen Gestalt.

Man kann das gesamte Arterienrohr vom Ursprung aus der Herzkammer bis zu seinem Anschluß an das Capillargebiet mit einer gewissen Willkür in folgende Abschnitte gliedern: große Arterien, mittelgroße Arterien, kleine Arterien und Arteriolen.

Die **Arteriolen** oder **präcapillaren Arterien** fügen dem einfachen Endothelrohr der Capillarwand eine Verstärkung in Gestalt kurz verzweigter, stark gewundener, jedenfalls nicht ringförmig verlaufender glatter Muskelfasern hinzu (Abb. 276).

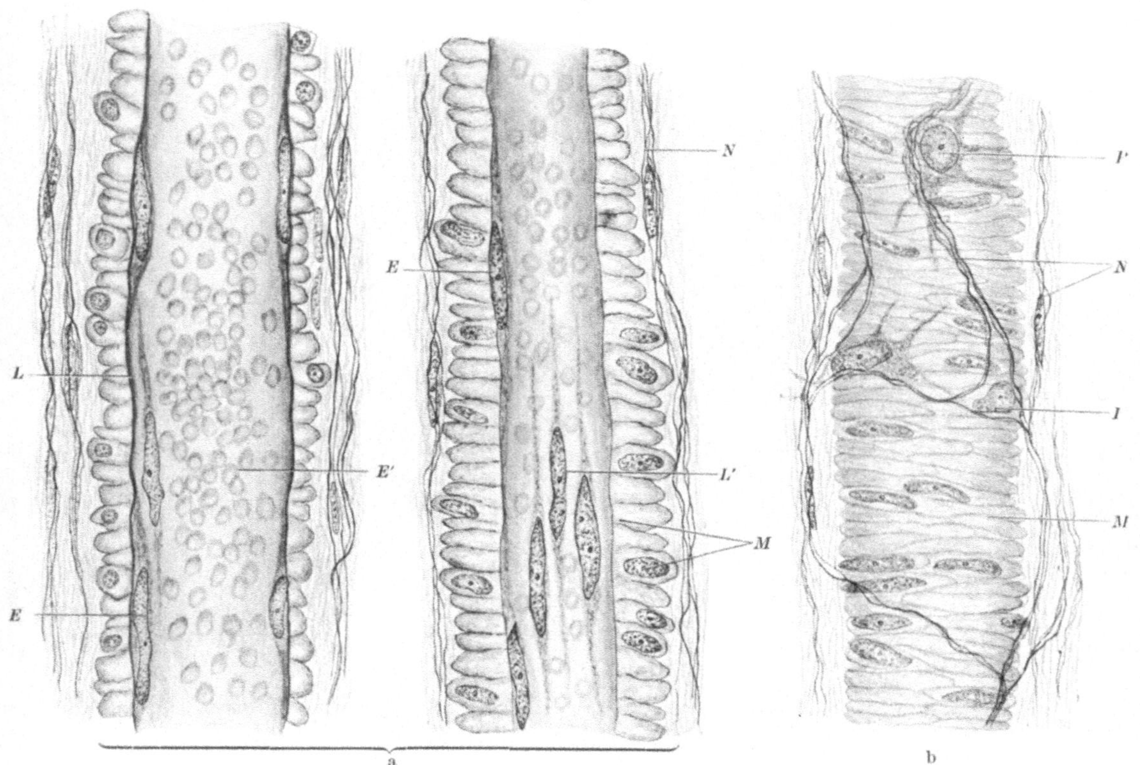

Abb. 275 a u. b. a Längsschnitte kleiner Arterien aus der Submucosa des Ösophagus. Mensch. *E* Endothel; *L* Lamina elastica interna; *L'* Längsfalten der Elastica interna; *M* glatte Muskelfasern; *E'* Erythrocyten; *N* Nervenfasern. BIELSCHOWSKY-Methode. 720mal vergrößert, auf $^9/_{10}$ verkleinert. b Tangentialschnitt einer kleinen Arterie aus der Submucosa des Ösophagus. Mensch. *M* glatte Muskelfasern; *N* Nervenfasern; *I* interstitielle Zelle; *P* Pericyt. BIELSCHOWSKY-Methode. 720mal vergrößert, auf $^5/_6$ verkleinert.

Die Kerne der primitiven Muskelelemente erscheinen ungefähr rundlich-oval. Zwischen dem Endothel und dem Muskelbelag ist ein feinstes, wahrscheinlich präkollagenes Faserhäutchen eingezwängt. Trotz der geringen Ausbildung ihrer Muskulatur spielen die vielerorts besonders innervierten, kleinen und präcapillaren Arteriolen bei der Regulation des Capillarkreislaufes eine wichtige Rolle. In der Milz zeigen die präcapillaren *Hülsenarteriolen* noch einige morphologische Besonderheiten.

Bei den **kleinen Arterien** tritt direkt unter dem Epithel eine feinste Lamina elastica interna hervor. Als Muskelbekleidung lassen sich gelegentlich noch ziemlich breite, isolierte spiralige Muskelbänder beobachten. Im allgemeinen werden jedoch die verhältnismäßig dicken Muskelelemente meist nur in einer Schicht dicht aneinander gelagert (Abb. 267 und 275). Eine zarte bindegewebige

Hülle umfaßt an der Außenseite das elastisch-muskulöse Rohr. Somit wird der dreischichtige, aus Tunica intima, media und externa zusammengesetzte Bau der Arterienwand hier zum ersten Male deutlich. Die Lamina elastica interna besteht aus Netzen vorwiegend längsverlaufender elastischer Fasern und wird im Kontraktionszustand des Gefäßes genötigt, sich in Längsfalten, welche nach dem Lumen vorspringen, zu legen; hierdurch kommt auf dem Arterienquerschnitt die eigentümliche Schlängelung der Lamina elastica interna zustande. Das längsgestellte Netzwerk der Elastica interna dürfte vor allem einer Verkürzung

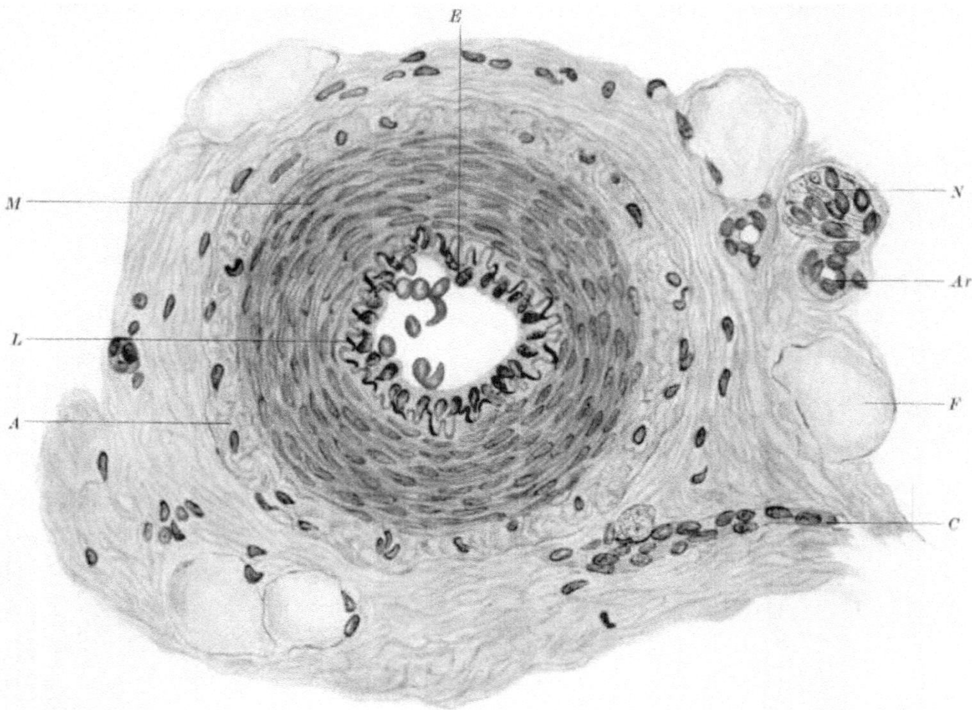

Abb. 276. Kleine Arterie aus der Fingerhaut. Mensch. *E* Endothelkerne; *L* Lamina elastica interna; *M* Media oder Muscularis; *A* Adventitia oder Externa; *N* Nerv; *Ar* Arteriole; *C* Capillare; *F* Fettzelle. Sublimat-Pikrinsäure. 600mal vergrößert, auf ⁵/₆ verkleinert.

des Gefäßrohres passiven Widerstand entgegensetzen, während die ungefähr ringförmige Muskulatur eine übergroße Erweiterung des Gefäßlumens zu verhindern und dessen Verengerung aktiv zu erzwingen vermag.

Der Übergang von den **kleinen** zu den **mittleren Arterien** vollzieht sich allmählich, vor allem unter Verstärkung der inneren und mittleren Schicht. Zwischen Endothel und Elastica interna wird ein außerordentlich zartes, feinstreifiges Bindegewebe sichtbar, dessen Beschaffenheit sich nach den hier sehr unsicheren färberischen Reaktionen nicht klar bestimmen läßt. Die starke, zu einer festen Haut zusammengepreßte Muskulatur zeigt bei den kleineren und mittleren Arterien ihre größte Entwicklung (Abb. 276). Man rechnet daher diese Gefäße zu den Arterien vom muskulären Typus. Die Media besteht keineswegs nur aus Muskelgewebe, sondern enthält zwischen ihren ringförmig verlaufenden Muskelfasern Spuren feinsten kollagenen und elastischen Bindegewebes. Eine abgrenzbare, bindegewebige Tunica externa oder Adventitia ist in Abb. 276 deutlich zu sehen, kann aber fehlen. Auch längsverlaufende, glatte Muskelfasern kommen vereinzelt in der Adventitia vor.

Da es dem Anfänger oft Mühe bereitet, sich im Präparat über die verschiedenen Schnittrichtungen durch ein Arterienrohr zu orientieren, so mag Abb. 277 hierüber Auskunft geben. Im Querschnitt durch eine Arterie trifft man die längsgestellten Endothelkerne quer, die ringförmig verlaufenden glatten Muskelfasern in ihrer Längsachse. Bei spiraliger Anordnung der glatten Muskulatur erhält man Schrägschnitte durch die Muskelfasern. Beim Tangentialoder Flachschnitt durch eine Arterie bleibt das Lumen verborgen; Intima, Media oder Adventitia werden je nach der Schnittführung oder Einstellung der Mikrometerschraube einzeln sichtbar. Bei einem Längsschnitt durch eine Arterie erscheinen die Endothelkerne in ihrer ganzen Länge, die Muskelfasern hingegen quer getroffen, oft mit dem Kern in ihrer Mitte (vgl. Abb. 275a).

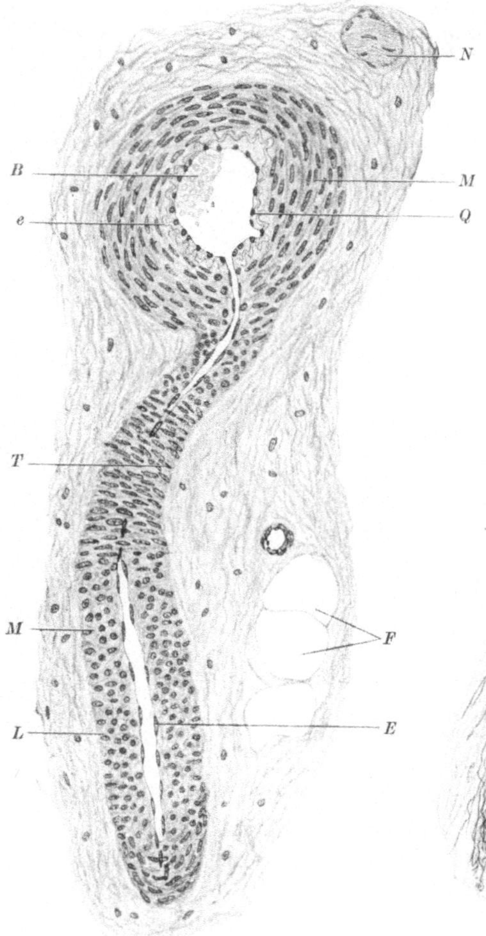

Mit der Zunahme des Muskelgewebes in der Wand der kleinen und mittleren

Abb. 277. Kleine Arterie aus der Fingerhaut. Mensch. *Q* Querschnitt; *L* Längsschnitt; *T* Tangentialschnitt; *E* Endothel; *e* Elastica; *M* Muscularis; *N* Nerv; *F* Fettzellen; *B* Blut. Sublimat-Pikrinsäure. 250mal vergrößert, auf ⁴/₅ verkleinert.

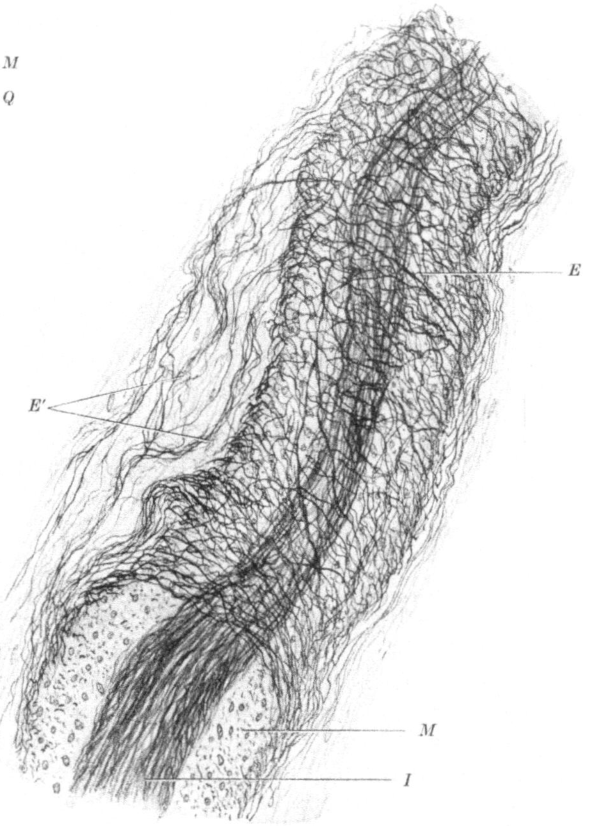

Abb. 278. Kleine Arterie aus der Brusthaut. Mensch. *I* Elastica interna; *M* elastische Faserquerschnitte in der Media; *E* elastisches Netzwerk in der Adventitia; *E'* elastische Fasern, in das perivasculäre Bindegewebe ziehend. Elasticafärbung. 450mal vergrößert, auf ⁴/₅ verkleinert.

Arterien geht eine Verstärkung des elastischen Systems einher. Die Längsfalten der dicker gewordenen Lamina elastica interna gelangen hier am deutlichsten vors Auge; gelegentlich kann das Netzwerk der Elastica interna in Gestalt von zwei Blättern erscheinen. Das zwischen die Muskelelemente der Tunica media eingewobene elastische Netz läßt Fasern erkennen, welche an der Elastica interna haften, die ganze Muskelschicht in radiärer Richtung durchziehen, bogenförmig verlaufen und sich gabelförmig aufteilen können (Radiär- und Bogenfasern). Die mit dem elastischen Netz durch feinste Ausläufer plasmatisch verbundenen

Muskelfasern sind imstande, das gesamte elastische Gerüst unter Spannung zu halten; man hat sie daher auch als Spannmuskeln bezeichnet. Wir haben in der Tunica media ein elastisch-muskuläres System (BENNINGHOFF) von einer außerordentlich komplizierten Gesamtwirkung vor uns. Das elastische Netz vereinigt alle drei Schichten der Arterienwand zu einem einheitlichen Ganzen und zeigt in der Adventitia noch eine besonders starke Entwicklung (Abb. 278).

Eine eigene Lamina elastica externa ist hauptsächlich bei den auf Längsspannung beanspruchten, langen und dünnen Arterien vorhanden. Die kleinen Arterien werden mit Hilfe von Bindegewebe, in manchen Organen wie im Darmrohr stellenweise mit Hilfe von glatter Muskulatur in das Organ eingebaut. Hierbei spielen die vom elastischen Netz der Adventitia mit dem elastischen Netz des betreffenden Organs verbundenen Faserzüge eine für die Pulsationen und Verschiebungen der Gefäßwand fördernde Rolle.

Im Besitze eines mächtigen, geschlossenen Muskellagers der Media lassen sich die Arterien vom muskulären Typus von den dünnwandigen zugehörigen

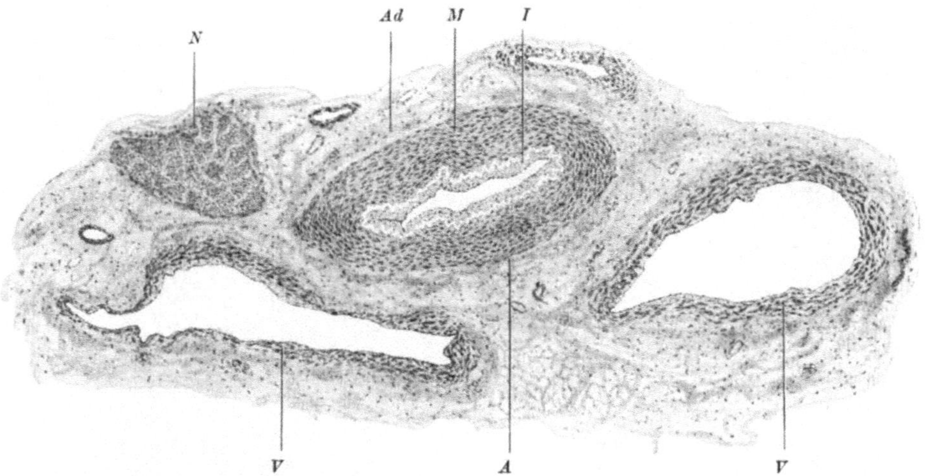

Abb. 279. Arteria fibularis mit 2 Begleitvenen. Mensch. *A* Arterie; *I* Intima; *M* Media; *V* Venen; *N* Nerv; *Ad* Adventitia. ZENKER. Hämatoxylin-Eosin. 35mal vergrößert, auf ⁴/₅ verkleinert.

Begleitvenen leicht unterscheiden (Abb. 279). Die Muskelfasern verlaufen teils konzentrisch, teils in Schraubengängen von geringem Steigungswinkel. In der Intima vorhandene längsgerichtete Muskelfasern biegen in entsprechender Weise wie die quergestreiften inneren Längsmuskelfasern des Ösophagus in die Muskelmasse der Media ein. Auch in der Adventitia kommen längsverlaufende Muskelbündel vor, die wie vereinzelte periphere Muskelfasern der Media als aktive Komponente in das elastische Netzwerk der Adventitia eingespannt sind.

Bei zunehmender Wanddicke des Arterienrohres genügt die Ernährung der Gefäßwand von Seite des Blutstromes durch das Endothel hindurch nicht mehr; eigene kleine Gefäße, die von der Adventitia bis zur muskelstarken Media vordringen können, die Vasa vasorum, sorgen für den Stoffwechsel der äußeren Gefäßschichten (Abb. 280). Im zarten Bindegewebe der Intima sichtbare Kerne gehören platten, spindelförmigen oder sternförmigen Zellen an (LANGHANSsche Zellen). Die in Abb. 276 und 280 dargestellte kollagene Fasermasse der Adventitia unterscheidet sich schon im Schnittpräparat von dem kollagenen Bindegewebe der Umgebung; dies beruht darauf, daß auch die äußeren kollagenen Faserbündel hier sich in entgegengesetzten Schraubenzügen überkreuzen, deren Neigungswinkel sich bei Längsdehnung des Gefäßes wie bei einem Scherengitter vergrößert.

Die zum muskulären Typus gehörenden Coronararterien zeichnen sich durch eine auffallende Intimaverdickung aus, welche in der Hauptsache durch das Vorkommen glatter Längsmuskulatur im Bindegewebe bedingt sein dürfte. An den Teilungsstellen der Arterien erfährt das Gefäßrohr gewöhnlich eine Verdickung seiner Wand unter gleichzeitiger, oft sehr komplizierter Umbildung der muskulären Anordnung. Die Anpassungsfähigkeit der Gefäßwand an die dynamischen Erfordernisse des Blutstromes tritt hier augenfällig in Erscheinung. Mit zunehmendem Alter wird eine Intimaverdickung häufig beobachtet.

Bei den **mittelgroßen Arterien,** zu denen die meisten direkten Äste der Aorta und ihre Hauptäste zählen, erreicht die Muskelschicht ihre stärkste Ausbildung. Man rechnet diese Gefäße daher noch dem muskulären Typus zu, obwohl gleichzeitig mit der Muskulatur das elastische Gewebe eine bedeutende Massenzunahme erfahren hat (Abb. 281). Der Bau der Intima verändert sich trotz der großen Wanddicke nur wenig; die Elastica interna kann sich jedoch verdoppeln. In der Media gelangt nunmehr eine zwischen die Muskelelemente eingelagerte, enorme Menge elastischer Fasern zur Beobachtung. Diese bilden ein außerordentlich dichtes Netz, das mit der *Lamina elastica interna* und einer hier vorhandenen *Lamina elastica externa* durch feinste Ausläufer kontinuierlich zusammenhängt und dessen Hauptfasern in sich überkreuzenden, einander entgegengesetzten Spiraltouren das Gefäßrohr umfassen oder radiär durch die Media hindurch gespannt sind. In der Nähe der Intima verlaufen die Spiraltouren der elastischen Fasern verhältnismäßig flach, werden nach außen allmählich steiler und vergrößern somit von innen nach außen ihren Steigungswinkel. Das mit dem im übrigen mannigfach gestalteten elastischen Netz plasmatisch verbundene, muskuläre Syncytium zeigt gleichfalls eine sehr verwickelte Bauweise, bei der spiralige Faserzüge eine Rolle spielen dürften.

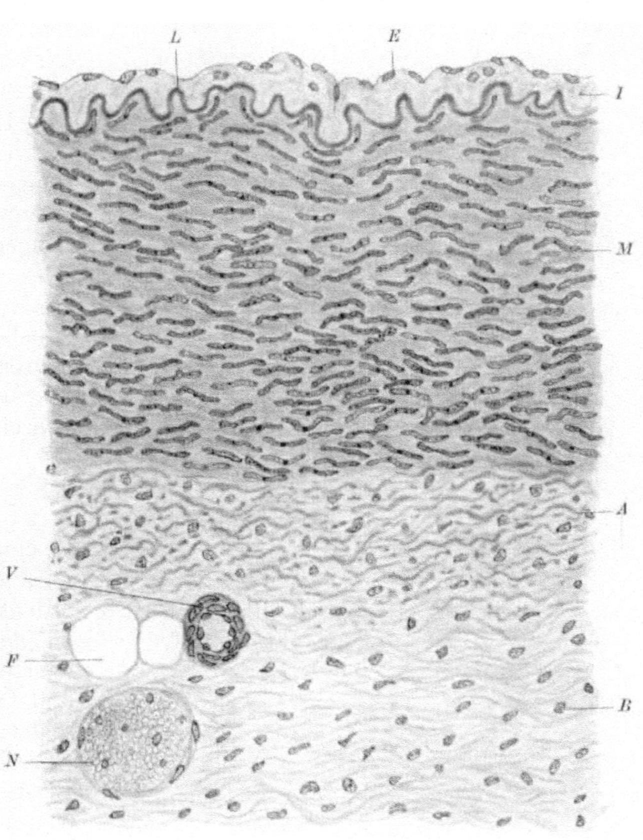

Abb. 280. Arterie vom muskulären Typus. Mensch. *E* Endothel; *I* Intima; *L* Lamina elastica; *M* Muscularis; *A* Adventitia; *B* Bindegewebe; *V* Vas vasorum; *N* Nerv; *F* Fettzellen. ZENKER. Hämatoxylin-Eosin. 200mal vergrößert.

Die **großen Arterien** (Aorta und Arteria pulmonalis) gehören mit einigen ihrer stärksten Äste dem *elastischen Typus* an, was sich makroskopisch an ihrer gelben Farbe feststellen läßt. Das elastische Netz hat unter Bildung lamellöser Verdichtungszonen oder elastischer Platten den Höhepunkt seiner Entwicklung erreicht und zeigt sich an Masse dem Muskelgewebe wenn nicht überlegen, so doch mindestens gleichwertig. Daher dürfte die Wandmuskulatur im Hinblick auf den vorhandenen hohen Blutdruck kaum zu größeren Veränderungen der

Gefäßlichtung fähig sein und sich infolge eines untrennbaren Zusammenhanges mit dem elastischen Gewebe als Spannmuskulatur auf die Erhaltung einer bestimmten Elastizität oder auf deren Veränderung beschränken.

Zu den großen Arterien rechnet man, abgesehen von Aorta und Pulmonalis, den Truncus brachiocephalicus, die Arteriae carotis communis, subclavia, ilica communis und vertebralis.

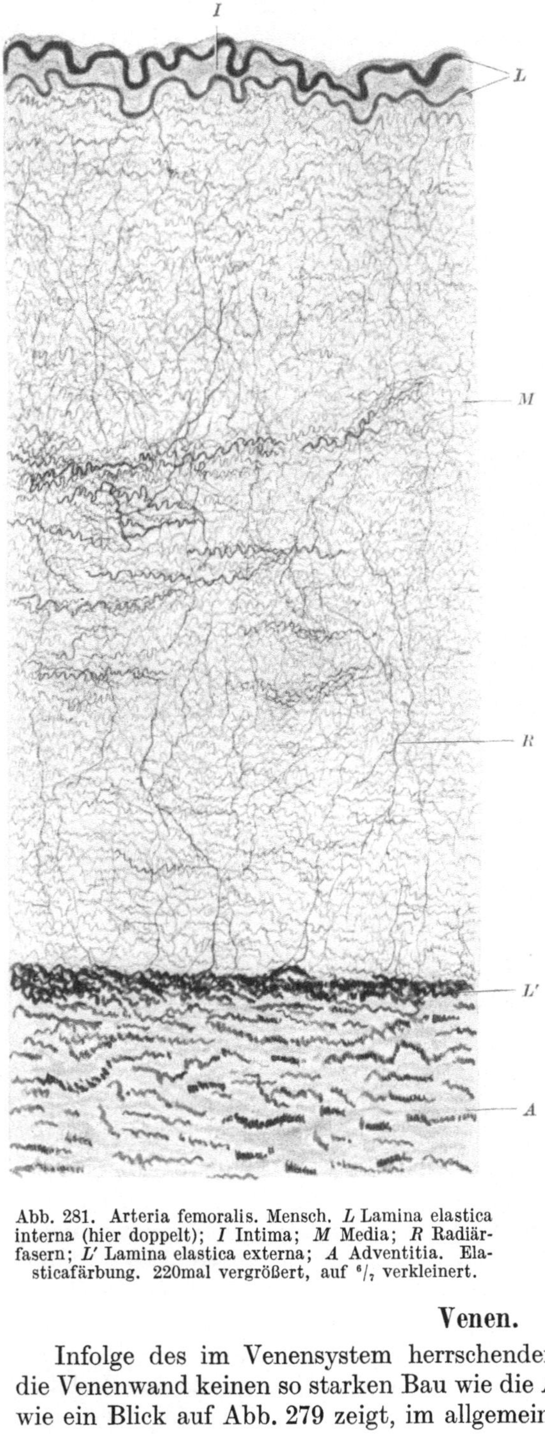

Das Endothel der **Aorta** besitzt statt der sonst langgestreckten Zellen polygonale Elemente; feinstes, mit verzweigten Zellen ausgestattetes Bindegewebe stellt den Hauptteil der Intima dar und läßt unter Anwendung einer geeigneten Technik bestimmt gerichtete Längsfasersysteme erkennen. Eine Elastica interna fehlt. Ein Querschnitt durch die Media der Aorta ergibt eine lamellenartige Schichtung stark lichtbrechender elastischer Membranen, die durch ein in den Zwischenräumen gelegenes elastisches Fasernetz und durch eine Fülle verschieden angeordneter, verzweigter, glatter Muskelfasern zu einem einheitlichen elastisch-muskulösen System von außerordentlicher Kompliziertheit miteinander verbunden sind. Auch feinstes kollagenes Bindegewebe findet sich in geringer Menge zwischen den glatten Muskeln und dem elastischen Gewebe (Abb. 282). Elastische und muskuläre Faserzüge nehmen in der Aortenwand vielfach einen schraubenförmigen Verlauf in sich überkreuzenden, entgegengesetzten Spiralen und verleihen hierdurch dem Gefäßrohr die Eigenschaft einer sehr verwickelten Torsionsstruktur. Die bindegewebige Adventitia der Aorta ist nur schwach ausgebildet und enthält in ihrem lockeren, kollagenelastischen Faserwerk Fettzellen und Vasa vasorum.

Abb. 281. Arteria femoralis. Mensch. *L* Lamina elastica interna (hier doppelt); *I* Intima; *M* Media; *R* Radiärfasern; *L'* Lamina elastica externa; *A* Adventitia. Elasticafärbung. 220mal vergrößert, auf ⁶/₇ verkleinert.

Venen.

Infolge des im Venensystem herrschenden niedrigen Blutdruckes benötigt die Venenwand keinen so starken Bau wie die Arterie. Daher besitzen die Venen, wie ein Blick auf Abb. 279 zeigt, im allgemeinen eine wesentlich dünnere Wand

als die zugehörigen Arterien. Andererseits machen sich Bau und topographische
Lage der Umgebung auf die strukturelle Gliederung der Venenwand bemerkbar.
So sind die Venen der Extremitäten und der unteren Rumpfhälfte verhältnismäßig muskelstark, die der oberen Körperhälfte muskelschwächer als die der
unteren Körperhälfte. Die Venen des Knochens (BRECHETsche Venen), der
Hirnhäute, des Gehirns, der Netzhaut, der Aderhaut und der Milzbalken entbehren völlig der Muskulatur. Hingegen enthalten die Venen des graviden

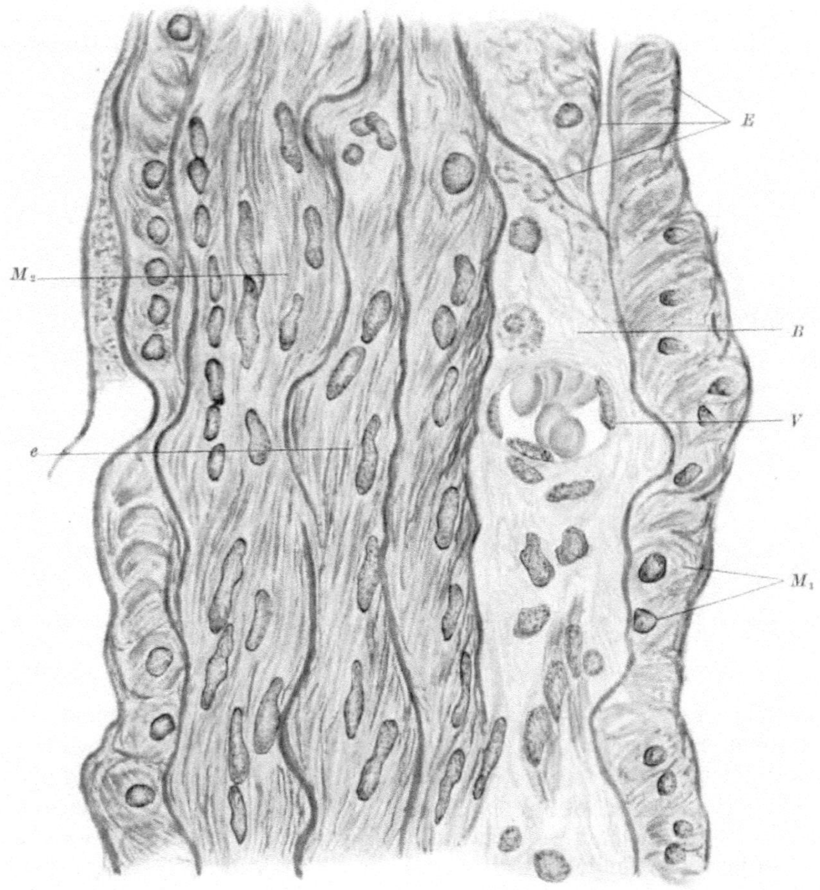

Abb. 282. Querschnitt durch die Aorta. Hund. E Elastische Membranen; M_1 glatte Muskelfasern im Querschnitt; M_2 glatte Muskelfasern im Schrägschnitt; B kollagenes Bindegewebe; V Vas vasorum mit Erythrocyten; e feinste, elastische Fasern. Resorcin-Fuchsin. 800mal vergrößert.

Uterus, vor allem die Zentralvene des Nebennierenmarkes, in ihrer Wand ein
kräftig entwickeltes, spezifisch angeordnetes Muskelgewebe. An besonderen
Stellen neigt das Venensystem durch zahlreiche, kurze Anastomosen benachbarter Venen zur Plexusbildung, wodurch ein beinahe schwammartiges Gewebe
entstehen kann. Da ferner Venen gleichen Kalibers im Bau und in der Dicke
ihrer Wand vielfach nicht übereinstimmen, Adventitia und Media schwer voneinander unterscheiden lassen und überdies individuell-morphologische Unterschiede aufweisen, so ist eine beschreibende Betrachtung der Venen nach einem
verallgemeinernden Schema nicht möglich. Im folgenden soll nur das Allgemein-
gültige über den Bau der Venen Erwähnung finden.

Eine Gliederung des Venensystems in kleine, wie die Capillaren gebaute
Venen, in mittelgroße, meist klappentragende Venen und in größe in den Körper-
höhlen verlaufende Venen scheint annehmbar, ohne daß allzuviel damit gewonnen wäre.

Bei sehr kleinen Venen besteht die Intima wahrscheinlich nur aus einem
Endothel, dessen Zellen weniger langgestreckt sind als bei den Arteriolen und
dessen Kerne gegenüber den länglich-ovalen der Arterien eine mehr rundlichovale Gestalt annehmen (Abb. 267). Pericyten und ihnen ähnlich sehende verzweigte glatte Muskelelemente finden sich vielfach dem Endothelrohr der post-
capillären kleinen Venen aufgelagert. Bei den etwas größeren Venen kann man
in dem sehr feinen, kollagenelastischen Bindegewebe der Intima längsgestellte

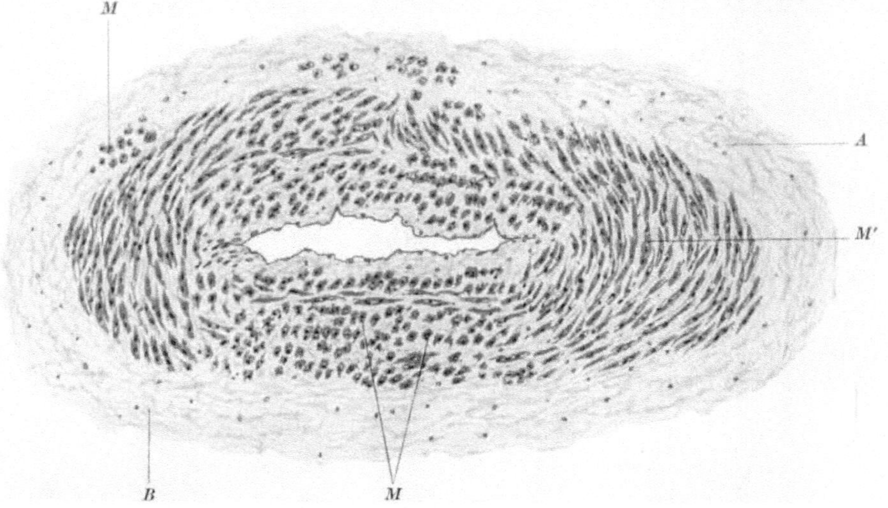

Abb. 283. Vene aus der Fingerhaut. Mensch. *M* Längs oder in steilen Spiralen verlaufende Muskelfasern; *M'* in
flachen Spiralen verlaufende Muskelfasern; *A* Adventitia; *B* Bindegewebe. ZENKER. Hämatoxylin-Eosin.
180mal vergrößert.

oder in sehr steilen Spiralen angeordnete Muskelfasern wahrnehmen. In der
meist dünnen Media bildet die durch eingelagertes Bindegewebe bewirkte Auflockerung der überaus verschieden angeordneten Muskulatur das für die Venenwand charakteristische Kennzeichen (Abb. 283). Wegen des bindegewebigen
Anteiles in der Media läßt sich eine starke Abgrenzung gegenüber der ebenfalls
unterschiedlich ausgebildeten Adventitia nicht durchführen. Längsverlaufende
Muskelfasern, ferner zu längsgestellten Scherengittern angeordnete kollagene
Faserbündel und elastische Netze werden schließlich in der Adventitia beobachtet.
Auch Vasa vasorum, welche tief in die Media hineinreichen können, kommen
bei großen Venen vor.

Wenn die zarte Venenwand mit dem interstitiellen Bindegewebe eines Organs fest verbunden ist, pflegen solche Venen bei einem Schnitt durch das Organ zu klaffen. Auch die
Vena jugularis interna ist an ihrer Vorderwand mit der Fascia colli media verwachsen, die
durch den M. omohyoideus so gespannt werden kann, daß sich das Venenlumen hierbei
erweitert. Andererseits dürften die Kontraktionen der Skeletmuskulatur durch Druck von
außen her die tiefen Muskelvenen zu einer Verengerung ihres Lumens und damit zu einer
Vorwärtsbewegung des Blutstromes veranlassen.

Die **Venenklappen** stellen von Endothel überkleidete, muskelfreie, elastisch-
bindegewebige Vorsprünge der Intima dar; sie sind an der Haftstelle leicht
verdickt (Abb. 284). Sie erscheinen meist zu zweien in gleicher Höhe, gewöhnlich
distal von den Einmündungsstellen seitlicher Venenäste und zeigen in ihrem

bindegewebigen Gerüst das Bild sich vielfach überkreuzender Faserbündel. Die Klappen verhindern einen Rückstrom des Blutes und finden sich an den Venen der unteren Körperhälfte besonders zahlreich. Die dünnen Venen des Kopfes und Halses sind meist frei von Klappen.

Arteriovenöse Anastomosen.

Durch die direkte Verbindung einer kleinen Arterie mit einer Vene kann die Blutzufuhr in das zugehörige Capillargebiet verringert oder ausgeschaltet werden, wobei der Zustrom in das Venensystem eine gleichzeitige Verstärkung erfährt. Demnach übernehmen die arteriovenösen Anastomosen bei der peripheren Kreislaufregulation eine wichtige Rolle. Die regulatorische Aufgabe

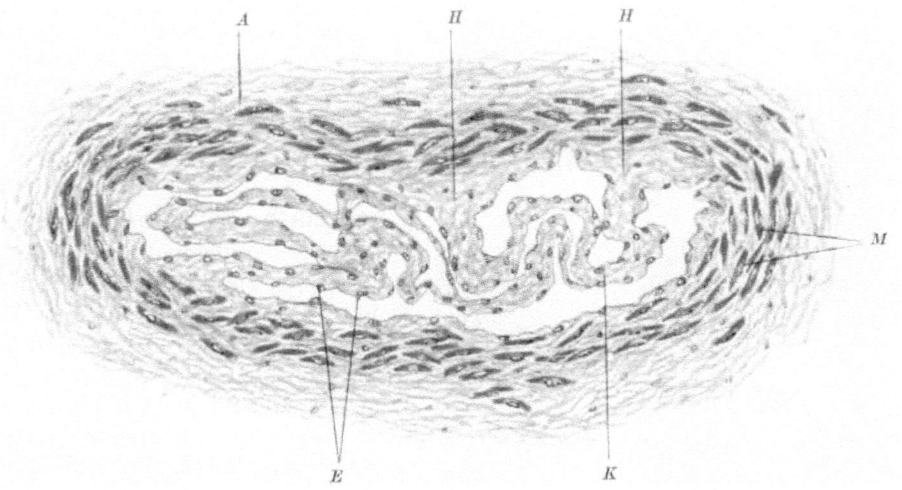

Abb. 284. Kleine Vene mit Klappe. Haut, Mensch. *K* Klappe; *H* Haftstelle der Klappe an der Venenwand; *E* Endothel; *M* Spiralmuskelfasern der Media; *A* Adventitia. ZENKER. Hämatoxylin-Eosin. 450mal vergrößert, auf $^9/_{10}$ verkleinert.

erfordert an der zuführenden Arteriole besondere Sperreinrichtungen, die in Gestalt von Sphincterbildungen oder in das Gefäßlumen vorspringender Längsmuskelwülste in Erscheinung treten. Die in der Intima auftretenden Längsmuskelwülste nehmen gewöhnlich nur einen Teil des Rohrumfanges ein.

Sehr kleine Arterien mit derartigen, durch glatte Längsmuskelzüge bedingten Intimapolstern, welche das Gefäßlumen wohl gänzlich abzusperren vermögen, sind im Organismus weit verbreitet. Wahrscheinlich gehören die Hülsenarterien der Milz ebenfalls zu solchen Sperrarterien. Auch an vielen Venen sind in der Intima Muskelringe oder muskuläre Längswülste als Drossel- oder Sperrmechanismus beschrieben worden (Nebenniere, Lunge, Darm, Leber, Placentarzotten, Corpora cavernosa).

Einfache arteriovenöse Anastomosen, bei denen die kurze, in ihrem muskulären Aufbau veränderte Arterie direkt in eine muskelschwache Vene einmündet, kommen häufig vor. Vielerorts findet man die Media des zuführenden, kleinkalibrigen Arterienrohres durch polygonale, mit rundlichen Kernen versehene „Epitheloide Zellen" erheblich verdickt. Sie liegen einzeln oder gruppenweise in der Gefäßwand, besitzen ein helles, scheinbar strukturloses Plasma, sind mesenchymaler Abkunft und vermögen unter Mitwirkung der Muskulatur das Gefäßlumen stark zu verengen.

Die epitheloiden Zellen lassen sich nicht immer von quergeschnittenen, längsverlaufenden glatten Muskelfasern mit Sicherheit unterscheiden, weshalb Fehldeutungen leicht die Einsicht trüben können. Nicht an allen arteriovenösen Anastomosen trifft man epitheloide Zellen; in besonders starker Entwicklung beobachtet man sie an den Gefäßanastomosen im Nagelbett und in der Fingerbeere, den HOYER-GROSSER*schen Organen*, in denen es überdies zu einer beträchtlichen Schlingenbildung der verbindenden Gefäßäste gekommen ist. Weiterhin werden epitheloide Zellen in den arteriovenösen Anastomosen einer großen Anzahl von Organen beschrieben und scheinen somit eine häufige Erscheinung darzustellen. Besondere Erwähnung verdienen die epitheloiden Zellen in den Aa. helicinae, welche direkt in die kavernösen Bluträume des männlichen Genitalapparates einmünden.

Schließlich stellt das an der Steißbeinspitze im Gebiete der A. sacralis media gelegene Glomus coccygicum nichts anderes als einen arteriovenösen Gefäßknäuel dar, in welchem die epitheloiden Zellen zahlenmäßig besonders hervortreten. Im Glomus coccygicum und in den HOYER-GROSSERschen Organen der Finger und Zehen sieht man ferner faserige Nervenelemente zu großer Masse angehäuft; auch VATER-PACINISCHE Lamellenkörperchen kommen vor. Die Funktion der epitheloiden Zellen läßt sich aus dem Präparat heraus nicht erschließen; eine zur Verengerung des Gefäßlumens führende Quellbarkeit und die Produktion bestimmter, auf eine Veränderung der Gefäßwand hin wirkender chemischer Stoffe werden den epitheloiden Zellen in hypothetischer Weise zugeschrieben. Die fraglichen Zellen gelangen auch außerhalb der arteriovenösen Anastomosen in den Vasa afferentia der Glomeruli und sogar außerhalb dieser Gefäße in der Niere zur Beobachtung.

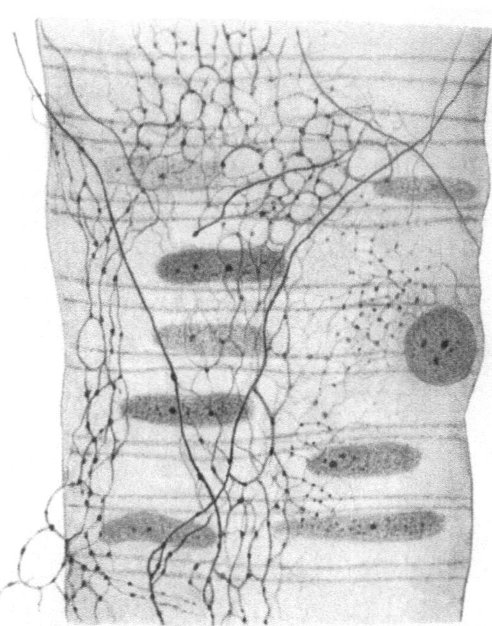

Abb. 285. Nervöses Terminalreticulum in der Wand einer kleinen Arterie. Magen, Mensch. BIELSCHOWSKY-Methode. 2000mal vergrößert, auf ⁴/₅ verkleinert.

Innervation der Gefäße.

Unsere größeren Blutgefäße erhalten ihre zuführenden Nervenäste vom vegetativen Nervensystem, teilweise von den Gehirnnerven und teilweise von den Cerebrospinalnerven. Von der Aorta läßt sich bis zu den Arteriolen ein einheitliches Nervengeflecht anatomisch feststellen, das dauernd neue Nervenfasern aus den jeweiligen Cerebrospinalnerven erhält. Lange Nervenbahnen im Verlauf der Blutgefäße und in funktioneller Beziehung zu diesen sind möglich, wenn auch einer segmentalen Gefäßinnervation eine überwiegende Bedeutung zukommen dürfte.

Im periadventitiellen Bindegewebe der kleineren Arterien läßt sich im Bereiche des makro-mikroskopischen Grenzgebietes ein einheitliches nervöses Geflecht beobachten, das durch zahlreiche Faserbündel mit den übrigen Parenchymnerven in Verbindung steht. Es ist nicht ohne weiteres möglich, Gefäßnerven von den Organnerven zu unterscheiden. Solches gilt für die nervöse Versorgung der Arterien und Venen in gleicher Weise. Im mikroskopischen Präparat, selbst bei Anwendung sehr starker Vergrößerungen begegnet man im Hinblick auf die Gefäßinnervation mit einigen Ausnahmen einem ähnlichen Verhalten; so scheint die nervöse Versorgung der Blutcapillaren schließlich mit derjenigen des Organparenchyms durch die gleiche Endformation, das Terminalreticulum, vor sich zu gehen.

Demnach hat man stets bei einer Deutung klinischer und experimenteller Resultate auf den untrennbaren Zusammenhang zwischen Gefäß- und Organnerven zu achten. Bei den aus den Cerebrospinalnerven stammenden und für die Gefäßwand bestimmten Abzweigungen handelt es sich in der Hauptsache um sympathische, von den Rami communicantes in die Cerebrospinalnerven gelangte Fasern; auch sensible Gefäßnerven dürften darunter sein.

In der äußeren Adventitia der größeren **Arterien** trifft man gewöhnlich ein schon bei mittlerer Vergrößerung darstellbares, aus ziemlich groben Nerven-bündeln zusammengesetztes und mit SCHWANNschen Kernen ausgestattetes Geflecht, dessen Fasern großenteils marklos, zum geringen Teil markhaltig sein können. Ein feinstes, stets markloses Nervengeflecht, das mit dem groben Nervenplexus in Verbindung steht, findet sich auf der Muscularis der Arterien und läßt ein allerfeinstes Nervennetz, das Terminalreticulum, aus sich hervor-gehen (Abb. 285); es vermag sich zwischen die glatten Muskelfasern hinein-zuzwängen und die Intima zu erreichen.

In der Adventitia der großen Arterien ist ebenfalls ein zartes, terminales Nervennetz zu sehen, das zu den dort befindlichen Vasa vasorum in Beziehung steht. In den vegetativ versorgten Ein-geweiden besteht zwischen den Nerven der kleinen Arterien und Arteriolen und den vege-tativen Organnerven ein enger Zusammenschluß.

Ganglienzellen kommen im periadventitiellen Gewebe der großen Arterien in den Körper-höhlen vereinzelt oder in Grup-pen vor. Innerhalb der Gefäß-adventitia sind Ganglienzellen derart selten, daß man die Ar-terienwand durchwegs als frei von Ganglienzellen bezeichnen kann. Man kann, wie an ent-sprechender Stelle dieses Buches bemerkt, die Interstitiellen Zellen vielleicht mit einer gewissen Berechtigung als kleine Mikro-ganglienzellen betrachten. Der-artige Elemente finden sich in den Nervengeflechten der Ad-ventitia vielfach vor (Abb. 275 b). Demnach darf für die nervöse Gefäßversorgung die Existenz eines teils innerhalb, teils in der

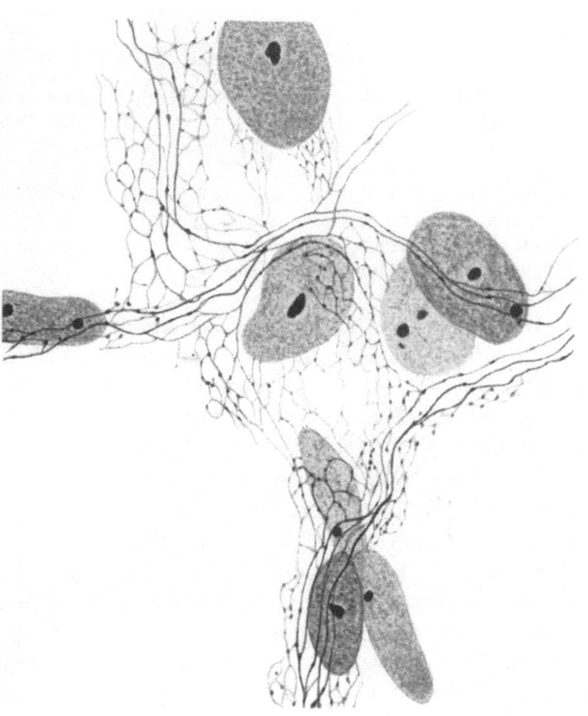

Abb. 286. Nervöses Terminalreticulum in einer muskelfreien Venen-wand. Magen, Mensch. BIELSCHOWSKY-Methode. 2000mal vergrößert, auf $^7/_{10}$ verkleinert.

Umgebung der Adventitia befindlichen, mit zahlreichen Mikroganglienzellen durchsetzten Nervennetzes angenommen werden, dem unter bestimmten Umständen eine gewisse Un-abhängigkeit zukommen dürfte.

Nervöse, afferente Endapparate in Form der VATER-PACINIschen Lamellen-körperchen bilden im periadventitiellen Bindegewebe der meisten Arterien eine häufige Erscheinung; sie stehen wohl sämtlich im Dienste der Blutregulation. Ein gleiches gilt für eine Fülle unterschiedlich gestalteter, sensibler Endorgane, die sich innerhalb der Adventitia vieler Arterien eingeschlossen finden. Eine besondere Bedeutung kommt den vom N. glossopharyngicus abstammenden zentripetalen Endapparaten in der Adventitia des Sinus caroticus für die Blut-regulation des Gehirns zu (HERINGs „Blutdruckzüglernerv", Abb. 211). Charakte-ristisch gebaute, sensible Nervenendorgane, die den baumförmigen Verästelungen des Sinus caroticus weitgehend gleichen, sind vielfach im Anfangsteil der Aorten-wand beschrieben worden; die nervösen Endigungen liegen in einer gefäß- und kernreichen bindegewebigen Unterlage der Media oder der Adventitia und stehen mit markhaltigen Fasern eines zentripetalen Vagusastes (N. depressor) in Zu-sammenhang.

Die größeren **Venen** zeigen hinsichtlich ihrer Nervenversorgung häufig ein
ähnliches Bild wie die Arterien. Auch sensible Endapparate kommen in der
Venenwand vor. In der locker gefügten Media kleinerer Venen oder in der Wand
dünner, muskelfreier Venen läßt sich ein allerfeinstes, in den Bereich des Terminalreticulums gehörendes Nervennetz nachweisen (Abb. 286). Der Reichtum an
Nervenelementen in der Wand kleiner Venen ist derartig groß, daß man für jede
einzelne Zelle auch für diejenigen des Endothels eine Beeinflußbarkeit durch
das Nervensystem in Rechnung setzen darf. Allerdings läßt sich die Funktion
eines in das Endothel versenkten, allerfeinsten Nervennetzes schwer deuten.

c) Milz (Lien).

Die Milz ist mesodermaler Abkunft und entwickelt sich Ende des ersten Fetalmonats
im Mesogastricum dorsale aus einer Verdichtung des syncytialen Mesenchyms. Blutgefäße
dringen alsbald in die dichte Wachstumszone ein, die vom Cölomepithel überlagert wird.
Letzteres liefert auf der Kapsel der Milz den peritonaealen Epithelüberzug. Die MALPIGHIschen
Körperchen entstehen erst in der zweiten Hälfte der Embryonalzeit. Milzgewebe kann auch
an anderen Stellen des Peritonaeums gebildet werden und zum Auftreten von „Nebenmilzen"
führen. Völliges Fehlen der Milz wurde beim Menschen verschiedentlich beobachtet. Die
embryonale Milz spielt bei der Bildung von Erythrocyten während des 4.—7. Monats eine
bedeutsame Rolle.

Die ganze Milz setzt sich aus einem spezifisch gebauten Gefäßsystem und
einem reticulären Bindegewebe zusammen und besitzt im Kapsel- und Trabekelsystem für das weiche, blutreiche Gewebe ein entsprechendes Haltegerüst.
Infolge der starken Durchtränkung des Milzgewebes mit Blut vermag man am
gewöhnlichen mikroskopischen Schnitt den Aufbau nicht ohne weiteres zu erkennen. Erst nach Entfernung der zahlreichen Blutzellen mit Hilfe einer Durch-
spülung der Milz mit geeigneten Flüssigkeiten gelingt es, einen tieferen Einblick
in die Strukturverhältnisse dieses Organs zu gewinnen. Immerhin läßt sich
aus Abb. 287 das Vorhandensein einer *Kapsel* und eines das Milzparenchym
durchziehenden *Balken-* oder *Trabekelsystems* leicht sehen.

Die feste, aus kollagenem Bindegewebe und elastischen Fasernetzen aufgebaute *Kapsel* zeigt gelegentlich eine gewisse Schichtung in ein äußeres System
sich rechtwinklig überkreuzender Fasern und eine innere Lage, die mit einem
vielfach verzweigten Fasergerüst von Balken oder Trabekeln (Trabeculae) kontinuierlich zusammenhängt. Die kollagenen Fasern der Trabekel weichen am
Übergang in die Kapsel wie die Blätter einer Palme strahlenförmig auseinander,
so daß man an Häutchenpräparaten, die mit Silber behandelt sind, an den
Stellen des Zusammenschlusses sehr schöne radiäre Faserfiguren beobachten
kann. In das sehr komplizierte kollagenelastische Kapselsystem sind nur wenige
glatte Muskelfasern eingewoben. Die mannigfach verzweigten, muskelarmen
Balken erscheinen im Querschnitt rundlich oder abgeplattet und fügen sich
stellenweise zu flächenhaften, durchlöcherten Membranen zusammen. Das
Balkenwerk ist am Hilus der Milz besonders dicht entwickelt und scheint von
hier aus durch das Parenchym hindurch nach der Kapsel auszustrahlen.

An den Haftstellen zwischen Trabekelsystem und Kapsel weichen die der Kapsel vielfach
senkrecht verbundenen Trabekel mit ihren kollagenen Fibrillen gewöhnlich wie die Wasser-
strahlen einer Fontäne nach allen Richtungen auseinander, ehe sie sich mit dem kollagenen
Flechtwerk der Kapsel vereinigen. Die kleinen Trabekel sind gefäßlos, mittelstarke Trabekel
beherbergen gewöhnlich eine einzelne Arterie oder Vene, große Trabekel enthalten vielfach
Arterien und Venen nebeneinander. Das grobe, mit elastischem Gewebe reich ausgestattete
Trabekelgerüst vermag kleine Hohlräume zu bilden; die *Milzpulpa*, eine weiche aus reticulärem Bindegewebe, kleineren Gefäßen und Blutzellen zusammengesetzte Masse, findet
in jenen Hohlräumen Platz. Trabekelsystem, reticuläres Bindegewebe und kleine Lymphknötchen scheinen auf eine gewisse Ähnlichkeit im geweblichen Aufbau zwischen Milz und
Lymphknoten hinzuweisen; doch ergibt bereits ein Übersichtsbild von einem Lymphknoten

eine deutliche Schichtung in Rinden- und Marksubstanz, während eine derartige Gliederung bei der Milz niemals vorkommt.

Da dem Gefäßsystem beim Aufbau der Milz die entscheidende Rolle zufällt, so sei die Verlaufsweise der Arterien zunächst erörtert. Die aus der A. lienalis stammenden größeren Äste nehmen gemeinsam mit den Venen ihren Weg innerhalb der starken Trabekel. Die durch Verästelung hervorgegangenen kleineren Arterien verlassen unter gleichzeitiger Trennung von den Venen die

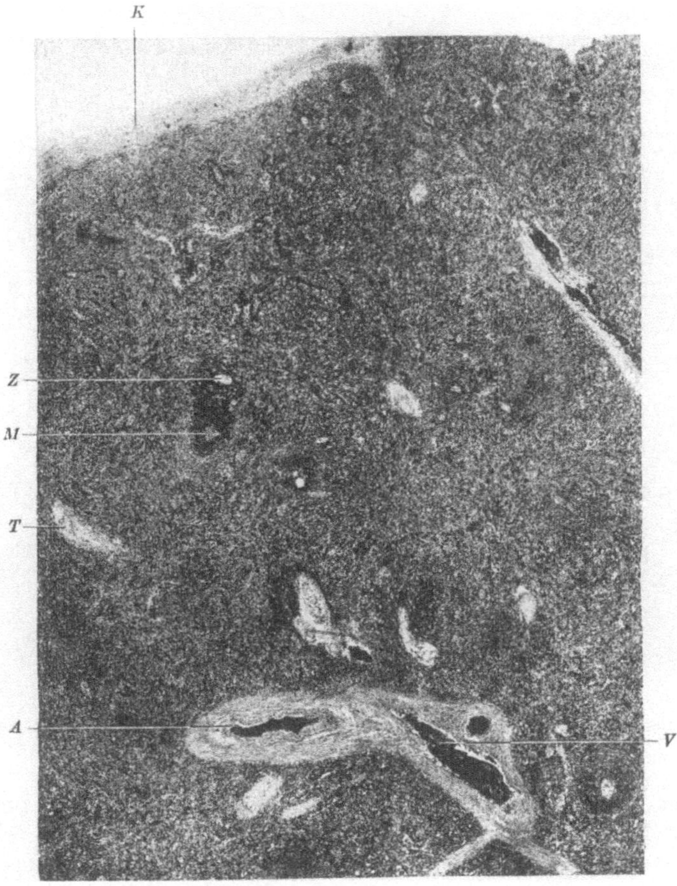

Abb. 287. Übersichtsbild aus der Milz des Menschen. *K* Kapsel; *T* Trabekel; *A* Balkenarterie; *V* Balkenvene; *M* Milzknötchen; *Z* A. centralis. ZENKER-Formol. Hämatoxylin-Erythrosin. 25mal vergrößert.

Trabekel, um im Pulpagewebe einherzuziehen. Hierbei wird das die Tunica externa der kleineren Arterien darstellende elastisch-kollagene Gewebe in eine mit Lymphocyten durchsetzte reticuläre Hülle umgewandelt. Das reticuläre, lymphatische Mantelgewebe erfährt vielfach spindelartige Auftreibungen und wird vor allem in den Astwinkeln der arteriellen Aufzweigungen zu charakteristischen Gebilden von annähernd kugeliger Form umgestaltet. Letztere heißen *Milzknötchen* (Lymphonoduli lienales) oder MALPIGHI*sche Körperchen*, enthalten gewöhnlich nur im jugendlichen Alter ein Keimzentrum und sind gerade noch mit bloßem Auge sichtbar. Die meist exzentrisch in einem Milzknötchen verlaufende Arterienstrecke wird mit einem nicht ganz richtigen Ausdruck als *A. centralis* bezeichnet (Abb. 288). Die Zentralarterien ziehen niemals durch ein Keimzentrum hindurch.

Als **weiße Pulpa** wird die Gesamtheit der Milzknötchen bezeichnet; andere Autoren rechnen das Kapsel- und Trabekelsystem gleichfalls zur weißen Pulpa.

Als **rote Pulpa** läßt sich die gesamte rotbraune, zwischen der weißen Pulpa gelegene zerfließliche Masse zusammenfassen; sie besteht beim Menschen in der Hauptsache aus den Milzsinus und einem dazwischen gelagerten reticulären Bindegewebe. Da die Gewebe der weißen und roten Pulpa untrennbar miteinander zusammenhängen, so bedeutet die vorliegende Unterscheidung weder in morphologischer noch physiologischer Hinsicht einen nennenswerten Vorteil.

Aus der A. centralis entspringen die zur Versorgung des Milzknötchens bestimmten Capillaren, die noch Blut in das den Milzfollikel umgebende bindegewebige Reticulum ergießen können. Nach dem Durchtritt durch das Milzknötchen zweigt sich die im Pulpagewebe verlaufende kleine Arterie, ohne mit

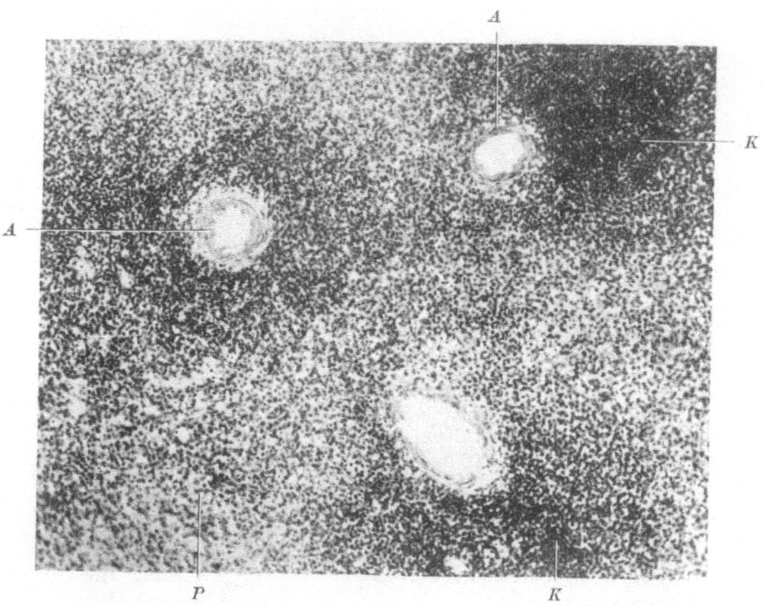

Abb. 288. MALPIGHIsche Körperchen (*K*) mit A. centralis (*A*). Milz, Mensch. *P* Rote Pulpa. ZENKER-Formol. Hämatoxylin-Erythrosin. 100mal vergrößert.

benachbarten Pulpaarterien in Anastomose zu treten, zu einer pinselartigen Bildung auf (Penicillus, Abb. 289). Die sehr kleinen Pinselarterien erhalten aus einem umgewandelten reticulären Gewebe in Form eines von Fasern durchzogenen kernhaltigen Plasmas eine eigenartige Wandverdickung; die wegen ihres geringen Durchmessers nicht ganz leicht auffindbaren Gefäße werden als „*Hülsenarteriolen*" bezeichnet und gehen in einen kurzen arteriellen Capillarabschnitt über.

In der menschlichen Milz gelangt das Blut aus den präcapillaren Hülsenarteriolen auffallenderweise nicht direkt durch ein geschlossenes Capillarnetz in die Venen; vielmehr verliert sich das geöffnete Endothelrohr der arteriellen Capillaren in das bindegewebige Reticulum der roten Pulpa hinein und wird hieraus durch Lücken einer besonders gebauten Gefäßwand in erweiterte Capillaren, die *Milzsinus*, gebracht. Eine Aufsplitterung der Hülsenarteriole in das Pulpareticulum scheint beim Menschen gewöhnlich vorzukommen, eine direkte Einmündung der Hülsenarteriole in die Milzsinus jedoch selten zu sein. Demnach ist der Blutkreislauf innerhalb der Milz nicht an ein geschlossenes Röhrensystem gebunden; er wird, da das Blut durch seinen Eintritt in das Pulpareticulum das Gefäßrohr verlassen kann, als „offen" bezeichnet. Die Milzsinus führen das Blut in die *Pulpavenen*, die sich durch kleine Öffnungen, die Stigmata Malpighi, in die Trabekel einzwängen und zu den *Balkenvenen* gelangen. Die Wand der Pulpa- und Balkenvenen besteht nur aus einem einfachen Endothelrohr.

Die besonders gebauten Capillaren oder *Milzsinus* bilden die Hauptmasse der roten Pulpa in der menschlichen Milz; das die Lücken des Sinusnetzes ausfüllende *Pulpareticulum* tritt quantitativ gegenüber dem capillaren Gefäßsystem erheblich zurück. Der Durchmesser der Sinus ist verschieden groß und wechselt offenbar mit dem jeweiligen Füllungszustand. Eine eigentümliche Gitterstruktur verleiht der Sinuswand ein charakteristisches Aussehen (Abb. 290); das Sinusendothel erscheint streifig und zu besonderen kernhaltigen Längsleisten differenziert, die an ihrer Außenseite durch meist senkrecht zu ihrer Längsachse gestellte plasmatische Ringfasern umfaßt werden. Die Kerne der syncytialen Längsleisten bedingen infolge ihres erheblichen Umfanges beträchtliche Verdickungen der zarten Plasmastreifen oder ragen bei verengten Sinus mit einem dünnen plasmatischen Überzug in das Gefäßlumen hinein (Abb. 291). Feinste Granula werden im Plasma der Längsleisten sichtbar.

Die kräftigen Ringfasern sind gleichsam in die Außenseite der Längsleisten eingepreßt, hängen durch spitzwinkelige Verzweigungen miteinander zusammen und stehen mit den feinen Fasern des Pulpareticulums in plas-

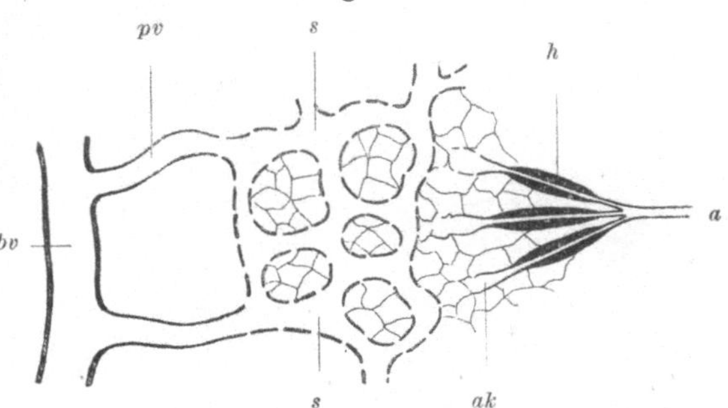

Abb. 289. Schema zum Blutkreislauf in der menschlichen Milz. *a* Pulpaarterie; *pv* Pulpavene; *bv* Balkenvene; *h* Hülsenarteriole; *ak* arterielle Capillare; *s* Sinus. (Nach HARTMANN.)

matischer Verbindung. Die Ringfasern gehören weder dem kollagenen noch dem elastischen Gewebe an, sondern besitzen wohl einen spezifischen Bau.

Man darf sich die in den fixierten Präparaten erhaltene Gitterstruktur der Sinuswand keineswegs als eine dem lebendigen Zustande entsprechende, gleichsam starre Einrichtung vorstellen. Die Sinuswand ist dehnbar, veränderlich, dem jeweiligen Füllungszustand angepaßt und vielleicht unter dem Einfluß des Nervensystems contractil (Abb. 293). Daher können die auffallenden Lücken in der Sinuswand fehlen. Bei Bedarf kommen solche Lücken im Endothel sicher vor, um den verschiedenen Blutzellen den Durchtritt aus dem Pulpareticulum in die Sinus oder in der umgekehrten Wegrichtung zu gestatten.

Das zwischen die Sinus gelagerte *Pulpagewebe* läßt sich als ein syncytiales Reticulum ähnlich dem lymphadenoiden Gewebe auffassen. Ein argyrophiles Gitterfasergerüst entwickelt um die Milzknötchen und Gefäße der Pulpa besondere Verdichtungen und hängt mit den kollagenen Faserzügen der Gefäße kontinuierlich zusammen. An freien Zellen finden sich nach Abb. 292 im Pulpareticulum Lymphocyten, Granulocyten aller Art, Erythrocyten oder Trümmer von solchen, ferner Plasmazellen, Monocyten und Megakaryocyten, letztere nur bei Feten oder jugendlichen Individuen. Aus dem Pulpareticulum losgelöste kernhaltige Elemente werden weiterhin als Reticulumzellen oder Makrophagen beschrieben. Besondere für die Milz spezifische Zellen gibt es nicht.

Der Vorgang der Phagocytose läßt sich im Pulpareticulum häufig wahrnehmen. Das ganze Pulpareticulum samt seinen losgelösten Zellelementen, farblose Blutzellen und das Sinusendothel sind mit phagocytären Eigenschaften ausgestattet und enthalten in ihrem Plasma Reste von roten und farblosen Blutzellen, Pigmentgranula, Lipoide, Eisen und in den Organismus gebrachte Farbstoffe in unterschiedlicher Weise. Ein Abbau gealterter Erythrocyten kann auch ohne Phagocytose und außerhalb der Milz erfolgen; wahrscheinlich kommt es beim Abbau der Erythrocyten schon vor der Phagocytose zu gewissen Zerfallserscheinungen. Menge und Beschaffenheit der freien Zellen sind im Pulpareticulum dauernden Schwankungen unterworfen.

Spärliche Lymphgefäße scheinen vor allem in der Kapsel der menschlichen
Milz vorzukommen.

Die Nerven der Milz sind in der Hauptsache marklos, entstammen dem
Plexus coeliacus und dringen in Form langgestreckter Geflechte mit den Gefäßen
in das Innere des Organs ein. Die in den Trabekeln ausgebreiteten Nervenplexus versorgen unter Aufgliederung in zarte Endnetze das Bindegewebe, die

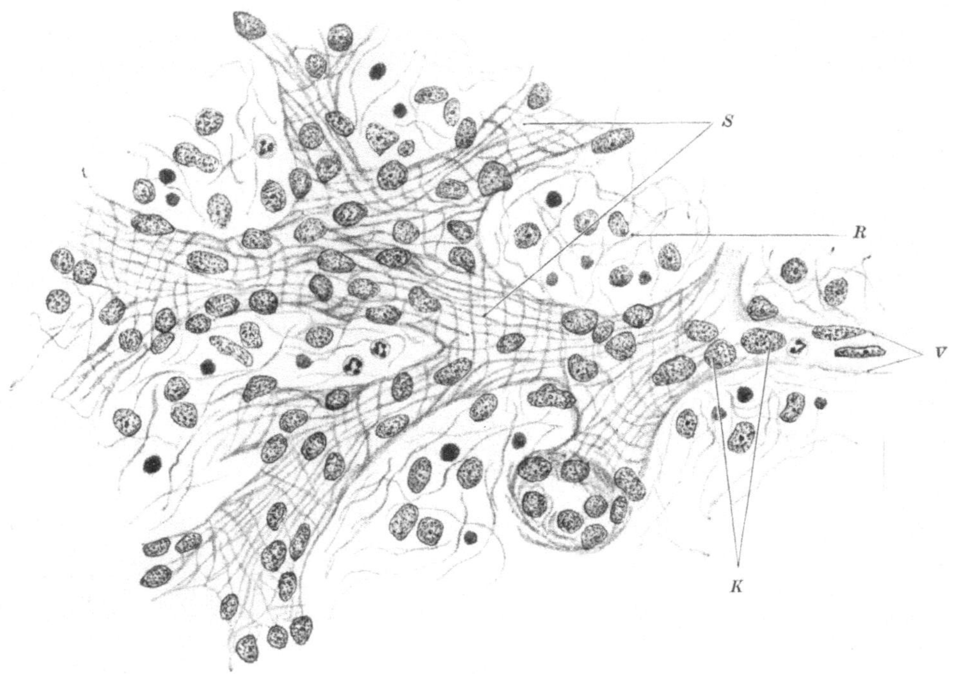

Abb. 290. Aus einem Schnitt durch die rote Pulpa einer durchspülten Milz. Mensch. *S* Milzsinus; *K* Kerne
des Sinusendothels; *V* Pulpavene; *R* Pulpareticulum. BIELSCHOWSKY-Methode. 600mal vergrößert. (Präparat
von Prof. HARTING.)

Arterien und Venen und die wenigen glatten Muskelfasern der Balken. In der
Kapsel findet sich eine spärliche Nervenmenge vor. Weitere Faserzüge begeben
sich mit den Arterien aus den Balken in das Gewebe der roten Pulpa und entwickeln dort in der Wand der Sinus und im Pulpareticulum überaus zarte, dem
nervösen Terminalreticulum angehörende Endnetze, in welche interstitielle
Zellen eingeschaltet sind (Abb. 293). In den Milzknötchen sind feinste Nervenfäserchen beobachtet worden. Ganglienzellen kommen in der Milz nicht vor,
wenn man nicht, wie verschiedentlich in diesem Buche ausgeführt, die interstitiellen Zellen den Mikroganglienzellen zuweisen will. An der Existenz eines
zusammenhängenden, die Funktion sämtlicher Gewebe in der Milz beeinflussenden
Nervennetzes besteht jedenfalls kein Zweifel.

Schon innerhalb der Säugetierklasse gibt es im Aufbau der Milz histologische Unterschiede zwischen den einzelnen Ordnungen und gegenüber dem Menschen. So findet sich
bei Katze, Hund und Pferd die glatte Muskulatur in den Trabekeln stark entwickelt, während
sie beim Menschen und bei Nagetieren nur eine untergeordnete Rolle spielt. Ebenso unterliegen die Anordnung des Gefäßsystems und das Mengenverhältnis der weißen und roten

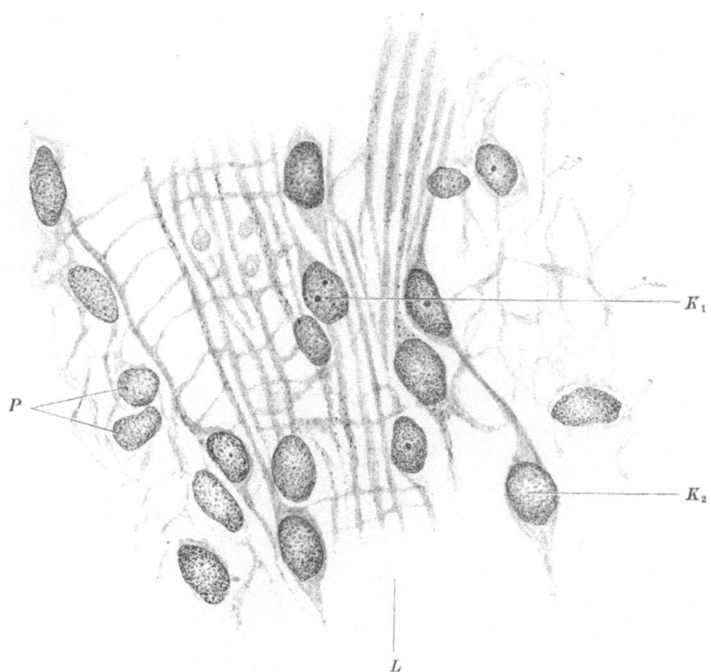

Abb. 291. Sinuswand und Pulpareticulum aus der durchspülten Milz. Mensch. K_1 Kern einer Längsleiste des Sinusendothels von der Fläche gesehen; K_2 Kern einer Längsleiste in der Profilansicht; P Kerne des Pulpareticulums; L Lumen des Milzsinus. BIELSCHOWSKY-Methode. 1000mal vergrößert. (Präparat von Prof. HARTING.)

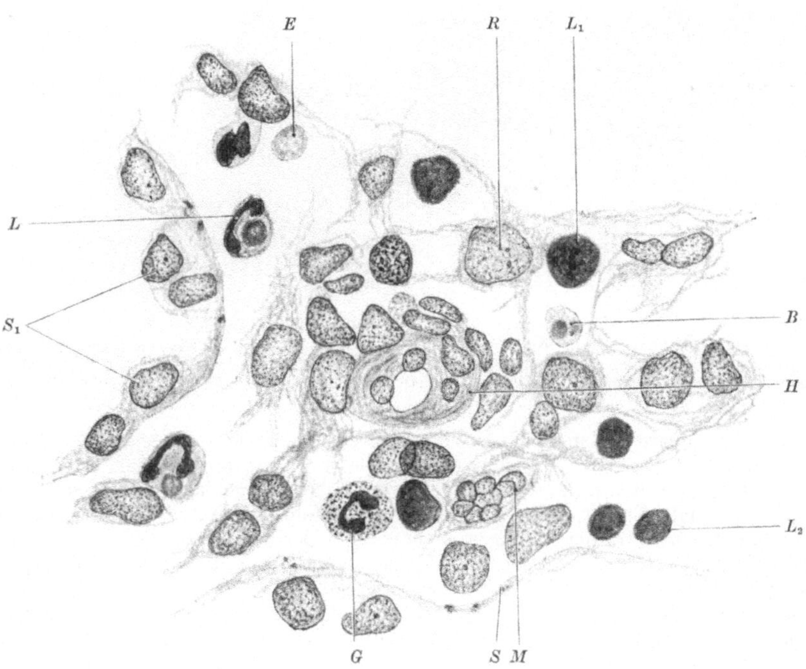

Abb. 292. Rotes Pulpagewebe einer durchgespülten Milz. Mensch. H Hülsenarteriole; L_1 großer, L_2 kleiner Lymphocyt; G eosinophiler Granulocyt; S Sinuswand; S_1 Kerne des Sinusendothels; L Leukocyt mit phagocytierten Erythrocytenresten; R Reticulumzelle; M Megakaryocyt; E Erythrocyt; B degenerierende Blutzelle. ZENKER-Formol. Hämatoxylin-Erythrosin. 1200mal vergrößert.

Pulpa mannigfachen Schwankungen; dementsprechend sind auch artspezifische Eigenschaften im Bau des Nervensystems zu erwarten. Als Beispiel sei die Existenz besonderer nervöser Faserkörbe an den Hülsenarteriolen in der Pferdemilz (HARTING) erwähnt. Demgemäß lassen sich Beobachtungen über die Funktion der Säugermilz nicht ohne Einschränkung auf menschliche Verhältnisse übertragen. Wahrscheinlich hat eine unterschiedliche Bauweise der Milz auch Unterschiede in der Funktion zur Folge.

Die **Funktion** der Milz läßt sich aus ihrem geweblichen Aufbau kaum erschließen. Eine Beteiligung der Milz an der corpusculären Zusammensetzung des Blutes ist mit Sicherheit anzunehmen. Während des Fetallebens gilt die Milz als eine wichtige Bildungsstätte von

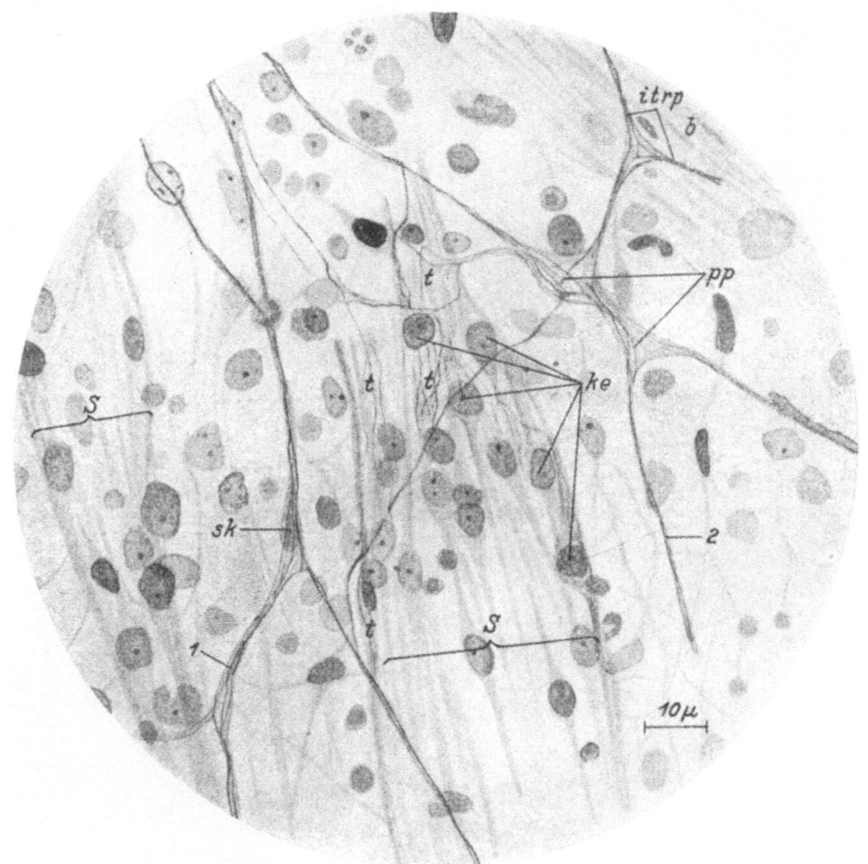

Abb. 293. Feinstes Nervennetz in der roten Milzpulpa. Mensch. *S* Sinus; *b* Trabekel; *ke* Kerne des Sinusendothels; *itrp* intratrabekulärer; *pp* peritrabekulärer Nervenplexus; *sk* Kern einer interstitiellen Zelle; *1* und *2* nervöse Plasmastränge. BIELSCHOWSKY-Methode. 1150mal vergrößert, auf ²/₃ verkleinert. (Nach HARTING.)

Erythrocyten; im postfetalen Leben scheint sich das Vermögen der cellulären Neubildung auf die Produktion der farblosen Blutzellen zu beschränken, die aus dem Pulpareticulum offenbar direkt in die Sinus und von hier aus in die Milzvenen gelangen. Andererseits werden in der Milz alternde Erythrocyten aus dem Gefäßsystem in das Pulpareticulum befördert und hier hauptsächlich durch Phagocytose beseitigt. Bei der Zerstörung der Erythrocyten dürfte dem innervierten Milzgewebe die Fähigkeit zukommen, die zum Zerfall bestimmten gealterten Erythrocyten für die Phagocytose auszuwählen.

In der roten Milzpulpa, deren Hauptmasse aus dem capillären Sinusnetz besteht, kann Blut wie in einem Reservedepot gespeichert werden. Nur dürfte in der menschlichen Milz, deren Anteil an glatter Muskulatur gering bleibt, die Entleerung des Blutes bei Bedarf aus Sinus und Pulpareticulum mehr Zeit beanspruchen als in den muskelreichen Milzen von Katze, Hund und Pferd. Daß die Blutzufuhr zur Milz durch ganzen oder teilweisen Verschluß der Hülsenarteriolen unter nervösem Einfluß eine Drosselung erfahren kann, ist wahrscheinlich. Die beim Aufbau der Erythrocyten angehäuften freiwerdenden Eisenverbindungen gelangen auf dem Blutwege in die Leber. Im Blut kreisende Stoffe (Kohlenstaub und Bakterien) werden vielfach in der Milz abgelagert. Demnach ist die Milz nicht nur an der Zusammensetzung, sondern auch der Reinigung des Blutes beteiligt. Die vor allem bei Malaria, Typhus, Sepsis und anderen Infektionskrankheiten unter starker Bakterienablagerung auftretende Milzschwellung weist entschieden auf eine Beteiligung der Milz an den Immunisierungsvorgängen im Organismus hin.

Lymphgefäßsystem.

Die Lymphgefäße sind wie die Blutgefäße mesodermaler Herkunft und beginnen ihre Entwicklung wahrscheinlich durch Aussprossung aus den primitiven Venen. Möglicherweise vermag auch das Mesenchym mit Endothel ausgekleidete capilläre Spalträume zu bilden, in denen man bereits beim Embryo von 25—30 mm Länge die früheste Anlage der Lymphgefäße zu erblicken hat. Später werden unter Beteiligung des Mesenchyms die Lymphknoten in die Lymphgefäße eingebaut.

Der Anschluß der Lymphgefäße an das Venensystem bleibt zeitlebens erhalten und ist von wichtiger Bedeutung. Denn die in den Lymphcapillaren der Gewebe aufgesammelte Lymphe wird durch umfangreichere, an Zahl aber kleiner werdende Lymphgefäße schließlich zum Ductus thoracicus und zum Truncus bronchomediastinalis dexter bewegt. Der Ductus thoracicus ergießt die Lymphe in den auf der linken Körperhälfte gelegenen, von der Vena jugularis interna und der Vena subclavia sin. gebildeten Venenwinkel; der Truncus bronchomediastinalis dexter mündet in den entsprechenden Venenwinkel der rechten Körperhälfte. Die Lymphe strömt also innerhalb eines Röhrensystems immer in einer Richtung von der Peripherie in die beiden Venenwinkel.

a) Lymphknoten (Lymphonodus).

Die Lymphknoten zeigen eine unterschiedliche Größe, besitzen eine kugelige, bohnen- oder nierenförmige Gestalt und sind in das Kanalsystem der Lymphgefäße eingeschaltet. Alter und Krankheit, teilweise auch die Ernährung, vermögen auf das histologische Bild des Lymphknotens gestaltend einzuwirken; die Form des Lymphknotens bleibt demnach dauernden Veränderungen unterworfen. Bereits bei schwacher Vergrößerung gewahrt man an der Oberfläche des Lymphknotens eine bindegewebige *Kapsel* mit aufgelagertem Fettgewebe, eine dichte, aus lymphatischem Gewebe bestehende *Rindenschicht* und eine mehr aufgelockerte, durch die Existenz von *Marksträngen* gekennzeichnete *Markschicht* (Abb. 294). Die meist etwas konkav eingebuchtete Stelle, an welcher die Blutgefäße in den Lymphknoten gelangen, nennt man *Hilus*.

Der Bau eines Lymphknotens ist sehr kompliziert; daher mag das in Abb. 295 dargestellte Schema als Unterlage der weiteren Beschreibung dienen. Die mit Klappen versehenen, zuführenden Lymphgefäße, die *Vasa afferentia*, durchbohren an der konvexen Oberfläche des Knotens die Kapsel und bringen die Lymphe in ein verwickeltes Hohlraumsystem hinein, das von einem zarten Reticulum durchzogen und zu einem schwammartigen Gewebe geschaffen wird. Man bezeichnet die miteinander kommunizierenden Hohlräume als *Sinus*. Der direkt unter der Kapsel gelegene *Rand-* oder *Marginalsinus* nimmt die Lymphe auf und leitet sie durch wenige, die Rindensubstanz durchbohrende „*Intermediärsinus*" in das zentrale Sinusnetz des Markes. Hier wird die Lymphe in einem Plexus von Lymphgefäßen gesammelt und durch die am Hilus befindlichen *Vasa efferentia* abgeführt. In der Markschicht trennen die Sinus die dichteren Markstränge voneinander. Die Vasa efferentia sind stets weniger zahlreich als die Vasa afferentia.

Die beim Menschen oft nur durch wenige Trabekel gegliederte, kompakte lymphatische Rindensubstanz verzweigt sich gegen die Markschicht ohne scharfe Abgrenzung in das netzartige System der gleichfalls lymphatischen Markstränge. Somit sind zunächst im Mark zwei netzartige Systeme, das der Sinus und das der Markstränge, ineinander verflochten. Ein drittes System, das *Trabekelgerüst*, kommt hinzu; es hängt mit der Kapsel und dem Hilusgewebe zusammen, liegt inmitten der Sinus und zeigt sich demnach in der Rinde wenig, im Mark reichlich

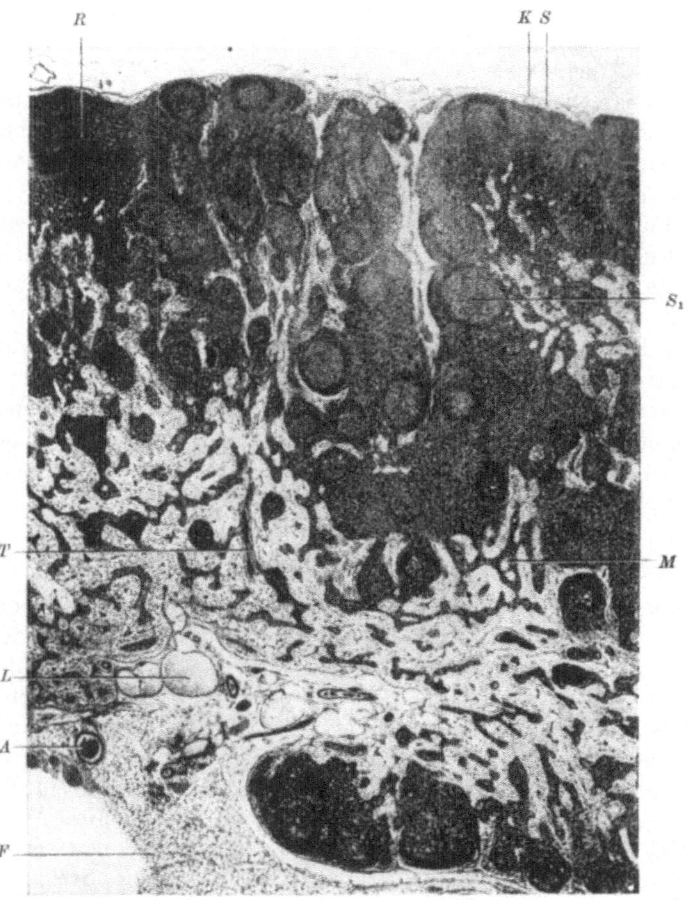

Abb. 294. Lymphknoten vom Menschen. Teilübersicht. *K* Kapsel; *S* Randsinus; *R* Rinde; S_1 Sekundärknötchen; *M* Markstrang; *T* Trabekel; *L* Lymphgefäß am Hilus; *A* Arterie; *F* Fettgewebe. Azanfärbung. 20mal vergrößert.

entwickelt. Rinde und Trabekel lassen sich im Lymphknoten als ein stützendes Gerüstwerk betrachten, das dem zarten, mit ihm verbundenen lymphatischen Reticulum als Haftstelle dient.

Die **Kapsel** setzt sich aus kollagenen Faserbündeln und elastischen Netzen, ähnlich wie diejenige der Milz, zu einem sehr komplizierten dreischichtigen Flechtwerk zusammen, das sich eventuellen Schwellungen des Lymphknotens gut anpassen kann.

Gegenüber der muskelreichen Kapsel der Lymphknoten beim Rinde zeigt die Kapsel beim Menschen nur wenige glatte Muskelfasern. Im allgemeinen findet sich in der Kapsel der Kopf- und Halslymphknoten keine, in den Bronchiallymphknoten nur wenig glatte Muskulatur; in den mesenterialen und inguinalen Lymphknoten scheint sie hingegen deutlich ausgebildet und zu einem besonderen morphologischen Gefüge geordnet.

Die Trabekel bauen sich aus den gleichen Geweben wie die Kapsel auf, sind
in der Rindenzone kräftig und erreichen durch vielfache Aufzweigung in der
Markschicht eine erhebliche Feinheit. Vielfach sind die Trabekel zu membranartigen Scheidewänden oder *Septen* verschmolzen; da die Trabekel innerhalb
der Sinus liegen, besitzen sie gewöhnlich einen dünnen Endothelüberzug.

Die hauptsächlich an der konvexen Oberfläche des Lymphknotens gelegene
lymphatische *Rinde* läßt über ihr ganzes Gebiet verstreut gewebliche Verdichtungen oder Knötchen erkennen. Diese sind von unterschiedlicher Größe,
gelegentlich zusammenhängend, nicht immer auf die Rinde beschränkt, sondern
mitunter im Mark zu entdecken. Enthalten die Knötchen eine meist ziemlich

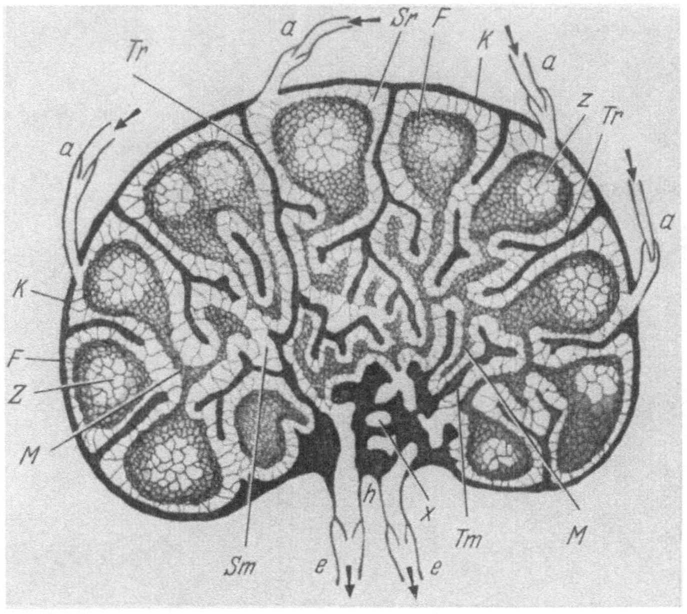

Abb. 295. Schema eines Lymphknotens. Mensch. Vas afferens *a* und Vas efferens *e* mit Klappen versehen;
F Rinde; *K* Kapsel; *M* Markstrang; *SM* Marksinus; *SR* Randsinus; *Tm* und *Tr* Trabekel; *x* Lymphgefäße
im Hilus; *z* Sekundärknötchen. (Nach MAXIMOW-BLOOM.)

hell erscheinende zentrale Schicht und eine wesentlich dunkler gefärbte Randzone, so werden sie als *Sekundärknötchen* bezeichnet. Das Vorkommen der
Sekundärknötchen ist wechselnd, manchmal fehlen sie auch; offenbar handelt
es sich um vergängliche Gebilde, die unter gewissen Bedingungen entstehen und
wieder verschwinden können.

Ein syncytiales, sehr zartes Reticulum bildet mit einer Masse eingelagerter Lymphocyten
und einem argyrophilen Fasernetz die gewebliche Grundlage der Rinde. In den schwer
analysierbaren hellen Zentren der Sekundärknötchen scheint das Reticulum cytoplasma-
reicher geworden zu sein, seine Kerne haben sich vergrößert, die Fasern an Menge verringert.
Mitosen, Reticulumzellen, lymphoblastenähnliche Elemente und Lymphocyten kommen vor.
Andererseits weisen zerfallende, stark färbbare Kern- und Plasmareste auf Rückbildungs-
vorgänge in den Zentren hin. Stets trennt eine scharfe Grenze das helle Zentrum von der
dunklen, wie eine Kugelschale aufgelagerten, im übrigen variabel entwickelten Randzone,
in der die Lymphocyten manchmal in konzentrischer Lagerung gereiht erscheinen.

Es ist heute sehr fraglich geworden, ob man es in den hellen Zentren noch mit einer
Bildungsstätte von Lymphocyten, einem „*Keimzentrum*" (FLEMMING) zu tun hat. Mancherlei
Beobachtungen weisen auf die gestaltliche Abhängigkeit der Zentren gegenüber der Ein-
wirkung bestimmter Reizstoffe hin; daher wurde mit einer gewissen Berechtigung für die
Zentren der Name „*Reaktionszentrum*" (HELLMANN) in Vorschlag gebracht. Dieser Name

schließt ein Neubildungsvermögen der Zentren keineswegs aus und wird der Funktion der Zentren besser gerecht als der Name „Keimzentrum".

Das kompakte lymphatische Gewebe der Rinde setzt sich in Gestalt der mehr aufgelockerten Markstränge in das *Mark* fort. Die zwischen den Marksträngen liegenden Sinus enthalten im Innern ein zartes, kernhaltiges Reticulum, das mit dem Reticulum der Markstränge und dem kollagenen Gewebe der in den Sinus befindlichen Trabekel plasmatisch verbunden ist (Abb. 296). Demnach

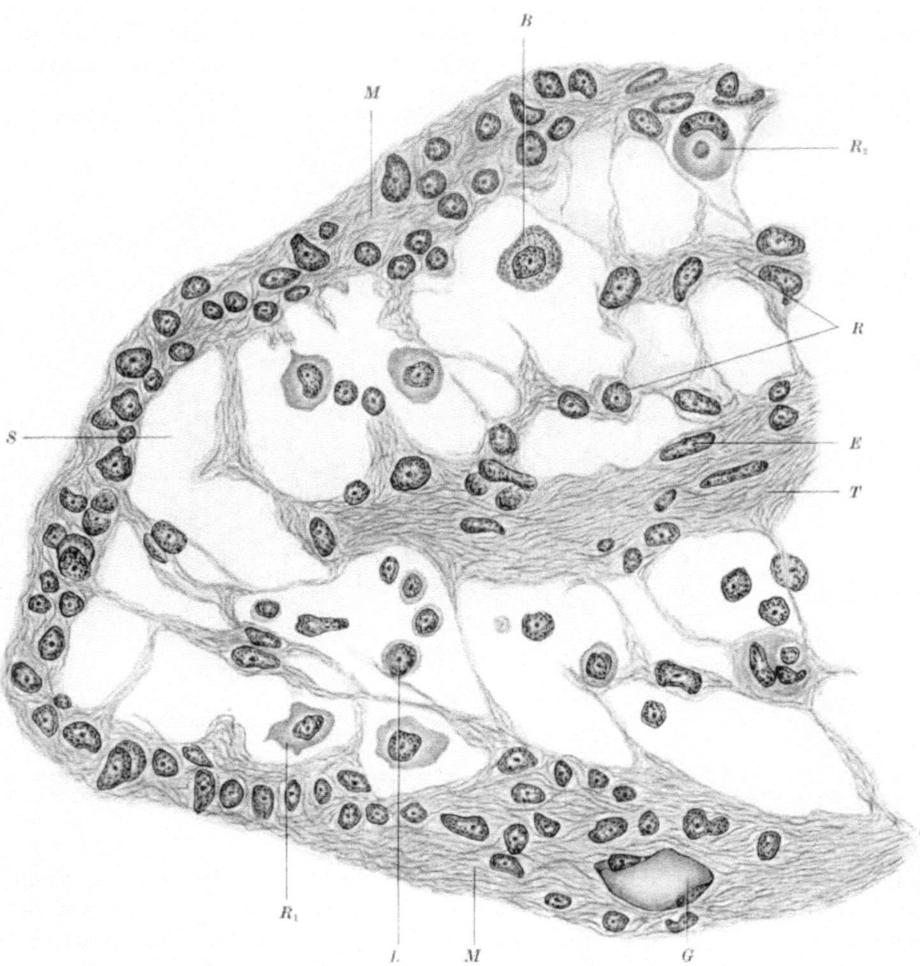

Abb. 296. Markregion eines Lymphknotens. Mensch. *M* Markstrang; *S* Sinus; *T* Trabekel; *R* Reticulum; *R₁* Reticulumzelle; *R₂* Reticulumzelle mit phagocytiertem Erythrocyten; *B* basophile Mastzelle; *L* Lymphocyt; *G* Gefäß; *E* Endothelkern. Sublimat-Pikrinsäure. Hämatoxylin-Eosin. 700mal vergrößert, auf ⁴/₅ verkleinert.

scheint die Sinuswand nicht überall ein eigenes geschlossenes Endothel zu besitzen; ein solches wird, vor allem an den Marksträngen, durch platte Kerne eines verdichteten Reticulums vorgetäuscht. An den dicken Trabekeln der Rindenzone und an der Innenfläche der Kapsel besteht gewöhnlich ein endothelialer Überzug; sonst hängen in den Sinus Endothel und Reticulum unmittelbar miteinander zusammen.

Die offenbar nur langsam das schwammartige Gerüst der Sinus durchströmende Lymphe enthält eine riesige Menge freier Zellen. Große und kleine Lymphocyten stellen die Hauptmasse dar; losgelöste Reticulumzellen oder Makrophagen,

Leukocyten, darunter Mastzellen, gesellen sich hinzu (Abb. 297). Auch Erythrocyten kommen vor, allerdings nur vereinzelt und werden anscheinend von den
Makrophagen und dem Sinusreticulum aufgenommen und beseitigt.

Die **Arterien** gelangen durch den Hilus in den Lymphknoten, benutzen die Trabekel
ein kurzes Stück als Wegstrecke und dringen hierauf in die Markstränge ein, in denen sie
gewöhnlich zentral verlaufen. Andere Äste durchbohren die Kapsel und entwickeln in dem
dort vorhandenen lockeren Fettgewebe ein Capillarnetz, das seinen Abfluß durch entsprechende Venen wieder in das Hilusgebiet erhält. Der Lymphknoten besitzt sein zusammenhängendes Capillarnetz innerhalb der Markstränge und der Rindensubstanz. Um

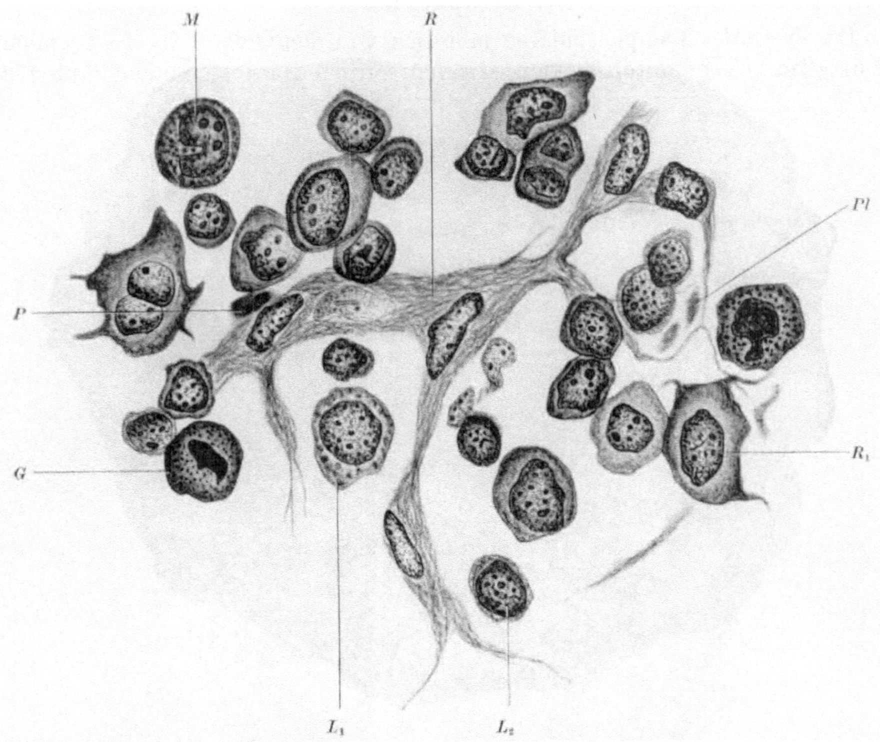

Abb. 297. Zellen im Sinus eines Lymphknotens. Markregion, Mensch. *R* Reticulum mit phagocytiertem
Plasma (*P*); *M* basophile Mastzelle; *R₁* Reticulumzelle; *L₁* großer, *L₂* kleiner Lymphocyt; *Pl* Plasmareste;
G Granulocyt. Sublimat-Pikrinsäure. Hämatoxylin-Eosin. 1100mal vergrößert, auf ⁵/₆ verkleinert.

die Sekundärknötchen wird von einer besonderen kleinen Arterie noch ein eigenes Capillarnetz entwickelt, das wie die Sekundärknötchen in dauernder Umbildung begriffen sein muß.
Die größeren Venen und die in der Peripherie der Sekundärknötchen vorhandenen Venen
sind nicht an die Verlaufstrecke der Arterien gebunden.

Die **Nerven** finden gemeinsam mit den Gefäßen in der Hilusregion ihren Zugang zum
Lymphknoten und erreichen dort sehr wahrscheinlich wie in der Milz in Gestalt eines überaus
feinen Netzes ihr Ende.

Funktion. Zunächst ist der Lymphknoten als eine Bildungsstätte der Lymphocyten
zu betrachten; diese können aus der Rinde und den Marksträngen in die Blutcapillaren,
aber auch in die Sinus gelangen und somit auf dem Blut- und Lymphwege dem Blutkreislauf
zugeführt werden. Zum anderen findet innerhalb der Sinus ein Reinigungsprozeß der langsam
strömenden Lymphe statt. Hierbei zeigen sich Reticulum, freie Makrophagen und Endothelien
imstande, zugrunde gehende Erythrocyten und Leukocyten, Plasmareste, Fett- und Pigmentteilchen, Ruß und Kohlenstaub aufzunehmen, aufzulösen oder etwa Farbstoffe zu speichern.
Auch Bakterien können phagocytiert werden und die nach einer Infektion verhältnismäßig
rasch einsetzende Anschwellung der zu einer bestimmten Stammregion oder Extremität
gehörenden regionären Lymphknoten weist mit aller Deutlichkeit auf eine Funktion hin,
die dem Lymphknoten als einem Schutz- und Abwehrorgan zufällt. Die starke Entwicklungshemmung lymphatischen Gewebes, vor allem das Fehlen von Sekundärknötchen bei steril

aufgezogenen Meerschweinchen (GLIMSTEDT) sprechen für eine derartige Auffassung und zeigen eine gestaltliche Reaktion des lymphatischen Gewebes auf die Anwesenheit der Bakterien oder deren Gifte in klarer Weise.

Bei der Abwehrfunktion des Lymphknotens bleibt eine Bildung besonderer chemischer Schutzstoffe möglich. Eine Beteiligung der Lymphknoten, vor allem derjenigen des Mesosteniums am Fettstoffwechsel wird in der Literatur erwähnt.

Wenn gelegentlich Blut in den Sinus der in der Nähe der Milz und der Leberpforte befindlichen Lymphknoten beobachtet wird, so kommen mit dem Abbau der Erythrocyten direkt betraute Lymphknoten beim Menschen nicht vor. Derartige *Blutlymphknoten* bilden hingegen bei Wiederkäuern (Schaf, Rind) und beim Schwein eine regelmäßige Erscheinung.

b) Lymphgefäße.

Das Netz der **Lymphcapillaren** läßt sich von demjenigen der Blutcapillaren nicht allzu schwer unterscheiden. In den serösen Häuten, Schleimhäuten und

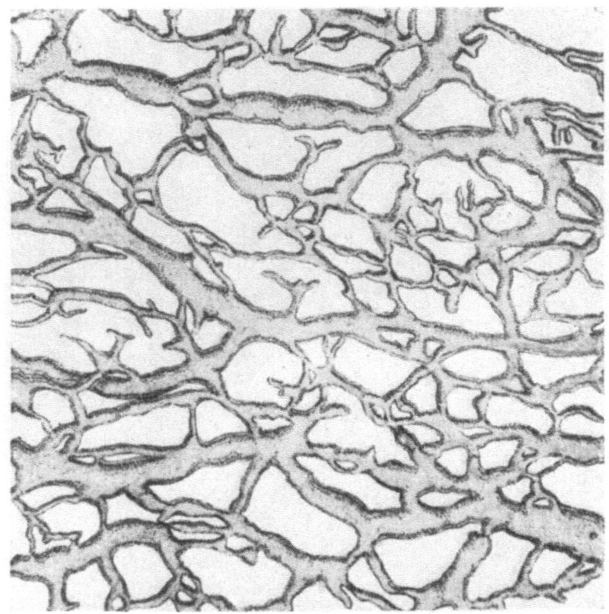

Abb. 298. Lymphgefäßnetz in der Submucosa des Magens. Neugeborenes. 25mal vergrößert. (Nach OTTAVIANI.)

im Corium der Haut liegen die Lymphcapillaren gewöhnlich mehr von der Oberfläche entfernt, also tiefer als die Blutcapillaren. Die Lymphcapillaren bilden vielfach weitere und größere Maschen innerhalb ihres Netzes als die Blutcapillaren. Beträchtlicher Kaliberwechsel, mancherlei Ausbuchtungen der Gefäßwand und das Auftreten kleiner blinder Endverzweigungen sind als weitere Kennzeichen der Lymphcapillaren anzuführen (Abb. 298). Das lymphatische Capillarnetz mit seinen Erweiterungen, Ausbuchtungen und blinden Verzweigungen muß als ein geschlossenes, von einem einfachen Endothel ausgekleidetes Kanalsystem betrachtet werden.

Die Darstellung der Lymphcapillaren ist in technischer Hinsicht schwierig und gelingt nur mit Hilfe geeigneter Injektionen. Andererseits können bei Entzündungsvorgängen die durch Ödemflüssigkeiten oder verschiedene Zellelemente gestauten Lymphcapillaren deutlich zutage treten. Feine Spalten im Bindegewebe haben meist als das Resultat schlechter Fixierung zu gelten und nichts mit Lymphgefäßen zu tun. Die Endothelauskleidung bleibt entscheidend für die Diagnose eines Lymphgefäßes.

Die **Lymphcapillaren** besitzen keine Pericyten, scheinen jedoch mit einem, dem Endothel anliegenden Grundhäutchen ausgestattet zu sein; sie führen die

angesammelte Lymphe in kleine Lymphgefäße über, die man leicht mit muskelfreien, gleichfalls nur aus einem Endothelrohr bestehenden Venen verwechseln
kann (Abb. 299). Die kleinen und größeren Lymphgefäße enthalten mehr Klappen
als die Venen.

Die Lymphcapillaren können bei ihrem schwankenden Durchmesser vielfach die Blutcapillaren an Weite erheblich übertreffen; hierbei spielt der jeweilige Füllungszustand der
beiden Gefäßarten eine Rolle. Durch den Besitz an Klappen sollen sich nach den meisten
Angaben der Literatur die kleinen *Lymphgefäße* von den klappenlosen Capillaren unterscheiden. Ob sich eine scharfe Grenze zwischen kleinen Lymphgefäßen und Capillaren ziehen
läßt, bleibt indessen fraglich, da
man auch Klappen in Lymphcapillaren beschrieben findet.

Die Grenzen der Endothelzellen in den Lymphgefäßen
sind unregelmäßig (Abb. 300),
dürften aber im Hinblick auf
den schwankenden Füllungszustand des Gefäßrohres dauernden Veränderungen unterworfen sein. An der Haftstelle
der Klappen gewahrt man
häufig eine Verengerung der
Lymphgefäße. Auch die *größeren Lymphgefäße* enthalten
Klappen und zeigen eine gewisse Ähnlichkeit mit dünnwandigen Venen. Eine mit
Längsmuskeln ausgestattete
Tunica externa, ein durch entgegengesetzte Spiralzüge und
Ringfasern gekennzeichnetes
Muskelgeflecht in der Media
und eine schwache Längsmuskulatur in der Intima gelangen
an größeren Lymphgefäßen zur
Beobachtung. Die Muskulatur
aller drei Schichten zeigt sich
hierbei zu einem komplizierten
zusammenhängenden System
vereinigt. Häufig läßt sich die

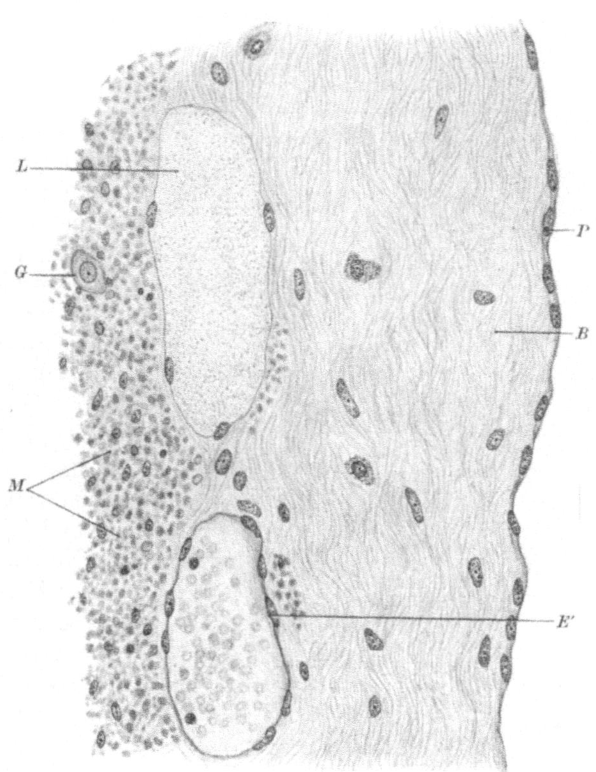

Abb. 299. Kleines Lymphgefäß (*L*) in der Submucosa der Appendix.
Mensch. *P* Peritonaealepithel. *B* Bindegewebe; *E'* Endothel einer
Vene; *G* Ganglienzelle; *M* quergetroffene Längsmuskelfasern.
ZENKER-Formol. Hämatoxylin-Eosin. 600mal vergrößert, auf ⁴/₅
verkleinert.

Wand nicht in drei Schichten gliedern. In der Nähe der Klappen und des Hilus am
Lymphknoten erfährt der Bau der größeren Lymphgefäße gewisse Veränderungen.

Die Wand des **Ductus thoracicus** nimmt von unten nach oben allmählich an
Stärke ab und zeigt mit ihrer, durch eingelagertes Bindegewebe aufgelockerten
Muskulatur Ähnlichkeit mit einer Venenwand.

Lymphgefäße sind besonders reichlich in der Haut, in Schleimhäuten, serösen Häuten,
Synovialhaut, Schleimbeutel, Sehnenscheide und Knochen aufzufinden. Im Zentralnervensystem, Knorpel, Knochenmark und in den Augenhäuten fehlen die Lymphgefäße. Die
mit Abbauprodukten, Abfallstoffen, unter Umständen mit Fremdkörpern und Bakterien
beladene Lymphe gelangt aus den Geweben durch das Endothel hindurch in die Lymphcapillaren. Die Klappen der Lymphgefäße dirigieren den Lymphstrom nur in eine einzige,
zentripetale Richtung, die Muskulatur der größeren Lymphgefäße vermag ihn aktiv und
schubweise weiterzubefördern.

Daß der Skeletmuskulatur und der glatten Muskulatur der Eingeweide ein Einfluß
auf die Weiterbewegung der Lymphe zukommen dürfte, liegt nahe. Die Lymphe wird jeweils

nach dem Organ, aus dem sie stammt, eine unterschiedliche Zusammensetzung zeigen; der Fettreichtum der Lymphe in den Chylusgefäßen des Darmes sei hervorgehoben. Eine Neubildung von Lymphgefäßen findet wie bei den Blutcapillaren durch Aussprossung aus dem Endothel statt. Die Lymphgefäße stehen wie die Blutgefäße unter nervösem Einfluß.

3. Verdauungsorgane.

Das primitive Darmrohr stellt einen an seinem oberen und unteren Ende geschlossenen Kanal dar, der ungefähr in der Mitte durch den Ductus omphalomesentericus mit dem Dottersack und am caudalen Ende durch den Urachus mit der Allantois in Verbindung steht. Ektodermale Epithelausstülpungen geraten vorher an beiden Enden des Darmrohres mit dem entodermalen Darmepithel in Zusammenhang. Ein nicht genau abgrenzbarer Teil der vorderen Mundhöhle stammt vom Ektoderm ab. Die an beiden Enden des primitiven Darmrohres befindlichen Verschlußmembranen brechen später durch; Kopfdarm, Rumpfdarm und Schwanzdarm differenzieren sich zunächst aus dem primitiven Darmrohr.

In der Wand des **Kopfdarmes** sind die Potenzen zur Bildung der Mund- und Nasenhöhle, des Pharynx, der Tonsilla palatina, Thymus, Thyreoidea und Epithelkörperchen enthalten. Die Kopfdarmhöhle entwickelt demnach auch für die Respiration und innere Sekretion bedeutungsvolle Anlagen. Der *Rumpfdarm* gliedert sich in Vorderdarm, Mitteldarm und Enddarm. Aus dem *Vorderdarm* gehen Ösophagus und Magen, aus dem *Mitteldarm* Duodenum, Jejunum und Ileum, aus dem *Enddarm* Caecum, Colon und Rectum hervor. Der Schwanzdarm wird schon gegen Ende des ersten Embryonalmonats zurückgebildet. Leber und Pankreas entstehen aus der entodermalen Anlage, die sich später zum Duodenum

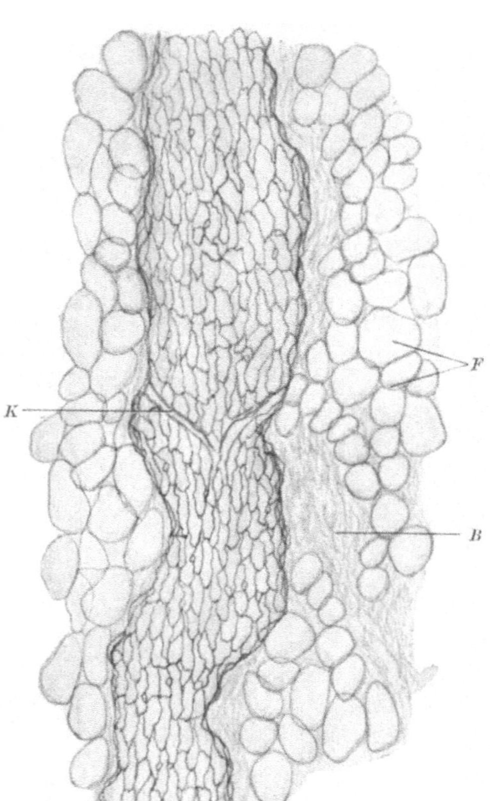

Abb. 300. Kleines Lymphgefäß aus dem Mesostenium. Zellgrenzen des Endothels mit Silber durchschwärzt. *F* Fettzellen; *B* Bindegewebe; *K* Klappe. Versilberung. 130mal vergrößert, auf ⁴/₅ verkleinert.

gestaltet. Eine gelegentlich vorkommende sackartige Ausstülpung des Dünndarms, das MECKELsche *Divertikel*, ist auf eine weiter entwickelte Restanlage des mit dem Mitteldarm verbundenen Dotterganges oder Ductus omphalomesentericus zurückzuführen.

Charakteristisch für die Innenauskleidung des Darmkanals (Canalis digestorius) wie für alle anderen Hohlorgane bleibt die Schleimhaut oder *Mucosa*, eine an ihrer Oberfläche stets feucht gehaltene Haut, die ihre embryonale Grundlage in einer Epithelschicht und einem daruntergelegenen mesenchymalen Bindegewebe erhält. Teilweise das Epithel, in der Hauptsache aber die aus ihm hervorgegangenen, in der Tiefe des Bindegewebes gewucherten Drüsen halten durch ihre Sekretion die Schleimhaut feucht. Blut- und Lymphgefäße, kleine Lymphknötchen (Noduli lymphatici) sowie eine außerordentliche Nervenfülle zählen weiterhin zu den Bestandteilen einer Schleimhaut. Vielfach bildet sich an ihrer Basis eine oft kompliziert gebaute glatte Muskelschicht (Muscularis mucosae), die unter dem Einfluß des Nervensystems die Schleimhaut zu selbständigen, von der Peristaltik des Darmes unabhängigen Bewegungen veranlassen kann.

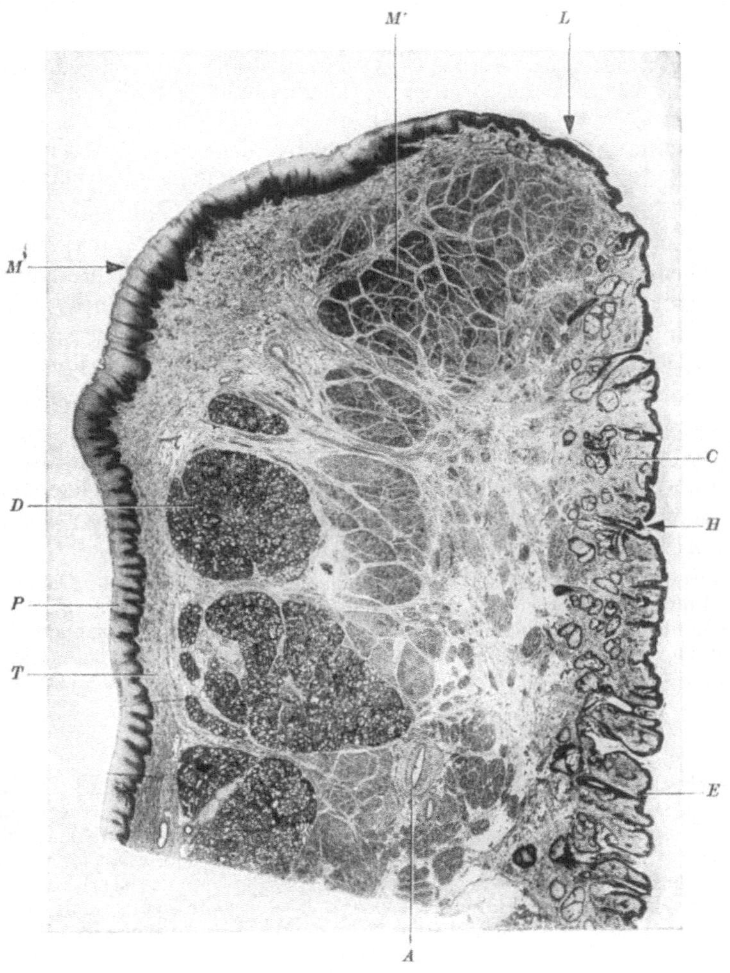

Abb. 301. Querschnitt durch die Lippe. Mensch. *M* Mucosa; *L* Lippenrot; *H* äußere Haut; *P* Pflasterepithel; *T* Tunica propria; *D* Drüsen; *M'* M. orbicularis oris; *E* Epidermis; *C* Corium; *A* Arterie. Kaliumbichromat Formol. Hämatoxylin-Eosin. 8mal vergrößert.

Kopfdarm.

a) Lippe (Labium oris).

An einem Querschnitt durch die menschliche Lippe kann man mit bloßem Auge die nach der Mundhöhle gekehrte Schleimhautseite von der nach außen gewendeten Hautregion unterscheiden. Das mehrschichtige Pflasterepithel der Schleimhaut oder Mucosa ist von beträchtlicher Dicke, dasjenige der äußeren Haut verhältnismäßig dünn. Eine als *Lippenrot* bezeichnete Übergangszone verbindet Schleimhaut und äußere Haut miteinander (Abb. 301).

Das unter dem dicken, nicht verhornten Schleimhautepithel gelegene zarte kollagene Bindegewebe führt den Namen *Tunica propria*. Durch kleine Ausführungsgänge gelangt das von den *Lippendrüsen* oder *Glandulae labiales* gebildete Sekret an die Oberfläche des Epithels und hält dasselbe feucht. Die Lippendrüsen werden als „gemischte Drüsen" bezeichnet und setzen sich aus serösen und mukösen Drüsenzellen zusammen. Ein spärliches, von geringem Fettgewebe aufgelockertes Bindegewebe unter der Tunica propria wird vielfach als Submucosa beschrieben.

Beim Neugeborenen finden sich an der Oberfläche der Schleimhaut zahlreiche kleine Epithelzotten, die später verschwinden. In der Unterlippe sind die Schleimdrüsen reichlicher entwickelt als in der Oberlippe.

Die Hautseite der Lippe gleicht in ihrem histologischen Aufbau demjenigen der äußeren Haut; demnach sind hier ein verhorntes Pflasterepithel (Epidermis) und ein darunter gelegenes, festes, kollagenelastisches Bindegewebe (Corium) vorhanden. Letzteres enthält Schweißdrüsen und mit den Haarwurzeln in Verbindung stehende Talgdrüsen. Im Lippenrot wird das zur Unterlagerung des Epithels dienende Bindegewebe nur spärlich verwendet; hierdurch gelangt das Capillarnetz in größere Nähe zur Epithelschicht. Dieser Umstand und eine gesteigerte Lichtdurchlässigkeit der Epithelschicht bei völligem Pigmentmangel bilden wohl die Ursache zur Rotfärbung in jener Zone. Isolierte Talgdrüsen kommen im Bindegewebe vor; Haarwurzeln fehlen.

Die Mitte der Lippe wird durch den Querschnitt des quergestreiften M. orbicularis oris ausgefüllt, der sich in der Richtung zum Lippenrot leicht umbiegt. Von anderen Muskeln stammende, radiär verlaufende Fasern lassen sich zwischen den Bündeln der Ringfasern leicht beobachten.

Die Versorgung der Lippe an Blut- und Lymphgefäßen ist beträchtlich. Die motorischen Nerven der Lippenmuskulatur entstammen dem N. facialis. Die sensible Versorgung der Lippe übernimmt der N. trigeminus; da viele sensible Nervenenden vorhanden sind, so ist die Lippe auf die verschiedenen Reizqualitäten hin sehr empfindlich. Sympathische Geflechte regulieren die sekretorische Arbeit der Drüsen und in der Gefäßwand die Blutversorgung.

b) Zunge (Lingua).

Die menschliche Zunge stellt einen von Schleimhaut überzogenen Muskelkomplex dar, dem eine starke Gefäß- und Nervenversorgung zukommt. Trotz dieser scheinbaren Einheitlichkeit, die nur in der Innervation eine Ausnahme beibehält, verläuft die Entwicklung der Zunge vom Boden der Mundhöhle aus auf komplizierte Weise und bringt sehr verschiedene embryonale Anlagen zur einheitlichen Verschmelzung. Die entodermale Wand des 1. bis 4. Kiemenbogens liefert in der Hauptsache das Epithel des Zungenkörpers; der Epithelüberzug der Zungenspitze entstammt dem Ektoderm. Die Muskulatur wird von den Occipitalmyotomen des Rumpfgebietes geliefert und schiebt sich in die von den Kiemenbogen gebildete Anlage hinein.

Die aus einem mehrschichtigen Plattenepithel und einer bindegewebigen Tunica propria aufgebaute *Schleimhaut* (Mucosa) ist oben und seitlich mit dem Muskelkörper fest verwachsen und nicht verschieblich. An der Unterfläche gestattet eine aufgelockerte, teilweise mit Fettzellen ausgestattete Submucosa eine geringe Verschieblichkeit; das Plattenepithel zeigt sich hier glatt, unverhornt und so dünn, daß beim Lebenden die Venen bläulich hindurchschimmern. Epithel und Tunica propria sind nicht planparallel übereinander geschichtet; vielmehr erscheinen vom Bindegewebe kleine, konische Erhebungen oder Papillen in entsprechende Einbuchtungen an der Unterfläche des Epithels eingeschoben, ein Verhalten, das sich vielleicht mit der Haftfähigkeit, vielleicht auch mit der Ernährung des Plattenepithels in Verbindung bringen läßt. Am Zungenrücken erhalten die bindegewebigen Papillen vielfach eine besondere Ausbildung und Bedeutung und werden als *Papillenstöcke* oder *Grundstöcke* bezeichnet.

Betrachtet man die individuell verschieden aussehende Dorsalfläche einer Zunge, so gewahrt man teils mit dem bloßen Auge, teils mit der Lupe eine Fülle zottenartiger, im einzelnen verschieden gestalteter Erhebungen (Abb. 302); sie sind je nach ihrer Form unter dem Namen *Papillae filiformes, fungiformes vallatae* und *foliatae* bekannt.

Es wird aus der Literatur nicht immer klar, ob der jeweilige Autor unter einer der angeführten Papillenformen nur den zur Tunica propria gehörigen, bindegewebigen Grundstock oder den ganzen, aus Epithelüberzug, Grundstock, Gefäßen und Nerven zusammengesetzten

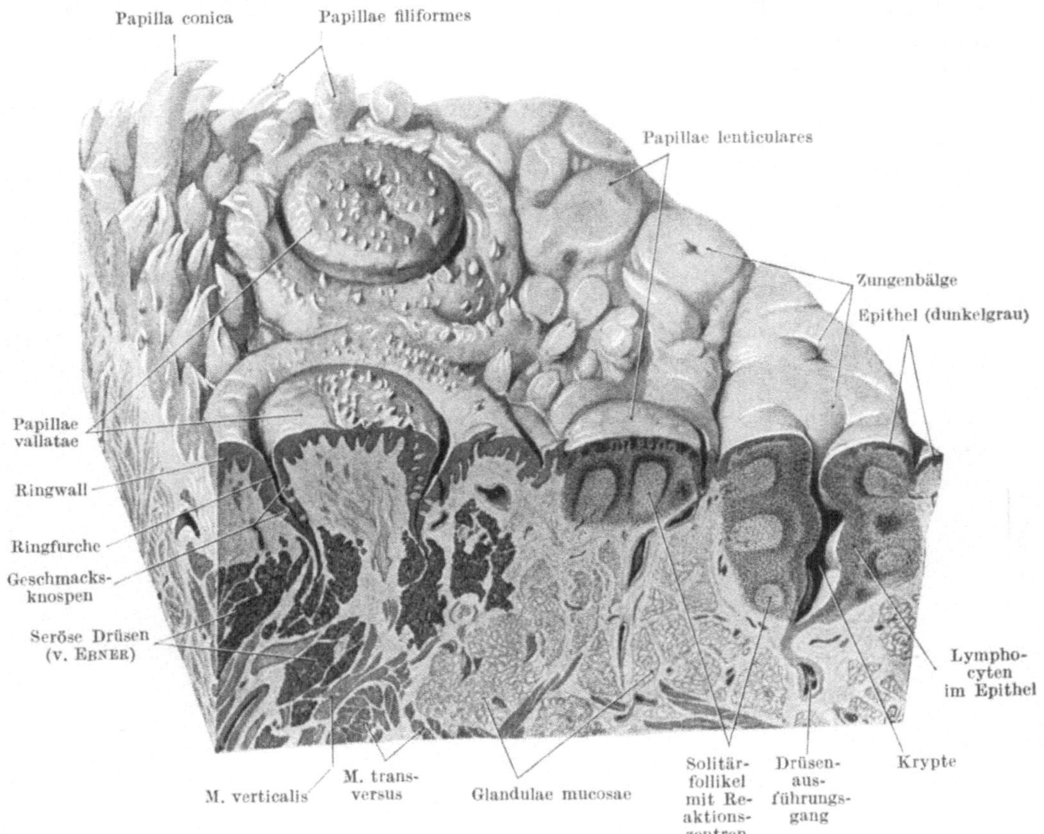

Abb. 302. Modell der Zungenoberfläche an der Grenze zwischen Zungenrücken und Zungengrund. (Nach Braus-Elze.)

Plasmakomplex verstanden wissen will. Im folgenden soll die letztere Definition Verwendung finden. Die zottenartige Erhebung oder „Zungenpapille" und die kleine, konische, subepitheliale Papille der Tunica propria sind demnach als verschiedene Gebilde trotz gleichen Namens getrennt zu halten.

Die fadenförmigen Papillen oder **Papillae filiformes** besitzen einen annähernd konischen, kollagenelastischen Grundstock, aus dessen Oberfläche sich kleine Erhebungen, sog. „Sekundärpapillen", entwickeln können. Das Pflasterepithel erweist sich vor allem am oberen Ende des Grundstockes angehäuft, beherbergt stellenweise zahlreiche Keratohyalinkörnchen, enthält zwischen verhornenden Elementen auch helle, blasenförmige Zellen und vermag ausgedehnte oberflächliche Zellkomplexe in fadenartige, eigentümliche Gebilde umzuwandeln (Abb. 303). Die Spitzen der Epithelzotten sind leicht nach rückwärts in der Richtung zum Rachen geneigt. Da dauernd leicht ablösbare Epithelzellen, deren Verhornungsprozeß von demjenigen in der Epidermis verschieden zu sein scheint, zugrunde gehen und oft klumpenweise den Papillenspitzen anhängen, so muß von den tieferen Lagen des Epithels her eine lebhafte Neubildung erfolgen.

Dem bindegewebigen Grundstock kann statt der mannigfach gestalteten, auseinanderweichenden Epithelfäden eine einzige kegelförmige, leicht nach hinten gekrümmte, teilweise verhornte Epithelmasse aufsitzen. Man spricht in diesem Falle von einer „*Papilla conica*". Der weißliche Belag der Zunge ist auf eine besonders starke Abschilferung der verhornten Epithelspitzen bei den Papillae filiformes zurückzuführen; ein Fadenpilz *(Leptothrix buccalis)* findet sich häufig an den abgestoßenen und zugrunde gehenden Epithelmassen.

Die pilzförmige Papille oder **Papilla fungiformis** kommt an der Zungenspitze häufiger als weiter hinten vor und ist wesentlich geringer verbreitet als die Papilla filiformis. Beim Lebenden kann man die Papilla fungiformis leicht an ihrer roten Farbe wahrnehmen. Der Grundstock der Papille zeigt an seinem oberen, mit wenigen „Sekundärpapillen" besetzten Ende eine gewisse pilz-

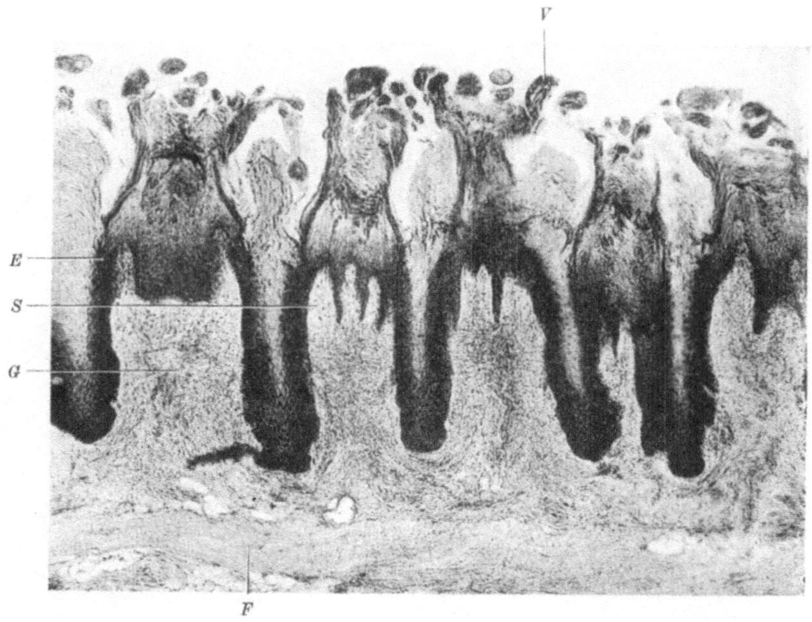

Abb. 303. Papillae filiformes. Zunge, Mensch. *S* „Sekundärpapillen"; *V* verhornte Epithelfäden; *E* Pflasterepithel; *G* Grundstock der Tunica propria; *F* Fascia lingualis. Kaliumbichromat-Formol. Hämatoxylin-Eosin. 55mal vergrößert.

förmige Verbreiterung; ein an seiner Oberfläche glattes, ziemlich dünnes, unverhorntes Pflasterepithel ist auf dem Grundstock befestigt (Abb. 304). Wenige Geschmacksknospen können im Epithel vorhanden sein.

Die rote Farbe der Papilla fungiformis dürfte durch die geringe Dicke des Epithels und den völligen Mangel an Hornsubstanz bedingt sein, so daß die roten Capillarschlingen durch das Epithel hindurchschimmern können. Als eine Abart der Papillae fungiformes gelten die Papillae lenticulares; sie liegen am lateralen Rande der Zungenwurzel, sind stark abgeplattet und enthalten in der Tunica propria des Grundstockes eine beträchtliche Masse lymphatischen Gewebes (Abb. 302).

Die umwallten Papillen (Papillae circumvallatae) sind nur spärlich an Zahl (etwa 7—12), sehr groß, in einer bestimmten, reihenförmigen Anordnung vor den Sulcus terminalis des Zungenrückens gelagert und variabel in der Form. Charakteristisch bleibt ihre tief in die Oberfläche der Zunge versenkte, gleichsam von einem Ringwall umgebene kegelartige Gestalt; die Basis des Kegels ist breit und ragt mit ihrer Kuppe meist nur wenig über die Oberfläche der Zunge heraus. Die Spitze des Kegels wird durch den schmalen Ansatz des Grundstocks bedingt, der sich seinerseits zur Oberfläche der Zunge hin erheblich verbreitert (Abb. 305).

Kleine niedrige „Sekundärpapillen" sind unter das oben glatte, nicht verhornte Epithel geschoben. Eine bis an die schmale Basis der Papille reichende ringförmige tiefe Epithelfurche umzieht die Papilla vallata. Mitunter werden auch zwei Papillen von einem gemeinsamen Wall umfaßt.

In den beiden epithelialen Begrenzungsflächen der Ringfurche befinden sich zahlreiche Geschmacksknospen. Kleine Ausführungsgänge münden am Boden der Ringfurche und entleeren hier das Sekret der serösen Drüsen (EBNERsche Drüsen); es bringt die schmeckfähigen Substanzen in die für die Geschmackserregung notwendige Lösung und spült vielleicht Substanzreste, Bakterien usw.

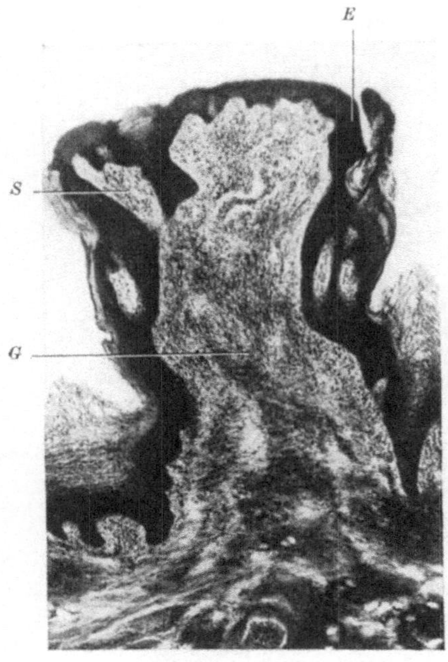

Abb. 304. Papilla fungiformis. Zunge. Mensch. *E* Pflasterepithel; *G* bindegewebiger Grundstock der Tunica propria; *S* „sekundäre Papille". Kaliumbichromat-Formol. Hämatoxylin-Eosin. 55mal vergrößert.

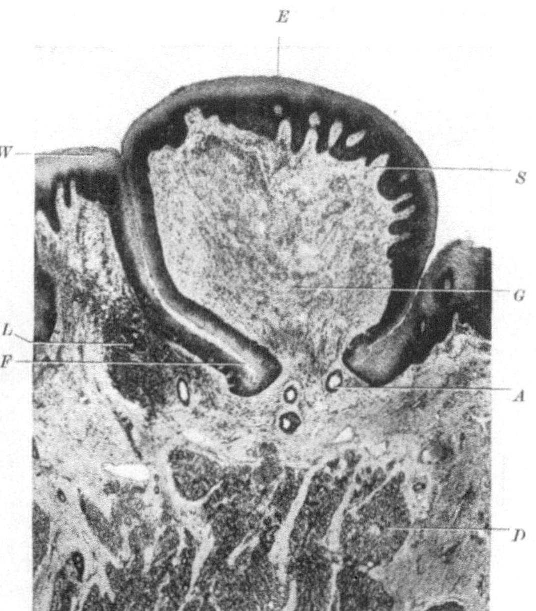

Abb. 305. Papilla circumvallata. Zunge. Mensch. *E* Pflasterepithel; *G* bindegewebiger Grundstock; *S* „Sekundärpapille"; *W* Epithel des Ringwalles; *F* Ringfurche; *L* lymphatisches Gewebe; *A* Ausführungsgang; *D* seröse Drüsen. Kaliumbichromat-Formol. Hämatoxylin-Eosin. 25mal vergrößert.

hinweg. Lymphatisches Gewebe wird in der Tunica propria unter dem Epithel der Ringfurche beobachtet.

Blätterförmige Papillen oder **Papillae foliatae** bestehen aus wenigen, parallel gelagerten kleinen Erhebungen und Vertiefungen der Schleimhaut in der Seitenwand der Zunge. Sie enthalten in ihrem Epithel Geschmacksknospen; in die Längsfurchen münden wie bei den Papillae vallatae Ausführungsgänge von serösen Drüsen. Die Papillae foliatae sind beim Menschen vielfach undeutlich und unregelmäßig entwickelt, bilden aber in der Kaninchenzunge wegen ihrer schönen und regelmäßigen Ausgestaltung ein beliebtes Untersuchungsobjekt.

Auf dem Dorsum der Radix linguae oder des Zungengrundes sind an Stelle der Papillen lymphatische Organe, die *Zungenbälge* oder *Folliculi linguales*, getreten (Abb. 306). Um eine epitheliale Einbuchtung, die Balghöhle, zeigt sich reticuläres, mit Lymphocyten durchsetztes Bindegewebe in großer Masse angehäuft; es ist gegenüber dem Pflasterepithel undeutlich, vom umgebenden Bindegewebe der kollagenelastischen Tunica propria durch eine kapselartige Faserhülle scharf abgegrenzt. Auch Sekundärknötchen mit ihren hellen Reaktionszentren gelangen in dem lymphatischen Gewebe häufig zu Gesicht. In die Balghöhle münden die Ausführungsgänge muköser Drüsen, die teils in dem Gewebe der die Follikel umgebenden Tunica propria, teils zwischen Muskelfaserzügen Platz gefunden haben.

Abgesehen von den erwähnten, rein serösen EBNERschen Drüsen und den rein mukösen Drüsen der Radix linguae kommen in der Schleimhaut der Unterzunge, vor allem in der Nähe der Zungenspitze, auch gemischte, serösmuköse Drüsenkomplexe vor (NUHNsche Drüsen). Sie münden an der Unterfläche der Zungenspitze in die Mundhöhle.

Die durchwegs quergestreifte Muskulatur der Zunge besteht aus einem System sich meist im rechten Winkel überkreuzender Faserbündel, die teils senkrecht zur Oberfläche (M. genioglossus und M. hyoglossus), teils quer zur Längsachse (M. transversus), teils parallel zur Längsachse (M. longitudinalis und styloglossus) der Zunge angeordnet sind. Die ziemlich dünnen, sarkoplasmareichen Muskelfasern verzweigen sich häufig an ihrem Ende, enthalten hier die

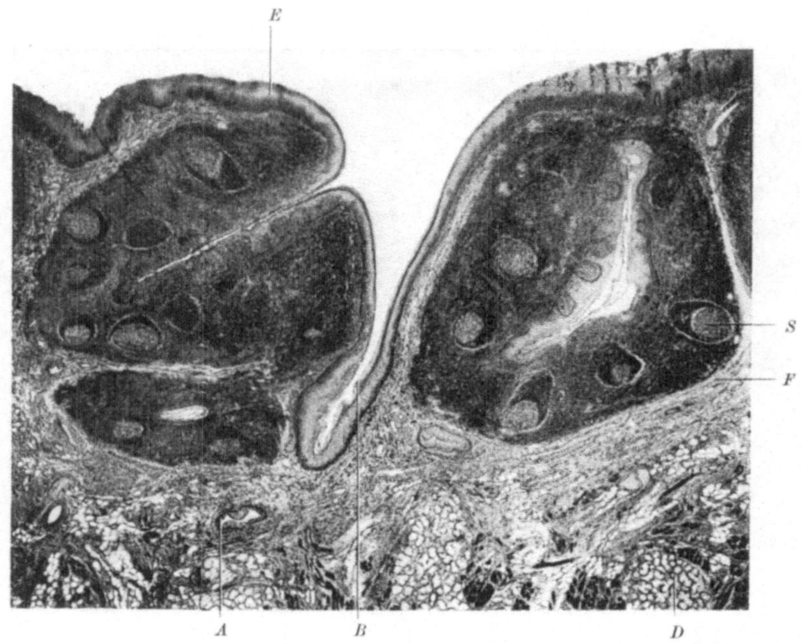

Abb. 306. Zungenbälge aus dem Zungengrund. Mensch. *E* Pflasterepithel; *B* Balghöhle; *F* Faserhülle; *A* Ausführungsgang; *D* muköse Drüsen; *S* Sekundärknötchen mit dem hellen Reaktionszentrum. Kaliumbichromat-Formol. Hämatoxylin-Eosin. 7mal vergrößert.

Kerne in der Mitte des Sarkoplasmas und gehen schließlich gleich den Skeletmuskelfasern in feine, kurze Endsehnen über. Letztere gelangen am Dorsum linguae teils in eine bindegewebige Verdichtung, die *Fascia* oder *Aponeurosis linguae* (Abb. 303), teils durch diese hindurch in die Tunica propria hinein. Schleimhaut und Muskulatur sind also durch Sehnengewebe miteinander verbunden. Ein bindegewebiges *Septum linguae* (Abb. 322) kann die rechte und linke Hälfte des Muskelkörpers voneinander trennen.

Die zuführenden Gefäße der Zunge stammen aus der Arteria lingualis und entwickeln zunächst um die einzelnen Muskelfasern überaus dichte Capillarnetze, so daß man hieraus den systematischen Aufbau des gesamten Muskelkörpers sehr schön erkennen kann (Abb. 307). Auch die Drüsen werden von einem derartigen Capillarnetz eingefaßt. Oberhalb der Fascia linguae kommt es zur Bildung eines aus kleinen Arterien und Venen bestehenden Plexus, an den die im Grundstock der Papillen ausgebreiteten Capillarschlingen angeschlossen sind. Die Follikel in der Schleimhaut des Zungengrundes werden gleichfalls durch ein zartes Capillarnetz versorgt.

Von den Lymphgefäßen der Zunge werden ein oberflächliches zartes und ein mehr in der Tiefe ausgebreitetes, gröberes Netzwerk beschrieben. Beide Netze sowie diejenigen der rechten und linken Zungenhälfte kommunizieren miteinander. Dagegen scheint eine gewisse Trennung zwischen den Lymphgefäßen des Zungenkörpers und denen des Zungengrundes vorhanden zu sein, insofern die Lymphgefäße des Zungenkörpers zu den Lymphonodi submentales, linguales und submandibulares ziehen, während der Abfluß aus der Radix linguae in der Hauptsache in die zwischen der Teilungsstelle der A. carotis gelegenen Lymphonodi cervicales profundi gebracht wird.

Die komplizierte Funktion der Zunge, ihre Motorik, Sensibilität, sekretorische Leistung und Geschmacksempfindung sind an eine ebenso vielseitige, sehr verwickelte Innervation gebunden. Der motorische Nerv für die Zungenmuskulatur, der N. hypoglossus, ist durch die oben beschriebenen Endplatten mit der quergestreiften Muskelfaser verknüpft; in Gestalt von Muskelspindeln enthält der Nerv auch wahrscheinlich für die Tiefensensibilität der Zunge bestimmte Endorgane. Im vorderen Abschnitt der Zunge hängt die Sensibilität von den zum N. trigeminus gehörenden N. lingualis, im hinteren Abschnitt vom N. glossopharyngicus, stellenweise vom N. vagus ab. Eine außerordentliche Menge variiert geformter, afferenter Endorgane läßt sich in der Tunica propria und in den Grundstöcken der Papillen beobachten und reicht als feinstes Nervennetz tief in das Epithel hinein.

Sekretorische Nerven gelangen durch die aus dem N. facialis stammende Chorda tympani, wahrscheinlich auch durch den N. glossopharyngicus zu den Zungendrüsen, wo sie ein feinstes Terminalreticulum entwickeln (Abb. 308). Schließlich läßt sich eine Beteiligung des Sympathicus an der Drüseninnervation nicht in Abrede stellen; denn sympathische Fasern dringen mit Sicherheit im Zusammenhang mit den Gefäßen in die Zunge ein und beschränken sich bei einem Drüsenkomplex niemals auf die Versorgung der Capillaren, sondern geraten stets mit dem Drüsenepithel auf dem Wege über das Terminalreticulum in Zusammenhang. Multipolare Ganglienzellen, die sich teils vereinzelt, teils zu kleinen Ganglien angehäuft in der Gegend der Papillae vallatae vorfinden, gehören wahrscheinlich dem N. glossopharyngicus, möglicherweise auch dem Sympathicus an.

Für die Geschmacksempfindung besitzt das Epithel der Zungenschleimhaut spezifische Endorgane, die *Geschmacksknospen*; sie finden sich an den Papillae

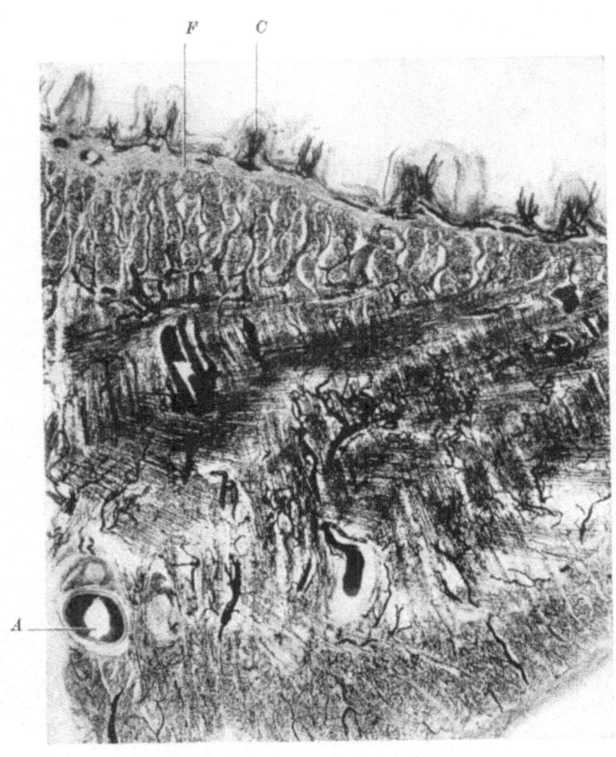

Abb. 307. Querschnitt durch die Zunge. Katze. Gefäße mit roter Farbe injiziert. *C* Capillarschlingen in den Papillen; *F* Fascia linguae; *A* A. profunda linguae. 17mal vergrößert.

vallatae, besonders an der beiderseitigen, epithelialen Begrenzung der Ringfurche, weniger zahlreich in den Papillae foliatae und fungiformes. Beim Neugeborenen ist die Zahl der Geschmacksknospen größer als beim Erwachsenen. Es handelt sich bei den fraglichen Bildungen um neuroepitheliale receptorische Endorgane von unregelmäßiger Form.

Gewöhnlich sitzen die Geschmacksknospen mit einer breiten Basis der Basalmembran des Epithels auf, reichen mit ihrer zwiebelschalenartig geschichteten Zellmasse durch die ganze Dicke des Epithels, verschmälern sich in der Nähe der Epitheloberfläche beträchtlich und gelangen hier mit einem Teil ihrer Zellen auf den Grund einer winzigen Vertiefung, des „*Geschmacksporus*" (Abb. 309). Die aus dem Schleimhautepithel differenzierten Zellen sind teils langgestreckt, teils besonders an den Außenschichten gekrümmt und enthalten in ihrem unterschiedlich färbbaren Plasma runde, helle oder mehr

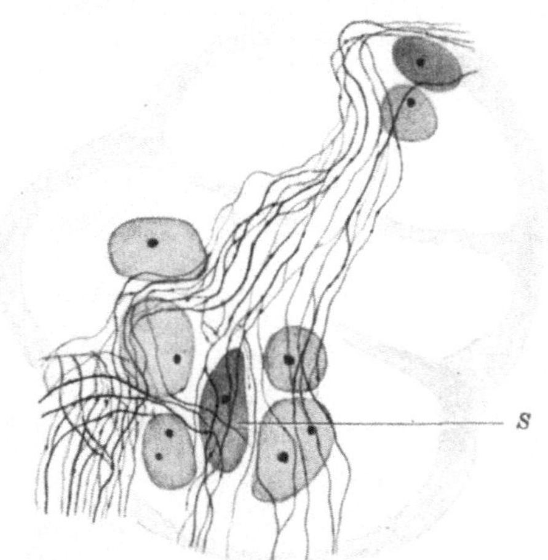

Abb. 308. Feinste Drüsennerven. Zunge, Mensch. *S* Schwannscher Kern. Bielschowsky - Methode. 2400mal vergrößert, auf ¹/₂ verkleinert.

dunkel gefärbte längsovale Kerne. Auch pyknotische Kerne oder stark färbbare Kernreste kommen vor. Demnach sind fortwährende Umbildungen im epithelialen Gefüge der Geschmacksknospen anzunehmen.

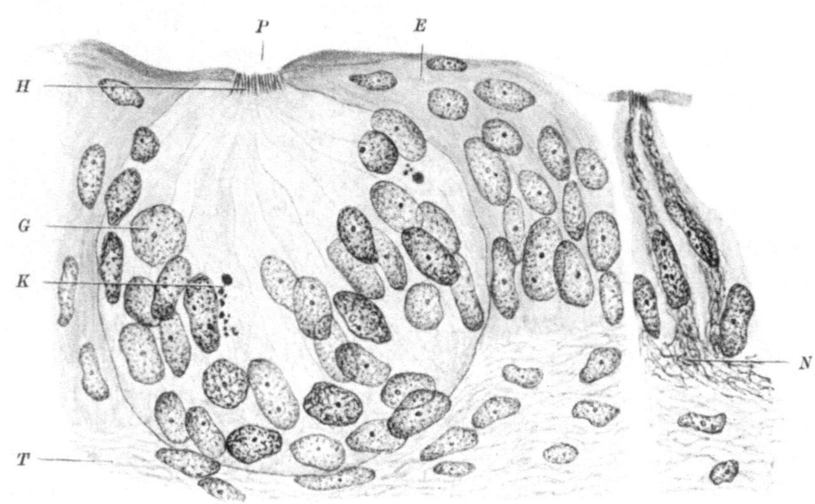

Abb. 309. Links Geschmacksknospe aus der Papilla foliata. Zunge, Kaninchen. *P* Geschmacksporus; *H* feine Plasmahärchen; *G* Geschmackszellen; *E* Schleimhautepithel; *K* Kernreste; *T* Tunica propria. Zenker. Hämatoxylin-Eosin. Rechts zwei Geschmackszellen mit terminalen Nervennetzen. *N*. Bielschowsky-Methode. 800mal vergrößert.

Die bis zum Grund des Geschmacksporus reichenden Epithelzellen tragen an ihrer Oberfläche feinste plasmatische Härchen oder Stiftchen. Sehr wahrscheinlich sind sie die Receptoren der gelösten Geschmacksstoffe und übertragen die Erregung auf das Zellplasma und auf das teils in das Plasma der Epithelzellen gelagerte, teils den Zellen aufliegende überaus feine, terminale Nervennetz (Abb. 309). Dieses verdankt in den Papillae vallatae und foliatae dem Glossopharyngicus, in den Papillae fungiformes sehr wahrscheinlich der Chorda tympani seine Entstehung.

Bei den Geschmacksknospen treten gelegentlich Mehrlingsbildungen in Erscheinung. Geschmacksknospen sind auch im weichen Gaumen, in der Epiglottis und in der hinteren Pharynxwand bis zur Höhe des Ringknorpels anzutreffen. Möglicherweise führt den in der Pharynxregion gelegenen Endorganen der N. vagus Geschmacksnerven zu. Für jede Geschmacksqualität eine entsprechende nervöse Endigungsform auffinden zu wollen, bleibt eine vergebliche Bemühung.

c) Mund- und Rachenschleimhaut.

Die innere Auskleidung der **Mundhöhle** wird von einer bereits in Abb. 301 wiedergegebenen ziemlich dicken Schleimhaut übernommen; ein mehrschichtiges Plattenepithel und eine aus kollagenem und elastischem Bindegewebe zusammengesetzte Tunica propria bauen die Mucosa auf; im *Zahnfleisch* (Gingiva) (Abb. 334), in der Lippe und am Gaumensegel *(Velum palatinum)* erreichen die in die Unterfläche des Epithels hineingeschobenen Papillen eine besondere Höhe. Eine Submucosa findet sich nur an den verschieblichen Stellen der Schleimhaut, am Boden der Mundhöhle, an den Wangen, am weichen Gaumen *(Palatum molle)*, hängt aber mit der Tunica propria kontinuierlich zusammen; denn eine die beiden Schichten trennende Muscularis mucosae fehlt. Am harten Gaumen *(Palatum durum)* zeigt sich die Schleimhaut mit dem Periost fest verwachsen; eine Submucosa ist hier nicht vorhanden.

Schleimdrüsen werden im Bindegewebe der Mundschleimhaut vielfach beobachtet; auf der hinteren Region des harten Gaumens sind sie zahlreich, am weichen Gaumen vielfach zwischen Fettgewebe gelagert. Im allgemeinen trägt die Mucosa der den weichen Gaumen bildenden sehnig-muskulösen Platte auf der Oralseite den Charakter der Mundschleimhaut und besitzt Plattenepithel; sie gewinnt auf der pharyngealen Fläche im Hinblick auf Epithel und Drüsen mehr das Aussehen der Nasenschleimhaut, trägt also mehrschichtiges Flimmerepithel.

Beim Neugeborenen finden sich in der Schleimhaut des Palatum durum fetale Epithelreste, die als „Epithelperlen" oder „Epithelstränge" bekannt sind. Sie verschwinden etwa im 3. Jahre.

Die Schleimhaut des **Rachens (Pharynx)** zeigt einen ähnlichen Bau wie diejenige der Mundhöhle, wird jedoch von der quergestreiften Muskelmasse durch eine eigene elastische Grenzschicht getrennt. Plattenepithel, Tunica propria, Schleimdrüsen und das Fehlen einer deutlich abgrenzbaren Submucosa bleiben auch hier die Kennzeichen des Schleimhautüberzuges. Erst am Übergang des Pharynx in die Speiseröhre tritt unter der Tunica propria eine glatte schmale Muskelschicht hervor, welche die Abgrenzung der Tunica propria gegenüber einer mit Fettzellen ausgestatteten, verschieblichen Submucosa übernimmt. Letztere beherbergt ein starkes Venengeflecht. An Stelle des Pflasterepithels ist im oberen Abschnitt der Rachenhöhle (Pars nasalis pharyngis) ein mehrschichtiges Flimmerepithel von unterschiedlicher Dicke mit Drüsen, ähnlich denen der Nasenschleimhaut, zu beobachten.

In der Tunica propria der Mund- und Rachenschleimhaut bildet das Vorkommen verstreuter oder angehäufter Lymphocyten oder kleiner circumscripter Lymphknötchen (Noduli lymphatici) keine Seltenheit. Eine besondere Bedeutung gewinnt das lymphatische Gewebe durch die Entwicklung der *Zungenbälge (Folliculi linguales)*, der *Gaumenmandel (Tonsilla palatina)* und der *Rachenmandel (Tonsilla pharyngica)*. Die genannten Gebilde sind mit einer Fülle kleiner lymphatischer Ansammlungen im weichen Gaumen unter dem Namen *lymphatischer Rachenring* zusammengefaßt worden.

Die zwischen den Gaumenbögen (Arcus glossopalatinus und pharyngo-palatinus) gelegene *Tonsilla palatina* gleicht in ihrem Bau den oben beschriebenen Zungenbälgen, erreicht aber einen wesentlich größeren Umfang. Kleine schlitzartige Öffnungen in der Oberfläche des Organs stellen die Mündungen der epithelialen Einsenkungen, *Krypten* oder *Fossulae tonsillares*, dar (Abb. 310). Die Vertiefungen des Pflasterepithels können sich ein wenig verzweigen und enden blind. Ein durch kollagene Septen gegliedertes, mit zahlreichen Sekundärknötchen

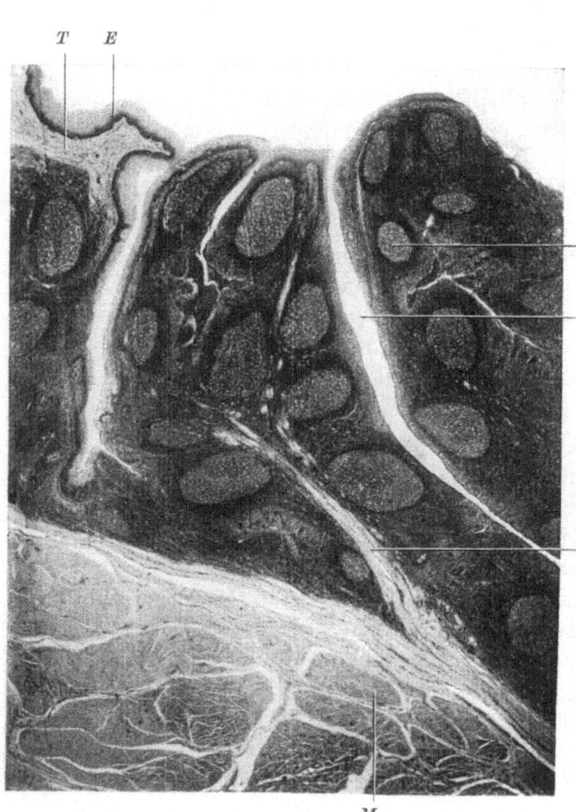

ausgestattetes Lymphgewebe umschließt die Epithelwand der Krypten. Die mit den Septen zusammenhängende, aus kollagenem und elastischem Bindegewebe aufgebaute Kapsel grenzt das lymphatische Gewebe scharf ab und trennt es von den darunter verlaufenden Bündeln quergestreifter Muskelfasern.

Von besonderer, wenn auch nicht restlos geklärter Bedeutung ist das von STÖHR sen. entdeckte Vorkommen von Lymphocyten innerhalb des Epithels. Vielerorts bleibt das Epithel der Krypten frei von Lymphocyten. Andererseits finden sich in der Epithelwand Lymphocyten, teils einzeln, teils diffus verteilt, teils in ganzen Haufen. Unter Umständen können die Lymphocyten zu einer derartigen Masse anschwellen, daß das zu einem epithelialen Reticulum aufgelockerte Epithelgewebe dem Blick zu entschwinden scheint. Die Lymphocyten

Abb. 310. Tonsilla palatina. Mensch. *E* Pflasterepithel; *T* Tunica propria; *K* Krypte; *S* Sekundärknötchen; *B* bindegewebiges Septum; *M* Bündel quergestreifter Muskelfasern. ZENKER. Hämatoxylin-Eosin. 18mal vergrößert.

sind dann in die epithelialen Lücken hineingestopft (Abb. 311). Die Grenze zwischen Epithel und unterlagerter Tunica propria erscheint in solchem Fall verwischt. Die im Epithel vorhandenen Lymphocyten entstammen dem darunter befindlichen lymphatischen Gewebe. Ob die Lymphocyten, denen Leukocyten und Plasmazellen zugesellt sind, durch aktive Bewegungen eingewandert oder beim Schluckakt durch einen von der Muskulatur erzeugten Gewebsdruck mit dem Lymphstrom in das lockere Epithelgefüge hineingepreßt worden sind, läßt sich nicht mit Sicherheit angeben. Ohne Zweifel sind das von Lymphocyten durchsetzte Epithel und das subepitheliale lymphatische Gewebe in fortwährender Umgestaltung begriffen.

Hierfür spricht das Vorkommen abgestoßener Epithelzellen, Lymphocyten, Leukocyten und von Mikroorganismen innerhalb der Krypten. Häufig sind die Zellen im Zerfall begriffen und erscheinen beim Lebenden als eine weißliche nekrotische Masse unter der Bezeichnung

„Mandelpfröpfe" an der Oberfläche der Tonsillen. Es bleibt zweifelhaft, ob die farblosen Blutzellen das Epithel aktiv durchwandern können oder durch den beim Schluckakt erzeugten Gewebsdruck oder bei Herausnahme der Tonsillen durch allerlei Manipulationen wie aus einem Schwamm herausgepreßt werden können. Jedenfalls gelangen Lymphocyten und Leukocyten in die Mund- und Rachenhöhle hinein; ihre hauptsächlich von Lymphocyten herrührenden Zelltrümmer werden im Speichel gefunden und sind als „Speichelkörperchen" beschrieben worden. Kleine knorpelige Bildungen, vielleicht Restanlagen der 2. Schlund-tasche kommen mitunter im lymphatischen Gewebe der Tonsille zu Gesicht.

Muköse Drüsen finden sich vielfach in der Umgebung der Tonsille; die zugehörigen Aus-führungsgänge münden gewöhnlich nicht in die tonsillären Krypten, sondern zwängen sich durch das Epithel der darübergelegenen Schleimhaut hindurch. Von den zahlreichen Gefäßen der Tonsillen seien besondere postcapilläre Venen erwähnt, deren hohes Endothel vielfach

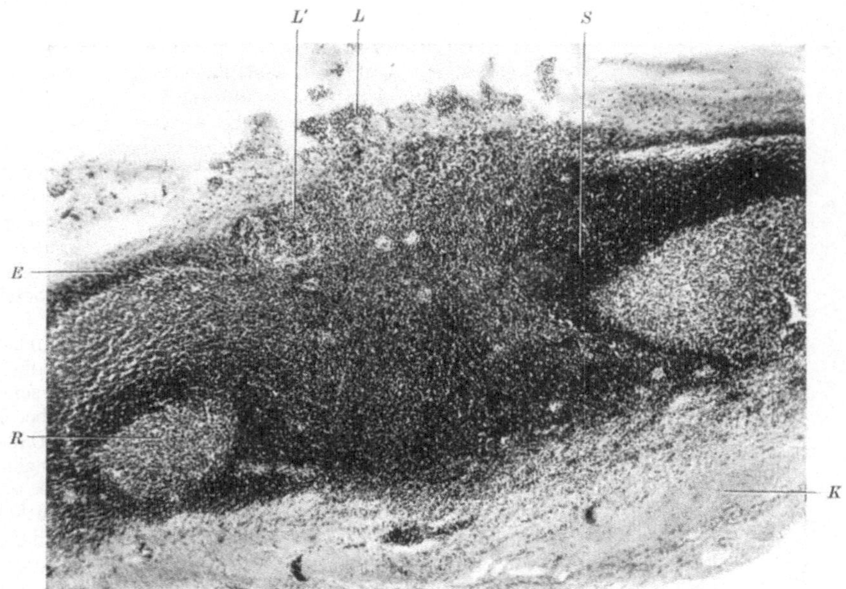

Abb. 311. Schleimhaut in einer Krypte. Tonsilla palatina. Mensch. *E* Pflasterepithel; *L* durch das Epithel hindurchgetretene Lymphocyten; *L'* im Epithel lagernde Lymphocyten; *S* kappenartige Randzone eines Sekundär-knötchens; *R* Reaktionszentrum; *K* kollagenes Bindegewebe der Kapsel. ZENKER. Hämatoxylin-Eosin. 66mal vergrößert.

mit Lymphocyten durchsetzt ist. Auch arteriovenöse Verbindungen, die imstande sind, unter nervösem Einfluß die capilläre Durchströmung abzudrosseln, werden beobachtet.

Nervenfasern aus dem N. glossopharyngicus, lingualis und sympathicus dringen teils mit den Gefäßen durch die Kapsel in das lymphatische Gewebe ein; feinste Fäserchen ge-langen bis in das Epithel.

Die **Folliculae linguales** oder Zungenbälge zeigen hinsichtlich der Durch-dringung ihres Epithels mit Lymphocyten ein gleiches Verhalten wie die Tonsilla palatina. Auch an der in der Schleimhaut des Rachendaches angelegten *Tonsilla pharyngica* oder Rachenmandel gleicht der morphologische Befund demjenigen der Gaumenmandel. Nur ist an Stelle des die Krypten auskleidenden Platten-epithels häufig ein mit Becherzellen durchsetztes, mehrreihiges Flimmerepithel gerückt; Übergangsformen zwischen beiden Epithelarten kommen vor. Aus serösen und mukösen Elementen zusammengesetzte „gemischte" Drüsen lassen sich in der Umgebung der Rachenmandel beobachten.

Kleine Inseln aus Flimmerepithel sind gelegentlich in den Ausführungsgängen der EBNERschen Drüsen, in den Ringfurchen der Papillae vallatae, in der Balghöhle der Folliculi linguales, in den Krypten der Tonsilla palatina und in einer Schleimhauttasche hinter der Gaumentonsille gefunden worden.

Die **Funktion** der Tonsillen ist bis heute nicht restlos aufgeklärt. Daß in der Tonsille Lymphocyten gebildet werden und durch das Epithel in die Speichelflüssigkeit der Mund-

und Rachenhöhle gelangen, unterliegt keinem Zweifel. Leukocyten können aus dem Blute stammen, falls sie nicht ebenfalls im lymphatischen Reticulum entstehen und mit den Lymphocyten in die Mundhöhle geschoben werden. Möglicherweise führen auch die Lymphgefäße neugebildete Lymphocyten aus der Tonsille ab. Es bleibt berechtigt, die Tonsille als Bildungsstätte von Lymphocyten anzusprechen.

Zum anderen können Bakterien und Toxine aus den Krypten leicht in das Tonsillargewebe eindringen. Letzteres wird als ein Teilglied in die Abwehr des Organismus gegenüber schädigenden Einflüssen gestellt und erhöht vielleicht durch Bildung von Antikörpern die Widerstandsfähigkeit des Körpers. Die Teilnahme am Kampf gegen Bakterien und Toxine würde somit die 2. Aufgabe der Tonsilla palatina bedeuten. Bei vermehrter Beanspruchung in dieser Abwehrfunktion können die Sekundärknötchen vermehrt und auf das Doppelte vergrößert sein. Mit der Produktion von Lymphocyten und der Unschädlichmachung von Bakterien und ihrer Toxine dürfte sich die Leistung der Tonsille, die in diesem Falle einem Lymphknoten gleichzustellen wäre, kaum erschöpfen. Für die gleiche Tätigkeit steht schließlich dem Organismus das gesamte lymphatische System zur Verfügung. Im Hinblick auf die außerordentliche Bedeutung, die der Tonsille als Eingangspforte zahlreicher Infektionen zukommt, würde das Organ als eine überflüssige, ja unter Umständen geradezu schädliche Einrichtung zu betrachten sein und die Frage, warum dieser bequeme Zugang für Bakterien in den Organismus überhaupt entstanden oder im Laufe der Phylogenese nicht durch ein einfaches Plattenepithel an Stelle des „Lymphoepithels" beseitigt worden ist, liegt sehr nahe.

Da der Tonsille Vasa afferentia und Lymphsinus fehlen, so besitzt sie zunächst nicht vollständig den morphologischen Aufbau des Lymphknotens, sondern ein besonders differenziertes lymphatisches Gewebe. Man hat in der Einlagerung von Lymphocyten im Epithel eine Art Symbiose erkennen wollen und für die Tonsille die Bezeichnung „lymphoepitheliales Organ" geprägt, womit im Grunde wenig gewonnen ist. Die intraepitheliale Lagerung farbloser Blutzellen und ihre Ausstoßung in die Mundhöhle müssen sicher mit einem Vorgang von wichtiger Bedeutung für den Gesamtorganismus verknüpft sein. Ob es sich hierbei um eine Beseitigung zum Untergang bestimmter farbloser Blutzellen aus dem Gefäßsystem und um eine Ausschwemmung toxischer Stoffe aus dem Lymphstrom handelt, oder ob das ausgestoßene Material im Speichel noch eine bactericide oder uns unbekannte Wirkung entfaltet, ist bis jetzt nicht geklärt worden. Daß die Lymphocyten nach ihrem Eindringen in das Epithel befähigt sind, dasselbe unter dem Zeichen einer Entdifferenzierung zu verändern, hat WATZKA angegeben.

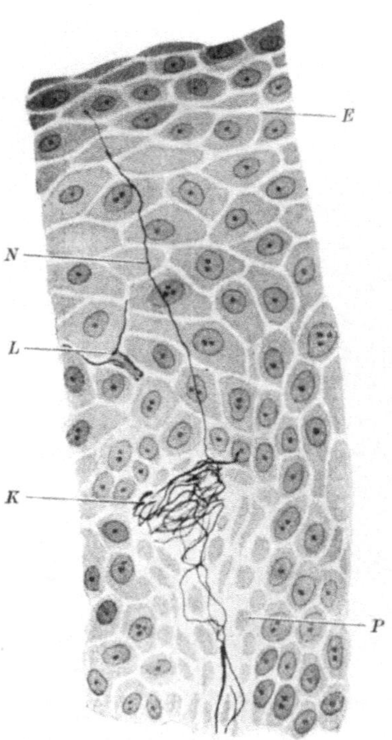

Abb. 312. KRAUSEs Endkolben *K* aus der Gaumenschleimhaut. Mensch. *E* Epithel; *P* Papille der Tunica propria; *N* intraepitheliale Nervenfaser; *L* LANGERHANSsche Zelle. Pyridin. BIELSCHOWSKY-Methode. 500mal vergrößert.
(Nach KADANOFF.)

Die Blutgefäße entwickeln in der Schleimhaut der Mund- und Rachenhöhle ein tiefer gelegenes arterielles und venöses Netz mit verhältnismäßig groben Maschen. Ein feineres Gefäßnetz liegt näher dem Epithel in der Tunica propria und hängt mit den Capillarschlingen zusammen, die an der Basalmembran des Epithels und in den bindegewebigen Papillen Platz gefunden haben. Die Lymphgefäße zeigen eine ähnliche Anordnung.

Die Nerven der Wangenschleimhaut und des harten Gaumens stammen vom 3. Trigeminusast, die Schleimhautnerven des weichen Gaumens aus dem N. glossopharyngicus und vagus. Die beiden letztgenannten Nerven sind an der Versorgung des Pharynx beteiligt. Auch der Sympathicus spielt bei der Innervation der Schleimhaut im Gebiet des gesamten Kopfdarmes zweifellos eine Rolle. Von besonderer Bedeutung bleibt das Auftreten einer starken Anzahl receptorischer Endorgane in Gestalt der KRAUSEschen Endkolben, MEISSNERschen Körperchen oder baumartiger Verästelungen. Die Endorgane erhalten ihre meist markhaltigen Nerven aus einem subepithelialen dichten Nervenplexus und senden feinste Ausläufer in das Epithel hinein (Abb. 312). Aus dem subepithelialen Plexus erhält das Epithel eine Fülle feinster Nerven zugeführt. Da alle Endorgane untereinander und mit den intraepithelialen Nerven durch verbindende Nervenfasern verknüpft sind, so kann man von einem einheitlich geschlossenen, sensiblen Überwachungssystem in der Schleimhaut des Kopfdarmes sprechen. Ganglienzellen werden meist vereinzelt, selten zu Ganglien angehäuft, beobachtet.

d) Speicheldrüsen der Mundhöhle.

Die großen Speicheldrüsen der Mundhöhle, die **Glandulae parotis, sublingualis** und **submandibularis**, besitzen ihre erste Anlage in einer soliden, vom primären Epithel der Mundhöhle in das darunter befindliche Mesoderm versenkten Leiste; diese läßt weitere Epithelsprossen, die zum Drüsenkörper umgestaltet werden, in die Tiefe keimen. Inmitten der ursprünglich soliden Epithelleiste entsteht durch Untergang zahlreicher Zellen ein Hohlraum, wodurch die Leiste zum Ausführungsgang umgestaltet wird. Die Aushöhlung wird in die Epithelsprossen hinein erweitert und schließlich zu einem baumartig verästelten Gangsystem umdifferenziert. Die ersten Anlagen der drei großen Mundhöhlendrüsen treten bei Embryonen von 13—19 mm in Erscheinung.

Die kleinen Drüsen der Mundhöhle, Glandulae labiales, buccales und palatinae entwickeln sich erst vom 4. embryonalen Monat ab auf die gleiche Weise. Bei Embryonen von 20 mm und darüber läßt sich in der Wangenschleimhaut ein vom Epithel der Mundhöhle ausgehender Epithelstrang beobachten, der bald wieder verschwindet; er ist als CHIEVITZ*sches Organ* bekannt.

Die kleinen Speicheldrüsen der Mundhöhle, die Glandulae labiales, buccales, linguales und palatinae haben im vorhergehenden Erwähnung gefunden. Im folgenden soll nur der Bau der drei großen Speicheldrüsen, die charakteristische morphologische Unterschiede zeigen, geschildert werden.

Die **Glandula parotis** oder **Ohrspeicheldrüse** ist die größte der Speicheldrüsen und besitzt nur seröse Endstücke. Ein Schema ihres Gangsystems ist in Abb. 313 wiedergegeben. Die kleineren, intralobulären Ausführungsgänge verästeln sich in die Sekretrohre, die sich mit Eosin in roter Farbe besonders hervorheben lassen. An die sich weiterhin aufteilenden Sekretrohre schließen sich ziemlich lange, verzweigte Schaltstücke an, denen die kugelförmigen Endstücke oder Acini wie Beeren aufsitzen. Die serösen Endstücke sind vielfach länglich und verzweigt, manchmal aus kleinen Zellhäufchen bestehend, so daß im letzteren Falle die peripheren Drüsenzellen ihr Sekret an das Drüsenlumen nur durch zwischenzellige Sekretkanälchen abgeben können. Im mikroskopischen Schnittbild wird eine durch den rein serösen Aufbau der Endstücke bewirkte gewisse Eintönigkeit durch die zahlreichen Querschnitte der Ausführungsgänge und durch Fettgewebe unterbrochen, das im Alter das sezernierende Drüsenparenchym stark verdrängen kann (Abb. 314).

Die kleinen Ausführungsgänge führen einschichtiges, kubisches oder zylindrisches Epithel; der große Ausführungsgang, der *Ductus parotidicus*, setzt seine Wand aus zweireihigem Cylinderepithel und einer aus kollagenem und elastischem Bindegewebe aufgebauten Adventitia zusammen.

Die kleinen Arterien gelangen mit dem Ausführungsgang, an dem jedes Läppchen hängt, unter reichlicher Verästelung in das Innere des Läppchens. Sie entwickeln um die Endstücke ein engmaschiges Capillarnetz, das nur durch die Membrana propria vom Plasma der Drüsenzellen getrennt bleibt (Abb. 315). Die größeren Arterien verlaufen in Begleitung der Venen. Lymphgefäße sind in der Umgebung der Ausführungsgänge zu beobachten.

Die **sekretorischen Nerven** für die Parotis stammen vom N. glossopharyngicus und gelangen durch den Petrosus superficialis minor zum Ganglion oticum und von da mit den Fasern des N. auriculotemporalis zur Drüse. Auch der Sympathicus dürfte sich an der Sekretion mit Fasern beteiligen, die wahrscheinlich aus dem Ganglion cervicale craniale herkommen und mit dem Nervengeflecht der A. temporalis superficialis die Drüse erreichen. Bruchstücke markhaltiger Nervenbündel, die man auf Schnitten durch die Parotis findet, gehören dem N. facialis, zum kleineren Teil dem N. auriculotemporalis an.

Die **Glandula submandibularis** oder **Unterkieferdrüse** ist eine gemischte, aus
serösen und mukösen Zellen aufgebaute Drüse. Der seröse Anteil überwiegt
bei weitem, so daß ganze Läppchen nur aus serösen Endstücken bestehen und

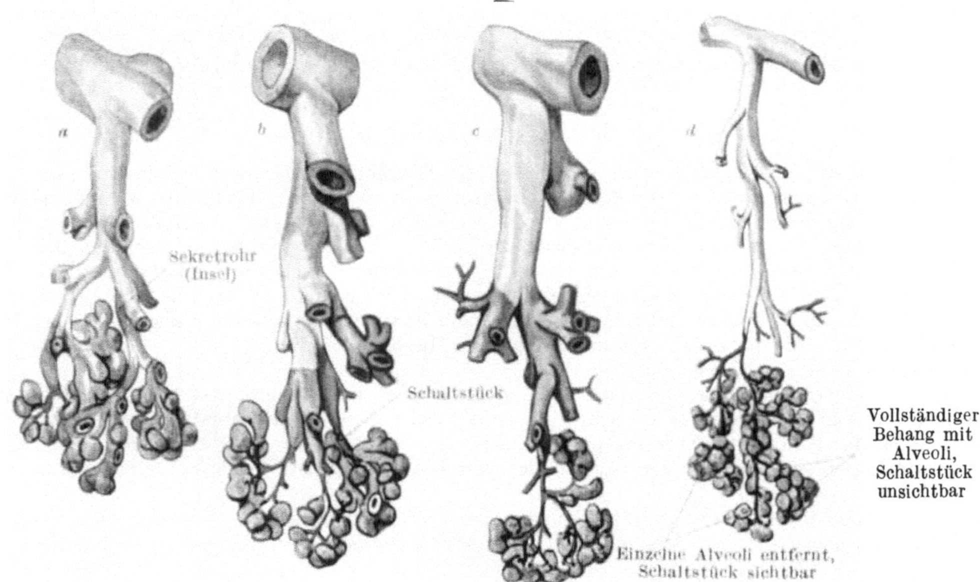

Abb. 313. Schematischer Bau der Speicheldrüsen und des Pankreas. Mensch. Ausführungsgang weiß, Sekretrohr orange, Schaltstück rot; seröse Zellen der Endstücke grün; muköse Zellen blau. *a* Glandula sublingualis;
b Glandula submandibularis; *c* Glandula parotis; *d* Pankreas. (Nach BRAUS-ELZE.)

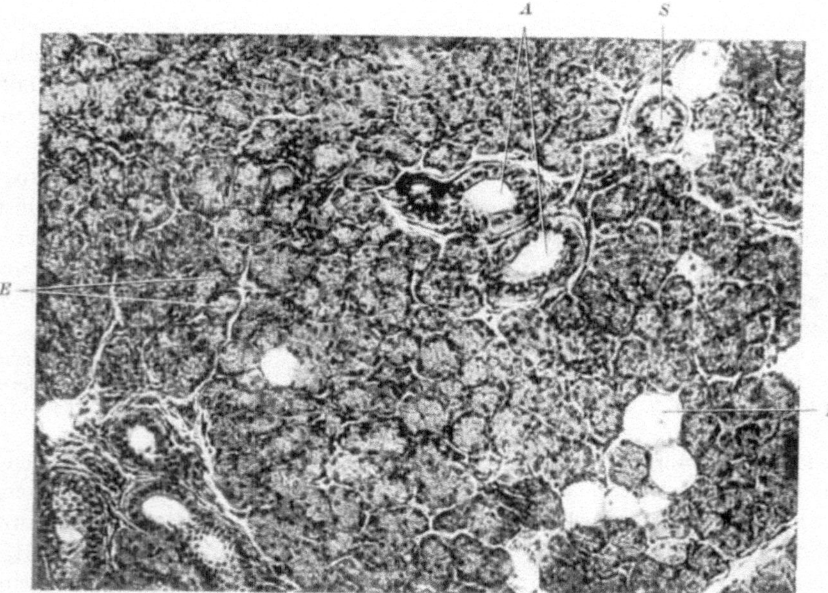

Abb. 314. Schnitt durch die Parotis. Mensch. *S* Sekretrohr; *A* Äste eines kleinen Ausführungsganges; *E* seröse
Endstücke; *F* Fettzellen. ZENKER. Hämatoxylin-Eosin. 150mal vergrößert.

im Schnitt große Ähnlichkeit mit der Glandula parotis besitzen (Abb. 316).
Auch das Gangsystem der Submandibularis gleicht demjenigen der Parotis.
Da die Sekretrohre ziemlich lang sind und sich stark verästeln, trifft man sie
sehr häufig und vielfach gruppenweise im mikroskopischen Schnitt. Die basale

Streifung tritt am Epithel der Sekretrohre deutlich hervor, ein Verhalten, das zur Bezeichnung Streifenstück geführt hat (Abb. 317). Quer- und Schrägschnitte von Sekretrohren kommen im mikroskopischen Schnittbild der Submandibularis häufiger zu Gesicht als in der Parotis.

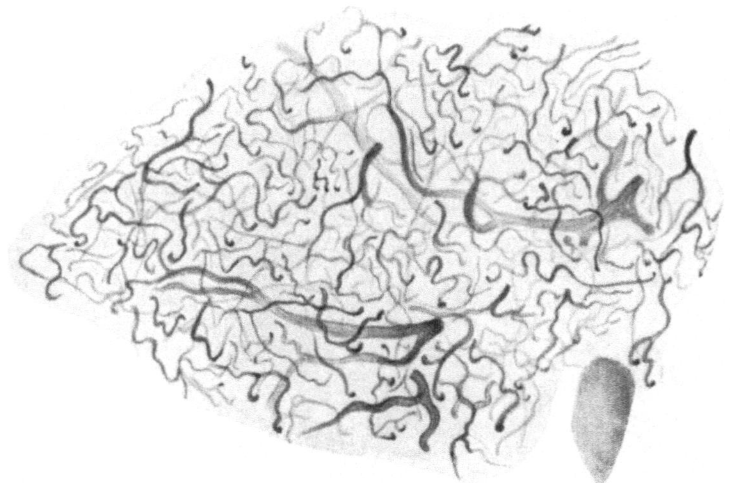

Abb. 315. Capillarnetz in einem Läppchen der Parotis. Mensch. Injektionspräparat. 90mal vergrößert.

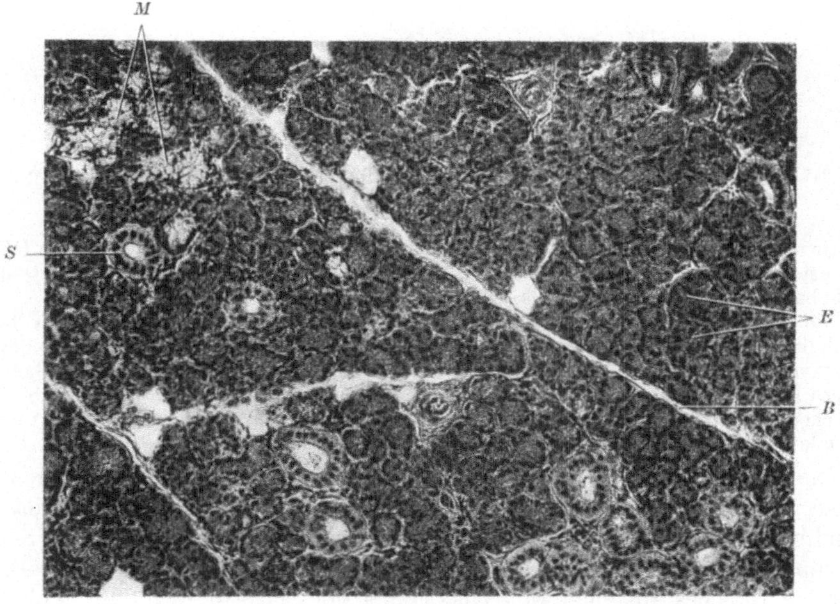

Abb. 316. Schnitt durch die Gl. submandibularis. Mensch. *S* Sekretrohr; *M* muköse Drüsen; *E* seröse **Endstücke**; *B* bindegewebige Grenze eines Läppchens. ZENKER. Hämatoxylin-Eosin. 125mal vergrößert.

Die Sekretrohre gehen in die sich nochmals verzweigenden Schaltstücke über, an denen die serösen Acini hängen (Abb. 318). Letztere sind teils kurz, beerenförmig oder teils langgestreckt und verzweigt, somit von wechselnder Gestalt. Nur an den Stellen, wo die serösen Zellen liegen, lassen sich die Schaltstücke beobachten; in der Nähe der wenigen mukösen Drüsen fehlen sie. Dies hat wahrscheinlich darin seinen Grund, daß das Epithel der Schaltstücke den Charakter muköser Drüsenzellen annehmen, somit verschleimen kann. In solchem Falle sitzen die serösen Drüsenzellen den verschleimten Schaltstücken kappenartig auf (EBNERs oder GIANUZZIs Halbmonde).

Menge und Verteilung der mukösen Zellen sind in der Submandibularis einem gewissen Wechsel unterworfen; inwieweit hierbei funktionelle oder individuelle Momente eine Rolle spielen, ist schwer zu beurteilen. Die Möglichkeit einer Umwandlung einer serösen Zelle in eine muköse und umgekehrt kann übrigens nicht ohne weiteres von der Hand gewiesen werden.

Beim Gefäßsystem der Glandula submandibularis sind zahlreiche arteriovenöse Anastomosen und Drosselvorrichtungen an den Venen festgestellt worden (SPANNER). Demnach kann das Capillarnetz entlastet werden 1. bei Durchströmung der Läppchen mit geöffneten

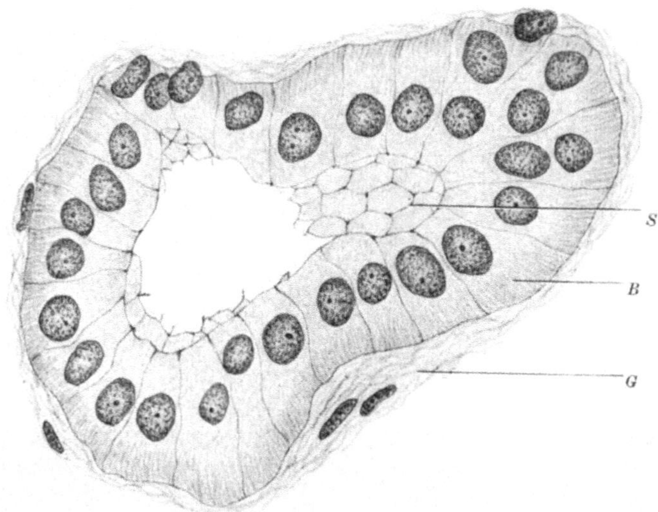

Abb. 317. Sekretrohr. Submandibularis. Mensch. *S* Schlußleistennetz; *B* basale Streifung des Epithels; *G* Bindegewebe. Sublimat-Pikrinsäure. Eisenhämatoxylin. 900mal vergrößert.

arteriovenösen Anastomosen und geschlossenen Drosselvenen, 2. bei gleichzeitiger Öffnung der arteriovenösen Anastomosen und der Drosselvenen. Ein gleiches Verhalten dürfte auch bei Parotis und Sublingualis gelten.

Die Glandula submandibularis erhält ihre sekretorischen Nerven aus dem N. facialis durch die Chorda tympani, deren Fasern durch den N. lingualis zum Ganglion submandibulare und von hier zur Drüse gelangen. Sympathische, möglicherweise an der Sekretion beteiligte Fasern können aus dem Ganglion submandibulare stammen oder mit den Gefäßen die Drüse erreichen; im letzteren Falle würden sich die sympathischen Nerven vom Ganglion cervicale craniale herleiten. Ganglienzellen werden in den Drüsen nicht selten beobachtet.

Die **Glandula sublingualis** oder Unterzungendrüse, aus einem größeren und einem kleineren Drüsenkomplex zusammengesetzt, ist wie die Glandula submandibularis eine gemischte Drüse; doch treten im mikroskopischen Schnitt die mukösen Zellen stark in den Vordergrund und verleihen dem Präparat ein charakteristisches Aussehen, wobei das Fehlen der Sekretrohre auffällt (Abb. 319). Die basalgestreiften Sekretrohre lassen sich in der Sublingualis jedenfalls nur in Spuren entdecken; ein gleiches gilt für die Schaltstücke, die unregelmäßig verschleimt erscheinen und in ihrer in Abb. 318 beschriebenen Gestalt nur an rein serösen Endstücken vor das Auge gelangen. Das Gangsystem der Glandula sublingualis ist also wesentlich geringer differenziert als bei der Glandula parotis und submandibularis.

Man schreibt den mukösen Drüsenzellen die Absonderung eines zähflüssigen schleimigen Sekretes, den serösen Zellen die Produktion eines dünnflüssigen Sekretes zu. Demnach muß

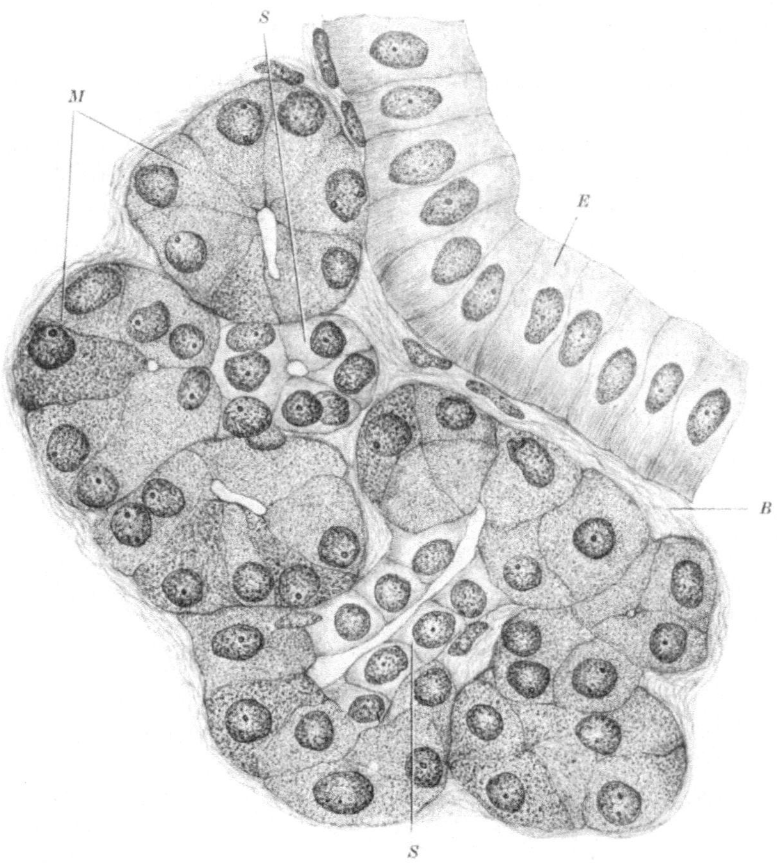

Abb. 318. Schnitt aus der Submandibularis. Mensch. *M* Mukoseröse Endstücke; *S* Schaltstück; *B* Bindegewebe; *E* Epithel eines Sekretrohres. ZENKER. Hämatoxylin-Erythrosin. 1000mal vergrößert, auf ⁵/₆ verkleinert.

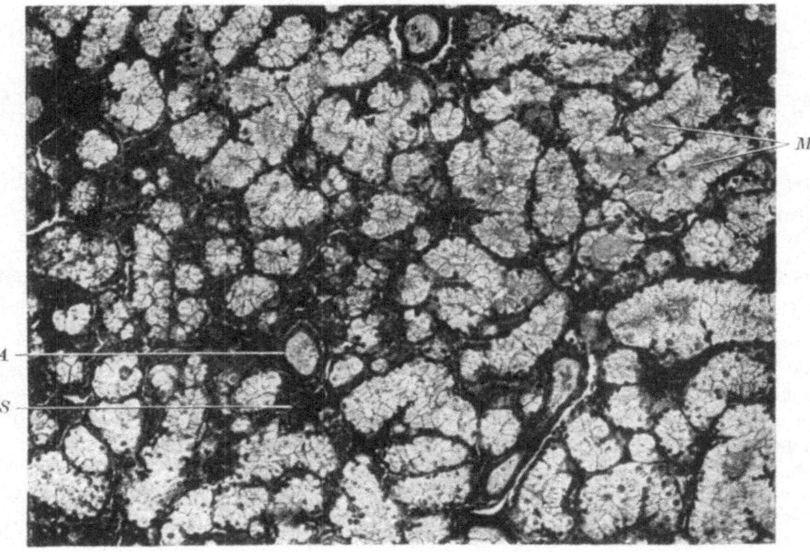

Abb. 319. Schnitt aus der Gl. sublingualis. Mensch. *M* Muköse Drüsen; *A* Ausführungsgang; *S* seröse Drüsen. ZENKER. Hämatoxylin-Eosin. 150mal vergrößert.

die Glandula sublingualis ein Sekret mit wesentlich größerer Viscosität produzieren als die beiden anderen großen Drüsen. Da, wie oben bemerkt, die Sublingualis die kürzesten Gänge in ihrem ausführenden Kanalsystem besitzt, so scheinen Länge und Weite des Gangsystems in den großen Speicheldrüsen der Viscosität des Sekrets angepaßt zu sein (BENNINGHOFF).

Die Schaltstücke erwecken, wenn die Hypothese ihrer Verschleimung richtig sein sollte, vielfach den Eindruck muköser Drüsenschläuche, die ihrerseits in ein gleichfalls verschleimtes Endstück überzugehen scheinen. Seröse Zellen sitzen entweder verschleimten Schaltstücken oder teilweise verschleimten Endstücken als EBNERsche oder GIANUZZIsche Halbmonde auf (Abb. 320). Da sich

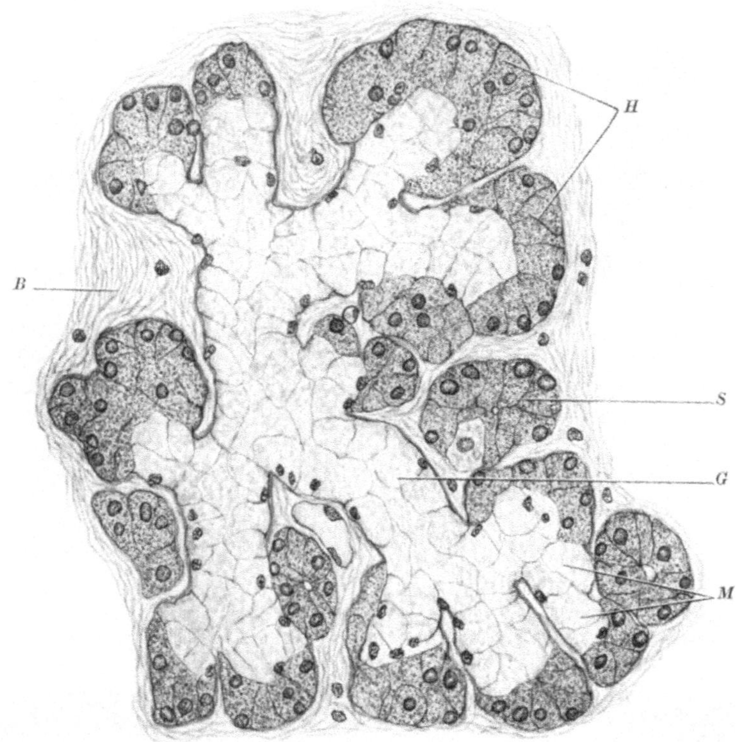

Abb. 320. Schnitt durch die Gl. sublingualis, Mensch. *G* Verschleimtes Schaltstück; *M* muköse Zellen; *S* seröse Zellen; *H* GIANUZZIs Halbmond; *B* Bindegewebe. ZENKER. Hämatoxylin. 380mal vergrößert, auf $^7/_8$ verkleinert.

die Granula der serösen Zellen vielfach wie Schleim färben und die Mucoidreaktion geben, so hat man die serösen Elemente der Sublingualis als „mukoseröse Zellen“ von den gewöhnlichen serösen Zellen in Gl. parotis und Gl. submandibularis zu unterscheiden versucht. Im übrigen liefert die farbige Reaktionsweise der Granula in den serösen Drüsenzellen der Sublingualis sehr wechselvolle Bilder.

Das Hervortreten muköser Elemente in einem Übersichtspräparat der Sublingualis bedeutet nicht ohne weiteres ein zahlenmäßiges Überwiegen der mukösen Zellen gegenüber den serösen. Die scheinbar größere Zahlenstärke der mukösen Zellen wird durch ihren bedeutenderen Umfang vielfach nur vorgetäuscht.

Gefäßversorgung und Innervation der Glandula sublingualis sind die gleichen wie bei der Gl. submandibularis, nur daß bei der Gl. sublingualis die A. sublingualis mit ihren sympathischen Begleitnerven als das zuführende Gefäß zu gelten hat.

Im Speichel oder **Saliva** finden sich veränderte Epithelzellen, die in der Hauptsache aus den Papillae filiformes der Zunge stammen dürften. Weiterhin beobachtet man die sog. „Speichelkörperchen“, kernlose, teilweise granulierte Plasmatrümmer. Sie sind in ihrer

überwiegenden Mehrzahl als Reste von Lymphocyten aufzufassen, die aus der Tonsille
herkommen; zum anderen Teil stellen sie Leukocytentrümmer dar. Schließlich lassen sich
Bakterien und verschiedene Arten von Fadenpilzen entdecken.

e) Die Zähne (Dentes).

Entwicklung. Der histologische Aufbau des Zahnes erweist sich als sehr
kompliziert und erfordert zu seiner Klarlegung die Kenntnis seiner Genese. Da
es sehr schwer fällt, sich aus dem histologischen Schnitt eine plastische Vorstellung von dem Werden eines Zahnes zu verschaffen, so sei zunächst in Abb. 321

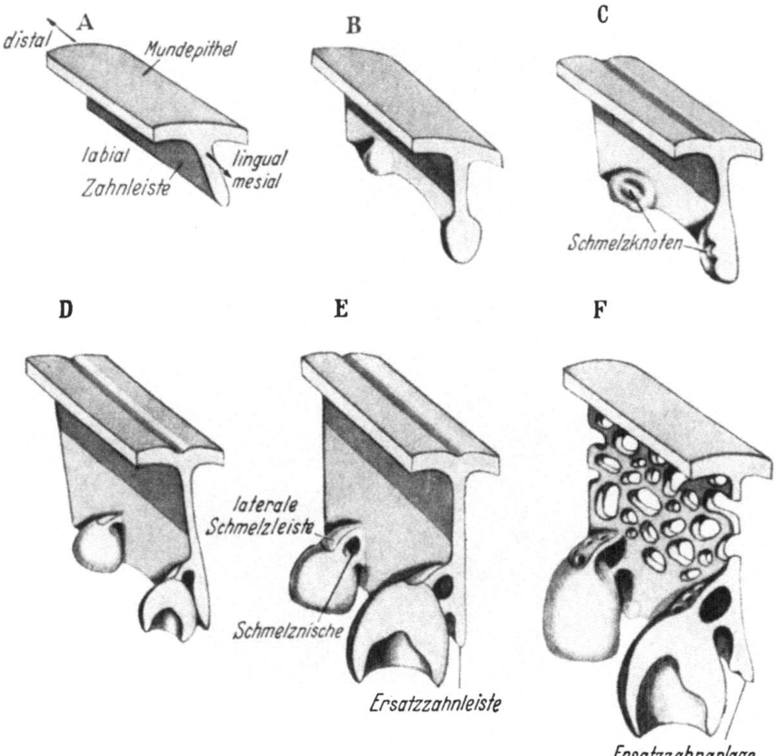

Abb. 321. Schema zur Entwicklung des Schmelzorgans. (Nach EIDMANN aus LEHNER und PLENK.)

eine schematische, auf Modellen beruhende Wiedergabe von der Entwicklung
des Schmelzorgans vorangestellt. Hierbei ist von Anfang an auf die Entstehung
des Zahnes aus zwei verschiedenen Geweben zu achten: Der Schmelz ist eine
epitheliale Bildung, Zahnbein, Pulpa, Zement und Wurzelhaut sind gestaltliche
Leistungen des embryonalen Bindegewebes oder Mesenchyms.

Gleich den großen Speicheldrüsen geht die erste Anlage der Zähne aus der
primitiven Schleimhaut der Mundhöhle hervor. Gegen Ende des 2. embryonalen
Monats schiebt sich vom ektodermalen Mundepithel her eine epitheliale Masse
in Gestalt einer schmalen, schräg nach lingual gerichteten Platte in das darunter
gelagerte Mesenchym hinein (Abb. 322). Die zusammenhängende Epithelwand
heißt *Zahnleiste*, erscheint an ihrem freien Rand alsbald etwas kolbig verdickt
und von einem bereits ein wenig verdichteten Mesenchymgewebe umfaßt zu sein
(Abb. 323). Auf der labialen Seite der Zahnleiste wölben sich im oberen und
unteren Zahnbogen je 10 kolbige solide Epithelverdickungen, die Schmelz-
knospen hervor. Wir haben damit die erste differenzierte Anlage der Milchzähne
vor uns.

Im Laufe des 3. Embryonalmonats formieren sich aus den Schmelz-knospen eigentümliche, glockenförmige Epithelbildungen, deren Öffnungsebene ein wenig schräg labialwärts gestellt ist. Die Epithelglocken führen den Namen *Schmelzorgan*, richten sich später mit ihrer Längsachse parallel zur Zahnleiste auf und hängen mit dieser noch durch eine Epithelmasse zusammen, die zu einem oder zwei Strängen verdünnt wird und verschwindet.

Eine Vertiefung in jener Epithelmasse, die Schmelzorgan und Zahnleiste miteinander verbindet, hat man als *Schmelznische* bezeichnet. Die Abschnürung des Schmelzorgans

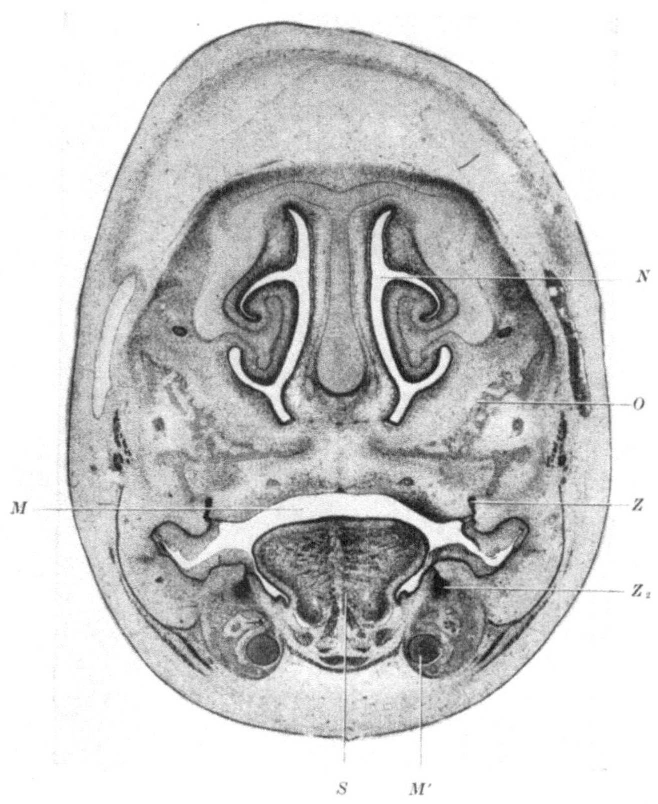

Abb. 322. Frontalschnitt durch den Kopf eines Embryos. Rind. *Z* Zahnleiste des Oberkiefers; *Z₂* Zahnleiste des Unterkiefers; *M* Mundhöhle; *N* Nasenhöhle; *O* knöcherne Anlage des Oberkiefers; *S* Septum linguae; *M'* MECKELscher Knorpel. ZENKER-Carminfärbung. 12mal vergrößert.

von der Zahnleiste erfolgt etwa in der Mitte des 4. Monats. Auf dem Grund des glocken-förmigen Schmelzorgans entsteht infolge einer gesteigerten Vermehrung der Epithelzellen ein länglicher, in die Höhlung des Schmelzorgans vorgebuchteter Wulst, der *Schmelzknoten*, der durch eine kleine Rinne von der inneren Wand des Schmelzorgans getrennt wird (Abb. 321, C).

Das wachsende Schmelzorgan erfährt gleichzeitig eine bedeutsame Diffe-renzierung, wobei es am Rande der Epithelmasse zu einer besonderen Schichten-bildung und im Innern der Epithelmasse zu einer Umdifferenzierung und Auf-lockerung kommt. Diejenigen Epithelzellen, die an der Außenseite des Schmelz-organs an das Mesenchym grenzen, sind ziemlich klein, entwickeln eine dünne Lage und heißen *äußere Schmelzzellen*. Diejenigen Zellen, welche die innere Wand des doppelwandigen Bechers, wie man die Epithelglocke jetzt bezeichnen könnte, darstellen, wuchern stark, werden zu Cylinderzellen umgestaltet und *innere Schmelzzellen* oder *Adamantoblasten* genannt. Zwischen den beiden Epithelwänden der äußeren und inneren Schmelzzellen breitet sich die *Schmelzpulpa* aus, ein syncytiales Netz, zu dem sich die sternförmig gewordenen Epithelzellen verbunden haben (Abb. 324).

Den inneren Schmelzzellen, die auch **Ameloblasten** genannt werden, findet sich auf ihrer der Schmelzpulpa zugekehrten Fläche noch eine epitheliale Verdichtungszone angelagert, die *Stratum intermedium* heißt. Das epitheliale Reticulum der Schmelzpulpa enthält in seinen Maschen eine weiche, schleimige Intercellularsubstanz, hat also der äußeren Gestalt nach den Charakter einer bindegewebigen Formation angenommen.

Während die epitheliale Anlage des Zahnes wächst und sich auf sehr komplizierte Weise zu dem glockenförmigen Schmelzorgan gestaltet, bleibt das umgebende Mesoderm von diesem Prozeß nicht unberührt. Es reagiert wahrscheinlich auf die von der epithelialen Anlage ausgehenden Einflüsse mit einer geweblichen Verdichtung, die gerade, als wäre sie hineingegossen, in die Höhlung der epithelialen Glockenform paßt. Man bezeichnet diese bindegewebige Anlage als *Zahnpapille*. Sie wird vom Schmelzorgan, dessen Umschlagsrand sich allmählich in die Tiefe schiebt, immer mehr umfaßt. Die untere Randpartie des Schmelzorgans, die einen zusammengepreßten, doppelwandigen Hohlcylinder darstellt, trennt die Papille in immer größerem Umfang vom undifferenzierten Mesenchym; sie ist als *Epithelscheide* bekannt. Frühzeitig wachsen Nerven und Gefäße in die Zahnpapille ein (Abb. 325).

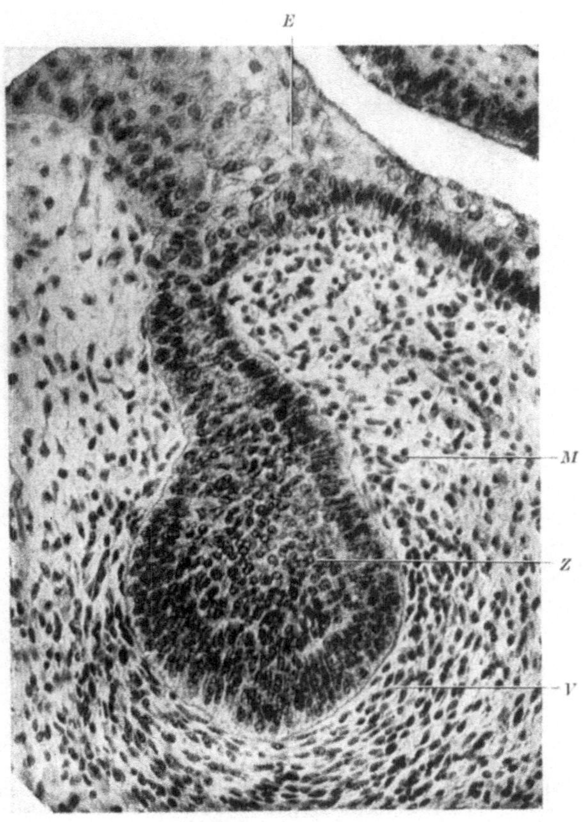

Abb. 323. Untere Zahnleiste des in Abb. 322 dargestellten Frontalschnittes. *E* Epithel der Mundhöhle; *Z* Epithelmasse der Zahnleiste; *M* Mesenchym; *V* Verdichtung des Mesenchyms. ZENKER. Carminfärbung. 300mal vergrößert.

Eine wichtige Differenzierung findet in der an das innere Schmelzepithel grenzenden Randzone der Zahnpapille statt; hier entwickeln sich Cylinderzellen, die *Odontoblasten*, teils zu einer Lage vereint, teils, vor allem an der Papillenspitze zu mehreren Schichten übereinandergelagert. Zwischen den Schmelzzellen und den Odontoblasten entsteht eine aus Reticulinfasern zusammengesetzte Lage, die *Membrana praeformativa*, die durch zarte, radiäre Faserzüge zwischen den Odontoblasten mit dem Fasergewebe der Zahnpulpa zusammenhängt.

Das beschriebene embryonale Gebilde läßt sich zunächst nur als Anlage der Zahnkrone betrachten, da die Bildung der Zahnwurzel erst nach der Geburt nach dem Zahndurchbruch erfolgt. Nach der Entstehung des Schmelzes gehen die inneren Schmelzzellen zugrunde; ohne ihre Anwesenheit dürfte ein Wachstum des Schmelzes und der Zahnkrone nicht möglich sein. Daher werden die bereits embryonalen Schmelzorgane in Form und Umfang zu den Maßen der späteren Zahnkrone gebracht, erscheinen also gegenüber anderen Organanlagen unverhältnismäßig groß.

Man liest vielfach, als stelle das Schmelzorgan die Gußform dar, in welcher die Gestalt der Papille entsprechend modelliert würde oder anders ausgedrückt, als seien in dem Schmelzorgan gestaltende Faktoren vorhanden, welche die mehr passive Papille wie mit dem Locheisen in eine von ihnen determinierbare Form hineinzwängen könnten. Derartige Behauptungen lassen sich schwer beweisen. Nicht die Zellen, nicht die Organanlagen bauen Organsysteme und den Organismus auf, sondern umgekehrt: Der wachsende Organismus läßt die Organanlagen sich von vornherein zu einer harmonischen Gesamtleistung entfalten. Es kann keine Organanlage im normalen Geschehen ihre Nachbarschaft beeinflussen, ohne daß der Organismus einen solchen Einfluß nicht überwachen würde.

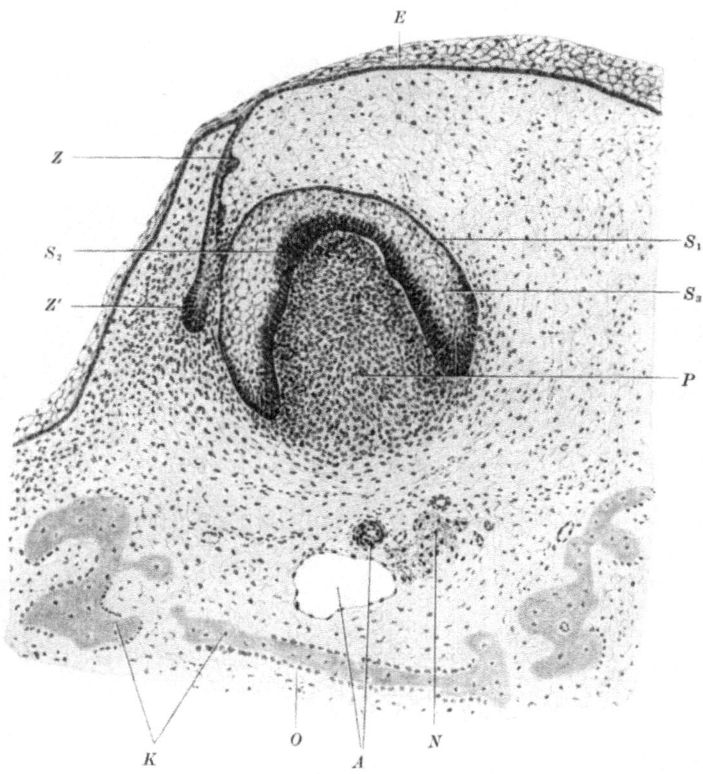

Abb. 324. Durchschnitt durch das Schmelzorgan eines Schweineembryos. E Epithel der Mundhöhle; Z Zahnleiste; Z' Ersatzzahnanlage; S_1 äußere Schmelzzellen; P Zahnpapille; S_2 innere Schmelzzellen; S_3 Schmelzpulpa; K knöcherne Anlage des Kiefers; O Osteoblasten; N Nerv; A Arterie mit Vene. ZENKER. Carminfärbung. 70mal vergrößert, auf $^6/_7$ verkleinert.

In der Umgebung der in Abb. 325 wiedergegebenen Zahnanlage differenziert sich aus dem mesenchymalen Gewebe eine hautartige Umhüllung, das *Zahnsäckchen*. Seine Abkömmlinge sind an der Bildung des Zements und des Alveolarperiosts beteiligt.

Nachdem die oben beschriebenen Anlagen für die 20 Milchzähne des Kindes aufgebaut sind, findet lingual vom Schmelzorgan der gleiche Neubildungsvorgang vom unteren freien Rand der Zahnleiste oder der *Ersatzleiste* aus statt, um die Anlage für die bleibenden Zähne zu entwickeln. Später erscheint die Zahnleiste durchlöchert und verfällt der Auflösung (Abb. 321, F). Die Zahnwurzel entsteht vor dem Durchbruch der Krone.

Reste der Zahnleiste sind im Zahnfleisch Neugeborener beobachtet und als „Epithelperlen" beschrieben worden; sie besitzen eine gewisse Ähnlichkeit mit den HASSALLschen Körperchen in der Thymus, ohne jedoch so beträchtliche degenerative Vorgänge erkennen zu lassen.

Etwa im 5. und 6. Embryonalmonat treten an der Spitze der Papille die ersten Hartsubstanzen in Erscheinung. Zunächst erfolgt die Bildung des *Dentins* dadurch, daß an Stelle der Membrana praeformativa eine homogene Masse, das *Prädentin*, gesetzt wird, das später tangential gelagerte Züge kollagener Fibrillen enthält; anorganische Salze lagern sich darin ab. Die Fortsätze der Odontoblasten, die späteren *Zahnfasern*, werden zwischen dem Prädentin sichtbar. Während des allmählich einsetzenden Verkalkungsprozesses werden um diese Fortsätze kleine Röhrchen, die späteren *Dentinkanälchen*, ausgespart.

Im Laufe der Entwicklung verästeln sich die Fortsätze der Odontoblasten verschiedentlich, besonders an der Oberfläche des Dentins gegen die Schmelzgrenze zu. Daher sind hier die

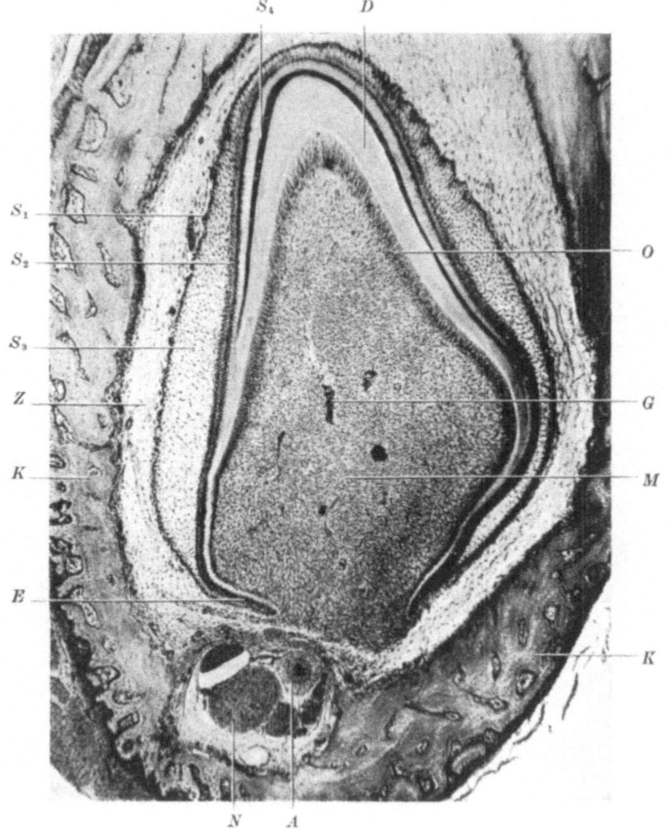

Abb. 325. Längsschnitt durch die Zahnanlage eines menschlichen Embryos von etwa $6^1/_2$ Monaten. S_1 äußere Schmelzzellen; S_2 innere Schmelzzellen; S_3 Schmelzpulpa; S_4 Schmelz; D Dentin; O Odontoblasten; M mesenchymale Anlage der Zahnpulpa; G Gefäß; Z Zahnsäckchen; E Epithelscheide; A A. alveol. mand.; N Nerv; K Knochen des Unterkiefers. 50mal vergrößert.

Verzweigungen der Dentinkanälchen häufig und deutlich zu sehen. Eine Wandverdichtung der Dentinkanälchen findet sich als NEUMANNsche *Scheide* in der Literatur erwähnt und besitzt ähnlich wie die Wand der Knochenhöhlen eine fibrillenfreie Grundsubstanz. An der Grenze zwischen verkalktem und unverkalktem Dentin bleiben viele Stellen unverkalkt; sie werden als *Interglobularräume* bezeichnet. Das Dentin erreicht stets an der Spitze der Papille seine größte Dicke; auch liegen hier die Odontoblasten besonders dicht.

Gleich dem Dentin wird der **Schmelz** zuerst an der Spitze der Zahnanlage sichtbar. Offenbar ist die Anwesenheit verkalkten Dentins Voraussetzung für das Entstehen des Schmelzes, da dieser nur auf verkalktem Dentin erscheint (Abb. 325). Wenn man den Odontoblasten eine gewisse Rolle bei der Bildung des Dentins zuschiebt, so gilt in analoger Weise ein Gleiches für die inneren Schmelzzellen oder Adamantoblasten bei der Entwicklung des Schmelzes oder der *Substantia Adamantina*.

Da die Schmelzbildung einen Vorgang darstellt, so läßt sich die Frage nach dem Wie dieses Vorganges aus dem histologischen Präparat nicht beantworten. Daher sollen hier wie bei der Knochen- und Dentinbildung die morphologischen Veränderungen bei der Schmelzbildung eine kurze Schilderung erfahren, ohne daß versucht wurde, an Stelle einer mir nicht durchführbar erscheinenden kausalen Deutung ein Gewebe von irreführenden Hypothesen zu setzen.

Die Adamantoblasten erscheinen vor Beginn der Schmelzbildung zu einem hohen Cylinderepithel zusammengeschlossen, das mit dem eigentümlich gebauten Stratum intermedium der Zahnpulpa durch zarte Intercellularbrücken zusammen-

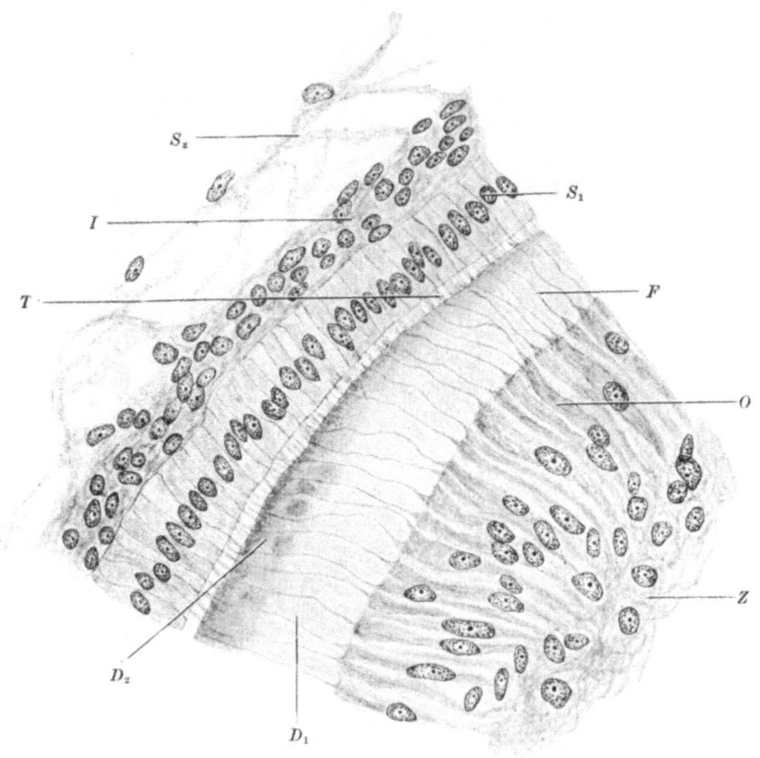

Abb. 326. Stück eines Längsschnittes durch einen Schneidezahn. Neugeborene Katze. *Z* Zahnpulpa; *O* Odontoblasten; *F* Fortsätze der Odontoblasten; *D₁* unverkalktes Dentin; *D₂* verkalktes Dentin; *S₁* innere Schmelzzellen; *T* TOMESsche Fortsätze der inneren Schmelzzellen; *S₂* Schmelzpulpa; *I* Intermediärschicht. ZENKER. Hämatoxylin-Eosin. 600mal vergrößert, auf ⁷/₈ verkleinert.

hängt. Hierbei nimmt die Längsachse der radiär gestellten Adamantoblasten genau die Stellung der künftigen Schmelzprismen ein (Abb. 326). Da jedes Schmelzprisma einem Adamantoblasten entspricht, so erscheinen Zahl und Lagerung der Schmelzprismen bereits im einschichtigen Cylinderepithel der Adamantoblasten fest determiniert. Wie aus Abb. 326 erhellt, besteht anfänglich eine zarte plasmatische Verbindung mit den aus den Adamantoblasten hervorsprossenden TOMES*schen Fortsätzen* und den im Dentin verlaufenden Fortsätzen der Odontoblasten.

Die zwischen den TOMESschen Fortsätzen sichtbaren Spalträume sind als Artefakte zu beurteilen. Man kann also auf der dem Dentin zugeneigten Fläche des inneren Schmelzepithels die Existenz eines gleichmäßig kontinuierlichen Faserfeldes annehmen. In diesem Faserfeld muß die gleiche celluläre Gliederung wie im Schmelzepithel vorhanden sein, da gerade die TOMESschen Fortsätze während der Schmelzbildung erhalten bleiben und von je einer Schmelzzelle in je ein Schmelzprisma gelangen. Im Plasma der Adamantoblasten findet man tropfenartige Einschlüsse; sie sind auch zwischen den Tomesschen Fortsätzen beschrieben worden.

Bei der alsbald beginnenden Ablagerung einer glatten Schicht, eben des Schmelzes, sieht es aus, als geschähe diese Abscheidung jeweils um die Tomesschen Fortsätze der Adamantoblasten wie um eine zentrale Längsachse herum. Es entstehen, scheinbar durch die Tomesschen Fortsätze präformiert, die *Schmelzprismen*, die durch eine plasmatische Zwischensubstanz aneinandergebunden werden.

Man könnte somit in den gegliederten Tomesschen Fortsätzen die Grundlage der späteren Prismen erblicken. Die Verkalkung des Schmelzes beginnt an den Prismen und geht wahrscheinlich schichtenweise, also in einem bestimmten Wachstumsrhythmus vor sich. Verkalkter Schmelz läßt sich mit Hämatoxylin intensiv blau färben.

Jugendlicher, schwach verkalkter Schmelz erweist sich als einachsig positiv doppelbrechend mit Bezug auf die Längsrichtung der Prismen; er ändert aber dieses Verhalten, insofern der fertige Schmelz eine negative Doppelbrechung besitzt, wobei die optische Achse den Prismenachsen annähernd parallel verläuft.

Beim Durchbruch des Zahnes verschwinden die Adamantoblasten und die Schmelzpulpa, nachdem noch das *Schmelzoberhäutchen* oder die *Cuticula* dentis als feinster Überzug des Schmelzes erschienen ist. Gewöhnlich wird die Cuticula dentis als eine von den Adamantoblasten stammende, epitheliale Formation betrachtet; nach neueren Ergebnissen soll die Cuticula dentis, teilweise sogar der Schmelz bindegewebiger Abkunft sein. Man ersieht hieraus, wie aus der umfangreichen Literatur über die Genese des Schmelzes, die Unmöglichkeit, einen genetischen Vorgang allein aus histologischen Bildern abzuleiten.

Die Entwicklung des **Zementes** verläuft nach dem Vorgange einer Verknöcherung und ist, wie oben vermerkt, an die Existenz bindegewebiger, aus dem Zahnsäckchen stammender Elemente geknüpft. Vor der Ablagerung des Zementes auf der äußeren Oberfläche des Dentins verfällt die das Dentin bedeckende Epithelscheide der Auflösung.

Histologischer Aufbau.

Die Zähne entstammen ihrer Genese nach der Mundschleimhaut und sind überaus kompliziert gebaute Hartgebilde, die in einem durch den *Wurzelkanal* (Canalis radicis dentis) zugänglichen Hohlraum, der Pulpahöhle oder dem Cavum dentis, eine weiche Masse, die Pulpa dentis, enthalten. Der über das Zahnfleisch hervorragende Teil des Zahnes heißt Krone (Corona); der mit Hilfe der Wurzelhaut oder des Alveolarperiosts in die Kieferalveole fixierte Teil des Zahnes wird Wurzel (Radix) genannt (Abb. 327). Wurzel und Krone stoßen in einem schmalen, noch vom Zahnfleisch umschlossenen Abschnitt, dem *Hals* oder *Collum*, zusammen. Von den Hartsubstanzen schließt das *Zahnbein* allein die Höhle ein, reicht von der Krone bis zur Wurzel, wird aber normalerweise niemals auf der Oberfläche des Zahnes sichtbar. Vielmehr bedeckt der *Schmelz* das Zahnbein an seiner Außenfläche in der Krone; der Zement liegt in der Wurzelregion dem Zahnbein als eine ziemlich dünne, von oben nach unten etwas stärker werdende Schicht auf.

Der **Schmelz (Substantia adamantina, Email)** ist die härteste Substanz des menschlichen Körpers und besteht etwa zu 96% seiner chemischen Zusammensetzung aus einer anorganischen, dem Apatit nahestehenden Substanz und nur zu etwa 4% aus organischem Material. Infolgedessen löst sich der Schmelz bei Verwendung der zu seiner Entkalkung notwendigen Mineralsäuren bis auf geringe Reste auf und ist an entkalkten Zähnen nicht mehr zu sehen. Daher bearbeitet man mit Vorliebe den seiner Weichteile beraubten, „macerierten" Zahn mit Hilfe von Zahnschliffen zum histologischen Studium des Schmelzes.

Der Schmelz baut sich aus Prismen und einer die Prismen verbindenden Zwischen- oder Kittsubstanz auf. Die Prismen besitzen ungefähr die Gestalt eines Halbcylinders, zeigen auf dem Querschnitt auf der einen Seite einen konvexen, auf der anderen Seite meist zwei kleine konkave Bogen und erscheinen somit in „Arkadenform". Der Durchmesser der Prismen beträgt nur 3—5 μ und ist an der Oberfläche des Zahnes etwas größer als an der Schmelz-Dentin-Grenze. Dies hängt damit zusammen, daß sich wahrscheinlich jedes Prisma durch die ganze Dicke des Schmelzes hindurch erstreckt, an der kleineren Oberfläche der Schmelz-Dentin-Grenze jedoch weniger Platz erhält als an der äußeren

Oberfläche. Der Verlauf der Prismen ist sehr verwickelt, am Zahnhals ungefähr radiär und senkrecht zur Längsachse des Zahnes gestellt (Abb. 328); je näher die Prismen der Kaufläche liegen, um so mehr richten sie sich zu steilen, wahrscheinlich schraubenartigen Windungen auf.

Nach mancher Vorstellung soll der Schmelz aus wellenförmig gebogenen Lagen, den „Schmelzbändern", aufgebaut sein, die wieder je aus zwei bestimmt gerichteten Prismenschichten und einer zwischen ihnen gelegenen Übergangszone bestehen. Jede Schmelzschicht setzt sich hiernach aus 5—8 Prismen zusammen. Durch die Abweichung der Prismen vom radiären Verlauf kommen die auf Beugung und Reflexion des Lichtes beruhenden, im auffallenden Licht radiär verlaufenden HUNTER-SCHREGERschen Streifen zustande (Abb. 327). Die bräunlichen „*Parallelstreifen*" nach RETZIUS sind wesentlich steiler gestellt, kommen nur beim Dauerzahn vor und erscheinen auf Querschliffen in Form konzentrischer Ringe. Die RETZIUSschen Streifen bilden im Längsschliff einen spitzen Winkel zur Schmelzoberfläche, wo sie in der Furche zwischen zwei kleinen „*Schmelzwülsten*" ihren Anfang nehmen. Man führt die RETZIUSschen Streifen auf eine schichtweise Verkalkung des Schmelzes zurück und betrachtet sie als Stellen mit geringerem Kalkgehalt und vermehrter Zwischensubstanz.

Die Schmelzprismen lassen eine feine Querstreifung erkennen (Abb. 329); sie ist wahrscheinlich durch einen Wechsel im Verkalkungsgrad bedingt und weist auf einen bestimmten Rhythmus in der Verkalkung hin. Es hat den Anschein, als sei, wenigstens in der Hauptsache, die Querstreifung benachbarter Schmelzprismen immer auf gleicher Höhe gelegen. Die interprismatische Kittsubstanz enthält wenig organische Substanz, weshalb man ihr die Möglichkeit gewisser Stoffwechselvorgänge zuschreibt. Da die Dentinkanälchen teilweise in den Schmelz eindringen, so ist eine Zufuhr von Stoffen in molekularer Verteilung vom Dentin aus in den Schmelz denkbar, der in solchem Falle mit einer gewissen Wahrscheinlichkeit keine tote Masse mehr darstellen dürfte. Das den Schmelz an seiner Oberfläche überziehende *Schmelzoberhäutchen*, die Cuticula dentis, ist nur 1 μ dick, gegen Säuren widerstandsfähiger als der übrige Schmelz, enthält organische Substanzen und zeigt sich nicht mehr aus Prismen zusammengesetzt.

Fertiger Schmelz erweist sich als negativ doppelbrechend. Die negative Doppelbrechung beruht auf submikroskopischen Kryställchen, die mit ihrer Hauptmasse und optischen Achse der Prismenachse annähernd parallel angeordnet sind. Als „Schmelzbüschel" werden schwächer verkalkte Bildungen bezeichnet, die sich von der Dentingrenze bis in diesen Teil des Schmelzes erstrecken; sie sollen mit der Erhaltung des Stoffwechsels im Schmelz etwas zu tun haben.

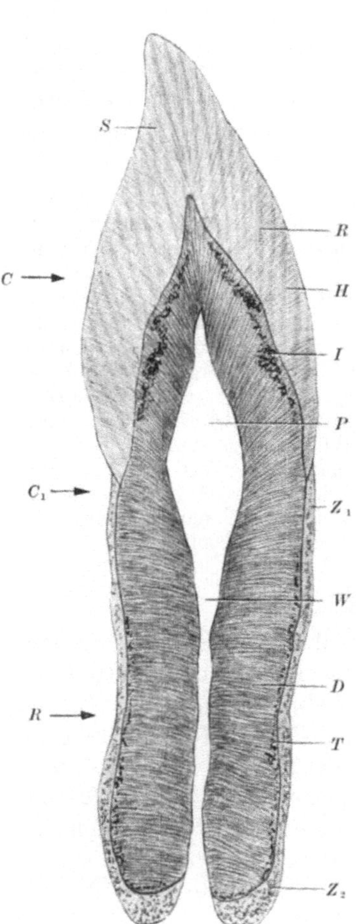

Abb. 327. Längsschliff durch einen Schneidezahn. Mensch. *S* Schmelz; *D* Dentin; *P* Pulpahöhle; *W* Wurzelkanal; *R* RETZIUSscher Streifen; *H* HUNTER-SCHREGERsche Streifen (sehr fein); *I* Interglobularräume; *T* TOMESsche Körnerschicht; Z_1 zellenarmer, Z_2 zellenreicher Zement; *C* Corona; C_1 Collum; *R* Radix. 5mal vergrößert.

Die Schmelz-Dentin-Grenze zeigt einen unregelmäßigen, vielfach eingebuchteten Verlauf; abgesehen von den in den Schmelz vordringenden Dentinkanälchen gewahrt man in dieser Zone die als „Schmelzkolben" bezeichneten erweiterten Dentinkanälchen mit einer NEU-MANNschen Scheide und mit Fortsätzen von Odontoblasten im Inneren.

Das **Zahnbein (Dentin, Substantia eburnea)** ist ein zellfreies Gewebe, etwas härter als Knochen und doch von gewisser Elastizität, im Gegensatz zum Schmelz dauernd wachstumsfähig und enthält mehr organische Substanz als der Schmelz. Das Dentin zeigt sich positiv einachsig doppelbrechend, entsprechend dem Verlauf der in seiner verkalkten Grundsubstanz enthaltenen kollagenen Fibrillen. Hierbei überwiegt die positive Doppelbrechung der kollagenen Fibrillen die negative Doppelbrechung der im Dentin vorhandenen Apatitkrystalle. Die in die Grundsubstanz eingelagerten Fibrillen verlaufen hauptsächlich parallel zur

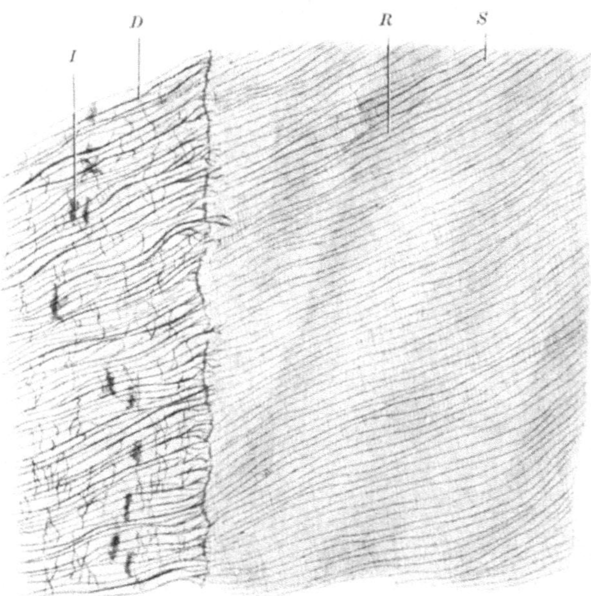

Abb. 328. Längsschliff eines Zahnes. Mensch. *S* Schmelz mit längsgetroffenen, quergestreiften Prismen; *D* Dentin mit schwarzen Dentinkanälchen; *I* Interglobularräume; *R* RETZIUSscher Streifen. 200mal vergrößert.

Abb. 329. Schmelzprismen (*P*) aus einem Längsschliff des Zahnes. Mensch. 1560mal vergrößert.

Oberfläche und in der Längsrichtung des Zahnes. Unter vielfacher Überkreuzung im spitzen Winkel entwickeln somit die Fibrillen ein Gitterwerk, das annähernd senkrecht zur Verlaufsrichtung der Dentinkanälchen gestellt ist und durch dessen Maschen die Dentinkanälchen hindurchziehen. In der an die Pulpahöhle grenzenden Dentinzone kommen radiär verlaufende Fasern vor, die zwischen den Osteoblasten hindurch mit dem bindegewebigen Reticulum der Pulpa zusammenhängen.

Die Dentinkanälchen beginnen mit einer höchstens 4 μ breiten Öffnung an der Pulpafläche des Dentins, sind in der Wurzel- und Halsregion radiär gestellt und senkrecht zur Längsachse des Zahnes orientiert; nach der Zahnkrone hin sind die Dentinkanälchen schräg von innen nach aufwärts gerichtet. Im Zahnschliff erscheinen die mit Luft gefüllten Kanälchen schwarz im durchfallenden, weiß im auffallenden Licht und lassen in ihrem Verlaufe vielfach eine sanfte Biegung wahrnehmen (Abb. 328 und 330). An der Schmelz-Dentin-Grenze enden die Dentinkanälchen entweder frei oder wenden sich schlingenförmig um;

Verzweigungen und Anastomosen werden an den Kanälchen häufig beobachtet. Eine fibrillenfreie Grundsubstanz scheint die Wand der Dentinkanälchen zu bilden; sie wird als NEUMANNsche Scheide bezeichnet.

In den Dentinkanälchen sind die **Zahnfasern** und feinste Nerven eingeschlossen. Die Zahnfasern stellen die Fortsätze der an der Dentin-Pulpa-Grenze gelegenen Odontoblasten dar und besitzen für den Stoffwechsel des gefäßlosen Dentins eine außerordentliche Bedeutung (Abb. 331).

Ob dieser Stoffwechsel zwischen Dentin und Zahnfaser auf dem Wege eines die Zahnfaser umspülenden Flüssigkeitsstromes vor sich geht oder nur zwischen Zahnfaser und NEUMANN-

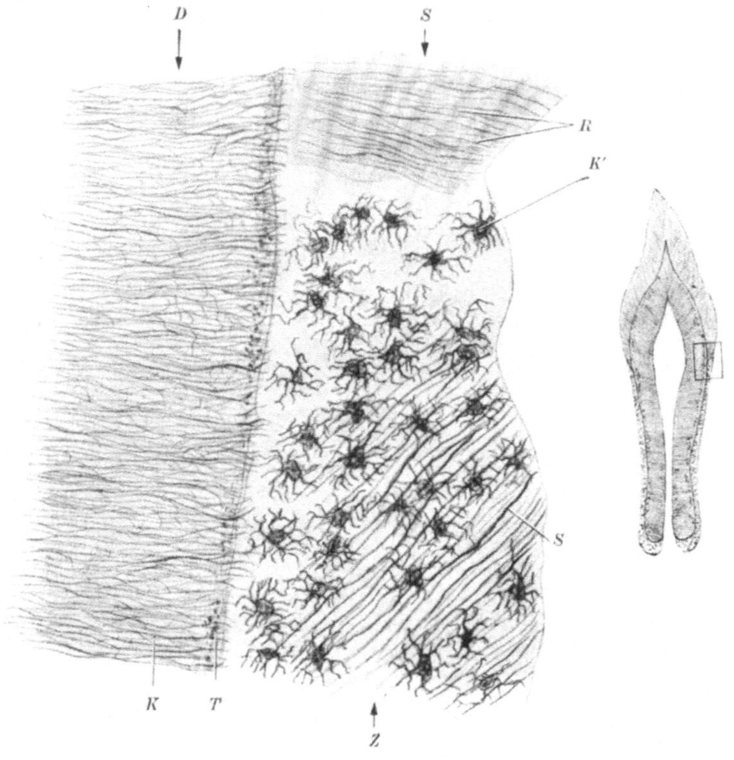

Abb. 330. Längsschliff aus der Halsregion eines Zahnes. Schwein. *K* Dentinkanälchen; *T* TOMESsche Körnerschicht; *R* RETZIUSsche Streifen; *K'* Knochenhöhlen; *S* SHARPEYsche Fasern; *D* Dentin; *S* Schmelz; *Z* Zement. 360mal vergrößert, auf ⁴/₅ verkleinert.

scher Scheide stattfindet, ist schwer zu sagen. Wahrscheinlich trifft das letztere zu, da im lebendigen Geschehen die Zahnfaser den Hohlcylinder des Dentinkanälchens vollkommen ausfüllen dürfte. Meiner Meinung nach ist die in Abb. 331 dargestellte Faser geschrumpft, weshalb der umgebende Hohlraum als Artefakt zu gelten hat.

In der Nähe der Schmelz-Dentin-Grenze werden innerhalb des Dentins von den Kanälchen durchsetzte, unverkalkte Dentinpartien gefunden. Bei der Maceration des Zahnes werden die weichen, unverkalkten Massen zum Schwinden gebracht und an ihre Stelle treten mit Luft gefüllte Räume; diese erscheinen im Zahnschliff wie die Dentinkanälchen bei durchfallendem Licht schwarz, unregelmäßig eingebuchtet und werden als *Interglobularräume* bezeichnet (Abb. 328).

In der Hals- und Wurzelregion des Zahnes erreichen die Interglobularräume nur eine sehr geringe Größe, liegen in großer Zahl eng aneinandergeschichtet und sind als TOMES*sche Körnerschicht* bekannt (Abb. 330).

Das dauernd wachstumsfähige Dentin legt im Laufe der Jahre an seiner Innenfläche neues Dentingewebe an und verengert auf diese Weise allmählich die Pulpahöhle. Fibrillenfreies, zuletzt an der Wand der Pulpahöhle gebildetes Dentin heißt man „Prädentin". Die lichte Weite der Dentinkanälchen nimmt im Alter ab; das fertige Dentin erfährt während der Lebensdauer auch an seinem Fibrillensystem einen fortwährenden Umbau, der mit einer veränderten Calciumverteilung verknüpft ist. Innerhalb der Pulpahöhle kommt es unter Umständen zur Entstehung oft kugelförmiger, konzentrischer Dentinmassen, die als „sekundäres Dentin" oder Dentikel beschrieben werden.

Der **Zement** oder die **Substantia ossea** überkleidet das Dentin im Bereiche der Zahnwurzel, stellt ein primitives, in der Hauptsache geflechtartiges Knochengewebe dar, das in seiner oberen dünnen Schicht gewöhnlich keine Zellen, hingegen eine Fülle dicht gedrängter SHARPEYscher Fasern enthält. Letztere fixieren am Zement den Zahn durch das Alveolarperiost hindurch mit der knöchernen Wand der Alveole. In der Nähe der

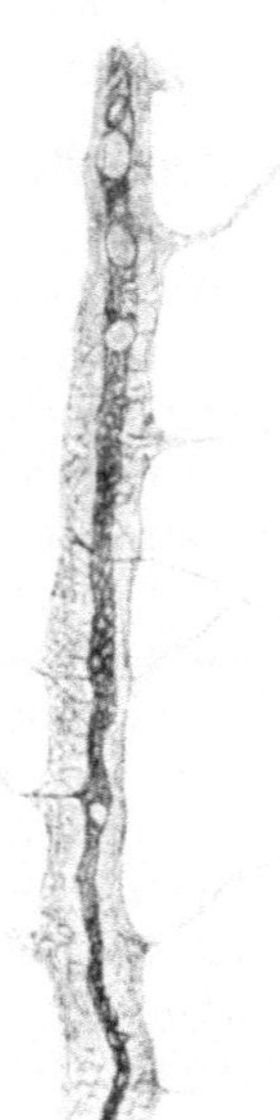

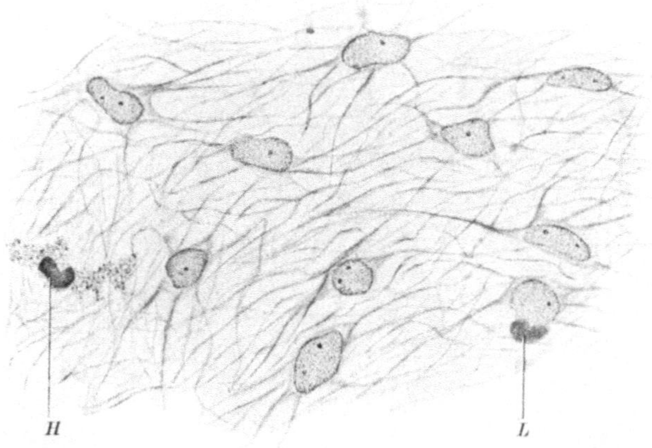

Abb. 331. Fortsatz eines Odontoblasten (dunkel gezeichnet) im Inneren eines Dentinkanälchens. Etwa 1200mal vergrößert. (Nach RIEGELE.)

Abb. 332. Reticuläres Gewebe aus der Pulpa eines Schneidezahnes. Hund. *L* Lymphocyt; *H* Histiocyt; Formol-Hämatoxylin. 1050mal vergrößert.

Wurzelspitze enthält der Zement Knochenkanälchen, zeigt im Alter vereinzelte Gefäße und lamellären Bau, von dem sonst nichts zu sehen ist.

Die **Zahnpulpa (Pulpa dentis)** erfüllt als eine weiche Masse die Zahnhöhle und darf als ein sehr eng gebautes, dem embryonalen oder reticulären Bindegewebe ähnlich gestaltetes Syncytium betrachtet werden. Es handelt sich somit um ein plasmatisches Netz, das in seinen überaus zahlreichen, sternförmigen Knotenpunkten die Kerne beherbergt (Abb. 332). Nach der Wand der Pulpahöhle hin zeigt sich das Netz verdichtet und hängt mit feinen Verzweigungen der Odontoblasten kontinuierlich zusammen. Infolgedessen wird die Grenze zwischen diesen und dem Pulpareticulum unscharf; argyrophile, aus dem Prädentin kommende Fasern (v. KORFF) verbinden sich überdies durch die Odontoblastenschicht hindurch mit dem Pulpagewebe, verwischen weiterhin eine Trennungsmöglichkeit zwischen Odontoblasten und Pulpa, die sie wie mit Hängebändern an der Wand des Cavum dentis befestigen.

Die Odontoblasten zeigen gewöhnlich eine längliche, zylindrische, an der Pulpagrenze eine mehr unregelmäßig verzweigte Form; in den Dentinkanälchen sind die langen Fortsätze der Odontoblasten, die Zahnfasern, verborgen. Der Kern liegt im Zellkörper, mehr der Pulpa genähert. In den bleibenden Zähnen erscheinen die Odontoblasten vielfach in mehreren Lagen übereinandergeschichtet.

Wenn auch an dem Eindringen von Reticulinfasern aus dem Prädentin in das Pulpagewebe kein Zweifel besteht, so scheinen bindegewebige Fibrillen außerhalb des Pulpareticulums nur in der Adventitia der Arterien, sonst aber kaum vorzukommen. Die riesige Masse einzelner Fäserchen, die man leicht sieht, erweist sich immer als zum Reticulum gehörig, das als Intercellularsubstanz offenbar nur eine gallertige Masse enthält. Bei Faserbündeln handelt es sich stets um nervöse Elemente. Farblose Blutzellen verschiedener Art werden in der Pulpa vereinzelt, aber nicht gerade selten beobachtet. Im Foramen apicis dentis erfährt das Pulpagewebe eine erhebliche Verdichtung, um sich ohne erkennbare Grenze mit dem Alveolarperiost zu vereinigen.

Die von Venen begleiteten Arterien gelangen durch den Wurzelkanal in die Pulpahöhle und entwickeln an der Oberfläche der Pulpa ein Capillarnetz, das sich teilweise zwischen die Odontoblastenschicht vorschiebt. Das Vorhandensein von Lymphgefäßen in der Pulpa wird verschiedentlich behauptet, scheint aber nicht recht gesichert.

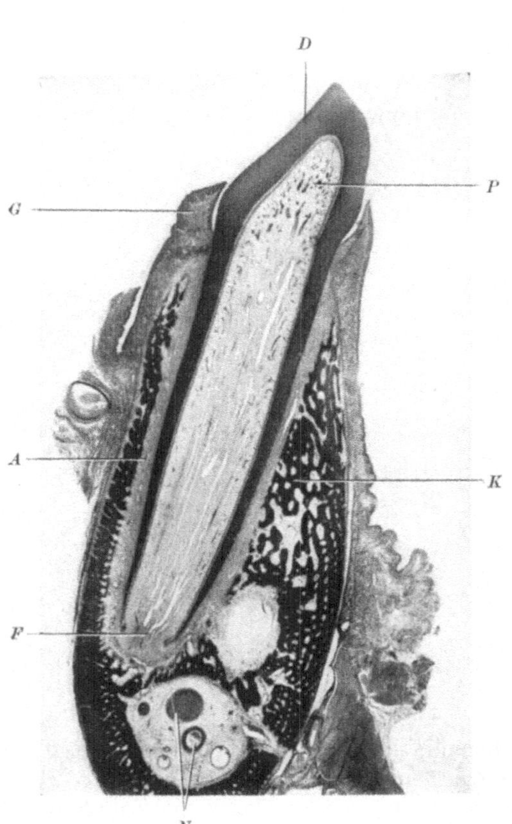

Abb. 333. Schneidezahn in seiner Alveole. Sagittalschnitt. Hund. *D* Dentin; *P* Pulpa; *G* Gingiva; *A* Alveolarperiost; *K* Knochen; *F* Foramen apicis dentis; *N*. Nervus, Art. alveol. mand. (Schmelz bei der Entkalkung aufgelöst). 7mal vergrößert.

Wurzelhaut und Zahnfleisch halten den Zahn in seiner knöchernen Alveole fest (Abb. 333). Die *Wurzelhaut* (Periodontium, Alveolarperiost) verbindet den Zement der Zahnwurzel mit der knöchernen Alveolarwand und besteht in der Hauptmasse aus straffen und derben kollagenen Fasern; diese dringen als SHARPEYsche Fasern sowohl in den Zement wie in den Alveolarknochen ein und füllen im übrigen den zwischen Zahnwurzel und Alveolenwand gelegenen Raum aus. Von außerordentlicher Bedeutung für die Befestigung des Zahnes ist der Verlauf der SHARPEYschen Fasern; sie steigen vom Alveolarrand schräg nach oben in das dem Zahn anliegende Zahnfleisch ein und sind im oberen Abschnitt horizontal gerichtet, wobei sie den Zahnhals, in dessen Zement sie tangential einstrahlen, ringförmig umfassen. Abwärts der Halsregion verlaufen die Fasern schräg nach abwärts, um vom Boden der Alveole aus eine wieder nach oben zur Wurzelspitze gewendete Richtung einzuschlagen.

Somit ist der Zahn innerhalb seiner Alveole in gewissem Grade beweglich aufgehängt und durch ein sehr kompliziertes Fasersystem innerhalb des Alveolarperiostes mit einer federnden Verschieblichkeit ausgestattet. Lockeres Bindegewebe findet sich im Alveolarperiost nur in unmittelbarer Umgebung der zahlreichen Blutgefäße und Nerven.

Wie oben angedeutet, kommen innerhalb des Periodontiums kleine Ballen von Epithelzellen als Reste der embryonalen Epithelscheide sehr häufig vor.

Als **Zahnfleisch** oder **Gingiva** bezeichnet man eine von den Alveolarrändern bis zum Zahnhals reichende Mundschleimhaut, die mit dem Periost fest verwachsen ist (Abb. 334). Die Gingiva besitzt unter ihrem Pflasterepithel sehr hohe, bindegewebige Papillen, zahlreiche Gefäße, jedoch keine Drüsen. Lymphocyten werden im Bindegewebe oft in großer Menge beobachtet.

Innervation des Zahnes.

Die Zähne erhalten ihre sensiblen Nerven im Oberkiefer durch den II., im Unterkiefer durch den III. Trigeminusast und stehen daher mit dem Ganglion Gasseri in nervöser Verbindung. Ferner gelangen sympathische Fasern gemeinsam mit den Gefäßen in die Pulpahöhle. Bündel markhaltiger und markloser Fasern steigen durch den Wurzelkanal empor, verflechten sich im weichen

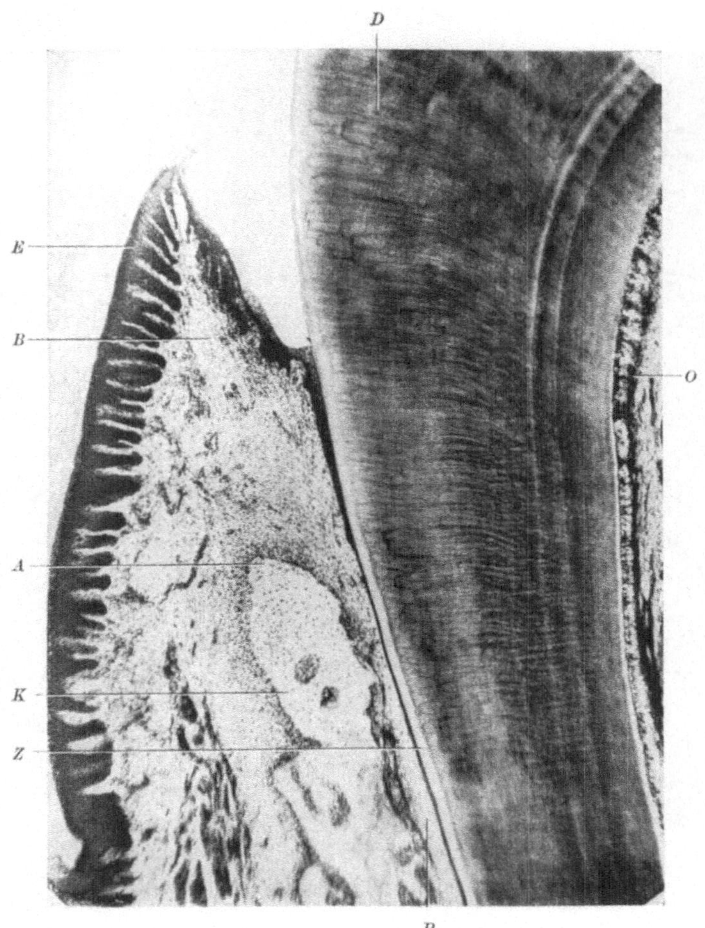

Abb. 334. Gingiva und Collum dentis. Affe. *E* Pflasterepithel der Gingiva; *B* Bindegewebe; *D* Dentin; *A* Alveolarrand; *K* Knochen; *P* Alveolarperiost (Schmelz bei der Entkalkung aufgelöst); *O* Odontoblastenschicht; *Z* Zement. ZENKER. Hämatoxylin-Eosin. 20mal vergrößert.

Pulpareticulum miteinander und lassen unter vielfacher Aufzweigung bei Verlust der Markscheide pulpawärts der Odontoblastenschicht ein außerordentlich dichtes Nervengeflecht entstehen. Der enorme Reichtum der Pulpa an Nervenfasern tritt aus Abb. 335 ohne weiteres hervor.

Die sympathischen Fasern verhalten sich im Pulpareticulum nicht anders als in anderen Geweben. Sie verlaufen an oder in der Gefäßwand, verlassen dieselbe, um durch das Reticulum hindurch zu benachbarten Gefäßen zu gelangen; sie bleiben also niemals streng an die Gefäße gebunden, sondern entwickeln ein geschlossenes Nervennetz, das die Gefäße und das Gewebe des Erfolgsorgans gleichmäßig zusammenschließt. Ob sympathische Fasern auf dem Zwischenwege von Gefäß zu Gefäß auf das Pulpareticulum irgendwelchen, uns unbekannten Einfluß ausüben, läßt sich aus dem Präparat heraus nicht sagen, ist aber denkbar.

Da sich innerhalb der Pulpa keine nervösen Endorgane und keine erkennbaren freien Enden vorfinden, so bleibt die Frage nach der Endigungsweise dieser ungeheuren Nervenmasse von großem Interesse, zumal die klinische Erfahrung über die außerordentliche Schmerzhaftigkeit des Dentins hinreichend Auskunft gegeben hat. Innerhalb der Odontoblastenschicht ist ein allerfeinstes, markloses Nervennetz beschrieben worden; wenn wir auch seine Bedeutung nicht zu erkennen vermögen, so deutet immerhin die beträchtliche Oberflächenvergrößerung des zwischen die

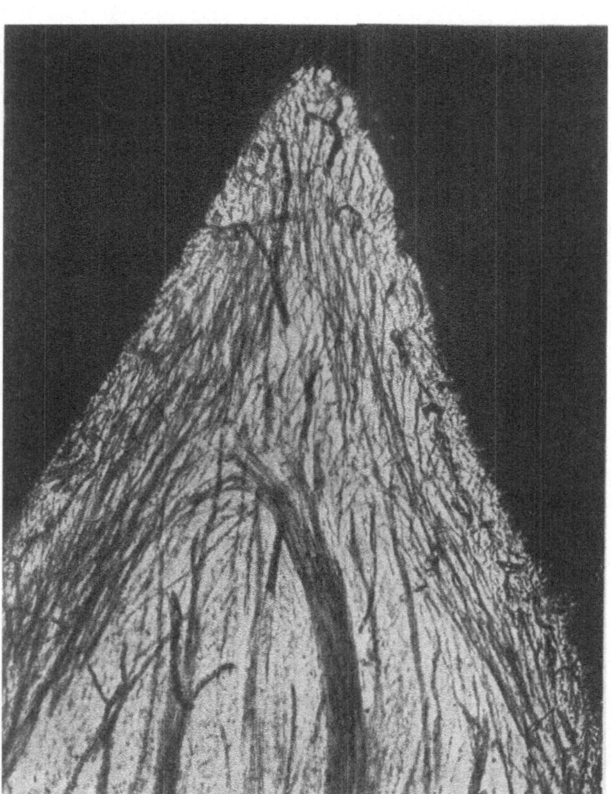

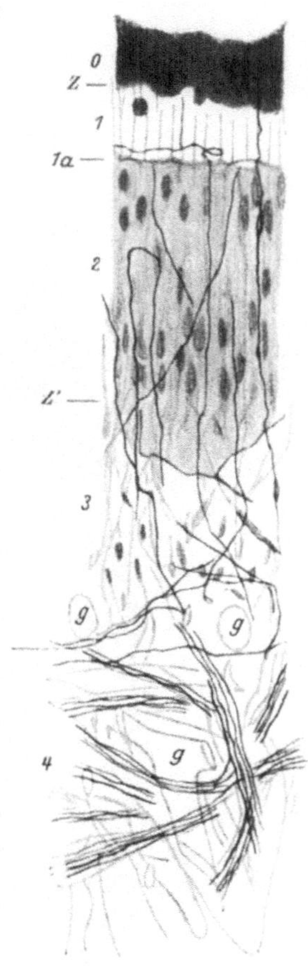

Abb. 335.   Abb. 336.

Abb. 335. Nerven der Zahnpulpa im ultravioletten Mikrophotogramm. Mensch. (Nach WALKHOFF.)

Abb. 336. Schematische Darstellung zur Innervation des Zahnes. _0_ Verkalktes Dentin; _1_ Prädentin; _1a_ Grenzschicht; _2_ Odontoblastenschicht; _3_ Pulpareticulum; _4_ Nervenplexus; _g_ Gefäße; _Z_ Grenzzone zwischen verkalktem und unverkalktem Dentin; _Z'_ Zone mit senkrecht aufsteigenden Einzelfasern. (Nach RIEGELE.)

Odontoblasten versenkten Nervengewebes auf die Möglichkeit eines ausgebreiteten sensiblen Netzes hin. Wenn auch die Odontoblasten kein reines Epithel darstellen, so läßt sich eine gewisse Ähnlichkeit des erwähnten Netzes mit intraepithelialen Nerven nicht ohne weiteres leugnen.

Von einer „Innervierung der Odontoblasten" durch sensible Fasern zu sprechen, scheint mir nicht ohne weiteres angängig. Daß andererseits die Odontoblasten mit dem eingelagerten Nervennetz nichts zu tun haben sollten, dürfte kaum der Wirklichkeit entsprechen. Wenn man die Odontoblastenschicht nicht nur als Leitgewebe für das hier zur Rede stehende Nervennetz betrachten will, so könnten sie gleichzeitig jene uns unbekannte Rolle übernehmen, die den schwer definierbaren kernhaltigen Elementen in den sensiblen Endorganen zukommt.

Wenn man eine sensible Funktion des in der Odontoblastenschicht entwickelten Nervennetzes beim Kaudruck nach unseren heutigen Kenntnissen

annehmen kann, so bleibt die Schmerzempfindlichkeit des Dentins damit nicht geklärt. Nach neueren Ergebnissen besteht an einem Eindringen markloser Nervenfasern mit den Fortsätzen der Odontoblasten in die Dentinkanälchen kein Zweifel
mehr. Die Odontoblastenfortsätze bilden gleichsam die plasmatische Leitbahn
für die außerordentlich zarten Nervenfäserchen, die vielleicht mit feinsten Ösen
innerhalb der Kanälchen ein Ende finden (Abb. 336).

Ob außerhalb der Dentinkanälchen Nerven in der Grundsubstanz vorkommen, ist
fraglich; wo solche beschrieben wurden, handelt es sich wohl um feinste Nerven, die in den
Seitenästchen der Dentinkanälchen einherziehen. Im Prädentin wäre ein Verlauf von Nerven
außerhalb der Kanälchen noch eher denkbar. Ein Vorhandensein von Nerven in bestimmten
Gewebswucherungen oder Zahngranulomen an der Wurzelspitze ist bei der großen Nervenmasse, die an dieser Stelle in das Foramen apicis dentis eintritt, nicht weiter verwunderlich.

Im **Periodontium** sind sehr kleine ringartige, nervöse Endformationen mit
einem feinsten „periterminalen" Nervennetz beschrieben worden; auch sollen
aus einem zarten Nervennetz des Periodontiums zarte Nervenfäserchen durch
den Zement hindurch in das Wurzeldentin eindringen können. Sympathische
Nervennetze im Periodontium werden weiterhin in der Literatur erwähnt.

Das **Zahnfleisch** besitzt im Hinblick auf seine nervöse Versorgung große
Ähnlichkeit mit der Mundschleimhaut. In den hohen Papillen der Tunica
propria gehören die zahlreichen nervösen Endorgane wohl sämtlich den KRAUSE-
schen Endkolben an und lassen feinste, marklose Fäserchen in das Pflasterepithel
emporsteigen. Baumförmige, nervöse Verzweigungen, MEISSNERsche Körperchen
und MERKELsche Tastzellen werden weiterhin beobachtet.

Im Hinblick auf die Innervation kann man Zahn, Alveolarperiost und Zahnfleisch als ein Ganzes betrachten, in welchem es beim Kaudruck zu Veränderungen in der Gewebsspannung kommen muß. Gerade diese Spannungsänderungen im Gewebe dürften den adäquaten Reiz für die große Fülle sensibler
Endigungen bis ins Dentin hinein bilden. Daß die sensible Nervenmasse während
des Kaudruckes reflektorisch die Motorik des Kauaktes dosiert und reguliert,
folgt aus der erörterten Bedeutung der Innervation. Der Zahn wird während
des Kauens als Tastorgan benutzt. Abgesehen vom Druck dürften beim Kauakt
auch Zugkräfte auf den Zahn einwirken.

Rumpfdarm.

f) Speiseröhre (Ösophagus).

Für eine übersichtliche Betrachtung des gesamten Darmkanals sei ein Quer-
schnitt durch den Ösophagus gewählt; denn hier tritt zum ersten Male der für
das Magen-Darmrohr charakteristische Schichtenbau der Wand hervor: Eine aus
Epithel, Tunica propria und Muscularis mucosae zusammengesetzte *Schleimhaut*
oder *Mucosa*, eine locker gebaute bindegewebige *Submucosa*, eine aus zwei
Schichten bestehende *Muscularis* und eine außen aufgelagerte bindegewebige
Adventitia stellen die Wandauskleidung des Ösophagus dar (Abb. 337). An der
Schleimhaut macht sich eine deutliche Längsfaltung bemerkbar, die ausgeglichen
werden kann, ohne daß sich bei derartigen Lageveränderungen der Schleimhaut
entsprechende Einfaltungen an der Muscularis zeigen würden. Diese Verschieblichkeit der Schleimhaut gegenüber der Muscularis wird durch den lockeren,
mit Fettgewebe durchsetzten Aufbau der Submucosa gestattet; die Aufgabe
der Submucosa als einer Verschiebeschicht erschöpft sich keineswegs mit ihrer
mechanischen Bedeutung. Als Träger der großen Blut- und Lymphgefäßnetze
und des MEISSNERschen Plexus kommt der Submucosa für die Funktion des
gesamten Darmkanals die wichtigste Bedeutung zu.

Die **Schleimhaut** trägt als inneren, das Lumen des Ösophagus abgrenzenden Überzug ein ziemlich dickes, mehrschichtiges Plattenepithel, das dem der Mundhöhle und des Pharynx gleicht (Abb. 338). Obwohl in den oberflächlichen Epithellagen Keratohyalinkörnchen vorkommen, bleibt das Epithel doch gewöhnlich unverhornt; am Übergang in die Kardiaregion des Magens ist es scharf abgegrenzt. In der Tunica propria findet sich ein feinfaseriges, kollagenelastisches, stellenweise stark mit Lymphocyten durchsetztes Bindegewebe.

Im Anfangsteil des Ösophagus und an dessen Übergang in den Magen lassen sich in der Tunica propria besondere helle Drüsen beobachten, die den Kardiadrüsen des Magens ähnlich sehen. Vielfach sind derartige Drüsen von Cylinderepithel überlagert, so daß nicht

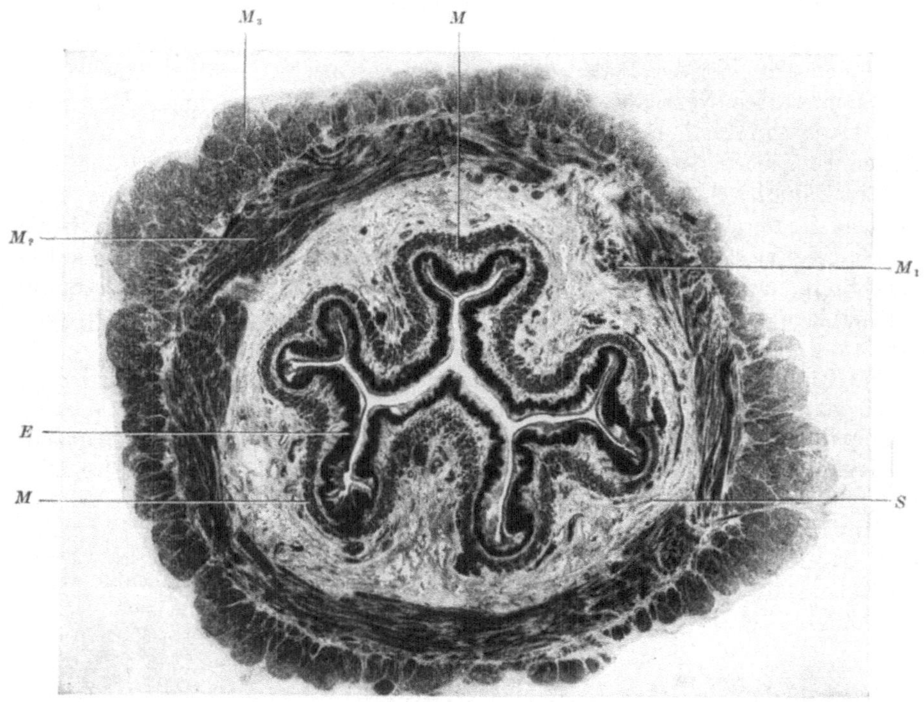

Abb. 337. Querschnitt durch den mittleren Abschnitt des Ösophagus. Mensch. *E* Pflasterepithel; *M* Muscularis mucosae; zwischen Epithel und Muscularis mucosae die Tunica propria; *S* Submucosa; *M₁* senkrecht verlaufende, quergestreifte Muskelfasern; *M₂* Spiralmuskulatur; *M₃* Längsmuskulatur. MÜLLERS Flüssigkeit. Hämatoxylin-Eosin. 5mal vergrößert.

selten ganze „Inseln" von Magenschleimhaut in das Plattenepithel zu liegen kommen. Sehr wahrscheinlich hat man es bei den „Schleimhautinseln" mit Resten aus dem mehrschichtigen, zylindrischen Flimmerepithel der Embryonalzeit zu tun.

Die stark entwickelte Muscularis mucosae scheint in der Hauptsache aus längsverlaufenden, glatten Muskelfaserzügen zu bestehen; eine stellenweise spiralige Anordnung der Muskulatur ist denkbar. Die Muscularis macht die Bewegungen der Schleimhaut bei der Faltenbildung mit und beeinflußt dieselben durch elastische Sehnen, welche mit dem elastischen Netz der Tunica propria und der Submucosa zu einem überaus komplizierten System verknüpft sind.

Die locker gebaute Submucosa enthält in ihrem bindegewebigen Flechtwerk muköse Drüsen, deren Ausführungsgänge vielfach ampullenförmige Erweiterungen zeigen. Lymphocytenhaufen in unmittelbarer Umgebung der Ausführungsgänge und der Schleimdrüsen bilden eine häufige Erscheinung. Die Drüsengänge erreichen gewöhnlich zwischen den subepithelialen bindegewebigen

Papillen das Epithel, um durch dieses hindurch in die Lichtung des Ösophagus zu münden und mit dem Sekret dessen Innenfläche feucht und glitschig zu halten.

Die **Muscularis** des Ösophagus ist ungefähr in dessen oberem Drittel als Fortsetzung der Pharynxmuskulatur zu betrachten und quergestreift; sehr bald kommen glatte Muskelelemente hinzu. Im mittleren Drittel erscheint somit die Muscularis aus quergestreiften und glatten Muskelfasern gemischt, im unteren Drittel nur aus glatten Muskelfasern aufgebaut. Die innere Spiralmuskelschicht besitzt im oberen Drittel eine sehr komplizierte Anordnung; sie beruht nicht allein auf einem rechts und links gewundenen spiraligen Verlauf der quergestreiften Muskelfasern; auch histologische Besonderheiten treten an der Muskulatur in Erscheinung. An geeigneten Flachschnitten machen sich erhebliche

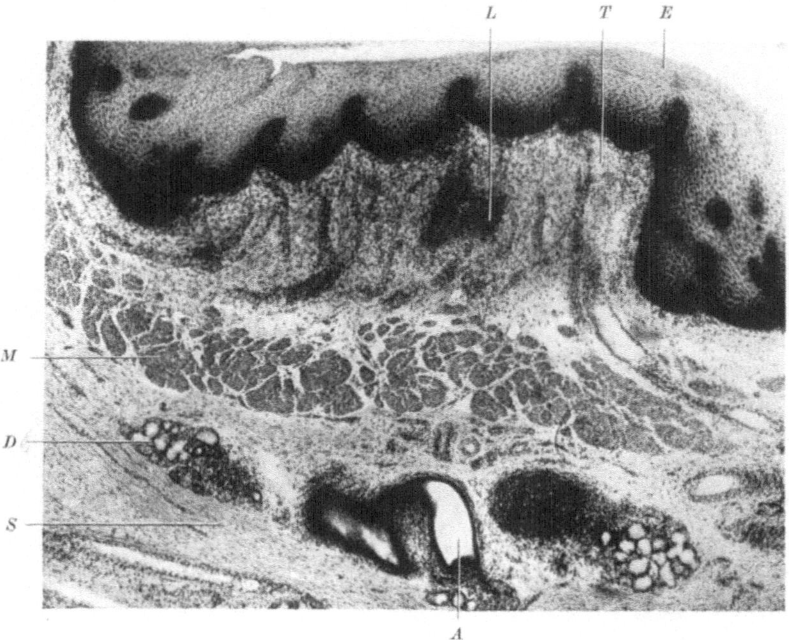

Abb. 338. Mucosa des Ösophagus. Mensch. *E* Pflasterepithel; *T* Tunica propria; *L* Lymphocytenhaufen; *M* Muscularis mucosae: *S* Submucosa; *D* Drüsen; *A* Ausführungsgang. MÜLLERs Flüssigkeit. Hämatoxylin-Eosin. 40mal vergrößert.

Unterschiede im Kaliber der quergestreiften Muskelfasern bemerkbar, die sich überdies, ähnlich der inneren Vorhofsmuskulatur des Herzens in mannigfacher Weise, mitunter sogar T-förmig, aufspalten (Abb. 339). Auf solche Weise kommt es zur Entwicklung eines sehr komplizierten Systems, dessen Einzelelemente auf der Innenseite an der Grenze zur Submucosa rechtwinklig umbiegen und ein vorwiegend längsgerichtetes, trabekuläres Flechtwerk entstehen lassen.

Wie auf S. 126 angegeben, gehören die hier geschilderten quergestreiften Muskelfasern zu den Spiralmuskelfasern, deren Myofibrillen bündelweise teils in rechts- teils in linksgewundenen Schraubenlinien einherziehen und dem Ganzen ein zopfähnliches Aussehen verleihen. Die rundlich-ovalen Kerne liegen meist nicht zentral, aber stets im Sarkoplasma der Muskelfasern. Es dürfte schwer fallen, die eigentümliche Muskulatur mit einer besonderen Funktion, etwa mit raschem Dehnungsvermögen, beim Hinuntergleiten des Bissens in Zusammenhang zu bringen, da mir zwischen dem oberen Drittel und den beiden anderen, mit glatten Muskelfasern ausgestatteten Abschnitten des Ösophagus keine unterschiedliche funktionelle Inanspruchnahme vorzuliegen scheint.

Größere Blutgefäße, Arterien und Venen, sind in der Adventitia zu beobachten, von wo sie durch die Muscularis hindurch direkt in die Submucosa gelangen. Hier findet sich ein ausgebreitetes Venennetz. Besondere Capillarnetze lassen sich in der Muscularis, um die

Drüsen der Submucosa und in der Tunica propria entdecken. Von den Lymphgefäßen wird
ein oberflächliches und tiefer gelegenes Netzwerk erwähnt.

Innervation. In der Adventitia des Ösophagus sind die aus dem Vagus und
dem Sympathicus stammenden Fasern zu einem aus Bündeln zusammengesetzten
Maschenwerk vereinigt. Zahlreiche Nervenbündel zweigen sich in die Längsmuskulatur ab, andere gelangen mit Blutgefäßen direkt in die Submucosa.
Ganglienzellen kommen vereinzelt bereits in dem adventitiellen Nervengeflecht

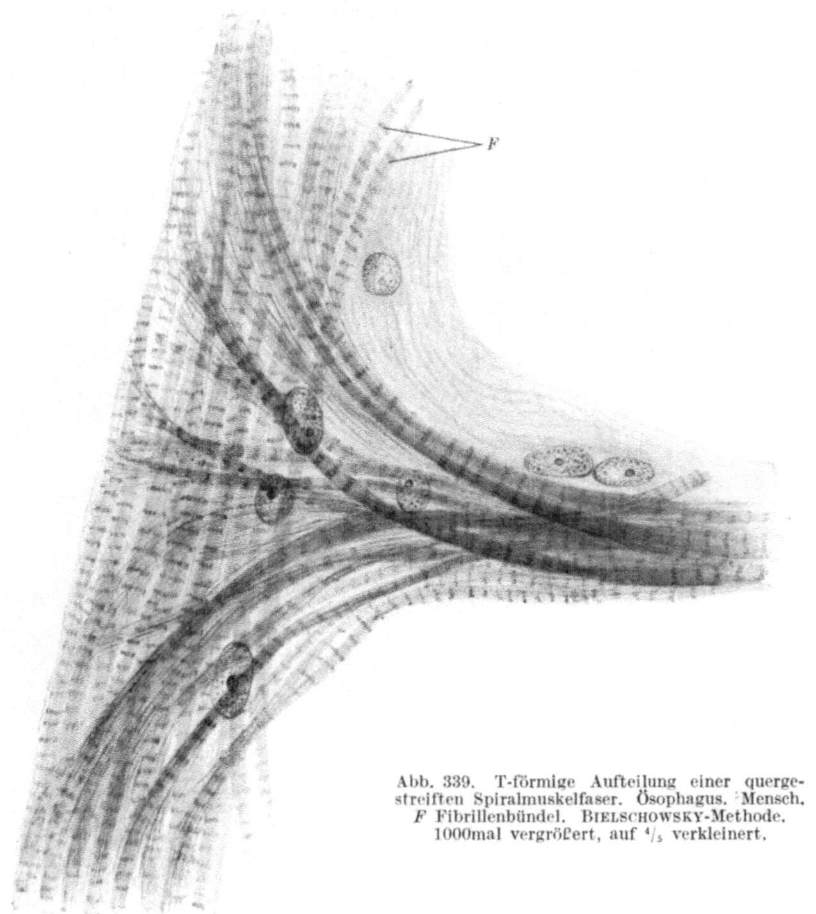

Abb. 339. T-förmige Aufteilung einer quergestreiften Spiralmuskelfaser. Ösophagus. Mensch.
F Fibrillenbündel. BIELSCHOWSKY-Methode.
1000mal vergrößert, auf ⅘ verkleinert.

vor und finden sich in größerer Masse an den Knotenpunkten eines zwischen
der Spiral- und Längsmuskulatur eingezwängten Nervengeflechtes angesammelt.
Diese intermuskuläre nervöse Formation gleicht hinsichtlich ihrer Konstruktion
dem AUERBACHschen Plexus des Darmrohrs und soll hier keine weitere Schilderung
erfahren. Die multipolaren Ganglienzellen gehören wahrscheinlich dem Typus I
nach DOGIEL an (Abb. 340) und sind in Größe und Form erheblichen Schwankungen unterworfen.

Neben marklosen Nervenfasern sieht man starke, markhaltige Nervenfasern
in die Ganglien eintreten oder durch dieselben hindurchziehen; sie entstammen
zum größten Teil wohl dem Vagus, splittern sich innerhalb der Ganglien zu
einem feinsten Nervennetz auf oder endigen mit den bekannten, motorischen
Endplatten an den quergestreiften Muskelfasern. Dem Vagus angehörige Muskel-

spindeln sind in der quergestreiften Muskulatur zu beobachten. Die glatte
Muskulatur wird durch das mit interstitiellen Zellen durchsetzte Terminalreticulum versorgt.

Das in der Submucosa ausgebreitete nervöse, mit kleinen Ganglien ausgestattete Maschenwerk, der *Plexus submucosus*, soll wegen seiner Ähnlichkeit

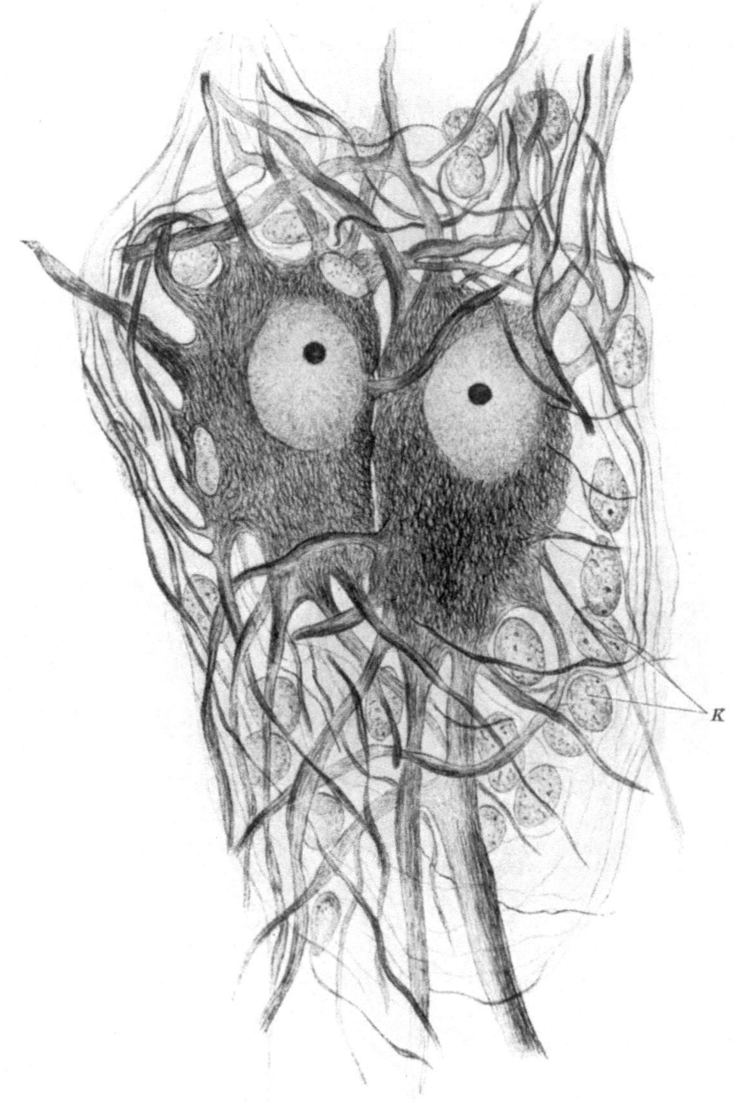

Abb. 340. Multipolare Ganglienzellen vom Typus I aus dem Plexus myentericus des Ösophagus. 44jähriger
Mann. *K* Kerne des Hüllplasmodiums. BIELSCHOWSKY-Methode. 1500mal vergrößert, auf ⁴/₅ verkleinert.

mit dem MEISSNERschen Plexus des Darmrohres hier nicht weiter beschrieben
werden. Receptorische Endapparate sind in der Submucosa des menschlichen
Ösophagus bis jetzt nicht bekannt. Das zarte Netzwerk der in der Submucosa
verlaufenden nervösen Plasmastränge greift durch die Muscularis mucosae
hindurch auf die Tunica propria über und hängt mit dem dort befindlichen

Plexus mucosus kontinuierlich zusammen. In dem genannten, überaus feinen syncytialen Nervennetz scheinen die Ganglienzellen restlos durch die interstitiellen Zellen ersetzt zu sein. Aus dem Plexus mucosus dringen einzelne Nervenfäserchen in das Pflasterepithel der Schleimhaut hinein.

g) Magen (Ventriculus).

Die in frischem Zustande rötlichgraue, von Schleim überzogene Mucosa oder Schleimhaut läßt am geöffneten Magen ein System von stellenweise ziemlich hohen Falten hervortreten. Bei Betrachtung mit der Lupe erscheint die Oberfläche der Schleimhaut leicht höckerig und in viele, unregelmäßige, kleine Felder,

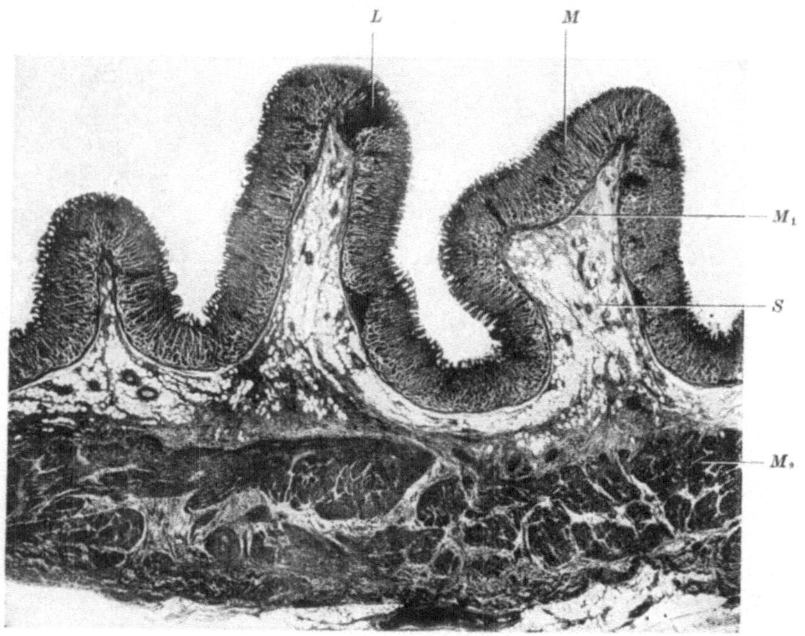

Abb. 341. Querschnitt durch die Fundusregion der Magenwand. Mensch. Man beachte die Schleimhautfalten. *M* Mucosa; *L* Lymphknötchen; *M₁* Muscularis mucosae; *S* Submucosa; *M₂* Muscularis. ZENKER. Formol. Hämatoxylin-Eosin. 14mal vergrößert.

die *Areae gastricae*, gegliedert. Histologische Besonderheiten der Schleimhaut gestatten eine Einteilung der Magenwand 1. in die Regio cardiaca, 2. in die Fundus- und Korpusregion, 3. in eine kleine, intermediäre oder Zwischenzone und 4. in die Regio pylorica. Kleine rundliche oder spaltförmige Vertiefungen, die man in den Areae gastricae mit der Lupe beobachten kann, heißen Magengrübchen oder *Foveolae gastricae* und gehören ihrer epithelialen Auskleidung nach zur Oberfläche der Schleimhaut. Die in der Tunica propria der Mucosa gelegenen zahlreichen Drüsen münden in den Grund der Foveolae gastricae, die in der Fundusregion ziemlich weit, im Pylorusgebiet eng, aber tiefer gestaltet sind.

Ein Querschnitt durch die Magenwand ergibt eine klare Schichtung in *Mucosa, Submucosa* und *Muscularis* (Abb. 341); ein einschichtiges Peritonaealepithel, die *Serosa*, und eine bindegewebige, gelegentlich von einzelnen glatten Muskelfasern durchsetzte *Subserosa* umhüllen die Muscularis und verleihen der äußeren Oberfläche des Magens ihre spiegelnde Glätte. Die Faltenbildung der Schleimhaut und die komplizierte, hier nicht weiter zu erörternde Anordnung der glatten Muskulatur stellen weitere, bauliche Besonderheiten der Magenwand dar.

Ein einschichitges **Cylinderepithel,** dessen Zellen in frischem Zustand feine
Granula beherbergen, grenzt die Magenschleimhaut gegenüber der Magenhöhle
ab. Der größere der Oberfläche zugekehrte Abschnitt der Epithelzellen erscheint
bei unseren gewöhnlichen Färbemethoden hell, homogen, offenbar mit Schleim
gefüllt; der kleinere, basale Abschnitt zeigt ein zartes Plasma und enthält den
rundlichen, gelegentlich auch ovalen oder abgeplatteten Kern (Abb. 342). Mit
besonderen Schleimfärbemethoden gelingt es, in den Epithelzellen eine zarte
Mucingranula und ihre Ausstoßung an die Oberfläche darzustellen. Das Magenepithel produziert somit Schleim und besitzt im Hinblick auf diese Funktion
keinen Cuticularsaum.

Der im Magenepithel gebildete Schleim weist gegenüber dem aus Becherzellen und
muküsen Drüsen stammenden Schleim färberische Unterschiede, somit auch Unterschiede
in seiner chemischen Zusammensetzung auf. Eingesprengte Inseln von Darmepithel, das

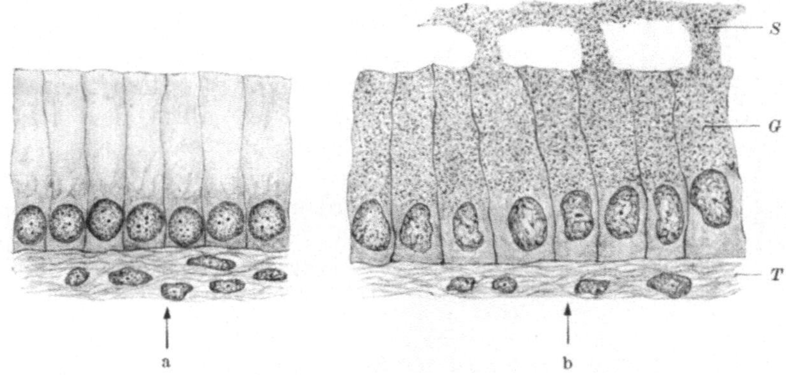

Abb. 342a u. b. Magenepithel. Mensch. a Fixierung nach ZENKER. Hämatoxylin-Eosin. b Fixierung in Alkohol-
Formol. Mucicarmin-Hämalaun. *T* Tunica propria; *G* Mucingranula; *S* ausgetretener Schleim.
1000mal vergrößert, auf ⁴/₅ verkleinert.

aus Becherzellen und Cylinderzellen mit einem Cuticularsaum besteht, kann man hin und
wieder in der Oberfläche der Magenschleimhaut beobachten. GOLGI-Apparat und Schlußleistennetz sind weiterhin im Magenepithel beschrieben worden.

Die in die Tunica propria der Magenschleimhaut eingelagerten, dicht neben-
einandergesetzten Drüsen oder Glandulae gastricae propriae stellen umdiffe-
renzierte, schlauchförmige Einsenkungen des Epithels, somit regelrechte Tubuli
dar (Abb. 343); sie reichen von ihrer Einmündungsstelle in den Foveolae gastricae
bis zur Muscularis mucosae, sind am unteren blinden Ende leicht gebogen und
im großen und ganzen senkrecht zur Oberfläche der Magenschleimhaut orientiert.
Verzweigungen der Drüsentubuli kommen vor allem in der Pylorusregion und
Kardia vor. Man pflegt den tubulösen Drüsenschlauch in bestimmte Regionen
wie den in die Foveola gastrica mündenden *Hals* (Collum), den *Körper* (Corpus)
und den *Grund* (Fundus) aufzuteilen.

Die in der Fundusregion des Magens vorkommenden Fundusdrüsen finden
sich fast im gesamten Gebiet der Magenschleimhaut; sie mögen hier als *Hauptdrüsen* bezeichnet werden. Die gegenüber dem Epithel der Foveola gastrica
nicht immer deutlich abgrenzbare Halsregion zeigt in ihrer Wand zunächst wenig
differenzierte Cylinderzellen, denen weiter nach unten schleimproduzierende
Epithelzellen, die *Nebenzellen,* folgen. Diese besitzen ihre runden, ovalen oder
auch eingedellten Kerne gewöhnlich mehr in der Nähe der Basis; das fein granulierte Plasma erweist sich als schwach basophil (Abb. 344). Da Mitosen bisher
nur an Nebenzellen beobachtet worden sind, so ergibt sich die Möglichkeit einer
Umdifferenzierung in andere Zellformen der Drüsen.

Zwischen den Nebenzellen tritt am Drüsenhals, besonders eng gelagert, aber auch noch am Drüsengrund auffindbar, die *Belegzelle* als ein neues Zellelement in Erscheinung. Es handelt sich hierbei um mannigfach gestaltete, oft vom Drüsenlumen abgedrängte Gebilde, die durch ihre acidophile, mit Eosin oder Kongorot leuchtend rot färbbare Granula besonders auffallen. Die Belegzellen enthalten häufig zwei, manchmal mehr Kerne, ein Verhalten, das seiner Bedeutung nach unklar, im Hinblick auf seine Genese mit Wahrscheinlichkeit auf Amitose zurückzuführen ist. Mit der GOLGI-Methode kann man im Plasma der Belegzellen „binnenzellige Sekretcapillaren", offensichtlich vergängliche Gebilde, feststellen (Abb. 40).

Die Belegzellen sondern wahrscheinlich ein an Chloriden reiches Sekret ab, aus welchem an der Oberfläche der Magenschleimhaut Salzsäure frei wird.

Ungefähr im Körper der Drüse werden die Nebenzellen allmählich durch *Hauptzellen* ersetzt, die schließlich am Fundus neben wenig Belegzellen die Auskleidung des Drüsenlumens übernehmen. Die Hauptzellen zeigen eine cylindrische bis kubische Form, besitzen im basalen Drittel einen meist kugeligen Kern und beherbergen in ihrem Plasma eine basisch färbbare, stark lichtbrechende Granula. Den Hauptzellen wird die Produktion des für den Verdauungsvorgang bedeutsamen Pepsins zugeschrieben.

Zwischen dem Ausbreitungsgebiet der Hauptdrüsen und der Region der Pylorusdrüsen befindet sich die oben angedeutete, etwa 1 cm breite „*Intermediäre*" oder *Zwischenzone*; hier kommen auch Belegzellen vor; die Hauptzellen werden immer mehr durch Nebenzellen ersetzt. Drüsenzellen vom Charakter der Pylorusdrüsen lassen sich gleichfalls in der Zwischenzone beobachten. Es besteht somit keine scharfe Grenze zwischen der Region der Hauptdrüsen und derjenigen der Pylorusdrüsen.

Bei schwacher Vergrößerung wird die Pylorusschleimhaut an der Tiefe der Foveolae gastrica und an der ziemlich starken Verästelung der bei gewöhnlichen Färbungen ziemlich hell aussehenden, tubulösen *Pylorusdrüsen* leicht kenntlich (Abb. 345). Starke Anhäufungen von Lymphocyten und vermehrtes Vorkommen kleiner Sekundärknötchen in der Tunica propria bleiben weiterhin für den Pylorusabschnitt charakteristisch.

Das Lumen der Pylorusdrüsen ist wesentlich weiter als bei den Hauptdrüsen; die Pylorusdrüsen scheinen im allgemeinen nur aus einer einzigen, schleimproduzierenden Zellart aufgebaut zu sein. Das Protoplasma der meist kubischen, mit ihrer Oberfläche in das Lumen hineinragenden Drüsenzellen erscheint äußerst fein granuliert; die platten Kerne liegen meist an der Basis in der Nähe der Membrana propria. Rundliche Kerne befinden sich mehr im Inneren des Zellplasmas (Abb. 346). Wahrscheinlich hat man es bei den Form- und Lageveränderungen der Kerne mit bestimmten Funktionsstadien der Drüsenzellen zu tun. Man rechnet die Pylorusdrüsen zu den „mucoiden" Drüsen, da sich der Schleim, den sie bilden, vom Schleim der Becherzellen wie der gewöhnlichen mukösen Drüsen unterscheiden läßt. Das Epithel der Pylorusdrüsen geht allmählich in das Epithel der Foveolae gastricae über. In dem von den Pylorusdrüsen abgesonderten Schleim können noch Substanzen von spezifischer Funktion enthalten sein.

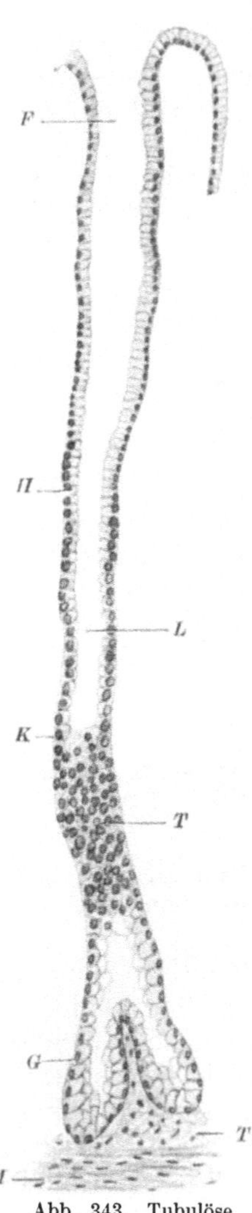

Abb. 343. Tubulöse Drüse aus der Pylorusregion des Magens. Mensch. *F* Foveola gastrica; *H* Hals; *K* Körper; *G* Grund der Drüse; *T* Tangentialschnitt; *T₁* Tunica propria; *M* Muscularis mucosae; *L* Lumen. ZENKER. Hämatoxylin-Eosin. 130mal vergrößert, auf ⁵/₆ verkleinert.

In den Pylorusdrüsen begegnet man ziemlich selten eigentümlichen Zellen, die vielfach eine annähernd kegelförmige Gestalt besitzen, mit ihrer breiten Basis an die Membrana propria grenzen und mit ihrem zugespitzten Ende an das Lumen reichen. Mit Silber läßt sich in ihrem Plasma leicht eine argyrophile Granula darstellen (Abb. 347). Diese „argyrophilen Zellen" können eine überaus mannigfache Form annehmen, bizarre Fortsätze aller Art aussenden und die Granula in unterschiedlicher Verteilung enthalten; feinste Ausläufer der Zellen sind gelegentlich frei von Silbergranula. Die fraglichen Zellen sollen mit den beim Darm zu erörternden „gelben Zellen" identisch sein. Wahrscheinlich handelt es sich bei den argentophilen Zellen in der Pylorusschleimhaut um zugrunde gehende Drüsenzellen, die durch den Gewebsdruck ihrer Umgebung ihre oft sonderbare Form erfahren.

Die argentophilen Zellen sind bei pathologischen Vorgängen in der Pylorusschleimhaut wie bei chronischer Gastritis und vor allem bei Ulcus ventriculi an Zahl bedeutend vermehrt und an Silberpräparaten leicht zu sehen. Ihrer eigentümlichen Form wegen hat

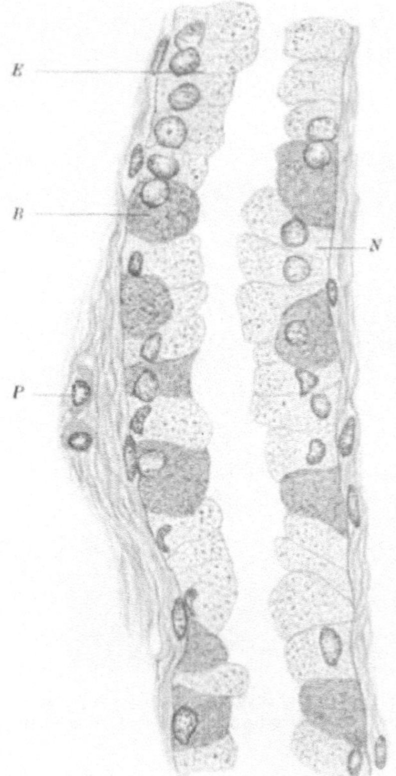

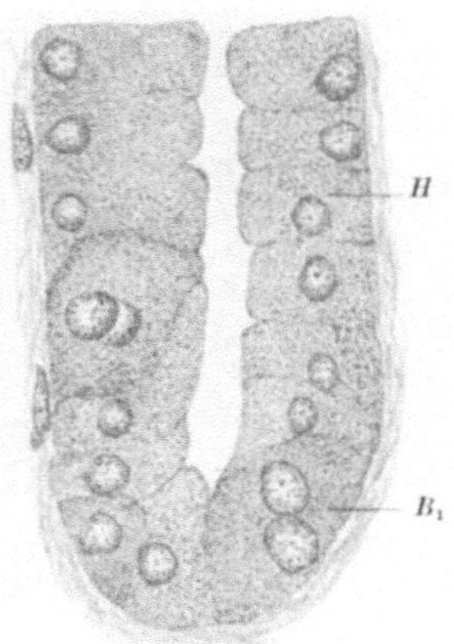

Abb. 344. Hauptdrüsen aus der Magenschleimhaut. Fundusgegend. Mensch. *E* Epithelzellen des Drüsenhalses; *N* Nebenzellen; *B* Belegzelle; *P* Plasmazelle in der Tunica propria; *H* Hauptzelle im Drüsengrund; B_1 zweikernige Belegzelle, Carnoy, Hämalaun, Kongorot. 650mal vergrößert.

man ihnen amöboide Beweglichkeit, endokrine Funktion und sogar einen Zusammenhang mit dem Nervensystem zugesprochen. Ich habe mich von der Richtigkeit dieser Hypothesen nicht überzeugen können. In den Pylorusdrüsen kommen selten Belegzellen vor.

In einer schmalen ringförmigen Zone um den Mageneingang (Kardia) finden sich in der Schleimhaut verzweigte tubulöse Drüsen. Die Zellen erscheinen bei gewöhnlichen Färbungen ziemlich hell, äußerst fein granuliert und besitzen ihren kugeligen, abgeplatteten oder napfförmigen Kern an der Basis, manchmal der Membrana propria unmittelbar anliegend (Abb. 348). Gleich den Pylorusdrüsen darf man diese mit einem ziemlich weiten Lumen ausgestatteten *Kardiadrüsen* den mucoiden Drüsen zurechnen.

Wie oben bemerkt, werden in der „intermediären" Zone die Hauptzellen allmählich durch Nebenzellen ersetzt; eine Umdifferenzierung der Hauptzellen zu Nebenzellen ist hierbei denkbar. In pathologischen Fällen läßt sich eine schleimige Umwandlung der Hauptzellen

zu Nebenzellen vielfach beobachten. Solches gilt auch für die Pylorusdrüsen. Die Drüsenzellen erscheinen im BIELSCHOWSKY-Präparat sehr hell, fein granuliert, umfassen ein sehr
weites Lumen und enthalten ihren großen rundlichen oder rundlich-ovalen Kern stets an
der Basis in der Nähe der Membrana propria (Abb. 349). Sie sind als „Helle Zellen" in der
pathologisch-anatomischen Literatur bekannt.

Die überaus große Masse der eng aneinandergelagerten Magendrüsen findet
sich innerhalb der *Tunica propria* in ein verhältnismäßig spärliches, reticuläres
Bindegewebe eingelagert. Dieses hängt mit dem Gitterfasernetz in der Membrana
propria der Drüsen zusammen und enthält kleine Noduli lymphatici, die mit
Reaktionszentren ausgestattet sind, ferner vereinzelte kollagene Fasern und
Lymphocyten, neutrophile Leukocyten, rundkernige eosinophile Leukocyten
und Plasmazellen. Glatte Muskelfasern steigen aus der Muscularis mucosae

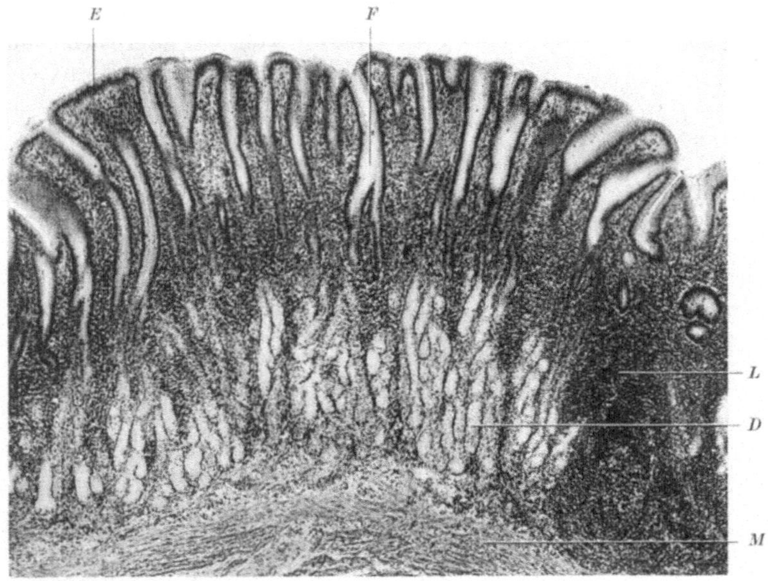

Abb. 345. Magenschleimhaut aus der Pylorusregion. Mensch. *E* Epithel; *F* Foveola gastrica; *D* Pylorusdrüsen;
L Lymphknötchen; *M* Muscularis mucosae. ZENKER. Hämatoxylin-Eosin. 55mal vergrößert.

heraus senkrecht zur Oberfläche der Magenschleimhaut empor und vermögen
offenbar durch ihre Kontraktion den Durchmesser der Mucosa zu verkürzen
und das gebildete Sekret auszupressen.

Die **Muscularis mucosae** des Magens zeigt sich wesentlich schwächer entwickelt als die im Ösophagus und läßt nicht überall gleichmäßig eine zirkuläre
und eine schwächere longitudinale Lage erkennen; beide Schichten zeigen sich
durch schräg verlaufende Muskelelemente miteinander verbunden. Am Kamm
der Schleimhautfalten ist die Muscularis mucosae aufgelockert und erscheint
daher gegenüber der am Grund der Falten gelegenen Muscularis verdickt. Flach-
schnitte, welche die Verbindungszone zwischen longitudinalen und zirkulären
Muskelfasern treffen, ergeben die Existenz eines sehr komplizierten muskulären
Syncytiums, ähnlich der im Vorhof des Herzens angeordneten quergestreiften
Muskulatur. Eine muskuläre Verbindung der Muscularis mucosae mit der Wand
der für die Tunica propria bestimmten kleinen Arterien ist mitunter zu beobachten.

Die **Submucosa** baut sich aus kollagenen Faserzügen, einem elastischen Netz
und Fettgewebe in einer Weise auf, welche die Verschieblichkeit der Schleimhaut
gegenüber der Muscularis innerhalb bestimmter, durch das elastische Fasernetz,

Gefäß- und Nervensystem gesetzter Grenzen gestattet. Sehr häufig begegnet
man in der Submucosa rundkernigen eosinophilen Leukocyten.

Arterien und **Venen** entwickeln in der Submucosa dichte Plexus und lassen hierdurch
die Submucosa für die Ernährung der Magenwand besonders hervortreten. In die Tunica
propria dringen durch die Muscularis mucosae hindurch kleine Arterien ein, die sich alsbald
in ein dichtes Capillarnetz um die Drüsen auflösen. Ein zartes Venennetz in der Tunica
propria nimmt das Capillarblut auf und führt es dem submukösen Venenplexus zu, von wo
es durch stärkere Venen durch die Muscularis hindurch aus der Magenwand abgeführt wird.

Die **Lymphgefäße** des Magens beginnen in
der Tunica propria, ziehen in einen submukösen
Plexus hinein, der durch die Muscularis mit
einem subserösen Plexus zusammenhängt.

Wodurch die Furchen zwischen den Areae
gastriae entstehen, ist schwer zu sagen, da

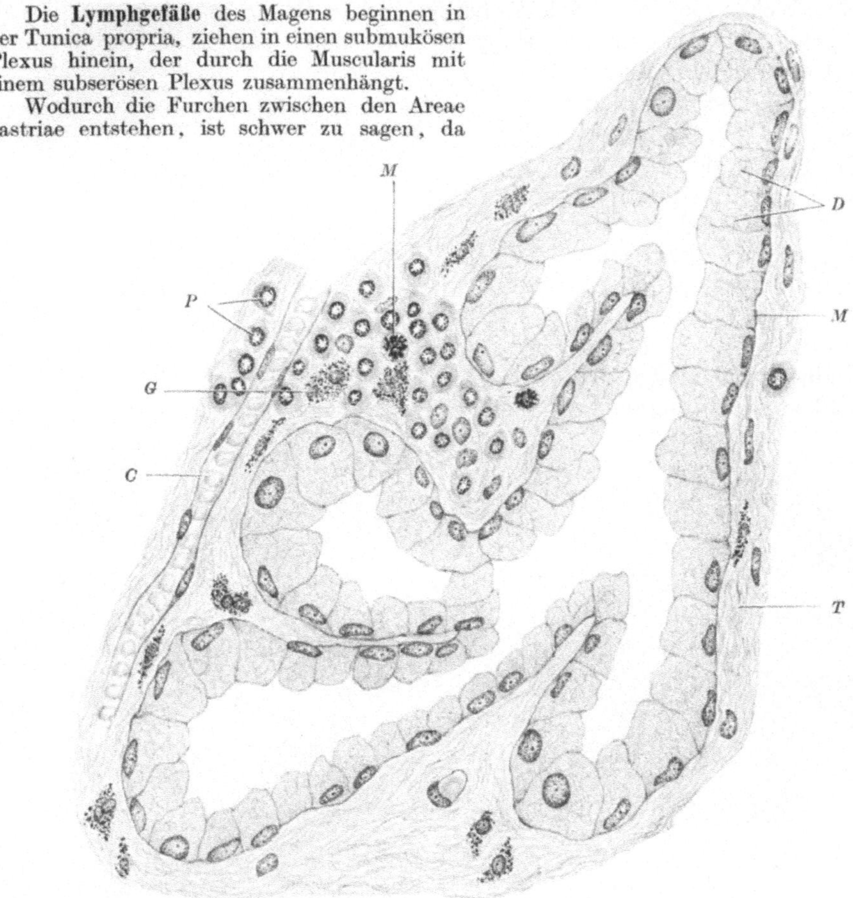

Abb. 346. Schnitt aus dem Fundus einer Pylorusdrüse. Magen. Mensch. *D* Drüsenzellen; *M* Membrana propria;
P Plasmazellen; *C* Capillare; *G* rundkerniger, eosinophiler Granulocyt; *M₁* Mitose; *T* Tunica propria. ZENKER.
Hämatoxylin-Erythrosin. 800mal vergrößert, auf ⁴/₅ verkleinert.

man vorgebildete Strukturen bindegewebiger oder muskulärer Natur nicht recht erkennen
kann; daher liegt es nahe, in den Furchen eine geringere Dicke der Mucosa anzunehmen.
Auch das Hochrelief der gesamten Schleimhaut scheint nicht konstant zu sein und läßt
sich nicht auf irgendwelche präformierten Strukturelemente zurückführen. Daß an der
feineren Ausformierung der Schleimhautfalten die Muscularis mucosae beteiligt ist, dürfte
als selbstverständlich gelten. Andererseits gestattet die locker gebaute Submucosa nicht
immer isolierte Umformungen der Schleimhaut, sondern vermag diese mittels ihres elastischen
Netzes, das Muscularis mucosae und propria miteinander verknüpft, zu regulieren. Demnach
dürfte der Muscularis propria ein Einfluß auf die Faltenbildung der Schleimhaut zukommen,
ohne daß man hierbei gleich an ein passives Zusammenpressen der Schleimhaut zu denken
braucht. Schließlich kann die Beschaffenheit des jeweiligen Mageninhaltes nicht gleichgültig auf das anpassungsfähige Faltenbild sein. Bei solchen Erwägungen darf man keineswegs die überragende Bedeutung des Nervensystems selbst für die geringste Bewegungs-
erscheinung der Magenwand unberücksichtigt lassen.

Innervation des Magens. Um unnötige Wiederholungen zu vermeiden, wird das intramurale Nervensystem des gesamten Magen-Darmkanals am Ende dieses Kapitels eine einheitliche Schilderung erfahren. Hier sei nur auf einiges wenige von Bedeutung hingewiesen. Beide *Nn. vagi* und die durch den Plexus coeliacus verlaufenden *Nn. splanchnici* übernehmen die nervöse Versorgung der Magenwand und vermischen sich unter der Serosa zu einem einheitlichen, dichten Nervengeflecht, dem *Plexus subserosus.* Weitere sympathische Nervenbündel erreichen wahrscheinlich in beträchtlicher Menge auf dem Gefäßwege die Magenwand. Das subseröse Geflecht hängt durch zahlreiche Verbindungsäste mit dem AUERBACH*schen Plexus myentericus* direkt zusammen. Da die Magenmuskulatur nur an der Pylorusregion eine starke zirkuläre und eine annähernd longitudinale Schicht besitzt, sonst aber einen äußerst verwickelten Bau aufweist, so zeigt sich der AUERBACHsche Plexus durch eine etagenartige, unregelmäßige Schichtung seiner

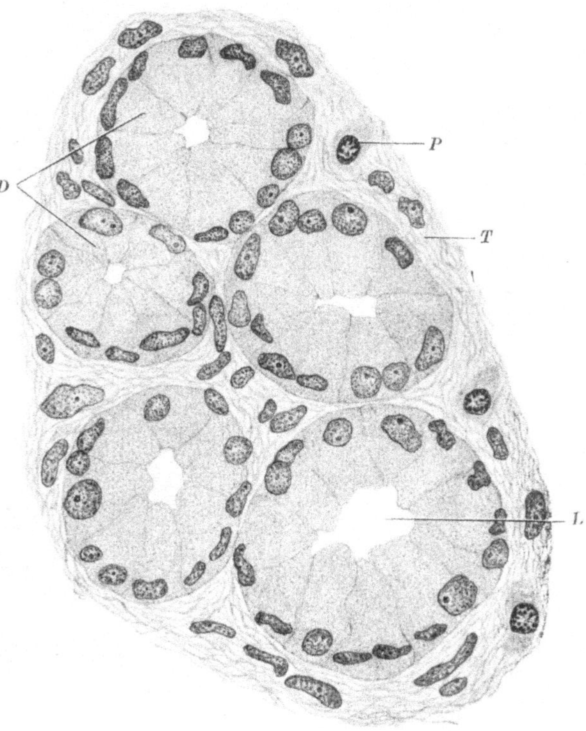

Abb. 347.

Abb. 348.

Abb. 347. „Gelbe Zellen" (*G*) mit argyrophilen Granula in einer Pylorusdrüse. Magen mit Ulcus ventriculi. Mensch. BIELSCHOWSKY-Methode. 1100mal vergrößert, auf ⁴/₅ verkleinert.

Abb. 348. Mucoide Drüsen aus der Kardiaregion des Magens. Mensch. *D* Drüsen; *L* Lumen; *P* Plasmazelle; *T* Tunica propria. ZENKER. Hämatoxylin-Eosin. 640mal vergrößert.

in die Muscularis eingesenkten Maschen dem Muskelsystem angepaßt. Der Plexus myentericus läßt sich also nur noch an der verhältnismäßig dünnen Magenwand von Embryonen und Neugeborenen im Schnittpräparat darstellen (Abb. 350); sonst bekommt man ihn seiner Tiefenausdehnung wegen im Schnittpräparat nur noch bruchstückweise zu Gesicht.

In der Submucosa breitet der MEISSNERsche Plexus sein aus zarten Nervenbündeln und kleinen Ganglien zusammengesetztes Maschenwerk in etagenförmiger Schichtung aus. Der MEISSNERsche Plexus steht mit dem Plexus myentericus und dem in der Tunica propria entwickelten, überaus feinen *Plexus mucosus* in kontinuierlicher Verbindung. Der Schleimhautplexus ist als sehr zartes, mit interstitiellen Zellen und SCHWANNschen Kernen durchsetztes plasmatisches Netzwerk zu betrachten, das mit den Drüsen, Capillaren, glatten

Muskelfasern und dem bindegewebigen Reticulum der Tunica propria plasmatisch zusammenhängt und die genannten Gewebekomplexe unter nervösen Einfluß bringt (Abb. 351).

Zur Funktion des Magens. Die Aufgabe des Ösophagus besteht nur in einer Zuleitung der aufgenommenen Nahrung; die Leistung des Magens erweist sich wesentlich mannigfaltiger und verwickelter. Zunächst stellt der Magen ein geräumiges Aufnahmeorgan dar, in welchem die zugeführte Nahrung während einer gewissen Verweildauer für die verdauende Tätigkeit des Darms vorbereitet wird. Die vorbereitende Arbeit des Magens darf in einer Aufweichung und Durchmischung der Nahrung zu einem breiartigen Chymus gesehen werden. Absonderung von Pepsin, Salzsäure und Schleim sowie peristaltische Bewegungen der Muskulatur sind die Faktoren, deren sich der Magen hierbei bedient. Hat der Mageninhalt die passende breiartige Konsistenz erreicht, so erfolgt seine schubweise Austreibung durch den Pylorus in das Duodenum. Das gewöhnlich schleimabsondernde Epithel nimmt Wasser ungenügend oder gar nicht auf, kann aber Alkohol rasch resorbieren. Bei ungeeigneter Nahrung wird der Magen vielfach durch eine zum Erbrechen führende Antiperistaltik zum Hüter des Organismus vor schwerem Schaden. Jede sekretorische und motorische Funktion des Magens läßt sich im normalen und pathologischen Geschehen nur unter dem Einfluß des Nervensystems denken.

h) Dünndarm (Intestinum tenue).

Dem Magen obliegt die Aufgabe, die aufgenommene Nahrung für den sich im Dünndarm abspielenden Verdauungsprozeß vorzubereiten. Im Dünndarm vollzieht sich eine weitere chemische Zerlegung des Chymus und die Resorption der aus Kohlenhydraten, Fetten und Eiweißkörpern entstehenden wasserlöslichen Teilstücke. Eine von zahlreichen in das Darmepithel eingebauten Becherzellen ausgehende Schleimabsonderung kommt hinzu. Für die resorptive Leistung des Dünndarmes glaubt

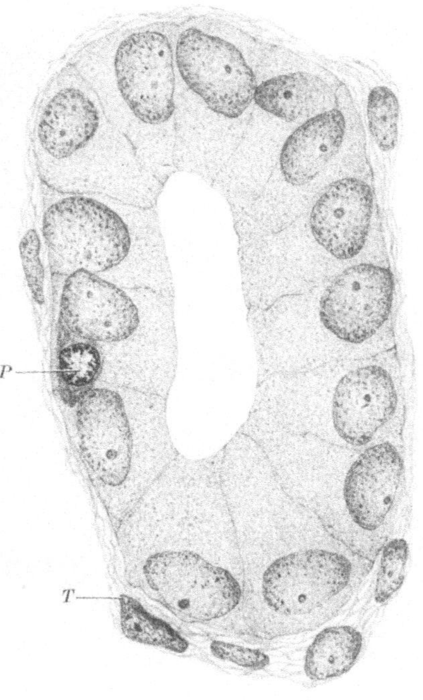

Abb. 349. Drüse aus der Magenschleimhaut aus „hellen", wahrscheinlich schleimig umgewandelten Hauptzellen bestehend. *T* Tunica propria; *P* Plasmazelle. Mensch. BIELSCHOWSKY-Methode. 1100mal vergrößert.

man, in einer beträchtlichen Oberflächenvergrößerung der Schleimhaut und in der Ausbildung eines Cuticularsaumes auf der Oberfläche des Epithels eine morphologische Unterlage zu besitzen.

Schon mit bloßem Auge kann man an der Schleimhaut des Dünndarms charakteristische Ringfalten, die *Plicae circulares Kerckringi*, erkennen; auf einem mikroskopischen Längsschnitt durch den Dünndarm treten sie als hohe, kammartige Gebilde hervor (Abb. 352). Das zweite Mittel, die resorptive Oberfläche der Schleimhaut zu vergrößern, stellen die Zotten oder *Villi intestinales* dar; sie reichen vom Beginn des Duodenums etwa bis zur Valvula coli und verleihen der Darmschleimhaut das samtartige Aussehen.

Die Plicae circulares sind Bildungen der Submucosa und der Schleimhaut und nicht verstreichbar wie die Falten der Magenschleimhaut; sie erscheinen im Dünndarm besonders hoch und nehmen bis zum unteren Ileum allmählich an Höhe ab. Auch die Zotten, die sich im wesentlichen aus dem reticulären Bindegewebe der Tunica propria und einem epithelialen Überzug aufbauen, erweisen sich im Verlaufe des ganzen Dünndarmes an Zahl und Form veränderlich; am häufigsten werden sie im Duodenum beobachtet, verringern ihre Zahl bis zum unteren Ende des Ileums erheblich. Im Duodenum und Jejunum erhalten die Zotten ein vielfach blattartiges, kegel- oder keulenförmiges Aussehen, im Ileum nehmen sie eine mehr faden- oder fingerförmige Gestalt an. Auch Mehrlingsbildungen kommen an den Zotten vor.

Ein einschichtiges Cylinderepithel überkleidet die gesamte Oberfläche der Dünndarmschleimhaut (Abb. 353); es stülpt sich in Gestalt der LIEBERKÜHNschen *Krypten* in die Tunica propria ein. Die Epithelzellen tragen, abgesehen von den zwischen ihnen eingelagerten Becherzellen, an ihrer dem Lumen zugekehrten Fläche einen zarten *Cuticularsaum*, der bald feingestreift, bald homogen aus-

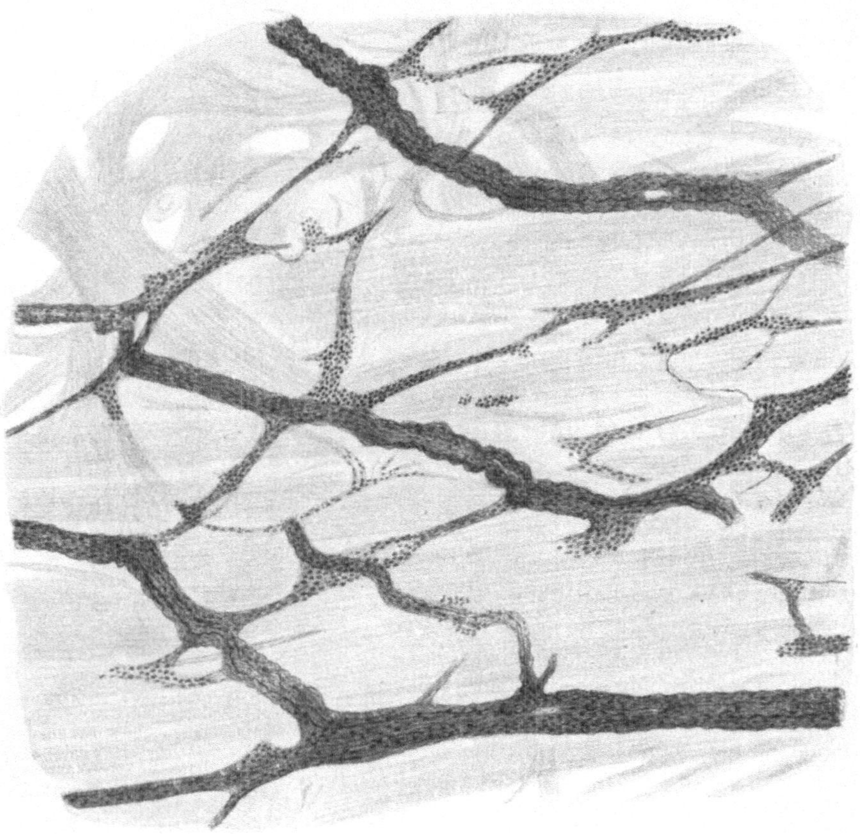

Abb. 350. Plexus myentericus von der Hinterwand des menschlichen Magens. Neonatus. Die schwarzen Pünktchen stellen die multipolaren Ganglienzellen dar. BIELSCHOWSKY-Methode. 100mal vergrößert, auf ³/₄ verkleinert.

sieht, sich vielleicht aus allerfeinsten plasmatischen Stäbchen zusammensetzt und im Dienste der Resorption steht. Direkt unterhalb des Cuticularsaumes gewahrt man vielfach im Plasma der Epithelzelle eine etwas hellere Zone, die sich als frei von Plastokonten erweist (Abb. 354). Die länglich- oder rundlich-ovalen Kerne liegen gewöhnlich im unteren Drittel der Zelle. Das vielfach feingestreifte Aussehen der Epithelzellen dürfte, wie aus Abb. 27 zu ersehen ist, durch eine entsprechende Lagerung der Plastokonten bedingt sein. Die Becherzellen besitzen im Stadium der Sekretentleerung keinen Cuticularsaum; sie können aus gewöhnlichen Darmzellen hervorgehen und sich wieder, falls sie nicht zugrunde gehen, in diese zurückverwandeln.

Becherzellen lassen sich gewöhnlich an der Seitenwand der Zotten, vor allem in den Krypten, auffinden; sie nehmen an Zahl vom Jejunum zum Ileum zu. Bei katarrhalischen Entzündungen der Darmschleimhaut sind die Becherzellen gewöhnlich vermehrt.

Nach fettreicher Nahrung läßt sich das von dem Darmepithel nach der Resorption wiederaufgebaute Fett in Gestalt verschieden großer Kügelchen im Plasma der Zelle sehr schön nachweisen. Bei Verwendung von Osmiumsäure erscheinen die feinen Fetttröpfchen tief schwarz, kommen aber niemals innerhalb des Cuticularsaumes zu Gesicht (Abb. 355).

Die Darmkrypten nehmen vom Duodenum bis zum Ileum an Tiefe zu und erreichen schließlich im Colon ihre größte Ausdehnung. Die Auskleidung dieser kurzen, blind endigenden Schläuche übernimmt das Darmepithel, dessen Zellen

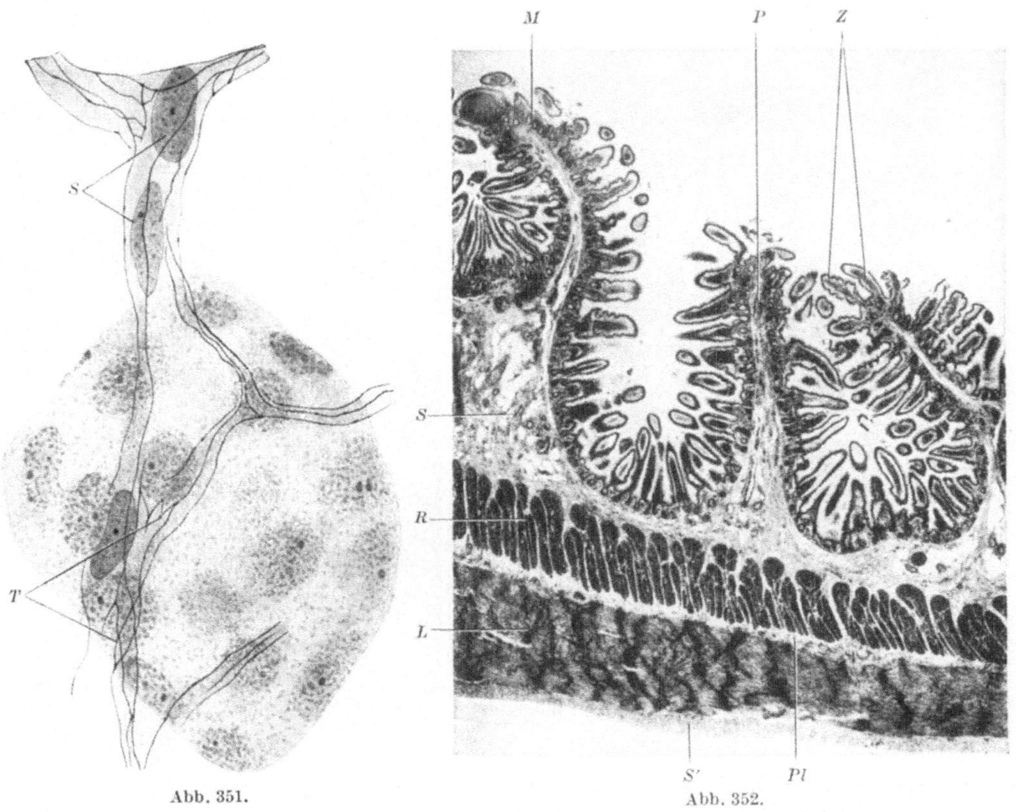

Abb. 351.

Abb. 352.

Abb. 351. Drüsennerven. Magen der Katze. *S* SCHWANNsche Kerne; *T* feinste Nervenfäserchen des Terminalreticulums. BIELSCHOWSKY-Methode. 1700mal vergrößert, auf ³/₄ verkleinert.

Abb. 352. Längsschnitt durch das Jejunum. Mensch. *Z* Zotten; *M* Mucosa; *P* Plica circularis; *S* Submucosa; *R* Ringmuskulatur; *L* Längsmuskulatur; *Pl* Plexus myentericus; *S'* Serosa. ZENKER. Hämatoxylin-Eosin. 20mal vergrößert.

vielfach eines Cuticularsaumes entbehren und vor allem im Ileum zahlreiche Becherzellen zwischen sich beherbergen. Mitosen kann man im Epithel häufig beobachten. Die am Grunde der Krypten vorkommenden PANETHschen Zellen enthalten in ihrem Plasma acidophile, ziemlich grobe Granula (Abb. 356); der rundliche Kern liegt gewöhnlich an der Basis der Zelle; bei starker Anreicherung der Granula kann der Kern platt oder eingedellt erscheinen. Wahrscheinlich sondern die PANETHschen Zellen ein schleimartiges Sekret ab; ihre genauere Bedeutung ist trotz zahlreicher Untersuchungen vor allem auf dem Gebiet der vergleichenden Anatomie unbekannt.

Das Fehlen von Mitosen im Darmepithel der Zotten und das Auftreten von Mitosen in den Krypten legen den Gedanken nahe, daß sich das Darmepithel von den Krypten bis zur Zottenspitze in einer dauernden Aufwärtsverschiebung befinden dürfte.

Die in Abb. 347 dargestellten „Gelben", „Argentophilen" oder „Basalgekörnten" Zellen
werden außer in der Schleimhaut des Magens auch in derjenigen des Darms beobachtet;
sie sind besonders häufig in den Krypten des Duodenums und des Processus vermiformis
anzutreffen. Über ihre Funktion besteht noch keine rechte Klarheit. Man hat die gelben
Zellen mit den an bestimmten Stellen der Epidermis vorkommenden LANGERHANSschen
Zellen verglichen, ihnen äußere oder innere Sekretion und amöboide Beweglichkeit zugeschrieben und ihre Beteiligung am Aufbau von polypösen und krebsartigen Geschwülsten
festgestellt. Schließlich hat FEYRTER auf eine gewisse Verwandtschaft zwischen den gelben
Zellen, den LANGERHANSschen Inseln und den von ihm in den Ausführungsgängen des Pankreas entdeckten kleinen Zellgruppen hingewiesen (s. Abschnitt Pankreas). Nach Behandlung
mit Kaliumbichromat zeigen die feinen Granula der gelben Zellen eine bräunliche Farbe;
nach Formolfixierung mit nachfolgender Versilberung erscheinen die Granula tief schwarz.

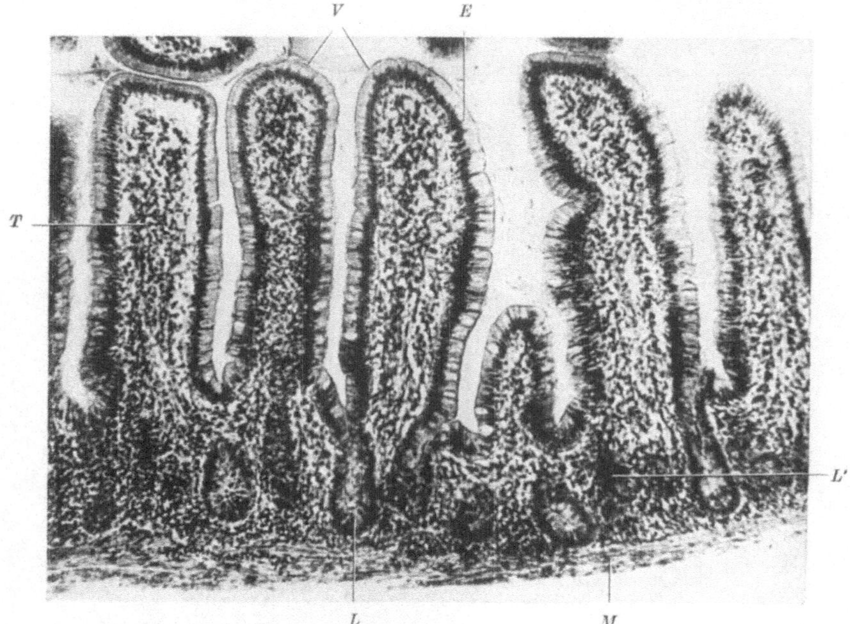

Abb. 353. Mucosa aus dem Jejunum. Mensch. *V* Villi intestinales; *E* Epithel; *T* Tunica propria; *L* LIEBER-
KÜHNsche Krypte; *L'* Lymphocytenhaufen; *M* Muscularis mucosae. ZENKER. Hämatoxylin-Eosin. 100mal
vergrößert.

Die **Tunica propria** bildet den bindegewebigen Grundstock für die Zotten
und das weiche Lager für die darin eingebetteten LIEBERKÜHNschen Krypten;
sie besteht aus lymphoreticulärem Gewebe, das in seinen syncytialen Maschen
Lymphocyten, Plasmazellen und eine wechselnde Menge von Leukocyten enthält.
Als argyrophile, kollagene und elastische Fäserchen sind in der Tunica möglicherweise die gleichen Gebilde unter verschiedener Bezeichnung beschrieben
worden. Die Basalmembran am Boden des Darmepithels oder am Rande der
Krypten ist wohl als eine Randverdichtung des in der Tunica propria entwickelten, zarten Reticulingitters aufzufassen. Schließlich steigen aus der Muscularis mucosae abgespaltene, glatte Muskelfasern innerhalb der Tunica propria
bis zur Zottenspitze empor und bewirken durch ihre Kontraktion eine die Austreibung des Capillarblutes und der Lymphe bei der Resorption begünstigende
Verkürzung der Zotten.

Das zarte Gewebe der Tunica propria ist bei der Fixation leicht Schrumpfungen und
Zerreißungen, besonders an den Stellen seines Zusammenhanges mit dem Epithelgewebe
ausgesetzt. Daher entstehen leicht Hohlräume, die stets als Artefaktbildungen zu gelten
haben. Unter dem Epithel der Zottenkuppen sind derartige Hohlräume irrtümlicherweise
vielfach als eine normale Erscheinung beschrieben worden.

An der **Muscularis mucosae** glaubt man vielfach, aber nicht immer, zwei gegeneinander nicht scharf abgrenzbare Schichten zu erkennen: eine stärkere innere, annähernd zirkuläre Lage und eine schwächere äußere, der Längsachse des Darmes ungefähr parallele Lage. Verbindungsfasern zwischen beiden Schichten und Abweichungen von der beschriebenen Anordnung sind vor allem im Caecum und Colon vorhanden.

Es bleibt fraglich, ob die obige Schilderung über den Aufbau der Muscularis mucosae volle Gültigkeit besitzt, zumal der mikroskopische Schnitt zur Vorstellung eines konstruktiven Aufbaues der Muscularis mucosae nicht hinreicht. Nach neueren Untersuchungen besteht die Muscularis mucosae aus Links- und Rechtsspiralen schraubenförmig gewundener Muskelfasern, welche ein Scherengitter formieren (GOERTTLER). Demnach soll die Zweischichtigkeit nur einen bestimmten, für den schwach gedehnten Darm charakteristischen Funktionszustand des Spiralsystems wiedergeben.

Die Submucosa besteht aus kollagenem Bindegewebe und einem elastischen Fasernetz, welches die Muscularis mucosae mit der inneren Ringmuskelschicht des Darmes verspannt. Stärkere Umformungen der Darmwand bei der Peristaltik führen daher zu einer Umordnung des Bindegewebes in der Submucosa. Von einer derartigen Umordnung wird auch das kollagene Gewebe betroffen. Wahrscheinlich erweist sich der sehr schwer zu analysierende, konstruktive Aufbau der Submucosa nach

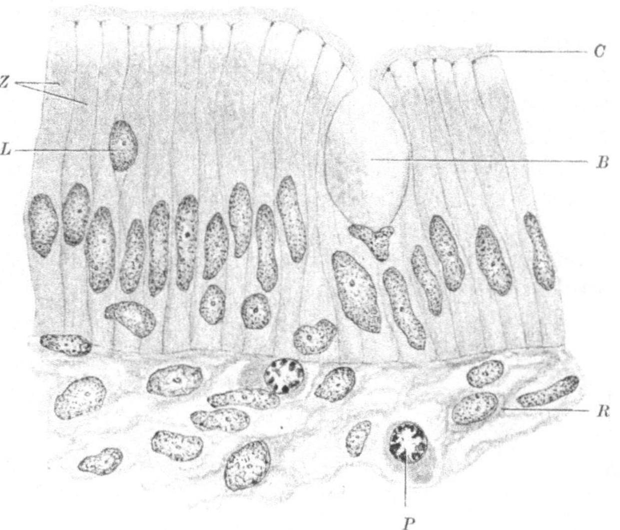

Abb. 354. Cylinderepithel aus dem Jejunum. Mensch. *C* Cuticularsaum; *Z* Cylinderzellen; *B* Becherzelle; *P* Plasmazelle; *R* Reticulum der Tunica propria; *L* Lymphocyt. Kaliumbichromat-Formol. DELAFIELDS Hämatoxylin. 1000mal vergrößert.

Art eines Scherengitters geformt. Die Submucosa beherbergt die größeren Blut- und Lymphgefäße, den MEISSNERschen Plexus submucosus und Zellelemente in Gestalt von Fibrocyten, Histiocyten, Plasmazellen, verschiedenen Leukocyten und Fettzellen.

Die Muscularis des Darmes läßt eine deutliche innere Ringmuskelschicht und eine der Längsachse des Darmes parallel gelagerte äußere Längsmuskelschicht unterscheiden. Beide aus glatten Muskelfasern zusammengesetzte Schichten sind durch eine feine bindegewebige Lage, welche den AUERBACHschen Plexus myentericus enthält, voneinander getrennt. Eine aus einschichtigem Plattenepithel bestehende *Serosa* und eine daruntergelegene, bindegewebige *Subserosa* umschließen die Darmwand und stellen ihre äußere, spiegelnd glatte Oberfläche dar.

Im unteren Ileum ist in der Subserosa gegenüber dem Mesostenialansatz ein verstärkter Längsfaserzug als *Taenia fibrosa ilei* beschrieben worden (W. VOGT).

Das **Duodenum** läßt sich durch besondere, in die Submucosa eingelagerte Drüsen vom Jejunum und Ileum scharf unterscheiden. Es handelt sich hierbei um die von WEPFER entdeckten, aber nach BRUNNER benannten alveolotubulösen, ein schleimhaltiges Sekret absondernden Drüsen. Die BRUNNER*schen*

Drüsen besitzen erhebliche Ähnlichkeit mit den Pylorusdrüsen, erscheinen infolge ihres starken Schleimgehaltes bei gewöhnlichen Färbemethoden ziemlich hell, mannigfach gekrümmt und verzweigt, mit mancherlei Ausbuchtungen und mit sackförmigen Erweiterungen versehen (Abb. 357). Die Drüsen breiten sich vor allem im kranialen Abschnitt des Duodenums in der gesamten Submucosa aus und verringern im caudalen Abschnitt bis zum Übergang in das Jejunum ihre Masse. Die Ausführungsgänge der BRUNNERschen Drüsen durchbrechen die Muscularis mucosae und die Tunica propria, um in das Darmlumen zu münden. Nicht selten beobachtet man kleine Teile des Drüsenkomplexes in der Tunica propria. Die Kerne des Drüsenepithels sind je nach dem Füllungszustand der Zellen bald platt, bald rundlich. Feinste Granula lassen sich nachweisen. Man rechnet die BRUNNERschen Drüsen zu den mucoiden Drüsen.

Das gesamte **Gefäßsystem** ist in seiner Anordnung der Schichtengliederung des Darmes angepaßt und bildet einen bedeutsamen Faktor im konstruktiven Bausystem der Darmwand.

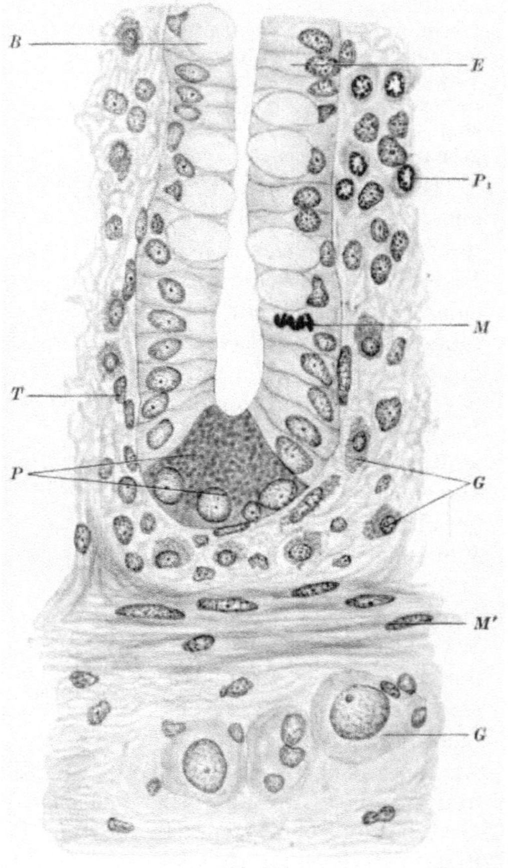

Abb. 355.

Abb. 356.

Abb. 355. Cylinderepithel bei Fettresorption aus dem Jejunum. Kaninchen. *C* Cuticularsaum; *F* Fetttröpfchen; *T* Tunica propria. Osmiumsäure. Paracarmin. 1200mal vergrößert.

Abb. 356. LIEBERKÜHNsche Krypte aus dem Jejunum. Mensch. *E* Epithel; *B* Becherzelle; *M* Mitose; *P* PANETHsche Zellen; *G* eosinophile Granulocyten; *T* Tunica propria; *P₁* Plasmazelle; *M'* Muscularis mucosae; *G* Ganglienzelle des MEISSNERschen Plexus. Kaliumbichromat-Formol. Hämatoxylin-Eosin. 600mal vergrößert.

Kleine Arterien dringen in die Subserosa ein, teilen sich gewöhnlich in zwei einander entgegengerichtete Äste, gelangen in die Längs- und Ringmuskulatur und entwickeln in letzterer das Darmrohr umklammernde arterielle Ringe. Die Hauptarterien durchbohren nach kurzem, subserösem Verlauf die Muscularis propria und dringen sogleich in die Submucosa ein. Der von der Subserosa zur Submucosa reichende, von Bindegewebe umfaßte Gefäßstrang entspricht in seinem Verlauf stets dem Teilstück einer Schraubenlinie und zeigt je nach dem Kontraktionszustand des zugehörigen Darmabschnittes eine jeweils verschiedene Einstellung. Auch in der Submucosa erweist sich das hier stark entwickelte arterielle und venöse Netz dem Scherengittersystem des gesamten Bindegewebes in der Darmwand angepaßt (WOLF-HEIDEGGER).

Von dem in der Submucosa ausgebreiteten Gefäßnetz zweigen sich zahlreiche Äste zur Versorgung der Muscularis und der Mucosa ab. In letzterer umspinnt ein zartes Capillarnetz die LIEBERKÜHNschen Krypten; ein anderes für die Resorption höchst bedeutsames Capillarnetz findet sich in der Tunica propria der Zotten eingebettet (Abb. 358). Es verdankt seine Entstehung einer unverzweigt bis zur Kuppenspitze ziehenden Arterie, die sich an der Kuppe der Zotte in zwei Äste aufteilt; der eine Ast führt das arterielle Blut in das Capillarnetz, der andere als „arteriovenöse Rand-schlinge" direkt in die abführende Vene. Somit kann, im Falle keine Resorption stattfindet, durch die arteriovenöse Anastomose das Capillarnetz ausgeschaltet und arterielles Blut dem Pfortaderkreislauf zugeführt werden. Der Umstand, daß die Zotten während der Resorption in der Minute mehrere Kontraktionen erkennen lassen, die synchron mit denen der Muscularis mucosae einhergehen, dürfte auf die Blutbewegung im Capillarnetz der Zotte von erheblichem Einfluß sein und auf die große Bedeutung des intramuralen Darmnervensystems genugsam hinweisen.

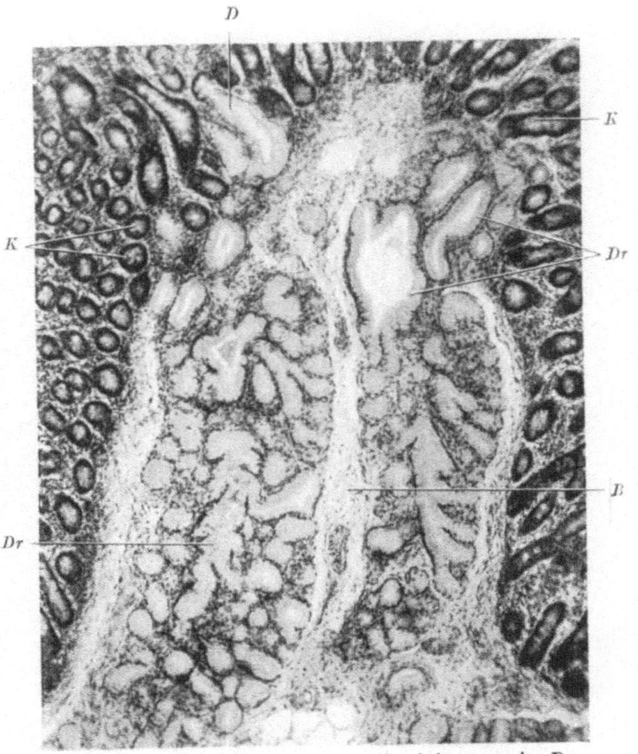

Gleich den Blutgefäßen spielt das **lymphatische System** innerhalb der Darmwand eine bedeutende Rolle. Einzelne Lymphocyten, de-

Abb. 357. BRUNNERsche Drüsen (*Dr*) in der Submucosa des Duodenums. *K* Darmkrypten in der Mucosa; *D* Drüse in der Tunica propria; *B* Bindegewebe der Submucosa. ZENKER. Hämatoxylin-Eosin. 80mal vergrößert.

nen man im Darmepithel überall begegnet, scheinen hier eine Zeitlang liegenzubleiben, alsdann durch das Epithel hindurchzuwandern, um schließlich im Darmlumen zugrunde zu gehen. Die Tunica propria, die stets Lymphocyten beherbergt, besitzt überdies zahlreiche *Solitärknötchen* (Lymphonoduli solitarii), die in ihrer Mitte gelegentlich ein helles Reaktionszentrum enthalten und dann als *Sekundärknötchen* bezeichnet werden. Die Solitärknötchen können sich, vor allem im Colon, auch unter Durchbrechung der Muscularis mucosae bis in die Submucosa hinein ausbreiten.

Vor allem im unteren Ileum werden die Solitärknötchen zu größeren, bis 12 cm langen, ungefähr ovalen lymphatischen Platten zusammengefaßt und als PEYERsche *Plaques* bezeichnet (Abb. 359). Die Gebilde heißen auch *Lymphonoduli aggregati*, liegen gewöhnlich hintereinandergereiht dem Mesostenialansatz gegenüber und können bei schweren Darmkrankheiten (Typhus, Ruhr) durch Geschwürsbildung eine erhebliche Gefahr für den Organismus bedeuten. Ein dichtes Netz von Blutcapillaren findet sich im Inneren und in der unmittelbaren Umgebung der PEYERschen Platten.

Die **Lymphgefäße** der Darmwand beginnen mit dem blinden Ende eines in der Zottenachse liegenden *zentralen Chylusgefäßes*, das die Darmlymphe durch ein in der Tunica propria entwickeltes lymphatisches Capillarnetz dem großen Lymphnetz in der Submucosa zuführt. Von hier aus verläßt die Lymphe gemeinsam mit den Blutgefäßen durch größere Lymphgefäße die Darmwand. Im Bereich der Solitärfollikel findet man eine dichte Entwicklung des lymphatischen Gefäßnetzes. In der Subserosa ist ein weiteres Lymphgefäßnetz zu beobachten, das durch die Muscularis hindurch mit demjenigen in der Submucosa in Verbindung steht. Um die Ganglien- und Faserbündel des AUERBACHschen Plexus scheint ein besonderer, mit Endothel ausgekleideter Spaltraum zu bestehen, der sich wie die Lymphgefäße injizieren läßt, mit diesen aber offenbar nicht zusammenhängt.

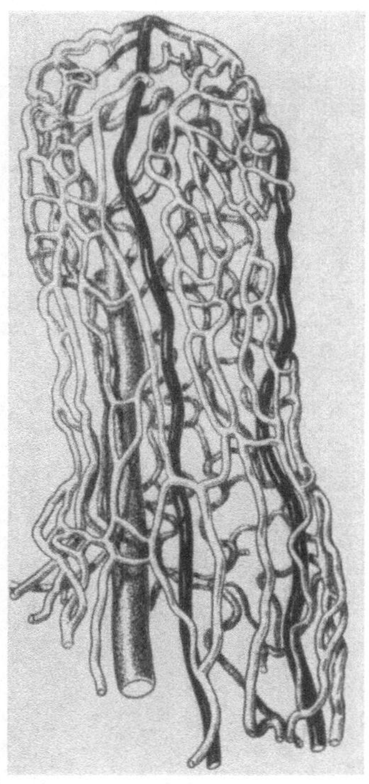

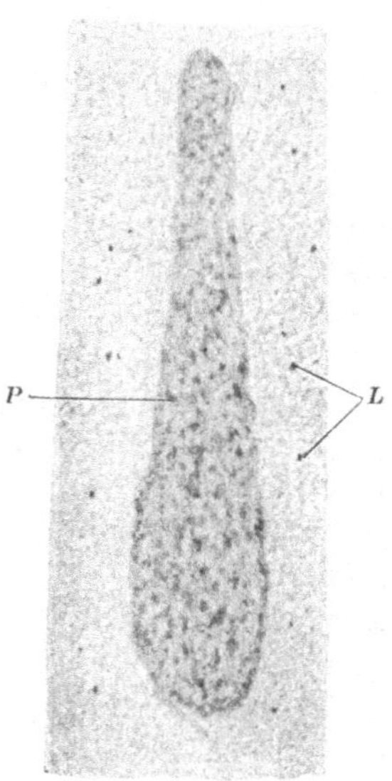

Abb. 358. Darmzotte aus dem Jejunum. Mensch. Injektion der Blutgefäße: Schwarz: Arterien; grau: Vene; weiß: Capillare. 190mal vergrößert. (Nach SPANNER.)

Abb. 359. PEYERsche Platte (*P*) aus der Schleimhaut des Ileums. *L* Lymphonoduli solitarii. Aufgehelltes Präparat. Natürliche Größe. Auf ³/₅ verkleinert.

i) Dickdarm (Intestinum crassum).

Die zottenbesetzte Schleimhaut des Dünndarmes nimmt an der Valvula coli ein Ende; sie wird durch eine anders gebaute, dem Dickdarm eigentümliche Schleimhaut abgelöst. *Das Colon* besitzt zunächst an seiner Schleimhautoberfläche keine Zotten und erhält somit infolge seiner Faltenbildung eine gewisse Ähnlichkeit mit der Schleimhaut des Magens. Das einschichtige Cylinderepithel trägt einen zarten Cuticularsaum und enthält nur vereinzelte Becherzellen. Die Krypten sind ungefähr doppelt so lang als im Dünndarm und mit Becherzellen gewöhnlich dicht besetzt (Abb. 360). Die indifferenten Epithelzellen in den Krypten lassen einen Cuticularsaum vielfach vermissen; ebenso fehlen hier die PANETHschen Zellen. Die Muscularis mucosae trennt die Tunica propria von der gewöhnlich viele Fettzellen enthaltenden Submucosa. Die Muscularis gliedert sich in eine innere Ring- und eine äußere, auf die drei Tänien reduzierte Längsmuskellage. Zwischen den Tänien findet man gewöhnlich nur wenige längsverlaufende Muskelfasern.

Die Mucosa enthält vor allem im **Caecum** zahlreiche Lymphknötchen, die sich unter Auflösung der Muscularis mucosae bis in die Submucosa ausdehnen können. Die *Appendices epiploicae* bauen sich aus reticulärem Bindegewebe, zahlreichen Fettzellen und Blutgefäßen auf; eine Serosa überkleidet das ganze Gebilde, in welchem Wanderzellen aller Art beobachtet werden.

Der **Processus vermiformis** zeigt einen ähnlichen Aufbau wie das Colon; er besitzt Cylinderepithel, tiefe Krypten mit zahlreichen Becherzellen, eine an Fettzellen reiche Submucosa und eine Ring- und Längsmuskelschicht. Das kleine Darmstück wird von einer Serosa umfaßt, welche an der Haftstelle in

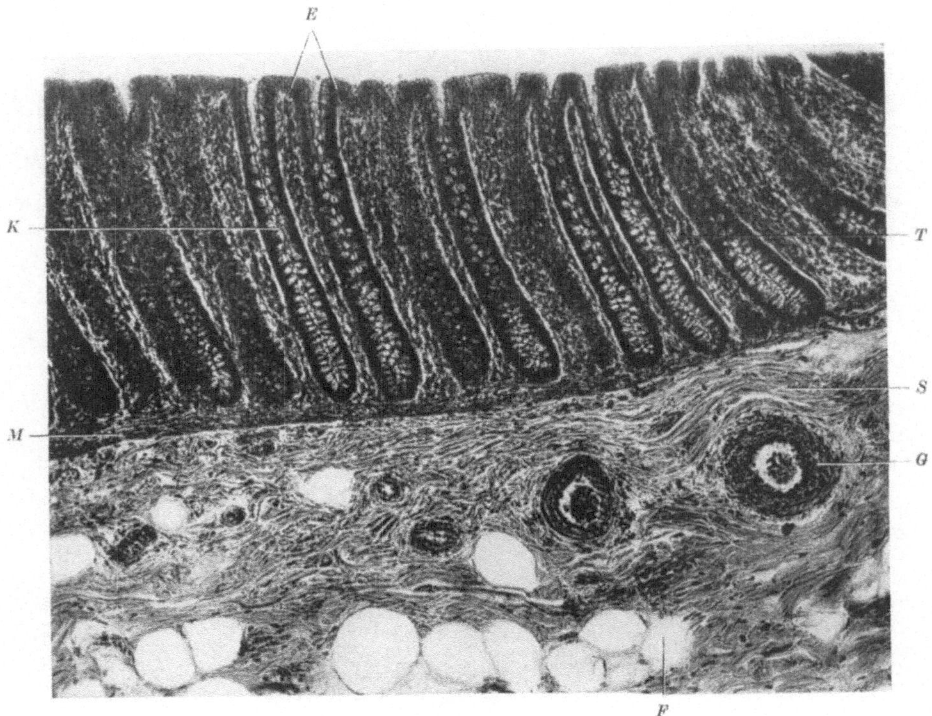

Abb. 360. Längsschnitt durch die Schleimhaut des Colons. Mensch. *E* Epithel; *K* LIEBERKÜHNsche Krypte mit den hellen Becherzellen; *T* Tunica propria; *M* Muscularis mucosae; *S* Submucosa; *F* Fettzelle; *G* Gefäß. ZENKER. Hämatoxylin-Eosin. 100mal vergrößert.

die Duplikatur des Mesenteriolums übergeht. Letzteres enthält die für die Appendix bestimmten Gefäße und Nerven, Fettgewebe und gelegentlich auch glatte Muskelfasern.

Charakteristisch für den Processus vermiformis und am gefärbten Schnitt meist mit dem bloßen Auge erkennbar bleibt die außerordentlich starke Anhäufung lymphatischen Gewebes in der Mucosa (Abb. 361). Die mit Reaktionszentren ausgestatteten Lymphknötchen scheinen wie bei den PEYERschen Plaques eng aneinandergelagert, bringen mit ihrer Masse die Muscularis mucosae vielfach zum Schwinden und lagern teilweise auch in der Submucosa. Von der Muscularis mucosae lassen sich daher oft nur unbedeutende Elemente wahrnehmen. Lymphocyten werden auch im Epithel gefunden, von wo sie in das Lumen gelangen können.

Der Bau des Processus vermiformis ist wahrscheinlich infolge der häufig vorkommenden Entzündungsvorgänge einem erheblichen Wechsel unterworfen. So kann das Lumen eng oder weit sein, alle möglichen Kotbestandteile enthalten oder die Schleimhaut kann einer starken Verödung anheimgefallen sein. Veränderungen in der Submucosa, der Muscularis und am Nervensystem sind häufig zu beobachten.

k) Mastdarm (Rectum).

Die Schleimhaut des Rectums gleicht in ihrem mikroskopischen Bau derjenigen des Colons. Eine geschlossene Schicht längsverlaufender, glatter Muskelfasern und eine ebensolche Ringmuskellage übernehmen den Hauptteil bei der Bildung der Rohrwand. Im analen Abschnitt des Rectums werden morphologische Unterschiede gegenüber der histologischen Zusammensetzung des Colons bemerkbar. Eine trichterförmige Einstülpung der äußeren Haut, die *Zona cutanea*, reicht am Analring des Erwachsenen etwa 2 cm in die Tiefe und enthält im Bindegewebe unter dem geschichteten Plattenepithel zahl-

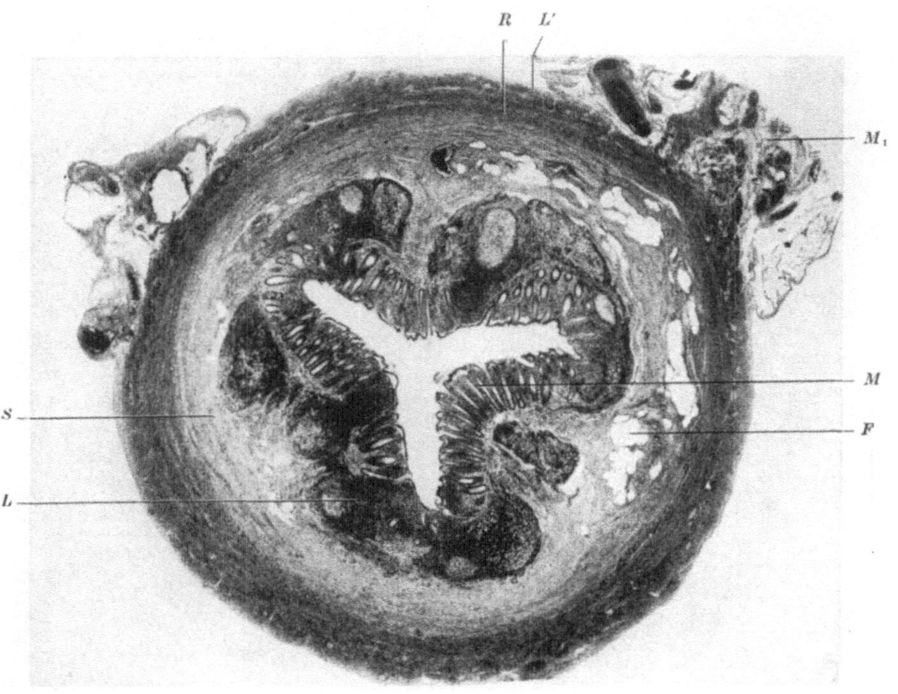

Abb. 361. Processus vermiformis im Querschnitt. Mensch. *M* Mucosa mit den Krypten; *L* Lymphknötchen mit Reaktionszentrum; *S* Submucosa; *F* Fettzellen; *R* Ring-, *L'* Längsmuscularis; *M₁* Mesenteriolum. ZENKER. Hämatoxylin-Eosin. 17mal vergrößert.

reiche Talgdrüsen, ekkrine und große apokrine Schweißdrüsen. Auch PACINISche Lamellenkörperchen werden hier häufig beobachtet. Eine angrenzende, etwa 1 cm breite Ringzone, die *Zona intermedia*, liegt dem M. sphincter ani innen auf, trägt als Abkömmling des Ektoderms dünnes, mehrschichtiges Plattenepithel und enthält im Bindegewebe eine Menge längsverlaufender, glatter Muskelfasern.

Die nach innen anschließende **Zona columnaris** trägt in wechselnden Längsfalten der Schleimhaut, den *Columnae rectales*, und den dazwischengelegenen Vertiefungen, den *Sinus rectales*, ihr besonderes Kennzeichen. Die Columnae rectales sind von dünnem, unverhorntem Plattenepithel überkleidet und besitzen als eigentliche Grundlage kollagenes Bindegewebe und längsverlaufende, glatte Muskelfasern, die aus der Muscularis mucosae des oberen Rectums stammen. Ein kavernöses Schwellgewebe, dessen venöse Räume nur eine einfache Endothelauskleidung besitzen, findet sich in der Schleimhaut der Columnae rectales vor. Die Vertiefungen zwischen den Columnae, die *Sinus rectales*, besitzen teilweise

Plattenepithel, teilweise Cylinderepithel mit vielen Becherzellen. Schließlich kommt es in der Zona columnaris zur Bildung epithelialer Krypten und Taschen, die teils Cylinder-, teils Plattenepithel erkennen lassen und mit mucoiden Drüsen

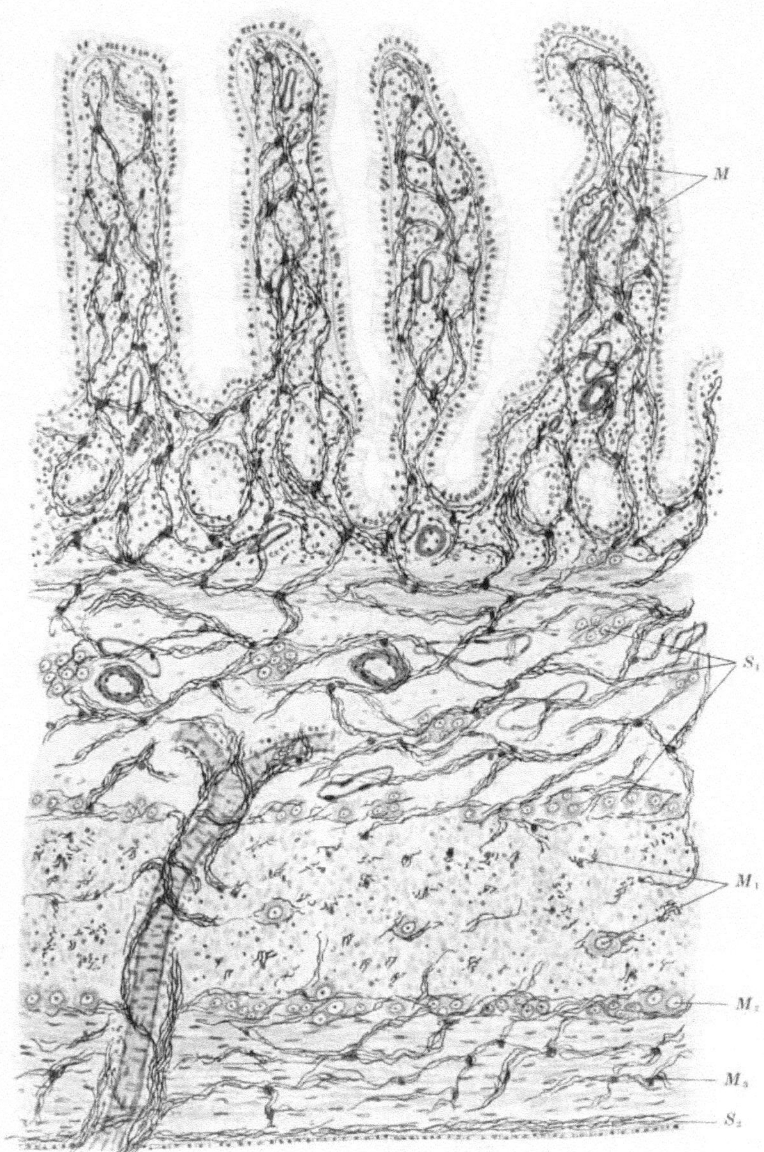

Abb. 362. Schema zur Innervation des Darmkanals. *M* Plexus mucosus; S_1 Plexus submucosus (MEISSNER); M_1 Plexus muscularis profundus; M_2 Plexus myentericus (AUERBACH); M_3 Plexus muscularis superficialis; S_2 Plexus subserosus. Ganglienzellen blau, interstitielle Zellen violett.

oder verschleimten Epithelgängen in Verbindung stehen. Die Grenzlinie zwischen Plattenepithel und Zylinderepithel verläuft in der Zona columnaris gezackt.

Im Plattenepithel der Zona intermedia und in den Epithelien der Columnae und Sinus rectales kommen zahlreiche afferente Nervenfäserchen vor. An den Drüsengängen sind nervöse Endformationen beschrieben worden. Ein dichter Nervenplexus lagert ferner zwischen dem kavernösen Schwellgewebe der venösen Räume.

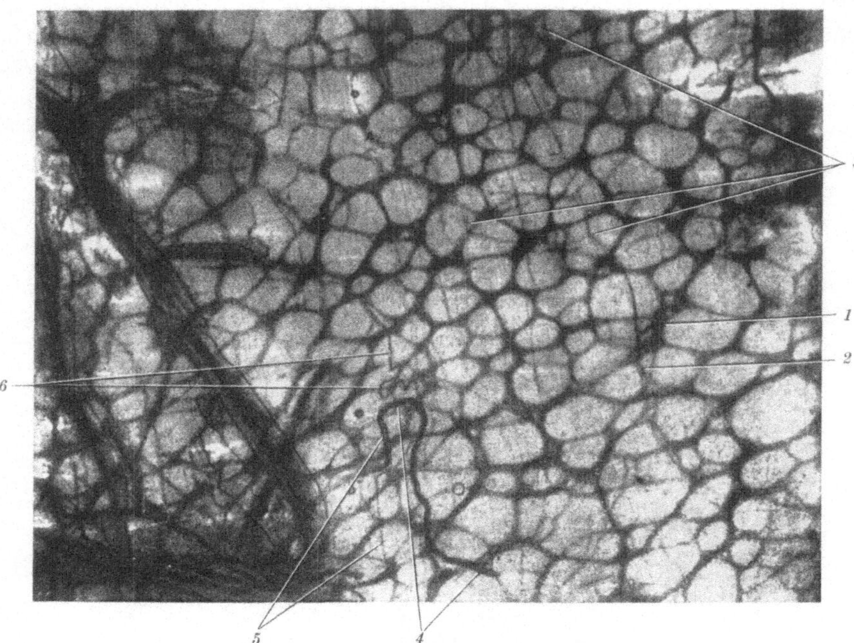

Abb. 363. Plexus myentericus. Caecum. Mensch. Die Zahlen bezeichnen einige von der Serosa in den Plexus myentericus und subserosus eindringende Nervenästchen. Methylenblau. Lupenvergrößerung. (Nach KONDRATJEW.)

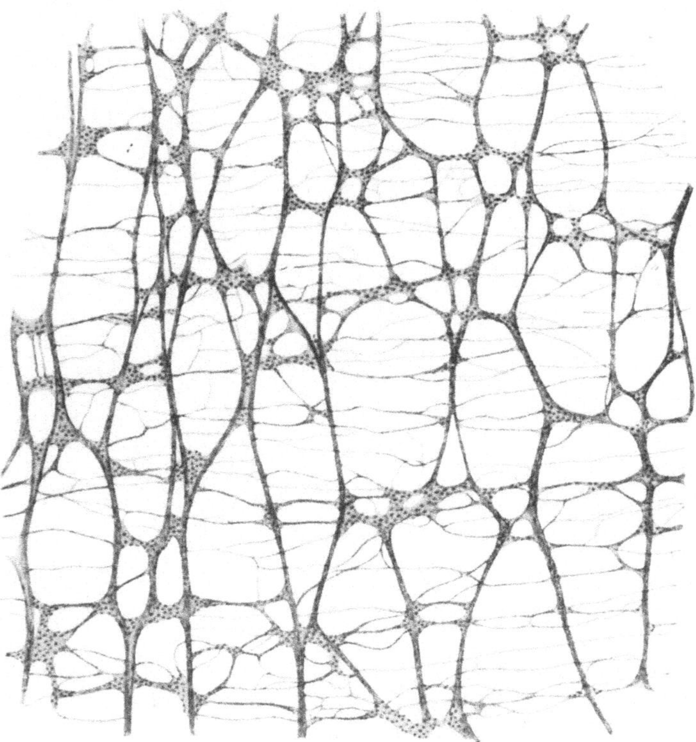

Abb. 364. Plexus myentericus (AUERBACH) aus dem Dünndarm des Menschen. Neugeborenes. Grobe Faserzüge: Maschenwerk I. Ordnung. Feine Faserzüge: Maschenwerk II. Ordnung. Schwarze Punkte: Ganglienzellen. BIELSCHOWSKY-Methode. 30mal vergrößert, auf $^9/_{10}$ verkleinert.

1) Intramurales Nervensystem des Rumpfdarmes.

In die Darmwand findet sich eine riesige Fülle von Ganglienzellen und Nervenfasern als ein einheitlich geschlossenes syncytiales Netzwerk unter der Bezeichnung „Intramurales Nervensystem" eingebaut. Vagus und Sympathicus bringen ihre Fasern gemeinsam mit den Gefäßen in die Darmwand hinein, lassen sich aber innerhalb derselben mit morphologischen Mitteln nicht mehr unterscheiden. Man hat es beim intra-

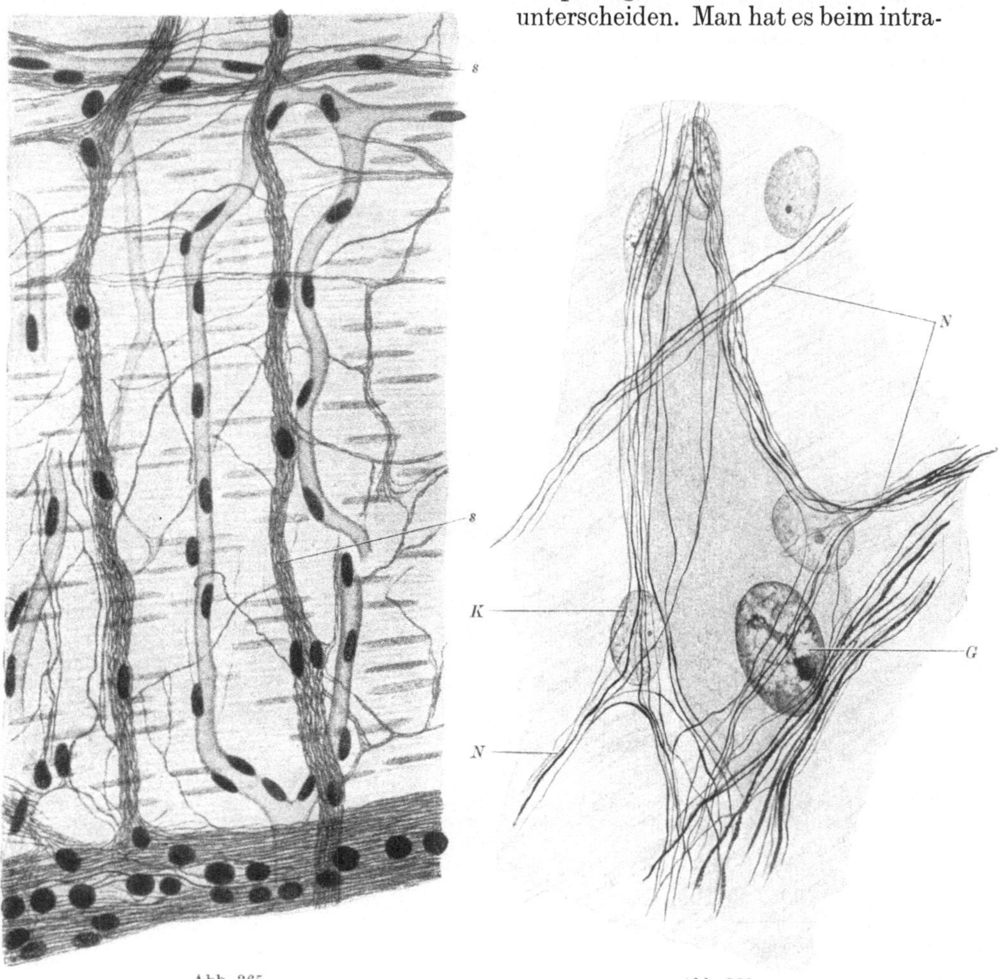

Abb. 365.
Abb. 366.

Abb. 365. Plexus myentericus. Dünndarm, Kaninchen. *s* Sekundärbündel, von welchem sich Faserzüge zu einem feinen Tertiärgeflecht abzweigen. BIELSCHOWSKY-Methode. 400mal vergrößert, auf ⁴/₅ verkleinert.

Abb. 366. Ganglienzelle mit zarten Nervenfaserbündeln aus dem Plexus muscularis profundus. Colon. Mensch. *G* Kern einer Ganglienzelle; *K* Kern des Hüllplasmodiums; *N* zarte Nervenfaserzüge. BIELSCHOWSKY-Methode. 1800mal vergrößert, auf ³/₅ verkleinert.

muralen Nervensystem der Darmwand gleichsam mit einem in die Peripherie verlagerten, aufgelockerten Stück Rückenmark zu tun. Eine Aufteilung dieser Nervenmasse in einzelne Plexus wird durch den Schichtenbau der Darmwand nahegelegt, besitzt jedoch nur topographische Bedeutung. Die Beschreibung des Darmnervensystems erfolgt am besten nach topographischen Gesichtspunkten.

Das Schema der Abb. 362 gibt eine regionäre, durch den Aufbau der Darmwand bedingte Gliederung des zugehörigen Nervensystems wieder. Man unterscheidet einen *Plexus subserosus*, einen *Plexus muscularis superficialis* für die

Längsmuskulatur und einen *Plexus muscularis profundus* für die Ringmuskulatur.
Zwischen beiden Muskelschichten nimmt der AUERBACHsche *Plexus myentericus*
seinen Platz ein. Durch die ganze Tiefe der Submucosa breitet sich der MEISSNER-
sche *Plexus submucosus* aus. Feinste Verbindungsfäserchen führen auf dem
Wege über ein zartes Netzwerk in der Muscularis mucosae in die Tunica propria.
Dort kommt es zur Bildung des zarten *Plexus mucosus*. Alle Nervenplexus
hängen durch zahlreiche Verbindungsfäserchen untrennbar miteinander zusammen, gehören also zu einem geschlossenen Ganzen.

Der **Plexus subserosus** erstreckt sich beim Magen-Darmkanal in dem unter der Serosa
gelegenen Bindegewebe und stellt ein feines, aus marklosen Fasern bestehendes Nerven-

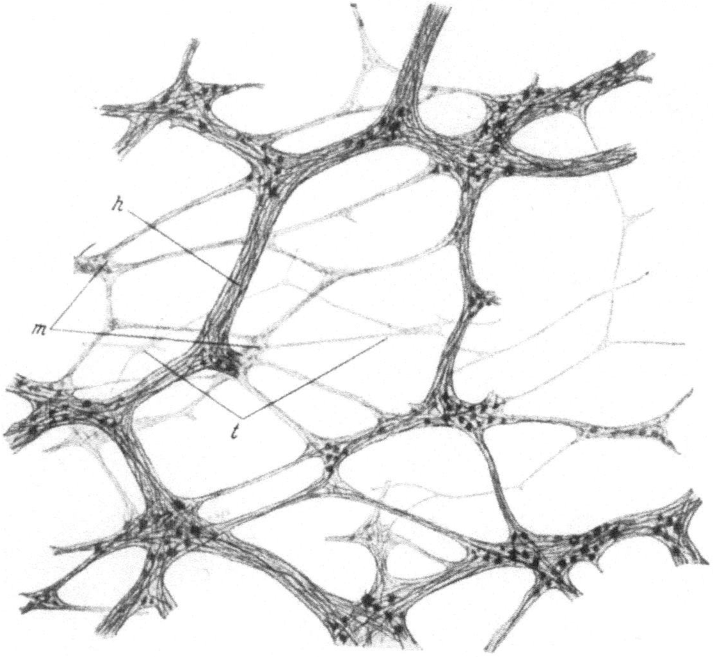

Abb. 367. Plexus muscularis profundus in der Ringmuskulatur des Processus vermiformis. Mensch. *h* grober
Plexus; *m* mittelstarker Plexus; *t* feiner Plexus. BIELSCHOWSKY-Methode. 75mal vergrößert, auf ³/₅ verkleinert.
(Nach REISER.)

geflecht dar; es erhält die Hauptmasse seiner Fasern nicht etwa aus den in die Darmwand
eindringenden Nn. mesenterici, sondern aus dem AUERBACHschen Plexus. Ganglienzellen
sind im Plexus subserosus gewöhnlich nicht vorhanden.

Der **Plexus myentericus** (Auerbach) erscheint als eine enorme Masse nervösen
Gewebes, das sich in den bindegewebigen Spaltraum zwischen Ring- und
Längsmuskulatur einschiebt. Es gelingt mit Methylenblau am ganzen Darm
das zu einem eigentümlichen, charakteristischen Maschengitter angeordnete
Nervengewebe des Plexus myentericus in der Übersicht gut wiederzugeben
(Abb. 363).

Der AUERBACHsche Plexus besitzt in den einzelnen Abschnitten des Magens, des Dünn-
und Dickdarmes ein wechselndes Aussehen, das teilweise durch die Form seiner Maschen,
in der Hauptsache aber wohl durch die unterschiedliche Zahl der Ganglienzellen und Nervenfasern bedingt wird. Schon AUERBACH hat richtig bemerkt, daß der Plexus myentericus
bei verschiedenen Klassen, Ordnungen und Familien des Tierreiches eine jeweils eigenartige,
besondere „Physiognomie" hervortreten läßt.

Die Aufbauelemente des AUERBACHschen Plexus, die Ganglienzellen, Nervenfasern, SCHWANNsches Leitgewebe und Hüllplasmodium sind zu einer gitter-

artigen Konstruktion von gewisser Regelmäßigkeit zusammengefügt. An den
Knotenpunkten des Maschenwerkes kommt es gewöhnlich zu einer Vermehrung
der nervösen Substanz; sie läßt sich auf die Anwesenheit von Ganglienzellen
und auf eine Auflockerung der Nervenbündel, die in fortwährendem Faseraustausch miteinander stehen, zurückführen (Abb. 364). Am AUERBACHschen
Flechtwerk macht sich eine gewisse Schichtung in verschiedene, wegen der
durch die beiden Muskelschichten bedingten Raumbeschränkung eng aneinander-
gelagerte Etagen bemerkbar. So geht aus dem grobbündeligen Maschenwerk

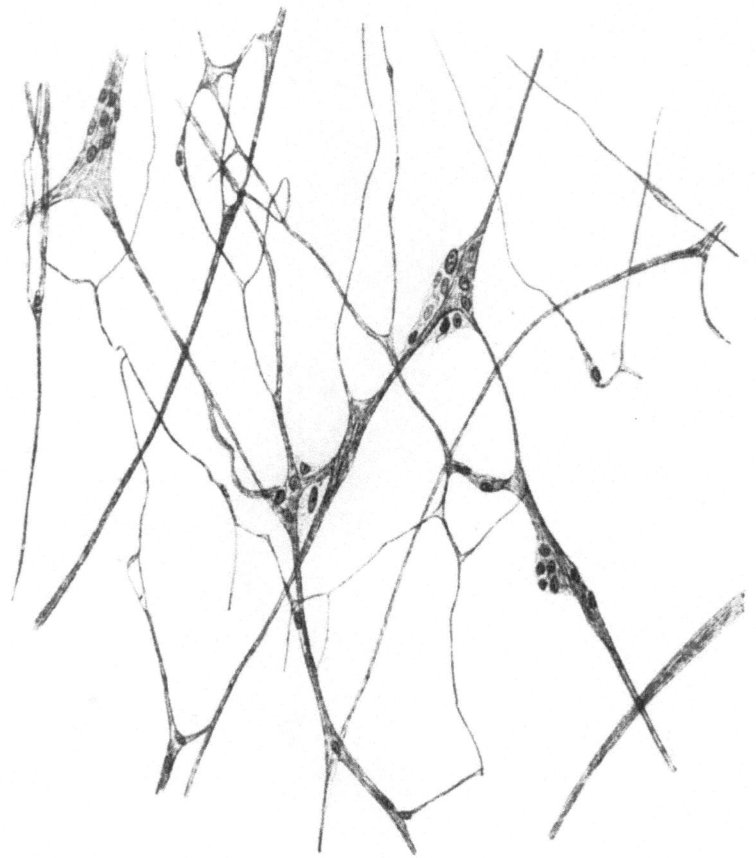

Abb. 368. Plexus submucosus (MEISSNER) aus dem Jejunum. Mensch. BIELSCHOWSKY-Methode.
350mal vergrößert, auf $^9/_{10}$ verkleinert.

I. Ordnung oder Primärplexus durch Abspaltung schmaler Nervenbündel ein
wesentlich feineres Maschenwerk II. Ordnung oder Sekundärplexus hervor.
Letzterer enthält nur noch vereinzelte Ganglienzellen und splittert sich in ein
überaus zartes, aus feinsten Fasersträngen bestehendes Netzwerk auf, das sich
alsbald als Plexus muscularis profundus und superficialis in die Muskelschichten
verliert (Abb. 365).

Die Masse der in der Ring- und Längsmuskulatur verlaufenden schmalen
Nervenbündel wird als Plexus muscularis profundus und superficialis zusammengefaßt. Es handelt sich beim *Plexus muscularis profundus* um ein sehr dichtes,
feinstes Nervengeflecht, dessen marklose Faserzüge in der Hauptsache die
gleiche Richtung wie die glatten Muskelfasern einhalten. Der Plexus muscularis

profundus beherbergt in seinen zarten Maschen auch multipolare Ganglienzellen, deren Vorkommen besonders im Colon häufiger ist, als es zunächst den Anschein erweckt (Abb. 366).

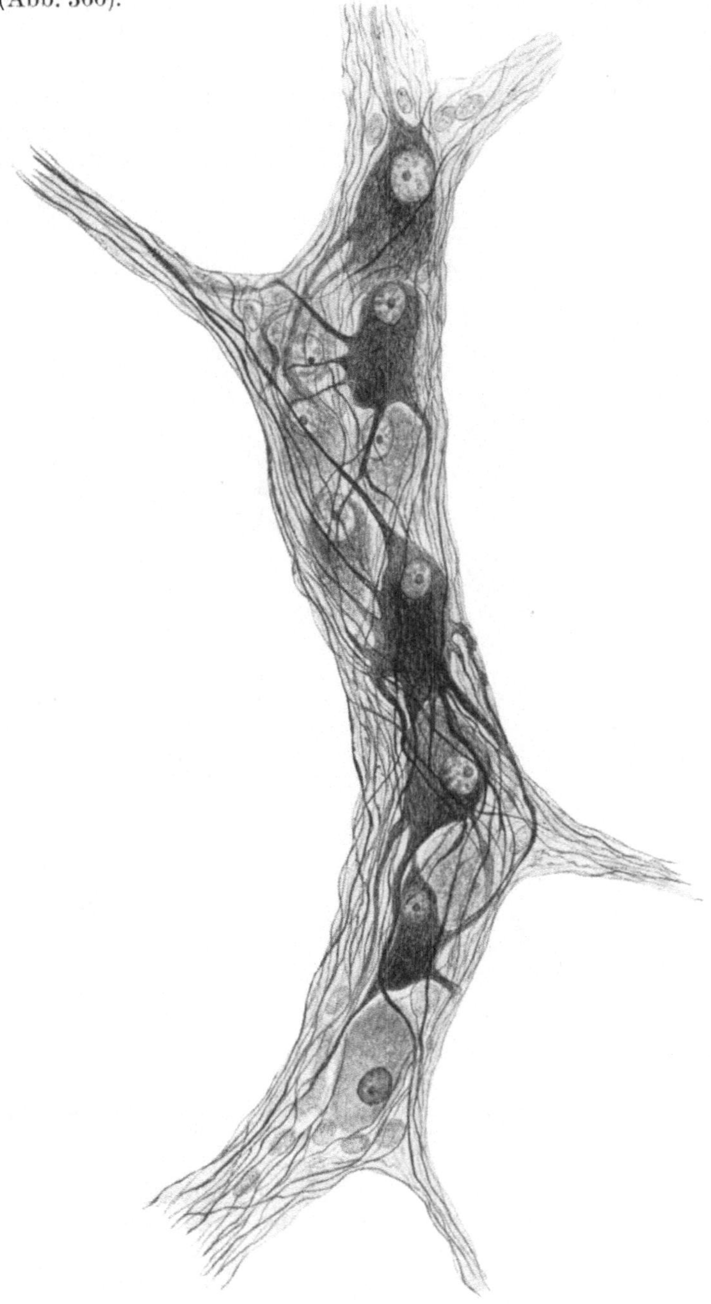

Abb. 369. MEISSNERscher Plexus. Colon. Mensch. Ganglion mit großen multipolaren Nervenzellen. BIELSCHOWSKY-Methode. 600mal vergrößert, auf ⁵/₆ verkleinert.

Im Processus vermiformis bleibt der AUERBACHsche Plexus nicht auf das zwischen Längs- und Ringmuskulatur gelegene Interstitium begrenzt, sondern durchsetzt mit seinen Maschen und Ganglien die beiden Muskelschichten, um ohne deutliche Grenze in den MEISSNERschen Plexus überzugehen. Man kann daher in der Ringmuskulatur etagenartig geschichtete Nervengeflechte, die sich nach innen immer mehr verfeinern, sehr gut beobachten (Abb. 367).

Der durch die ganze Dicke der Submucosa zu mehreren Flechtwerken geschichtete *Plexus submucosus* (MEISSNER) baut sich aus den gleichen Bestandteilen wie der AUERBACHsche Plexus auf; nur sind seine Ganglienzellen kleiner, die Nervenfasern feiner und die Maschen um so dichter, je näher man sich der Muscularis mucosae nähert (Abb. 368). Immerhin kann man in den MEISSNERschen Ganglien des Colons in der der Ringmuskulatur angelagerten Schicht noch

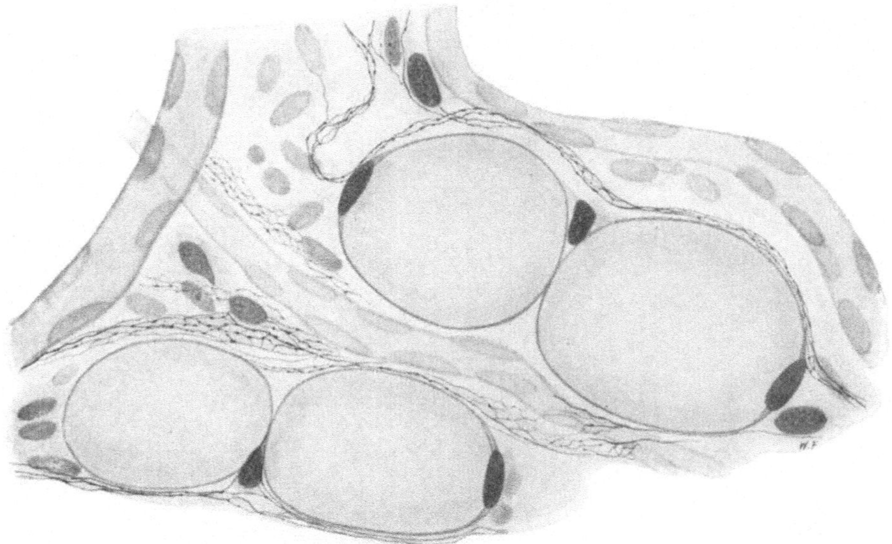

Abb. 370. Feinste, netzartige Nervenfaserzüge zwischen Fettzellen in der Submucosa des Magens. Mensch. BIELSCHOWSKY-Methode. 1000mal vergrößert, auf ³/₄ verkleinert.

multipolare Nervenzellen samt Hüllplasmodium in erheblichem Umfange wahrnehmen (Abb. 369).

Mit der allmählichen Aufteilung der nervösen Faserbündel im MEISSNERschen Plexus ändert sich der histologische Bau dieser Bündel. Sie nehmen das Aussehen zarter, mit länglichen SCHWANNschen Kernen ausgestatteter Plasmastränge an, die in ihrem Inneren feinste, marklose, stellenweise netzartig verbundene Nervenfäserchen beherbergen. Unter Umständen kann das SCHWANNsche Leitplasmodium durch mesodermale Elemente wie Fibrocyten oder Histiocyten ersetzt werden. Jedenfalls entwickeln die zarten Plasmastränge des MEISSNERschen Plexus ein geschlossenes syncytiales Maschennetz, das an seinen Knotenpunkten statt der Ganglienzellen die rundlichen Kerne der interstitiellen Zellen enthält. Die Maschen der zarten Plasmastränge sind außerordentlich eng gezogen und hängen mit den Capillaren, den Fettzellen und sonstigen Elementen des Bindegewebes vielfach plasmatisch zusammen; sie stellen offenbar eine nervöse Endformation dar, die sich ihrer äußersten Feinheit wegen dem Terminalreticulum zuweisen läßt (Abb. 370 u. 60).

Der in der Tunica propria der Darmwand ausgebreitete **Plexus mucosus** verdankt seine Entstehung feinsten nervösen Plasmasträngen, die aus dem MEISSNERschen Plexus stammen und bei ihrem Durchtritt durch die Muscularis mucosae zu deren Versorgung ein zartes terminales Netz entstehen lassen. Die enorme Feinheit und Dichte des in der Mucosa vorhandenen Nervennetzes zeigen mit Sicherheit die Beeinflußbarkeit des Epithels und der gesamten Tunica propria mit ihren Drüsen und Capillaren durch das Nervensystem (Abb. 371). Zwischen dem Grund der LIEBERKÜHNschen Krypten und der Muscularis

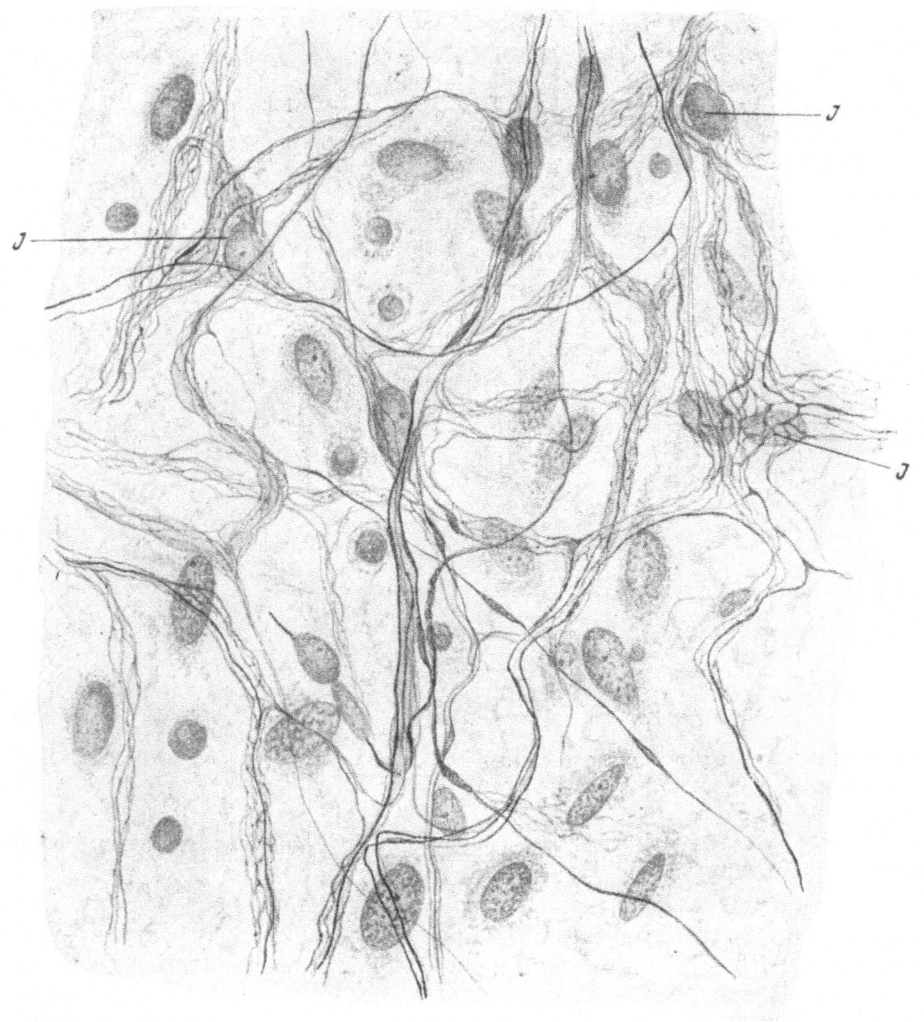

Abb. 371. Plexus mucosus in der Tunica propria des Colons. Mensch. *I* Interstitielle Zellen. BIELSCHOWSKY-Methode. 1000mal vergrößert, auf ⁴/₅ verkleinert.

mucosae kommen vereinzelt kleine multipolare Ganglienzellen vor; sonst sind die Ganglienzellen im Plexus mucosus durchweg durch die „interstitiellen Zellen" ersetzt.

In der Schleimhaut des Processus vermiformis entwickelt der zwischen die Krypten der Tunica propria versenkte Plexus mucosus einen außerordentlichen Reichtum nervöser Substanz (Abb. 372). Besonders an der Wand der Krypten sieht man eine beträchtliche Menge feinster Nervenfäserchen aufs engste zusammengedrängt und zu einer netzartigen Endformation angeordnet.

Im intramuralen Nervensystem des Magen-Darmkanals sind sympathische und parasympathische Anteile, efferente, afferente, sekretorische und vasomotorische Elemente cellulärer oder faseriger Natur mit Hilfe des SCHWANNschen Leitplasmodiums zu einer untrennbaren neuroplasmatischen, syncytialen Einheit verschmolzen. Die enorme Menge der eingelagerten Ganglienzellen und die netzartige Konstruktion des ganzen Darmnervensystems legen den Gedanken

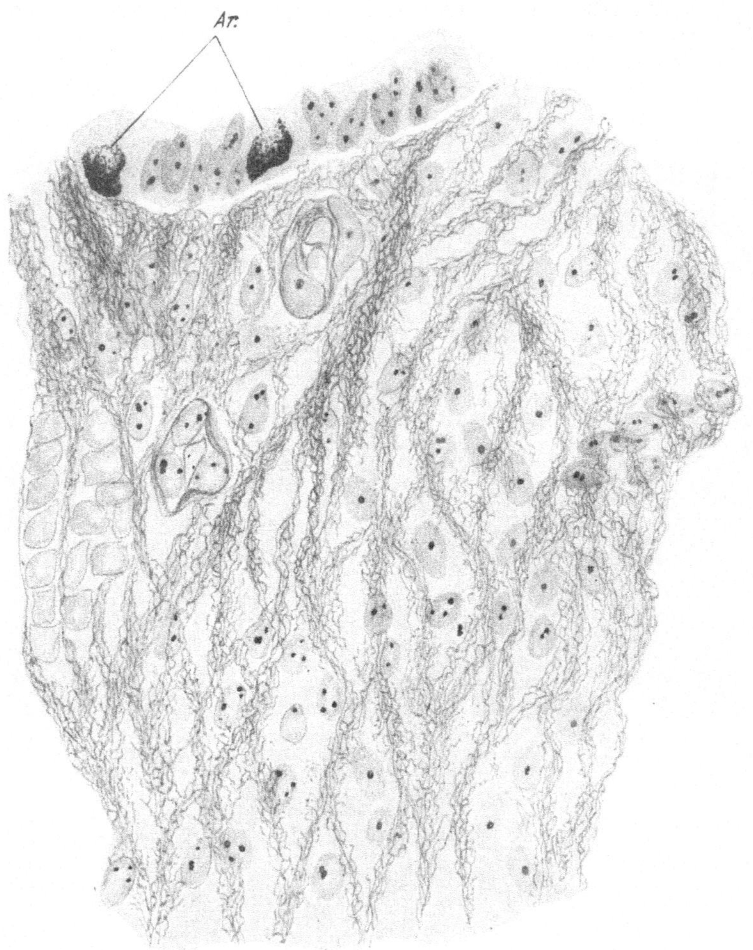

Abb. 372. Plexus mucosus. Nervöses Terminalreticulum an einer Krypte in der Tunica propria. Processus vermiformis. Mensch. *Ar* Argyrophile Zellen in einer Kryptenwand. BIELSCHOWSKY-Methode. 1100mal vergrößert, auf ⁵/₆ verkleinert.

an eine gewisse regulatorische Selbständigkeit des intramuralen Nervengewebes nahe. Jedenfalls läßt sich bei dem ungeheuren Reichtum nervöser Elemente in der Darmwand nicht der kleinste normale oder pathologische Vorgang denken, bei welchem das Nervensystem nicht seinen Einfluß geltend machen oder selbst in Mitleidenschaft gezogen würde.

m) Leber (Hepar).

Die Leber ist ein entodermales Organ und tritt in ihrer ersten Anlage bereits in der 3. embryonalen Woche am Eingang in die vordere Darmbucht in Erscheinung. Die Anlage vertieft sich zu einer Bucht, deren kranialer Anteil sich zur Leber und deren caudaler Anteil

sich zur Gallenblase umgestalten. Der Eingang in die Leberbucht verschmälert sich allmählich zum Ductus choledochus. Die Darmanlage, aus welcher Leber und Pankreas hervorgehen, entwickelt sich später zum Duodenum. Die frühembryonale Leber stellt einen epithelialen Zellhaufen dar, welcher von einem Netz erweiterter Capillaren oder „Sinusoiden"
durchzogen wird. Zwischen der embryonalen Leber und einem endokrinen Organ besteht
somit eine beträchtliche Ähnlichkeit.

Das Capillarnetz der embryonalen Leber erhält zuerst sein Blut aus den Venen des
Dottersackes, dann aus der Vena umbilicalis und schließlich aus der Vena portae. Etwa vom
3. bis zum 7. Embryonalmonat übernimmt die Leber in kleinen Ausbuchtungen der Sinusoide
die Bildung von Blutzellen. Die Gliederung der Leberzellmasse in Läppchen oder Lobuli
erfolgt nicht wie bei anderen Drüsen durch Aussprossung und Aufteilung. Vielmehr veranlassen einwachsende Äste der Vena portae den ursprünglich einheitlichen Zellhaufen

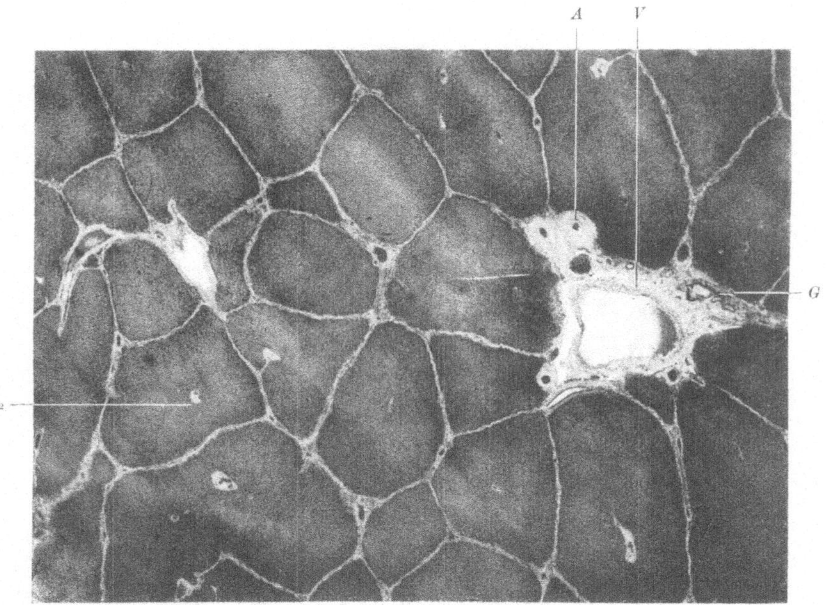

Abb. 373. Leber vom Schwein. Die Läppchen durch Bindegewebe scharf begrenzt. *V* Vena interlobularis;
G Gallengang; *A* Arterie; *V₂* Vena centralis. MÜLLER-Formol. Bismarckbraun. 20mal vergrößert.

zu einer organisatorischen Umkonstruktion in ein Läppchensystem. Auch die radiäre
Stellung der Zellbalken innerhalb der Läppchen dürfte auf das Eindringen der Gefäße
zurückzuführen sein.

Dem Gefäßsystem kommt, abgesehen von seinen nutritiven Aufgaben bei
der Entwicklung der Leber, eine bedeutsame Rolle zu. Für einen Einblick in
den Bau und die Funktion der Leber bleibt die Kenntnis ihrer Gefäßversorgung
aufschlußreich. Die Leber erhält die Hauptmasse des Blutes, das sie zu ihrer
komplizierten und mannigfachen Leistung benötigt, nicht wie andere Organe
aus einer Arterie, sondern aus der *Vena portae* zugeführt. Deren Blut entstammt
dem Magen-Darmkanal, der Milz und dem Pankreas. Den nötigen Sauerstoff
führt der Leber die A. hepatica zu, die bereits in dem die Leber umfassenden
Bindegewebe, der GLISSON*schen Kapsel,* ein weitmaschiges Capillarnetz entstehen
läßt und mit den bindegewebigen Verzweigungen der Kapsel in die Tiefe dringt.
Zentralvenen, Sammelvenen und *größere Lebervenen* nehmen das Blut aus der
Leber auf und bringen es durch die Venae hepaticae in die Vena cava caudalis
und somit in das Blut des großen Kreislaufes.

Ein Ausfall der A. hepatica bewirkt schwerste, den Untergang des Leberparenchyms
herbeiführende Koagulationsnekrose der Leberzellen. Im Falle keine Resorption aus dem
Darmkanal stattfindet, besteht die Möglichkeit einer arteriellen Blutzufuhr in die Vena

portae durch die in Abb. 358 dargestellten arteriovenösen Anastomosen der Darmzotten. Der Umstand, daß nach Abb. 376 die mit Blut gefüllten Capillaren fast die Hälfte des Lebervolumens einnehmen können, dürfte auf die außerordentliche Bedeutung des Gefäßsystems für die Leber genugsam hindeuten.

Um sich einen klaren Einblick in den Aufbau der Leber zu verschaffen, genügt die Anfertigung mikroskopischer Schnitte keineswegs; die Herstellung geeigneter Modelle bleibt erforderlich. Immerhin zeigt ein Schnitt durch die Leber des Schweines infolge einer ausgeprägten bindegewebigen Entwicklung ein wesentlich deutlicheres Bild, als es bei der menschlichen Leber entgegentritt (Abb. 373).

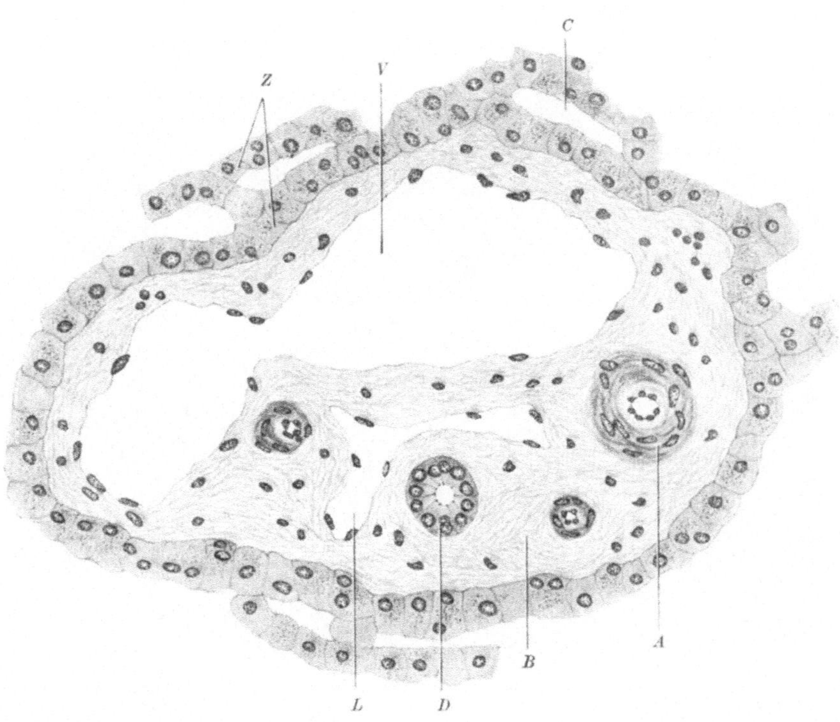

Abb. 374. Aus einem Schnitt durch die Leber. Mensch. *V* Vena interlobularis; *A* A. hepatica; *D* Ductus biliferus; *L* Lymphgefäß; *Z* Leberzellbalken, *C* Lebercapillare; *B* interlobuläres Bindegewebe. ZENKER. Hämatoxylin-Eosin. 400mal vergrößert, auf ³/₄ verkleinert.

Eine auffallende, auf eine gewisse Größe beschränkte, aber nicht ganz gleichmäßige Felderung wird sichtbar; sie ist durch die in verschiedener Richtung angeschnittenen Läppchen bedingt, die durch spärliches Bindegewebe scharf gegeneinander abgegrenzt erscheinen. Jedes *Leberläppchen* oder *Lobulus* beherbergt in seiner Mitte ein kleines Gefäß, die *Vena centralis*. Man kann daher im vorliegenden Fall jedes Läppchen als eine abgrenzbare, epitheliale, um die Vena centralis gelagerte Zellmasse betrachten, deren Capillarnetz das Blut der Vena centralis zuführt.

Die Äste der Vena portae, die **Venae interlobulares,** verlaufen stets im Bindegewebe zwischen den Läppchen; ein gleiches gilt für die größeren Lebervenen. Die zuführenden Venae interlobulares lassen sich von den abführenden größeren Lebervenen sicher unterscheiden: Die Pfortaderäste oder Venae interlobulares verlaufen im Bindegewebe stets in Begleitung von Gallengängen und von Ästen der A. hepatica (Abb. 374). Die Äste der Lebervenen sind isoliert in das interlobuläre Bindegewebe eingebaut und im mikroskopischen Schnitt leicht erkennbar.

Beim Menschen ist der Aufbau der Leber aus Läppchen mitunter schwer zu entdecken; denn das interlobuläre Bindegewebe hat in der menschlichen Leber eine wesentlich geringere Entwicklung erfahren als beim Schwein. Das beim Menschen von der *Capsula fibrosa* (Glisson) in das Innere der Leber abgezweigte kollagene Bindegewebe übernimmt fast nur die Rolle einer Gefäßscheide um die Vena interlobularis und die sie begleitenden Arterien und Gallengänge und gelangt daher nur mit einer kleineren Fläche zur Abgrenzung eines Leberläppchens (Abb. 375). Überdies hängen die Leberläppchen an ihrer Basis, wo sich die Austrittsstelle der Vena centralis befindet, vielfach zusammen, bilden

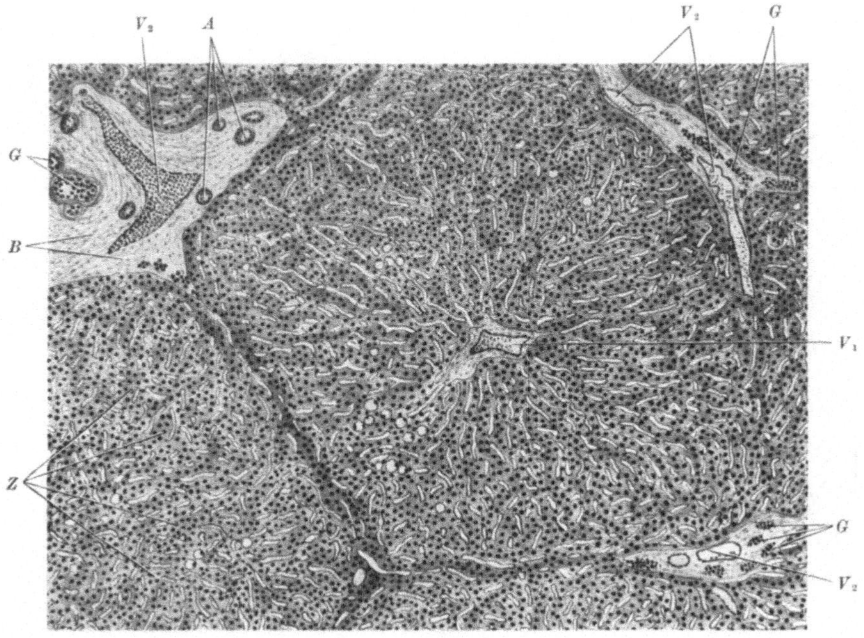

Abb. 375. Leberläppchen. Mensch. Übersicht. V_1 Vena centralis; V_2 Vena interlobularis; *A* A. hepatica; *G* Gallengang; *B* interlobuläres Bindegewebe; *Z* Leberzellbalken. ZENKER. Hämatoxylin-Eosin. 70mal vergrößert. (Nach SOBOTTA.)

also größere einheitliche Zellkomplexe, welche eine Übersicht in den Aufbau des Organs weiterhin erschweren.

Die Gestalt eines einfachen Leberläppchens ist in Abb. 376 im Modell wiedergegeben. Es handelt sich dabei um eine verschieden geformte, am oberen Ende abgerundete und an der Basis abgeplattete Einheit von ungefähr 2 mm Länge und 1 mm Breite. In der Längsachse dieser Einheit liegt die Vena centralis, die an der Basis das Läppchen verläßt. Die Vena centralis erhält ihr Blut aus den Lebercapillaren, deren Zufluß aus der Vena interlobularis und zu einem sehr geringen Teil aus der A. hepatica stammt. Man hat es also bei den Blutcapillaren der Leber im wesentlichen mit einem venösen Wundernetz zu tun. Injiziert man eine geeignete, farbige Masse in die Vena portae, so kann man das gesamte Capillarnetz, seine radiäre Anordnung und seine Einmündung in die Venae centrales sehr schön zu Gesicht bekommen (Abb. 377).

An der der Kuppe des Läppchens entgegengesetzten Seite, wo die Vena centralis austritt, gehen die Läppchen beim Menschen häufig ohne Grenze ineinander über und schließen sich zu einem größeren Läppchenkomplex zusammen. Ein derartiges „Sammelläppchen" hängt gleich einer Brombeere an einer ausführenden Lebervene, die man als *Sammelvene* bezeichnet hat (Abb. 376 u. 378).

Letztere befindet sich inmitten des Sammelläppchens, also „intralobulär", und empfängt das Blut aus den zugehörigen Venae centrales und aus dem Capillarnetz des anliegenden ungegliederten Leberparenchyms. Die Sammelvenen münden in die im interlobulären Bindegewebe einzeln verlaufenden, größeren Lebervenen, die

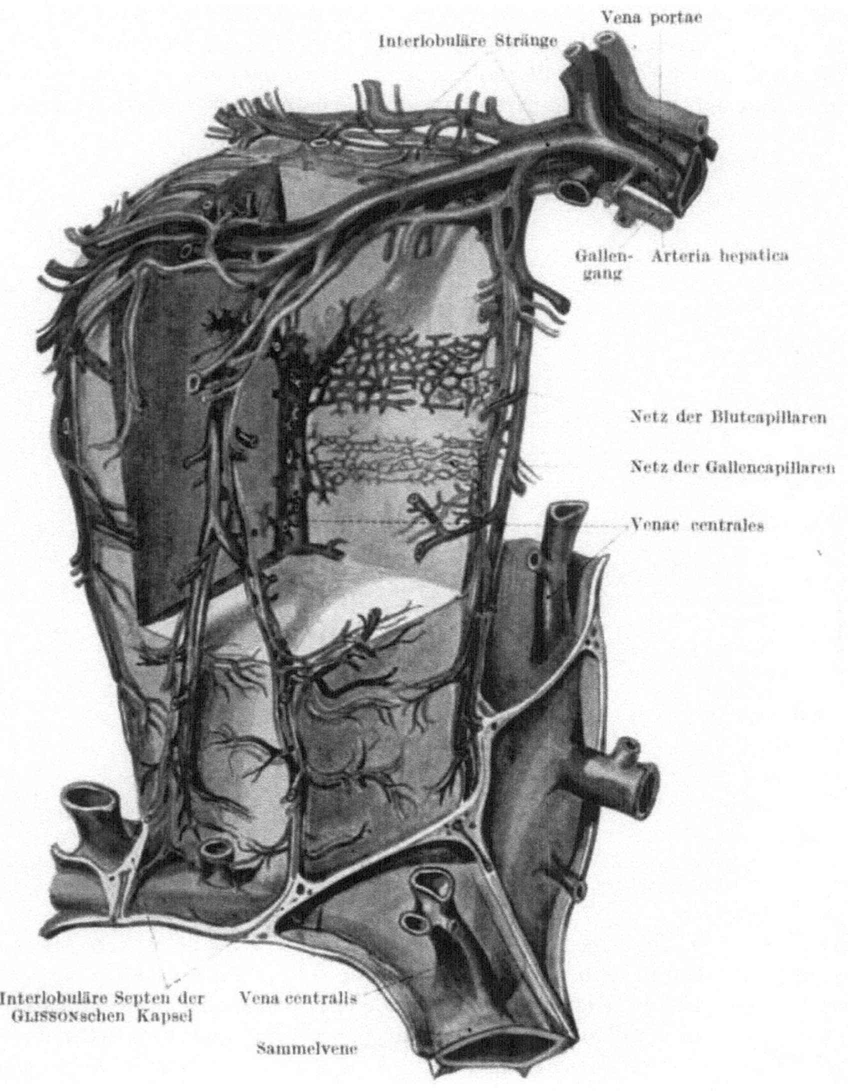

Abb. 376. Lobulus aus der Leber des Schweins. Wachsplattenmodell. Arterien: rot, Pfortaderäste: violett, Lebervenen: blau, Gallengänge: grün. Netze der Blut- und Gallencapillaren schematisch eingetragen. (Nach BRAUS-ELZE.)

das Blut schließlich den großen, an die Vena cava caudalis angeschlossenen Venae hepaticae zuführen.

Um das Endothel der Vena centralis findet sich nur eine äußerst zarte bindegewebige Lage angeordnet. Das Kaliber der gleichfalls nur aus einem Endothel bestehenden Sammelvenen ist selbstverständlich größer als das der Vena centralis. Die größeren Lebervenen enthalten gewöhnlich erst bei einem Durchmesser von 2 mm glatte Muskelfasern; sie besitzen keine eigene bindegewebige Adventitia, sondern hängen mit dem Leberparenchym fest zusammen. Daher trifft man auf Schnitten durch die ganze Leber hindurch die Lebervenen gewöhnlich in klaffendem Zustand. Die Leberarterien verlaufen, wie aus dem Modell der Abb. 376 hervorgeht, gemeinsam mit den Gallengängen und den Ästen der Vena portae. Die von der A. hepatica gespeisten Capillaren münden entweder in zarte Zweige der Vena interlobularis oder stehen mit dem venösen Capillarnetz der Vena portae in Zusammenhang.

Das Capillarnetz zeigt sich in der Anordnung seiner Maschen der Bauweise des versorgten Gewebes angepaßt. Man kann aus der Anordnung des Capillarnetzes im Muskelkörper der Zunge ohne weiteres auf die Verlaufsrichtung der einzelnen Muskelbündel schließen. Somit liegt die radiäre Anordnung des in Abb. 377 dargestellten Capillarnetzes den Gedanken an eine entsprechend radiäre Ausgestaltung des Drüsenparenchyms innerhalb eines Leberläppchens nahe.

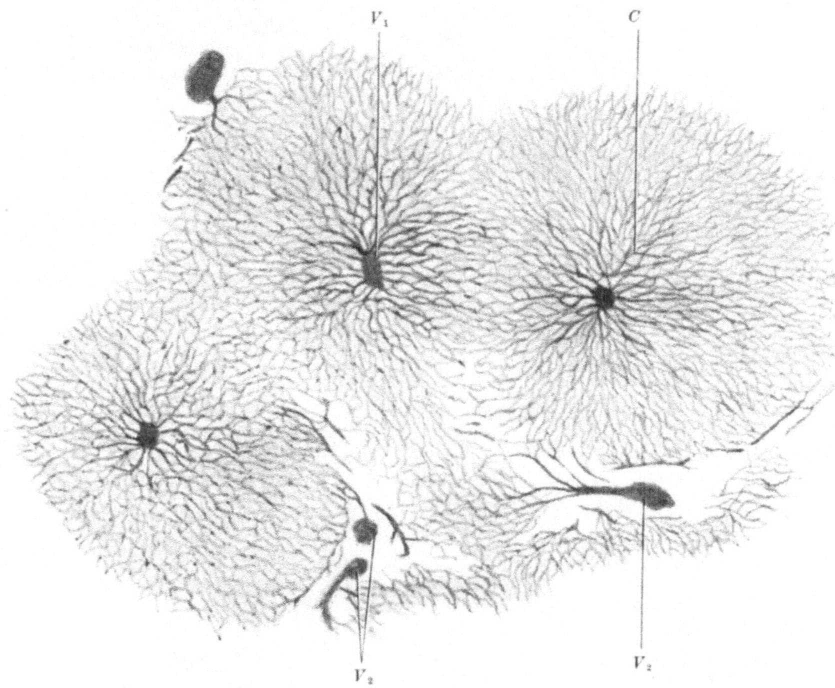

Abb. 377. Leber. Mensch. Von der Pfortader aus injiziert. V_1 Vena centralis; V_2 Vena interlobularis; C Blutcapillaren. MÜLLERsche Flüssigkeit. 50mal vergrößert, auf $^4/_5$ verkleinert.

Ein radiärer Aufbau des Läppchens ist in Abb. 375 zu bemerken, tritt jedoch bereits auf dem in Abb. 379 wiedergegebenen Ausschnitt eines Leberläppchens deutlich vor Augen. Hiernach scheinen gleichsam zwei dreidimensionale Raumnetze ineinander hineingesteckt zu sein. Das eine Raumnetz wird durch die erweiterten Blutcapillaren dargestellt. Das andere Raumnetz setzt sich aus epithelialen Balken und Platten zusammen, zu denen die einzelnen Leberzellen aneinandergefügt sind. Wie zwischen den Blutcapillaren, so bestehen auch zwischen den *Leberzellbalken* zahlreiche Anastomosen, wodurch das mikroskopische Bild einer radiären Konstruktion des Leberläppchens etwas verwischt wird.

Das Plasma der **Leberzelle** erscheint in frischem Zustand trübe, körnig und läßt eine etwas dichtere Randzone, das Exoplasma und eine sämtliche Einschlüsse beherbergende Innenzone, das Endoplasma, unterscheiden. Eine bestimmte Form dürfte der Leberzelle, die sich dem wechselnden Füllungszustand des Capillarnetzes dauernd anzupassen hat, nicht zukommen. In physiologische Kochsalzlösung gebracht, nimmt die Leberzelle gewöhnlich eine Kugelgestalt an. Eine Fülle von Einschlüssen, wie Plastokonten, GOLGI-Apparat, Eiweiß-

und Glykogenschollen, Fettsubstanzen und Pigmentgranula, ist in dem überaus komplizierten Laboratorium der Leberzelle nachgewiesen worden. Bei der

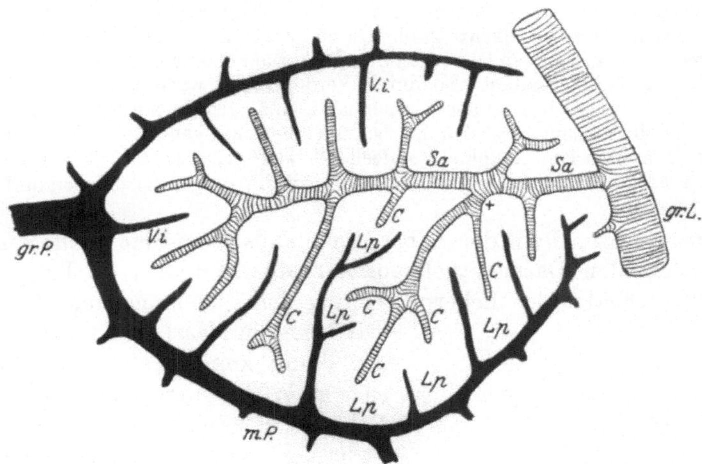

Abb. 378. Schema eines „Sammelläppchens". *gr. P.* Größerer Pfortaderast; *V. i.* Vena interlobularis; *Lp.* Läppchen; *C* Vena centralis; *Sa.* Sammelvene; *gr. L.* größere Lebervene. (Nach PFUHL.)

unterschiedlichen Menge und Zusammensetzung der aufgenommenen Nahrung bei den durch die Tages- oder Nachtzeit bedingten Schwankungen des Gesamt stoffwechsels, im Hunger- und Fieberzustand muß sich selbstverständlich auch

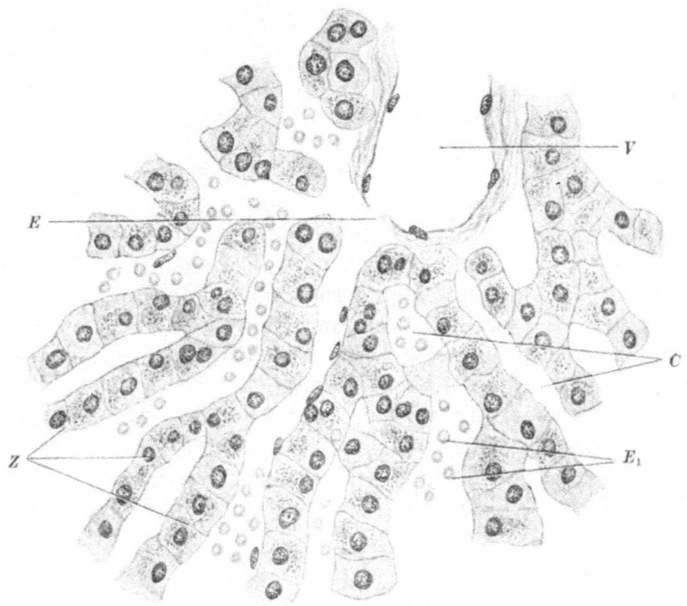

Abb. 379. Stück eines Querschnittes durch ein Leberläppchen. Mensch. *V* Vena centralis; *E* Einmündungsstelle einer Blutcapillare; *C* Blutcapillare; *Z* Leberzellen „zu Zellbalken" aneinandergelagert; *E₁* Erythrocyten. MÜLLER-Formol. Hämatoxylin-Eosin. 500mal vergrößert, auf ⁴/₅ verkleinert.

die plasmatische Beschaffenheit der Leberzelle fortwährend ändern. Man bekommt demnach bei einer fixierten und mit allen möglichen Färbungen behandelten Leberzelle gleichsam nur eine Momentaufnahme aus einem in dauernder Umänderung befindlichen Gebilde zu Gesicht. Auch Vitalfarbstoffe, z. B. Trypanblau, vermag die Leberzelle zu speichern.

Auffallenderweise besitzen viele Leberzellen zwei Kerne. Diese sind in den meisten Fällen von gleicher Größe, können aber auch ungleich groß sein. Zweikernigkeit der Zellen läßt sich auf Mitose und Amitose zurückführen. Da während des Lebens Leberzellen zugrunde gehen, so werden neue Ersatzelemente durch Mitose und Amitose geschaffen. Die Kerne in den Leberzellen sind verschieden groß. Durch genaue Messungen hat man in der Leber als einem besonders geeigneten Objekt an den Zellkernen mehrere Größenklassen festgestellt, die sich wie 1:2:4:8 verhalten, also durch Verdoppelung wachsen sollen.

Unter den Leberzellen kommen manchmal kleine, trübgranulierte, dunkle Elemente vor; wahrscheinlich handelt es sich hierbei um zugrunde gehende Zellen. Auch sind am Rande der Leberläppchen „dunkle Randzellen" oder „Grenzzellen" beschrieben worden; sie zeigen ein meist basophiles Plasma, sind kleiner als die übrigen Leberzellen und gewöhnlich frei von Glykogen.

Das Drüsenparenchym der Leber nimmt aus dem Blut Stoffe auf, die aus dem resorbierenden Darmepithel, aus der Milz und dem Pankreas stammen. Andererseits scheidet das Leberparenchym von ihm aufgebaute Produkte wie Glykogen und Harnstoff in das Capillarblut ab. Somit kommt es im Pfortaderblut bei seinem Wege durch das Capillarnetz der Leber zu einer erheblichen chemischen Umänderung. Von der Leberzelle resorbierte und in das Capillarblut abgeschiedene Stoffe müssen ihren Weg durch die Capillarwand hindurch nehmen. Bau und Funktion der Capillarwand sind daher für die Leistung des Leberparenchyms von größter Bedeutung, aber einer Analyse schwer zugänglich.

Zunächst lassen sich am Endothel der Lebercapillaren keinerlei Zellgrenzen wie bei anderen Capillaren feststellen. Demnach übernimmt eine syncytiale Plasmahaut die Auskleidung der Capillarwand. Letztere muß stellenweise sehr dünn sein, da es vielfach den Anschein hat, als würden die Leberzellen zur Begrenzung der Capillarwand herangezogen. Eine Membrana propria

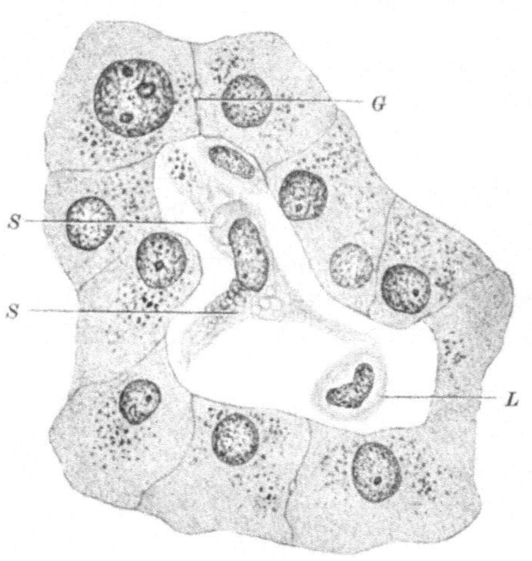

Abb. 380. Kupffersche Sternzelle (*S*) in einer Lebercapillare. Mensch. *G* Gallencapillare; *L* Lymphocyt. Müller-Formol. Hämatoxylin. 1000mal vergrößert.

zwischen der Capillarwand und den Drüsenzellen fehlt in der Leber. Wahrscheinlich vertritt die Stelle der Membrana propria in der Leber ein äußerst feines, mit Silber nachweisbares, argyrophiles Gitterwerk, das sich zwischen die Leberzellbalken und die Capillarwand hineinschiebt. Sollte es sich hierbei wirklich um ein netzartiges Gitterrohr handeln, so müßte der Stoffaustausch zwischen Leberzelle und Blut durch die angedeutete syncytiale Capillarwand und durch die Lücken dieses Gitterwerkes hindurch erfolgen. Veränderungen im kolloidalen Zustand des capillaren Wandplasmas können wahrscheinlich die Durchlässigkeit der Capillarwand für den Stoffaustausch hindernd oder fördernd beeinflussen.

Es genügt nicht, sich die Lebercapillarwand aus einem feinsten syncytialen Plasmahäutchen und einem damit verbundenen argyrophilen Gitternetz aufgebaut zu denken. Vielmehr sind in die plasmodiale Capillarwand eigentümliche, kernhaltige Elemente eingelagert, die sich aus der Wand loslösen, in die Capillarlichtung vorbuchten und offenbar zu deutlichen Zellen werden können. Die Gebilde führen wegen ihrer strahlenartigen Fortsätze, die mit der Capillarwand durch feinste Plasmafäden in Zusammenhang bleiben können, den Namen *Sternzellen* (v. Kupffer). Sie sind somit als besonders differenzierte Elemente der Capillarwand zu betrachten und besitzen infolge ihrer offenbar amöboiden Beweglichkeit eine wechselnde Gestalt und Orientierung zur Capillarwand

(Abb. 380). Mitunter scheint es, als seien die Kupfferschen Sternzellen im Gefäßlumen frei schwebend mit feinsten Plasmafortsätzen an der Capillarwand aufgehängt, um allseitig von der Blutflüssigkeit umspült zu werden.

Die Kupfferschen Sternzellen besitzen die Fähigkeit, Fettstoffe, Eiweißkörper und andere kleinste Teilchen aus dem Blute aufzunehmen und zu speichern. Auch abbaureife Leukocyten scheinen von ihnen phagocytiert zu werden. Erythrocyten finden sich normalerweise nicht in den Sternzellen. Bei verschiedenen Erkrankungen lassen sich hingegen Trümmer von Erythrocyten, Pigmentgranula, Fetteinschlüsse, Bakterien und weitere schwer definierbare Gebilde im Plasma der Sternzellen entdecken. Nach einer intravenösen Tuscheinjektion kann man im Tierexperiment die Kupfferschen Sternzellen an den in ihrem Plasma aufgespeicherten Tuschekörnchen deutlich erkennen.

Demnach muß den Sternzellen wegen ihrer Reinigungsarbeit am Pfortaderblut und ihrer den Stoffverkehr zwischen Blut und Leberparenchym regelnden Vermittlerrolle ein bedeutsamer Anteil an der Funktion der Leber zugemessen werden. Auch scheinen die Sternzellen für den Vitamin- und Hormonstoffwechsel in der Leber von Wichtigkeit zu sein (Wolf-Heidegger). Es bleibt jedoch schwierig, über weitere Leistungen der Sternzellen, etwa über ihre Anteilnahme bei der Gallebereitung, sichere Angaben zu liefern. Die Funktion der gesamten Capillarwand in der Leber muß nach dem in Abb. 381 wiedergegebenen Nervenbefund unter dem Einfluß des vegetativen Nervensystems vor sich gehen.

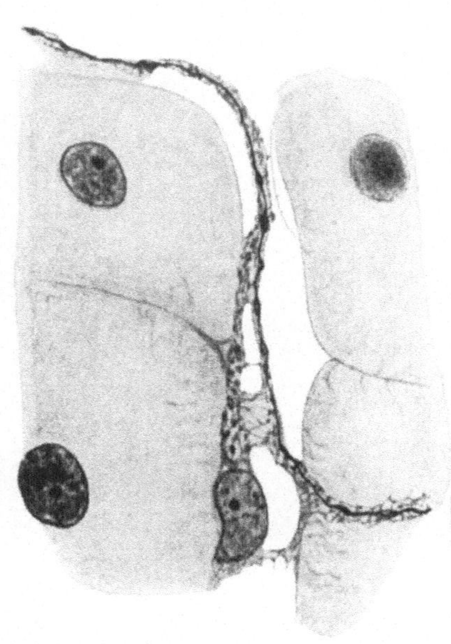

Abb. 381. Feinste terminale Nervenfaser im Plasma einer Kupfferschen Sternzelle. Leber. Kaninchen. (Nach Riegele.)

Das epitheliale Leberparenchym bildet die Galle und zeigt in der Abscheidung dieser Substanz eine bedeutsame sekretorische Funktion. Die mit der Wegführung der Galle betrauten *Gallenlänge* oder *Ductus biliferi* verlaufen gemeinsam mit den Ästen der Pfortader und der Leberarterie im interlobulären Bindegewebe und besitzen kubisches, die größeren Gallengänge zylindrisches Epithel. Die kleineren Gallengänge können netzartig miteinander verbunden sein; sie entstehen an der Oberfläche der Leberläppchen aus kleinen Gallencapillaren, die mit einem kurzen „Zwischenstück" an die Gallengänge angeschlossen sind. Das Zwischenstück hängt mit den Leberzellbalken zusammen; seine Lichtung kann ampullenartig erweitert sein.

Die Frage, wohin die Leberzellen die produzierte Galle zunächst abscheiden, besitzt deshalb eine gewisse Schwierigkeit, weil man in der Leber die von vielen Zellen umfaßten Drüsenlumina wie bei anderen Drüsen nicht findet. Im vorhergehenden ist der Aufbau eines Leberläppchens aus zwei ineinander gesteckten Netzen, dem der Leberzellbalken und dem der Blut- oder Lebercapillaren geschildert worden. Ein drittes Netz, das der *Gallencapillaren*, kommt hinzu. Es ist von außerordentlicher Feinheit und mit seiner räumlichen Eingliederung in das Leberparenchym aus dem Modell der Abb. 382 zu erkennen. Die Gallencapillaren nehmen die von den Leberzellen abgesonderte Galle in ihr äußerst kleines Lumen auf. Man hat beim Studium der Gallencapillaren folgendes zu beachten: Wenn zur Begrenzung eines gewöhnlichen Drüsenlumens im mikroskopischen Schnitt 8—12 Zellen genügen, so reichen bereits zwei Leberzellen hin, um mit ihrer Wand eine Gallencapillare einzuschließen (Abb. 380 u. 382).

Wenn weiterhin die gewöhnliche exkretorische Drüsenzelle nur eine einzige in das Lumen sezernierende Oberfläche aufweist, so kann die Leberzelle auf mehreren Seiten ihrer Oberfläche die Galle an die Gallencapillaren abgeben.

Die Gallencapillaren formieren nämlich innerhalb der netzartig angeordneten Leberzellbalken nochmals ein wesentlich feineres intercelluläres Netz. Das Vorkommen intracellulärer Gallencapillaren, die man nach der GOLGI-Methode vermuten könnte, ist unwahrscheinlich. Auf jeden Fall bleibt das Netz der Gallen-

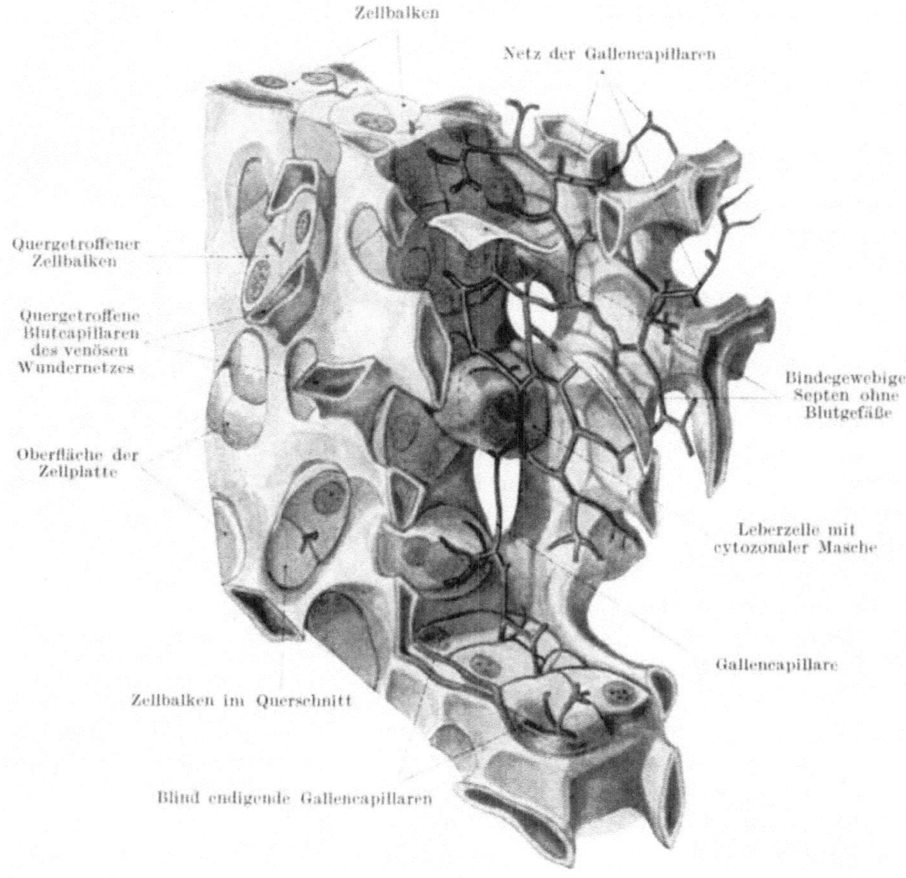

Abb. 382. Stück einer radiären Zellplatte aus der Leber. Mensch. Leberzellen: gelb mit roten Kernen, Blutcapillaren: blau, Gallencapillaren: grün. Wachsplattenmodell. (Nach BRAUS-ELZE.)

capillaren von dem Netz der Blutcapillaren stets gesondert. Hierdurch wird ein getrennter Abfluß von Blut und Galle aus dem Leberläppchen gewährleistet. Die Gallencapillaren lassen sich mit der GOLGI-Methode tiefschwarz färben; man kann daher ihre komplizierte Netzbildung am mikroskopischen Schnitt gut beobachten (Abb. 383).

Das Netz der Gallencapillaren vermag mit einer oder sogar mit mehreren Maschen eine einzelne Leberzelle zu umspinnen. Man spricht in diesem Falle von einer „cytozonalen Masche". Legt sich ein Leberzellenbalken ringförmig um eine Blutcapillare herum, so wird auch das Gallencapillarnetz zur Bildung einer entsprechenden Masche genötigt. Diese „vasozonale Masche" ist stets größer als die cytozonale Masche. Mit dem Luminescenzmikroskop kann man bei einer lebenden Ratte die vom jeweiligen Füllungszustand abhängige, veränderliche Weite der Gallencapillaren deutlich sehen; auch die Ausscheidung des dem Tier intravenös injizierten und von der Leber aufgenommenen Fluorescins aus der Leberzelle läßt sich hierbei in eindrucksvoller Weise demonstrieren.

Die **Lymphgefäße** der Leber besitzen ihre Wurzel wahrscheinlich im interlobären Bindegewebe, nicht innerhalb der Leberläppchen. Sie verlaufen mit den Pfortaderästen und größeren Lebervenen im interlobären Bindegewebe und stehen in Verbindung mit dem in der GLISSONschen Kapsel ausgebreiteten Lymphnetz. Letzteres läßt ein oberflächliches kleinmaschiges und ein tiefer gelegenes grobmaschiges Gefäßnetz unterscheiden. Die Ausbildung der Lymphgefäße in der Kapsel zeigt sich von der Flüssigkeitsdurchtränkung des Lebergewebes abhängig; auch das Lebensalter scheint die Entwicklung der Lymphgefäße zu beeinflussen.

Die **Nerven** der Leber stammen aus dem N. vagus und aus dem Ganglion coeliacum, das sympathische Fasern aus dem Grenzstrang durch die Nn. splanchnici erhält. In der Umgebung der A. hepatica dringen starke Nervenbündel durch die Leberpforte in das interlobäre Bindegewebe der Leber ein und zweigen sich in feinere Äste auf. Arterien und Venen zeigen die gleiche Innervierung wie in anderen Organen. Im Leberparenchym breitet sich in plasmatischer Verbindung mit Leberzellen und Lebercapillaren ein feinstes terminales Netz aus, welches Vagus- und Sympathicuselemente nicht voneinander unterscheiden läßt; diesem Nervennetz muß die Übertragung nervöser Impulse auf Leberzellen und auf das endotheliale Plasmodium der Capillarwand samt den KUPFFERschen Sternzellen zukommen (Abb. 384). Ganglienzellen sind in der Leber nicht vorhanden.

Die großen Gallengänge **Ductus choledochus, cysticus** und **hepaticus** besitzen durchwegs auf der Schleimhaut ein hohes

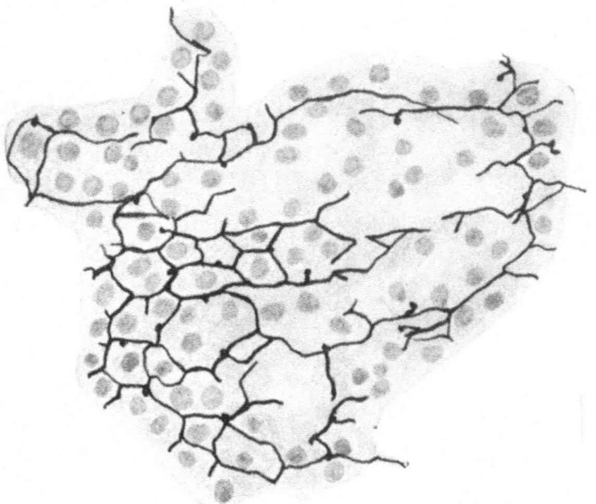

Abb. 383. Netzbildung von Gallencapillaren. Leber. Mensch. GOLGI-Methode. 450mal vergrößert, auf ⁵/₆ verkleinert.

Cylinderepithel, dessen Zellen an ihrer Oberfläche ein etwas dichteres Plasma zeigen als in der tieferen, basalen Region. Auf eine dünne, subepitheliale, bindegewebige Lage folgt als hauptsächliche Wandverstärkung der großen Gallengänge eine kollagene Faserhaut, deren Bündel in komplizierter Weise miteinander verflochten sind und von einem dichten elastischen Fasernetz durchsetzt werden. Die glatte Muskulatur zeigt eine verhältnismäßig spärliche, mitunter geringe Ausbildung. In der Tunica propria der großen Gallengänge werden in Gestalt tubulöser Epithelausstülpungen Schleimdrüsen beobachtet und gewöhnlich als Gallengangdrüsen bezeichnet.

Im Bindegewebe der Leberpforte sollen am Anfangsteil des Ductus hepaticus noch spezifische, aufgeknäuelte Schleimdrüsen („Portadrüsen") vorkommen.

Der Ductus choledochus durchsetzt in schräger Richtung die Duodenalwand und wird mit dieser durch einen sehr verwickelten Muskelkomplex verbunden. Abgespaltene Faserzüge aus der Ring- und Längsmuskulatur des Duodenums und aus dessen Muscularis mucosae hängen in der Wand des Ductus choledochus mit dessen Eigenmuskulatur zu einem komplizierten Muskelsystem zusammen. Die Tätigkeit dieses Muskelkomplexes kann nur in Abhängigkeit von den Bewegungen des Duodenums vor sich gehen. Es handelt sich bei dem Muskelgefüge am duodenalen Choledochusende keineswegs um einen einfachen, den Verschluß des Choledochus herbeiführenden Ringmuskel, wie man es vielfach dargestellt findet. Röntgenaufnahmen haben vielmehr gezeigt, daß das fragliche Muskelsystem nicht nur als Schließmuskel wirkt, sondern sich aktiv an der Austreibung der Galle aus dem Ductus choledochus in das Duodenum beteiligt (BERNHARD).

Die **Gallenblase** (Vesica fellea) zeigt ein stark gefaltetes Schleimhautrelief, dessen Aussehen mit dem jeweiligen Füllungszustand der Gallenblase wechselt.

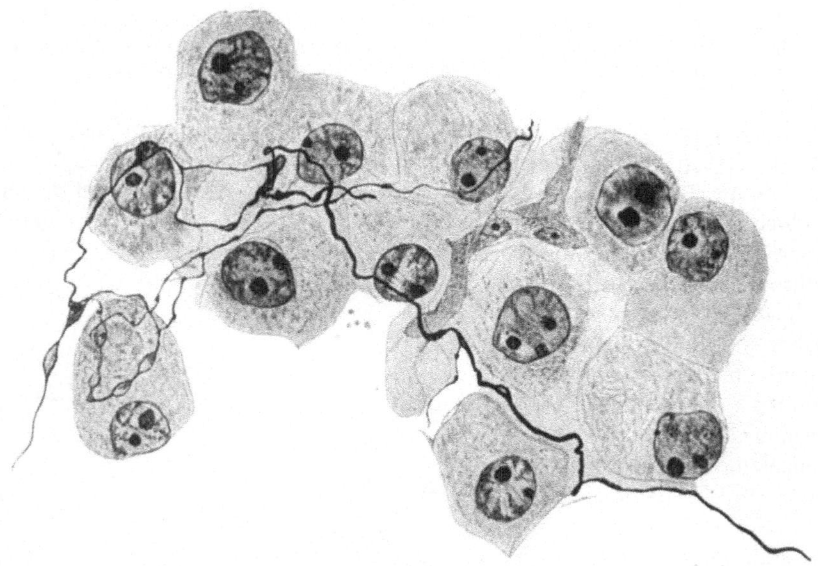

Abb. 384. Feinstes Nervennetz zwischen den Leberzellen. Mensch. Sehr starke Vergrößerung. BIELSCHOWSKY-Methode. (Nach RIEGELE.)

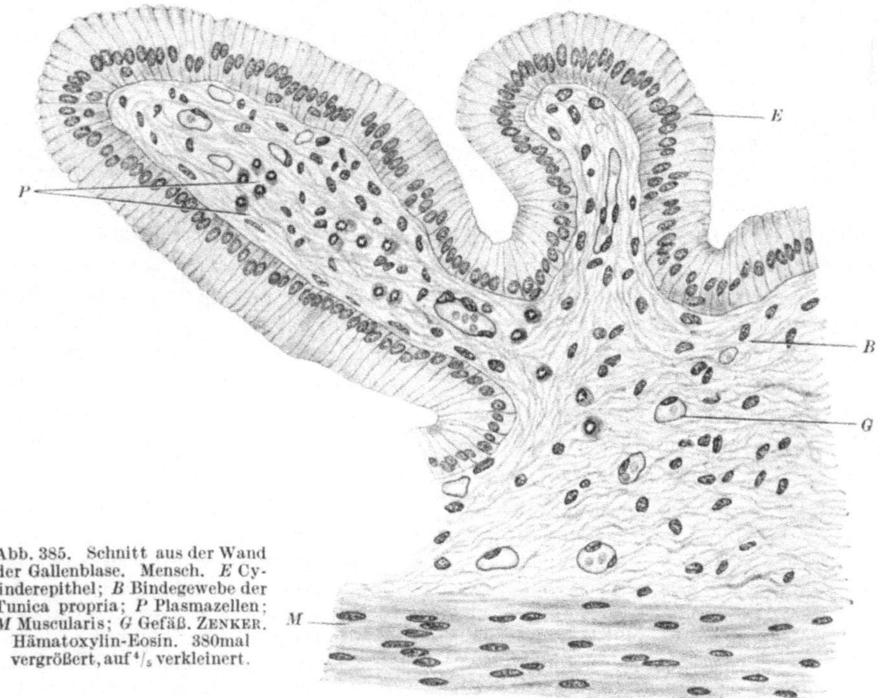

Abb. 385. Schnitt aus der Wand der Gallenblase. Mensch. *E* Cylinderepithel; *B* Bindegewebe der Tunica propria; *P* Plasmazellen; *M* Muscularis; *G* Gefäß. ZENKER. Hämatoxylin-Eosin. 380mal vergrößert, auf ⁴/₅ verkleinert.

Ein hohes schleimabsonderndes Cylinderepithel bildet die Oberfläche der Schleimhaut (Abb. 385); es kleidet ferner die zahlreichen, in die Tiefe der Tunica propria eingewachsenen Buchten und Krypten aus. Der nach dem Lumen gewendete Rand der Epithelzelle erscheint vielfach zu einer Art Cuticula verdichtet. Wahrscheinlich handelt es sich hierbei um eine veränderliche Struktur. Unter dem Epithel befindet sich die locker gebaute, bindegewebige Tunica propria, welche sich stets mit dem Epithel an der Faltenbildung beteiligt und Fibrocyten, Plasmazellen, Histiocyten und Lymphocyten in wechselnder Menge enthält, aber normalerweise keine Lymphknötchen beherbergt. An der Halsregion der Gallenblase werden im subepithelialen Bindegewebe Schleimdrüsen beobachtet.

In der Wand der Gallenblase sind die einzelnen Schichten nicht scharf voneinander getrennt. Daher geht die Tunica propria in ein festeres, kollagenes Bindegewebe über, das die glatte Muskulatur in sich einschließt. Eine lockere, oft fettreiche Bindegewebslage stellt die Außenschicht dar, die da, wo die Gallenblase vom Peritonaeum überkleidet ist, ein Serosaepithel und eine bindegewebige Subserosa erkennen läßt.

Die Gallenblase des Menschen besitzt gegenüber derjenigen der Vierfüßer eine verhältnismäßig gering entwickelte *glatte Muskulatur*. Die äußeren Muskelzüge bilden ein quergestelltes Gitter, das durch Überkreuzung von rechts und linksläufigen Spiralen zustande kommt (Abb. 386). Von diesem oberflächlichen Quergitter scheren, vor allem am Fundus, longitudinale Faserzüge zur Bildung einer tiefen Längsmuskelschicht ab; letztere läßt noch zarte Einzelelemente zur Tunica propria gelangen, in welcher sie mit elastischen Sehnen verankert

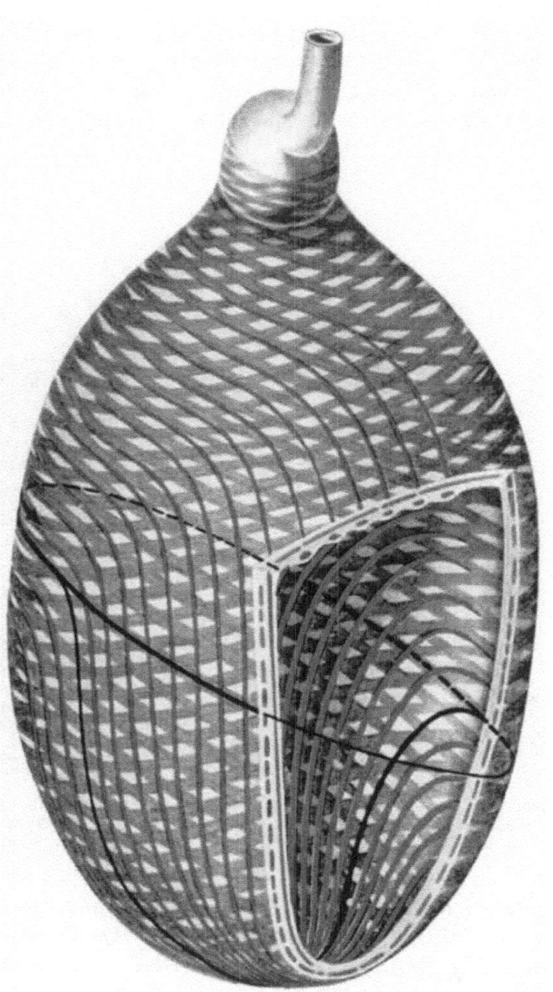

Abb. 386. Schematische Darstellung der Muskulatur in der Wand der Gallenblase. Mensch. Grau: oberflächliches Muskelgitter, rot: die aus dem oberflächlichen Gitter abscherenden Längsbündel. (Nach SCHREIBER.)

sind. Die gesamte, mit einem elastischen Fasernetz verspannte Muskulatur läßt sich als eine funktionelle Einheit mit einer überaus komplizierten Gesamtleistung betrachten.

Die funktionelle Abhängigkeit der Gallenblase vom Nervensystem erhellt aus der beträchtlichen Nervenmasse, die sich in der Wand der Gallenblase vorfindet. Die mit den Gefäßen eindringenden Nerven formieren in der Subserosa ein aus verschieden starken Bündeln zusammengesetztes Grundgeflecht, das mit weiteren Geflechten in der Muscularis und Schleimhaut in Verbindung steht. Je näher die Nervengeflechte der Tunica propria unter dem Epithel liegen, um so feiner werden sie. Auch Ganglienzellen oder kleine Ganglien und interstitielle Zellen sind in das nervöse Netzwerk eingeschaltet, das in seinem gesamten Aufbau mit dem intramuralen Nervensystem des Darmes große Ähnlichkeit besitzt.

n) Bauchspeicheldrüse (Pankreas).

Die entodermale Pankreasanlage ist mit der Leberanlage zu einer wahrscheinlich ringförmigen Zone um den Darm verbunden und gliedert sich alsbald zu einem dorsalen und zwei
ventralen Teilgebieten; von letzteren gelangt nur die rechte Anlage zur Entwicklung. Die
dorsale Anlage breitet sich nach hinten oben im dorsalen Mesogastrium aus. Die ventrale
Anlage gelangt mit der Mündung des Ductus choledochus auf die rechte, später dorsale Seite
des Duodenums und verschmilzt mit der dorsalen Anlage und deren Ausführungsgang.
Daher wird später durch den Ductus pancreaticus major (Wirsungi) die Hauptmenge des
Pankreassekretes über die ventrale Anlage in das Duodenum geleitet. Die Mündung der dorsalen Anlage kann obliterieren oder als Ductus pancreaticus minor (Santorini) erhalten bleiben.

Das Pankreas zeigt, ähnlich den Speicheldrüsen, eine Gliederung in Lappen
und Läppchen unterschiedlicher Größe. Das die Läppchen trennende Binde-

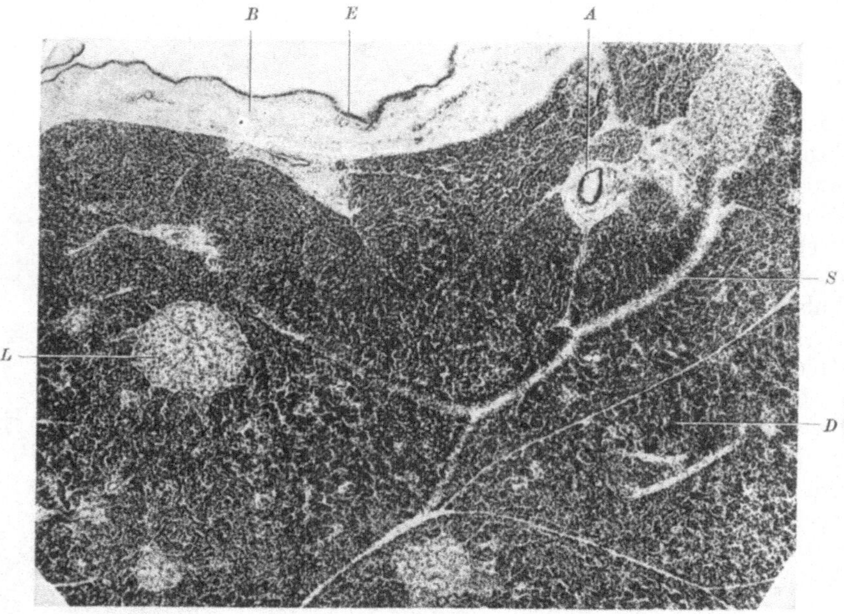

Abb. 387. Pankreas, Mensch. *E* Epithel eines großen Ausführungsganges; *B* Bindegewebe; *A* kleiner interlobulärer Ausführungsgang; *S* bindegewebiges Septum; *D* exkretorische Drüsen; *L* inkretorische Drüsenzellen
einer LANGERHANSSchen Insel. ZENKER-Formol. Hämatoxylin-Eosin. 45mal vergrößert.

gewebe ist im allgemeinen spärlich, um die interlobulären Ausführungsgänge
jedoch auffallend stark entwickelt. Im mikroskopischen Schnitt tritt das ausführende Gangsystem des Pankreas wenig in Erscheinung (Abb. 387); denn die
Sekretrohre oder Streifenstücke fehlen und die Ausführungsgänge leiten nach
verschiedentlicher Aufteilung unter allmählicher Verringerung ihres Kalibers
mit ihren intralobulären Ästen sogleich in lange, sich ebenfalls verzweigende
Schaltstücke über (Abb. 313). Die mikroskopische Übersicht des Pankreas läßt
einen endokrinen und einen exokrinen Anteil unterscheiden. Der endokrine
Anteil setzt sich aus den LANGERHANSSchen Inseln zusammen und ist im Abschnitt IV/1 behandelt worden. Die großen Ausführungsgänge des exokrinen
Teiles besitzen ein zweischichtiges, an kleineren Ästen einschichtiges Cylinderepithel.

An der Basis des Epithels und in den kleineren mucoiden Drüsen der Ausführungsgänge
finden sich verstreute, flaschen- oder kegelförmig gestaltete Zellen, die in färberischer Hinsicht
eine beträchtliche Ähnlichkeit mit den Zellen der LANGERHANSSchen Inseln aufweisen, ohne
jedoch in der Farbreaktion völlig mit ihnen übereinzustimmen. Die auffallenden, von
FEYRTER entdeckten Zellen scheinen die Fähigkeit zu besitzen, aus der Epithelwand in

das umgebende Bindegewebe auszusprossen und hier kleine, knospenartige, band- und netzförmige Zellhaufen zu bilden. FEYRTER faßt die fragliche Zellart als eine diffuse, endokrine Epithelmasse auf und hat sie als basilares *helles Zellenorgan* bezeichnet.

Derartige Zellen sind inzwischen in anderen epithelialen Hohlorganen (Magen-Darmkanal, Gallenblase, Uterus, Tube, Prostata, Mittelstücke der Nephrone) beschrieben worden. Auch im Gangsystem der großen Speicheldrüsen, des Bronchialbaumes, der Brustdrüse, der Glandulae olfactoriae und der intrahepatischen Gallenwege kommen sie vor. Vielfach, aber nicht immer, lassen sich die Zellen mit Silberlösung darstellen (Abb. 347). Sie scheinen in der pathologischen Anatomie bei der Genese von „Carcinoiden" eine gewisse Rolle zu spielen. Am Magen-Darmkanal habe ich mich wohl von einer starken Formveränderlichkeit, aber nicht von einem Ausscheiden der *hellen Zellen* aus dem Epithelgewebe überzeugen können. Auch eine verschiedentlich behauptete engere Beziehung der *hellen Zellen* zum vegetativen Nervensystem vermochte ich nicht nachzuweisen.

Die Schaltstücke zeigen ein niedriges kubisches oder plattes Epithel. Die in sehr verschieden gestalteten Endstücken zusammengefaßten Drüsenzellen lassen in ihrem basalen, dem Bindegewebe zugekehrten Anteil gewöhnlich eine dunklere Färbung und ein homogenes oder feinstreifiges Aussehen wahrnehmen (Abb. 388). Der kugelige Zellkern liegt entweder ganz oder mit seiner Hauptmasse in dieser Zone. Nach innen, in der dem Lumen zugekehrten Zone gewahrt man innerhalb einer feinwabigen Plasmasubstanz eine Fülle stark lichtbrechender, oxyphiler Granula. Diese werden als die Vorstufe des gebildeten Sekretes

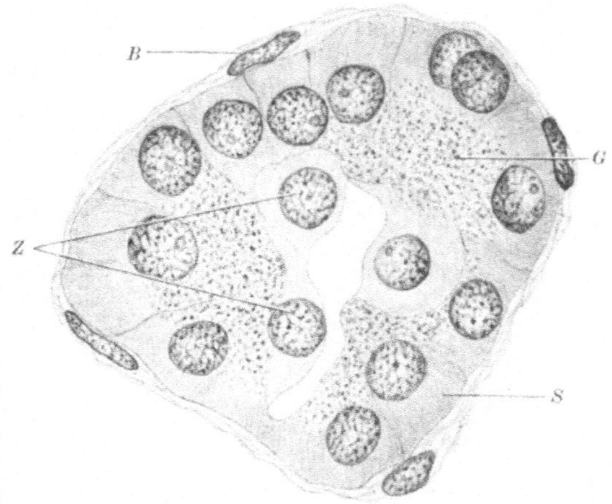

Abb. 388. Drüsenendstück. Pankreas, Mensch. *G* Eosinophile Granula in den Drüsenzellen; *S* basale Streifung; *Z* Zellen der Schaltstücke; *B* Bindegewebe. ZENKER-Formol. Hämatoxylin-Eosin. 1200mal vergrößert.

betrachtet und gewöhnlich als „*Cymogengranula*" bezeichnet. Gestalt, Menge und Lagerung der Cymogengranula sind bei den wechselnden, funktionellen Zuständen des Pankreas einer dauernden Veränderung unterworfen.

Die Form der Drüsenendstücke ist kompliziert und stark wechselnd. Vielfach erscheinen die Endstücke miteinander unterschiedlich verschmolzen und zu Endkomplexen mannigfacher Größe zusammengefaßt. In solche Gruppen dicht aneinandergelagerter, unvollständig getrennter Endstücke führen die Schaltstücke hinein (Abb. 389). Diese können unter Umständen von Drüsenzellen ganz oder teilweise eingeklammert sein, teilweise auch Drüsenzellen als Auskleidung ihrer Wand besitzen oder sich mit feinen, intercellulären Sekretkanälchen in das Drüsenparenchym hineinverlieren. Jedenfalls hat man im Hinblick auf die Verbindungsweise zwischen Schaltstück und Drüsenkomplex mit erheblichen Unterschieden in der Gestaltung zu rechnen.

Diejenigen Zellen, welche die Wand des auf allen Seiten von Drüsenzellen umfaßten Schaltstückes bilden, hat man früher als „zentroacinäre Zellen" bezeichnet.

Die **Blut- und Lymphgefäße** verhalten sich im Pankreas wie bei den Speicheldrüsen. Ein gleiches gilt für das Nervensystem, das aus Vagus und Sympathicus stammt und marklose und markhaltige Fasern in seinem Maschenwerk besitzt. Multipolare Ganglienzellen kommen vereinzelt oder in kleinen Ganglien zusammengefaßt vor. Auffallenderweise finden sich im Pankreas, besonders in dessen Kopfregion, in individuellem Wechsel VATER-PACINIsche Lamellenkörperchen; wahrscheinlich stehen sie im Dienste der Blutregulation.

Der Pankreassaft enthält eiweißverdauende Fermente (Trypsin), die fettspaltende Pankreaslipase und die mit Zerlegung der Polysaccharide betraute Amylase.

o) Bauchfell (Peritonaeum).

Der histologische Bau des Peritonaeums weißt regionäre und individuelle Unterschiede auf; der wechselnde, morphologische Befund zwingt zu einer kurzen Fassung bei der allgemeinen Beschreibung. Das die Bauchhöhle auskleidende *Peritonaeum parietale* besitzt zunächst an seiner gegen die Bauchhöhle gelagerten Oberfläche ein einschichtiges Plattenepithel, das sich aus unterschiedlich großen polygonalen Zellen, den „Serosadeckzellen", zusammensetzt. Das Epithel ruht auf einer ziemlich derben, membranartigen, kollagenen Bindegewebsschicht, in welche elastische Netze eingebaut sind. Bei dem die Oberfläche der Eingeweide überziehenden *Peritonaeum viscerale*, kurz auch als *Serosa* bezeichnet, zeigt die unter dem Plattenepithel ausgebreitete „Subserosa" eine feinere strukturelle Beschaffenheit; reticuläres Bindegewebe und Fettzellen können auftreten und in den von einer Serosa bedeckten Appendices epiploicae des Dickdarms zu besonderer Stärke entwickelt sein.

Am Ovarium wird der epitheliale Serosaüberzug zu einem besonderen Keimepithel umdifferenziert. Die bindegewebige Subserosa kann bei der Leber, der Milz und dem Uterus fehlen.

Diejenigen Bauchfellteile, welche viscerales und parietales Peritonaeum miteinander verknüpfen, wie *Mesostenium, Mesogastrium, Mesocolon* usw., bauen sich gewöhnlich aus drei Lamellen auf: In der Mitte liegt die bindegewebige Schicht mit den Gefäßen und Nerven; plattes Peritonaealepithel faßt mit zwei Außenblättern das Bindegewebe beiderseits ein. Am *Omentum majus* und *Omentum minus* tritt der Wechsel im geweblichen Aufbau deutlich

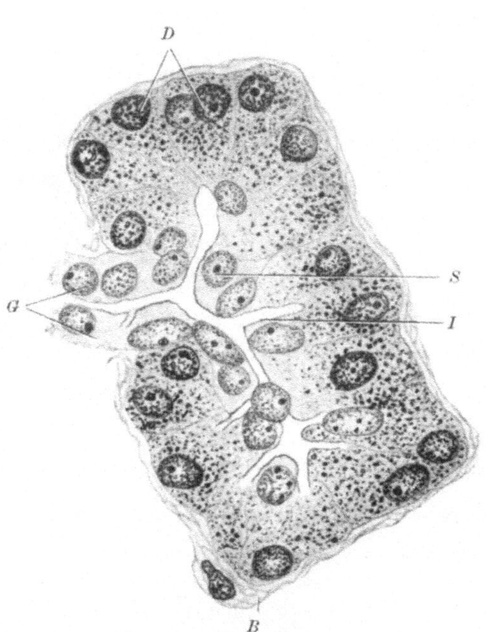

Abb. 389. Drüsenendkomplex aus dem Pankreas. Mensch. *D* Drüsenzellen; *G* Schaltstück; *S* Zellen des Schaltstückes; *I* intercelluläres Sekretkanälchen; *B* Bindegewebe. Sublimat, Eisenhämatoxylin. Säurefuchsin. 1000mal vergrößert, auf ⁵/₆ verkleinert.

in Erscheinung. Die im Mesostenium einheitliche Bindegewebsplatte ist im Omentum vielfach durchlöchert, mit Lücken ausgestattet, und zu einer netzartigen Formation umgestaltet. Doch liegen die kollagenen Faserzüge der Netzmaschen nirgends bloß, sondern sind von zartem Serosaepithel überkleidet (Abb. 61). Fibrocyten, Histiocyten, verschiedentlich Wanderzellen und vor allem Fettzellen (Abb. 71) werden im Omentum, abgesehen von Gefäßen und Nerven, gewöhnlich beobachtet.

Im Omentum findet man in Nähe der Blutgefäße zwischen besonderen Maschen der Capillaren vielfach reticuläres, mit Lymphocyten durchsetztes Bindegewebe. Im unfixierten Omentum erscheinen die Zellhaufen der Lymphocyten als circumscripte, milchige Trübung und sind als „Milchflecken" (RANVIER) in der Literatur bekannt. Da injizierte Tusche sich in den Milchflecken ablagert, so stehen diese Bildungen vielleicht im Dienste der Abwehrorganisation des Körpers, obwohl es sich hierbei nicht etwa um echte, mit Reaktionszentren versehene Lymphknötchen handelt. Anscheinend können sich die Milchflecken in Fettgewebe und wieder zurück in reticuläres Gewebe verwandeln. Die Serosadeckzellen des Mesosteniums und der Omenta zeigen sich bei bestimmter Beanspruchung dehnbar und kontraktionsfähig; die Zellkerne lassen hierbei beträchtliche Änderungen ihres Volumens erkennen. Feine Lücken zwischen den Serosadeckzellen, sog. „Stomata", entstehen wahrscheinlich nur unter gewissen Bedingungen und sind nicht als präformierte intercelluläre Öffnungen zu bewerten.

Die in den Mesenterien verlaufenden Blut- und Lymphgefäße sind für den Stoffwechsel des Magen-Darmkanals, der Milz und Leber bestimmt. An der Unterfläche des Zwerchfells sind die Lymphgefäße des parietalen Peritonaeums in der Gegend des Centrum tendineum zu besonderer Dichte entwickelt. Die Baucheingeweide erhalten ihre Nerven durch die Mesenterien, weshalb man in der Umgebung der Blutgefäße ganze Geflechte von Nervenbündeln beobachten kann. Die Nervenfasern besitzen teilweise eine Markscheide, verlieren diese aber gewöhnlich beim Eindringen in die Wand des Darmkanals. Vereinzelte Ganglien kommen in der Umgebung der Mesenterialarterien vor. Die Mesenterien erhalten ferner eine eigene nervöse Versorgung in Gestalt eines überaus feinen, marklosen Nervennetzes. Unter den vielen efferenten Fasern, die durch die peritonaealen Duplikaturen zu den Bauchorganen geleitet werden, müssen sich auch afferente Elemente befinden, die in ihrer Hauptmasse wahrscheinlich im N. splanchnicus verlaufen.

Das parietale Bauchfell beherbergt in seiner bindegewebigen Schicht zahlreiche Nervenbündel, die schließlich ein zartes geschlossenes Netzwerk von einer gewissen Gleichmäßigkeit entwickeln, so daß nervenlose Gebiete im Peritonaeum nicht vorkommen. Wie überall im Bereiche des vegetativen Nervensystems, so vermischen sich im Peritonaeum die markhaltigen und marklosen Nervenelemente schließlich zu einer untrennbaren Einheit. In dieses Netzwerk werden auch die mit markhaltigen Nervenfasern zusammenhängenden PACINISchen Lamellenkörperchen und KRAUSEschen Endkolben eingeschaltet, die im parietalen Peritonaeum und in den Bauchfellduplikaturen zahlreich zu beobachten sind. Wahrscheinlich reagieren sie auf Spannungsänderungen im Gewebe und stehen im Dienste der Blutregulation.

Das einschichtige Pflasterepithel des Peritonaeums vermag eine geringe Menge einer flüssigen Substanz zu sezernieren, wodurch die peritonaealen Oberflächen geglättet werden und sich eine reibungslose Verschiebung der Darmteile ermöglichen läßt. Unter pathologischen Bedingungen kann es zu einer starken Abscheidung von Flüssigkeit durch das Peritonaeum in die Bauchhöhle kommen (Ascites). Bei der Entstehung breitflächiger Verklebungen zwischen den Bauchorganen nach entzündlichen Vorgängen spielt das Serosaepithel zweifellos eine bedeutsame Rolle. Andererseits vermag das Peritonaealepithel auch Flüssigkeiten aus der Bauchhöhle zu resorbieren. Die Fähigkeit zur Resorption kann sich bei der großen Oberfläche des Peritonaealepithels äußerst gefährlich für den Organismus auswirken, wenn in der resorbierbaren Flüssigkeit, etwa bei eitriger Peritonitis, giftige Stoffwechselprodukte der eitererregenden Bakterien enthalten sind.

4. Atmungsorgane (Respirationssystem).

a) Nasenhöhle (Cavum nasi).

Die Nasenschleimhaut kleidet das gesamte Cavum nasi aus, zeigt sich durchweg mit dem Periost der knöchernen Unterlage fest verwachsen und erfährt durch die Entwicklung der Nasenmuscheln oder Conchae nasales eine bedeutsame Vergrößerung ihrer Oberfläche (Abb. 390). Hierdurch werden die Leistungen der Schleimhaut: Erwärmung und Durchfeuchtung der eingeatmeten Luft, Entfernung von Bakterien und Staubteilchen durch einen Flimmerstrom des Epithels und Ausbildung einer nervösreceptorischen Reizfläche für den zum Schutz des Körpers so wichtigen Niesreflex erheblich unterstützt. Beim Menschen bleibt nur ein verhältnismäßig kleines Schleimhautgebiet im hinteren Teil der Nasenhöhle für die Geruchsempfindung reserviert. Bau und Funktion der Mucosa lassen zweckmäßigerweise eine Regio vestibularis, Regio respiratoria und Regio olfactoria voneinander unterscheiden.

Regio vestibularis. Im Vestibulum nasi gleicht die Innenauskleidung mit ihrem Epithel, den großen Talgdrüsen und apokrinen Schweißdrüsen der äußeren Haut; besondere starre Haare, die *Vibrissae*, finden sich hier weiterhin vor. Die geschilderte Haut nimmt nach der Tiefe zu den Charakter einer mit weichem Plattenepithel ausgestatteten Schleimhaut an, die schließlich mit einer unscharfen Grenze in das Flimmerepithel der Regio respiratoria übergeht.

Die **Regio respiratoria** breitet sich mit ihrem mehrschichtigen, mit Becherzellen durchsetzten Flimmerepithel (Abb. 30) bis auf die kleine Regio olfactoria über die gesamte Innenfläche der Nasenhöhle aus. Eine scheinbar homogene, wahrscheinlich zu einem Gitternetz gestaltete Basalmembran trennt das ziemlich hohe Epithel von dem Faserfilz der Tunica propria, die häufig Lymphocyten, vereinzelte Lymphknötchen und die *Glandulae nasales* enthält. Letztere setzen sich aus mukösen Endstücken, denen seröse Zellen, halbmond- oder kappenförmig aufsitzen, zusammen. Sekretröhren und Schaltstücke fehlen; die Ausführungsgänge zeigen als Wandbekleidung vielfach muköse Zellen und führen, bei größerer Dichte mit zweischichtigem Epithel versehen, durch die Tunica propria und das Flimmerepithel den gebildeten Schleim an die Oberfläche der Schleimhaut ab.

Im Hinblick auf die Richtung des epithelialen Flimmerstromes in der Nasenhöhle liest man bei einem Autor, der Flimmerstrom sei nach außen zur Regio vestibularis gerichtet, während andere Autoren ihn nach innen, zu den Choanen hin wirksam sein lassen. Sehr wahrscheinlich kommen beide Möglichkeiten in Betracht. An einer Richtung des Flimmerstromes gegen den Naseneingang dürfte jedenfalls kein Zweifel bestehen.

Tunica propria und Submucosa lassen sich in der Nasenschleimhaut nicht voneinander unterscheiden; ein gleiches gilt für die Beziehung zwischen Submucosa und Periost. Bedeutungsvoll bleibt die starke Entwicklung venöser Geflechte in der Submucosa (Abb. 391). Die Venen sind in ihrer Wand mit einer kräftigen, kompliziert angeordneten Muskulatur versehen; ein Teil der Venen ist wahrscheinlich mit Hilfe besonderer Sphinctermuskeln imstande, den Abfluß des Blutes zu drosseln.

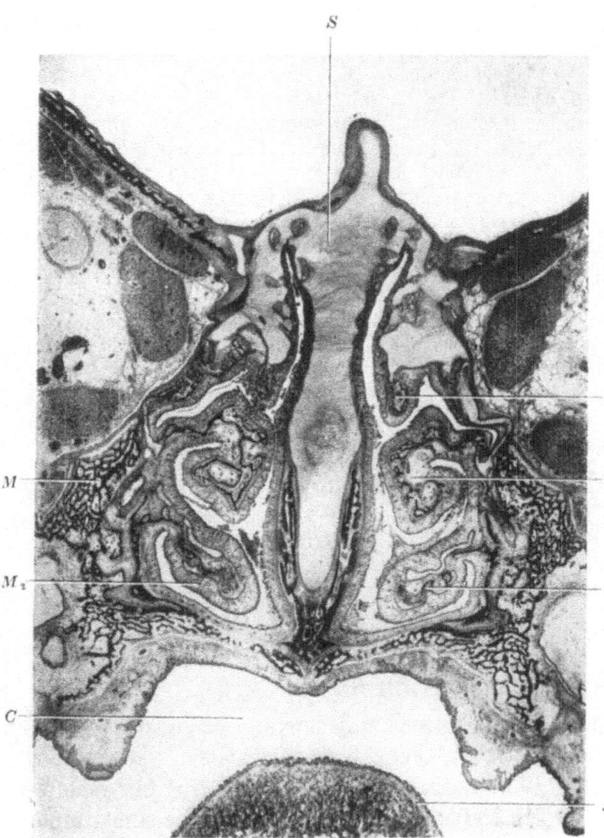

Abb. 390. Frontalschnitt durch das Cavum nasi. Embryo, Mensch. *1.* Obere, *2.* mittlere, *3.* untere Nasenmuschel. *S* Septum nasi; *M* Maxilla; *C* Cavum oris; M_2 Mucosa; *Z* Zunge. ZENKER-Formol. Hämatoxylin-Eosin. 6mal vergrößert.

Die venösen Plexus nehmen, vor allem an der unteren und mittleren Nasenmuschel und an einer umschriebenen Stelle im Septum nasi den Charakter kavernösen Gewebes an; sie erhalten jedoch ihre Blutzufuhr durch das Capillarsystem, nicht etwa wie echtes kavernöses Gewebe durch kleine Arterien.

Die Blutcapillaren bilden im Periost, um die Drüsen und direkt unter dem Epithel dichte Netze. Durch rasche Drosselung der Blutausfuhr aus dem Venenplexus kann es zu einer erheblichen Schwellung der Nasenschleimhaut und zu einer beträchtlichen Verengerung des Nasenraumes kommen. Hierbei spielt der Einfluß des Nervensystems eine große Rolle. Die Lymphgefäße der Nasenschleimhaut haben ihre Wurzeln in der Tunica propria.

In den Nebenhöhlen der Nase sind alle Schichten der Nasenschleimhaut mehr oder weniger verdünnt. Das Epithel besitzt vielfach keine Flimmerhaare mehr; auch Drüsen in der Tunica propria fehlen häufig.

Die Innervation der Regio respiratoria gestaltet sich sehr kompliziert. Die intraepithelialen Nervenfasern, die sich zahlreich in allen Schichten des Flimmerepithels vorfinden, entstammen einem marklosen Nervenplexus innerhalb der Tunica propria und dürften wohl dem sensiblen N. trigeminus angehören. Der erwähnte Nervenplexus erhält noch aus dem Ganglion pterygopalatinum für die Glandulae nasales sekretorische Fasern und weiterhin feinste sympathische Elemente. Ein zartes, terminales Reticulum, das sympathische, sensible und sekretorische Fasern enthält, breitet sich in der Nasenschleimhaut aus, verläuft im SCHWANNschen Scheidenplasmodium und verbindet sich mit dem Plasma von Bindegewebszellen und mit der Wand der Blutgefäße; demnach läßt sich kein normaler oder pathologischer Vorgang in der Nasenschleimhaut ohne eine Mitbeteiligung des Nervensystems denken.

Die **Regio olfactoria** nimmt im hinteren Teil der Nasenhöhle nur ein kleines Gebiet an der oberen Nasenmuschel und dem gegenüberliegenden Septum nasi

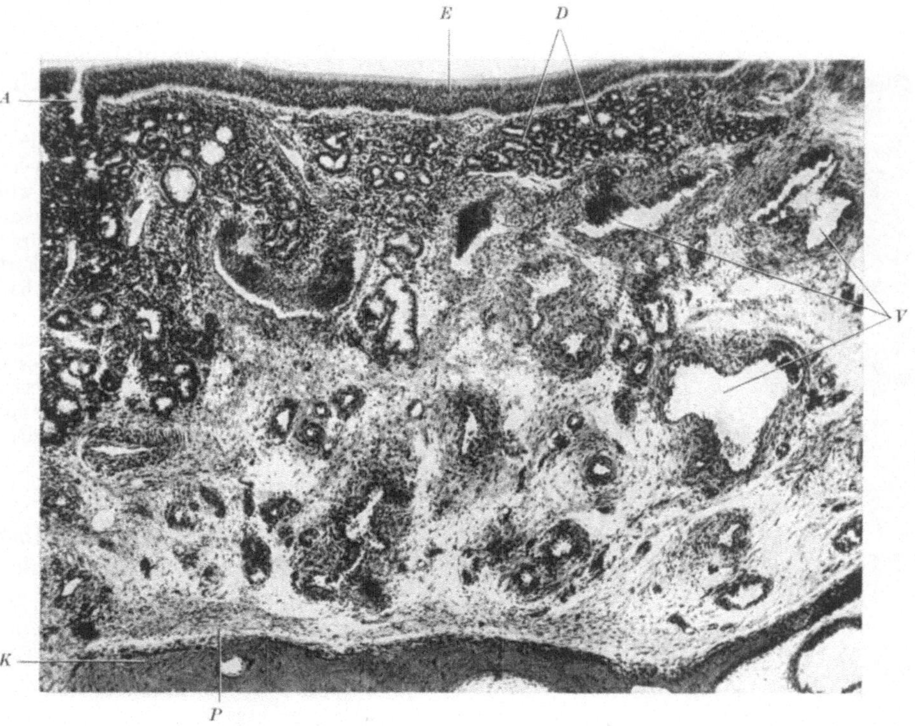

Abb. 391. Schnitt durch die Schleimhaut der unteren Nasenmuschel. Mensch. Regio respiratoria. *E* Flimmerepithel; *D* Drüsen in der Tunica propria; *A* Ausführungsgang; *V* Venen; *P* Periost; *K* Knochen. ZENKER-Formol. Hämatoxylin-Eosin. 50mal vergrößert.

in Anspruch. Eine durch die Anwesenheit feinsten Pigments hervorgerufene gelbliche Farbe der Schleimhaut dürfte sehr rasch nach dem Tode verschwinden, so daß sich die Zone schwer gegen die Regio respiratoria abgrenzen läßt. Nach dem mikroskopischen Befund scheint dem verschieden dicken, mehrschichtigen Riechepithel an Stelle eines Flimmerbesatzes ein zarter schleimiger Belag aufzuliegen. Die Anwesenheit spezifischer Drüsen und zahlreicher Nervenbündel in der Riechschleimhaut liefert weiterhin die nötige Unterlage, Regio olfactoria und Regio respiratoria voneinander zu unterscheiden (Abb. 392).

Zahlreiche Kerne von rundlicher oder länglicher Form nehmen einen verhältnismäßig großen Raum des verwickelt aufgebauten Riechepithels ein; sie gehören entweder den indifferenten Epithelzellen, den Neuroepithelzellen oder den am Übergang zur Tunica propria gelegenen Basalzellen an. Die längsovalen Kerne sollen in den indifferenten Epithelzellen und die runden Kerne in den Neuroepithelzellen liegen; doch läßt sich, da die Kerne der Neuroepithelzellen in allen Schichten des Riechepithels zu beobachten sind, eine solche Unterscheidung nicht mit Sicherheit durchführen (Abb. 393). Ähnlich den Geschmackszellen finden sich die *Neuroepithel-* oder *Riechzellen* als nervöse Elemente in das geschichtete Epithel eingebaut. Sie erscheinen nach Anwendung von Silbermethoden als kleine, bipolare Ganglienzellen von wechselnder Länge und Form (Abb. 394). Der eine Fortsatz steigt senkrecht zur Oberfläche des Epithels empor, wo er wahrscheinlich innerhalb der dortigen Schleimschicht mit einem feinen Riechhärchen endigt. Der andere Fortsatz verläuft in entgegengesetzter Richtung basalwärts, verschmälert sich zu einer feinen marklosen Nervenfaser und hilft gemeinsam mit Hunderten solcher Fortsätze die zahlreichen, marklosen Nervenbündel bilden, die von der Tunica propria als *Fila olfactoria* durch die Lamina cribrosa des Siebbeins den Bulbus olfactorius erreichen.

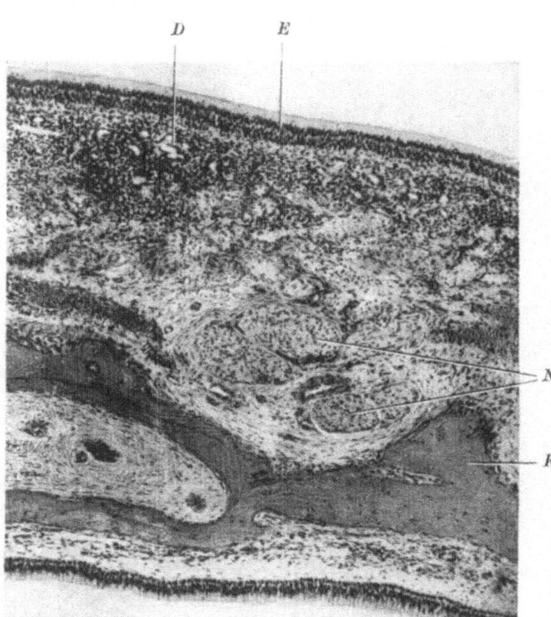

Abb. 392. Schnitt durch die Regio olfactoria. Mensch. *E* Epithel; *D* Drüsen; *N* Nerven; *K* Knochen. Osmiumsäure-Saffranin. 80mal vergrößert.

Eine Membrana propria, die in der Regio respiratoria gut zu sehen ist, fehlt dem Riechepithel und wird offenbar durch die enorme Fülle der zarten Nervenfortsätze verdrängt. Die zentripetalen, marklosen Fortsätze der Riechzellen werden bald nach Verlassen des Epithels von einem kernhaltigen Schwannschen Scheidenplasmodium umschlossen. Die in das Riechepithel eingelagerten Riechzellen sind somit als Sinneszellen oder bipolare Mikroganglienzellen und in ihrer Gesamtheit als das receptorische Endorgan des N. olfactorius aufzufassen.

Die **indifferenten Epithelzellen** reichen wahrscheinlich von den Basalzellen bis zur Oberfläche und enthalten mitunter feinstes, gelbliches Pigment; ob die indifferenten Zellen die auf der Oberfläche des Epithels vorhandene schleimige Substanz absondern können oder ob der schleimige Belag aus den Bowmanschen Drüsen der Tunica propria stammt, ist schwer zu entscheiden.

In der aus kollagenen und elastischen Fasern zusammengesetzten Tunica propria werden die *Glandulae olfactoriae* (Bowman) beobachtet; ihre Endstücke sind verästelte Tubuli, deren Zellen mit ihren rundlichen Kernen den serösen Drüsenzellen ähnlich sehen. Das Drüsenlumen ist ziemlich weit; in das Drüsenepithel scheint gelegentlich gelbes Pigment eingelagert. Die Glandulae olfactoriae lassen sich mitunter in den angrenzenden Gebieten der Regio respiratoria entdecken.

Die Blutgefäße der Regio olfactoria zeigen im wesentlichen das gleiche Verhalten wie in der Regio respiratoria. Beim Neugeborenen sind in der Regio olfactoria Capillaren beschrieben worden, die bis in die Basis des Riechepithels eingedrungen waren. Die Lymphgefäße können mit den Fila olfactoria durch die Lamina cribrosa hindurch das Cavum leptomeningicum erreichen.

Im Hinblick auf die Innervation der Regio olfactoria dürfte im allgemeinen das oben bei der Regio respiratoria Niedergeschriebene Geltung besitzen. Nur ist als vierte Quelle nervöser Versorgung der N. olfactorius hinzuzurechnen. Seine starken marklosen Faserbündel sind von den übrigen Nerven leicht zu unterscheiden. Trigeminusfasern scheinen auch im Riechepithel vorhanden zu sein.

Bei menschlichen Embryonen vom 2. und 3. Fetalmonat wird an der medialen Wand der Riechgrube eine epitheliale Vertiefung angelegt, die in sagittaler Richtung als ein kleines, blind endigendes Rohr in das Septum nasi hineinwächst (JACOBSON*sches Organ, Organon vomeronasale*). Das an der medialen Wand des Rohres gelegene hohe Epithel besitzt eine gewisse Ähnlichkeit mit Sinneszellen, die durch Stränge zarter Nervenfasern und verlagerte, sehr kleine Ganglienzellen Anschluß an den N. olfactorius zu besitzen scheinen. Vom 5. Embryonalmonat an erfolgt die Rückbildung des Epithelrohres, das beim Neugeborenen sehr selten oder nur in Resten vorkommt. Manchmal werden noch beim Erwachsenen in der Nasenscheidewand Vertiefungen beobachtet, die in ein meist mit Flimmerepithel ausgekleidetes kleines Röhrchen führen.

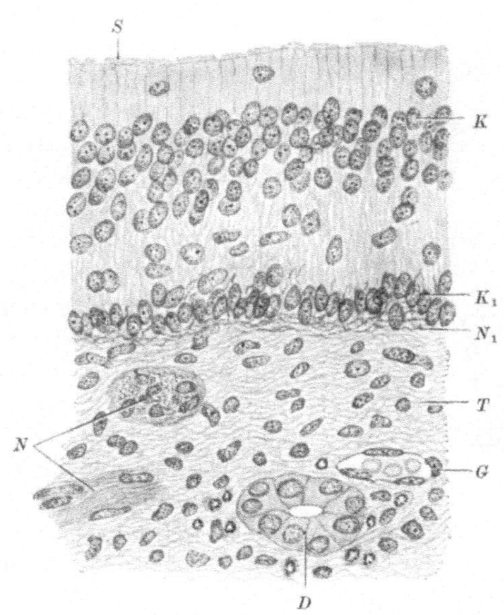

Abb. 393. Regio olfactoria. Mensch. *S* Schleimiger Belag; *K* Kerne von Epithel- und Neuroepithelzellen; K_1 Kerne von Basalzellen; N_1 Nervenfaserlage; *T* Tunica propria; *G* Gefäß; *D* Drüse; *N* Nerven. Osmiumsäure-Saffranin. 500mal vergrößert.

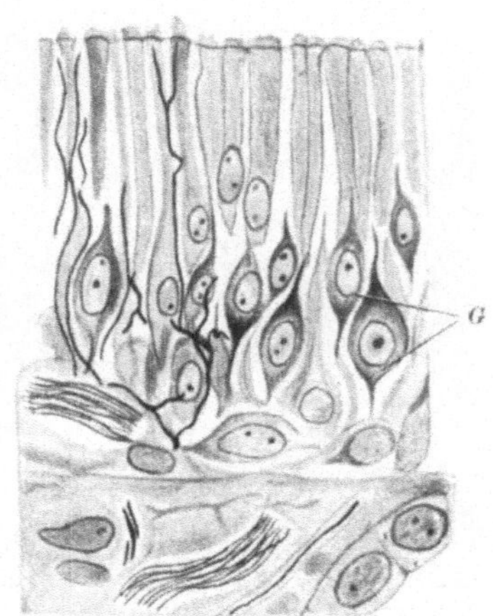

Abb. 394. Bipolare Ganglienzellen (*G*) (Riechzellen) aus der Regio olfactoria. Mensch. Formol. Färbung nach BIELSCHOWSKY-AGDUHR. 666mal vergrößert. (Nach KOLMER.)

b) Kehlkopf (Larynx).

Die früheste Anlage des Kehlkopfes und der Trachea zeigt sich als ventrale Ausbuchtung des Ösophagus und entstammt somit dem Gebiet des Rumpfdarmes. Da diese entodermale Epithelanlage später in das Gebiet der caudalen Schlundbogen nach kranial verlagert wird, so beteiligt sich auch die Kopfregion am Aufbau des Kehlkopfes, indem sie Knorpel, Muskeln, Gefäße und Nerven der epithelialen Anlage hinzufügt. Die Cartilago thyreoidea entsteht aus dem 4. und 5. Kiemenbogen, die Muskeln des Kehlkopfes lassen sich als umgewandelte Kiemenmuskeln betrachten.

Die Schleimhaut des Kehlkopfes bietet in ihrem histologischen Aufbau kein einheitliches Bild; Plattenepithel und Flimmerepithel treten gewöhnlich an bestimmten Regionen auf, können aber in ihrem Vorkommen individuell variieren. Am Eingang in den Larynx findet sich meistens noch Plattenepithel; die Epiglottis wird gleichfalls auf ihrer lingualen Fläche von einem dicken, dem der Mundhöhle gleichenden Plattenepithel überzogen. Auf der dem Larynx zugewandten Fläche der Epiglottis erscheint das Plattenepithel wesentlich dünner und enthält vereinzelte Geschmacksknospen. Geschichtetes, mit Becherzellen ausgestattetes hohes Flimmerepithel, das demjenigen der Nasenhöhle gleicht, übernimmt in der Hauptsache die Auskleidung des Cavum laryngis. Das Flimmerepithel ruht einer dicken Basalmembran auf; es wird an der mechanisch stark beanspruchten Stelle der Plica vocalis von einem mehrschichtigen Plattenepithel abgelöst, in dessen Unterfläche das Bindegewebe der Tunica propria mit papillenförmigen Erhebungen eindringt.

Tunica propria, Submucosa und das, die Knorpelteile des Kehlkopfes umfassende Perichondrium hängen einheitlich zusammen und scheinen, wie man aus Schwellungen oberhalb der Stimmritze (Glottisödem) erschließt, ein ziemlich lockeres Gefüge zu besitzen. Zahlreiche, aus mukösen und serösen Elementen zusammengesetzte Drüsen der Submucosa halten mit ihrem Sekret die Oberfläche der Schleimhaut für die kranialwärts gerichtete Flimmerbewegung feucht. In der Epiglottis sind die Drüsen vielfach in kleine Buchten und Löcher des Knorpels eingelagert; in der Plica ventricularis und in der Wand des Ventriculus laryngis(MORGAGNI)kommen sie in großer Menge vor, an der Plica vocalis fehlen sie (Abb. 395); nur am hinteren Ende der Plica vocalis liegt ein kleiner Drüsenkörper.

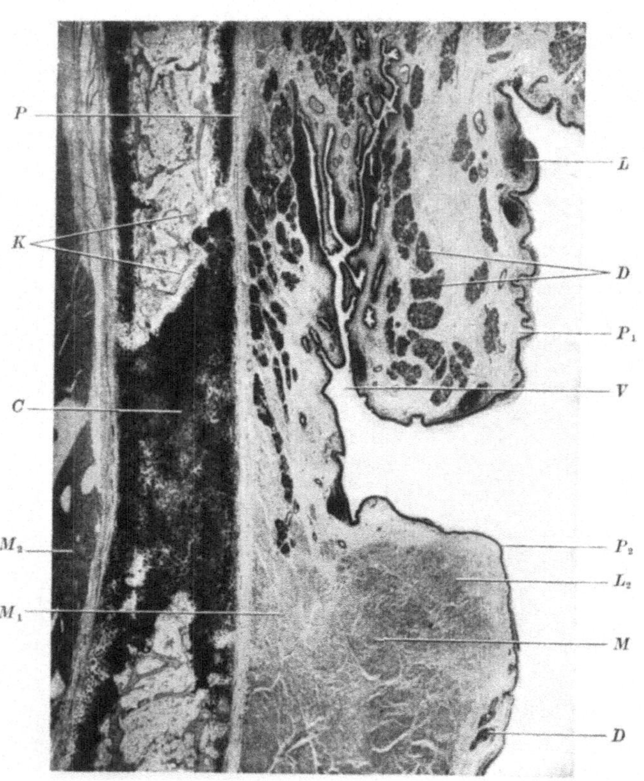

Abb. 395. Frontalschnitt durch die Wand des Larynx. Mensch. *L* Lymphknötchen in der Tunica propria; *D* Drüsen; P_1 Plica ventricularis; *V* Ventriculus laryngis; P_2 Plica vocalis; L_2 Ligamentum vocale; *M* Musculus vocalis; M_1 Musculus thyreoarytaenoideus lateralis; *K* Verknöcherungszone; *C* Cartilago thyreoidea; *P* Perichondrium; M_2 Außenmuskulatur. ZENKER-Formol. Hämatoxylin-Eosin. 7mal vergrößert.

Lymphocyten lassen sich im Epithel und in der Tunica propria leicht finden; ganze Lymphknötchen beobachtet man vor allem in der Plica ventricularis und in der Wand des Ventriculus laryngis. Das gesamte subepitheliale Bindegewebe einschließlich des Perichondriums wird von einem dichten elastischen Netz durchzogen. Besonders an den Ligamenta vocalia, die dorsal am Processus vocalis der Aryknorpel und ventral am Schildknorpel fixiert sind, kommt es zu einer starken Anhäufung elastischen Gewebes; letzteres zieht von hier aus als eine elastisch-kollagene Röhrenmembran, *Conus elasticus*, direkt unter der Schleimhaut bis zum Ring- und oberen Trachealknorpel nach abwärts.

Die quergestreiften Fasern des Musculus vocalis verlaufen nicht etwa parallel mit dem Stimmband, sondern gehören einem komplizierten muskulösen System an, das ventral vom Schildknorpel, dorsal vom Aryknorpel kommt, sich überkreuzt und mit dem Ligamentum vocale verbunden ist (GOERTTLER). Demnach wird die Wand der Glottis von einem, auf feinste nervöse Impulse mit entsprechenden Umstellungen reagierenden, elastisch-muskulösen System von außerordentlicher Kompliziertheit gebildet.

Die quergestreiften Muskelfasern dieses Systems offenbaren gewisse Eigentümlichkeiten; sie spalten sich zu Einzelfibrillen auf, verändern ihr Kaliber, verflechten sich wie die Herzmuskulatur, enthalten viel Sarkoplasma und entwickeln stellenweise ein muskulöses Knotengewebe, wie man es im Atrium des rechten Herzen beobachten kann (Abb. 131). Auch liegen die Kerne der Muskelfasern meist zentral, während die Myofibrillen innerhalb der Muskelfasern spiralig verlaufen. Offenbar haben wir es hier mit dem gleichen Muskelgewebe zu tun, das im oberen Abschnitt des Ösophagus vorkommt (Abb. 339). Die motorischen Endigungen an den Fasern der Musculus vocalis sind von besonderer Feinheit; zahlreiche receptorische Endapparate gesellen sich hinzu. Im Musculus cricoarytaenoideus dorsalis weisen die motorischen Endorgane eine etwas gröbere Form auf und erscheinen in Gestalt eines Steckkontaktes oder einer Vogelklaue überaus zahlreich (SUNDER-PLASSMANN). Ein zartes vegetatives Terminalreticulum ist zwischen den Muskelfasern mit ihren verschiedenen, dem Vagus angehörenden Nervenendigungen beschrieben worden.

Hyaliner Knorpel findet sich in der Cartilago thyreoidea, cricoidea und größtenteils in der Cartilago arytaenoidea. Epiglottis, Cartilago cuneiformis und corniculata, Processus vocalis und Apex des Aryknorpels werden gewöhnlich dem elastischen Knorpel zugerechnet. Die Cartilago triticea zeigt Eigenschaften des Faserknorpels. Schild- und Ringknorpel des Mannes verfallen bereits zwischen dem 20. und 30. Jahre einer enchondralen Verknöcherung.

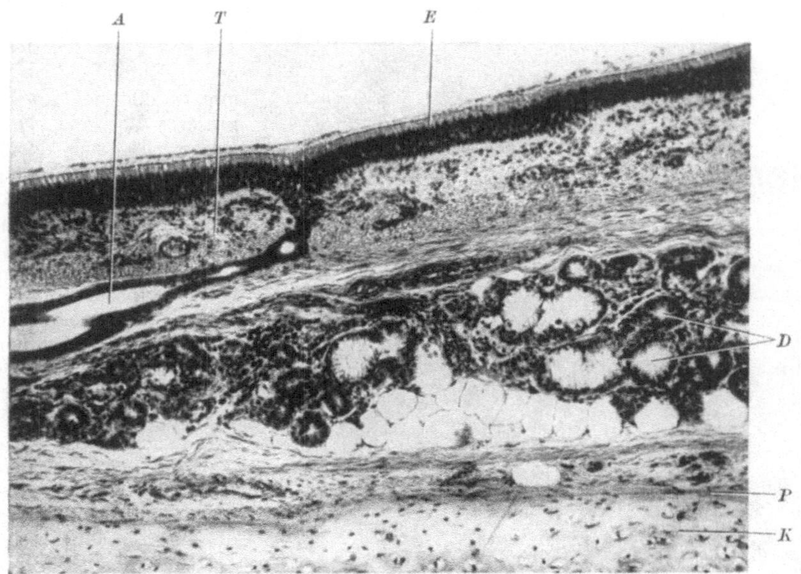

Abb. 396. Trachea. Mensch. *E* Mehrschichtiges Flimmerepithel; *T* Tunica propria; *A* erweiterter Ausführungsgang; *D* mukös-seröse Drüsen; *P* Perichondrium; *K* Trachealknorpel. ZENKER. Hämatoxylin-Eosin. 110mal vergrößert.

Der Kehlkopf erhält seine Nerven durch die beiden Vagusäste, N. laryngicus cranialis und N. recurrens. Die Anordnung der Nervengeflechte in der Schleimhaut des Kehlkopfes zeigt das gleiche Verhalten wie in der Nasen- und Mundhöhle. Intraepitheliale Nervenfasern, sensible Endkörperchen und feinste, terminale Netze sind in der Schleimhaut enthalten; einzelne Nervenzellen und kleine Ganglien kommen vor allem in den tieferen Lagen der Mucosa zum Vorschein. Lymphgefäße sind in der Mucosa zahlreich vorhanden.

c) Luftröhre (Trachea).

Die Schleimhaut der Trachea setzt in ihrem histologischen Aufbau den der Kehlkopfschleimhaut fort und zeigt an ihrer Oberfläche ein mehrschichtiges Flimmerepithel mit Becherzellen. Der Flimmerstrom ist nach aufwärts gerichtet, das Epithel von der Tunica propria durch eine deutliche Basalmembran abgegrenzt. Wanderzellen, die im Epithel vorkommen, stammen in der Hauptsache wohl aus einzelnen in der Tunica propria lagernden Lymphknötchen. Eine in der Tiefe der Tunica propria vorhandene kollagene Faserschicht ist als eine Fortsetzung des Conus elasticus zu betrachten. Darunter befinden sich gemischte mukös-seröse Drüsen, deren Ausführungsgänge häufig eine ampullenartige Erweiterung zeigen (Abb. 396). Die Drüsen haben gewöhnlich im Bindegewebe zwischen den Knorpeln und vor allem in der Hinterwand der Trachea, dem Paries membranaceus, ihren Sitz.

Die Bildung der äußeren Trachealwand übernehmen die hufeisenförmigen, hyalinen Trachealknorpel und an der Rückseite eine querverlaufende, glatte Muskulatur, welche die freien Enden der Knorpelspangen miteinander wie zu einem Ring zusammenfügt (Abb. 397). Eine bindegewebige Adventitia umhüllt das ganze Rohr und erhält aus der Umgebung die Gefäße und Nerven. Die glatte Muskulatur der Hinterwand stellt eine zusammenhängende Masse dar, die nur in gleicher Höhe mit den Knorpelspangen geringe segmentale Verdickungen aufweist; längsgerichtete Muskelbündel kommen hier vor. Die Weite der Trachea kann durch die glatte Muskulatur unter dem Einfluß des Nervensystems innerhalb gewisser Grenzen verändert werden.

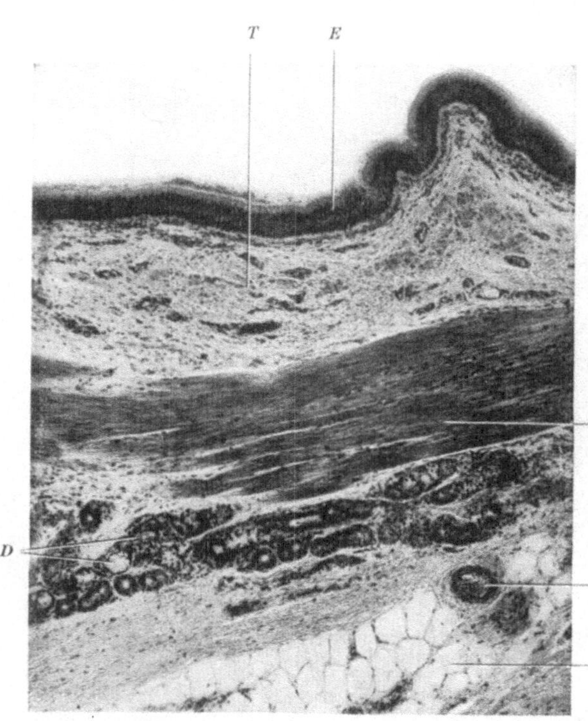

Abb. 397. Trachea. Paries membranaceus. Mensch. *E* Mehrschichtiges Flimmerepithel; *T* Tunica propria; *M* glatte Muskelfasern; *D* mukösseröse Drüsen; *A* Arterie; *F* Fettgewebe. ZENKER. Hämatoxylin-Eosin. 90mal vergrößert.

Der konstruktive Bau der Trachea zeigt sich der funktionellen Beanspruchung angepaßt und ist offensichtlich sehr kompliziert. Das geht schon daraus hervor, daß sich das Perichondrium der Trachealkapsel an ihrer Außenseite kräftiger erweist als an der Innenseite und in der Hauptsache aus zirkulären, kollagenen Fasern zusammensetzt. Die Luftröhre ist im Zustand einer elastischen Längendehnung, ähnlich der Aorta, in den Körper eingebaut. Denn Querschnitte durch die im Körper verbliebene Luftröhre klaffen und eine dem Organismus frisch entnommene Luftröhre verkürzt sich. Demnach muß das gesamte elastische System in der Hauptsache aus longitudinalen Fasern oder aus vorwiegend längsgerichteten Netzmaschen bestehen. Für die elastische Dehnbarkeit der Trachea in der Längsrichtung sind die *Ligamenta anularia*, welche mit ihrem elastisch-kollagenen Bindegewebe die Knorpelspangen aneinanderheften, von außerordentlicher Bedeutung. Sie enthalten etwas mehr kollagene als elastische Fasern und erweisen sich nach Art eines Scherengitters konstruiert (WOLF-HEIDEGGER). Hierbei ist ein stärkeres, kollagenelastisches Scherengitter frontal, ein schwächeres Scherengitter sagittal orientiert. Die Menge des elastischen Gewebes verstärkt sich im allgemeinen nach der Schleimhaut hin.

Die Trachea erhält ihre nervöse Versorgung aus dem N. recurrens, direkten Vagusästen und aus dem sympathischen Grenzstrang. Zahlreiche Ganglien mit multipolaren Nervenzellen sind in der Trachealwand zu bemerken. Die feinere Verteilung der Gefäße und Nerven gleicht derjenigen des Kehlkopfes. Arteriovenöse Anastomosen sind weiterhin beschrieben worden.

Die sog. „hellen Zellen" (FEYRTER), die im Epithel der Trachea und des Bronchialbaumes vorkommen, finden in dem Abschnitt über die Drüsengänge des Pankreas Erwähnung.

Die beiden großen **Stammbronchien** zeigen hinsichtlich ihres Schichtenbaues und der Eingliederung von Knorpelspangen und Muskulatur die gleichen Verhältnisse wie die Trachea. Mit der nunmehr folgenden Verästelung der Bronchien nimmt das Epithel an Höhe ab, die hyalinen Knorpelspangen werden in kleine, mehr elastische Knorpelplättchen aufgeteilt und die glatte Muskulatur beginnt eine eigene, das ganze Schleimhautrohr umfassende Schicht zu entwickeln.

d) Lunge (Pulmo).

Die erste Anlage der Lunge findet sich caudal von der Kiemenregion als eine ventrale, zuerst unpaare Ausbuchtung des Darmrohrss. Diese entodermale Epithelmasse teilt sich alsbald in zwei Knospen auf, von denen die rechte von vornherein größer ist als die linke. Die Asymmetrie der primitiven Lungenanlage tritt dadurch besonders deutlich hervor, daß aus der rechten Knospe drei, aus der linken Knospe zwei Seitenknospen, die Anlagen der *Lungenlappen* oder *Lobi pulmonales*, hervorgehen. Aus den Lobi entstehen durch weitere dichotomische Aufteilungen des distalen Randgebietes die Lungenläppchen oder Lobuli, die wahrscheinlich die letzte, durch Bindegewebe noch einigermaßen abgrenzbare, größere Einheit in der Lunge darstellen. Durch fortschreitende Aufteilung immer neu gebildeter, ausgehöhlter Endknospen kommt es zur Entwicklung des Bronchialbaumes. Schließlich erlischt das Teilungsvermögen der Endknospen, die nur noch seitliche Ausbuchtungen, die Anlagen der Alveolen, hervortreiben. Die Entwicklung der Lunge ist der einer Drüse sehr ähnlich.

Um einen Einblick in das komplizierte, lufthaltige Kammersystem der Lunge zu gewinnen, beginnt man zweckmäßig mit dem Studium des Bronchialbaumes und seiner allmählichen Aufzweigung bis in das Alveolengebiet, in welchem der Gasaustausch stattfindet. Die innerhalb des Lungengewebes verlaufenden *kleineren Bronchien* oder *Bronchialäste* enthalten in ihrer Wand bis zu einem Durchmesser von 0,5—0,6 mm kleine, elastische Knorpelplättchen. Die letzten Knorpelbildungen sind in Gestalt abgewinkelter Plättchen in die Teilungsstellen der kleinen Bronchialäste eingebaut. Die nun folgenden schmalen, knorpelfreien Gänge heißen *Bronchuli terminales*; sie teilen sich dichotomisch in *Bronchuli respiratorii* auf, in deren Wand die für den Gasaustausch bedeutsamen Alveolen streckenweise bereits eingegliedert sind. Eine sich mehrfach wiederholende Aufteilung läßt Bronchuli respiratorii I., II. und III. Ordnung unterscheiden. Hierauf entstehen infolge weiterer Zweiteilung der Bronchuli respiratorii III. Ordnung die kurzen und weiten *Alveolengänge* oder *Ductus alveolares,* deren Wand sich nur noch aus aneinandergereihten Alveolen zusammensetzt. Eine letzte Zweiteilung führt in die blind endigenden Alveolensäckchen oder *Sacculi alveolares* (Abb. 398).

Entsprechend der Verzweigung des Bronchialbaumes läßt sich eine Gliederung der Lunge in Lappen leicht durchführen, wobei ein Lappen oder Lobus diejenige Gewebsmasse darstellt, welche durch die in die großen Spalten eindringende Pleura visceralis abgegrenzt wird. Eine weitere Aufteilung der Lunge in kleinere, von Bindegewebe umscheidete Einheiten, in *Läppchen* oder *Lobuli*, ist bei der spätembryonalen und kindlichen Lunge wie bei einer Drüse möglich, begegnet aber bei der Lunge des Erwachsenen erheblichen Schwierigkeiten, da die Septa interlobularia nicht mehr deutlich hervortreten und nicht bis auf den bronchialen Verzweigungsast, an dem die Läppchen hängen, durchgezogen sind. Die Septa interlobularia, welche die ungleich großen Lobuli gegeneinander abgrenzen sollen, bilden nirgends eine deutliche, geschlossene Scheidewand. Ein noch mit Knorpelplatten ausgestatteter Bronchialast führt in die Tiefe eines Läppchens hinein.

Auf Grund von Ausgußpräparaten des Bronchialbaumes mit einer weichen Metallmasse lassen manche Autoren die Lunge aus kleineren Einheiten als die Läppchen, aus sog. „Acini", aufgebaut sein. Hierunter wird dasjenige Alveolengewebe verstanden, das an dem Bronchiolus terminalis hängt und aus seinen beiden Ästen, den Bronchuli respiratorii I. Ordnung, hervorgeht. 12—18 solcher „Acini" sollen zu einem Läppchen vereint sein. Ist es schon stellenweise unmöglich, eine bindegewebige Umgrenzung der Lobuli vorzunehmen, so bleibt einem freilich beim Suchen nach einer bindegewebigen Umscheidung derartiger „Acini" jeder Erfolg versagt.

Die größeren **Bronchialäste** besitzen in ihrer Wand, abgesehen von den Knorpelplatten, innerhalb einer kollagenelastischen Schicht noch glatte Muskelfasern und Drüsen. Das Epithel nimmt bei weiterer Verästelung an Höhe ab und liegt einer bindegewebigen Tunica propria einigermaßen glatt auf. Bei den kleineren Bronchialästen wird das flimmernde Cylinderepithel einschichtig, die glatte Muskulatur wird verstärkt und in der Tunica propria der Schleimhaut

entstehen wahrscheinlich durch eingebaute, elastische Faserzüge deutliche Längsfalten. Die glatte Muskulatur befindet sich gewöhnlich zwischen den Knorpel-

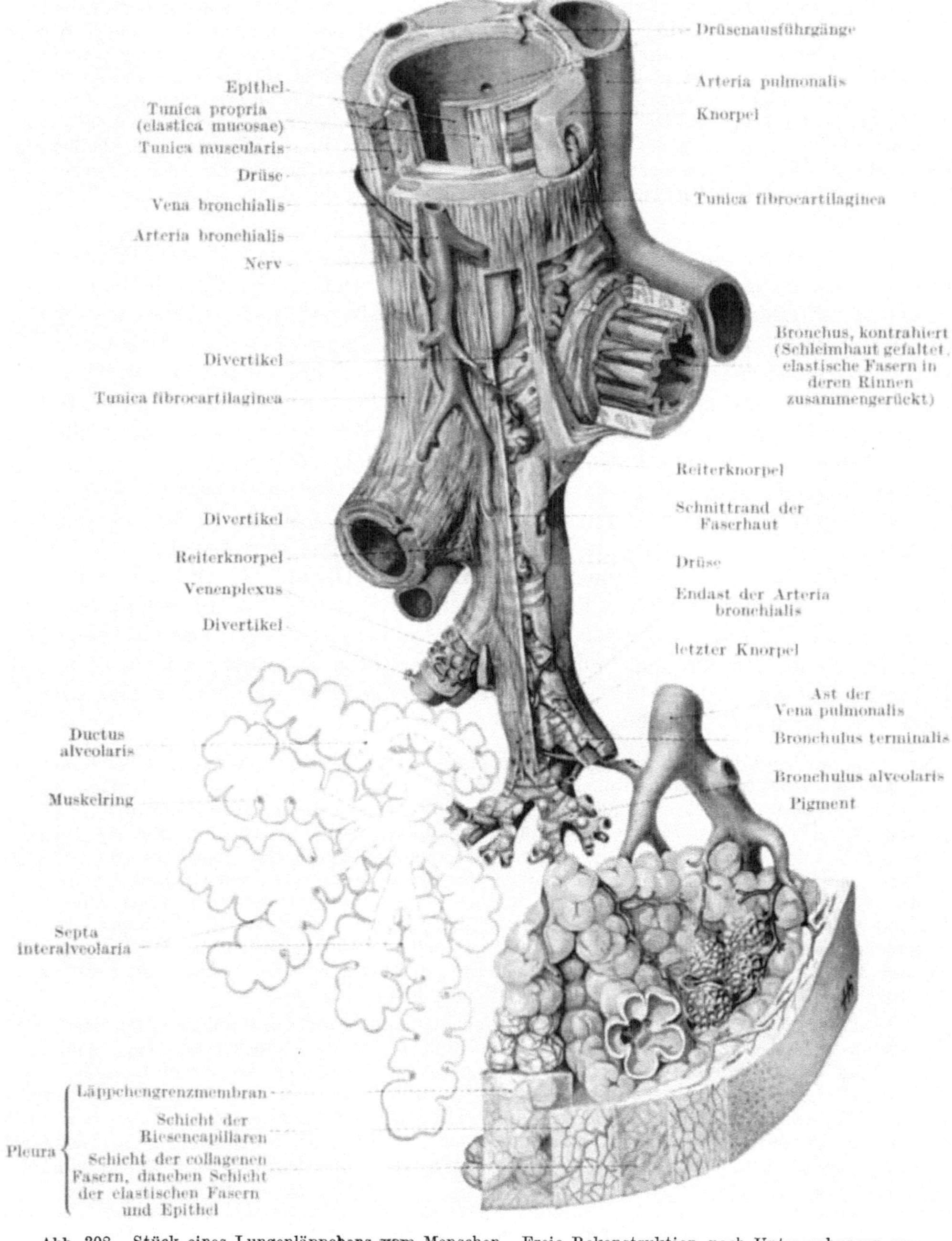

Abb. 398. Stück eines Lungenläppchens vom Menschen. Freie Rekonstruktion nach Untersuchungen von
v. HAYEK. Schleimhaut und Drüsen: grün, Knorpel: hellblau, glatte Muskeln und A. bronchialis: gelb-rot,
elastische Fasern: schwärzlich, A. pulmonalis: carminrot, Vena pulmonalis und Vena bronchialis: blau.
(Nach BRAUS-ELZE.)

plättchen und der Schleimhaut; die Drüsen nehmen zwischen den Knorpeln
oder außerhalb derselben ihren Platz ein.

Die Knorpel der Bronchialäste versteifen und verstärken die Rohrwandung des Bronchialbaumes und dienen so als Stützgerüst für das weiche, lufthaltige Lungengewebe. Auch sollen
die Knorpelplättchen die Bronchialäste offenhalten.

Den **Bronchuli** fehlen die Knorpelplättchen; Drüsen kommen nur noch vereinzelt vor oder verschwinden ganz. Die Schleimhaut ist in Längsfalten gelegt,

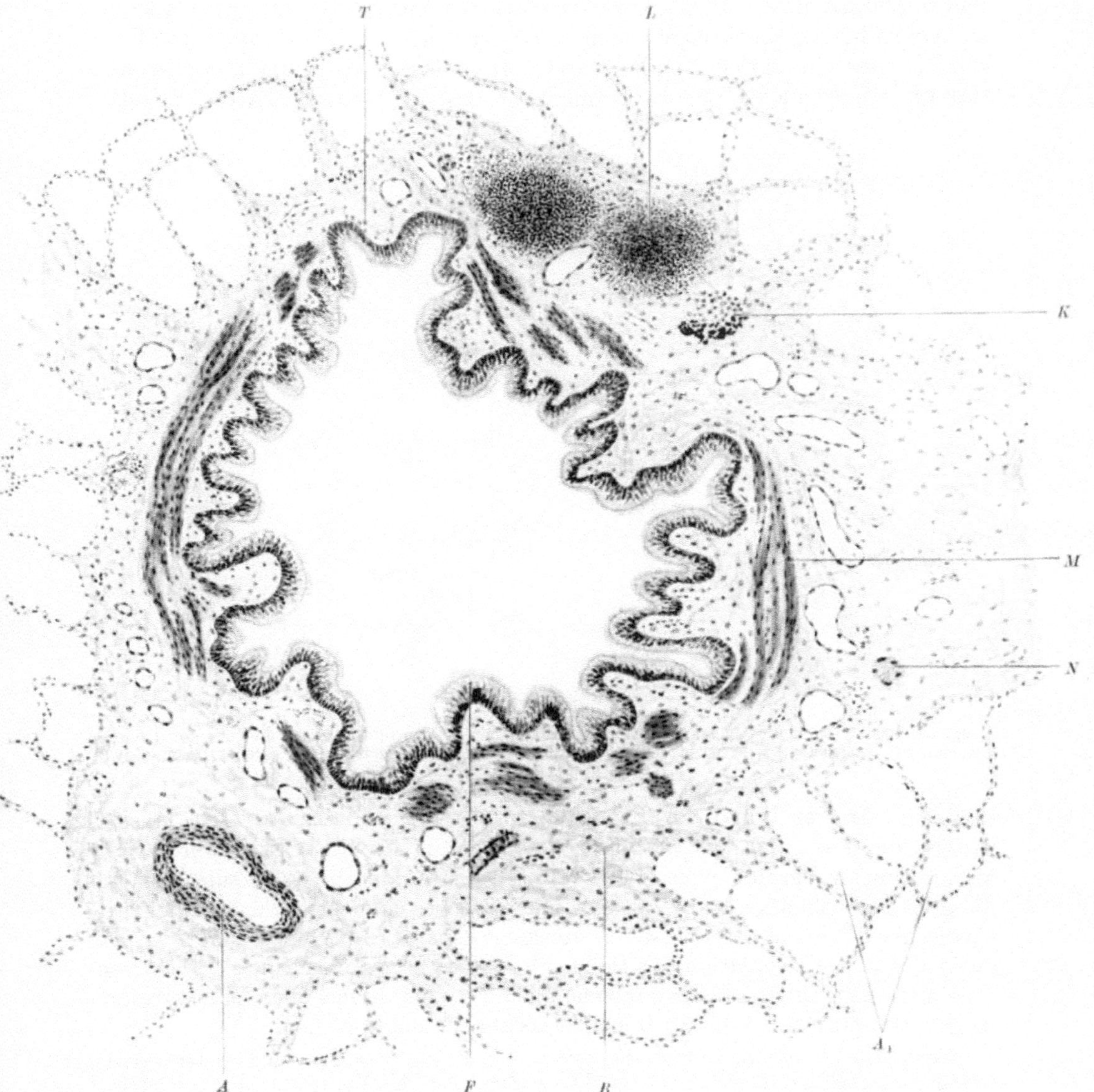

Abb. 399. Bronchulus im Lungengewebe. Mensch. *F* Flimmerepithel; *T* Tunica propria; *M* Muscularis;
B Bindegewebe; *A* Arterie; *N* Nerv; *L* Lymphknötchen; *K* Kohlenstaub; A_1 Alveolen. ZENKER. Hämatoxylin-
Erythrosin. 90mal vergrößert, auf $^5/_6$ verkleinert.

das Epithel besteht aus einer einzigen Lage von Cylinderzellen, die bei kleinen
Bronchuli durch kubische Elemente ersetzt werden. Zwischen den Flimmerzellen werden auch nicht flimmernde Elemente beobachtet. Die Tunica propria
erweist sich als ziemlich schmal; die Muscularis tritt in beträchtlicher Stärke
hervor (Abb. 399). Elastische Netze erfahren in der Wand der Bronchuli eine

bedeutsame Entwicklung. Das intralobuläre Bindegewebe, in welchem die Bronchuli verlaufen, ist nur spärlich ausgebildet und enthält vereinzelt kleine Lymphknötchen, gelegentlich Kohlenstaub. Ein kleiner Ast der A. pulmonalis findet sich stets in Begleitung der Bronchuli.

Die **Bronchuli respiratorii** besitzen eine größere Lichtung als der Bronchulus terminalis (Abb. 400), zeigen meist kubisches Epithel ohne Flimmerbesatz und sind durch das erste Auftreten der Alveolen gekennzeichnet, die sich als kleine, unregelmäßige Ausbuchtungen bemerkbar machen. Die *Muskulatur* des Bronchialbaumes wird durch Bündel glatter Muskelfasern zu einem komplizierten, zusammenhängenden Flechtwerk aufgebaut, das sich bis zu den Alveolengängen

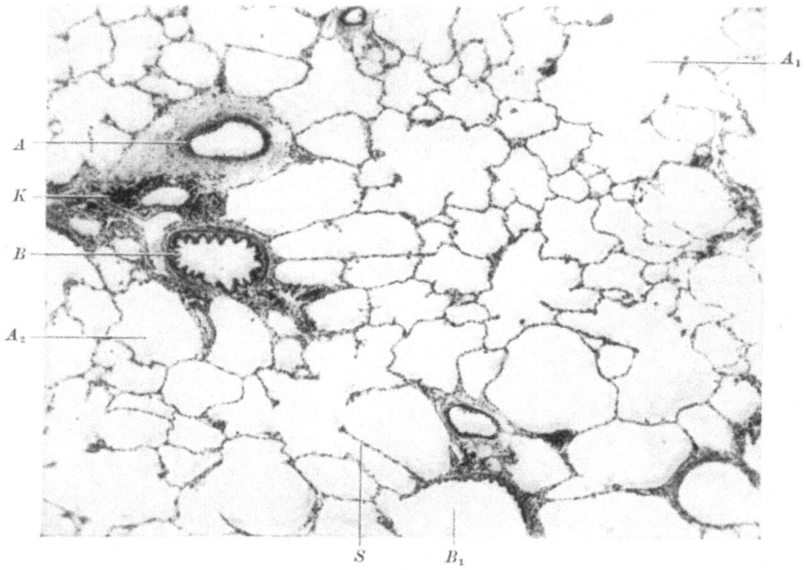

Abb. 400. Schnitt durch die Lunge. Mensch. *A* Arterie; *K* mit Kohlenstaub beladene Phagocyten; *S* Septum alveolare; *B* Bronchulus; *A₁* Alveolengang; *A₂* Alveole; *B₁* Bronchulus respiratorius. ZENKER. Hämatoxylin-Eosin. 50mal vergrößert.

erstreckt. In der Wand der Bronchuli respiratorii umfaßt das zarte Muskelgewebe die Basis der ausgestülpten Alveolen mit schmalen Kreistouren. Die knopfförmigen Verdickungen der freien Alveolarränder beruhen zum Teil auf dieser Ringmuskellage, zum Teil auf einem zu besonderer Stärke entwickelten elastischen Faserring. Das gesamte Muskelgewebe des Bronchialbaumes vermag zweifellos in die Regulation der Lungentätigkeit unter dem Einfluß des Nervensystems einzugreifen. Sehr wahrscheinlich ist dem bronchialen Muskelsystem in der Hauptsache exspiratorische Wirksamkeit zuzusprechen.

Wenn sich bei der Inspiration die bronchialen Rohre verlängern und weiter werden, so läßt sich auch bei dieser Phase ein aktives Eingreifen der Muskulatur in Gemeinschaft mit dem elastischen System der Lunge nicht in Abrede stellen.

In den Alveolen findet der Gasaustausch statt; es wird Sauerstoff aus der Alveolarluft durch die Capillarwand hindurch vom Blut aufgenommen und Kohlensäure auf dem umgekehrten Wege vom Blut wieder abgegeben. Wäre, wie aus der Histogenese der Lunge hervorzugehen scheint, die Alveole das Endstück einer Drüse, so müßte das Innere einer Alveolenwand von einem geschlossenen Epithel ausgekleidet sein und der Gasaustausch durch das Alveolarepithel und die Capillarwand hindurch stattfinden. Derartiges ist aber offenbar nicht der Fall. Die nötige morphologische Aufklärung hierüber bleibt sehr schwierig.

Aus der Wand der Bronchuli respiratorii wölben sich die Alveolen wie einzelne kleine Buckel heraus. Bei den Alveolengängen und Alveolensäckchen übernehmen die Alveolen selbst die Bildung der Wand; sie liegen so eng aneinander, daß je zwei benachbarte Alveolen eine gemeinsame Wand, das *Septum alveolare,* aufweisen. Hierbei erreichen, wie aus Abb. 398 hervorgeht, die freien, etwas verdickten Ränder der Alveolarsepten ungefähr die Wand eines zylindrischen Rohres. Es bleibt also für den Durchtritt der Luft genügend Raum, der überdies in seiner Weite durch das Eingreifen feinster glatter Muskulatur an den Ductus alveolares noch verändert werden kann. Feine Öffnungen im Septum alveolare, die *Alveolarporen,* stellen als wahrscheinlich wechselnde Gebilde gelegentlich eine Verbindung zwischen benachbarten Alveolen her.

Die ungefähr halbkugelige Gestalt einer **Alveole** ist in Abb. 401 schematisch wiedergegeben. Capillarsystem und elastisches Netz stellen offensichtlich die Hauptmasse der Alveolenwand dar. Das Capillarnetz besitzt in der Alveolenwand eine außerordentliche Dichte, ein Verhalten. das auf die funktionelle Bedeutung der Lungencapillaren genugsam hinweist und eine dauernde, gestaltliche Abhängigkeit der Alveolen vom jeweiligen Luftgehalt und vom Füllungszustand der Capillaren annehmen läßt (Abb. 402).

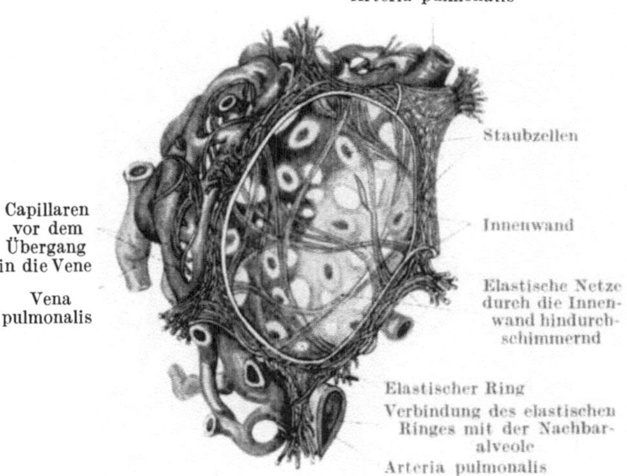

Abb. 401. Schema einer Alveole. Elastische Fasern: blau-schwarz, A. pulmonalis und Capillare: rot, Vena pulmonalis und zugehörige Capillaren: blau. 400mal vergrößert. (Nach BRAUS-ELZE.)

Endothel und Grundhäutchen der Lungencapillaren zeigen die gleiche Bauweise wie bei anderen Capillaren; die Existenz von Pericyten läßt sich bei der räumlichen Enge der Alveolarwand schwer nachweisen.

Die Capillaren liegen sehr wahrscheinlich direkt an der Oberfläche der Alveolarwand, bilden also mit ihrem Endothel- und Grundhäutchen die möglichst dünn gehaltene, lebendige Scheidewand zwischen der Alveolenluft und dem Blut (Abb. 403). Bei den Alveolarsepten ist eine Berührung des Capillarnetzes nach zwei Seiten hin mit der Luft, infolgedessen auch ein Gasaustausch nach zwei Seiten hin anzunehmen. Ob die Capillaren von der Alveolarluft noch durch eine besondere „Alveolarmembran" abgetrennt werden, ist sehr fraglich. Immerhin können manche Zellen der Alveolarwand mit allerfeinsten Ausläufern das frei an der Oberfläche liegende Capillarendothel stellenweise überdecken. Ein solches Verhalten dürfte bei den beträchtlichen Veränderungen, denen die Alveolarwand bei der Atmung ausgesetzt ist, kein Dauerzustand sein. Der funktionsbedingte Formwechsel und die Möglichkeit eines fortwährenden histologischen Umbaues der Alveolarwand lassen das mikroskopische Präparat nur als einen Augenblicksbefund eines in dauernder Umgestaltung befindlichen Gewebskomplexes beurteilen.

In den Nischen des Capillarnetzes liegen die Zellen des **Alveolarepithels;** sie besitzen im fixierten Zustand eine kubische oder prismatische Form und können, gleich den Capillaren, im Septum alveolare unter Umständen nach zwei Seiten mit ihrer Oberfläche die Alveolarluft erreichen. Die Alveolarepithelzellen können ihre Form verändern und enthalten in ihrem Plasma gelegentlich kleine Granula, Vacuolen und Fetttröpfchen. Eine zweite Zellart, deren Elemente mit *Phagocyten* bezeichnet werden sollen, verbirgt sich ebenfalls in den Nischen des Capillarnetzes. Derartige Phagocyten vermögen Zelltrümmer und Pigmente verschiedener Art aufzunehmen, sich aus der Alveolarwand loszulösen und innerhalb der Alveole mit den dort befindlichen Staub-, Ruß- und Siliciumteilchen zu beladen und diese dann nach ihrer Rückkehr in die Alveolarwand in die verschiedenen Lymphknötchen der Lunge weiterzutransportieren. Hierbei lassen die Phagocyten oder *Staubzellen* unterschiedlich gestaltete Fortsätze hervortreten.

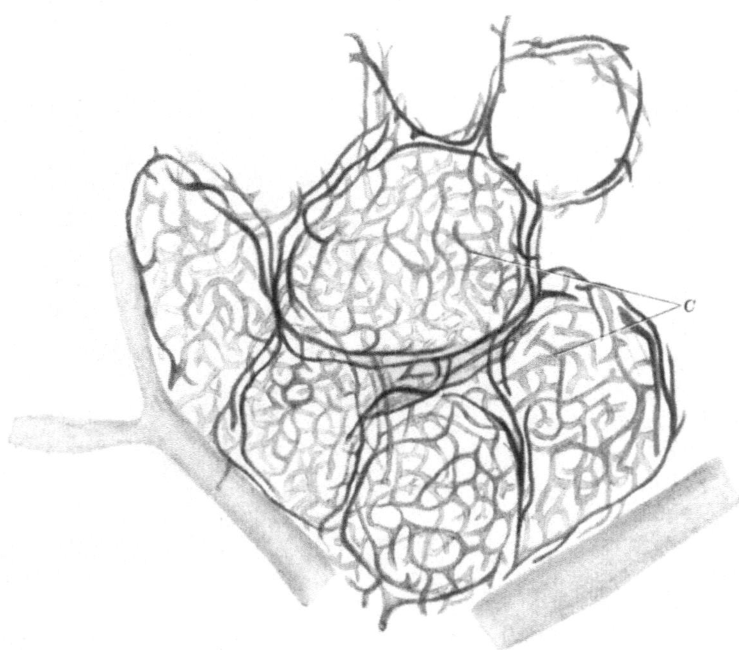

Abb. 402. Schnitt durch eine von der A. pulmonalis aus injizierte Lunge. Igel. Die Capillaren (*C*) von 5 Alveolen sind vollständig injiziert. 200mal vergrößert.

Ob die Phagocyten als umgewandelte Alveolarepithelzellen zu betrachten sind oder als Histiocytenformen aus dem Bindegewebe der Alveolenwand stammen, hat sich bis jetzt nicht entscheiden lassen. An der unfruchtbaren Diskussion über diese Frage trägt die Unmöglichkeit, einen Vorgang aus der Betrachtung eines mikroskopischen Präparates festzulegen, die Hauptschuld. Andererseits legt der mikroskopische Befund der Alveolarwand folgenden Schluß nahe: beim Gasaustausch muß dem Endothel der Lungencapillaren die Hauptrolle zukommen. Alveolarepithelzellen und Phagocyten stehen mit ihrem Vermögen der Speicherung und der Phagocytose von Staub und zugrunde gehenden Zellen offenbar im Dienst der Reinigung und der Abwehrfunktion innerhalb des Organismus, wobei hiermit die Leistung der beiden Zellformen keineswegs erschöpft zu sein braucht.

Elastisches Gewebe hat als ein überaus wichtiges Bauelement der Alveolenwand zu gelten; es tritt in Gestalt feinster Netze in Erscheinung und ist an der Basis der Alveole zu einem besonderen Randring verdichtet (Abb. 63 und 404). Die elastischen Randstreifen benachbarter Alveolen stehen miteinander in Verbindung und entwickeln auf diese Weise ein einheitliches, um die Basen der Alveolen gelegtes Maschensystem, ähnlich dem Schlußleistennetz des Epithelgewebes. Ebensowenig wie das Capillarnetz erweist sich das elastische Netz für die einzelne Alveole abgrenzbar, da benachbarte Alveolen in den Septa alveolaria stets eine gemeinsame Wand besitzen. Auch die Gefäße der Alveolenwand werden von dem elastischen Faserfilz umklammert. Die elastischen Fasern sind in eine histologisch nicht weiter auflösbare, membranartige Grundsubstanz eingebettet. Die Bedeutung des alveolären elastischen Systems beruht in der Hauptsache in seiner exspiratorischen Leistung, wobei durch die elastische Kontraktion der Alveolarwand der Alveolarraum verkleinert und die darin enthaltene kohlensäurehaltige Luft zum großen Teil ausgetrieben wird. Auch gegen eine Überdehnung der Alveolarwand bei sehr tiefer Inspiration kann das elastische Netz mit bremsender Wirkung eingreifen. Vereinzelte glatte Muskelfasern sind in der Alveolarwand beschrieben worden. Infolgedessen kann möglicherweise die Spannung des elastischen Gewebes vom Nervensystem auf dem Wege über die glatte Muskulatur dauernd reguliert werden.

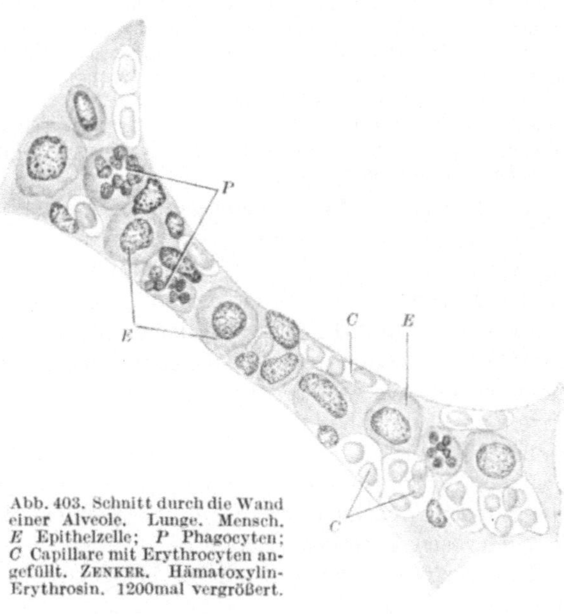

Abb. 403. Schnitt durch die Wand einer Alveole. Lunge. Mensch. *E* Epithelzelle; *P* Phagocyten; *C* Capillare mit Erythrocyten angefüllt. ZENKER. Hämatoxylin-Erythrosin. 1200mal vergrößert.

Kollagene Fasern und argyrophile Gitterfasern sollen weiterhin in der Alveolarwand vorkommen; solches ist denkbar, aber mit Vorsicht zu betrachten, da, wie im allgemeinen Teil dieses Buches ausgeführt ist, gerade bei der Darstellung feinster Fibrillen unsere Färbemethoden ihre spezifische Wirkung einbüßen und unsicher werden.

Die Äste der Aa. pulmonales verlaufen nach ihrem Eintreten in den Lungenhilus stets mit den Verästelungen des Bronchialbaumes zu den Ductus und Sacculi alveolares und gewinnen an das engmaschige Capillarnetz der Alveolarwand Anschluß. Hier erfolgt der Gasaustausch und das nunmehr sauerstoffreiche arterielle Blut wird von den Vv. pulmonales aufgenommen. Letztere finden sich isoliert an der Peripherie der Läppchen, erhalten ferner Blut aus den Capillaren der Pleura visceralis und werden erst in der Nachbarschaft größerer Bronchialäste

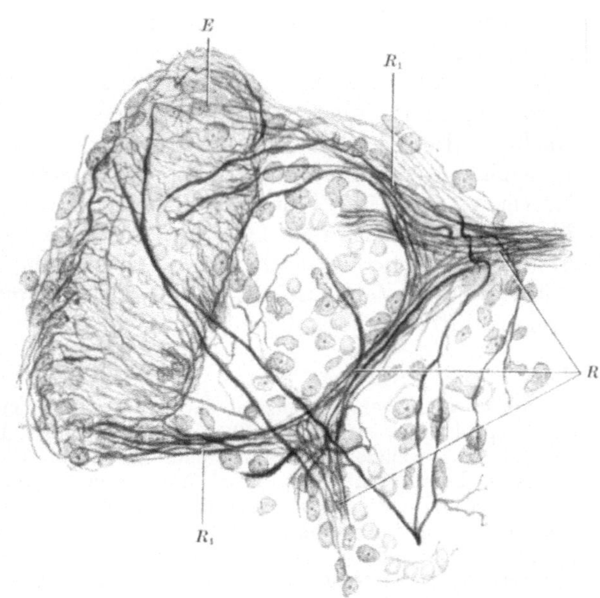

Abb. 404. Elastisches Gewebe in einer Alveolenwand. Lunge. Mensch. *R* Teil des elastischen Ringes an der Basis einer Alveole; *R₁* Teil des elastischen Ringes der Nachbaralveole; *E* elastisches Fasernetz in einer Gefäßwand. Resorcin-Fuchsin, Paracarmin. 470mal vergrößert, auf ⁷/₈ verkleinert.

in einer gemeinsamen bindegewebigen Umscheidung beobachtet. Die Aa. bronchiales verästeln sich in den Wänden des Bronchialbaumes, in der Pleura visceralis, in den interlobulären Septen, wo sie für die großen Gefäße Vasa vasorum entwickeln. Zwischen den Aa. bronchiales und den Endästen der Lungenarterien sind Anastomosen vorhanden. Auch arteriovenöse

Anastomosen zwischen den Aa. bronchiales und den Vv. pulmonales und zwischen den Endästen der Aa. pulmonales und den Vv. bronchiales sind beschrieben worden.

Größere Lymphgefäße innerhalb der Lunge finden sich in Begleitung der Blutgefäße und der Bronchialverästelungen vielleicht bis zu den Ductus alveolares. An den Teilungsstellen der Arterien und Bronchialäste kommt es häufig zur Entwicklung adenoiden Gewebes; Kohlenstaub wird hier abgelagert. In der Alveolenwand scheinen keine Lymphgefäße vorzukommen. Innerhalb der Läppchen lassen sie sich schwer nachweisen; in den interlobulären Septen sind sie vorhanden. In der Pleura pulmonalis und im subpleuralen Gewebe breitet sich ein lymphatisches Gefäßnetz aus, das mit den in der Tiefe der Septen verlaufenden Lymphgefäßen zusammenhängt. In der Nachbargegend des Lungenhilus wird aus dem subpleuralen Gefäßnetz der größte Teil der Lymphe in die perivasculären und perilobulären Lymphgefäße abgeleitet.

Die **Nerven** der Lunge stammen vom Vagus und Sympathicus und gelangen in Begleitung der Bronchien und Gefäße in das Innere der Lunge. Kleine Phrenicusästchen für die Lunge enthalten wahrscheinlich sympathische Fasern. In der Muscularis der Bronchialäste kommen besondere afferente Nervenendorgane vor (SUNDER-PLASSMANN); sie entstehen aus markhaltigen Fasern, gehören wohl dem N. vagus an, und spielen bei dem nervösen Reflexmechanismus der Lunge sicher eine wichtige Rolle. Kleine Ganglien mit meist multipolaren, vereinzelt auch unipolaren Nervenzellen werden im peribronchialen Bindegewebe beobachtet. Im übrigen unterscheidet sich die nervöse Versorgung der Lunge nicht von derjenigen anderer, vom vegetativen Nervensystem versorgter Organe. Vagus und Sympathicus vereinigen ihre Elemente zu einem untrennbaren Ganzen, dem nervösen Terminalreticulum.

Das zarte syncytiale Endnetz bringt die gesamte glatte Muskulatur der Bronchien, der Gefäße und des septalen und alveolären Muskelnetzes unter seinen Einfluß (Abb. 405); auch die Drüsen, Alveolarepithelien und Lungencapillaren stehen mit dem Terminalreticulum in plasmatischem Zusammenhang. Afferente Nervenfäserchen sind in dichter Masse im Epithel der Bronchialäste aufzufinden. Der Innervationsmodus läßt die Lunge nicht als einen nur von den Druckverhältnissen im Pleuraraum abhängigen, „passiv elastischen Schwamm" betrachten. Die Verbindung des elastischen Netzes mit der zarten, in das gesamte Lungengewebe eingebauten glatten Muskulatur und deren Abhängigkeit vom Nervensystem lassen eine Beeinflussung der Gewebespannung im elastischen Netz durch ein neuromuskuläres System als sicher erscheinen. Demnach ist in der Lunge neben mechanisch-passiven mit aktiven Faktoren zu rechnen, welche bei ihrer Verkleinerung und Erweiterung unter der Kontrolle receptorischer Endapparate regulierend eingreifen.

e) Pleura.

Die **Pleura visceralis** überzieht als eine glatte, membranartige Bildung die Oberfläche der Lungenlappen; sie besitzt außen ein einschichtiges Epithel aus platten oder kubischen Zellen mit unregelmäßigen Grenzen und einer veränderlichen Form. Eine dünne, kollagenelastische Faserschicht liegt direkt unter dem Epithel; eine derbfaserige, ebenfalls aus kollagenen und elastischen Elementen zusammengesetzte Schicht stellt die mechanisch bedeutsame Verbindung zwischen der Pleura visceralis und dem Lungengewebe her, umscheidet, dem interstitiellen Bindegewebe einer Drüse vergleichbar, Gefäße und Bronchialverzweigungen und trennt die Läppchen, wenn auch unvollkommen, voneinander. Das in das kollagene Bindegewebe der Pleura eingebaute elastische Netz erfährt je nach Art und Grad der Beanspruchung ein bestimmtes architektonisches Gepräge. So zeigt das subepitheliale Bindegewebslager feine, rundmaschige, elastische Netze, mit einem meist bogenförmigen Verlauf der Fasern. Ein scharf begrenztes System starker Netze schließt sich als elastische Hauptschicht an, enthält gleichfalls runde Maschen und vermag Membranen zu bilden, entbehrt jedoch einer einheitlichen Orientierung.

Eine tiefe, wabenförmige, elastische Schicht hängt mit dem elastischen Gewebe der interlobulären Septen zusammen. Somit stehen Pleura visceralis und Lunge mit ihren Gefäßen, Bronchialbaum und Alveolargewebe unter der für den Atemmechanismus überaus wichtigen Einwirkung eines geschlossenen elastischen Systems. Die Anwesenheit glatter

Muskelfasern in der Pleura und den Septa interlobularia läßt an eine Kontrolle der Leistungen des elastischen Systems: Schutz vor Überdehnung bei der Inspiration, Rückführung des Lungengewebes bei der Exspiration, durch das Nervensystem auf dem Wege über das Muskelsystem denken.

Die **Pleura parietalis** ist dicker als die Pleura visceralis und enthält in ihrem Bindegewebe glatte Muskelfasern, in den tieferen Lagen je nach dem Ernährungszustand auch Fettgewebe. Die Pleura parietalis läßt entsprechend ihrer unterschiedlichen mechanischen Beanspruchung gegenüber der Pleura visceralis eine andere Gliederung ihres elastischen Gewebes erwarten. So findet sich in der *Pleura costalis* unter dem Epithel eine zarte elastische Schicht mit meist gestreckt verlaufenden Fasern. Eine tiefe Schicht offenbart ein gleichmäßig straffes Gewebe aus geraden Fasern; diese überkreuzen sich unter den Rippen in verschiedenen Richtungen, in den Intercostalräumen in zwei parallelen Hauptrichtungen unter

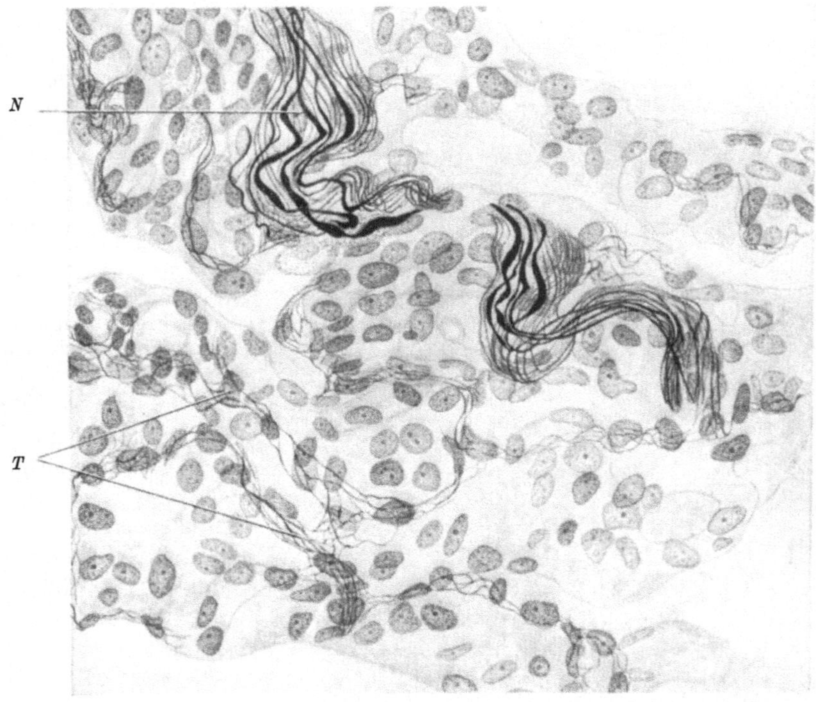

Abb. 405. Nerven in der Lunge. Mensch. *N* grobes, aus dicken und feinen Fasern zusammengesetztes Nervenbündel; *T* feinste Endformation, dem Terminalreticulum angehörend. BIELSCHOWSKY-Methode. (Nach HAYASI.)

einem Winkel von etwa 30°. In der *Pleura pericadiaca* sind die elastischen Netze zart und spärlich, in der *Pleura diaphragmatica* von besonderem Reichtum.

Die **Nerven** der Pleura parietalis stammen aus dem N. phrenicus, vagus, sympathicus und den Nn. intercostales. Sensible Endorgane aller Variationen wie PACINIsche Körperchen, Endbäumchen und Endkolben kommen vor; sie hängen mit markhaltigen Nervenfasern zusammen. Daneben findet sich ein feinstes, kernhaltiges Nervennetz, das sich aus marklosen Fasern zusammensetzt, in seiner Anordnung dem Terminalreticulum durchaus gleicht und dem vegetativen Nervensystem angehören dürfte.

5. Harnorgane.

a) Niere (Ren).

Während der Embryonalzeit des Menschen werden von den Ursegmentstielen des Mesoderms aus drei Gebilde: Vorniere, Urniere und Nachniere hintereinander angelegt, die für die Entwicklung unseres Exkretionsapparates Bedeutung besitzen. Die *Vorniere* oder *Pronephros* ist beim Menschen meist nur angedeutet und rudimentär; sie liefert den Vornieren- oder WOLFFschen Gang, der sich später zum Urnierengang umgestaltet, und bildet sich dann zurück. Die *Urniere* oder *Mesonephros* zeigt sich zwar zeitweilig als funktionierendes

Organ, erfährt aber während des embryonalen Geschehens gleichfalls eine Rückbildung und hinterläßt nur einige für den Aufbau des Genitalapparates bestimmte Reste. Der *Urnieren-gang* spendet gewebliches Material zur Bildung der *Ureterenknospe*. Die *Nachniere* oder *Meta-nephros*, auch als Dauerniere bezeichnet, entsteht aus der *Ureterenknospe*, welche Ureter, Nierenbecken, Nierenkelche und Sammelrohre aus sich hervorgehen läßt, ferner aus dem *metanephrogenen Blastem*, welches als Fortsetzung des Urnierenblastems vom 2. bis 5. Sacral-segment reicht und das nötige Gewebe für die Harnkanälchen beisteuert.

Ureterenknospe und metanephrogenes Blastem sind ursprünglich getrennte Anlagen; später überzieht das metanephrogene Blastem kappenartig die Ureterenknospe und die aus ihr hervorsprossenden 6 Stammrohre. Aus letzteren werden durch fortwährende dichotomische Aufteilung die vom Blastemgewebe umhüllten Sammelrohre. Das Blastemgewebe differenziert seinerseits kugelige, später bläschenförmige Körper aus sich heraus, die sich zu den Nierenkörperchen und Harnkanälchen weiter entwickeln und mit den Sammelrohren in Zusammenhang geraten. Die Nachniere rückt aus der Sacralregion nach aufwärts in die Lumbalgegend und verlagert hierbei den anfänglich nach ventral gerichteten Hilus medialwärts.

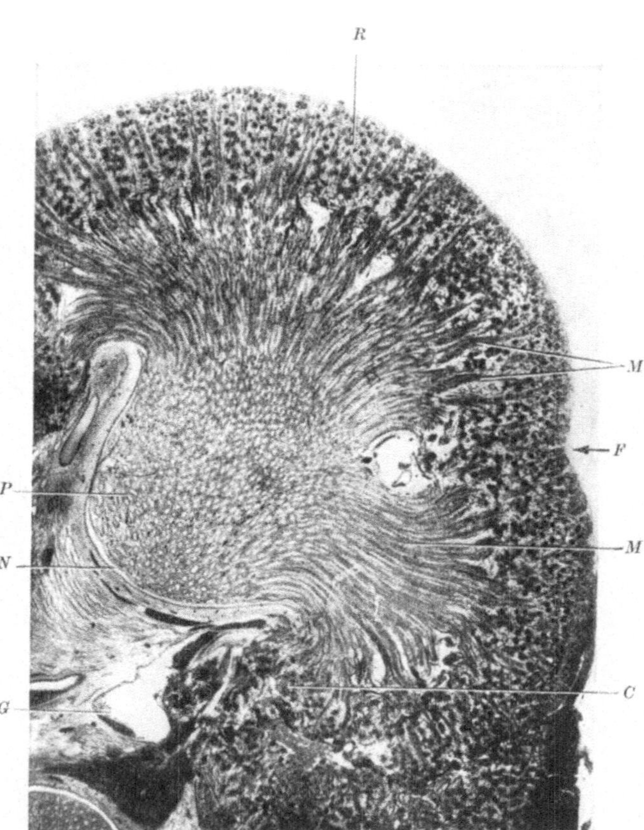

Abb. 406. Schnitt aus der Niere eines Neugeborenen. Mensch. *R* Rinde mit MALPIGHIschen Körperchen; *M* Mark; *M*₁ Markstrahlen; *F* Furche zwischen zwei Läppchen; *G* Gefäß; *C* Columna renalis; *P* Papille; *N* Nierenbecken. ZENKER-Formol. Hämatoxylin-Eosin. 10mal vergrößert.

Die Niere von Embryonen und Neugeborenen zeigt einen ausgesprochenen Läppchenbau; kleine Furchen trennen die einzelnen Läppchen voneinander (Abb. 406). Entsprechend den 6 Stammrohren gab es ursprünglich 6 Lappen oder Lobi renales; später sind es deren etwa 8—20. Die Rinde hat beim Neugeborenen noch nicht ihre volle Entwicklung erreicht; die Rindensubstanz erfährt alsbald eine bedeutende Zunahme, wodurch die Furchen zwischen den Lappen ausgefüllt und verwischt werden. Bei der erwachsenen Niere ist von einem Lappenbau nicht mehr allzuviel zu verspüren, zumal jegliches Bindegewebe zur Begrenzung von läppchenartigen Einheiten fehlt. An der Niere des Neugeborenen läßt sich die Gliederung in eine *Rindenschicht* oder *Substantia corticalis* und in eine *Markschicht* oder *Substantia medullaris* klar erkennen. Die Rinde enthält stets die kleinen *Nieren-* oder MALPIGHIschen *Körperchen* (Corpuscula renis); das Mark besitzt in seiner Hauptmasse, den *Pyramiden*, eine deutliche Längsstreifung. Die *Papillae renales* sitzen als Spitze den Pyramiden auf und ragen in den Hohlraum der *Nierenkelche* oder *Calyces renales* hinein.

Am Schnitt durch die frische Niere erscheint die Rinde in rotbrauner bis gelbroter Farbe, die Marksubstanz der Pyramiden sieht blaßblaurot aus; an den Spitzen der Pyramiden ist sie etwas heller. Die Rinde überkleidet die gesamte Oberfläche der Niere und schiebt gleichzeitig ihre Substanz bis an das Nierenbecken vor, wobei sie die kegelförmig gestalteten Pyramiden einhüllt. Auf dem Schnittbild besitzt die zwischen die Markkegel der Pyramiden gelagerte Rindensubstanz vielfach das Aussehen von Zapfen, Balken oder Streifen und ist hier mit dem etwas irreführenden Namen *Columnae renales* (BERTINI) bezeichnet worden. Die feingestreifte, aus den Pyramiden zusammengesetzte Marksubstanz weist verschiedene Farbtöne auf. Eine die Papillenregion einnehmende hellere „*Innenzone*" läßt sich von einer dunkleren, lebhafter gefärbten blauroten „*Außenzone*" unterscheiden. An letzterer werden noch ein schmaler, frisch rötlicher „Außenstreifen" und ein breiter und dunkler „Innenstreifen" beobachtet. Die Ursache dieses färberischen Verhaltens darf in dem inneren histologischen Aufbau der Niere gesucht werden. Schließlich reicht die Marksubstanz von der nach der Oberfläche der Niere zugekehrten Basis der Pyramiden tief in die Rinde bis in die Nähe der Kapsel hinein. Die radiär gestellten Streifen sind als *Markstrahlen* oder *Processus Ferreini* bekannt und verleihen der Rinde ein zartes, feinstreifiges Aussehen.

Die Niere baut sich aus einer ungeheuren Menge sehr kleiner Kanälchen und sehr wenig Bindegewebe auf und besitzt einen außerordentlichen Reichtum an Blutgefäßen. So muß das mit bloßem Auge bemerkbare, unterschiedliche Aussehen von Rinde und Mark in der Hauptsache auf eine verschiedenartige Beschaffenheit oder Lagerung der feinen Harnkanälchen zurückzuführen sein. Alle Harnkanälchen nehmen in der Rinde einen gewundenen, im Mark einen gestreckten Verlauf; zweckmäßig bezeichnet man daher die Rindensubstanz als *Pars contorta*, die Marksubstanz als *Pars recta*. Die MALPIGHIschen Körperchen sind nur in der Rinde und in den zugehörigen Columnae renales vorhanden, fehlen jedoch im Mark.

Der Weg eines einzelnen Harnkanälchens erweist sich als sehr kompliziert und läßt sich vorerst nur an Hand der schematischen Abb. 407 verfolgen. Jedes Harnkanälchen nimmt seinen Anfang innerhalb der Rinde an den kugelig gestalteten MALPIGHIschen Körperchen und verläuft in starken Windungen als *Tubulus contortus I* eine Strecke weit in Richtung zur Oberfläche der Niere. Das Kanälchen verläßt alsbald die Rinde, um in den gerade verlaufenden, also innerhalb der Markzone befindlichen, *absteigenden Schenkel* (Pars descendens) der HENLEschen *Schleife* überzugehen. Am Scheitel dieser Schleife biegt das Harnkanälchen wieder rindenwärts um und begibt sich als *aufsteigender Schenkel* (Pars ascendens) in die unmittelbare Nähe desjenigen MALPIGHIschen Körperchens, von dem es seinen Ausgang genommen hatte, wieder zurück. Somit zieht das Harnkanälchen zum zweiten Male als *Tubulus contortus II* oder *Schaltstück* in mannigfacher Verschlingung in der Rinde einher, um schließlich durch ein kurzes Verbindungsstück innerhalb der Markstrahlen in ein kleines, gestreckt verlaufendes *Sammelrohr* einzumünden. In der Innenzone vereinigen sich die kleinen Sammelrohre unter spitzem Winkel zu solchen größeren Kalibers und finden ihre Fortsetzung in den weiten, zahlenmäßig sich verringernden *Ductus papillares*, die etwa 10—12 an der Zahl an der Spitze einer Papille in das Nierenbecken einmünden. Vom MALPIGHIschen Körperchen bis zum Eintritt in das Sammelrohr nimmt jedes Harnkanälchen seinen eigenen Weg, geht also niemals anastomotische Verbindungen mit anderen Harnkanälchen ein.

Die **Nierenkörperchen** oder **Corpuscula renis** (MALPIGHI) finden sich als kleine rundliche Gebilde von etwa 0,20 mm Durchmesser nur in der Rinde und in den Columnae renales (Abb. 408). Ihre Gesamtzahl in beiden Nieren ist auf etwa 2,5 Millionen beim Mann und 2,2 Millionen bei der Frau berechnet worden, scheint vom Alter unabhängig und steht in direktem Verhältnis zur Nierengröße. Die Nierenkörperchen sind ziemlich gleichmäßig in der Rinde verteilt. Da jedes Nierenkörperchen den Beginn eines Harnkanälchens darstellt, so gibt es ebenso viele Harnkanälchen wie Nierenkörperchen. Man kann das Nierenkörperchen mit seinen zugehörigen Harnkanälchen als eine morphologische und funktionelle Einheit auffassen und sich die Niere aus solchen Einheiten oder *Nephronen* aufgebaut vorstellen.

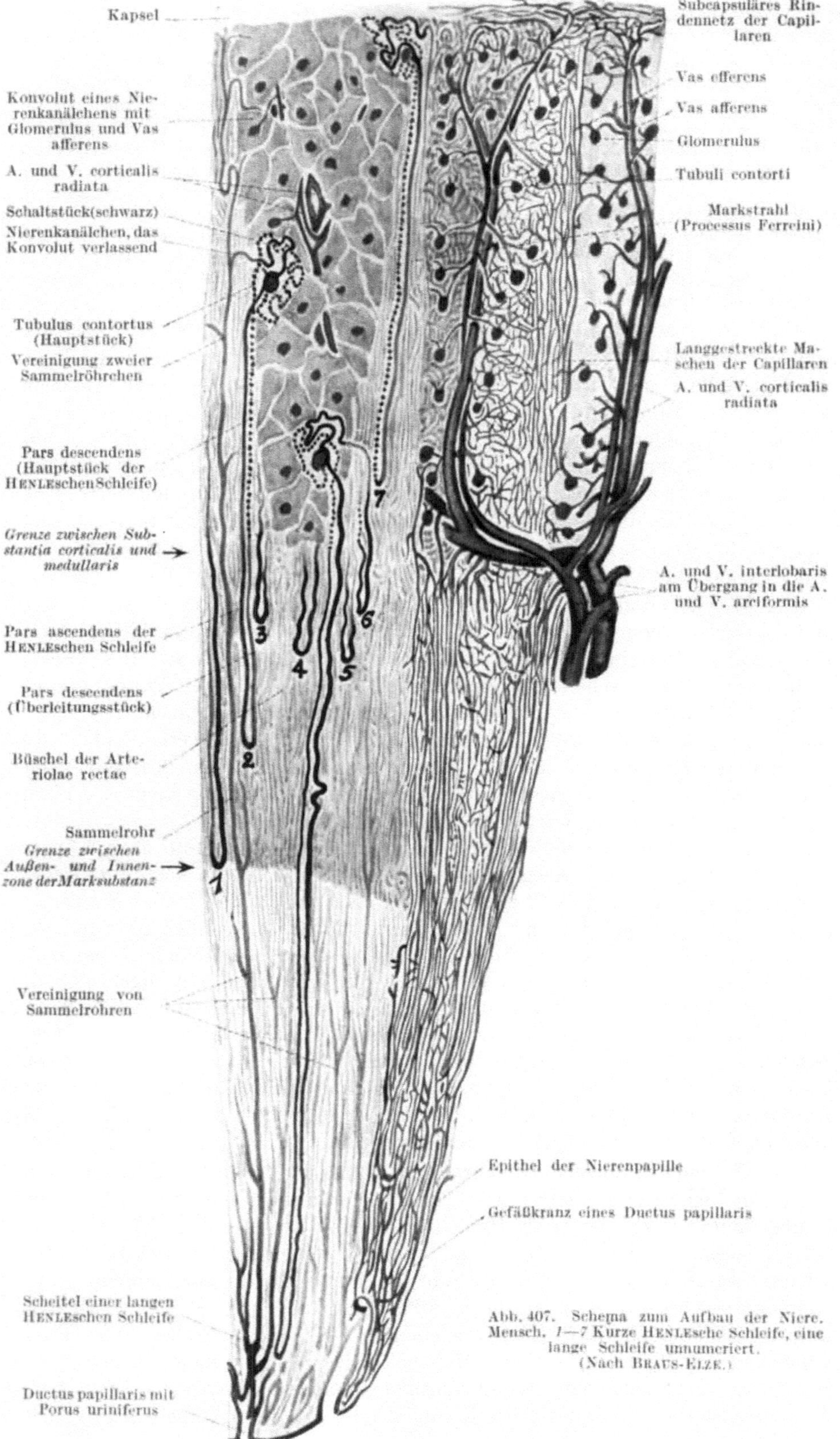

Abb. 407. Schema zum Aufbau der Niere. Mensch. *1—7* Kurze HENLEsche Schleife, eine lange Schleife unnumeriert. (Nach BRAUS-ELZE.)

Jedes Nierenkörperchen setzt sich aus einem Gefäßknäuel, dem **Glomerulus,** und einer epithelialen Umhüllung, der BOWMANschen *Kapsel,* zusammen. Für die Blutversorgung der Glomeruli ist die *A. corticalis radiata* bestimmt; sie gibt für jeden einzelnen Glomerulus einen kleinen Ast, das *Vas afferens* ab, das mit einer sinusartigen Erweiterung und gleichzeitiger Aufteilung in ein eigentümliches, capillares Schlingenwerk oder Glomerulus übergeht. Ein gleichfalls arterielles Gefäß, das *Vas efferens,* führt das arterielle Blut aus dem Glomerulus direkt neben der Eintrittsstelle des Vas afferens wieder heraus (Abb. 409). Wir haben somit in den Capillarschlingen des Glomerulus ein arterielles Wundernetz vor uns. Wahrscheinlich anastomosieren die Capillarschlingen nicht miteinander; vielmehr besteht jede Schlinge aus einer mannigfach gewundenen Capillare, die vom Vas afferens direkt zum Vas efferens verläuft. Hierdurch kommt eine gewisse Läppchenbildung innerhalb des Glomerulus zustande, wobei die Läppchen entsprechend den Capillarschlingen bis zum Gefäßpol voneinander geschieden werden können.

Das Vas afferens ist gewöhnlich dicker als das Vas efferens; es besitzt eine ziemlich unregelmäßig gestaltete, glatte Muskulatur und eine Lamina elastica interna; letztere fehlt dem Vas efferens.

Der Glomerulus wird von der BOWMANschen Kapsel umhüllt; ein kleiner Zwischenraum trennt beide Formationen voneinander.

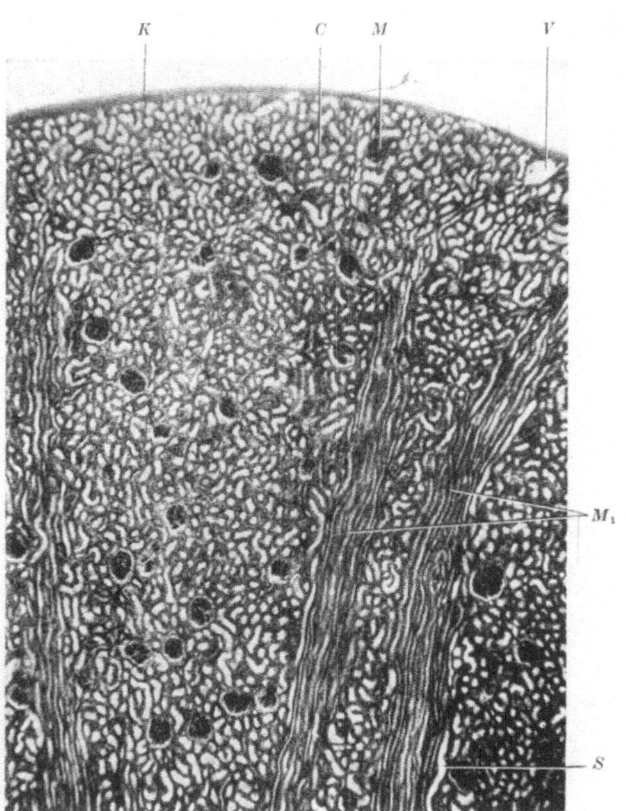

Abb. 408. Schnitt aus der Niere des Menschen. Rindenregion. *K* Kapsel; *V* Vena stellata; *C* Substantia corticalis mit gewundenen Harnkanälchen; *M* MALPIGHIsches Körperchen; *M₁* Markstrahlen; *S* Sammelrohr. ZENKER. Hämatoxylin-Eosin. 25mal vergrößert.

Wahrscheinlich wird die Kapsel am Gefäßpol durch Vas afferens und Vas efferens unterbrochen. An der gegenüberliegenden Region des MALPIGHIschen Körperchens, dem Harnpol, geht das Epithel der BOWMANschen Kapsel kontinuierlich in die Wand des Tubulus contortus I über (Abb. 410). Die Capillaren des Glomerulus sind ziemlich weit und scheinen als Wandbekleidung statt eines Endothels nur eine äußerst dünne Plasmahaut mit wenigen eingestreuten Kernen ohne Zellgrenzen zu besitzen. Der modifizierten Capillarwand liegt ein kernreiches Syncytium fein verzweigter Pericyten unmittelbar auf, die sich überdies zwischen die Glomerulusschlingen und in die Läppchenspalten gegenüber dem Kapselraum hineinschieben (Abb. 411). Vielfach verlieren sich die zarten Fortsätze der Pericyten in ein dem endothelialen Plasmarohr stellenweise aufgelagertes Gitterfasernetz (Abb. 272).

Das syncytiale Pericytennetz wird vielfach als das durch den wachsenden Glomerulus eingestülpte innere Blatt der BOWMANschen Kapsel hingestellt und für epithelialer Herkunft

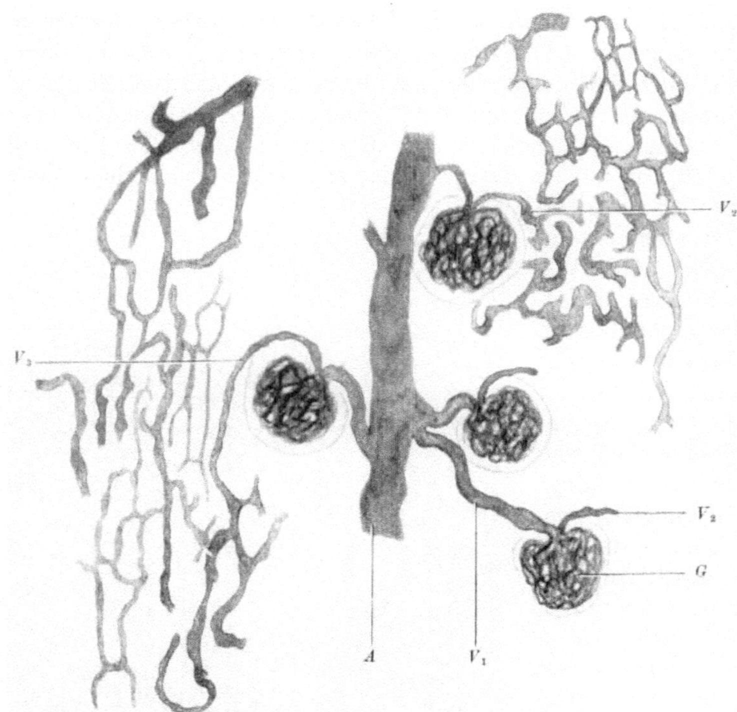

Abb. 409. Injizierte Gefäße aus der Niere. Mensch. *A* A. corticalis radiata; V_1 Vas afferens; V_2 Vas efferens, in das rundmaschige Capillarnetz der Rinde übergehend; V_3 Vas efferens in das gestreckte Capillarnetz der Markstrahlen mündend; *G* Glomerulus. 90mal vergrößert, auf ³/₄ verkleinert.

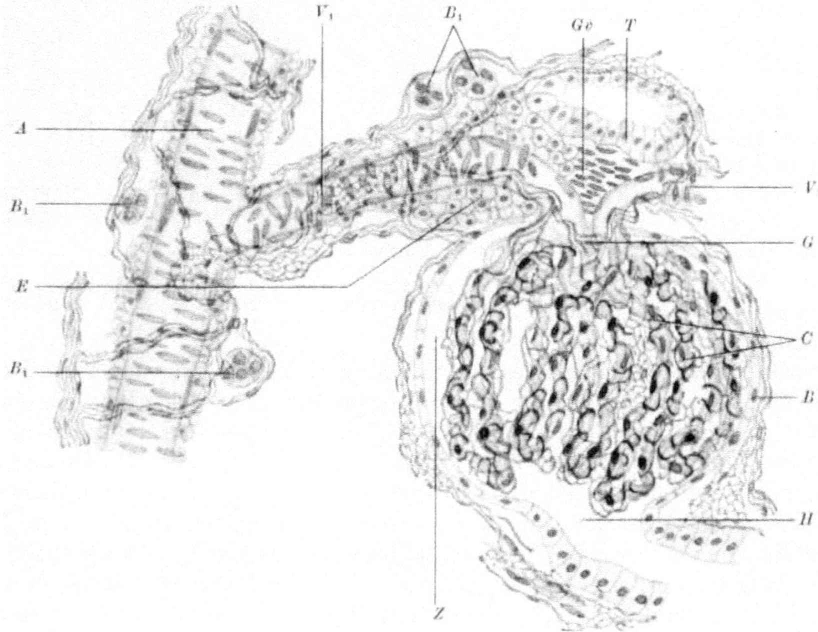

Abb. 410. Schema eines MALPIGHIschen Körperchens aus der Niere. Mensch. *A* A. corticalis radiata; V_1 Vas afferens; V_2 Vas efferens; *G* Gefäßpol; *B* BOWMANsche Kapsel; *H* Harnpol; *T* Macula densa = Wand des Tubulus contortus II; *E* epitheloide Zellen; B_1 BECHERsche Zellen; *Gv* GOORMAGHTIGHscher Zellhaufen; *Z* Zwischenraum zwischen BOWMANscher Kapsel und Glomerulus; *C* Capillarschlingen des Glomerulus. Rot: Nervöses Terminalreticulum.

gehalten. Mag beim Embryo und Neugeborenen noch ein epithelialer Überzug über den Glomerulusschlingen vorhanden sein, beim Erwachsenen ist jedenfalls hiervon nichts mehr zu bemerken. Feinstes kollagenes Bindegewebe läßt sich zwischen den Capillarschlingen des Glomerulus nachweisen; vereinzelte Fibrocyten liegen möglicherweise in dem kollagenen Faserwerk.

Aus dem Glomerulus wird die Hauptmasse des Harnwassers in den Kapselraum abgeschieden; ob sich in dem Harnwasser andere harnfähige Substanzen befinden, läßt sich schwer nachweisen. Nach experimenteller Beobachtung sind nicht alle Glomeruli gleichzeitig durchblutet, können also nicht gleichzeitig Harn absondern. An der Regulation der Glomerulusdurchblutung ist zweifellos das vegetative Nervensystem beteiligt, das auf dem Wege über das Terminalreticulum das Vas afferens und efferens und die Capillaren des Glomerulus zu beeinflussen vermag. Es bleibt indessen fraglich, ob die exkretorische Leistung der Glomeruli nicht auch in Abhängigkeit von einigen im Blut kreisenden Stoffen, etwa aus dem Hinterlappen der Hypophyse, vor sich gehen kann. Möglicherweise werden in der Niere Stoffe produziert, welche die Durchblutung des Glomerulus und damit die Abgabe des Harnwassers regulieren; das geht vielleicht aus dem folgenden hervor:

In der präglomerulären Strecke des Vas afferens finden sich in großer Menge epitheloide Zellen, die in ihrer Gesamtheit als „Polkissen" bezeichnet werden (Abb. 410 und 412).

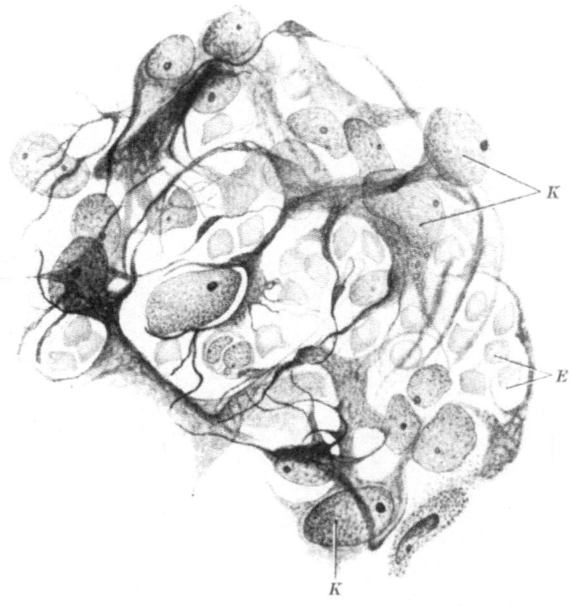

Abb. 411. Pericyten auf der Capillarwand eines Glomerulus. Niere, Mensch. *K* Kerne der Pericyten; *E* Erythrocyten. BIELSCHOWSKY-Methode. 1320mal vergrößert, auf ¹/₈ verkleinert. (Präparat von Dr. KNOCHE.)

Weiterhin trifft man am Gefäßpol, im Winkel zwischen Vas afferens und efferens, einen Zellhaufen mit dunklen, chromatinreichen, abgeplatteten Kernen und unklarem Plasma (GOORMAGHTIGH). In der Nähe des Vas afferens liegt eine kleine Zellgruppe, BECHERs paraportale oder paravasculäre Zellen. Letztere werden ferner als solide, helle, vom Bindegewebe abgrenzbare Zellinseln in unmittelbarer Umgebung der Arteria corticalis beobachtet. Die BECHERschen Zellinseln sind in der Häufigkeit ihres Vorkommens individuellen Schwankungen unterworfen. Schließlich fällt an den zum Glomerulus gehörenden Schaltstücken (Pars contorta II) eine kernreiche, durch hohe Epithelzellen ausgezeichnete, als *Macula densa* bezeichnete Stelle auf, die dem Vas afferens oder dem GOORMAGHTIGHschen Zellhaufen direkt anliegt.

GOORMAGHTIGH betrachtet den von ihm entdeckten, mit „Sockelplasmodium" bezeichneten Zellhaufen als ein sensibles Nervenkörperchen, eine These, für die ich keinerlei Beweis finden kann. Nach BECHER führt eine Quellung der erwähnten Zellgebiete zu einer Verengerung des Vas afferens und zu einer Drosselung der Blutzufuhr zum Glomerulus. Auch läßt sich an eine Absonderung von gefäßverengerden Stoffen aus den epitheloiden Zellbildungen denken. Wie dem auch sei: Das mikroskopische Präparat ist jedenfalls nicht imstande, Aufklärung über die Funktion der epitheloiden Zellhaufen zu verschaffen. Für die Regulation der Glomerulusdurchblutung darf man einen weiteren Faktor in dem Vorhandensein der arteriovenösen Anastomosen annehmen. Hierüber soll beim Gefäßsystem der Niere berichtet werden.

Die Bowmansche Kapsel besteht aus einem flachen, aus polygonalen Zellen aufgebauten Epithel, dessen Außenseite ein feinstes Filzwerk kollagener oder argyrophiler Fäserchen umfaßt. Am Gefäßpol des Nierenkörperchens wird das Kapselepithel ein wenig höher und geht ohne scharfe Grenze in das Epithel des Tubulus contortus I über (Abb. 413). Die *Harnkanälchen* zeigen in ihrem ganzen Verlaufe, vom Malpighischen Körperchen bis zum Sammelrohr, ein einschichtiges Epithel, dessen histologische Beschaffenheit einem beträchtlichen Wechsel unterworfen ist. Die Abschnitte mit gleicher Bauweise stimmen aber mit den Verlaufsstrecken: Tubulus contortus I, Pars descendens, Pars ascendens

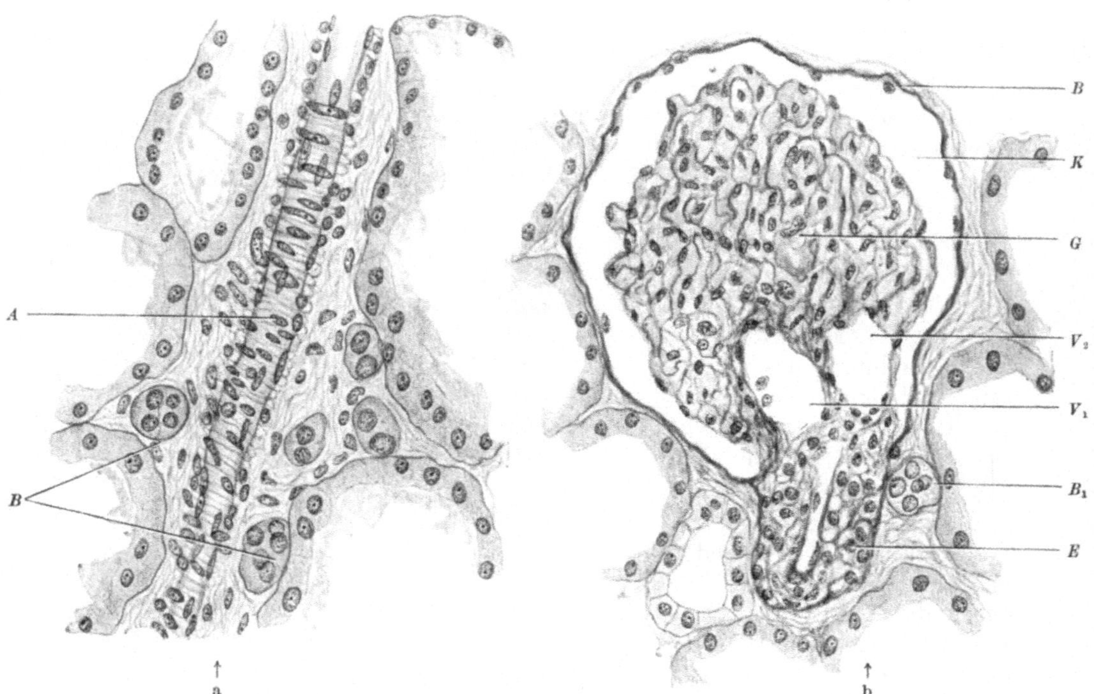

Abb. 412 a u. b. a *A* A. corticalis radiata; *B* Bechersche Zellinseln. Zenker-Hämatoxylin-Eosin. b *B* Bowmansche Kapsel; *K* Kapselraum; *G* Glomerulus; V_1 Vas afferens; V_2 Vas efferens; B_1 Bechersche, paraportale Zellgruppe; *E* epitheloide Zellen (Polkissen) des Vas afferens. Azanfärbung. 470mal vergrößert, auf $^4/_5$ verkleinert. (Präparat von Prof. Becher.)

der Henleschen Schleife und Tubulus contortus II nicht überein. Im Hinblick auf den histologischen Bau der Harnkanälchen soll im folgenden eine andere Benennung derselben erfolgen, ohne hierbei die frühere klare Bezeichnung aufzugeben. Man unterscheidet jetzt im Verlauf eines Harnkanälchens nach der jeweiligen Epithelform folgende Abschnitte:

Das **Hauptstück** setzt sich aus der in der Rinde verlaufenden *Pars contorta* und einer *Pars recta* zusammen; letztere bildet den Anfang von der Pars descendens der Henleschen Schleife und verläuft im Markstrahl und im Außenstreifen des Marks. Im frischen Zustand sieht das Epithel des Hauptstückes dunkel, trübe und leicht granuliert aus, nach der Fixation erweist es sich als stark oxyphil. Zellgrenzen lassen sich gewöhnlich nicht erkennen. Ein eigentümlicher, schwer fixierbarer, oft feinstreifiger „Bürstensaum" überkleidet stellenweise die Innenfläche des Epithels; er scheint sich vielleicht nach dem jeweiligen Funktionszustand verändern zu können und wird dann durch unklares, trübes Protoplasma ersetzt (Abb. 414). Im Lumen der Pars contorta findet man gewöhnlich eine schwach färbbare Substanz; ob sie von dem sich mannigfach verändernden Epithel abgesondert wird, ist ungeklärt.

An der Basis des Epithels tritt manchmal eine feine Streifung hervor; sie beruht auf der Anwesenheit von Plastosomen, die sich aus kleinsten, aneinandergereihten Granula zusammensetzen können. Diese „Stäbchenstruktur" des Epithels erscheint in der Pars contorta des Hauptstückes deutlicher als in der Pars recta, in der die Plastosomen nur noch als zarte Granula erkennbar bleiben.

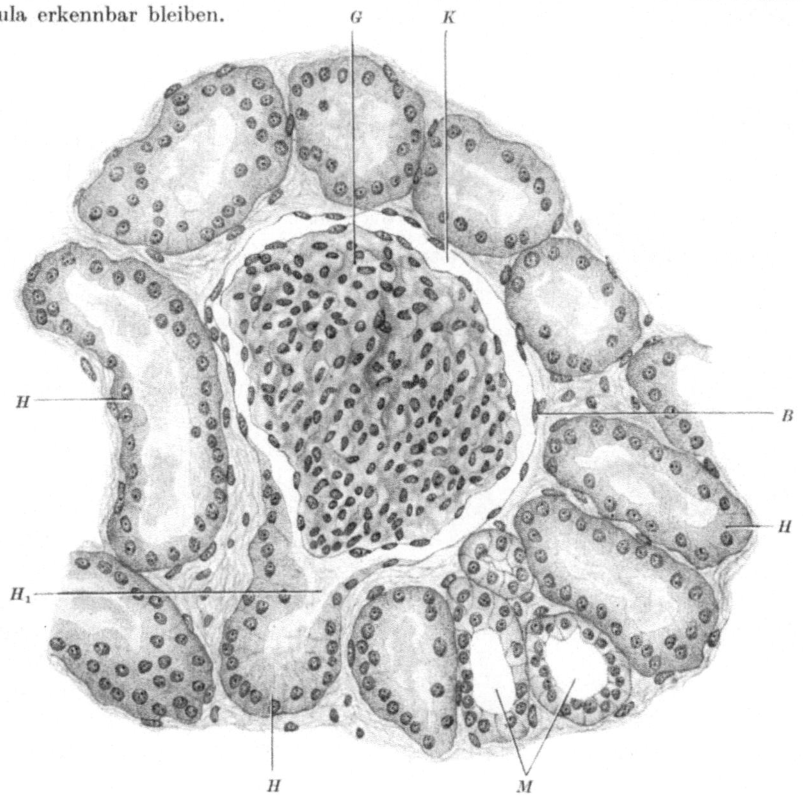

Abb. 413. Aus einem Schnitt durch die Rinde der Niere. Mensch. *G* Glomerulus; *K* Kapselraum; *B* BOWMANsche Kapsel; *H* Hauptstück (Pars contorta I); *M* Mittelstück (Pars contorta II); *H₁* Harnpol, Übergangsstelle der BOWMANschen Kapsel in das Epithel des Hauptstückes. MÜLLERs Flüssigkeit. Hämatoxylin-Eosin. 380mal vergrößert, auf ⁵/₆ verkleinert.

Das **Überleitungsstück** oder der schmale Teil der HENLEschen Schleife ist von wechselnder Länge und verengt infolge eines ziemlich dünnen, platten Epithels sein Kaliber, jedoch sein Lumen nur in geringem Grade. Die Kerne springen häufig unter Vorbuchtung des Zellplasmas gegen das relativ weite Lumen hin vor (Abb. 415). Das *Mittelstück*, auch als dicker Teil der HENLEschen Schleife bezeichnet, besitzt in der Außenzone und im Markstrahl seine Pars recta und in der Rinde seine Pars contorta; letztere wird auch Schaltstück genannt. Das Epithel der Pars recta ist dunkel und trübe, ähnlich demjenigen in der Pars contorta des Hauptstückes; es weist nur innerhalb der Außenzone des Markes eine Stäbchenstruktur auf. Ein Bürstenbesatz fehlt; die Grenzen zwischen den annähernd kubischen Zellen sind deutlich erkennbar.

Die Pars recta des Mittelstückes hat hauptsächlich in der Pars ascendens der HENLEschen Schleife ihre unterschiedlich lange Verlaufsstrecke. Kurz vor ihrem Eintritt in die Rinde vertauscht die Pars recta ihr trübes, granuliertes

Epithel mit einem hellen, granulaarmen Epithel und geht in der Rinde in die Pars contorta oder das Schaltstück über. Letzteres läßt sich an seinen hellen,

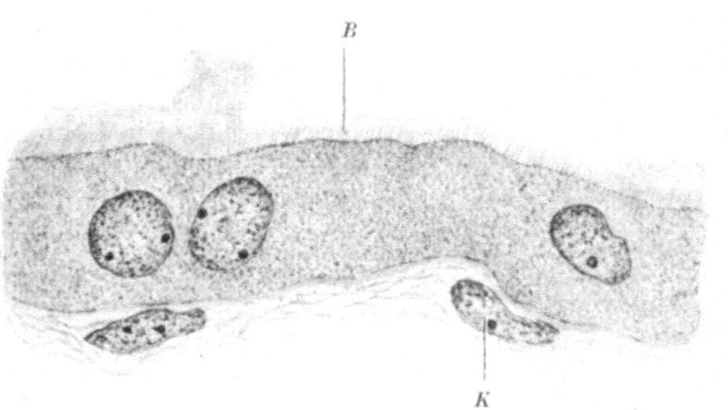

Abb. 414. Epithel aus der Pars contorta eines Hauptstückes in der Nierenrinde. Mensch. *B* Bürstensaum; *K* Bindegewebskern. ZENKER. Hämatoxylin-Erythrosin. 1400mal vergrößert.

wenig oxyphilen und ziemlich niedrigen Epithelzellen und an seiner scharfen Abgrenzung gegenüber einem klaren Lumen im mikroskopischen Schnitt leicht von der oft anliegenden Pars contorta des Hauptstückes unterscheiden; Bürstensaum und Basalstreifung fehlen dem Schaltstück (Abb. 413). Ein nicht immer deutliches Verbindungsstück führt aus dem Schaltstück in das *Sammelrohr* über; dieses nimmt gewöhnlich am Rande der Markstrahlung seinen Platz ein und zeigt hier ein kubisches, in seinem weiteren Verlaufe ein zylindrisches Epithel von hellem Aussehen mit deutlichen Zellgrenzen. Innerhalb der Markstrahlen gelangen die sämtlichen Kanälchen der Nephrone in die Sammelrohre hinein, deren Kaliber sich im weiteren Verlaufe allmählich verstärkt. Auch vereinigen sich hier kleine Sammelrohre zu solchen größeren Kalibers.

Die Sammelrohre durchziehen in gestreckter Richtung ohne weitere Verbindung miteinander die Außenzone der Marksubstanz. Erst in der Innenzone des Markes kommt es unter spitzem Winkel zu einer neuerlichen Vereinigung der Sammelrohre. Hieraus gehen die *Ductus papillares* hervor, die hohes Cylinderepithel zur Wandbekleidung besitzen und bei ihrer Einmündung in die Calyces mit dem Übergangsepithel des Nierenbeckens verschmolzen sind (Abb. 416).

Durch die Entwicklung der HENLEschen Schleife werden die Wegstrecke des Harnkanälchens

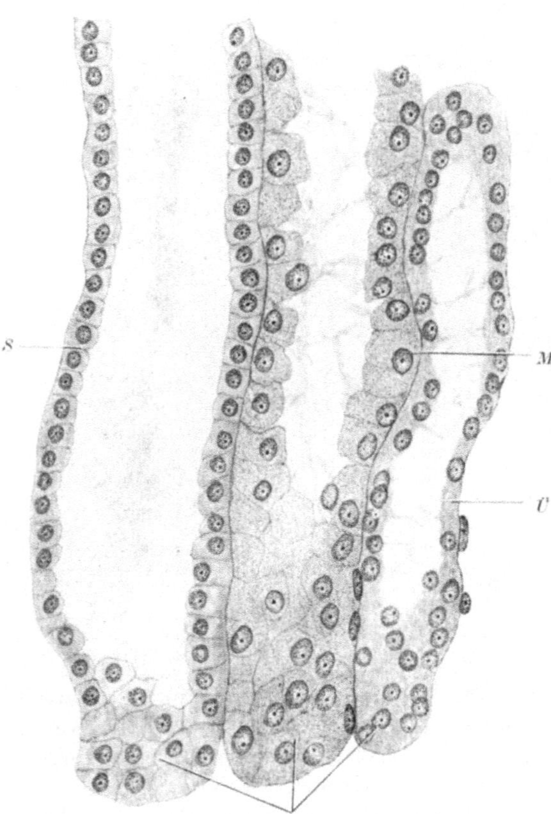

Abb. 415. Längsschnitt aus einem Markstrahl durch die Niere. Mensch. *Ü* Überleitungsstück oder dünner Teil der HENLEschen Schleife; *M* Mittelstück oder dicker Teil der HENLEschen Schleife; *S* Sammelrohr; *T* Tangentialschnitte. ZENKER. Hämatoxylin-Eosin. 480mal vergrößert, auf ⁶/₇ verkleinert.

verlängert und die Oberfläche des zur Harnflüssigkeit in Beziehung stehenden Epithels vergrößert. Es gibt kurze und lange Schleifen; die langen Schleifen reichen mit ihrem vom dünneren Teil gebildeten Scheitel tief in die Innenzone des Markes hinein, das sich hier, abgesehen von den dünnen Schleifenanteilen nur noch aus Ductus papillares und sich vereinigenden Sammelrohren aufbaut. Die kurzen Schleifen gelangen mit dem Scheitel nur in die Außenzone und biegen hierbei gewöhnlich mit dem dicken Teil um (Abb. 417). Demnach kommen in der Innenzone nur dünne, aber keine dicken Anteile der HENLEschen Schleife zu Gesicht. Die langen Schleifen sind beim Menschen seltener als die kurzen.

Sollten die Länge der Wegstrecke und der verschiedene epitheliale Aufbau der Harnkanälchen von Einfluß auf die Zusammensetzung des Harnwassers sein, so müßten die Nephrone mit kurzen Schleifen ein anderes Exkret als die Nephrone mit langen Schleifen hervorbringen.

Das **Bindegewebe** spielt mengenmäßig in der Niere eine geringe Rolle. Nur im Verlaufe der größeren Blutgefäße tritt kollagenes Bindegewebe in gehäuftem Maße hervor; sonst umhüllt es als zartes Faserwerk Harnkanälchen und Glomeruli. Ein feines Fibrocytennetz läßt sich im Nierenparenchym nachweisen und umfaßt die kleineren Gefäße und die Harnkanälchen (Abb. 418). In der Papillenregion der Pyramiden scheint das Bindegewebe primitiven Charakter zu tragen und sich in seiner Struktur dem Gallertgewebe zu nähern. Die Harnkanälchen sind in ein System von argyrophilen Gitterfasern eingeschlossen, welche die Membrana propria bilden und sich mit dem geringen interstitiellen Bindegewebe verbunden zeigen (Abb. 66). Anscheinend gehen argyrophile Fäserchen kontinuier-

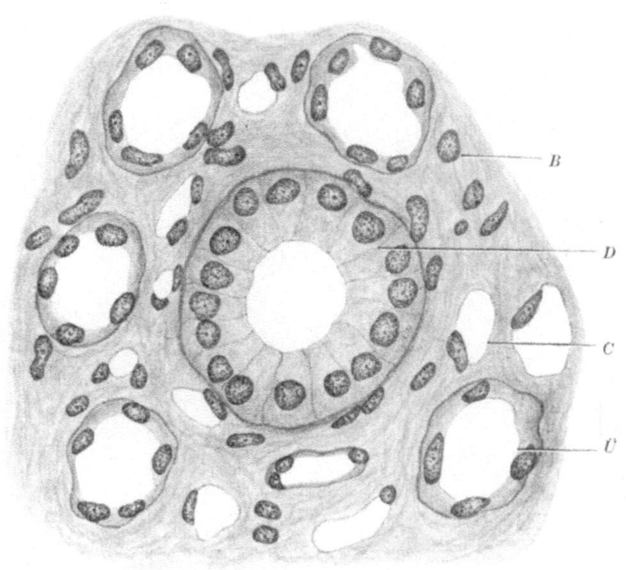

Abb. 416. Querschnitt durch die Innenzone der Marksubstanz. Niere, Mensch. *D* Ductus papillaris; *Ü* Überleitungsstück = dünner Teil der HENLEschen Schleife; *C* Capillare; *B* Bindegewebe. ZENKER-Formol. 650mal vergrößert, auf ⁶/₇ verkleinert.

lich in kollagene Elemente über, im Falle sich die Silberreaktion zur Darstellung der Gitterfasern überhaupt als spezifisch erweisen sollte.

Die straffe **Capsula fibrosa** überzieht die Oberfläche der Niere, baut sich hauptsächlich aus kollagenen Faserbündeln und elastischen Netzen auf und enthält in ihrer tieferen Schicht glatte Muskelfasern. Da sich die Kapsel von der Nierensubstanz leicht abziehen läßt und hiernach am Hilus hängen bleibt, so ist ihre Verbindung mit dem spärlichen interstitiellen Bindegewebe des Nierenparenchyms offenbar nur locker, mit dem Hilusgewebe jedoch sehr fest.

Das Gefäßsystem zeigt sich dem architektonischen Aufbau der Niere angepaßt (Abb. 407). Die Aa. renalis teilt sich im Hilusgebiet in mehrere Äste auf, welche ohne Abgabe von weiteren Zweigen als *Aa. interlobares* innerhalb der Columnae renales bis zur Grenze von Rinde und Mark gelangen. An der Basis der Pyramiden biegen die Aa. interlobares unter gleichzeitiger Aufteilung in verschiedener Weise um und schlagen eine leicht bogenförmige, annähernd gleiche Richtung mit der Oberfläche der Niere ein. Die Arterien führen jetzt den Namen *Aa. arciformes*, anastomosieren nicht miteinander, lassen aber aus der meist konvexen Seite ihres Bogens senkrecht zur Oberfläche der Niere eine Reihe kleiner Arterien entspringen, die als *Aa. corticales radiatae* bezeichnet werden. Diese geben, wie im vorhergehenden beschrieben wurde, die Vasa afferentia für die Glomeruli ab. Die Vasa efferentia leiten das arterielle Blut aus den Glomeruli in das dichte, rundmaschige Capillarnetz der Rinde über.

Nicht alles Blut der Rindencapillaren entstammt den Glomeruli. So können Zweige aus den Vasa afferentia mit dem capillaren Rindennetz in Verbindung stehen (LUDWIG). Andererseits bringen kleine Zweige aus der subkapsulären Endstrecke der A. corticalis radiata Blut in die Rindencapillaren und in die Capsula fibrosa (DELOFF). Schließlich vermag das arterielle Blut bei Ausschaltung der Glomeruli mit Hilfe von arteriovenösen Anastomosen auf bestimmten Umgehungswegen in das Capillarnetz der Rinde zu gelangen. Derartige, für die Regulation der Nierendurchblutung bedeutungsvolle arteriovenöse Anastomosen finden sich im Hilus renalis, in der Rinde zwischen Arteria und Vena corticalis radiata, und in der Capsula fibrosa, die gleichfalls mit dem Capillarnetz der Rinde Gefäßverbindungen besitzt (SPANNER).

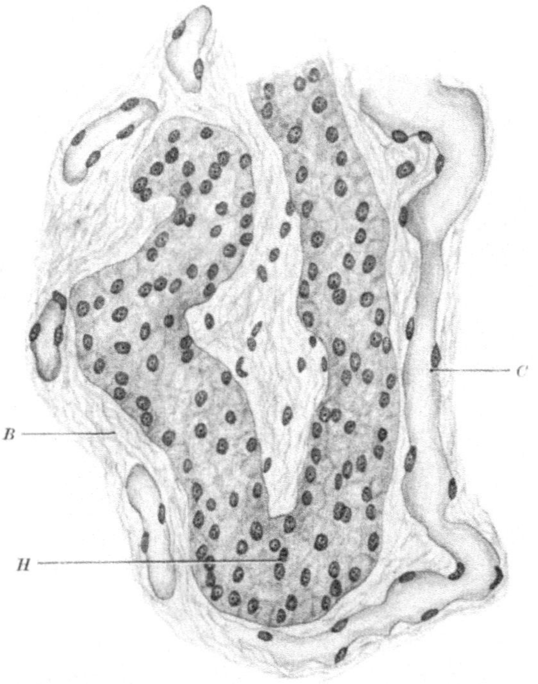

Die Blutversorgung des Markes geschieht durch die gestreckt verlaufenden *Arteriolae rectae*; sie entspringen teils aus den Arteriae arciformes und corticales radiatae, teils aus den Vasa efferentia der in der Nähe des Markes gelegenen Glomeruli und erscheinen in der Innenzone des Marks vielfach mit den Venulae rectae zu „Gefäßbüscheln" dicht aneinander gedrängt. Die *Venulae rectae* übernehmen die Ableitung des Blutes aus dem Capillarnetz des Markes in die *Vena arciformis*, welche Blut aus der Rinde durch die mit den gleichnamigen Arterien verlaufenden *Venae corticales radiatae* zugeführt bekommt. Kleinere Venen aus dem tieferen Capillarnetz der Rinde bringen weiteres Blut auf direktem Wege in die Vena arciformis. Im Gegensatz zu den Arteriae arciformes stehen die Venae arciformes durch Anastomosen miteinander in Zusammenhang. In der subkapsulären Rindenschicht fließen die aus dem Capillarnetz hervorgehenden Venenwurzeln sternförmig zu einem größeren Gefäß, der *Vena stellata* (VERHEYNII), zusammen, welche in die Vena corticalis radiata einmündet. Verbindungen zwischen den oberflächlichen Rindenvenen und den Kapselvenen sind vorhanden. Die *Venae interlobares* bringen das gesamte Nierenblut im Hilus in die Vena renalis; die Nierenvenen besitzen keine Klappen.

Die **Lymphgefäße** entwickeln ein oberflächliches Netz in der Kapsel und in der Rindensubstanz; im Inneren der Niere vorkommende Lymphgefäße verlaufen mit den Blutgefäßen und verlassen am Hilus die Niere. Die Lymphgefäßnetze der Capsula adiposa, fibrosa und der Rindensubstanz hängen miteinander zusammen. Ein gleiches dürfte für die Lymphgefäße in Rinde und Mark gelten.

Die **Nerven** der Niere stammen zum größten Teil aus dem Plexus solaris, dem Fasern aus Vagus und Splanchnicus zufließen. Auch ein kleineres, am Ursprung der A. renalis befindliches Ganglion, das mit dem Plexus aorticus und dem sympathischen Grenzstrang verbunden ist, sendet kleine Ästchen zur Niere. Schließlich sind nervöse Verbindungen

Abb. 417. Dicker Teil einer HENLEschen Schleife aus der Außenzone der Marksubstanz. Niere, Mensch. *H* Scheitel der HENLEschen Schleife; *B* Bindegewebe; *C* Capillare. MÜLLERs Flüssigkeit. Hämatoxylin-Eosin. 410mal vergrößert, auf ⁵/₆ verkleinert.

zwischen Niere und Nebenniere beobachtet worden. Ganglienzellen kommen in dem für die Niere bestimmten Plexus renalis vor.

Die Innervation der Niere unterscheidet sich in morphologischer Hinsicht nicht von derjenigen anderer, durch das vegetative Nervensystem versorgter Organe. Ein dichtes, aus markhaltigen und marklosen Nervenfasern zusammengesetztes, mit multipolaren Ganglienzellen ausgestattetes Nervengeflecht ist im Hilusgebiet vorhanden und breitet sich auch in der Wand des Nierenbeckens aus, um hier mit der glatten Muskulatur in Verbindung zu treten. Aus jenem

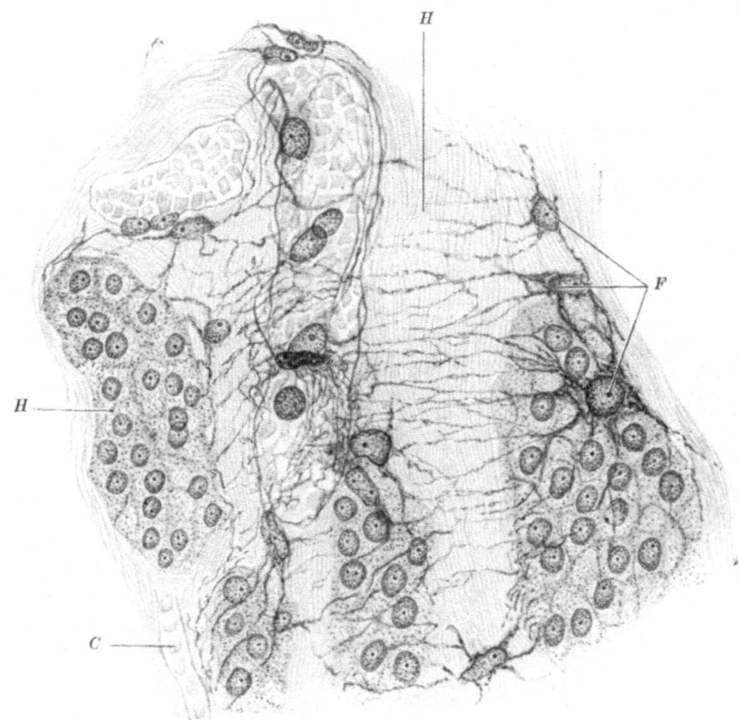

Abb. 418. Feines Fibrocytennetz aus der Marksubstanz der Niere. Mensch. *F* Fibrocyten; *C* Capillare; *H* tangential geschnittene Harnkanälchen. BIELSCHOWSKY-Methode. 580mal vergrößert, auf $^7/_8$ verkleinert. (Präparat von Dr. KNOCHE.)

Plexus dringen die Nervenbündel gemeinsam mit den Blutgefäßen in das Nierenparenchym ein. Sämtliche Gefäße zeigen die gleiche Art der Innervation wie in anderen Organen. Feinste marklose Nervenfäserchen werden schließlich in jenem, für die vegetative Innervationsweise charakteristischen Netzgefüge, dem Terminalreticulum zusammengefaßt (Abb. 419). Dieses überaus zarte, schwer darstellbare Netzwerk umklammert Capillaren, Glomeruli, Harnkanälchen und Sammelrohre mit seinen Maschen in gleichförmiger Weise (KNOCHE). Der gesamte Gefäßapparat und das System der Nephrone und der ausführenden Sammelkanälchen müssen demnach unter nervösem Einfluß stehen.

In der Tunica fibrosa läßt sich ein Geflecht schmaler Nervenbündel nachweisen; hiervon zweigt sich ein weitmaschiges Netz feinster, markloser Nervenfäserchen ab. Es kann teils motorische Fasern für die glatten Muskelelemente, teils afferente Fasern enthalten.

Der Niere obliegt die Ausscheidung von Stoffwechselprodukten aus dem Blut; die Regulation des Wasserhaushaltes und des osmotischen Gleichgewichtes im Blut kommen als weitere Leistungen hinzu. Reinigung und Kontrolle des Blutes bilden somit die wichtigsten Aufgaben der Niere. Die Funktion in Beziehung zur Form zu setzen, fällt bei der Niere sehr schwer. Mit ziemlicher Sicherheit findet im Glomerulus die Ausscheidung eines eiweißfreien, blutisotonischen Harns statt; hierbei dürfte es sich weniger um eine reine Filtration als um einen durch die Capillarwand und das Pericytennetz hervorgerufenen vitalen Ausscheidungsprozeß handeln. Der Harn wird nicht in endgültigem Zustand durch den Glomerulus in den Raum der BOWMANschen Kapsel ausgeschieden, sondern erfährt erst durch die Resorptionsarbeit der Harnkanälchen seine endgültige Zusammensetzung. Welche Rolle

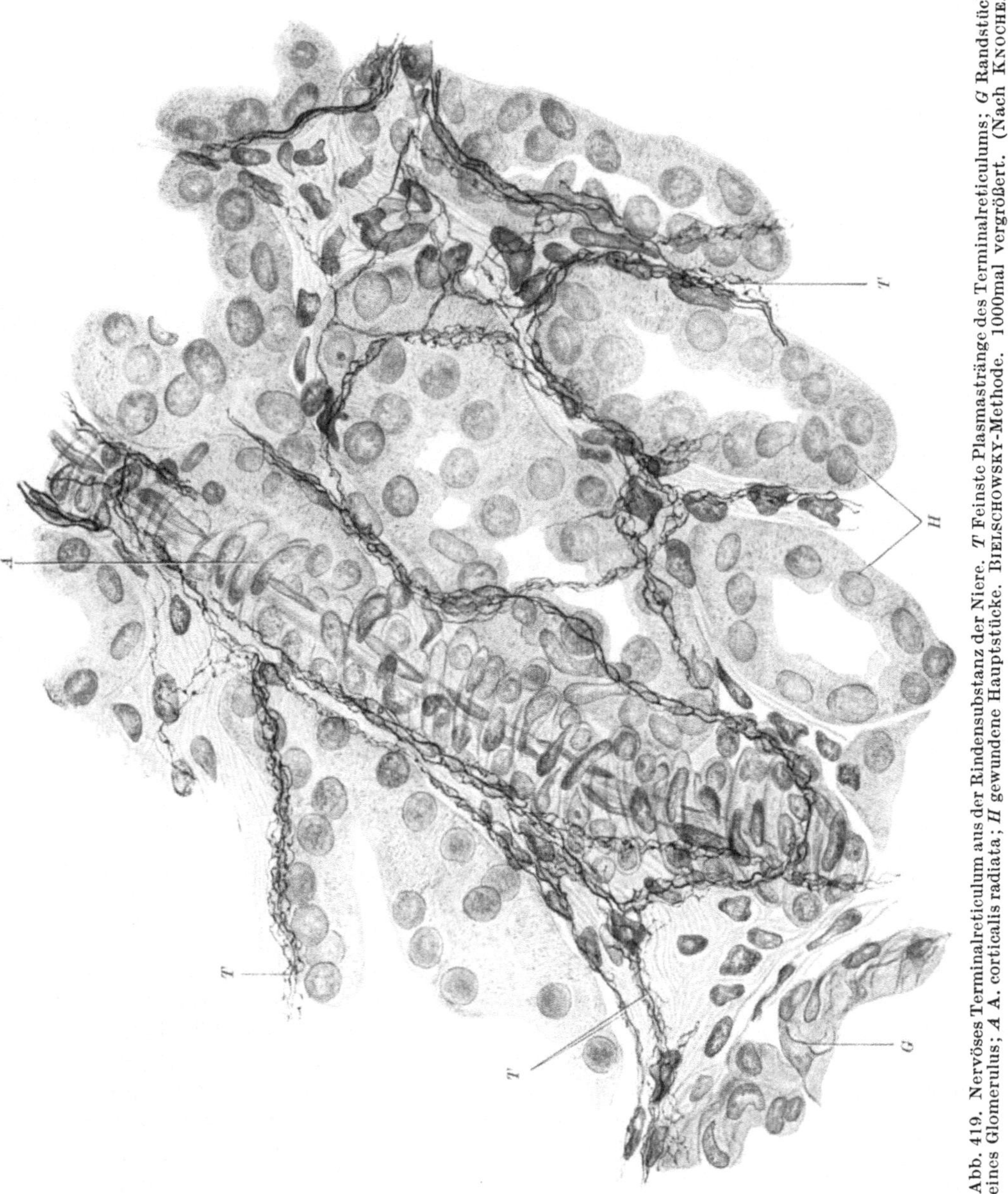

Abb. 419. Nervöses Terminalreticulum aus der Rindensubstanz der Niere. *T* Feinste Plasmastränge des Terminalreticulums; *G* Randstück eines Glomerulus; *A* A. corticalis radiata; *H* gewundene Hauptstücke. BIELSCHOWSKY-Methode. 1000mal vergrößert. (Nach KNOCHE.)

hierbei die einzelnen Abschnitte des Nephrons spielen, ist unklar. Möglicherweise sind die Harnkanälchen auch sekretorisch tätig. Sollten die morphologisch verschieden gebauten Abschnitte eines Harnkanälchens auch einer unterschiedlichen physiologischen Leistung entsprechen, so dürfte es im Hinblick auf die verschiedene Länge der HENLEschen Schleife Nephrone von verschiedener physiologischer Leistung geben.

Geschädigte Nephrone sind innerhalb gewisser Grenzen zu regenerativer Leistung befähigt. Dagegen scheint eine Neubildung von Nephronen bei regenerativen Vorgängen in der Niere nicht stattzufinden. Bei Verlust an Nierensubstanz, sei es durch angeborenen einseitigen Nierenmangel, durch Erkrankung einer Niere oder nach operativer Entfernung einer erkrankten Niere, tritt bei der übriggebliebenen Nierensubstanz ein übermäßiges Wachstum (kompensatorische Hypertrophie) in Erscheinung. Auch hierbei kommt es zu keiner Neubildung von Nephronen, sondern nur zu einer erheblichen Vergrößerung der Glomeruli und Tubuli bei gleichzeitiger Vermehrung des Capillarnetzes. Bei chronischer Nephritis kann sich der Umfang eines Nephrons bedeutend vergrößern (GRAFFLIN).

b) Ableitende Harnorgane.

Nierenbecken und **Nierenkelche** (Pelvis renalis und Calyces renales) bauen ihre Wand aus einer die Beckenhöhle auskleidenden Schleimhaut, einem Geflecht glatter Muskulatur und aus einer bindegewebigen Faserhaut oder Adventitia auf. Das eigentümlich gestaltete Epithel der Mucosa wird als *Übergangsepithel* bezeichnet und findet sich auch im Ureter und in der Harnblase; es grenzt mit seiner Basis an eine schmale Tunica propria. Das Übergangsepithel überzieht teilweise die Nierenpapille und geht an deren Spitze in ein zwei- oder einschichtiges Cylinderepithel über; letzteres findet im Epithel der Ductus papillares seine kontinuierliche Fortsetzung. Die glatte Muskulatur ist geflechtartig angeordnet und scheint in der um die Nierenpapille gelegenen Region ringartige Verstärkungszüge aufzuweisen.Demgemäß dürfte der Wand des Nierenbeckens eine gewisse Kontraktilität zukommen. Die kollagene Faserhaut ist nur undeutlich von der Muskulatur geschieden und ent-

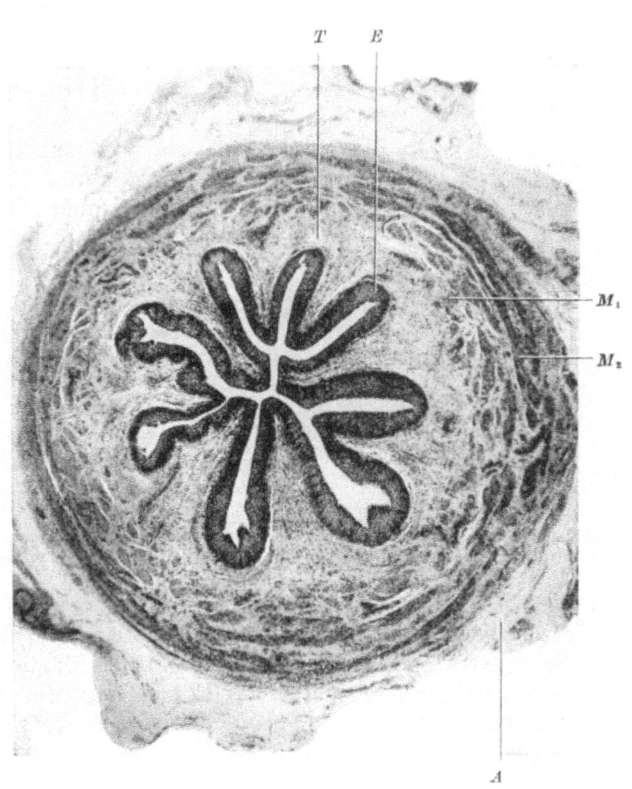

Abb. 420. Ureter. Querschnitt, Mensch. *E* Epithel; *T* Tunica propria; M_1 innere, steil verlaufende Spiralmuskelbündel; M_2 äußere, flach verlaufende Spiralmuskelbündel; *A* Adventitia. ZENKER. Hämatoxylin-Eosin. 25mal vergrößert.

hält elastische Netze und Fettgewebe. Drüsen fehlen; dem vegetativen Nervensystem angehörende Geflechte und Endnetze sind vorhanden.

Der **Harnleiter** oder **Ureter** geht aus einer nach abwärts gerichteten Verschmälerung des Nierenbeckens hervor und setzt seine Wand in geweblicher Hinsicht aus den gleichen Bestandteilen wie das Nierenbecken zusammen. In nicht gedehntem Zustand legt sich die Mucosa in deutliche, polsterförmig gegen das Lumen vorspringende Längswülste; infolgedessen gewährt das Lumen einen etwa sternförmigen Anblick (Abb. 420). Mucosa, Muscularis und Adventitia sind zum Aufbau der Ureterenwand schichtweise übereinandergelagert. Das Übergangsepithel kommt nur da vor, wo Harnflüssigkeit die Oberfläche des Epithels benetzt und besitzt in kontrahiertem Zustand eine gewisse Ähnlichkeit mit mehrschichtigem Pflasterepithel. Nur die oberste Lage der „Deckzellen" behält ihre zylindrische oder kubische, etwas massige Gestalt bei (Abb. 421). Die Deckzellen lassen sich färberisch ein wenig von den übrigen Zellen unterscheiden, enthalten häufig zwei, wahrscheinlich durch Amitose hervorgegangene Kerne und zeigen an ihrer Oberfläche eine schmale Zone verdichteten Plasmas. Die mittlere Lage des Epithels nehmen mannigfach gestaltete, schmale Epithelzellen ein, während sich die unterste, an die Tunica propria grenzende Schicht aus Cylinderzellen zusammensetzt. Eine besondere Basalmembran fehlt wahrscheinlich.

In gedehntem Zustand vermag sich das Übergangsepithel sehr stark abzuflachen, möglicherweise bis zu einer Dicke von nur zwei Schichten zu verschmälern, ohne daß man sich über die verwickelten Vorgänge bei dieser Umlagerung im Klaren wäre. Besonders stark werden die Deckzellen abgeplattet und ihre sonst rundlichen Kerne nehmen eine querovale Form an. Feinste Granula lassen sich vielfach im Plasma der Epithelzellen bemerken.

Die Muscularis erfährt mit ihren Bündeln glatter Muskelfasern durch ein dazwischengelagertes Bindegewebe eine gewisse Auflockerung. Die Muskelfaserzüge sind in Schraubenlinien angeordnet, wobei die in-

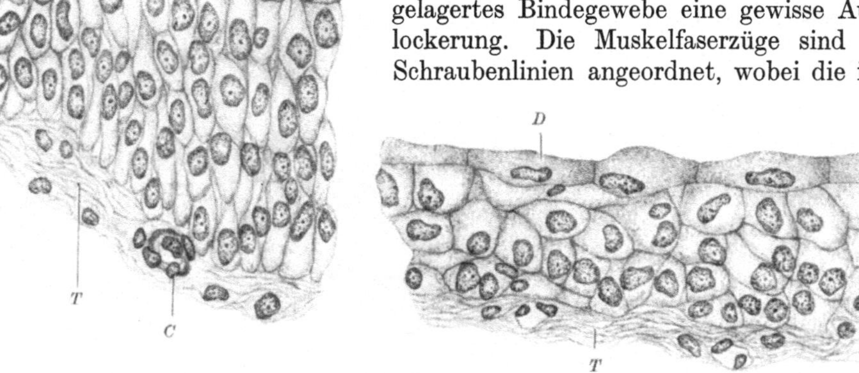

Abb. 421. Übergangsepithel. Ureter. Mensch. Links in kontrahiertem, rechts in gedehntem Zustand. *D* Deckzellen; *T* Tunica propria; *C* Capillare. ZENKER. Hämatoxylin-Eosin. 580mal vergrößert, auf ⁷/₈ verkleinert.

neren Muskelbündel in steilen, die äußeren in flachen Spiraltouren verlaufen. Durch Überkreuzung links- und rechtsgerichteter Muskelspiralen kommt ein sehr kompliziertes Flechtwerk zustande. Eine schichtweise Gliederung der Muscularis ist nicht wahrzunehmen; in der Pars pelvina des Ureters wird vor dem Eintritt in die Harnblase eine äußere Längsschicht bemerkbar, welche mit einer wellenförmigen Peristaltik den Harn in bestimmtem Rhythmus in die Harnblase befördert. Die kollagenen Bündel der lamellenartig geschichteten Faserhaut überkreuzen einander in schräger Richtung und sind offenbar nach dem Scherengitterprinzip orientiert. Die Blutcapillaren zeigen ein längsgerichtetes Maschenwerk und reichen bis unmittelbar an den Basalteil des Epithels.

Die Aufgabe der Muscularis, den Harn durch aktive Bewegung der Blase zuzuleiten, bedingt von vornherein den Einfluß des Nervensystems. Die zugehörigen Nerven stammen aus dem Plexus renalis, spermaticus und hypogastricus, sind teils markhaltig, teils marklos und entwickeln in der Adventitia einen Grundplexus, von welchem feinste Faserzüge zur Muscularis und Tunica propria gelangen. Ganglienzellen werden in der Adventitia beobachtet; sie erscheinen am distalen Ende des Harnleiters in größerer Menge, vor allem an der Eintrittsstelle in die Harnblase.

Bei Behinderung des Harnabflusses kann infolge der von der Ureterenmuskulatur geforderten Mehrarbeit eine beträchtliche Hypertrophie der Ureterenwand mit starker Erweiterung des Lumens eintreten.

Die **Harnblase** oder **Vesica urinalis** zeigt in ihrem Übergangsepithel und ihrer Tunica propria einen ähnlichen Aufbau wie der Ureter. Der Hauptanteil bei der Bildung der Blasenwand kommt einem einheitlichen, aus glatten Muskelelementen zusammengesetzten Muskelnetz zu, dessen Faserzüge in überaus verwickelter Weise miteinander verflochten sind und vielfach in S-förmigen Schlingen einherziehen (Abb. 422). Kollagenes Bindegewebe grenzt größere Muskelbündel gegeneinander ab, elastische Netze unterstützen die Arbeit der Muscularis bei Dehnung und Kontraktion. Im Trigonum vesicae finden sich feinfaserige Ausstrahlungen aus der Längsmuskelschicht der Ureteren und außen aufliegende

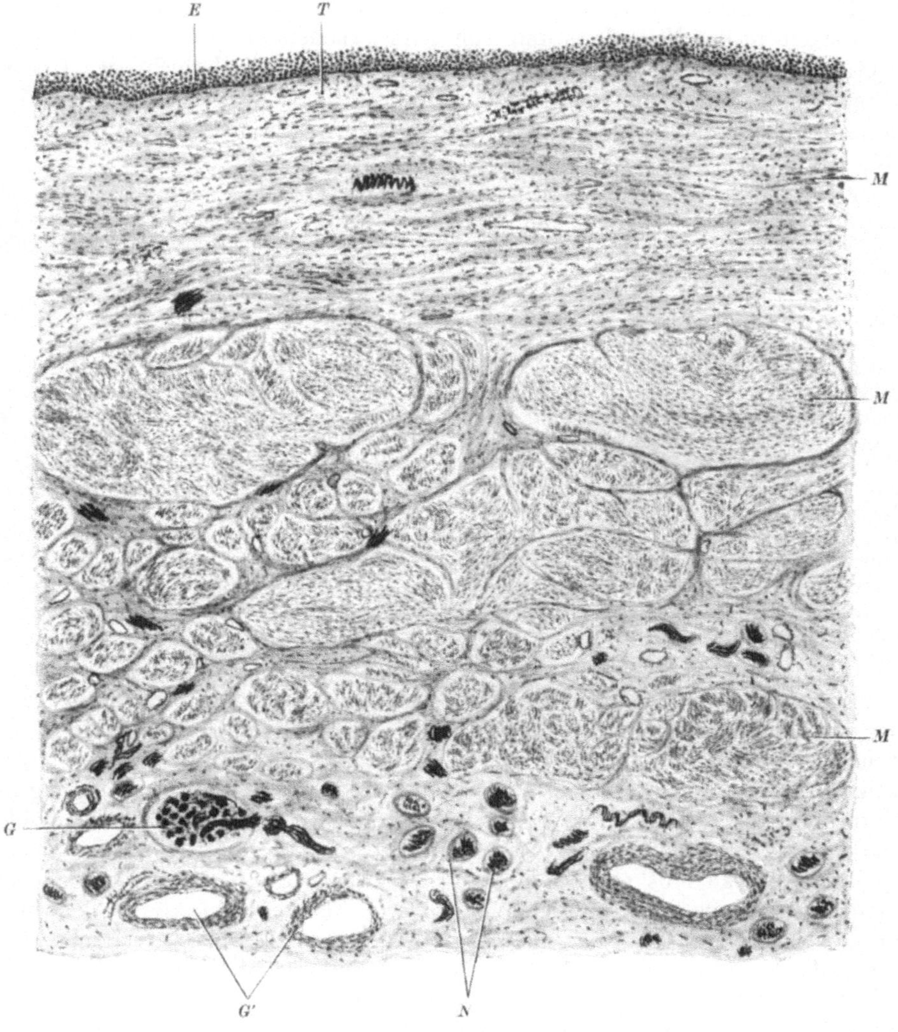

Abb. 422. Querschnitt durch die Wand der Harnblase. Mensch. *E* Übergangsepithel; *T* Tunica propria; *M* glatte Muskelfaserzüge; *G* Ganglion; *N* Nervenbündel; *G'* Gefäße in der Adventitia. BIELSCHOWSKY-Methode. 30mal vergrößert.

querverlaufende Faserzüge der Blasenmuskulatur. Gegen Beginn der Harnröhre ist die teilweise ringförmige, im übrigen kompliziert angeordnete Sphinctermuskulatur so gestaltet, daß während der Kontraktion der Verschluß der Harnblase bei zunehmender Füllung fester wird; ein durch die Muscullariskontraktion gegen den Anfangsteil der Urethra vorgedrücktes Venenpolster in die Schleimhaut hilft die Verschlußkraft der Sphinctermuskulatur zu verstärken. Der Muscularis liegt eine bindegewebige Adventitia außen auf, die kranial und dorsal von Serosaepithel überkleidet wird.

Echte Drüsen kommen in sehr geringer Zahl nur im Bereich des Trigonum vesicae vor; wahrscheinlich handelt es sich hierbei um verlagerte Prostatadrüsen. Im Epithel findet man gelegentlich gegen die Tunica propria gewucherte Zapfen, die stellenweise eine kolloidähnliche Masse enthalten. Am Scheitel der Harnblase läßt sich mitunter ein mit zahlreichen Ausbuchtungen versehener Epithelstrang feststellen. Er zeigt teils Übergangs-, teils Cylinderepithel und kann unter Begleitung von Gefäßen und glatter Muskulatur bis zum Ligamentum umbilicale medium reichen. Man hat es bei diesem Gang mit einem Rest des Urachus zu tun.

Die Blutgefäße besitzen in der Adventitia ihre größte Kaliberstärke und entwickeln in der Muscularis und Tunica propria feine Capillarnetze. Das subepitheliale Capillarnetz der Mucosa liegt häufig der Basalschicht des Epithels direkt an. Die Schleimhaut des Trigonum vesicae und des Orificium urethrae internum beherbergt zahlreiche Venen. Lymphgefäße sind in allen Schichten der Harnblase gefunden worden.

Bei Abflußbehinderung des Harns kommt es zu einer beträchtlichen Arbeitshypertrophie der Muscularis. Die Muskelfaserzüge vergrößern ihren Umfang und springen unter Vorwölbung der Schleimhaut als dicke Wülste oder Stränge gegen die Lichtung der Harnblase vor („Balkenblase").

Das Muskelnetz vermag nur in seiner Gesamtheit den Füllungsdruck auszuhalten und durch seine konzentrisch wirkende Kontraktion den Harn aus der Blase herauszupressen. Diese Leistung geschieht unter dem regulierenden Einfluß des Nervensystems. Die *Nerven* der Harnblase stammen aus dem Plexus hypogastricus und als Nn. pelvici aus dem 3. und 4. Sacralnerven; sie lassen in der Adventitia ein dichtes Geflecht entstehen das sich mit feinen, marklosen Faserzügen in die Muscularis hinein fortsetzt, um dort das für die Versorgung der glatten Muskulatur übliche Terminalreticulum zu entwickeln. Ganglien finden sich in der Adventitia der hinteren Blasenwand in großer Menge; in der Muscularis lagern nur noch sehr kleine Ganglien oder vereinzelte Nervenzellen. Neben den großen multipolaren Nervenzellen gibt es in den Ganglien eine Fülle kleinerer, mit Fortsätzen ausgestatteter Zellen von zweifellos nervöser Natur. Die Nervenfäserchen in der Tunica propria sind von außerordentlicher Feinheit und dringen nach entsprechenden Beobachtungen an Säugetieren wahrscheinlich in das Schleimhautepithel ein. PACINIsche Lamellenkörperchen in der Adventitia dürften möglicherweise damit betraut sein, das Zentralnervensystem über den Füllungszustand der Harnblase zu unterrichten.

Die **weibliche Harnröhre (Urethra)** läßt in ihrer Schleimhaut eine deutliche Längsfaltung erkennen; das Epithel zeigt sich in wechselnder Form. In der Nähe der Harnblase findet man gewöhnliches Übergangsepithel, weiter unten mehrreihiges Cylinderepithel mit allerlei Krypten, Buchten und drüsigen Einsenkungen; auch mehrschichtiges Plattenepithel kommt gegen den Ausgang der Harnröhre vor. Die Tunica propria ist ziemlich dicht, entbehrt der Papillen und enthält ein muskelfreies Venennetz, das man als *Corpus spongiosum* bezeichnet. Starke Muskelfasern und ein elastisches Netz sind mit kollagenem Bindegewebe zwischen die Venen verwoben. Eine Schicht von außen mehr zirkulär und innen mehr longitudinal gerichteten glatten Muskelfasern umfaßt ohne scharfe Grenze die Tunica propria und reguliert die Weite der Harnröhre und den Füllungszustand des Corpus spongiosum. Am unteren Ende der Harnröhre finden sich quergestreifte Muskelfasern und vereinzelte Schleimdrüsen. Das zur Adventitia gehörige Bindegewebe ist dorsal durch das Septum urethrovaginale mit dem Bindegewebe der vorderen Vaginalwand verbunden.

Auf der Papilla urethrae an der äußeren Harnröhrenmündung beobachtet man die Öffnungen der SKENEschen *Gänge (Ductus paraurethrales)*. Es handelt sich um kryptenartige Vertiefungen, die verästelt sein können und mit ein- oder mehrschichtigem Cylinderepithel ausgestattet sind.

6. Genitalorgane.

a) Männlich.

Die erste Anlage der Keimdrüse entsteht bei beiden Geschlechtern in gleicher Weise an der hinteren Bauchwand, medial der Urniere mit dem zugehörigen WOLFFschen und MÜLLERschen Gang. Die Anlage, als Keimdrüsenfeld bezeichnet, stellt eine streifenförmige peri-

tonaeale Epithelverdickung dar, unter welcher sich das mesenchymale Bindegewebe blastem-
artig verdichtet. Wahrscheinlich wandern vom Epithel die „Urgeschlechtszellen" in das
Blastem hinein. Bei männlichen Embryonen von etwa 13 mm Länge differenzieren sich im
Keimdrüsenblastem Epithelstränge als Anlage der Hodenkanälchen, welche die Urgeschlechtszellen in sich bergen. Auf die nämliche Art bilden sich die epithelialen Mark- oder Retestränge,
welche mit einem kranialen Teil der erhalten gebliebenen Urnierenkanälchen in Verbindung
geraten. Somit übernehmen die Urnierenkanälchen später als Ductuli efferentes den Transport der Geschlechtszellen aus dem Hoden in den WOLFFschen Gang, der sich zum Nebenhodengang (Ductus epididymidis) und zum Samenleiter oder Ductus deferens entwickelt.

Der größte Teil des MÜLLERschen
Ganges wird zurückgebildet;
Reste von ihm finden sich als
Appendix testis und im Utriculus prostaticus. Die Anlage
der Urniere übertrifft die Keimdrüsenanlage kranial wie caudal
an Länge. Kraniale Urnierenkanälchen beteiligen sich an der
Bildung des Nebenhodenkopfes
und lassen als Restorgan die
Appendix epididymidis zurück.
Weitere Reste der Urnierenkanälchen finden sich unter dem Namen
Paradidymis als blind endigende,
verschlungene epitheliale Gänge
im Bindegewebe am Nebenhoden-
kopf. Der Hoden gelangt schließlich aus der Bauchhöhle durch
die vordere Bauchwand nach abwärts in das Scrotum (Descensus
testis).

1. Hoden (Testis). Der
Hoden zeigt in frischem Zustand eine weißlichbläuliche
Farbe; sie wird durch eine
sehr feste, derbe, bindegewebige Hülle, die *Tunica
albuginea* bedingt. Die glatte
Oberfläche dieser das ge-
samte Hodenparenchym um-
fassenden Kapsel läßt sich
auf die Anwesenheit einer
vom Bauchfell abstammen-
den, aus platten, polygonalen
Epithelzellen aufgebauten

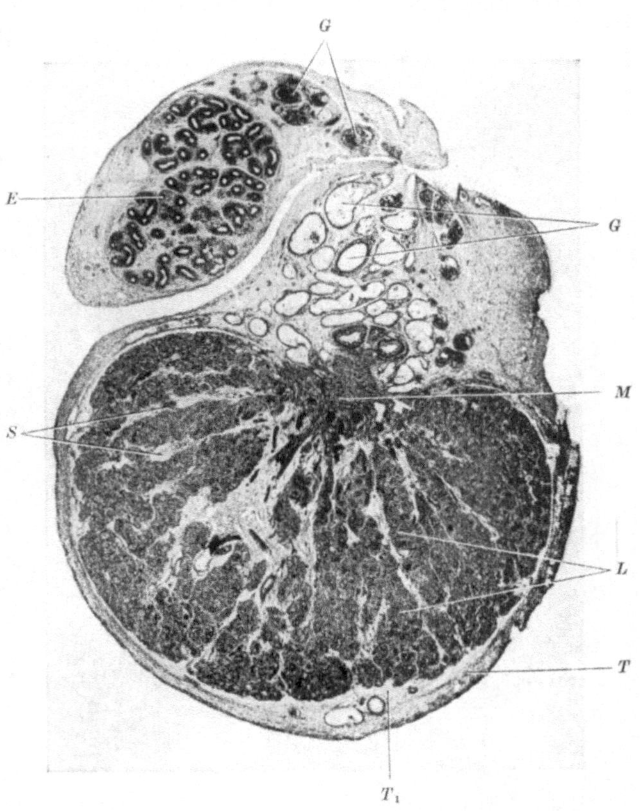

Abb. 423. Querschnitt durch den Hoden eines Neugeborenen. *L* Lobuli
testis; *S* Septula testis; *M* Mediastinum mit Rete testis; *T* Tunica
albuginea; *T₁* Tunica vasculosa; *G* Blutgefäße; *E* Epididymis. Formol.
Hämatoxylin-Eosin. 20mal vergrößert.

Serosa zurückführen. Macht man in die Tunica albuginea eines frischen Hodens
einen kleinen Einschnitt, so quillt ein leicht bräunliches Hodengewebe daraus
hervor. Demnach muß das Hodengewebe im Stadium der Geschlechtsreife unter
einem gewissen Binnendruck stehen. Die Erhaltung dieses Binnendruckes erfordert von der Hodenkapsel eine dauernde mechanische Beanspruchung, die
sich in der Anordnung des mit elastischen Fasern verknüpften kollagenen
Bindegewebes zu bestimmten, funktionellen Fasersystemen bemerkbar macht.

Beim Neugeborenen kann man an der straffgefügten Tunica albuginea noch eine locker
gestaltete, gefäßführende Innenschicht als Tunica vasculosa unterscheiden.

An der Haftstelle des Nebenhodens verdichtet sich die Tunica albuginea zu
einem breiten bindegewebigen Strang, dem *Mediastinum testis* oder *Corpus
Highmori*; es enthält Gefäße und ein Netz ausführender Hodenkanälchen, das
Rete testis (HALLERI). Im Mediastinum finden sich im Bindegewebe glatte

27*

Muskelfasern, die der Tunica albuginea im allgemeinen zu fehlen pflegen. Sehr wahrscheinlich hängt der Binnendruck des Hodens vom Füllungszustand der Gefäße ab. Möglicherweise vermag die glatte Muskulatur des Mediastinums unter nervösem Einfluß die Weite der Gefäße und der Kanälchen im Rete testis zu verändern und hierdurch die zur Fortbewegung der Spermien nötigen Druckschwankungen herbeizuführen. Vom Mediastinum ziehen bindegewebige Scheidewände als *Septula testis* gegen die Oberfläche des Hodens; sie erscheinen zwar in der äußeren Zone nahe der Tunica albuginea mehrfach durchbrochen, gliedern aber immerhin das Hodenparenchym in kleine *Läppchen* oder *Lobuli*. Letztere besitzen einige Ähnlichkeit mit Pyramiden, deren Basis an der Oberfläche des Hodens und deren Spitze am Mediastinum zu suchen sind (Abb. 423).

Das Bindegewebe zwischen den Hodenkanälchen innerhalb der Läppchen ist spärlich entwickelt, sehr zart und stellenweise von reticulärem Charakter. Es enthält nur kleinere Blutgefäße und die *Zwischenzellen* oder *interstitiellen Zellen* (LEYDIG). Hierbei handelt es sich um epithelähnliche Zellen, die teils in kleinen Haufen, teils in kettenartigen, kurzen Strängen in der Nähe von Blutgefäßen vorkommen und den Hodenkanälchen unmittelbar angelagert sein können (Abb. 424). Feinstes kollagenes oder argyrophiles Bindegewebe umschließt die LEYDIGschen Zellgruppen. Die Zwischenzellen sind bindegewebiger Abkunft, von unterschiedlicher Gestalt und beherbergen meist einen

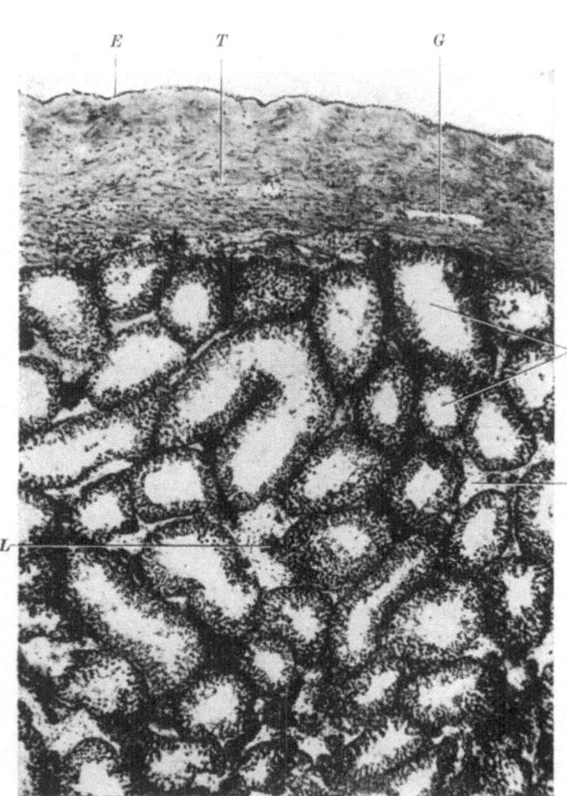

Abb. 424. Querschnitt durch den Hoden eines erwachsenen Mannes. *E* Serosaepithel; *T* Tunica albuginea; *G* Gefäß; *T₁* Tubuli contorti; *B* Bindegewebe; *L* LEYDIGsche Zwischenzellen. ZENKER-Formol. Hämatoxylin-Erythrosin. 50mal vergrößert.

exzentrisch gelagerten, rundlichen Kern mit einem ziemlich großen, stark färbbaren Nucleolus. Das Auftreten ovaler, abgeplatteter, chromatinreicher und chromatinarmer Kerne läßt im übrigen an eine funktionelle Veränderlichkeit der Kernform denken (Abb. 425).

Der Nucleolus kann an manchen Kernen fehlen, ist also wie das Chromatin morphologischen Veränderungen unterworfen, die im Zusammenhang mit der inkretorischen Leistung der Zellen stehen dürften. Ob es zu einer Ausscheidung abgebauter Chromatin- oder Nucleolarsubstanz aus dem Kernbereich in das Plasma kommt, ist bis jetzt nicht ermittelt.

Die LEYDIGschen Zellen lassen in ihrem Plasma eine Fülle unterschiedlicher Stoffwechsel- und Differenzierungsprodukte, wie Eiweißgranula, verschiedene Lipoide und Plastokonten nachweisen; auch bräunliche Pigmentgranula werden beobachtet. An besonderen Einlagerungen kommen in einem Teil der LEYDIGschen Zellen ein bis drei längliche, stabförmige Krystalloide (REINKE) nach rasch erfolgender Fixierung zu Gesicht. Seltener erscheinen im Plasma kleine „reiskornähnliche Körperchen" (WINIWATER) und kleine, „lichtbrechende Kugeln". Vielfach zeigt das Plasma die Granula mehr in der Zellmitte angehäuft, wobei eine granulaarme oder granulafreie Randzone bestehen bleibt. Die Masse der intraplasmatischen Bildungen und die wechselvolle Form der Kerne und ihres Inhalts legen den Gedanken an einen besonders lebhaften Stoffwechsel der LEYDIGschen Zellen nahe. Auch scheinen im Lipoidstoffwechsel Beziehungen zwischen den LEYDIGschen Zellen und der Nebenniere vorhanden zu sein.

In die Funktion der LEYDIGschen Zellen hat man trotz großer Mühe noch keinen klaren Einblick gewonnen. In den LEYDIGschen Zellen Speicherorgane oder ein ernährendes Hilfsgewebe für die Samenkanälchen sehen zu wollen, bleibt eine wenig glückliche Hypothese.

Das histologische Verhalten der LEYDIGschen Zellen läßt eine innersekretorische Leistung, die Produktion des männlichen Genitalhormons, in Frage kommen. Aber der Nachweis einer derartigen Hormonproduktion ist schwer zu erbringen, weshalb die Bildung eines Geschlechtshormons auch in die Wand der Hodenkanälchen verlegt worden ist. Immerhin wird durch die experimentellen Beobachtungen von ROMEIS die Produktion eines für die Ausbildung der sekundären Geschlechtsmerkmale wichtigen Hormons durch die LEYDIGschen Zellen sehr wahrscheinlich gemacht. Ob daneben die Wand der Hodenkanälchen ein weiteres Geschlechtshormon zu produzieren vermag, bleibt hiervon unberührt.

An den LEYDIGschen Zellen sind beim Erwachsenen keine Mitosen beobachtet worden; daher wird ihre Vermehrung durch Amitose angenommen.

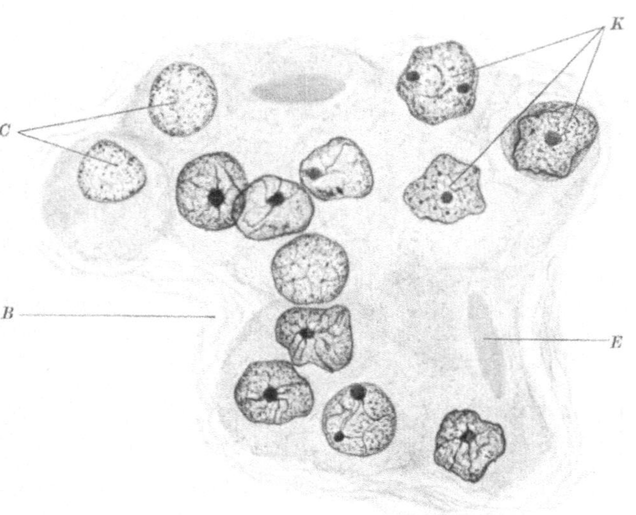

Abb. 425. LEYDIGsche Zellen aus dem interstitiellen Bindegewebe des Hodens. Erwachsener Mann. *K* verschieden gestaltete Kerne von LEYDIGschen Zellen; *C* chromatinarme, nucleolenfreie Kerne; *E* Eiweißkrystall; *B* Bindegewebe. ZENKER-Formol. Hämatoxylin-Eosin. 1400mal vergrößert, auf 5/6 verkleinert.

Die **Hodenkanälchen (Tubuli contorti** oder **Tubuli seminiferi)** stellen kleine, vielfach gewundene, dickwandige und mit Flüssigkeit gefüllte Röhrchen dar, die an der Peripherie entweder blind endigen oder netzartig miteinander verbunden sind. Das sehr lockere, interstitielle Bindegewebe des Hodens gestattet die Hodenkanälchen leicht voneinander zu isolieren. Eine feine Membrana propria und eine zarte Schicht kollagener, argyrophiler und elastischer Fäserchen mit platten Bindegewebszellen bilden die häutchenartige Umhüllung der Tubuli contorti und stehen mit dem interstitiellen Bindegewebe in lockerem Zusammenhang. In der Nähe des Mediastinum testis vereinigen sich die Tubuli contorti unter spitzem Winkel, um in das mit plattem oder kubischem Epithel ausgestattete Kanälchensystem des Rete testis einzumünden. In der Wand der Tubuli contorti findet die Bildung der Samenzellen oder die *Spermiogenese* statt; sie beginnt beim Europäer ungefähr im 14. oder 15. Jahre und kann bei allmählicher Abnahme vom 50. oder 60. Jahre an bis in das höchste Alter andauern.

Die Membrana propria der Hodenkanälchen ist einer einschichtigen, epithelartigen Bildung, den *Spermiogonien*, außen aufgelagert. Bei letzteren handelt es sich um kleine, annähernd kubische, aber nicht immer gleich große Zellen, die mit einem rundlichen oder ovalen, chromatinreichen Kern ausgestattet sind.

Ihr meist indifferent erscheinendes Plasma enthält ein Diplosom und des öfteren einen kleinen, krystalloiden Körper. Die epithelartige Schicht der Spermiogonien erfährt durch die basale, fußartige Ausbreitung des SERTOLIschen *Syncytiums* eine fortwährende Unterbrechung (Abb. 426). Die Spermiogonien vermehren sich durch Mitose und bilden wahrscheinlich den Mutterboden für alle übrigen Gewebsteile in der Wand der Tubuli contorti. Bei deren Aufbau ist das SERTOLIsche Syncytium von erheblicher Bedeutung.

Das SERTOLIsche Syncytium kann als ein durch die ganze Dicke der Kanälchenwand verteiltes schwammartiges Plasmagefüge betrachtet werden, das mit schmalen Ausläufern durch kleine Lücken zwischen die Spermiogonien hindurchdringt und der Membrana propria aufsitzt. Es enthält meist ziemlich große, wahllos verteilte ovale Kerne mit fein verteiltem Chromatin und einem auffallenden Nucleolus, dem oft kleinste, färbbare Gebilde anhängen. Allerlei Granula, Mitochondrien, Sekretbläschen und verschiedene Lipoide lassen sich in dem plasmatischen Schwammwerk beobachten. Das SERTOLIsche Syncytium enthält die Geschlechtszellen in seinem Maschenwerk.

Die Kerne des SERTOLIschen Syncytiums sind nicht immer oval, sondern zeigen im Schnitt vielfach eine annähernd dreieckige Form und allerlei Fältelungen und Ausbuchtungen ihrer Membran. Wahrscheinlich lassen sich derartige Formveränderungen an den Kernen auf bestimmte funktionelle Leistungen des Syncytiums zurückführen. Im Plasma des SERTOLIschen Syncytiums werden ferner teils zugespitzte nadelförmige, leicht gekrümmte, teils kleine stäbchenförmige Krystalloide beobachtet. In frischem Zustand bedingen die im SERTOLIschen Syncytium enthaltenen Lipoidgranula das bräunliche Aussehen des Hodengewebes.

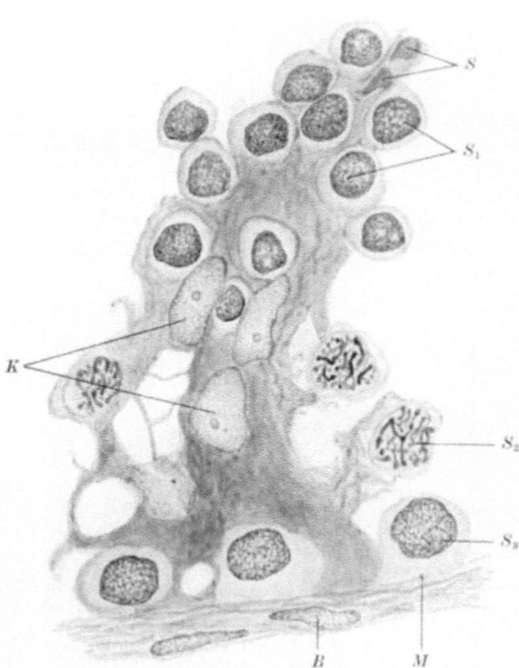

Abb. 426. Querschnitt aus der Wand eines Hodenkanälchens. Erwachsener Mann. *S* Spermien; *S₁* Spermiden; *S₂* Spermiocyt; *S₃* Spermiogonie; *K* Kerne des SERTOLIschen Syncytiums; *M* Membrana propria; *B* Bindegewebskern. ZENKER. Hämatoxylin - Eosin. 1400mal vergrößert, auf ⁷/₈ verkleinert.

Sehr wahrscheinlich liefert das SERTOLIsche Syncytium den in sein Schwammwerk eingelagerten und in dauernder Umbildung begriffenen Geschlechtszellen die nötigen Nahrungsstoffe und plasmatische und flüssige Begleitsubstanzen für die reifen Spermien. Es besitzt ferner die Fähigkeit, zurückgebliebene Spermienreste zu resorbieren. Vielleicht weisen die Umformungen an den Kernen, ähnlich denjenigen in Nebenniere, Hypophyse und in den LEYDIGschen Zellen, auf die Möglichkeit einer innersekretorischen Arbeit hin.

Beim Neugeborenen zeigt sich die Wand der Hodenkanälchen aus cylindrischen, epithelartigen Zellen aufgebaut, die wohl als indifferente Vorläufer des SERTOLIschen Syncytiums gelten dürfen. Zwischen ihnen finden sich die großen, rundlichen „Urgeschlechtszellen", die später verschwinden. Im untätigen Hoden kleiden die Wand der Tubuli contorti ebenfalls cylindrisches oder ein annähernd kubisches Epithel aus. Demnach kann man das SERTOLIsche Syncytium auch als eine morphologisch faßbare Funktionsphase eines indifferenten, epithelartigen Gewebes betrachten (ROMEIS).

Innerhalb des SERTOLIschen Syncytiums führt ein sehr komplizierter, mit Zellteilung und Zellumwandlung verbundener Entwicklungsprozeß, die *Spermio-*

genese, zur Bildung der reifen Samenzellen oder *Spermien*. Das ganze Geschehen nimmt von den in fortwährender Teilung begriffenen *Spermiogonien* seinen Ausgang. Ein Teil der neugebildeten Spermiogonien wird mehr nach dem Inneren des Kanälchens verlagert und läßt sich alsbald durch eine Vergrößerung von Kern und Plasma von den randständigen Spermiogonien unterscheiden. Das Wachstum hat somit eine neue Zellart, die *Spermiocyte I.Ordnung*, hervorgebracht. Die Spermiocyten I. Ordnung sind durch ein rasches Teilungsvermögen gekenn-

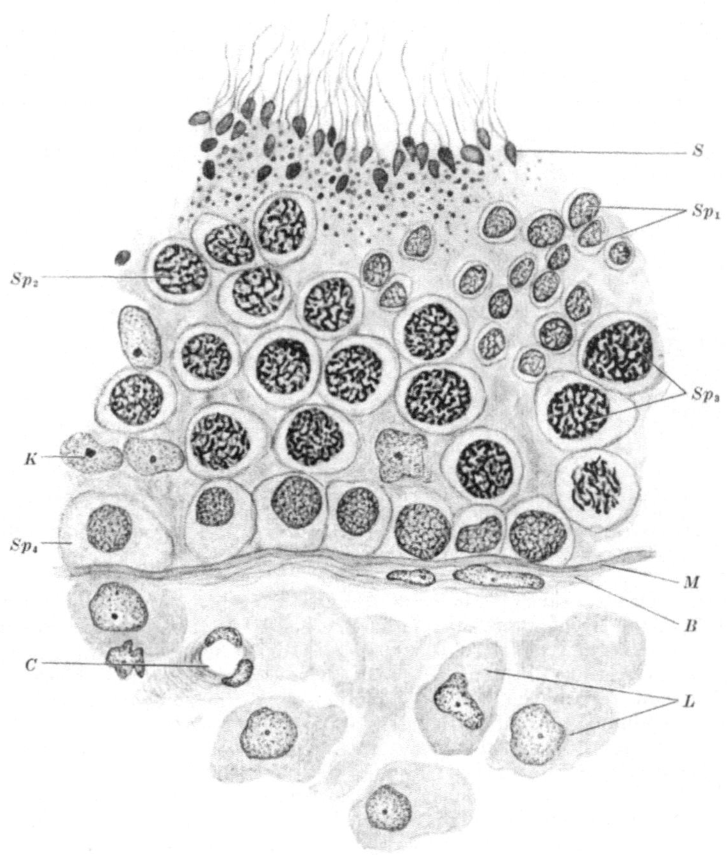

Abb. 427. Querschnitt durch die Wand eines Tubulus contortus. Hoden. Erwachsener Mann. *S* Spermien; *Sp₁* Spermiden; *Sp₂* Spermiocyten II. Ordnung; *Sp₃* Spermiocyten I. Ordnung; *Sp₄* Spermiogonien; *K* Kern des SERTOLIschen Syncytiums; *M* Membrana propria; *B* Bindegewebe; *L* LEYDIGsche Zellen; *C* Capillare. ZENKER. Hämatoxylin-Eosin. 1400mal vergrößert.

zeichnet. Daher findet man das Stadium des lockeren Knäuels in dieser Zellform sehr häufig (Abb. 427). Aus dem Teilungsvorgang der Spermiocyte I. Ordnung geht die *Spermiocyte II. Ordnung* hervor, die sich nach kurzem Ruhestadium nochmals teilt und hierbei zwei neue Tochterzellen von anderer Gestalt, die *Spermiden*, hervorbringt. Schließlich wandelt sich jede Spermide in eine reife *Samenzelle* oder *Spermie* um. Somit entstehen aus einer Spermiocyte I. Ordnung durch einen mitotischen Teilungsvorgang 4 Spermiden und aus letzteren durch Umwandlung 4 Spermien.

Bei der Schnelligkeit der in den Geschlechtszellen erfolgenden Teilungen bleibt für ein entsprechendes Wachstum des Plasmas trotz der Zellvermehrung scheinbar keine Zeit. Die neu gebildeten Geschlechtszellen werden daher immer kleiner. Die Spermiocyten II. Ordnung sind kleiner als diejenigen I. Ordnung und die Spermiden sind kleiner als die Spermiocyten II. Ordnung.

Die Spermiocyten I. Ordnung stellen mit ihren kugeligen, umfangreichen, vielfach in Teilung begriffenen Kernen die größte Form der Geschlechtszellen dar; ihre jungen Stadien lassen sich von den Spermiogonien schwer unterscheiden. Die Spermiocyten II. Ordnung sind durch plumpe Kernschleifen charakterisiert, im übrigen wegen ihrer raschen Aufteilung in Spermiden nicht immer leicht zu finden. Die Spermiden erscheinen als kleine kugelige Gebilde mit einem relativ großen chromatinreichen Ruhekern und wenig Protoplasma; letzteres enthält Centriolen und Mitochondrien.

Die Teilungsvorgänge an den Spermiocyten I. und II. Ordnung werden als I. und II. Reifeteilung bezeichnet. Hierbei kommt es zu einer Reduktion des in den Kernen der Spermiocyten I. Ordnung vorhandenen Chromatins auf die Hälfte. Die aus den beiden Reifeteilungen hervorgegangenen haploiden Spermiden besitzen also wahrscheinlich nur 24 Chromosomen gegenüber den Spermiocyten I. Ordnung, die den diploiden Chromosomensatz von wahrscheinlich 48 Chromosomen enthalten. Die Gültigkeit der Zahl 48 für den diploiden Chromosomensatz beim Menschen läßt sich im übrigen infolge der außerordentlichen Kleinheit der Objekte sehr schwer nachweisen; daher haben die Zählungen menschlicher

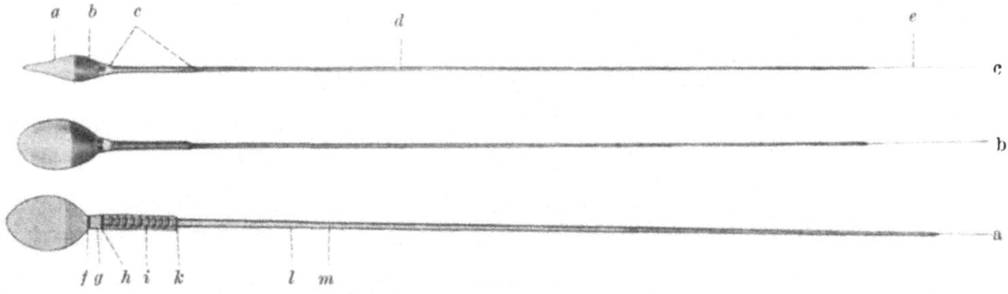

Abb. 428 a—c. Menschliche Spermien. a Schema; b Flächenansicht; c Kantenansicht. *a* Vorderteil des Kopfes; *b* Hinterteil des Kopfes; *c* Mittelstück; *d* Hauptstück des Schwanzfadens; *e* Endstück des Schwanzfadens; *f* Hals; *g* Centralkörperchen (proximal); *h* Centralkörperchen (distal); *i* Spiralfaden; *k* Schlußring; *l* Hülle; *m* Achsenfaden. (Nach BRAUS-ELZE.)

Chromosomen keineswegs übereinstimmende Resultate ergeben. Auch sieht mancher Autor in seinen Präparaten leichter das, was er sich erhofft, als das, was das Präparat zeigt.

Nach Messungen von G. HERTWIG verhält sich das Volumen der Spermiocytenkerne I. Ordnung zu den Spermidenkernen wie 8:1 statt 4:1. Demnach müßte zu einer Reduktions- und Äquationsteilung noch eine weitere Äquationsteilung hinzukommen, wobei aus einer Spermiocyte I. Ordnung nach drei Reifeteilungen 8 Spermien entstehen würden.

Die Spermiogenese findet in der gesamten Längenausdehnung der Tubuluswand nicht überall zu gleicher Zeit statt, da das Verhalten der Geschlechtszellen in den einzelnen Abschnitten der Kanälchen oft erhebliche Unterschiede aufweist. Daher trifft man an Querschnitten durch den ganzen Hoden die Tubuli hinsichtlich der Produktion von Spermien in unterschiedlicher Verfassung. Auch lassen schon normalerweise manche Hodenkanälchen die Anzeichen der Spermiogenese vermissen. Überdies vermögen Krankheit, Vergiftungen, Hunger und psychische Einflüsse die Spermiogenese zu verändern oder zum Stillstand zu bringen.

Die **Samenzellen** oder **Spermien** sind sehr kleine Gebilde von nur 50—60 μ Länge, in reifem Zustand beweglich und besitzen das Aussehen winziger Geißelzellen (Abb. 428). Sie lassen an ihrem Vorderende einen *Kopf* und als weiteren Hauptbestandteil einen schmalen *Schwanzfaden* unterscheiden. Ein *Mittelstück*, das aus einem nur 1 μ langen *Hals* und einem etwa 5—7 μ langen *Verbindungsstück* besteht, knüpft Kopf und Schwanz aneinander. Der Kopf zeigt sich in frischem Zustand stark lichtbrechend, in der Flächenansicht oval, vorne abgerundet, in der Profilansicht vorne verschmälert und ungefähr birnenförmig. Im Kopf ist die dichte und intensiv färbbare, basophile chromatische Kernsubstanz enthalten und von einer allerfeinsten Plasmaschicht überzogen. Der vordere Abschnitt des Kopfes erscheint ein wenig heller als der hintere.

Der kurze Hals beherbergt in einem homogenen Plasma zwei hintereinander gelagerte platte Gebilde, das proximale und distale Centralkörperchen. Im Verbindungsstück, das an Länge etwa derjenigen des Kopfes gleichkommt, wird um den die Hauptmasse des Schwanzes darstellenden Achsenfaden eine äußere, mit Mikrosomen besetzte plasmatische Hülle sichtbar; ein wahrscheinlich zu den Plastokonten gehörender Spiralfaden umgibt den Achsenfaden vom distalen Centriol bis zum Ende des Verbindungsstückes, wo sich gelegentlich eine besondere plasmatische Differenzierung, der „Schlußring", befinden soll. Der Schwanzfaden besteht in seiner größten Länge, dem „Hauptstück", aus dem Achsenfaden und einer Plasmahülle, welche er an seiner kurzen distalen Strecke, dem „Endstück", verliert.

Der Kopf des Spermiums ist aus einer Umformung des Spermidenkerns hervorgegangen; der Hals enthält Centriolen, das Zwischenstück und die Plastokonten; beide stellen mit dem Schwanzfaden das Plasma der Zelle dar. Die Zahl der Spermien wird in einem Ejaculat auf 200—300 Millionen geschätzt. Durch schlag- oder peitschenartige Bewegungen des Schwanzfadens wird der Kopf unter gleichzeitiger Achsendrehung des gesamten Spermiums vorwärtsgeschoben. Zur Beweglichkeit der Spermien bedarf es einer umgebenden Flüssigkeit, die teils aus Hoden und Nebenhoden stammt, in der Hauptsache aber von der Vesicula seminalis und Prostata geliefert wird. Die gesamte, spermienhaltige Sekretmasse, das *Sperma*, beherbergt unterschiedliche, zugrunde gehende Zellen, die meist aus der Urethra stammen, ferner wenige Wanderzellen und Plasmareste aus den Anhangsdrüsen und läßt beim Eintrocknen Spermakrystalle (BÖTTCHER) entstehen. Weitere Krystallformen kommen nach Zusatz von Jodjodkali (FLORENCE) und Pikrinsäure (BARBERIO) zu Gesicht.

Als atypische Formen beobachtet man Riesen- und Zwerg-

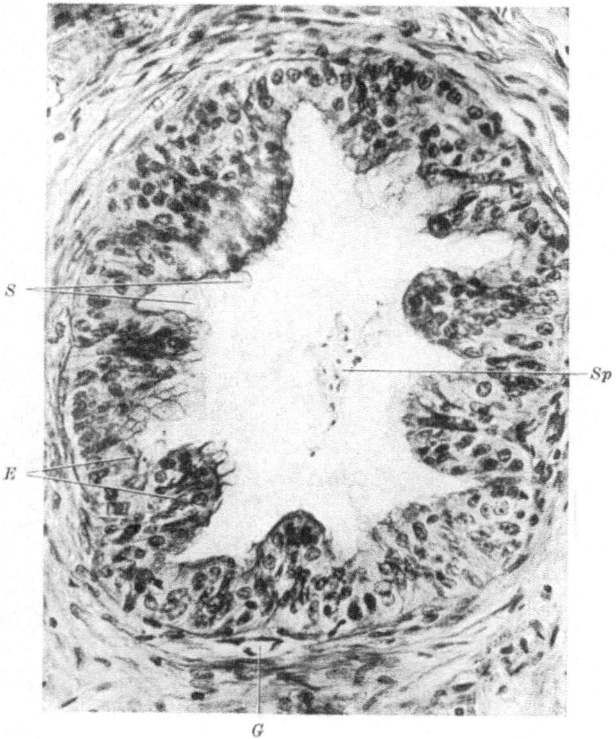

Abb. 429. Querschnitt durch einen Ductulus efferens. Nebenhoden des erwachsenen Menschen. *E* Epithel; *S* Sekrettropfen; *Sp* Spermien; *G* Gefäß. ZENKER-Formol. Hämatoxylin-Erythrosin. 310mal vergrößert.

spermien, mehrköpfige und mehrschwänzige Spermien; am Verbindungsstück finden sich gelegentlich kleine Reste aus dem Plasma der Spermide. Bemerkenswert bleibt eine ungeheure Mannigfaltigkeit der Spermienformen im Tierreich.

Das **Rete testis** baut sich aus schmalen, mit plattem oder kubischem Epithel ausgekleideten Gängen zu einem netzartigen Kanalsystem aus (Abb. 22). Die Epithelzellen, an deren Oberfläche mitunter ein kleiner Geißelapparat vorzukommen scheint, sitzen direkt dem kollägenen Bindegewebe auf. Die Tubuli contorti münden gewöhnlich unvermittelt, ohne eine besondere Übergangsstrecke in die Spalträume des Rete testis. Aus dessen Gangsystem entspringen an umschriebener Stelle 10—16 kleine Gänge, die *Ductuli efferentes*. Sie sind aus den Urnierenkanälchen entstanden, durchbrechen die Tunica albuginea und bilden in ihrer Gesamtmasse den Kopf des Nebenhodens.

Die arteriellen Blutgefäße gelangen aus dem Mediastinum testis teils durch die Septula, teils auf dem Wege durch die Tunica albuginea in das Hodenparenchym. Die Venen nehmen einen entsprechenden Verlauf. Arteriovenöse Anastomosen sind vorhanden. Auch ein lymphatisches Gefäßnetz ist in der Tunica albuginea beschrieben worden.

Die Nerven des Hodens stammen aus dem Plexus spermaticus und deferentialis und gelangen mit den Gefäßen teils vom Mediastinum, teils von der Tunica albuginea auf dem Wege über die Septula testis in das Parenchym. In der Tunica albuginea trifft man auf ein feines, aus zarten Bündeln unterschiedlichen Kalibers aufgebautes Nervengeflecht, dessen Ausläufer in die Tiefe des interstitiellen Bindegewebes eindringen und hier im Gefüge des SCHWANNschen Leitplasmodiums ein feines Nervennetz entwickeln. Zarte, nervöse Plasmastränge nehmen vielfach den Charakter des Terminalreticulums an und treten zur Membrana propria der Tubuli contorti und zu den LEYDIGschen Zellen in engere Beziehung (YAMASHITA). Ein ähnliches Nervennetz breitet sich im Mediastinum aus und erreicht mit feinsten Faststrängen das Epithel des Rete testis. Die Gefäße besitzen die gewöhnliche nervöse Versorgung. Demnach können Spermiogenese und Funktion der LEYDIGschen Zellen möglicherweise vom Nervensystem beeinflußt werden.

Zuweilen kommt es beim Menschen nach Entfernung eines Hodens zu einer kompensatorischen Hypertrophie des anderen Hodens. Bei Kryptorchismus zeigt der Hoden ge-

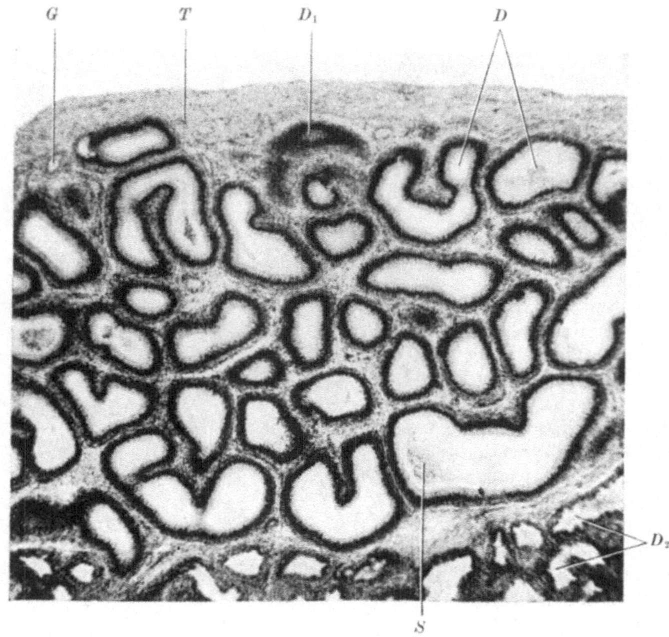

Abb. 430. Schnitt aus der Kopfregion des Nebenhodens. Mensch. *T* Tunica albuginea; *D* Ductus epididymidis; *D₁* Tangentialschnitt des Ductus; *D₂* Ductuli efferentes; *S* Spermien; *G* Gefäß. ZENKER-Formol. Hämatoxylin-Erythrosin. 40mal vergrößert.

wöhnlich Störungen im Sinne einer Hypoplasie, die später zur Atrophie führt; eine Spermiogenese fehlt gewöhnlich; die LEYDIGschen Zellen sind hierbei häufig vermehrt.

2. Nebenhoden (Epididymis). Jeder der 10—16 *Ductuli efferentes* bildet unter spiraligen Windungen und starker Schlängelung ein kugelartiges Läppchen (Conus vasculosus). Die Gesamtmasse der Läppchen stellt den Kopf des Nebenhodens dar; aus der Vereinigung der Ductuli efferentes entwickelt sich der *Ductus epididymidis*, dessen vielfache Windungen Körper und Schwanz des Nebenhodens entstehen lassen. Schließlich geht der Ductus epididymidis oder Nebenhodengang in den Samenleiter oder *Ductus deferens* über. Das Epithel des gesamten, zur Ausführung des Spermas bestimmten Kanalsystems zeigt in seinen verschiedenen Abschnitten vom Rete testis bis zum Ductus deferens eine wechselnde Bauweise.

Das Epithel der **Ductuli efferentes** ist von eigenartiger Gestalt, ungleich dick und besonders an den in das Lumen buckelartig vorspringenden Zellgruppen kenntlich (Abb. 429). Teils werden die kleinen Zellwülste durch eine Verlängerung der in der Hauptsache vorhandenen Cylinderzellen hervorgerufen, teils entstehen sie durch eine Umformung des Epithels zu mehreren Schichten. An der Oberfläche erscheint das Epithel häufig unscharf, in Auflösung begriffen und blasenartige Sekretmassen abzusondern. Auch ein Flimmerbesatz läßt sich mitunter beobachten, kann aber vor allem bei den in den Epithelbuchten gelegenen, kubischen und manchmal etwas helleren Zellen fehlen. Das Plasma der Epithelzellen enthält feinste Granula und gelegentlich Pigmentkörnchen. Der Flimmerstrom des Epithels dürfte nach dem Ductus epididymidis hin gerichtet und am Transport der Spermien aus dem Rete testis in den Nebenhoden beteiligt sein. Eine Membrana propria umhüllt das eigentümliche, wahrscheinlich mit der Absonderung bestimmter Stoffe betraute Epithel. Zartes kollagenes Bindegewebe mit eingelagerten Fibrocyten und Histiocyten verstärkt die Wand der Ductuli efferentes; glatte Muskelfasern kommen nur vereinzelt vor. Im Lumen der Kanälchen entdeckt man häufig Plasmareste und Spermien.

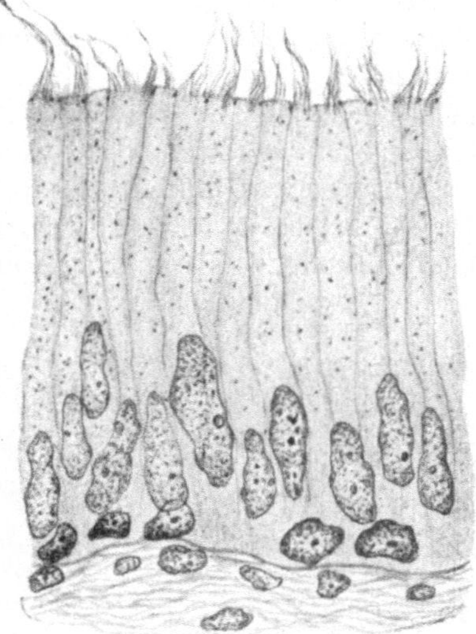

Abb. 431. Epithel des Ductus epididymidis aus dem Nebenhoden. Mensch. An der Oberfläche Stereocilien. Kerne der Cylinderzellen längsoval, der Basalzellen rundlich. Sublimat-Eisessig. Hämatoxylin-Eosin. 800mal vergrößert.

Ein enges Capillarnetz umgibt die Ductuli efferentes und reicht mit seinen Maschen bis zur Membrana propria. In dem fettfreien interstitiellen Bindegewebe breitet sich ein nervöses Netzwerk in Gestalt des Terminalreticulums aus, das mit feinsten Ausläufern an die Membrana propria gelangt.

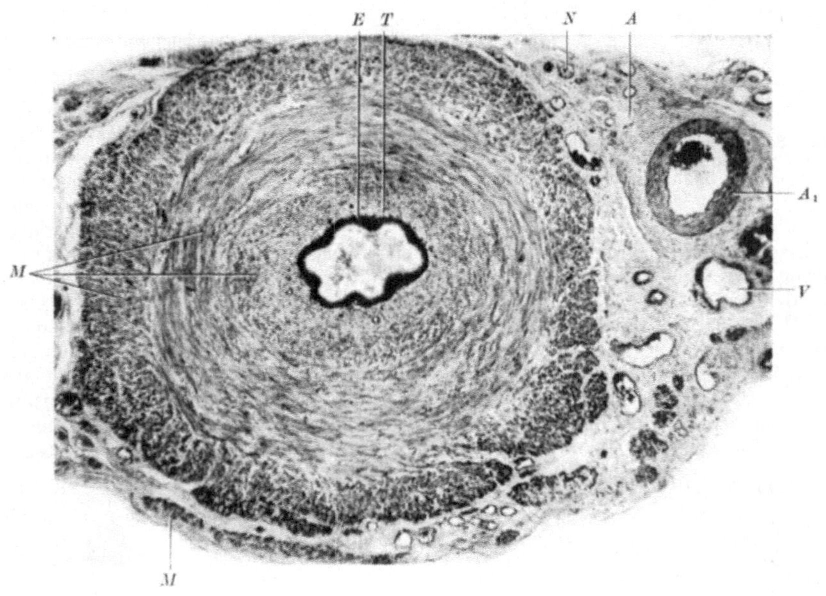

Abb. 432. Querschnitt durch den Anfangsteil des Ductus deferens. Erwachsener Mann. *E* Epithel; *T* Tunica propria; *M* Muskulatur; *A* Adventitia; *A₁* Arterie; *V* Vene; *N* Nervenbündel. ZENKER-Formol. Hämatoxylin-Erythrosin. 45mal vergrößert.

Der **Ductus epididymidis** oder Nebenhodengang nimmt bei einer Länge von 4—5 m mit zahlreichen Windungen und Krümmungen Körper- und Schwanzregion des Nebenhodens ein; auf dem mikroskopischen Schnitt erscheint er daher in allen erdenklichen Richtungen vielmals getroffen (Abb. 430). Das Epithel, welches auf dem Boden des embryonalen WOLFFschen Ganges entstanden ist, läßt zwei Schichten hervortreten. Die innere Lage besteht aus sehr hohen Cylinderzellen, die äußere aus niederen Basalzellen, deren Schicht nicht ganz einheitlich und gelegentlich unterbrochen scheint (Abb. 431). Der jeweilige Füllungszustand des Nebenhodenganges mit Spermien und eine sekretorische Funktion führen zu mancherlei Veränderungen im Aussehen des Epithels. Die Cylinderzellen besitzen an ihrer Oberfläche hohe Plasmahärchen, die vielfach büschelförmig verklebt erscheinen. Die Plasmahärchen sind unbeweglich und werden daher als *Stereocilien* bezeichnet. Die länglichen Kerne der Cylinderzellen liegen mehr in der basalen Hälfte des Protoplasmas; letzteres ist hier frei von Granula, läßt aber in seiner der Oberfläche zugewendeten Hälfte eine Körnelung deutlich wahrnehmen. Eine Membrana propria scheint nicht immer klar entwickelt zu sein; kollagenes Bindegewebe und glatte Muskelfasern, deren Menge sich gegen die Schwanzregion hin verstärkt, umgeben die epitheliale Wand des Nebenhodenganges. Spermien und allerlei Sekretmassen finden sich in seinem Lumen.

Der Ductus epididymidis dient dem Transport der Spermien aus dem Hoden in den Ductus deferens. Auf welche Weise die Spermienmasse durch den langen Kanal hindurchbewegt wird, ist nicht ohne weiteres mit Bestimmtheit anzugeben. Man hat als treibende Kraft vielfach ein Flüssigkeitsgefälle angenommen;

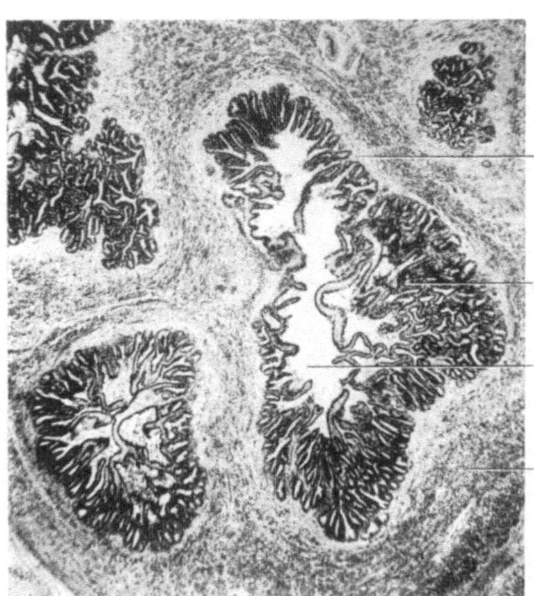

Abb. 433. Schnitt aus der Glandula vesiculosa eines jungen Mannes. *L* Lumen; *D* Drüsengewebe; *T* Tunica propria; *M* Muskelgewebe. ZENKER-Formol. Hämatoxylin-Erythrosin. 24mal vergrößert.

sehr wahrscheinlich spielen jedoch hierbei die glatte Muskulatur und die wenn auch offenbar nur geringe Eigenbewegung der Spermien die Hauptrolle. Ziemlich sicher kommt es im Nebenhodengang von der Seite des Epithels zur Absonderung irgendwelcher Stoffe, die für die Funktion der Spermien von Bedeutung sein dürften. Schließlich erfüllen in der Schwanzregion des Nebenhodens noch drei morphologisch unterscheidbare Abschnitte des Ductus epididymidis eine weitere Aufgabe als Samenspeicher oder Receptaculum seminis (v. LANZ). Der Ductus epididymidis geht unter erheblicher Verstärkung seiner Muskulatur allmählich in den Ductus deferens über. Im Epithel des Nebenhodenganges sieht man mitunter zugrunde gehende Zellen, vereinzelt Wanderzellen und cystenartige Erweiterungen.

Das lockere, interstitielle, von Fettzellen freie Bindegewebe des Nebenhodens beherbergt im Körper und in der Schwanzregion das gleiche nervöse Endnetz wie im Kopfgebiet. Somit läßt sich am Ductus epididymidis dasselbe Terminalreticulum wie an den Ductuli efferentes nachweisen und die Funktion des Nebenhodenganges nur in Abhängigkeit von Nervensystem denken.

3. **Der Samenleiter** oder **Ductus deferens** besitzt in einer verhältnismäßig dünnen Schleimhaut, einer überaus starken, scheinbar dreischichtigen Muskelwand und in einer gefäß- und nervenreichen Adventitia seine charakteristische Bauweise (Abb. 432). Das Epithel erweist sich bei dem etwa 20 cm langen

Gang verschiedentlichem Wechsel unterworfen und zeigt mit einer inneren
Schicht von Cylinderzellen und einer äußeren Lage von Basalzellen vor allem
am Anfangsteil des Samenleiters eine gewisse Ähnlichkeit mit dem zweischichtigen Epithel des Ductus epididymidis. Im weiteren Verlauf des Ganges wird
es niedriger und trägt stellenweise einen Flimmerbesatz. In der Endstrecke,
der Ampulla ductus deferentis, treten in der Schleimhaut Falten und Buchten
auf, von deren Grund sich kleine Epithelgänge in die umgebende Tunica propria

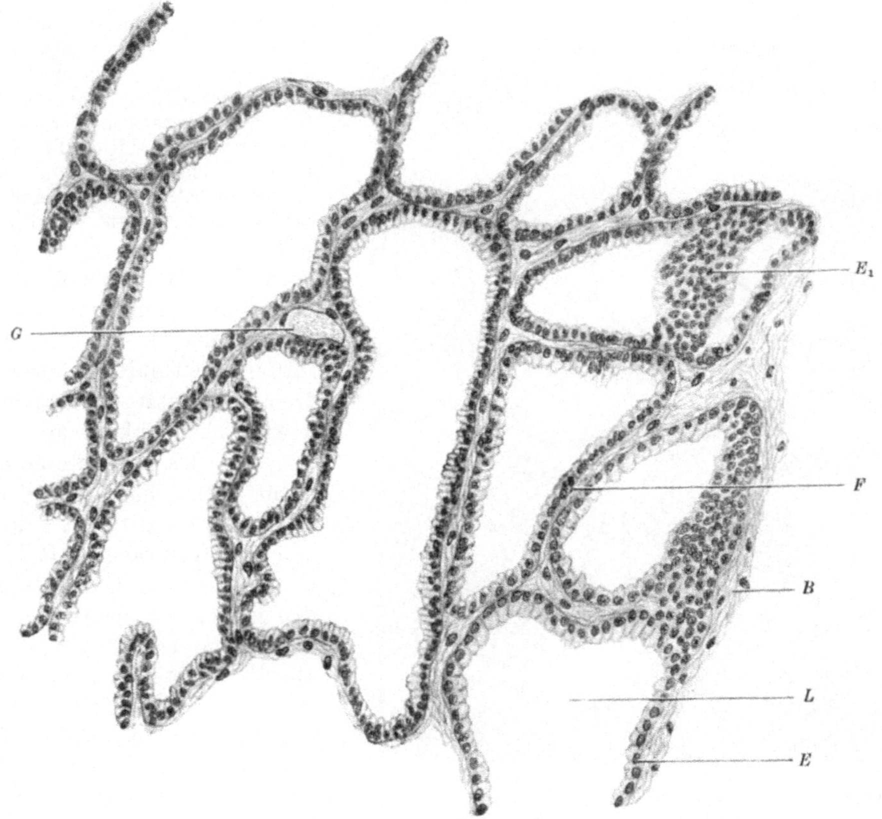

Abb. 434. Schleimhaut der Glandula vesiculosa. Mensch. *E* Epithel; *E₁* Flachschnitt durch das Epithel;
L Lumen; *F* Falte; *B* Bindegewebe; *G* Gefäß. ZENKER-Formol. Hämatoxylin-Erythrosin. 330mal vergrößert,
auf ⁶/₇ verkleinert.

erstrecken. Das Epithel wird in der Ampulla einschichtig und entbehrt eines
Flimmersaumes. Eine Membrana propria trennt das Epithel des Samenleiters
von einer hauptsächlich aus einem dichten elastischen Fasernetz zusammengesetzten Tunica propria.

Die besonders kräftig entwickelte Muskulatur läßt sich im Hinblick auf die
spiralige Anordnung ihrer Faserzüge als ein geschlossenes System von einheitlicher
Wirkung auffassen. Spiralige, sich überkreuzende Muskelzüge dringen von der
Außenschicht allmählich in die mittlere zirkuläre Schicht ein und gelangen
schließlich in die innere längsgestellte Faserlage. Die rechts und links gewundenen
Spiralfaserzüge besitzen in der Innen- und Außenschicht hohe, in der Mittelschicht geringe Steigungswinkel und täuschen bei dieser Anordnung eine Drei-
schichtung der Muscularis vor (GOERTTLER). Die Kontraktion der Muskulatur
führt zu einer Verkürzung des Ganges bei gleichzeitiger Erweiterung des Lumens,

wobei Saug- und Druckwirkung zur raschen Weiterbeförderung der Spermien eine bedeutende Rolle übernehmen. Im Beckenabschnitt erfährt die Muskulatur eine weitere Verstärkung, um in der Ampulle in ein sehr verwickeltes Flechtwerk überzugehen. Die einzelnen Muskelfasern sind vielfach von beträchtlicher Stärke und hauptsächlich mit einem elastischen Netzwerk verbunden.

In der Adventitia und dem periadventitiellen Gewebe des Ductus deferens lassen sich die Nerven in Gestalt eines aus zarten Bündeln zusammengesetzten, dichten Geflechtes leicht beobachten. Auch Ganglienzellen und kleine Ganglien kommen hier vor; in gehäuftem Maße sind sie am distalen Ende, vor allem an der Ampulle, aufzufinden. Aus dem adventitiellen Nervengeflecht dringen allerfeinste Faserzüge in die Muscularis und Tunica propria, in denen sie das für den vegetativen Nervenendapparat charakteristische Terminalreticulum entstehen lassen. Auch intraepitheliale Nervenfasern, offenbar afferenter Natur, sind vorhanden.

4. Glandula vesiculosa (Bläschendrüse, Samenblase, Vesicula seminalis). Das schlauchförmig gewundene, drüsige Gebilde besitzt im Bau eine gewisse Ähnlichkeit mit der Ampulla des Ductus deferens (Abb. 433). Die Schleimhaut stellt mit ihren tiefen Falten, Buchten, verzweigten Röhren und bis in die Muscularis eindringenden Epithelgängen ein äußerst verwickeltes, vielfach abgekammertes Hohlraumsystem dar. Das Epithel ist von verschiedener Höhe, einschichtig oder zweischichtig und enthält in seinen Zellen gewöhnlich gelbbraune Pigmentgranula. Es ruht auf einer schmalen Tunica propria, die

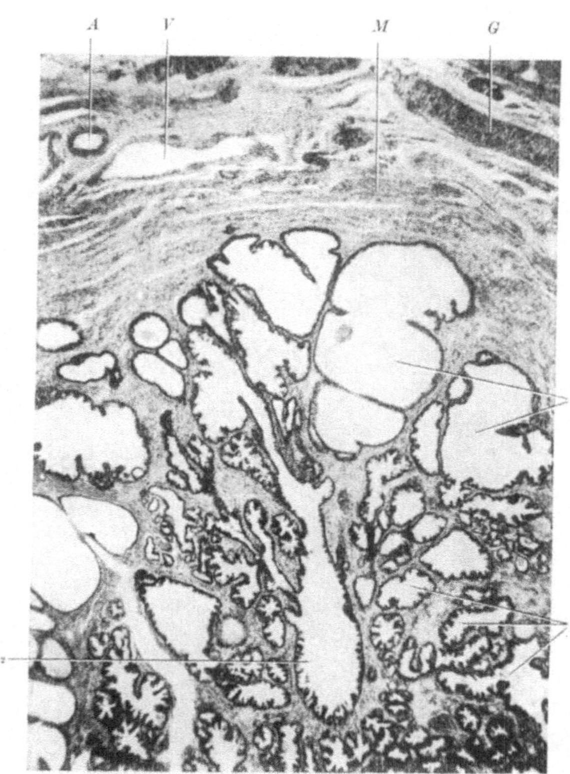

Abb. 435. Schnitt durch die Prostata eines erwachsenen Mannes. *G* Ganglion; *V* Vene; *A* Arterie; *M* glatte Muskulatur der Kapsel; *D* Drüsengewebe; D_1 erweiterte Drüsen; D_2 Drüsengang. ZENKER. Hämatoxylin-Erythrosin. 30mal vergrößert.

sich hauptsächlich aus elastischen Fasern, wenig kollagenen Elementen und vereinzelten Bindegewebszellen zusammensetzt. Auch die beiderseits von Epithel überkleideten Scheidewände der kleinen Hohlräume zeigen mit vereinzelten glatten Muskelfasern die gleiche Bauweise (Abb. 434). Ein verwickeltes Geflecht glatter Muskulatur umklammert das Drüsengewebe. Die mit zahlreichen Gefäßen und nervösen Elementen besetzte bindegewebige Adventitia bedeckt das ganze Organ.

Mitunter läßt sich das Epithel der in die Tiefe gewucherten Drüsenschläuche an seiner helleren Farbe von gewöhnlichem Schleimhautepithel deutlich unterscheiden. Im Alter kommt es zu einer starken Rückbildung und zum Schwund der Drüsenschläuche (WATZKA). Auch die Fältelungen der Schleimhaut werden spärlicher und häufig mit Plattenepithel überzogen. Die Vesicula seminalis sondert ein gelbliches, fadenziehendes Sekret ab, das zur Verdünnung der Spermienmasse beiträgt und auf die Beweglichkeit der Spermien fördernd einwirkt. Vielfach erscheint das im Lumen der Drüse vorhandene Sekret mit Spermien stark angereichert, häufig fehlen die Spermien völlig. Wahrscheinlich sind die Spermien aus dem Ductus deferens rückläufig in die Drüse hineingelangt, gehen hier zugrunde und werden resorbiert. Jedenfalls ist die Vesicula seminalis beim Menschen nicht als Receptaculum seminis oder Samenblase zu betrachten; daher paßt der Namen „Samenblase" nicht ganz. Die nichtssagende Bezeichnung „Bläschendrüse" stellt allerdings keine nomenklatorische Verbesserung dar.

Die Nerven der Vesicula seminalis stammen aus dem Plexus hypogastricus und stehen mit dem Plexus deferentialis, haemorrhoidalis und vesicalis und mit Fasern aus dem II. bis IV. Sacralnerven (Nn. erigentes) in Zusammenhang. Von dem dichten, im bindegewebigen Überzug der Drüse entwickelten, mit Ganglienzellen ausgestatteten Nervengeflecht sondert sich ein feinstes, nervöses Endnetz in das Muskelgewebe ab. Die sympathischen, multipolaren Ganglienzellen besitzen auffallenderweise meistens mehrere Kerne.

Der **Ductus ejaculatorius** geht aus einer Verlängerung der Ampulla ductus deferentis hervor, durchbohrt die Prostata und mündet schließlich mit einer schlitzförmigen Öffnung auf dem Colliculus seminalis der Harnröhre (Abb. 438). Der kleine, enge Gang ist ähnlich wie die Glandula vesiculosa gebaut; nur werden seine Falten niedriger und die Entwicklung der Buchten und Gänge verringert. Eine eigene Muscularis reicht nur eine kurze Strecke weit, etwa bis zur Prostata. Innerhalb der Prostata verläuft der meist mit einschichtigem Cylinderepithel ausgebildete Gang nur in einer bindegewebigen Umhüllung. Da eine besondere Schließmuskulatur fehlt, so dürfte ein Verschluß des Ductus ejaculatorius durch die Muskulatur der Prostata und durch Füllung eines in seiner Tunica propria ausgebildeten Venennetzes bewirkt werden.

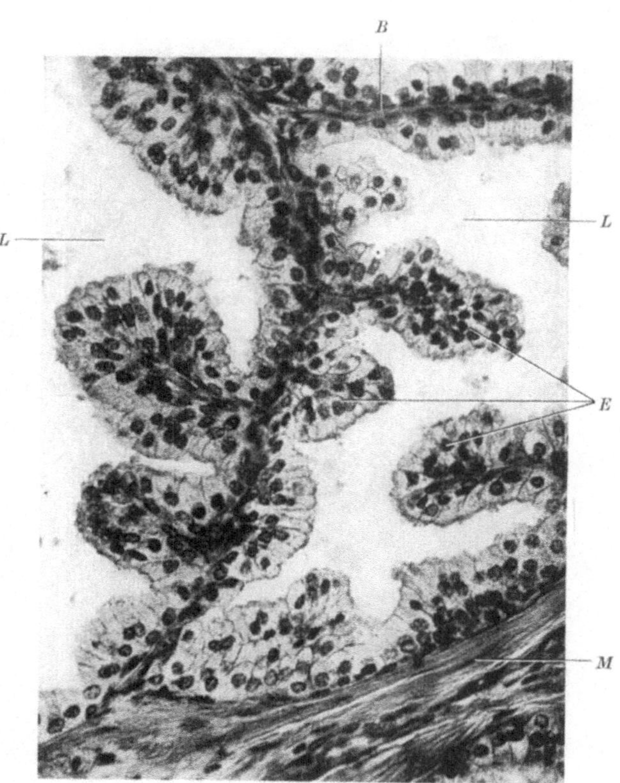

Abb. 436. Drüsengewebe der Prostata eines erwachsenen Mannes. *L* Lumen; *E* Epithel; *B* Bindegewebe; *M* Muskelfasern. Zenker. Hämatoxylin-Erythrosin. 350mal vergrößert.

Die rudimentären Urnierenreste **Paradidymis (Giraldès)** und **Ductuli aberrantes testis** stellen mit kubischem oder cylindrischem Flimmerepithel ausgekleidete Kanälchen dar. Die *Appendix testis* (Morgagnische Hydatide) gilt als Rest des Müllerschen Ganges und besteht aus einem gefäßreichen, bindegewebigen, von Flimmerepithel überzogenen Körper, der an einem Stiel hängt. In letzterem findet sich ein mit Cylinderepithel versehenes Kanälchen. Die aus der Urniere stammende *Appendix epididymidis* ist ein kleines, mit Flüssigkeit gefülltes Epithelbläschen. Das Epithel ist kubisch.

5. Die **Prostata** stellt einen aus Drüsengewebe, glatter Muskulatur und spärlichem Bindegewebe aufgebauten Gewebskomplex dar, der exzentrisch von der Harnröhre durchbohrt wird. Das Mengenverhältnis des Drüsengewebes zu der übrigen aus glatten Muskelfasern und Bindegewebe zusammengesetzten Masse ist individuellen Schwankungen unterworfen. Etwa zwei Drittel und darüber des gesamten Organs dürften auf die Drüsenmenge entfallen; im allgemeinen kommen die Drüsen im Vorderlappen zahlenmäßig am wenigsten, in den beiden Seitenlappen am reichlichsten vor. Eine äußere Kapsel, welche

gelegentlich geschichtetes Bindegewebe, glatte Muskulatur und Gefäßgeflechte erkennen läßt, umschließt die Prostata (Abb. 435). Die alveolotubulösen Drüsenschläuche erscheinen oft stark erweitert. Das Drüsengewebe besteht gewöhnlich aus einschichtigem Cylinderepithel, das vielfach mit einer geringen, bindegewebigen Unterlage als Falte in das Lumen der Drüse vorspringt (Abb. 436). Lageverschiebungen im Epithel vermögen Form und Schichtung der Zellen in gewissem Grade zu verändern, während kubische und platte Epithelzellen mehr auf bestimmten funktionellen Zuständen der Drüse beruhen dürften. Die Drüsenzellen enthalten in einem zarten Plasma verschieden färbbare Granula und kleinste Lipoidtröpfchen. Die 15—20 Ausführungsgänge der etwa 30 bis 50 Drüsenläppchen besitzen das gleiche Cylinderepithel wie die Drüsen und münden in der Pars prostatica der Harnröhre.

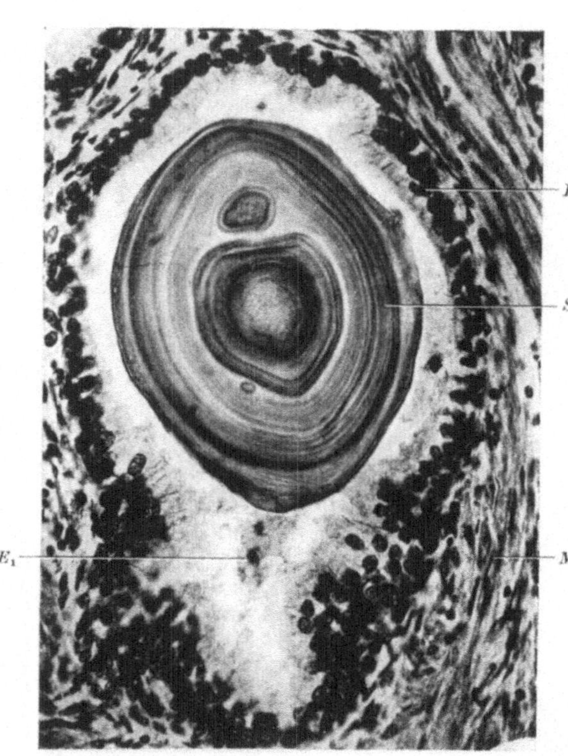

Abb. 437. Prostatastein (*S*) aus dem Drüsengewebe der Prostata. Erwachsener Mann. *E* Epithel; *E₁* abgestoßene Epithelzellen im Lumen; *M* glatte Muskelfasern. ZENKER. Hämatoxylin-Erythrosin. 310mal vergrößert.

Die Drüsen entbehren einer besonderen Membrana propria und finden sich in ein dichtes Filzwerk von kollagenelastischem Bindegewebe und glatten Muskelfasern eingebettet. Letztere verstärken mit geringem Anteil die bindegewebigen Septen zwischen den Drüsenschläuchen. Am unteren Rand der Drüse wird auch quergestreifte Muskulatur beobachtet, die aus Einstrahlungen vom M. transversus perinaei profundus stammt. Im Lumen der Drüsen kommen etwa vom 19. Jahre ab kleine, konzentrisch geschichtete Körperchen vor, deren Zahl sich bei zu nehmendem Alter vermehrt. Die Körperchen können unter Umständen einen Durchmesser von 1 mm und darüber erreichen, im Alter Calciumphosphat enthalten und werden als „*Prostatasteine*" bezeichnet (Abb. 437). Die Bildungen sind eiförmig oder kugelig und offenbar aus zurückgebliebenem, eingedicktem Sekret entstanden.

Das dauernd von der Prostata abgesonderte Sekret erweist sich als dünnflüssig, milchig und reagiert leicht alkalisch. Der in der Kapsel der Prostata ausgebreitete dichte nervöse Plexus prostaticus enthält in seinen zahlreichen Ganglien multipolare Nervenzellen, die sich fast alle durch Mehrkernigkeit auszeichnen. Von diesem Geflecht dringen zahlreiche Nervenbündel in das Organ ein und lassen in dem bindegewebig-muskulösen Faserfilz ein zartes Netz beobachten. Auch afferente Endorgane, die wahrscheinlich im Dienste der Blutregulation stehen, wurden in der Kapsel der Prostata beobachtet. Lymphgefäße sind vorhanden, ein dichtes Venennetz findet sich in der Kapsel.

Der **Colliculus seminalis** enthält in seinem aus Bindegewebe und glatter Muskulatur bestehendem Gerüstwerk die gleichen Drüsen wie die Prostata (Abb. 438). Aus der Embryonalzeit hinterläßt die Vereinigungsstelle der MÜLLERschen Gänge ein kleines Säckchen, den *Utriculus prostaticus*. Das blind endigende, schlauchartige Gebilde wird von flimmerndem Cylinderepithel ausgekleidet und besitzt seine schlitzförmige Öffnung in der Mitte zwischen den beiden Ductus ejaculatorii.

Als Prostatahypertrophie bezeichnet man eine im Alter sehr häufig auftretende Vergrößerung des Organs. Sie tritt in der Bildung umschriebener Knoten hervor, an deren Aufbau sich Drüsen, glatte Muskulatur und Bindegewebe beteiligen. Die Knoten nehmen gewöhnlich von den in der Umgebung des Colliculus seminalis beiderseits der Urethra gelegenen Prostatadrüsen ihren Ausgang und können durch ihr fortschreitendes Wachstum zu Erschwerung des Harnabflusses und zur Unmöglichkeit spontaner Harnentleerung führen. Sehr wahrscheinlich spielen innersekretorische Störungen in der Altersinvolution des männlichen Organismus bei der Entstehung der Prostatahypertrophie eine ursächliche Rolle.

6. Die Glandula bulbourethralis (COWPER) kann man als eine besonders große Paraurethraldrüse auffassen; sie liegt beiderseits am hinteren Ende des Bulbus urethrae im Gewebe des Beckenbodens, teilweise von quergestreiften Muskelfasern aus dem M. transversus perinaei profundus umfaßt oder in einzelne Teile gespalten. Das tubuloalveoläre Drüsengewebe zeigt ein den Schleimdrüsen ähnliches Aussehen und besitzt gewöhnlich einschichtiges Cylinderepithel von wechselnder Höhe (Abb. 439). Das Konvolut der Drüsenwandschläuche hängt vielfach netzartig zusammen. Die Drüsenzellen enthalten wenige, feinste Granula, manchmal auch spindelförmige Einschlüsse und

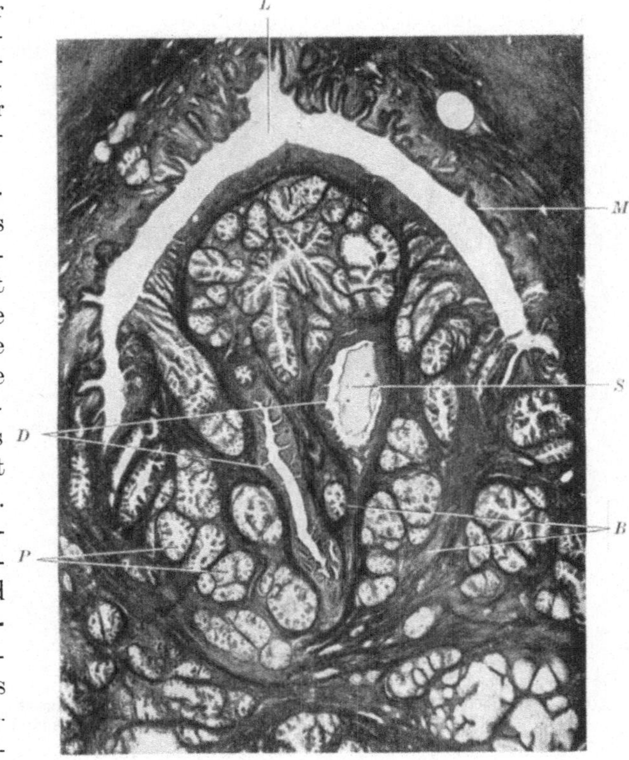

Abb. 438. Colliculus prostaticus aus der Prostata. Mensch. *L* Lumen der Urethra; *M* Mucosa der Urethra; *D* Ductus ejaculatorii; *S* Sekret; *P* Prostatadrüsen; *B* Bindegewebe und glatte Muskulatur. ZENKER. VAN GIESON. 12mal vergrößert.

variieren in ihrem, offenbar vom Funktionszustand abhängigen Aussehen. Letzteres gilt auch für ihre Kerne, die bald platt, bald rundlich erscheinen und gewöhnlich im basalen Drittel der Zelle Platz finden. Eine deutliche Membrana propria ist ausgebildet. Neben den hellen schleimigen Drüsenzellen kommen dunkel gefärbte Elemente vor, die sich wohl nur in einem bestimmten, funktionellen Stadium befinden. Zwischen den Drüsenläppchen lassen sich im Bindegewebe glatte Muskelfasern beobachten.

Die Ausführungsgänge münden in die Pars cavernosa urethrae, zeigen lakunenartige Erweiterungen und Verzweigungen, besitzen aber kein besonderes Epithel, sondern dasjenige der Drüsen; sie sind also nur als verlängerte sezernierende Drüsenschläuche zu betrachten. Die Nerven der Drüse stammen aus dem Plexus hypogastricus und zeigen das bei den Schleimdrüsen beschriebene Verhalten. Das schleimige Sekret ist zähflüssig, fadenziehend, schwach alkalisch und gerinnt nicht bei Zusatz von Essigsäure.

7. Harnröhre (Urethra) und Penis. Die männliche Harnröhre läßt in topographischer Hinsicht 3 Abschnitte, die Pars prostatica, Pars diaphragmatica

und Pars cavernosa unterscheiden. Die epitheliale Auskleidung der Urethra
ist auf ihrer gesamten Strecke nicht einheitlich und gewissen individuellen
Schwankungen unterworfen. Immerhin darf zwei- oder mehrschichtiges Cylinder-
epithel als vorherrschend in der Urethra angenommen werden. Im Anfangsteil
der Pars prostatica findet sich das für Harnblase und Ureter charakteristische
Übergangsepithel, um im äußeren Teil der Pars prostatica einem mehrschichtigen
Cylinderepithel verschiedener Prägung Platz zu machen. Das mehrschichtige
Cylinderepithel reicht bis zum inneren Teil der Fossa navicularis, in deren
Epithel auch Becherzellen vorkommen. In ihrer distalen Endstrecke besitzt
die Fossa navicularis mehrschichtiges, unverhorntes Plattenepithel, das ferner
die Glans penis überzieht. Vor allem in der Pars cavernosa der Harnröhre

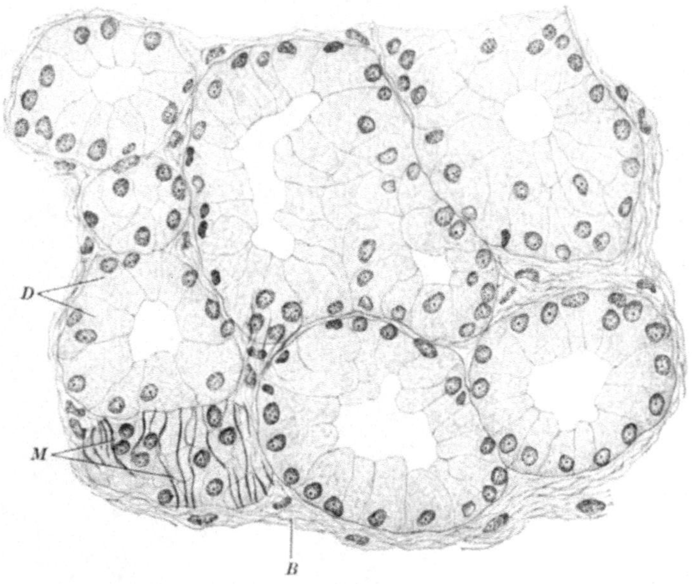

Abb. 439. Schnitt durch die Glandula bulbourethralis Cowperi. Mensch. *B* Bindegewebe; *M* Myoepithelzellen;
D Drüsenzellen. ZENKER. Hämatoxylin-Eosin. 480mal vergrößert, auf ⁶/₇ verkleinert.

machen sich im Epithel kleine drüsige Ausbuchtungen und Vertiefungen bemerkbar *(Lacunae urethrales Morgagni)*; sie reichen in die fettfreie, hauptsächlich
aus elastischen Fasern, Bindegewebszellen und Venennetzen bestehende Tunica
propria hinein.

Bei weiterer Verlängerung dieser epithelialen Buchten kommt es zur Entwicklung kleiner, verästelter Einzeldrüsen, der *Glandulae paraurethrales* (LITTRE).
deren Endstücke sich teilweise bis in das Corpus cavernosum urethrae erstrecken
(Abb. 440). Die paraurethralen Drüsen besitzen mit ihrem Cylinderepithel und
ihren netzartig verbundenen Endschläuchen große Ähnlichkeit mit den COWPER-
schen Drüsen und dürften wohl als schleimabsondernde Organe zu betrachten
sein, um das Epithel der Urethra mit einer Schutzschicht gegenüber der Harnflüssigkeit zu überziehen. Die Tunica propria bleibt in der Pars cavernosa frei
von glatten Muskelfasern, erhält hauptsächlich in der Pars diaphragmatica einen
kräftigen Muskelmantel, dessen Grundelemente in verschiedener Richtung angeordnet sind. In der Pars cavernosa grenzt die Harnröhrenschleimhaut an das
Corpus cavernosum urethrae, in der Pars prostatica im wesentlichen unmittelbar
an das Prostatagewebe.

Im Pflasterepithel der Fossa navicularis kommen kleine, intraepitheliale Blutgefäße
und kleine Anhäufungen von Schleimdrüsenzellen vor. Als *Ductus paraurethrales* (SKENE)

bezeichnet man kleine, beim Erwachsenen etwa 1 cm lange Epithelgänge, die statt in die Urethra auf der Oberfläche der Glans penis ausmünden. Die Gänge verlaufen annähernd in gleicher Richtung wie die Urethra, zeigen an ihrer oberflächlichen Strecke geschichtetes Plattenepithel, mehr nach der Tiefe zu geschichtetes Cylinderepithel und ähneln den Lacunen der Paraurethraldrüsen.

Ein Schwellkörper von wechselnder Zusammensetzung, das **Corpus cavernosum urethrae**, umgibt die Urethra, unscharf von der Tunica propria abgegrenzt. Ein derartiger Schwellkörper stellt innerhalb des Gefäßsystems einen besonderen Abschnitt dar, in welchem das arterielle Blut statt in die Capillaren in ein Schwammgewebe geleitet wird, dessen Gerüst aus glatten Muskelfasern, kollagenen und elastischen Elementen besteht und mit Balken und Platten ein System kommunizierender, mit Endothel ausgekleideter Hohlräume einschließt. Ein Capillarsystem fehlt gewöhnlich; daher geschieht der Abfluß aus jenen Hohlräumen oder Kavernen direkt durch Venen. Eine bindegewebige, hauptsächlich aus ringförmigen Faserzügen mit eingestreuten glatten Muskelfasern aufgebaute Tunica albuginea umschließt stets den Schwellkörper.

In unmittelbarer Umgebung der Harnröhrenschleimhaut findet sich schon ein in der Pars prostatica beginnendes Venennetz; es geht in der Pars cavernosa allmählich nach der äußeren Peripherie in das eigentliche Schwammgewebe über. Kleine, eigentümlich gebaute Arterien *(Aa. helicinae)* führen das Blut in die Kammern des Schwellgewebes, erscheinen in erschlafftem Zustand des Penis stark geschlängelt und offenbar vollständig verschließbar. Während im Corpus cavernosum urethrae

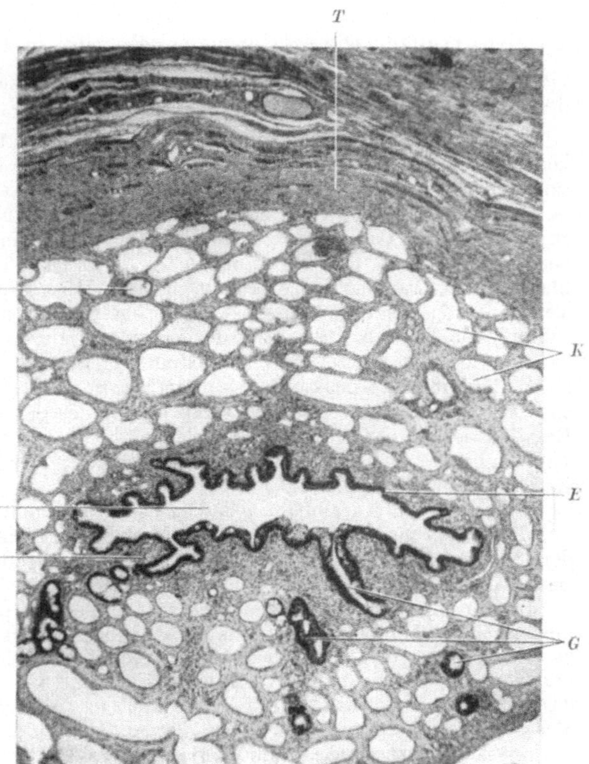

Abb. 440. Querschnitt durch die Pars cavernosa urethrae vom Neugeborenen. Mensch. *L* Lumen; *E* Epithel mit Buchten und Drüsen; *G* Glandulae paraurethrales; *T* Tunica propria; *K* kavernöse Räume; *A* Arterie; *T* Tunica albuginea. ZENKER-Formol. Hämatoxylin-Eosin. 70mal vergrößert.

Bluträume vielfach achsenparallel zur Urethra angeordnet sind, nehmen im Schwellkörper der Glans penis die Lacunen den Charakter eines stark geschlängelten Venennetzes an, dessen Knäuel durch kollagenes und elastisches Bindegewebe zusammengehalten werden. Eine eigene Tunica albuginea fehlt; ihre Funktion wird durch die Haut übernommen.

Die **Corpora cavernosa penis** bilden zusammen mit dem Corpus cavernosum urethrae, eingehüllt von Fascie und äußerer Haut, den Schaft des Penis. Das Corpus cavernosum penis gleicht in vieler Beziehung demjenigen der Urethra; nur zeigt sein Gerüstwerk einen stärkeren Bau und die sehr derbe Tunica albuginea erreicht eine besondere Dicke bis zu 1 mm und darüber. Sie trennt in der Medianebene beide Schwellkörper unvollständig voneinander und wird hier als *Septum pectiniforme* bezeichnet. Die Tunica albuginea besteht aus dichtem kollagenem Bindegewebe, dessen äußere Faserzüge mehr in der Längsrichtung verlaufen, während die inneren Faserzüge mehr schräg gerichtet sind;

auch elastische Netze kommen vor. Bei der Füllung des cavernösen Gewebes wird die Tunica albuginea stark angespannt, das Bindegewebe erfährt durch den steigenden Innendruck eine beträchtliche Umordnung, welche zu einer Verdünnung der Tunica albuginea führt. Immerhin vermag letztere bei zunehmender Blutfüllung des Schwammgewebes einer weiteren Dehnung erheblichen Widerstand entgegenzusetzen. Hierauf beruht die harte Konsistenz des ganzen Organs bei der Erektion. Die Kavernen des Corpus cavernosum penis sind zentral in der Innenzone größer als im äußeren Randgebiet. Klappenartige, vielfach mit besonderen Einrichtungen ausgestattete Venen führen das Blut teils aus dem Randgebiet, teils direkt aus dem zentralen Schwammgewebe durch die Tunica albuginea in die Vena dorsalis penis. Die zuführenden *Aa. helicinae* (Rankenarterien) besitzen wie im Corpus cavernosum urethrae in ihrer Intima besondere epitheloide Polster, wodurch es zu einer raschen Einengung oder zum Verschluß des Gefäßlumens kommen kann.

In funktioneller Hinsicht unterscheidet man ein erektiles und ein kompressibles Schwellkörpergewebe; ein drittes Schwellgewebe nimmt eine Mittelstellung zwischen beiden ein und findet sich um die Urethra und um die Glans penis. Kompressibles Schwellgewebe ist in der Tunica propria vieler Schleimhäute, etwa in der Nasenhöhle oder am Analring häufig zu beobachten. Das erektile Schwellgewebe bleibt hingegen nur den Corpora cavernosa penis vorbehalten. Die Vorbedingung zu einer Blutfüllung des in erschlafftem Zustande blutleeren Schwammgewebes besteht in einer Vermehrung des Blutzuflusses und in einer Verminderung des Blutabflusses. Somit führen unter nervösem Einfluß Erweiterung oder Öffnung der Arterien, Drosselung der Venen und Erschlaffung des interkavernösen Muskelgewebes zu einer Füllung und Versteifung der Corpora cavernosa penis. Hingegen scheint der Blutabfluß im Corpus cavernosum urethrae und in der Glans penis weniger stark gedrosselt zu werden, weshalb trotz stärkerer Blutfüllung das Schwellgewebe beider Organteile bei der Erektion der Corpora cavernosa weich und kompressibel bleibt und eine Erweiterung der Urethra bei gleichzeitiger Längenausdehnung infolge der in der Längsrichtung angeordneten Kavernenräume ermöglicht.

Unter der Tunica albuginea und in den gröberen Balken des Schwellgewebes kommen mit der Ernährung des Organs betraute Capillargebiete zur Beobachtung. In der Schleimhaut der Urethra werden neben Blutgefäßen auch Lymphgefäße beobachtet; in der Glans penis ist ein dichtes lymphatisches Gefäßnetz entwickelt.

Die sensible Versorgung des Penis wird in der Hauptsache von den Nn. pudendus und ilioinguinalis übernommen. Die sympathischen Fasern entstammen dem Plexus hypogastricus; parasympathische Fasern gehören dem I.—IV. Sacralnerven an (Nn. erigentes) und vermischen sich im Plexus hypogastricus mit den sympathischen Elementen. Ein in der Tunica propria der Urethra ausgebreitetes Nervengeflecht umklammert mit feinen Maschen die Ausführungsgänge der Paraurethraldrüsen, entwickelt im Bindegewebe der Paraurethraldrüsen eigene Endkörperchen afferenter Natur und sendet in das Epithel eine Fülle feinster Nervenfäserchen hinein. In der Haut der Glans penis ist eine enorme Menge sensibler Nervenknäuel vom Typus der Krauseschen Endkolben vorhanden und durch zahllose, verbindende Faserzüge zu einem einheitlichen System zusammengeschlossen, das seine feinsten Ausläufer zum Epithel emporsteigen läßt. Auch vegetative Fasernetze lassen sich beobachten. Selbstverständlich müssen sämtliche Gefäßwände und das gesamte interstitielle glatte Muskelgewebe der Corpora cavernosa unter nervösem Einfluß stehen. Als Endapparat kann nur ein feinstes Nervennetz in Betracht kommen; seine Darstellung ist aber noch nicht gelungen. Im inneren Blatt des Praeputiums liegen frei Talgdrüsen.

b) Weiblich.

Beim Embryo von 20 mm Länge differenzieren sich aus dem Blastem der weiblichen Keimdrüse die „Urgeschlechtszellen" oder Oogonien heraus, die in kleinen Haufen zutage treten und gemeinsam mit den epitheloiden Zellen ihrer Umgebung als Eiballen bezeichnet werden. Ob sich der epitheliale, vom Peritonaeum abstammende Überzug der Keimdrüse an der Bildung der Urgeschlechtszellen beteiligt, läßt sich am histologischen Präparat schwer ermitteln. Jedenfalls kommen Eiballen nach der Fetalzeit nicht mehr zu Gesicht. Die Eiballen werden in einzelne Primärfollikel aufgegliedert. In jedem Ovarium eines neugeborenen Mädchens befinden sich etwa 200 000 Primärfollikel, von denen nur etwa 420 zur Reifung und Ausstoßung aus dem Ovarium gelangen; die übrigen Primärfollikel verfallen in unterschiedlicher Weise der Degeneration. Im Hilus ovarii vorkommende epitheliale Stränge („Retestränge") erreichen beim Menschen keinerlei Bedeutung.

Die mit Epithel ausgekleideten Kanälchen vom **Epoophoron** und **Paraoophoron** entstehen aus der Urniere. Der in Abhängigkeit vom WOLFFschen Gang entwickelte MÜLLERsche Gang liefert in seinem kranialen Anteil die epitheliale Anlage für die Tube; im caudalen Abschnitt verschmelzen die beiden MÜLLERschen Gänge zur gemeinsamen Bildung von Uterus und Vagina. Der WOLFFsche Gang verfällt beim weiblichen Geschlecht der Obliteration. Reste des WOLFFschen Ganges sind im Epoophoron vorhanden und können in der Seite oder in der Wand des Uterus als „GARTNERscher Kanal" erhalten bleiben.

1. Eierstock (Ovarium). Die weibliche Keimdrüse baut sich aus zwei Schichten auf, einer außen gelegenen *Rindensubstanz* und einer von dieser überall umfaßten *Marksubstanz*. Die Rinde enthält in einer großen Masse eines dem Organ

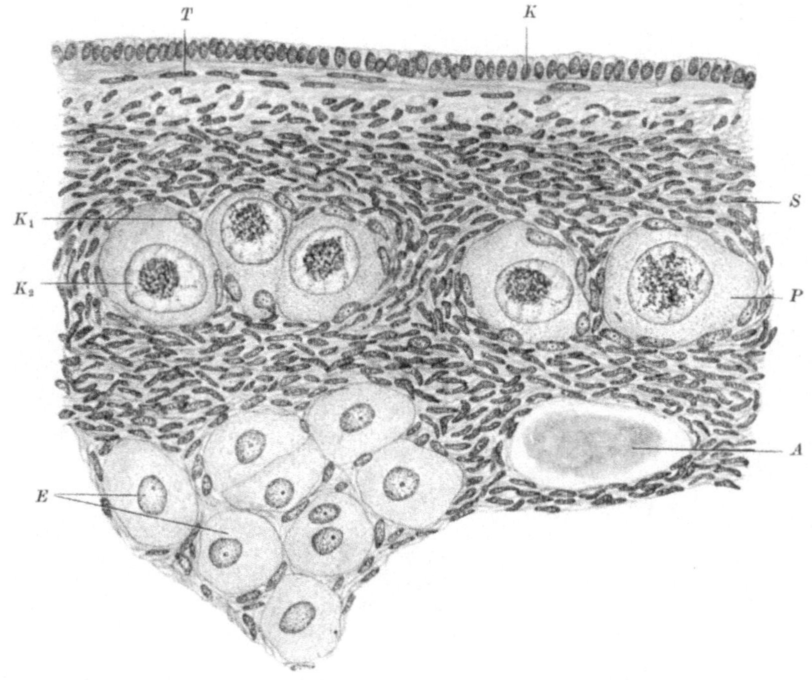

Abb. 441. Durchschnitt durch die Rinde des Ovariums. Kaninchen. *K* Keimdrüsenepithel; *T* Tunica albuginea; *S* Stroma ovarii; *P* Primärfollikel; K_1 Kern einer Follikelzelle; K_2 Kern der Eizelle; *A* zugrunde gehende Eizelle in einem atretischen Follikel; *E* epithelähnliche Bindegewebszellen. ZENKER. Hämatoxylin-Erythrosin. 750mal vergrößert, auf ⁴/₅ verkleinert.

eigenen, kernreichen, festen Bindegewebes, des *Stroma ovarii*, die Eizellen und läßt in ihrem Bereich den Vorgang der Eireifung beobachten. Die Marksubstanz beherbergt in einem lockeren, kollagenelastischen Bindegewebe eigentümlich gewundene Blutgefäße, Lymphgefäße, die größeren Nervenbündel, vereinzelte glatte Muskelfasern und mitunter epitheliale Zellstränge. Eine kompliziert angeordnete, derbe Bindegewebsschicht, die *Tunica albuginea*, setzt sich aus platten Zellelementen und einem System gekreuzter kollagener Fasern zusammen und stellt die äußere Hülle des ganzen Organs dar. Zwischen der Tunica albuginea und dem Stroma ovarii breitet sich mitunter eine schmale, im gewöhnlichen Präparat etwas heller erscheinende Grenzzone aus (Abb. 441); sie wird von kollagenen Faserbündeln durchzogen, die aus dem Stroma ovarii senkrecht zur Oberfläche des Ovariums emporsteigen und sich innerhalb der Tunica albuginea nach allen Richtungen hin gleich einem System von Arkaden ausbreiten.

Ein kubisches oder cylindrisches Epithel überkleidet die Oberfläche des Ovariums; die Epithelzellen nehmen im Alter eine mehr platte Form an und können im Ovarium alter Frauen durch bindegewebige Narben stellenweise eine

Unterbrechung erfahren. Das Epithel ist als modifiziertes Peritonaealepithel aufzufassen und wird als *Keimdrüsenepithel* bezeichnet. Am Hilus hängt das Bindegewebe des Ovariums mit demjenigen des Mesovariums zusammen, wobei sich
das Keimdrüsenepithel kontinuierlich in das Peritonaealepithel dieser Duplikatur
fortsetzt.

Da die Bildung neuer Eizellen etwa mit der Geburt ein Ende gefunden hat,
so können sich an den vorhandenen, nicht weiter teilbaren Eizellen im Laufe
der Zeit zunächst nur die Vorgänge des Wachstums und der Reifung abspielen.
Selbst die kleinste Form der Eizelle liegt niemals isoliert im Stroma der Rinde,

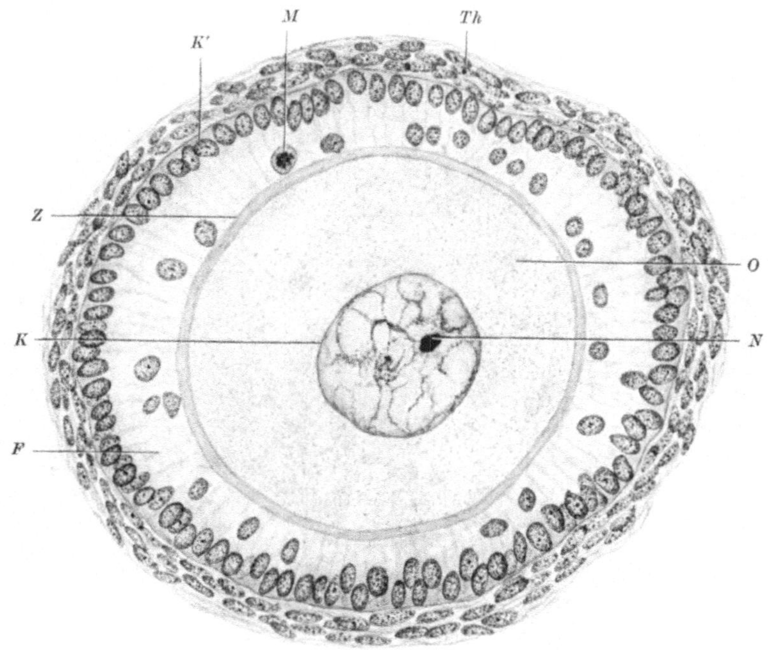

Abb. 442. Größerer Follikel aus dem Ovarium des Kaninchens. *K* Kern; *N* Nucleolus; *O* Ooplasma; *Z* Zona
pellucida; *F* zylindrische Follikelzellen; *K'* Kerne der Follikelzellen; *Th* Theca folliculi; *M* Mitose. ZENKER.
Hämatoxylin-Eosin. 750mal vergrößert, auf ⁶/₇ verkleinert.

sondern wird stets von einem Mantel flacher oder kubischer *Epithel-* oder *Follikel-*
zellen umschlossen. Den ganzen, aus Eizelle und einem einschichtigen Follikelepithel zusammengesetzten, plasmatischen Komplex nennt man *Primärfollikel.*
Sämtliche Stoffwechselvorgänge zwischen Eizelle und dem Organismus müssen
durch das Follikelepithel erfolgen. Derartige Primärfollikel finden sich in großer
Menge in den äußeren Schichten der Rinde. Gelegentlich beobachtet man
Primärfollikel mit zwei Eizellen oder Oocyten; auch zweikernige Eizellen kommen
in seltenen Fällen zu Gesicht.

Das Wachstum eines Primärfollikels äußert sich in einem Größerwerden der
Eizelle und in einer Veränderung und Vermehrung der Follikelepithelzellen.
Letztere werden zunächst zylindrisch und radiär zur Oberfläche der kugeligen
Eizelle gestellt. Eine zarte, radiärgestreifte, mit Eosin stark färbbare Rand-
schicht, das *Oolemma* oder die Zona *pellucida*, trennt die größer gewordene Ei-
zelle von dem Follikelepithel (Abb. 442). Der menschlichen Eizelle fehlt eine
deutliche Membran. Geringe intraplasmatische Einlagerungen wie Granula,
Dotterkörnchen, Lipoide und Plastokonten werden gewöhnlich unter dem
Namen *Deutoplasma* zusammengefaßt. Der kugelige, sehr umfangreiche Zellkern

liegt meist etwas exzentrisch im Ooplasma, erscheint mit seinem spärlichen Chromatinnetz beinahe leer, läßt jedoch einen ziemlich großen Nucleolus deutlich hervortreten.

Man hat den Kern auch als Keimbläschen *(Vesicula germinativa)* und den Nucleolus als Keimfleck *(Macula germinativa)* bezeichnet.

An dem Follikelwachstum beteiligt sich das in der Umgebung des Follikels gelegene Stroma ovarii. Es umhüllt das einschichtige, cylindrische Follikelepithel an seiner Außenseite mit einer zellreichen, faserarmen Lage, der *Theca*

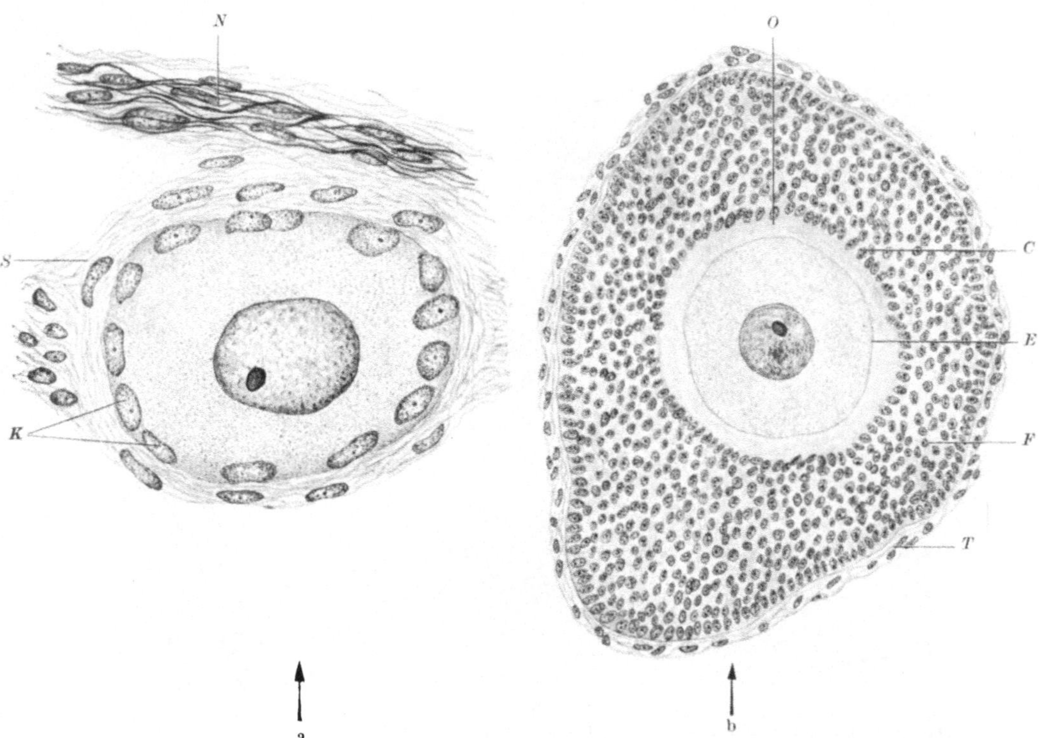

Abb. 443a u. b. Eifollikel aus dem Ovarium. Mensch. a Primärfollikel. *K* Kerne der Follikelepithelzellen, deren Grenzen hier nicht zu sehen sind. *S* Stroma ovarii; *N* Nervenfasern mit SCHWANNschen Kernen. BIELSCHOWSKY-Methode. 870mal vergrößert, auf ⁹/₁₀ verkleinert. b Älterer Follikel; *E* Eizelle; *O* Oolemma; *C* Corona radiata; *F* mehrschichtiges Follikelepithel; *T* Theca folliculi. 310mal vergrößert.

folliculi. Eine feinste, wahrscheinlich aus einem Gitterfasernetz aufgebaute Basalmembran oder Glashaut bildet die Grenzzone zwischen Epithel und Theca folliculi. Die Vermehrung der Follikelzellen geschieht auf mitotischem Wege und führt schließlich zur Mehrschichtigkeit des Epithels. Bei den rasch aufeinanderfolgenden Teilungsvorgängen werden die Follikelzellen kleiner, fortwährend aneinander vorbeigeschoben und dementsprechend zu allen erdenklichen Formen umgeprägt (Abb. 443). Nur die am äußeren Follikelrand gelegenen Epithelzellen behalten ihre cylindrische Gestalt bei; ein gleiches gilt für die direkt um die Eizelle gelagerte Epithelschicht, die man als „Corona radiata" bezeichnet hat.

Bei dem fortschreitenden Reifungsprozeß des Follikels kommt es zur Bildung von Hohlräumen, die mit Liquor gefüllt sind und schließlich zu einer einzigen Höhle miteinander verschmelzen. Hierbei nimmt die wachsende Eizelle eine exzentrische Lage innerhalb des Follikels ein, bleibt aber stets vom Follikelepithel umfaßt, das sich als *Cumulus oophorus* über die Eizelle in den Innenraum des Follikels hervorwölbt. Das Follikelepithel bezeichnet man jetzt wegen des körnigen Aussehens seiner bei ihrer Vermehrung immer kleiner gewordenen Zellen als *Stratum granulosum*; die beträchtlich gewachsene Theca folliculi hat sich zu einer faserigen Tunica externa und zu einer gefäß- und zellreichen Tunica interna differenziert. Ein derartiger, bläschenförmiger Plasmakomplex trägt den Namen GRAAFscher *Follikel* und besitzt in seiner letzten Reifezeit einen Durchmesser von 12—16 mm (Abb. 444).

Der reifende Eifollikel verlagert sich zunächst von der Oberfläche des Ovariums weg nach der Tiefe der Rindenschicht, um sich dann allmählich wieder dem Keimdrüsenepithel

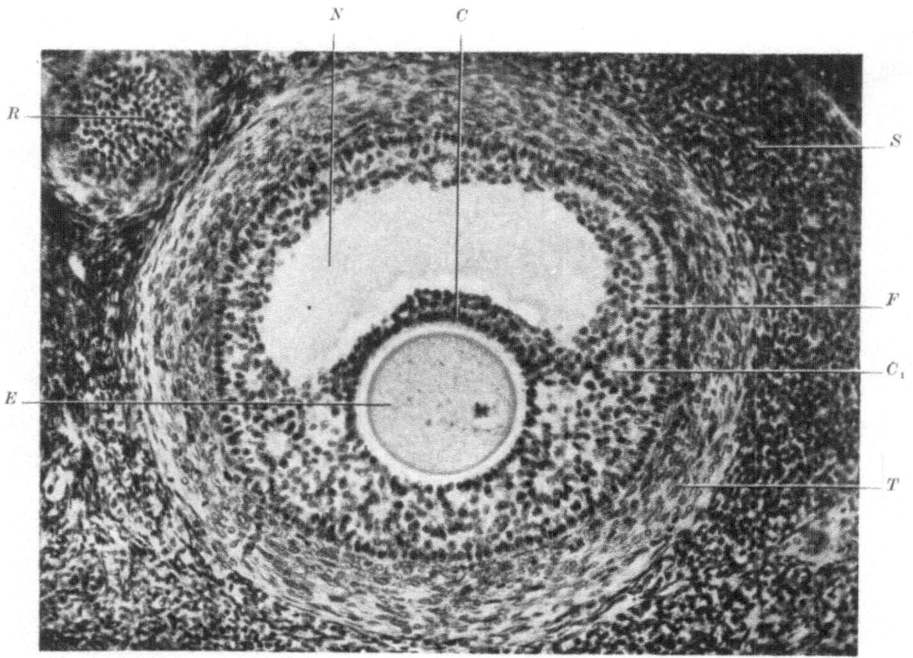

Abb. 444. GRAAFscher Follikel aus dem Ovarium des Kaninchens. *E* Eizelle, mit Kern, Nucleolus und Oolemma: *C* Cumulus oophorus; *F* Follikelepithel; *C₁* CALL-EXNERscher Körper; *N* Follikelhöhle; *T* Theca folliculi; *S* Stroma ovarii; *R* Randschnitt eines kleineren Follikels. ZENKER. Hämatoxylin-Eosin. 200mal vergrößert.

zu nähern. Bei der Höhlenbildung innerhalb des Follikels treten im Stratum granulosum oft Vacuolen auf, deren Wand aus radiär gestellten Epithelzellen besteht; die Gebilde werden als CALL-EXNERsche *Körper* bezeichnet.

GRAAFsche Follikel können schon in der Embryonalzeit entwickelt werden, verfallen aber der Degeneration. Die im GRAAFschen Follikel befindliche Eizelle wächst bis zum Follikelsprung und ist als Oocyte I. Ordnung zu bewerten. Kurz vor dem Follikelsprung schickt sich die Eizelle unter Abschnürung des I. Richtungs- oder Polkörperchens zur I. Reifeteilung an; sie wird hierdurch zur Oocyte II. Ordnung und damit befruchtungsfähig.

Ein GRAAFscher Follikel von 15 mm Durchmesser und darüber ist nach STIEVE als „sprungreif" zu betrachten. Der Eikern liegt in solchem Falle exzentrisch an der Oberfläche der Eizelle als Zeichen für den Beginn der I. Reifungsteilung; die Zellen des Stratum granulosum sind zu mehr als 8 Schichten übereinandergelagert. Der Durchmesser einer reifen Eizelle beträgt im sprungreifen GRAAFschen Follikel in fixiertem Zustand 120—140 μ. Im lebenden, unbefruchteten Ei des Menschen ist der Kern infolge der durch die Dotterkörnchen bewirkten Lichtbrechung nicht sichtbar. Das Ooplasma erscheint in der zentralen Zone etwas dunkler, im Randabschnitt etwas heller. Die Zona pellucida tritt als hellglänzende Schicht deutlich hervor. Vor dem Follikelsprung zerfällt der Cumulus oophorus, die Zellen der Corona radiata bleiben an der Eizelle haften, die Epithelzellen des Stratum granulosum nehmen an Größe zu. Im Ovarium gesunder Frauen von jugendlichem und mittlerem Alter lassen sich gewöhnlich ziemlich viele Primärfollikel, wenige wachsende Follikel, dagegen zahlreiche GRAAFsche Follikel von 5—8 mm Durchmesser beobachten.

Der reife GRAAFsche Follikel gelangt schließlich an die Oberfläche des Ovars, wo seine an der entsprechenden Stelle bereits verdünnte und hervorgewölbte Wand platzt. Hierbei wird das Ei samt seiner aus Zellen der Corona radiata bestehenden Epithelhülle aus dem Ovarium herausgeschleudert und in die Pars ampullaris des Eileiters befördert. Diesen Vorgang bezeichnet man als Follikelsprung oder Ovulation. Der im Ovarium verbliebene Rest des GRAAFschen Follikels wird zum „gelben Körper" oder *Corpus luteum* umgewandelt.

Bei Frauen mit etwa 28tägigem Menstruationscyclus platzt der Follikel am häufigsten am 14.—16. Tag nach Beginn der letzten Menstruation, etwas weniger häufig am 5.—13. Tag des Postmenstrums.

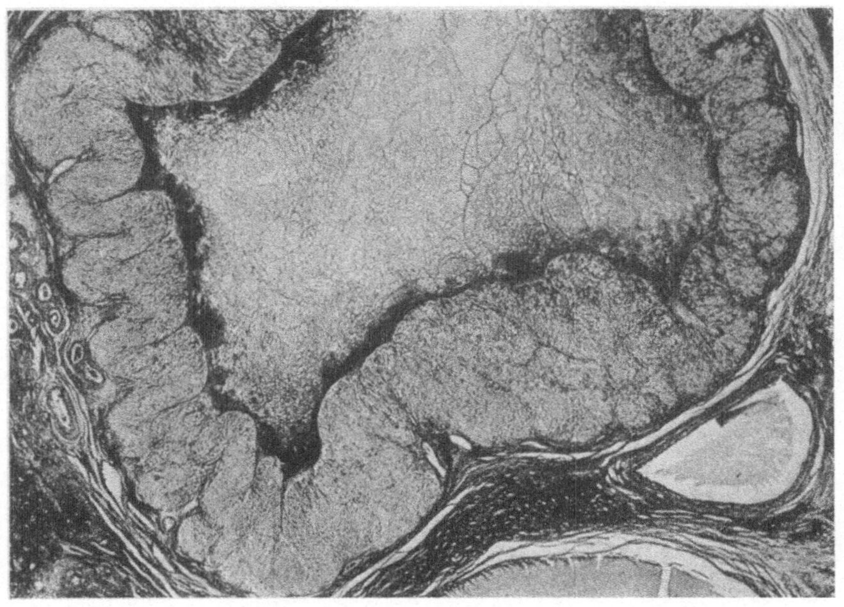

Abb. 445. Reifes Corpus luteum. Zweite Woche nach der Ovulation. Ovarium, Frau. Im Inneren geronnene Sekretmassen. 10mal vergrößert. (Nach SCHRÖDER.)

Von den etwa 400000 Eizellen in beiden Ovarien gelangen nur etwa 420 zur Ausstoßung. Die übrigen Eifollikel verfallen der Rückbildung oder *Atresie*, die in jedem Entwicklungsstadium eines Follikels vorkommen kann (Abb. 441). Ungefähr vom 45. Lebensjahr ab lassen sich im Ovarium keine Primärfollikel und keine atretischen Follikel mehr auffinden.

Der Untergang eines Follikels macht sich zunächst am Zerfall der stark hyperchromatischen Eizelle bemerkbar. Das Oolemma legt sich in Falten, die Theca- und Follikelepithelzellen reichern sich mit Fettstoffen an, Capillaren dringen in den degenerierenden Plasmakomplex ein und beteiligen sich am Abbau seiner Bestandteile. Schließlich ist nur noch eine kleine, bindegewebige Narbe vorhanden.

Der durch die Ausstoßung des Eis entleerte Hohlraum des GRAAFschen Follikels enthält zunächst nur sehr wenig Blut und Fibrin. Die aus dem Stratum granulosum stammenden Epithelzellen *(Granulosazellen)* vergrößern und vermehren sich und führen ein gewisses Wachstum des Follikelepithels herbei. Gleichzeitig tritt in den Epithelzellen ein lipochromhaltiges Pigment zutage und verleiht ihnen ein gelbes Aussehen *(Luteinzellen)*. Auch in den vom Bindegewebe abstammenden, epithelartig aussehenden Zellen der Theca folliculi kommt es zur Ansammlung gelbgefärbter Lipoidkörper, weshalb man sie als „Theca-Luteinzellen" bezeichnet hat. Gleich nach dem Follikelsprung dringen

von der Theca folliculi Capillaren und bindegewebige Elemente in den Epithelhaufen ein und zerteilen die Zellmasse in unterschiedliche Gruppen, die von
einem feinen Gitterfasernetz umhüllt werden. Das ganze, aus einer Umwandlung
des GRAAFschen Follikels hervorgegangene *Corpus luteum* erinnert nunmehr in
seinem geweblichen Aufbau an eine innersekretorische Drüse und übertrifft kurz
nach dem Follikelsprung mit seinem größten Durchmesser von 2—2,25 cm denjenigen eines sprungreifen GRAAFschen Follikels an Größe. In Abb. 445 ist ein
gelber Körper in der 2. Woche nach der Ovulation dargestellt.

Bei der Rückbildung des Corpus luteum kommt es zu einer regressiven Meta-
morphose der Epithelzellen, zu einer Schrumpfung des Bindegewebes, der Gefäße

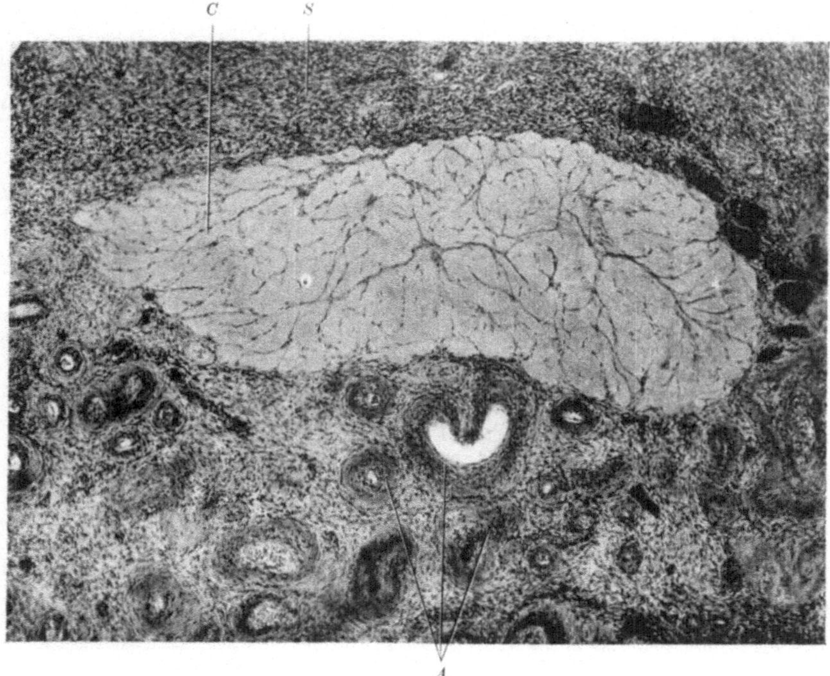

Abb. 446. Stück eines in Rückbildung begriffenen, etwa 6 Wochen alten Corpus luteum (*C*). Ovarium, Mensch.
Im Corpus luteum Gefäße und zarte, bindegewebige Septen. *S* Stroma ovarii; *A* Quer- und Schrägschnitte
durch stark gewundene Arterien. Formol. Hämatoxylin-Erythrosin. 62mal vergrößert.

und schließlich zu einer Art Narbenbildung (Abb. 446). Nach etwa 6—8 Wochen
hat der degenerative Prozeß des Corpus luteum sein Ende gefunden. Wird das
ausgestoßene Ei in der Tube befruchtet, so kann sich das Corpus luteum zu einem
Gebilde bis zu 3 cm Längendurchmesser entwickeln und 5—6 Monate während
der Schwangerschaft voll erhalten *(Corpus luteum graviditatis)*. Erst dann
setzt ein allmählicher Verfall ein, der gegen das Ende der Gravidität beendet
ist und auf der Oberfläche des Ovariums einen weißlichen, narbigen Körper
hinterläßt (Corpus albicans). In jedem tätigen Ovarium sind Corpora lutea in
verschiedenen Stadien der Rückbildung zu beobachten.

Die **Arterien** treten am Hilus, wo sich die meisten glatten Muskelfasern befinden, in das
Ovarium ein und lassen in der Rinde ein feines Capillarnetz entstehen. Die oben erwähnte,
eigentümliche Schlängelung der kleinen Arterien findet sich auch im Hinterlappen der
Hypophyse; vielleicht besitzt das Gefäßsystem hierin eine besondere regulatorische Einrichtung, die zur innersekretorischen Leistung beider Organe in gewisser Beziehung steht.
Im übrigen bilden histologische Veränderungen an den Arterien im Hinblick auf die fortwährend Auf- und Abbaufunktion des Ovariums eine gewöhnliche Erscheinung. *Lymph-*

gefäße sind im Ovarium vorhanden und an wachsenden oder reifenden Follikeln und an frischen Corpora lutea beschrieben worden; an letzteren übernehmen sie vielleicht die Wegführung der gebildeten Hormone (BACHMANN).

Die Nerven des Ovariums entstammen dem Plexus ovaricus, der weitere Fasern aus den Ganglien mesentericum craniale, renale und coeliacum erhält; auch der Plexus uterovaginalis sendet Faserzüge zum Ovarium. Die Nerven dringen gemeinsam mit den Gefäßen vom Hilus ovarii in die Markschicht ein und lassen hier einen aus überwiegend marklosen und nur wenigen markhaltigen Fasern zusammengesetzten, grobbündeligen Plexus entstehen. Vom Markgeflecht aus gelangen die meisten Fasern zur Rinde, nur wenige ziehen direkt vom Hilus dorthin.

Eine enorme Masse von Nervenfasern läßt sich an den Gefäßen, im Stroma der Rinde und des Markes beobachten. Die Nervenbündel nehmen allmählich an Feinheit zu und gehen schließlich in ein zartes syncytiales Netz, das Terminalreticulum über, das man an den Gefäßen, im Bindegewebe an vielen Follikeln und an den frischen Corpora lutea erkennen kann. Auch am Corpus albicans, an atretischen Follikeln, an den glatten Muskelfasern und

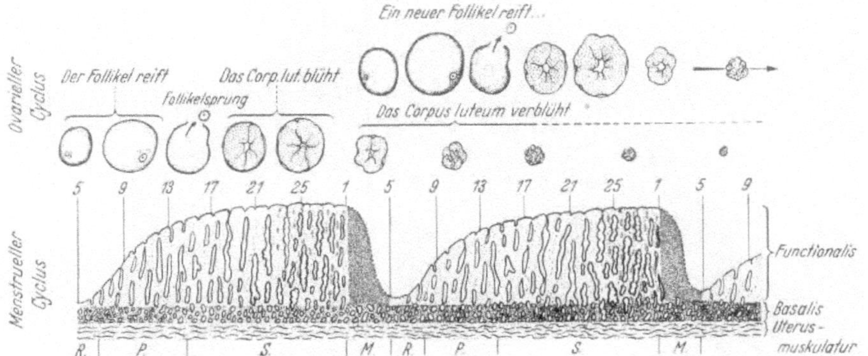

Abb. 447. Schema der Veränderungen in der Uterusschleimhaut und im Ovarium während des 28tägigen Menstruationscyclus. *M* Menstruationsphase; *R* Regenerationsphase; *P* Proliferationsphase; *S* Sekretionsphase. (Nach SCHROEDER aus GOERTTLER.)

in Verbindung mit dem Keimdrüsenepithel sind feinste, terminale Nervenfaserzüge festgestellt worden. Ein eigenes Ganglion fehlt im Ovarium; dagegen scheint sich in der Nähe des Hilus ziemlich regelmäßig ein besonderer Zellhaufen vorzufinden, der eine Fülle von Nervenfasern enthält und sehr wahrscheinlich als ein Paraganglion aufgefaßt werden kann (SAKAGUCHI). Vielleicht gehören die im Hilusgebiet beschriebenen chromaffinen Elemente jenem Paraganglion an.

Bei vielen Tieren, besonders beim Kaninchen, findet man an Stelle des kernreichen, bindegewebigen Stromas ein aus epitheloiden Zellen zusammengesetztes Gewebe, dem vielleicht eine innersekretorische Bedeutung zukommt.

Bei einem regelmäßigen, menstruellen Cyclus von 28 Tagen fällt die Ovulation ungefähr in die Mitte zwischen zwei Menstruationen. Wahrscheinlich löst die Ovulation die Menstruation aus. Die Funktion des Ovariums erschöpft sich keineswegs in der Bildung, Reifung und seit Beginn der Pubertät in der in regelmäßigen Intervallen erfolgenden Ausstoßung von Eizellen. Das Ovarium vermag überdies bestimmte Stoffe zu produzieren, welche auf die Funktion der Uterusschleimhaut einwirken. So wird das Corpus luteum zu einer zeitbegrenzten, innersekretorischen Drüse ausgestattet, deren Funktion alsbald nach Ausstoßung des Eies beginnt und nach 6—8 Wochen wieder ein Ende findet. Das *Corpus luteum-Hormon* bewirkt vom 15.—27. Tag des Cyclus eine Vorbereitung der Uterusschleimhaut für die Implantation des Eies. Das Gewebe wird aufgelockert, die Drüsen, deren Sekret sich als acidophil erweist, schwellen an. Die letzte Woche, das Prämenstrum, führt zu besonders deutlichen Veränderungen an der uterinen Schleimhaut. Dieser durch das Corpus luteum-Hormon ausgelöste Vorgang in der Uterusschleimhaut wird als *Sekretionsphase* bezeichnet.

Hierauf folgt die vom 28. bis zum 3. Tag reichende **Desquamationsphase,** in welcher die Abstoßung der Uterusschleimhaut unter gleichzeitigem Blutverlust vor sich geht. Am 3.—4. Tag beginnt in der *Regenerationsphase* die

Epithelverkleidung der durch die Abstoßung der Schleimhaut entstandenen Wunde. Ein zweites, aus den reifenden Follikeln des Ovariums stammendes Hormon, das *Follikelhormon*, bewirkt in der bis zum 15. Tag reichenden *Proliferationsphase* die Wiederherstellung der Uterusschleimhaut, deren Drüsenzellen basophil reagieren. Möglicherweise sind auch die zahlreichen zugrunde gehenden Eifollikel der älteren Stadien zur Hormonproduktion befähigt. Hormone des Hypophysenvorderlappens begünstigen die Entwicklung der Eifollikel und der Corpora lutea. Wird das ausgestoßene Ei in der Tube befruchtet, so erweist sich das Corpus luteum-Hormon als wichtiger Faktor bei der Umgestaltung der

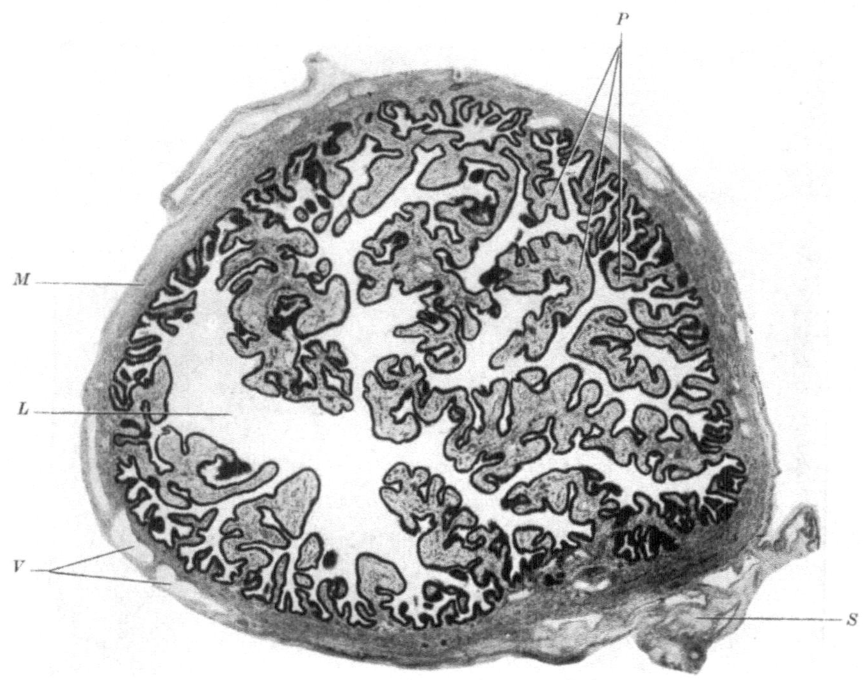

Abb. 448. Querschnitt durch die Pars ampullaris der Tube. Erwachsene Frau. *P* Plicae ampullares; *M* Muscularis; *L* Lumen; *V* Venen; *S* Mesosalpinx. ZENKER. Hämatoxylin-Eosin. 20mal vergrößert.

Uterusschleimhaut zur Decidua. Abb. 447 gibt im Schema das zeitliche Verhalten der geschilderten Vorgänge im Ovarium und in der Uterusschleimhaut wieder.

Die komplizierten cyclischen Vorgänge der Ovulation und Menstruation dürfen nicht nur allein auf die Wirksamkeit hormonaler Faktoren zurückgeführt werden. Die große Nervenfülle im Ovarium und ein feinstes, bis zu den Drüsen reichendes Nervennetz in der Uterusschleimhaut weisen genügsam auf eine Mitbeteiligung des Nervensystems an dem regelmäßigen Ablauf des Cyclus hin.

2. Eileiter (Tuba uterina). Die beiden Eileiter, Uterus und Vagina, sind aus dem MÜLLERschen Gang entstanden und demnach epitheliale Hohlorgane, deren Wand hauptsächlich durch glatte Muskulatur dargestellt wird. Eine unterschiedlich gebaute Schleimhaut übernimmt die Innenauskleidung dieser Hohlorgane und zeigt sich stets ohne Zwischenlagerung einer Submucosa mit der Muscularis fest verbunden. Das von Fimbrien umfaßte Ostium abdominale dient der Eiaufnahme in den erweiterten Tubenkanal, die *Ampulla tubae*. Der engere Abschnitt oder *Isthmus tubae* führt in den Uterus. Die Mucosa der Tube ist in zahlreiche Längsfalten oder *Plicae ampullares* gelegt, welche in der Pars ampullaris ihre größte Höhe erreichen und an ihrer Haftstelle an der Tubenwand durch Falten II. und III. Ordnung miteinander verbunden sind (Abb. 448). In der Richtung zum Uterus nimmt die Faltenbildung erheblich ab; in der Ampulle bewirkt sie, wie aus dem Querschnitt leicht hervorgeht, eine erhebliche Vergrößerung der Oberfläche, ohne daß sich der Grund zu einer solchen klar ersehen läßt.

Das Epithel ist einschichtig und baut sich aus cylindrischen und kubischen, flimmernden und nicht flimmernden Zellen auf (Abb. 449); es zeigt somit einen uneinheitlichen Charakter und ist cyclischen Veränderungen gleich Ovarium und Uterus unterworfen. Der Flimmerstrom ist gegen den Uterus gerichtet; die flimmerlosen Zellen sollen ein schleimiges Sekret liefern und können aus dem Epithel ausgestoßen werden. Möglicherweise wandeln sich flimmernde Zellen

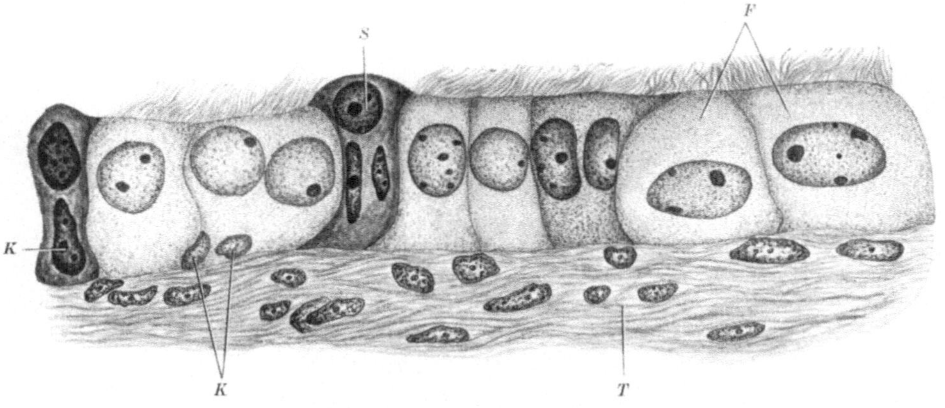

Abb. 449. Epithel aus der Tubenschleimhaut. Mensch. Dritte Woche des Cyclus. *F* Flimmerzellen; *S* sezernierende (?) Zellen; *K* Kerne von Ersatzzellen; *T* Tunica propria. BOUIN. Hämatoxylin. 1000mal vergrößert, auf ⁴/₅ verkleinert.

in flimmerlose Elemente um. Die Fimbrien zeigen den gleichen Bau wie die Tubenschleimhaut; ihr Epithel setzt sich an der Außenseite in das die Tube überkleidende Peritonaealepithel fort.

Die **cyclischen Veränderungen** der Tubenschleimhaut lassen kurz vor der Ovulation, in der 2. Cycluswoche die meisten Flimmerzellen beobachten. In der 3. Cycluswoche nehmen die Flimmerzellen eine kubische Gestalt an, ihr Plasma erscheint hell, während die flimmerlosen Zellen an Höhe gewinnen (Abb. 449). Die 4. Cycluswoche ergibt im Präparat viele flimmerlose, sezernierende Zellen; ferner kommt es zur Ausstoßung hyperchromatischer, keulenförmiger Zellen, die wahrscheinlich durch kleine, an der Basis des Epithels befindliche Zellen (Ersatzzellen) wieder ersetzt werden. In der 1. Cycluswoche werden die Flimmerzellen häufiger, ihr Plasma erhellt sich, die größte Zellhöhe ist aber noch nicht erreicht.

Im zellreichen Bindegewebe der **Tunica propria** beobachtet man Lymphocyten, Mastzellen, aber gewöhnlich keine Lymphknötchen; auch die Drüsen fehlen. Die *Muscularis* zeigt zwei unscharf voneinander getrennte Schichten; der anscheinend ringförmige Verlauf der inneren Schicht wird wahrscheinlich durch sehr flache Schraubenwindungen zweier sich im spitzen Winkel überkreuzender Fasersysteme vorgetäuscht. Die äußere Längsmuskelschicht erstreckt sich von der Plica lata zur Tubenwand und erscheint durch Einlagerung kollagenelastischen Bindegewebes aufgelockert; in der Richtung nach dem Uterus nimmt die äußere Muskelschicht an Fülle zu. Die innere Muskellage reicht oft bis in unmittelbare Nähe des Epithels, gelangt aber nicht in das Bindegewebe der Schleimhautfalten. Eine *Serosa* und eine daruntergelagerte, aus lockerem Bindegewebe bestehende Subserosa bilden den äußeren Überzug der Tube.

Die stärksten **Blutgefäße** kommen an der Ansatzstelle der Mesosalpinx vor; die netzartig verbundenen Venen verlaufen hauptsächlich in der Längsachse der Tube. Das Capillarnetz der gefäßreichen Tunica propria steht mit demjenigen der Muscularis im Zusammenhang. *Lymphgefäße* erweitern sich an der Basis der Schleimhautfalten vielfach zu größeren Lacunen.

Die Nerven der Tube dringen von einem aus stärkeren Nervenbündeln zusammengesetzten Grundplexus in die Muscularis und in die Schleimhaut ein und entwickeln hier die gleichen, feinsten Endnetze, die für andere, vom vegetativen Nervensystem versorgte Organe charakteristisch sind. In der Schleimhaut der Ampulle finden sich afferente Endorgane. Ganglienzellen kommen anscheinend nicht vor.

An der lebenden Tube sind peristaltische und antiperistaltische Bewegungen beobachtet worden, die unter dem Einfluß des Nervensystems vor sich gehen. Die Peristaltik übernimmt den Transport des Eies in den Uterus. Antiperistaltik befördert die Wanderung der Spermien in die Ampulle, in welcher wahrscheinlich die Befruchtung des vom Fimbrientrichter der Tube aufgenommenen Eies stattfindet. Dem Flimmerepithel kommt für die Beförderung des Eies in den Uterus wahrscheinlich keine oder nur eine sehr untergeordnete Rolle zu.

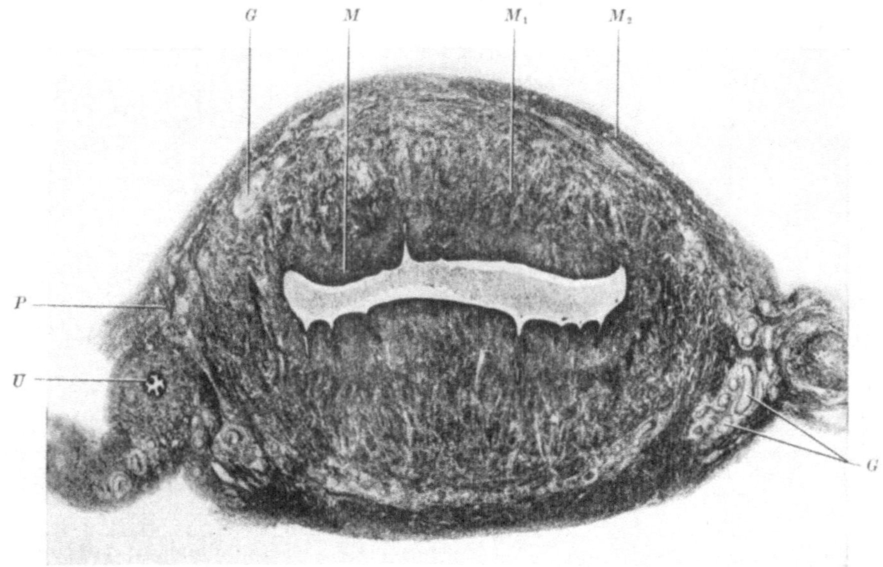

Abb. 450. Querschnitt durch den Uterus eines neugeborenen Mädchens. *M* Mucosa; *G* Gefäß; M_1 Innenschicht; M_2 Außenschicht der Muscularis; *P* Haftstelle der Plica lata; *U* Ureter. ZENKER. Formol. Hämatoxylin-Eosin. 12mal vergrößert.

Die gelegentlich vorhandene **Appendix vesiculosa** Morgagni (Hydatide) ist wie die Tube mit Flimmerepithel ausgekleidet.

3. Gebärmutter (Uterus). Am Uterus lassen sich drei größere Abschnitte, *Corpus*, *Isthmus* und *Cervix*, unterscheiden; letztere zeigt einen in die Vagina ragenden Abschnitt, die *Portio vaginalis*, und eine oberhalb der Vagina gelegene Region, die Portio supravaginalis. Aus einem Querschnitt durch den Uterus eines neugeborenen Mädchens (Abb. 450) kann man die Schichtung der Wand leicht ersehen; eine Schleimhaut, *Endometrium*, kleidet die Höhle des Uterus (Cavum uteri) vollständig aus; eine sehr dicke Muskelschicht *(Myometrium)* bildet die eigentliche Wand. Eine zum Bauchfell gehörige Serosa *(Perimetrium)* ist nicht überall vorhanden und an ihren Haftstellen durch die bindegewebige Subserosa sehr fest mit der Uteruswand verbunden.

Wie oben vermerkt, ist die **Mucosa** beim geschlechtsreifen Weibe in einem Cyclus von 28 Tagen einem fortwährenden, gestaltlichen Wechsel unterworfen, der Cyclus vom 1. Tag der Menstruation an gerechnet. Hierbei verhalten sich die einzelnen Abschnitte des Uterus verschieden. In der vom 15.—27. Tag währenden Sekretionsphase oder prämenstruellen Phase besitzt die Schleimhaut der Corpusregion ein flimmerndes Cylinderepithel, das flimmerfreie Zellen enthalten kann. Der Flimmerstrom ist nach abwärts gerichtet. Die Tunica propria besteht aus einem zellreichen, faserarmen, offenbar für den Uterus spezifischen Bindegewebe, das Lymphocyten und Granulocyten enthält. Die meisten Bindegewebszellen scheinen von spindeliger Gestalt, mit rundem Kern ausgestattet und in einem Gitterfasersystem verankert zu sein. Die Drüsen oder *Glandulae uterinae* senken sich als zunächst gerade gestreckte, in der Tiefe mehr schraubenförmig gewundene Schläuche in die Tunica propria ein, in der sie bis zur Muscularis reichen können. Die tubulösen Drüsen stehen nicht sehr dicht beieinander; ihr Epithel gleicht dem Oberflächenepithel der Schleimhaut (Abb. 451).

Im prämenstruellen Stadium verdichtet sich die ganze Mucosa im Corpus erheblich, die tubulösen Drüsen verlängern sich, schwellen unter Erweiterung ihres Lumens an und erhalten ein eigentümliches, korkzieherartiges Aussehen. Verschiedentliche Ausbuchtungen treten an den Drüsenschläuchen hervor, deren Sekretion gesteigert wird. Gleichzeitig erfahren spindelförmige Zellen der Tunica propria eine Zunahme ihres Plasmas und gewinnen eine

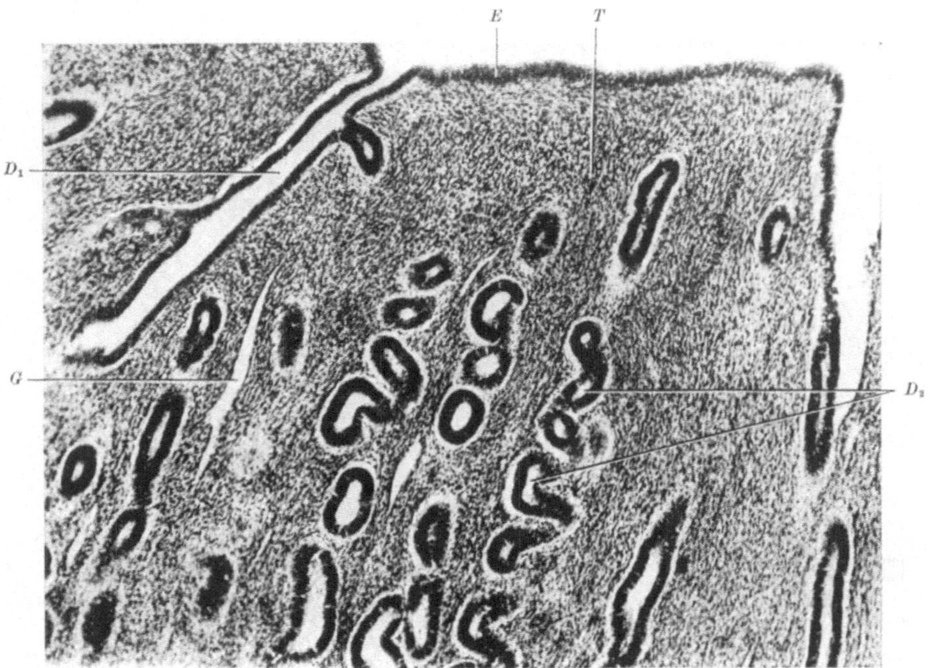

Abb. 451. Uterusschleimhaut im prämenstruellen Stadium. Sekretionsphase. Frau. *E* Epithel; *T* Tunica propria; *D₁* gerade verlaufende Drüse; *D₂* stark gewundene Drüse; *G* Gefäß. Formol. Hämatoxylin-Eosin. 55mal vergrößert.

gewisse Ähnlichkeit mit Deciduazellen. In der untersten, an die Muscularis reichenden Schleimhautregion oder *Basalschicht* sind derartige Veränderungen im allgemeinen nicht zu bemerken. In der Innenschicht der Schleimhaut werden die Gefäße stärker durchblutet, die Zahl der Granulocyten und Lymphocyten vermehrt und das ödematös durchtränkte Bindegewebe enthält in den letzten Tagen des Prämenstrums bereits kleine Blutansammlungen außerhalb der Gefäße.

Nachdem in der vom 28. bis zum 3. Tag während den Desquamationsphase das Epithel und darunterliegende Teile der Schleimhaut abgestoßen worden sind, erfolgt in der vom 3.—4. Tag reichenden Regenerationsphase die Überkleidung der entstandenen Wundfläche sehr rasch. Die Regeneration der Mucosa während der Proliferationsphase (4.—15. Tag) dürfte hauptsächlich von der Basalschicht her ihren Ausgang nehmen, wobei die Drüsen der Innenschicht allmählich wieder ihre frühere Beschaffenheit erreichen. Die Dicke der Corpusschleimhaut schwankt zwischen 1 und 6 mm. Manche Autoren unterscheiden an der Innenschicht der Mucosa eine subepitheliale Zona compacta und eine an die Basalschicht grenzende Zona spongiosa.

In dem kurzen Kanal des **Isthmusabschnittes** erscheint die Schleimhaut im Ausmaß ihrer histologischen Bauelemente gegenüber der Corpusschleimhaut gleichsam verkleinert und beteiligt sich an den cyclischen Veränderungen nur in geringerem Grade. Die *Cervixschleimhaut* besitzt in ihrem oberen Abschnitt ein hohes, schleimsezernierendes Cylinderepithel, in welchem vereinzelte Flimmerzellen vorkommen. Die in einem ziemlich derben, zellarmen, kollagenen Bindegewebe befindlichen tubulösen Drüsen produzieren gleichfalls Schleim. Sie sind weniger zahlreich als im Corpus, jedoch von stärkerem Kaliber; ihr Epithel ähnelt dem des Cervicalkanals. Gewisse cyclische Veränderungen werden auch im Cervixabschnitt beobachtet. Die Portio vaginalis mit dem Orificium uteri externum ist mit Plattenepithel überzogen, welches einem dichtem kollagenelastischen Bindegewebe aufsitzt.

In der Nähe des Orificium externum können sich mit vielen Ausbuchtungen versehene Schleimdrüsen infolge Sekretretention zu deutlichen Cysten (Ovula Nabothi) erweitern und mit bloßem Auge sichtbar werden. Die Grenze zwischen Cylinderepithel und Plattenepithel verläuft in der Cervix mannigfach gezackt. Kleine Inseln von Cylinderepithel, das bei der lebenden Frau dunkelrötlich schimmert, gelangen mitunter im Plattenepithel der Portio vaginalis zur Beobachtung.

Die Muscularis entwickelt sich aus einer Innenschicht und aus einer mit den Haltebändern zusammenhängenden, erst später hinzutretenden Außenschicht. Beide Schichten werden zunächst durch ein Gefäßlager voneinander

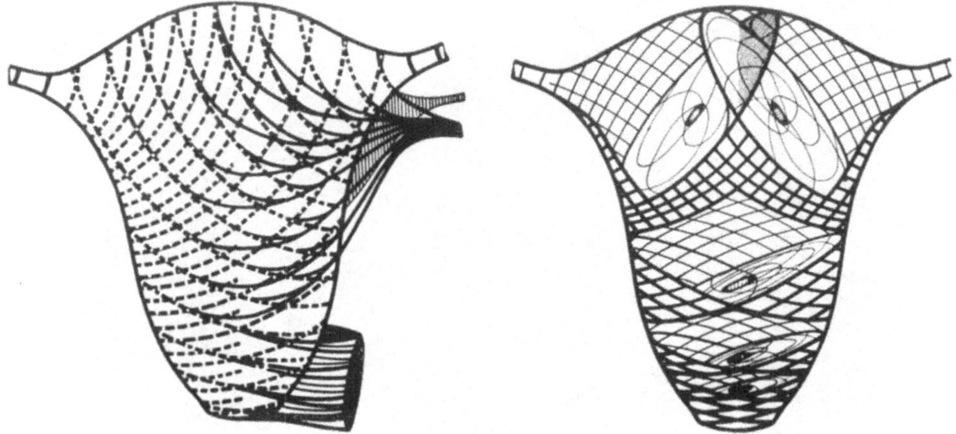

Abb. 452. Schema des Muskelfaserverlaufs im Uterus. Links: Zwei sich flächenhaft kreuzende, spiegelbildlich gleiche Fasersysteme, in welche die von den Haltebändern kommenden Fasern einstrahlen. Die Punktierung bedeutet, daß die Muskelfasern nicht ringförmig, sondern von außen nach innen in der Wand verlaufen. Die Kreuzungswinkel sind für jeden Uterusabschnitt charakteristisch. Rechts: Tiefe Schicht. Vorderwand gefenstert; in ihr liegen die dunkel gezeichneten Fasern. (Nach GOERTTLER.)

getrennt und lassen sich noch beim Neugeborenen erkennen (Abb. 450). Bei fortschreitendem Wachstum verschmelzen beide Schichten miteinander, die gefäßreiche Zwischenschicht wird mehr nach der Tiefe verlagert und in die Muskelmasse ohne irgendwelche Abgrenzung einbezogen. Ein Schichtenbau der Muscularis ist beim geschlechtsreifen Uterus nicht mehr vorhanden. In histologischer Beziehung läßt sich die Muscularis als ein aus glatten Muskelelementen bestehendes Syncytium auffassen, das mit einer ansehnlichen Menge kollagenen und elastischen Bindegewebes die feste Uteruswand bildet.

Die Anordnung der glatten Muskulatur gestaltet sich infolge der paarigen Entstehung des Uterus aus den beiden MÜLLERschen Gängen überaus kompliziert. Nach GOERTTLER kommt beim Bauprinzip der Muscularis dem Spiralverlauf der Muskelfasern eine entscheidende Bedeutung zu. Die Muskelfasern bilden Spiralsysteme, welche sich von beiden Seiten her überkreuzen und hierbei in ihrem Verlaufe von außen nach innen gelangen (Abb. 452). Die Kreuzungswinkel sind für jeden Uterusabschnitt charakteristisch und werden immer kleiner, je mehr man sich von oben nach unten der Cervix nähert. In der Gravidität kommt es unter Auflockerung des interstitiellen Bindegewebes und unter Hypertrophie der Muskelelemente zu einer Verschiebung innerhalb des verwickelten Spiralsystems.

Die Chorda uteroinguinalis enthält quergestreifte und glatte Muskelfasern. In der Plica lata findet sich ein mit der Uteruswand verbundenes, elastisch-muskulöses System, das auch die Blut- und Lymphgefäße umklammert.

Die **Blutgefäße** des Uterus besitzen ungefähr in der Mitte der Muscularis ihr stärkstes Verzweigungsgebiet, verlaufen vielfach geschlängelt und entwickeln in der Mucosa ein dichtes Capillarnetz. An der Portio vaginalis wird ein weitmaschiges Venennetz beobachtet. Lymphgefäße kommen in allen Schichten der Uteruswand vor; die verschiedenen lymphatischen Netze, deren äußerstes in der Subserosa gelegen ist, hängen miteinander zusammen.

Die **Nerven** des Uterus stammen aus dem Plexus uterovaginalis (FRANKENHÄUSER), in dem sich eine Anzahl verschieden großer Ganglien befindet; Fasern aus dem Plexus hypogastricus und aus Ästen des I.—IV. Sacralnerven kommen hinzu. Kleine, aus chromaffinen und nichtchromaffinen Zellen bestehende Paraganglien sind weiterhin in dem beiderseits des Uterus ausgebreiteten Nervengeflechts zu beobachten. Die multipolaren Ganglienzellen des Plexus uterovaginalis enthalten häufig mehrere Kerne, ein nicht recht aufgeklärter Befund,

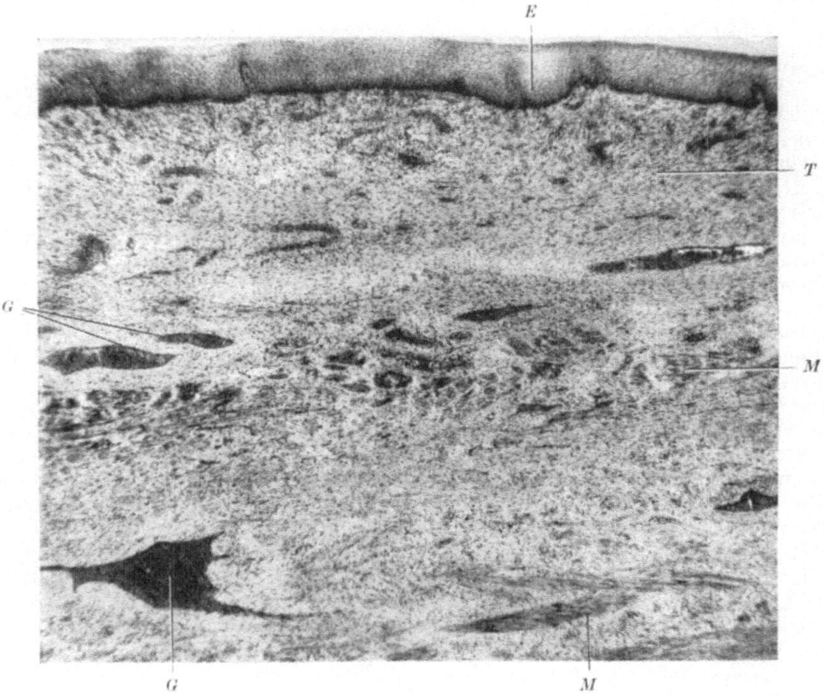

Abb. 453. Querschnitt durch die Wand der Vagina. Mensch. *E* Pflasterepithel; *T* Tunica propria; *M* glatte Muskelfasern; *G* Gefäße. ZENKER. Hämatoxylin-Eosin. 30mal vergrößert.

der sich auch beim Mann im Plexus prostaticus erheben läßt. Die teils markhaltigen, teils marklosen Nervenfasern dringen vielfach mit den Gefäßen in die Uteruswand ein, wo sie innerhalb der Muscularis unter allmählicher Verfeinerung der Geflechte das für die Innervation der glatten Muskulatur charakteristische Terminalreticulum entstehen lassen. Auch die Drüsen und Gefäße der Mucosa stehen unter nervösem Einfluß, da sich ein feinstes Nervennetz bis an ihre Wand erstreckt (Koppen). Ganglienzellen kommen in der Uteruswand im allgemeinen nicht vor.

4. Die **Scheide** oder **Vagina** zeigt beim Aufbau ihrer Wand eine gewisse Schichtung in Mucosa, Muscularis und Adventitia; die Schichten gehen ohne scharfe Grenzen ineinander über (Abb. 453). Das mehrschichtige Plattenepithel der Schleimhaut ist in der Vorderwand im allgemeinen mit wenigen und kleinen, in der Hinterwand mit zahlreichen und größeren Papillen der Tunica propria verankert. Im Epithel besteht die Basalschicht aus dunklen, etwa kubischen Zellen, denen polygonale Zellen aufliegen; bei Annäherung an die Oberfläche werden die Zellen flacher, heller und enthalten in wechselnder Menge Glykogen (Abb. 29). In der obersten, stark abgeplatteten Lage treten Keratohyalingranula auf, ohne daß es hierbei normalerweise zu einer Verhornung kommt. Die Dicke des Epithels ist veränderlich.

Im lockeren kollagenelastischen Bindegewebe der Tunica propria finden sich abgesehen von mancherlei Bindegewebszellen noch Lymphocyten und vereinzelte Lymphknötchen; echte Schleimdrüsen fehlen; nur im obersten Abschnitt der Vagina werden mitunter in der Nähe der Cervix einzelne Drüsen beobachtet; der konstruktive Aufbau der Vaginalwand ergibt zunächst ein kollagenes, räumliches Fasergeflecht, das sich nach dem Gitterungsprinzip darstellen läßt und mit seinen Längsdiagonalen in der Richtung der Rugae vaginales orientiert ist. Besonders gebaute, elastische Netze unter dem Epithel, in der Grenzregion zwischen Tunica propria und Muscularis und in der äußeren Adventitia kommen hinzu. Die glatte Muskulatur erweist sich gleichfalls nach dem Prinzip des Scherengitters angeordnet und mit dem elastischen Netzwerk zu einem einheitlich-funktionellen, muskulös-elastischen System verschmolzen.

Während der Gravidität werden in der Vaginalwand mancherlei Veränderungen bemerkbar; Auflockerung des Bindegewebes, Erweiterung der Gefäße, Hypertrophie der glatten Muskulatur, Verdickung des Epithels sind vor allem anzuführen. Bei den Nagetieren (Mäusen, Ratten, Meerschweinchen) sind während der Brunst cyclische Veränderungen am Epithel der Vagina zu beobachten und für die Erforschung der Sexualhormone von großer Bedeutung. Beim Menschen scheint, obwohl gegenteilige Behauptungen vorliegen, ein Cyclus des Scheidenepithels nicht zu bestehen. Hiermit sei jedoch, wie aus den Veränderungen der Vagina bei der Gravidität hervorgeht, eine cyclische hormonale und nervöse Beeinflussung der Vagina nicht ohne weiteres geleugnet.

Obwohl die Vagina keine Drüsen besitzt, vermag ihre Wand dennoch ein sauer reagierendes Produkt zu liefern. Wahrscheinlich wird aus abgestoßenen Epithelzellen Glykogen frei, das grampositive, stäbchenförmige Bakterien zu Milchsäure umbilden. Diese Säureflora vermag das Eindringen anderer Keime in die Vagina abzuhalten, und ist somit als eine wichtige Schutzeinrichtung des gesamten weiblichen Genitalapparates zu bewerten.

Die **Gefäßversorgung** der Vagina gestaltet sich sehr reichlich; vor allem durchsetzen dichte Venengeflechte das Gitterwerk der glatten Muskulatur und lassen in der Adventitia eine besonders starke Entwicklung beobachten. In der unteren Dorsalwand können die Venen infolge einer entsprechenden Verbindung mit der glatten Muskulatur durch Drosselung der Blutabfuhr zu Schwellpolstern umgebildet werden. Die aus dem Plexus uterovaginalis, Plexus pudendus und den II.—IV. Sacralnerven stammenden *Nerven* entwickeln in der Vaginalwand verschiedene Geflechte, die in den beiden oberen Dritteln der Vagina multipolare Ganglienzellen beherbergen. Feinste Endnetze finden sich an der glatten Muskulatur und unter dem Epithel. Sensible Endkolben und PACINISCHE Lamellenkörperchen sind in der Vagina beobachtet worden; die Empfindlichkeit der Vagina für viele Reizqualitäten ist im übrigen gering.

Der **Hymen** stellt eine bindegewebige, gefäßhaltige Platte dar, die an ihrer äußeren und inneren Oberfläche von geschichtetem Plattenepithel überzogen ist. Auch Nerven sind beobachtet worden.

5. **Äußerer Genitalapparat.** Das **Labium majus** ist eine Hautfalte, deren derbes, kollagenelastisches Corium von verhorntem Pflasterepithel überzogen wird. An der Innenseite der Falte kommen isolierte Talgdrüsen vor, an der Außenseite sind die Talgdrüsen mit den Wurzelscheiden der Haare verbunden. Ekkrine und apokrine Schweißdrüsen finden sich in reichlicher Menge. Das Stratum subcutaneum zeichnet sich durch eine starke Entwicklung des Fettgewebes aus.

Das **Labium minus,** ebenfalls eine Hautfalte, läßt in seinem von elastischen Netzen durchzogenen kollagenen Bindegewebe die Fettzellen vermissen und zeigt in der Basalschicht seines zarten, nur wenig verhornten Pflasterepithels eine unterschiedlich starke Pigmentierung; Haare fehlen; viele Talgdrüsen, Venennetze und zahlreiche sensible Endkörperchen geben dem Ganzen ein charakteristisches Aussehen.

Die **Clitoris** baut sich in der Mitte aus zwei durch ein bindegewebiges Septum unscharf getrennten Corpora cavernosa auf. Ein Schwellgewebe, ähnlich der Glans penis, ist einer dünnen Tunica albuginea aufgelagert und wird von Hautgewebe überzogen. Eine enorme Menge zusammenliegender sensibler Endkörperchen, die meistens den Krauseschen Endkolben angehören, breitet sich im Corium aus; feinste Nervenfäserchen verlassen die sensiblen Endorgane, um in das Pflasterepithel emporzusteigen. Im *Praeputium clitoridis* ist der Reichtum sensibler Endorgane beträchtlich. Die Nervenverteilung in den Labia majora gleicht derjenigen der äußeren Haut.

Im Vestibulum vaginae ist die Öffnung der Urethra mit Plattenepithel überzogen. In der die Mündung der Urethra und das Ostium vaginae umgebenden Schleimhaut befinden sich kleine Schleimdrüsen, die *Glandulae vestibulares minores*. Ein paariges Schwellkörpergewebe *(Bulbi vestibuli)* wird unter der Schleimhaut beobachtet und erhält wie das Corpus cavernosum urethrae des Mannes seine Blutzufuhr aus Arterien, deren Intima vielfach epitheloiden Charakter trägt. Die *Glandula vestibularis major* (Bartholini) liegt beiderseits am hinteren Rand des Ostium vaginae; ihr histologischer Bau entspricht der Glandula bulbourethralis beim Mann.

6. Placenta. Die reife menschliche Placenta setzt sich aus embryonalem und mütterlichem Gewebe zusammen. Zur *Placenta fetalis* gehören die Chorionplatte, die Äste der Nabelstranggefäße, Vena und Aa. umbilicales sowie die Chorionzotten. Zur *Placenta materna* zählen Basalplatte, Placentarsepten und der intervillöse Raum.

Bei der Einnistung des befruchteten Eies in die etwa im vollen prämenstruellen Stadium befindliche Mucosa des Uterus wird das vom fetalen Ektoderm abstammende Chorionepithel zu einer wichtigen Zellschicht, die man *Trophoblast* nennt, umgewandelt. Der Trophoblast dringt in das gleichsam bereitwillig nachgebende Schleimhautgewebe der Uteruswand ein und nimmt das Aussehen eines Syncytiums an, in dessen Lücken aus eröffneten Gefäßen der mütterlichen Schleimhaut Blut eindringt. Die sich mehr und mehr verändernde Uterusschleimhaut heißt jetzt *Decidua*. An der Schleimhautstelle, wo sich die Keimblase implantiert hat (Decidua basalis), gelangt die Placenta zur Ausbildung. Nach der Implantation schiebt sich der basale Trophoblast weiter in die Tiefe der Decidua basalis hinein, während der auf der entgegengesetzten Seite entwickelte Trophoblast degeneriert.

In harmonischem Zusammenwirken fetalen und mütterlichen Gewebes gelangt Blut von den mütterlichen Gefäßen aus der Decidua basalis in neu entstandene Hohlräume innerhalb des Trophoblasten. Das Blut wird allmählich in den vom Trophoblastsyncytium umkleideten Räumen zu einer Strömung in bestimmter Richtung dirigiert. Von seiten des fetalen Chorions wachsen in die Zellbalken des Trophoblasten zuerst bindegewebige Elemente, später Blutgefäße ein, wobei es zur Bildung von Zotten (Villi) kommt, die nunmehr einen epithelartigen Überzug aus Trophoblastgewebe erhalten. Das Epithel zeigt bei der Placenta des 3. bis 4. Embryonalmonats eine innere, dem bindegewebigen Stroma der Zotten aufliegende, nach Langhans benannte Zellschicht oder *Cytotrophoblast* und eine hieraus hervorgegangene äußere syncytiale Schicht oder *Syncytiotrophoblast*. Später sind die Chorionzotten nur noch von einem Syncytium überkleidet. Letzteres läßt häufig kernreiche, offenbar in lebhaftem Wachstum begriffene Plasmabezirke erkennen; sie werden als *Proliferationsinseln* bezeichnet.

Es fällt sehr schwer, sich lediglich an der Hand von mikroskopischen Schnitten über den Bau der Placenta ein klares Bild zu verschaffen. Das in Abb. 454 wiedergegebene Schema orientiert zunächst über die konstruktive Form der reifen Placenta in übersichtlicher Weise. Von der fetalen Placenta sind ein Stück des Nabelstranges (Funiculus umbilicalis), die Chorionplatte und die Chorionzotten im Zusammenhang zu sehen. Die bindegewebige, feste *Chorionplatte (Membrana chorii)* enthält die fetalen Gefäße und besitzt an ihrer dem Embryo zugekehrten Oberfläche einen einschichtigen Überzug von kubischem *Amnionepithel* gleich dem Nabelstrang. An ihrer, der mütterlichen Schleimhaut zugewendeten Seite nehmen die Stämme der Chorionzotten ihren Ursprung und grenzen mit der Innenfläche der Membrana chorii den mütterlichen Blutraum oder *intervillösen Raum* ab.

Im Bindegewebe der Chorionplatte hat man im Hinblick auf die Genese ein unter dem Amnionepithel gelegenes Stroma amnii und ein unter dem Chorionepithel ausgebreitetes Stroma der Membrana chorii unterschieden.

An der Innenfläche der Membrana chorii geht das ursprüngliche Chorionepithel zugrunde und wird durch degeneratives Gewebe, die Langhanssche

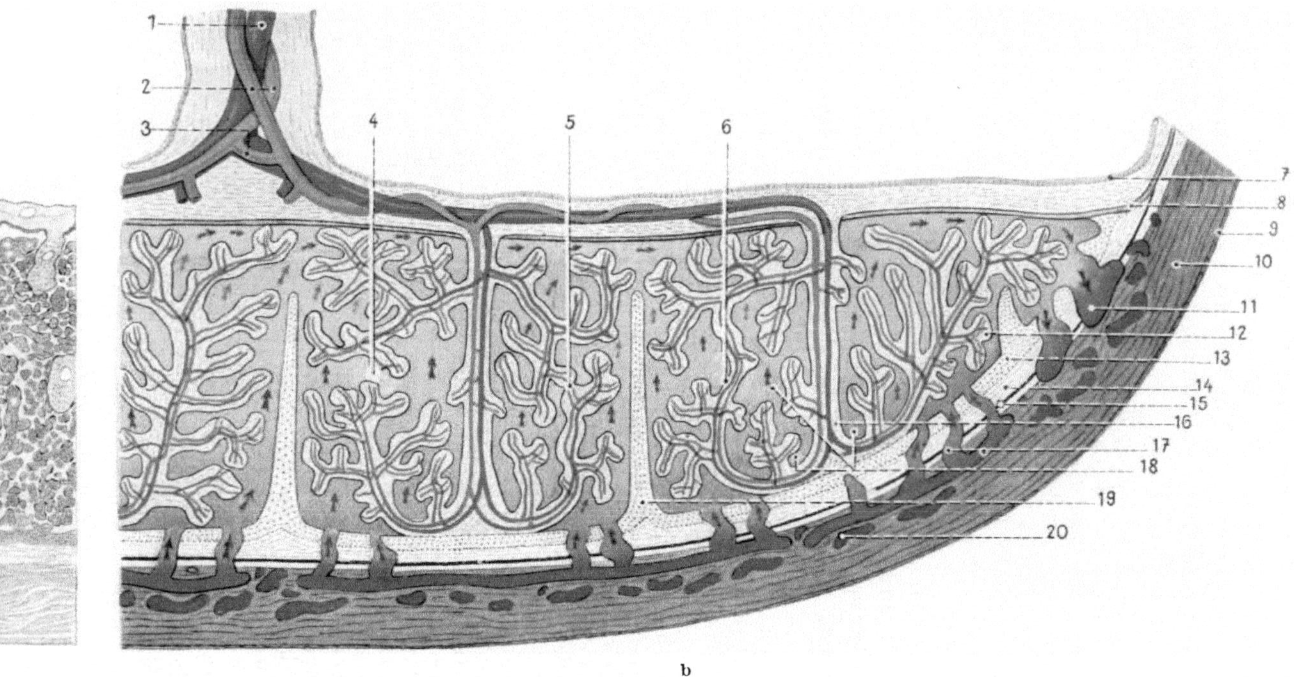

Abb. 454 a u. b. a Halbschematischer Querschnitt durch die reife Placenta des Menschen. *A* Amnionepithel; *B* Stroma amnii; *C* Stroma der Membrana chorii; *D* Epithel der Membrana chorii; *E* Chorionzottenstamm; *F* Chorionzotten; *G* Haftzottenstamm; *H* Membrana basalis; *I* Zona compacta der Decidua; *K* Zona spongiosa der Decidua; *L* Myometrium. b Schema des Blutkreislaufes und der Zottenverzweigung in der reifen Placenta. *1* Vena umbilicalis; *2* Aa. umbilicales; *3* Anastomose der Aa. umbilicales; *4—6* Zotten-verklebungen; *7* Amnionepithel; *8* LANGHANSsche Fibrinoidschicht; *9* Perimetrium; *10* Myometrium; *11* Randsinus; *12* freies Ende der Chorionzotte; *13* Membrana basalis; *14* Zona compacta der Decidua; *15* Placentarlösungszone; *16* Haftzottenstamm; *17* mütterliche Aa. utero-placentares; *18* intervillöse Räume; *19* Septum placentae; *20* erweiterte Uterusvenen. (Nach WOLF-HEIDEGGER.)

Fibrinoidschicht, ersetzt (Abb. 455). Eine Menge von Zellen schwer bestimmbarer Herkunft findet sich in dieser Lage. Die Stämme der Chorionzotten nehmen an der Innenseite der Chorionplatte ihren Ursprung, reichen in annähernd gerader Verlaufsrichtung bis zur mütterlichen Basalplatte, wo sie mit ihren Hauptverzweigungen umbiegen und mit ihren Endverästelungen eine gegen die Chorionplatte wieder aufsteigende Richtung einschlagen. Kleinere Zotten-

stämmchen zweigen sich direkt vom Zottenstamm ab. Die Mehrzahl der Zotten endet frei in den intervillösen Räumen. Das Verzweigungsgebiet eines Zottenstammes nennt man *Cotyledo*; etwa 15—26 Cotyledonen lassen sich an der uterinen Fläche der menschlichen Placenta mit bloßem Auge beobachten. Die Begrenzung der Cotyledonen erfolgt durch die Septa placentae, durch die Chorionplatte und die Basalplatte, die insgesamt den Zottenstamm mit seinen Verästelungen innerhalb der intervillösen Räume in sich einschließen.

Die **Chorionzotten** führen in einem zarten Bindegewebe die für die Ernährung des Embryos wichtigen fetalen Gefäße, kleine Arterien, Venen und Capillaren. An der Hauptvene des Zottenstammes sind in Gestalt hintereinandergelegter Muskelringe Drosseleinrichtungen angebracht, welche den Abfluß des fetalen Blutes aus der Placenta zum Embryo regulieren können.

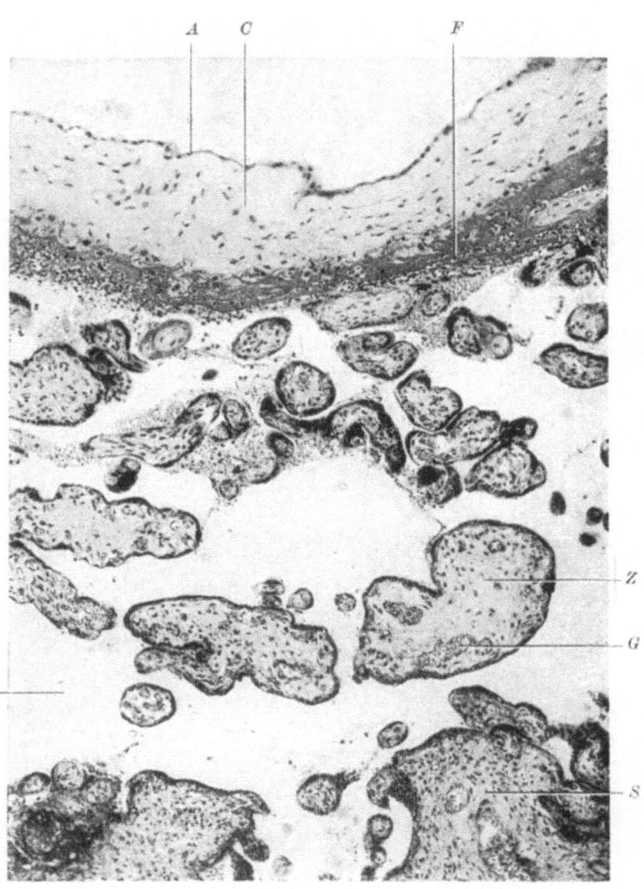

Abb. 455. Teilquerschnitt durch die reife Placenta. Mensch. *A* Amnionepithel; *C* Chorionplatte; *F* Fibrinoid (LANGHANS); *Z* Stroma einer Chorionzotte; *G* fetales Gefäß; *I* intervillöser Raum; *S* Stück einer Chorionstammzotte. Formol. Hämatoxylin-Erythrosin. 100mal vergrößert.

Vom epithelialen Überzug der reifen Chorionzotten ist die ursprüngliche, aus hellen, kubischen Zellen gebildete LANGHANSsche Zellschicht verschwunden und nur noch syncytiales Gewebe vorhanden. Dieses zeigt wie die Chorionplatte vielerorts Neigung, sich in ein funktionsloses Fibrinoid umzuwandeln; mesodermale Anteile aus dem Zottenstroma können gleichfalls in solchen Fibrinoidknoten zugrunde gehen.

Die Haftzotten sind mit dem mütterlichen Gewebe der basalen Decidua durch fibrinoide Massen verklebt (Abb. 456). Auch sonst scheint es manchmal zu unterschiedlichen, oft schwer erkennbaren Verklebungen unter den Zotten zu kommen (Abb. 454).

Die zum mütterlichen Anteil der Placenta gehörige **Basalplatte** oder **Membrana basalis** enthält auf ihrer fetalen Seite angelagerte Trophoblastreste und Haftzotten. Ferner finden sich hier die großen, aus der Umwandlung des Schleimhautbindegewebes hervorgegangenen Deciduazellen und vielkernige Riesenzellen, die vielleicht dem Trophoblast entstammen. Auch einkernige Riesenzellen,

Bindegewebe und Blutgefäße sind vorhanden; schließlich sind aus degenerativen Vorgängen der mütterlichen Gewebe und der angeklebten Trophoblastzotten noch zerstreute Fibrinoidherde (Rohrscher *Streifen*) hervorgegangen. Eine besondere Lage von Fibrinoid wird als Nitabuchscher Fibrinoidstreifen bezeichnet (Abb. 456). Die Placentarlösungszone ist innerhalb der Zona compacta der Decidua gelegen. Die Zona basalis bleibt erhalten und übernimmt nach Lösung der Placenta die Regeneration der Uterusschleimhaut. Der dem Uterus zugekehrten Fläche der Placenta müssen also Teile aus dem Stratum compactum der Decidua anhaften; durchgerissene Arterienknäuel und Reste uteroplacentarer Randvenen sind darin enthalten.

Die von der Basalplatte senkrecht aufsteigenden **Septa placentae** helfen bei der Begrenzung der Cotyledonen, erreichen aber niemals die Chorionplatte; daher gehen unterhalb der Chorionplatte die Bluträume unmittelbar ineinander über. In den Septa verlaufen keine Arterien.

Der mütterliche Kreislauf innerhalb der Placenta zeigt an Hand des in Abb. 454 wiedergegebenen Schemas folgendes Verhalten: Die Basalplatte wird von einer großen Reihe eigentümlich, korkzieherartig gewundener Arterien durchbohrt, die ihr Blut in die intervillösen Räume ergießen.

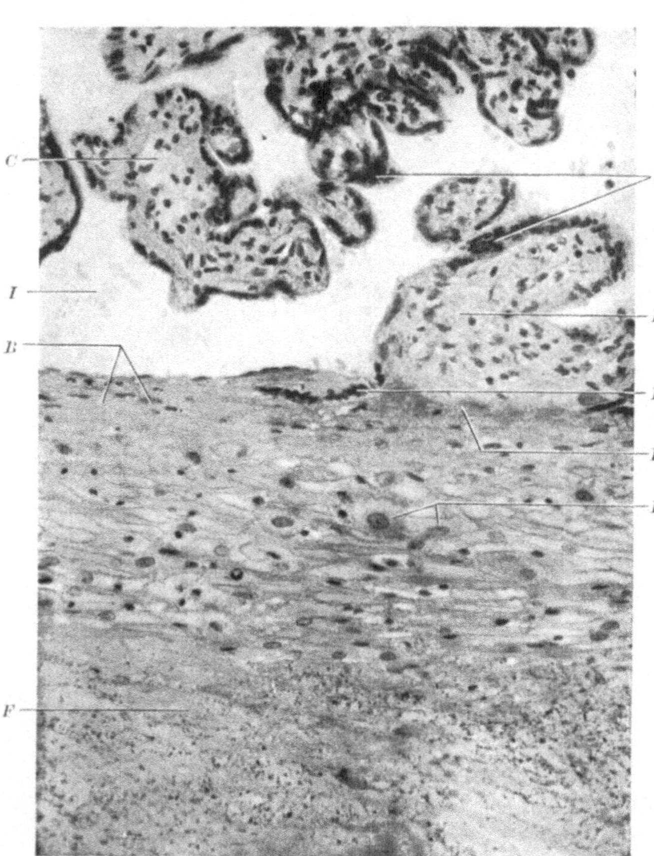

Abb. 456. Teilquerschnitt durch die reife Placenta. Mensch. *C* Chorionzotte; *P* Proliferationsinseln; *B* Basalplatte; *H* Haftzotte; *I* intervillöser Raum; *E* Epithelrest; *D* große Deciduazellen; *F* Fibrinoidstreif. Formol. Hämatoxylin-Eosin. 200mal vergrößert.

Das Blut wird unter fortwährender Abgabe von Sauerstoff und für den Fetus wichtiger Nahrungsbestandteile durch die Septa und Haftzottenstämme in der Richtung zur Chorionplatte geleitet, unter welcher es eine mehr horizontale Strömung nach dem Randgebiet der Placenta gewinnt. Der hier gelegene, breite venöse Raum oder *Randsinus* nimmt die Hauptmasse des Placentarblutes aus den intervillösen Räumen auf und ergießt sein gesamtes Blut in die beträchtlich erweiterten Uterusvenen. Wahrscheinlich ist nur in einer kleinen, 2 cm breiten, einwärts gelegenen Randzone ein weiterer Blutabfluß durch Venen, welche die Basalplatte durchbohren, möglich. Sonst kommen möglicherweise an der gesamten Basalfläche der intervillösen Räume keine ausführenden Venen vor. Mütterlicher und embryonaler Placentarkreislauf sind

streng voneinander getrennt; niemals kann also mütterliches Blut in das Gefäßsystem des Embryos gelangen. Die Gefäße der Chorionzotten (Abb. 457) sind
von dem in den intervillösen Räumen kreisenden
mütterlichen Blut durch den mit fibrinoiden De-
generationszonen durchsetzten, syncytialen Tropho-
blastüberzug und durch das bindegewebige Zottenstroma geschieden. Durch diese Gewebe und durch
das Endothel der fetalen Zottencapillaren muß
der Stoffaustausch zwischen fetalem und mütterlichem Blut erfolgen.

Die Funktion der Placenta erweist sich als sehr kompliziert. Das System der Chorionzotten entnimmt dem
mütterlichen Blut alles, was der Embryo zum Leben und
Wachstum benötigt. Zunächst gilt die Placenta als das
für den Embryo bestimmte Atmungsorgan, das sich Sauerstoff aus dem mütterlichen Blut aneignet und die vom embryonalen Blut abgeschiedene Kohlensäure an das mütterliche Blut abgibt. Für den Stoffwechsel des Embryos ist
ferner die Aufnahme von Eiweiß, Wasser, Salzen und
Fett aus dem mütterlichen Blut von Bedeutung, während
gleichzeitig embryonale Stoffwechselschlacken abgegeben
werden. Die Speicherung oder Bildung von Vitaminen
ist als eine weitere Leistung der Placenta zu betrachten.
Schließlich vermag die Placenta eine Reihe von Hormonen
zu produzieren, die den Ablauf der Gravidität beeinflussen. Unter bestimmten Bedingungen kann die Placenta
pathogene Keime, die im mütterlichen Blut kreisen, ab-

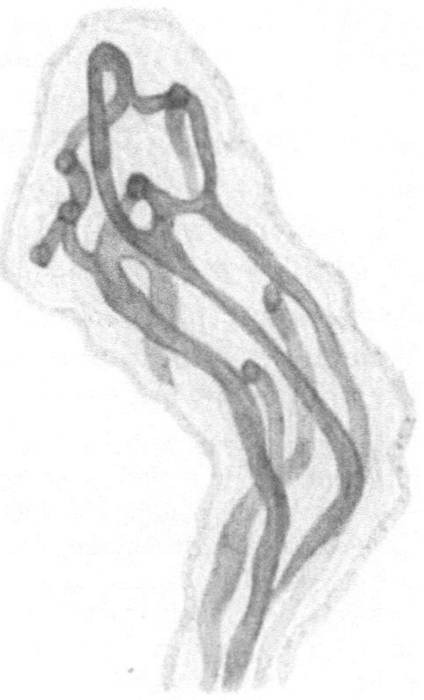

Abb. 457. Chorionzotte einer reifen,
menschlichen Placenta. Blutgefäße
mit roter Masse injiziert. 600mal
vergrößert, auf ³/₄ verkleinert.

fangen. Die Funktion des gesamten, mütterliches und embryonales Blut voneinander
trennenden Gewebskomplexes läßt sich vielleicht mit derjenigen einer Zellwand vergleichen.

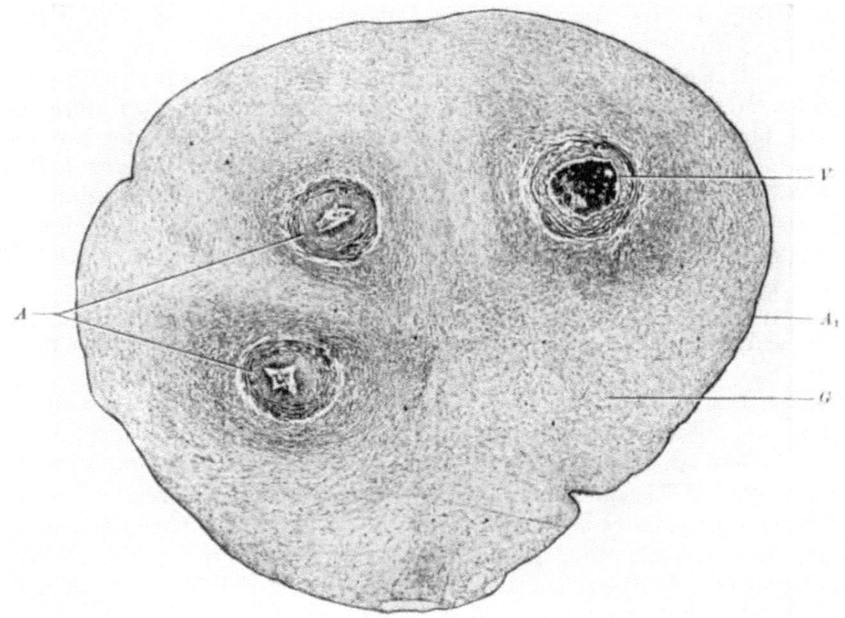

Abb. 458. Querschnitt durch den reifen Nabelstrang. Mensch. *V* Vena umbilicalis; *A* Arteriae umbilicales;
A₁ Amnionepithel; *G* gallertiges Bindegewebe. Formol. Hämatoxylin-Erythrosin. 10mal vergrößert.

Die Placenta gilt als nervenlos. Da in der uterinen Schleimhaut sicher
Nerven vorhanden sind, so bleibt es noch ungelöst, ob bei der Umbildung der

Uterusschleimhaut zur Decidua alle Nerven zugrunde gehen. Demnach wäre die Anwesenheit von Nerven im uterinen Teil der Placenta immerhin möglich.

Die Placentarsepten sollen nach der einen Anschauung aus mütterlichem Gewebe entstanden sein; andere Autoren führen die Genese der Septen auf Verklebungen und Wucherungen von Randzotten benachbarter Cotyledonen zurück.

Der **reife Nabelstrang** oder **Funiculus umbilicalis** besitzt als besonders auffälliges Grundgewebe die WHARTON*sche Sulze*. Sie besteht aus gallertigem Bindegewebe, das in einer homogenen, stark wasserhaltigen Grundsubstanz eine Art Fibrocytennetz und zarte Bündel kollagener Fibrillen enthält (Abb. 458). Einschichtiges, etwa kubisches Amnionepithel überkleidet den Nabelstrang, der die *Nabelschnurgefäße* oder *Vasa umbilicalia* in seinem Inneren beherbergt. Die Vene führt zum Embryo arterielles Blut, das als kohlensäurehaltiges, venöses Blut durch die Aa. umbilicales wieder in die fetale Placenta zurückströmt.

Der Bau der Nabelstranggefäße ist sehr verwickelt. Wie bei allen rohrartigen Organen mit glatter Muskulatur ist als einheitliches Bauprinzip die Verwendung des Spiralfasersystems durchgeführt (GOERTTLER). Die Voraussetzung für die aktive Erweiterung der Nabelstrangarterien bilden eine elastische Längsspannung des Rohres und ein hoher Flüssigkeitsgehalt des umgebenden Gallertgewebes; fehlen beide Faktoren, dann führt die Kontraktion der Muskelwand zu einer Verengerung des Gefäßlumens, ein Vorgang, der sich nach der Geburt ereignet, da jetzt die Gefäßwand unter anderen mechanischen Bedingungen steht. In den beiden dem Fetus genäherten Dritteln des Nabelstranges sind gegen Ende der Gravidität Nerven im Bindegewebe und an den Gefäßen beobachtet worden.

7. Die Haut.

Die **Haut (Cutis)** entwickelt sich auf ektodermaler und mesodermaler Grundlage. Die epitheliale *Oberhaut* oder *Epidermis* entsteht aus dem Epithelüberzug des Ektoderms; die bindegewebige *Lederhaut* oder das *Corium* zeigt sich in ihrer ersten Anlage in der dorsalgelegenen Cutisplatte der Ursegmente segmental gegliedert, wird aber bald zu einem einheitlichen Mesenchym verschmolzen. In der ventralen Region stammt die bindegewebige Anlage der Haut vom parietalen Mesoderm, ohne ein Stadium der Segmentierung zu durchlaufen. Schweiß- und Talgdrüsen, Brustdrüse, Haare und Nägel sind in der Hauptsache epitheliale Gebilde und Abkömmlinge der Epidermis. Das *Unterhautzellgewebe (Subcutis, Tela subcutanea)* ist wie das Corium mesenchymaler Herkunft. Die erste Ausbildung der Hautanlage geschieht in frühembryonaler Zeit unter sehr verschiedener Form, ein Umstand, der vielleicht mit dem örtlich verschiedenen Bau der Haut des Erwachsenen zusammenhängt.

In der Wirbeltierreihe sind Hornbildungen, Hufe, Borsten, Krallen, die Schuppen der Reptilien und die Federn der Vögel vorwiegend als Bildungen der embryonalen Epidermis aufzufassen.

Die **Epidermis** (Oberhaut) baut sich aus mehrschichtigem Plattenepithel auf und läßt bei schwacher Vergrößerung im allgemeinen zwei Schichten unterscheiden, eine oberflächlich gelegene *Hornschicht* oder *Stratum corneum* und eine tiefer gelegene, in besonderer Weise an das Bindegewebe grenzende *Keimschicht* oder *Stratum germinativum Malpighi* (Abb. 459). Die obere Lage der Epidermis ist durch einen Verhornungsprozeß gekennzeichnet; hierbei gehen Kern und Protoplasma der Epithelzellen zugrunde. Verhornte Zellreste überkleiden die Oberfläche des Stratum corneum und werden als kleine Schüppchen dauernd abgestoßen. Es kommt somit an der Oberfläche der Haut zu einem fortwährenden Substanzverlust, der aus der Tiefe des Epithels ergänzt werden muß. Man hat sich demnach die Epidermis in steter Umgestaltung begriffen vorzustellen. Die Schicht, welche neues Zellmaterial zu liefern hat, ist das *Stratum cylindricum*; es liegt in der Epidermis am tiefsten und dem Bindegewebe und Capillarnetz am nächsten.

Das Stratum germinativum zeigt sich gegen das darunterliegende Bindegewebe in den meisten Fällen sehr uneben abgegrenzt; Epithel und Bindegewebe
sehen auf dem Schnitt aus, als seien sie ineinander verzahnt. Auch die histologische Grenze zwischen beiden Gewebssorten ist nicht scharf (Abb. 460).
Denn die Zellen des Stratum cylindricum ragen mit zarten Fortsätzen ihres
basalen Exoplasmas, den „Wurzelfüßchen", in einen dichten Filz des Bindegewebes hinein, das sich seinerseits mit feinsten Faserelementen zwischen die
Cylinderzellen verliert. Es
gibt also keine Basal-
membran unter der Epi-
dermis. Aus den Cylinder-
zellen gehen durch Mi-
tose die darübergelegenen,
polyedrischen Zellen her-
vor, die sich bei ihrem
langsamen Aufrücken zur
Oberfläche fortwährend
gegeneinander verschie-
ben. Eine riesige Fülle
plasmatischer Intercellu-
larbrücken verbindet die
Zellkörper über ein fein-
stes intercelluläres Lük-
kensystem miteinander,
nimmt ihnen ein Stück
ihrer Individualität und
gibt ihnen ein stacheliges
Aussehen (Abb. 24). Man
hat daher die ganze Epi-
thelschicht als *Stratum
spinosum* und die Zellen als
Stachelzellen bezeichnet.

An den oberen Lagen
der Stachelzellen beginnt
sich zuerst der Verhor-
nungsprozeß in Gestalt der
Keratohyalingranula be-
merkbar zu machen, die als
Produkt der ganzen Zelle
entstehen und sich mit

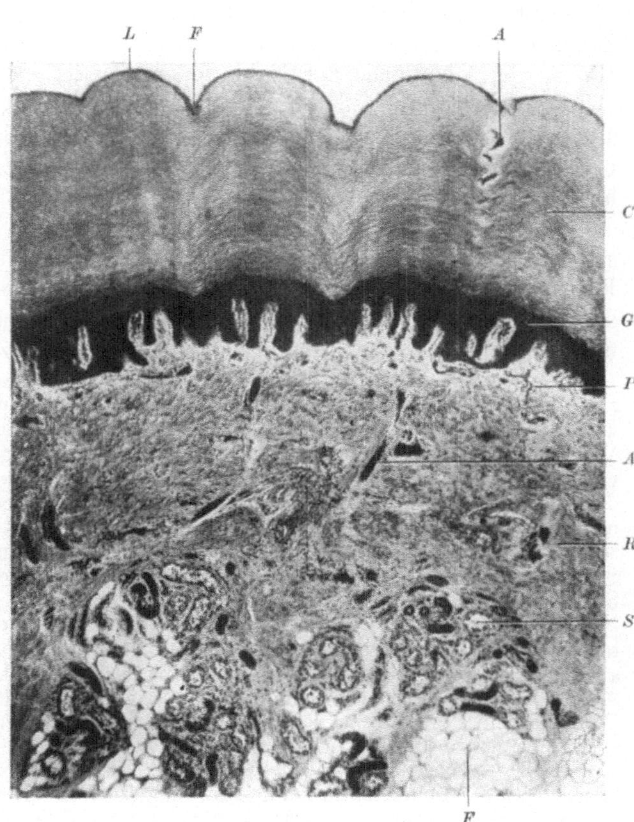

Abb. 459. Querschnitt durch die Volarseite der Fingerhaut. Mensch.
L Leiste; *F* Furche; *C* Stratum corneum; *A* Ausführungsgang einer
Schweißdrüse; *G* Stratum germinativum; *P* Stratum papillare; *R* Stratum
reticulare; *S* Schweißdrüse; *F* Fettgewebe der Subcutis. Hämatoxylin-
Erythrosin. 37mal vergrößert.

vielen, besonders basischen Farbstoffen lebhaft färben lassen. Die Zellen er-
scheinen an den Seiten abgeplattet und in 2—4 Schichten übereinandergelagert.
Die gesamte Masse dieser grobgranulierten Zellen stellt das *Stratum granulosum*
dar. Es geht ohne scharfe Grenze in eine stark färbbare schmale Schicht, das
Stratum lucidum über, dessen Zellen mit einer diffus verteilten, nicht granulierten
Masse, dem *Eleidin*, erfüllt sind. Möglicherweise bildet sich das Eleidin aus einer
Umwandlung und Verschmelzung der Keratohyalingranula. Die Zellkerne verfallen
im Stratum lucidum der Degeneration, verlieren ihr Chromatin und erscheinen
nur noch im verkleinerten Umfang als trübe Körper. Die Sichtbarkeit der Kerne im
Stratum lucidum hängt offenbar von dem jeweiligen Zustand ihrer Entartung ab.

Je nach der mechanischen Beanspruchung zeigt die Epidermis eine verschiedene Dicke.
An Stellen mit dichter Epidermis wie Fußsohle und Volarfläche der Hand treten Stratum

granulosum und lucidum deutlich hervor. Bei dünner Epidermis können das Stratum granulosum und lucidum sehr schmal, das letztere schwer zu sehen sein.

Das **Stratum corneum,** die eigentliche Hornschicht ist das Resultat einer sehr verwickelten Gewebsfunktion, die mit ihrem Verhornungsprozeß im Stratum granulosum beginnt, ihn im Stratum lucidum beinahe durchgeführt und im Stratum corneum zu Ende gebracht hat. Die Zellen lassen hierbei nach Art eines Sekrets die Hornsubstanz oder das *Keratin* entstehen, gehen jedoch selbst mit Kern und Plasma zugrunde. Sie hinterlassen nur noch ihre Wände als Hornmembranen, die vertrocknete Kern- und Plasmareste einschließen. Die stark abgeplatteten Zellen können zu einer lamellenartigen Schichtung aneinandergereiht werden. Die an der Oberfläche der Epidermis haftenden Schüppchen, welche dauernd abgestoßen werden, stellen hohle, zusammengepreßte Bläschen dar, deren Wand aus Keratin besteht. Durch Alkalien kann man die Schüppchen zum Aufquellen bringen. Die oberflächlichste Lage, das Stratum corneum und das Stratum lucidum, sind durch eine starke Licht- und Doppelbrechung ausgezeichnet.

Die gesamte Hornmasse des Stratum corneum zeigt keinen durchgehend gleichen Aufbau; an der Hautoberfläche kann man eine Gliederung in Leisten und Furchen wahrnehmen (Abb. 459). Dieser Umstand wirkt sich auf die Struktur der tiefergelegenen Schichten des Stratum corneum aus, insofern im Polarisationsmikroskop die Furchen dichtere Hornmassen besitzen als die Leisten.

Als stete Neubildner im Regenerationsprozeß der Epidermis hat man die Cylinderzellen zu betrachten, deren Zahl beträchtlich größer sein dürfte als diejenige der Zellen im Stratum granulosum; denn die Oberfläche des Stratum cylindricum ist infolge ihrer eigenartigen Verbindung mit dem Corium größer als die des nur wenig gewellten Stratum granulosum; überdies nimmt jede Cylinderzelle nur mit ihrem kleinsten Durchmesser von der Unterfläche der Epidermis Besitz, während die granulierten Zellen sich gerade mit ihrem größten Durchmesser annähernd parallel zur überdies viel kleiner gewellten Oberfläche der Haut orientiert zeigen. Es fällt häufig schwer, Mitosen an den Cylinderzellen oder in der unteren Lage des Stratum spinosum zu beobachten. Immerhin scheint eine amitotische Vermehrung im Stratum germinativum nicht in Betracht zu kommen.

Als Schutz gegen starke Belichtung tritt im Plasma der tieferen Epidermisschichten, teilweise auch zwischen den Zellen, Melaninpigment auf, von dessen Masse die Hautfarbe abhängig ist. Das Pigment wird von den Epithelzellen gebildet und findet sich in geringer Anzahl in darunterliegendem Bindegewebe. An den Innenflächen der Hand und an der Fußsohle fehlt die Pigmentierung im Corium. Bei Störungen in der Nebenniere kann eine auf Pigmentvermehrung beruhende bräunliche Hautfarbe die Folge sein (ADDISONsche Krankheit). Auch das Zwischenhirn scheint am Pigmentstoffwechsel beteiligt zu sein. In manchen Hautregionen trifft man im Stratum germinativum eigentümlich verästelte Gebilde mit schlecht erkennbarem Kern (LANGERHANS*sche Zellen*). Es handelt sich hierbei um zugrunde gehende Epithelzellen. (s. auch Abb. 312).

Die Epidermis ist nach ihrem Aufbau als ein geschlossenes Ganzes zu betrachten, in dessen Rahmen die Individualität der Einzelzellen verlorengeht und ohne Bedeutung bleibt. Einen Einblick in die mechanische Konstruktion der Epidermis kann man zunächst aus der Anordnung des epithelialen Fibrillensystems gewinnen. Im histologischen Schnitt, im polarisierten Licht und mit Hilfe der Spaltlinienmethode treten in der Epidermis Fibrillensysteme hervor, die ähnlich den kollagenen Fasern im Gelenkknorpel auf die Beanspruchung durch Schub und Druck ausgerichtet sind. Die Epithelfibrillen erweisen sich als positiv einachsig doppelbrechend. Stratum corneum und Stratum germinativum besitzen, jedes für sich, eigene Fibrillensysteme, während das Stratum lucidum fibrillenfrei bleibt und zwischen Horn- und Keimschicht eine Art verschiebbare Lage darstellt. Im Stratum germinativum der Fingerbeere ist das Fibrillengerüst in Faserbogen angeordnet, die sich nach der Fingerspitze neigen und in schräger Richtung zwischen den die Ausführungsgänge enthaltenen Seitengrenzen ausspannen. Das Stratum corneum enthält zwei einander ähnlich gebaute Fibrillensysteme, die in den Leistenfugen schräg ansteigen und nach Durchquerung der Coriumleiste in der seitlichen Region derselben wieder senkrecht absteigen. Die schräg gerichteten Fasern verlaufen gegensinnig. Jede Epidermisleiste besitzt demnach ihr eigenes Epithelfasersystem.

In elektrophysiologischer Hinsicht zeigt sich die Epidermis vorwiegend negativ geladen. Je weiter die Epidermiszellen vom Capillarnetz entfernt liegen, um so mehr nähern sich ihre Umladungsbereiche von der sauren Seite her dem Neutralpunkt. Die isoelektrischen Punkte des Stratum lucidum liegen dem Neutralpunkt am nächsten. Das Stratum corneum verhält sich ähnlich dem Stratum germinativum. Die Ladungen der Epidermis sind mosaikartig verteilt. Das Stratum lucidum und seine Grenzzone können als die am leichtesten umladbare Zone aufgefaßt werden, während Stratum corneum und germinativum negativ geladen sind. Die physicochemische Sonderstellung des Stratum lucidum erfährt dadurch eine besondere Stütze, daß die Epidermis hier die größte Gewebsdichte besitzt, sich frei von Kalkasche zeigt und in ihrem Umladungsbereich am wenigsten vom Neutralpunkt entfernt (ZEIGER). Ein

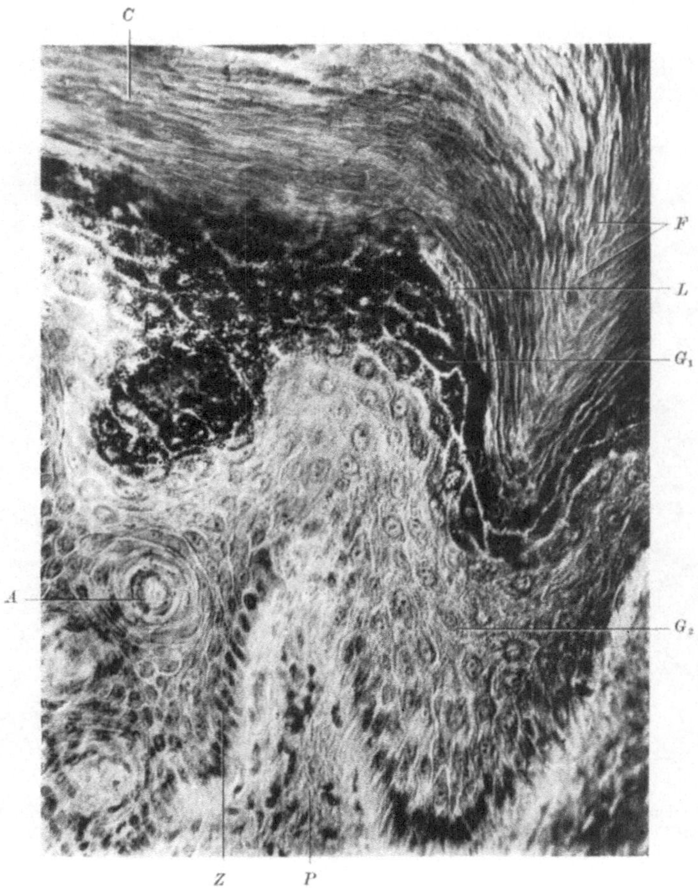

Abb. 460. Querschnitt durch den basalen Teil der Epidermis. Mensch. Volare Fingerhaut. *C* Stratum corneum; *F* Faltenregion des Stratum corneum; *L* Stratum lucidum; G_1 Stratum granulosum; G_2 Stratum germinativum einer Crista limitans; *Z* Stratum cylindricum; *A* Ausführungsgang einer Schweißdrüse in einer Crista intermedia; *P* bindegewebige Papille. Hämatoxylin-Erythrosin. 300mal vergrößert.

besonderer Säureschutz der Epidermis gegenüber eindringenden Bakterien wird durch die Absonderung eines sauer reagierenden Schweißes entwickelt.

Die Unterfläche der Epidermis und das bindegewebige **Stratum papillare** des Coriums sind unter erheblicher Vergrößerung der beiderseitigen Oberflächen miteinander verbunden. Die Oberfläche des Coriums wird von feinen Furchen durchzogen, die parallel nebeneinander verlaufen und an der Vola manus und Planta pedis schmale, bindegewebige Leistchen zwischen sich einrahmen. Auf diesen Coriumleisten entspringen kegelähnliche, rundliche oder spitze Erhebungen, die man als *Papillen* bezeichnet hat. Sie sind an den erwähnten Hautstellen gewöhnlich zu zwei parallelen Reihen auf den Coriumleisten angeordnet. Es finden sich unter jeder Epidermisleiste meist zwei Längsreihen von Papillen auf einer Coriumleiste (Abb. 459). Die Papillen sind um so höher, je dicker die

Epidermis ist. In den Coriumleisten senken sich von seiten der Epidermis entsprechende epitheliale Leisten ein. Man kann hier eine *Crista limitans* oder *Grenzleiste*, welche den Rand einer Epidermisleiste nach der Tiefe verlängert von einer den Ausführungsgang enthaltenen *Drüsenleiste* oder *Crista intermedia* unterscheiden (Abb. 460).

Die Coriumpapillen sind in entsprechend große Grübchen in der Unterfläche der Epidermis hineingesteckt. Löst man die Epidermis vom Corium ab und betrachtet sie an ihrer Unterfläche, so ergibt sich eine Ansicht wie in Abb. 461. Die der Papillen entledigten Epidermisgrübchen erscheinen hell. Die Epidermisleisten, welche die für die Papillen reservierten Grübchen umrahmen, zeigen sich

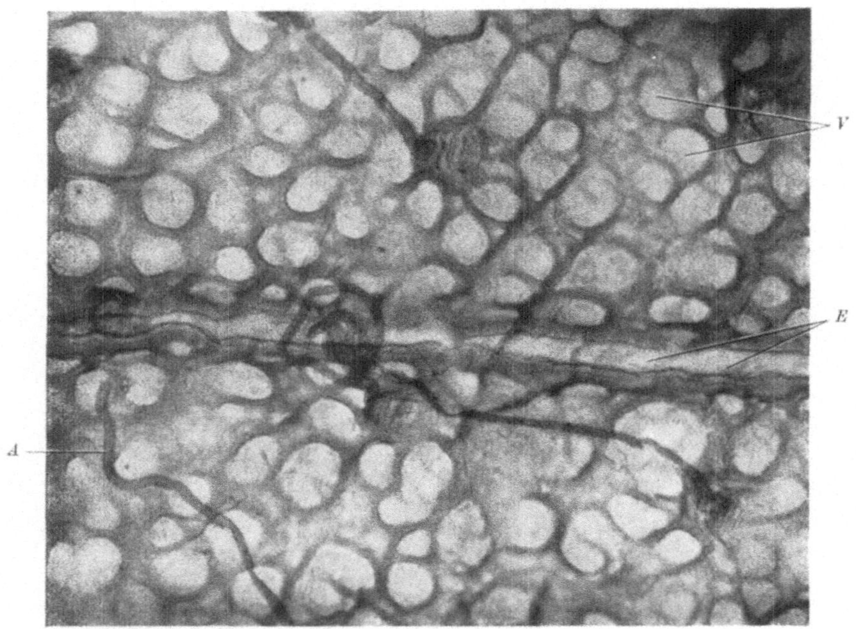

Abb. 461. Epidermis von der Unterfläche gesehen. Fußsohle, Mensch. *V* Vertiefungen für die bindegewebigen Papillen; *E* epitheliale Einsenkung, einer Coriumfurche entsprechend; *A* Ausführungsgang einer Schweißdrüse. Hämatoxylin. 45mal vergrößert.

vielfach miteinander verbunden, wodurch ein netzartiges Epithelgefüge, das *Rete Malpighi*, in Erscheinung tritt. Die Ausführungsgänge von Schweißdrüsen werden auf der gleichen Abbildung sichtbar.

Das **Corium** oder die **Lederhaut** besitzt in der papillentragenden, subepithelialen Schicht, dem *Stratum papillare*, eine wichtige Zone, welche der Festigung und Ernährung der Epidermis dient. Daher befindet sich in dieser Schicht ein feinster Filz kollagener, elastischer oder argyrophiler Fäserchen, welche mit den oben erwähnten Wurzelfüßchen der basalen Cylinderzellen verwoben sind. Zur Ernährung der Epidermis zeigt sich hier das Capillarnetz der Haut unter Ausbildung intrapapillärer Schlingen in besonderer Dichte entwickelt (Abb. 462). Das locker gefügte Stratum papillare enthält, abgesehen vom Capillarnetz, noch die oberflächlichen Venen- und Nervengeflechte; Fibrocyten, Histiocyten und Mastzellen finden sich in seinem weichen Faserfilz. Die Coriumpapillen schwanken in ihrer Größe; sie sind beispielsweise in der Haut des Nagelbettes sehr hoch, in der Gesichts- und Bauchhaut unregelmäßig und schwach entwickelt.

Das **Stratum reticulare** baut sich aus groben, kollagenen Faserbündeln und einem elastischen Netzwerk zu einem festen Faserfilz auf, in welchen sich ein

Fibrocytennetz eingeschlossen findet. Die LANGERsche Einstichmethode vermag
eine besondere regionäre Anordnung der bindegewebigen Strukturen in der
Lederhaut aufzudecken. Letztere zeigt je nach der örtlichen Lage und Beanspruchung eine wechselnde bindegewebige Konstruktion. Bei der Dehnung der
Haut werden die wellenförmig gelagerten kollagenen Bündel und die von ihnen
gebildeten Maschen gestreckt, die Bündel also gegeneinander verschoben. Das
gleichfalls gedehnte, elastische Gewebe bringt beim Nachlassen des Zuges die
kollagenen Bündel wieder in ihre ursprüngliche Lage zurück. Das Stratum
reticulare führt nur kleinere Arterien und Venen, enthält aber fast keine Capillaren.

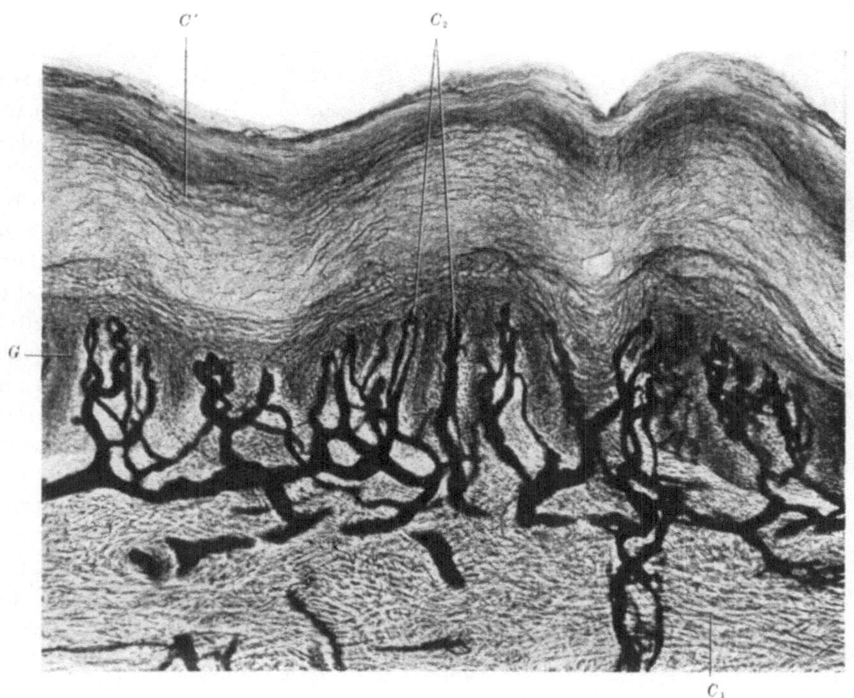

Abb. 462. Injizierte Blutcapillaren in den Papillen. Haut, Mensch. C' Stratum corneum; G Stratum germinativum; C_2 Capillarschlingen; C_1 Corium. Ungefärbtes Injektionspräparat. 78mal vergrößert.

Bei der LANGERschen Spaltmethode entsteht nach einem Stich mit der Ahle in die
Haut kein rundes Loch, sondern ein kleiner Spalt. Die aneinander gereihten Spalten deuten
die Richtung der geringsten Dehnbarkeit innerhalb der Haut an. Schnittwunden, welche
in der Richtung der Spaltlinien angelegt werden, klaffen nur wenig.
Glatte Muskelfasern im Corium finden sich als **Mm. arrectores pilorum** an den Haaren
und in großer Menge in der Brustwarze und der Tunica dartos des Scrotums zum Bau eines
elastisch-muskulösen Systems verwendet. Vereinzelte glatte Muskelfasern werden gelegentlich
im Corium jeder Hautregion beobachtet. Quergestreifte Muskelfasern zeigen sich nur in
der Haut des Gesichts und Halses durch Sehnen mit dem Filzwerk des Coriums verknüpft.
Bindegewebige Pigmentzellen kommen im Corium um den Analring in größerer Verbreitung vor. Beim Neugeborenen lassen sich in der Sacralregion des Coriums vielfach kleine
Ansammlungen von Pigmentzellen entdecken; sie entsprechen dem bekannten „Mongolen-
fleck", der sich bei den mongolischen Rassen bis zum Stadium des Erwachsenen erhalten
kann.

Das **Stratum subcutaneum (Subcutis oder Unterhautzellgewebe)** zeigt gegenüber der Lederhaut häufig keine scharfe Abgrenzung und je nach Grad und Art
der Beanspruchung eine verschiedene Bauweise. Die Entwicklung des gesamten
Fettgewebes oder des *Panniculus adiposus* erweist sich von seiner mechanischen
Beanspruchung und dem Ernährungszustand des Organismus abhängig. Auch

das Nervensystem und hormonale Faktoren können von Einfluß auf das Verhalten des im Stratum subcutaneum vorhandenen Fettgewebes sein. Je nach der örtlich-mechanischen Inanspruchnahme macht sich eine verschiedene Konstruktion der die Fettläppchen (Abb. 70 und 459) begrenzenden, bindegewebigen Membranen bemerkbar. Die lockere Bauweise des Stratum subcutaneum und die Weichheit des zu einem in sich verschieblichen Kammersystem gegliederten Fettgewebes gestatten eine beträchtliche Verschieblichkeit der Haut und vermögen wie an der Fußsohle einem starken Druck ausgleichend entgegenzuwirken.

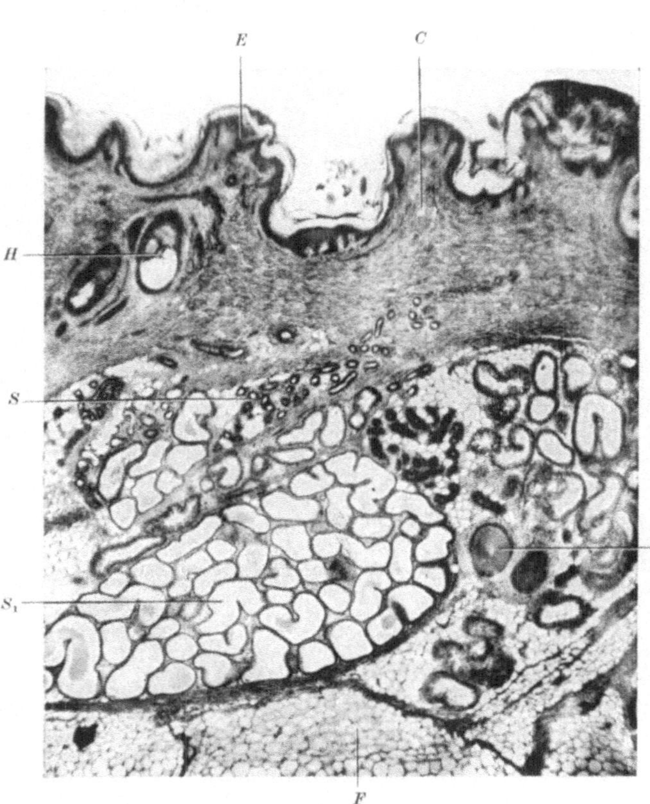

Abb. 463. Schnitt durch die Haut der Achselhöhle. Mensch. *E* Epidermis; *C* Corium; *H* Haare; *S* ekkrine Schweißdrüsen; *S₁* apokrine Schweißdrüsen; *F* Fettgewebe im Stratum subcutaneum. ZENKER-Formol. Hämatoxylin-Eosin. 25mal vergrößert.

Manche Hautstellen (Augenlid, Penis, Scrotum, Labium minus) zeichnen sich durch Fettarmut aus.

Die **Schweißdrüsen** oder **Glandulae sudoriferae** finden sich in den tiefen Schichten des Coriums und an dessen Grenze zum Stratum subcutaneum mit geringer Ausnahme über die gesamte Körperhaut verteilt. Es handelt sich bei dieser rein tubulösen Drüsenform um lange unverästelte Röhren, die sich in einen Ausführungsgang und in ein Endstück differenzieren; letzteres stellt einen knäuelartig gewundenen Schlauch dar, dessen Schlingen keine Anastomosen untereinander bilden. Jeder Drüsenknäuel ist mit seinem Ausführungsgang als eine isolierte funktionelle Einheit zu betrachten. Der äußeren Form wegen hat man die Schweißdrüsen

als *Knäueldrüsen* bezeichnet. Sie lassen zwei Abarten: *ekkrine* und *apokrine Schweißdrüsen* unterscheiden; beide Abarten besitzen im Grunde den gleichen histologischen Bau, zeigen aber hinsichtlich ihrer Größe und ihrer regionären Verteilung sowie in der Zusammensetzung ihres Sekrets gewisse Besonderheiten (Abb. 463).

In der Wand der *ekkrinen* Schweißdrüsen erscheinen die sezernierenden Zellen ziemlich hell, von unterschiedlicher Form und je nach dem Stadium der Sekretbildung mit feiner Granula ausgestattet. Zwischen den Zellgrenzen sind manchmal kleine Lücken vorhanden, aus denen bei Bedarf das Sekret in das Lumen geleitet werden kann. Eine nicht ganz geschlossene Lage von Myoepithelzellen ektodermaler Herkunft umklammert in gestreckten Spiralen zwischen der Basis des Drüsenepithels und der stark färbbaren Membrana propria den Tubulus (Abb. 464). Im Drüsenlumen beobachtet man mitunter feinste ab-

gestoßene Granula und kleine Plasmateilchen; auch ein schmaler, veränderlicher
Saum wird gelegentlich an der Oberfläche der Zellen zur Auskleidung des Drüsenlumens bemerkt. Das Drüsenepithel erweckt nicht selten den Eindruck der
Mehrschichtigkeit; vielleicht spielt hierbei der Kontraktionszustand des myo-
epithelialen Gitters eine Rolle.

Der Ausführungsgang läßt beim Verlassen des Drüsenknäuels und auf dem
Wege durch das Corium ein meist zweischichtiges, kernreiches Epithel erkennen,
dem auf der Innenseite zur Auskleidung des Lumens eine stark lichtbrechende,
homogene Cuticula aufsitzt. Im allgemeinen verläuft der Ausführungsgang in
steilen Schraubenwindungen, manchmal beinahe gestreckt zur Unterfläche der
Epidermis; er dringt dann zwischen zwei Coriumpapillen in die epitheliale Crista

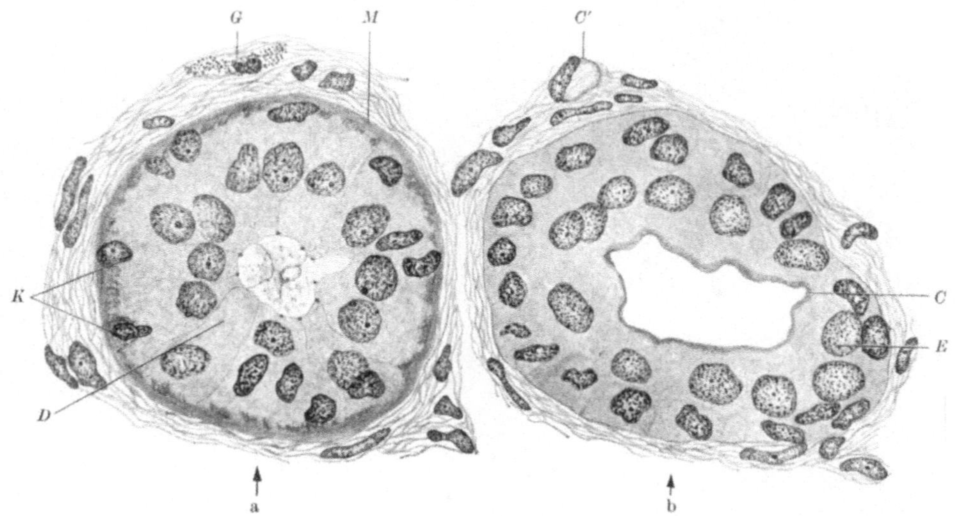

Abb. 464 a u. b. a Endstück einer ekkrinen Schweißdrüse. Mensch. *D* Drüsenzelle; *K* Kerne von Myoepithelzellen; *M* Membrana propria; *G* Kern eines Granulocyten. b Ausführungsgang. *C* Cuticula; *E* Epithel; *C'* Capillare. ZENKER-Formol. 1000mal vergrößert, auf ⁵/₆ verkleinert.

intermedia ein, durchbohrt mit flachen, schraubenartigen Windungen das
Stratum corneum und findet in der mit bloßem Auge eben noch sichtbaren
Schweißpore auf der Oberfläche der Haut sein Ende.

Der Ausführungsgang wird auf seinem Wege durch die Epidermis von einem wechselvollen und veränderten Epidermisepithel ausgekleidet. Seine Wandzellen erscheinen zuerst
größer als diejenigen des Stratum germinativum und füllen sich schon vor dem Durchtritt
durch das Stratum granulosum mit Keratohyalingranula an. Der Verhornungsprozeß verläuft im übrigen in der Wand des Ausführungsganges anders als in den Schichten der
Epidermis.

Ekkrine Schweißdrüsen kommen am zahlreichsten in der Vola manus und Planta pedis
vor; sie fehlen am Trommelfell und Nagelwall, an der Glans und an der Innenfläche des
Praeputium penis.

Die **apokrinen Schweißdrüsen** sind, wie Abb. 463 zeigt, umfangreicher als die
ekkrinen Schweißdrüsen. Das sezernierende Endstück des Drüsentubulus findet
sich ohne jede Verzweigung zu einem Knäuel zusammengewickelt. Bei den
Ciliardrüsen des Augenlides (MOLL) wechselt das Kaliber des Drüsenrohres
erheblich; auch in den apokrinen Axillardrüsen lassen sich kleine Divertikel
beobachten. Die starken Veränderungen des Drüsenepithels in den verschiedenen
Stadien der Sekretion sind an Hand der Abb. 38 beschrieben worden. Myoepithelzellen und Membrana propria umfassen das Drüsenepithel wie bei den ekkrinen
Drüsen. Das Sekret der apokrinen Schweißdrüsen enthält einen spezifischen
Geruchsstoff; daher nennt man diese Drüsen auch *Stoffdrüsen*.

Apokrine Schweißdrüsen finden sich in der Haut der Achselhöhle, im Warzenhof der Mammille, in der Analregion, in der Scrotal- und Dammhaut, an den Labia majora und am Vestibulum nasi. Auch die Ceruminaldrüsen des äußeren Gehörganges und die Glandulae ciliares (MOLL) des Augenlides gehören hierher. Gefäß- und Nervenversorgung der Schweißdrüsen und ihrer Ausführungsgänge sind überaus reichlich.

Die **Haare (Pili)** sind unterschiedlich lange, biegsame, aus verhornten Epithelzellen bestehende Fäden; sie ragen mit dem *Haarschaft* oder *Scapus* aus Öffnungen der Haut hervor und stecken mit der Haarwurzel oder *Radix pili* schräg im Corium, teilweise im Stratum subcutaneum der Haut. Eine kleine Verdickung, die *Haarzwiebel* oder *Bulbus pili*, sitzt am unteren Ende der Wurzel (Abb. 465).

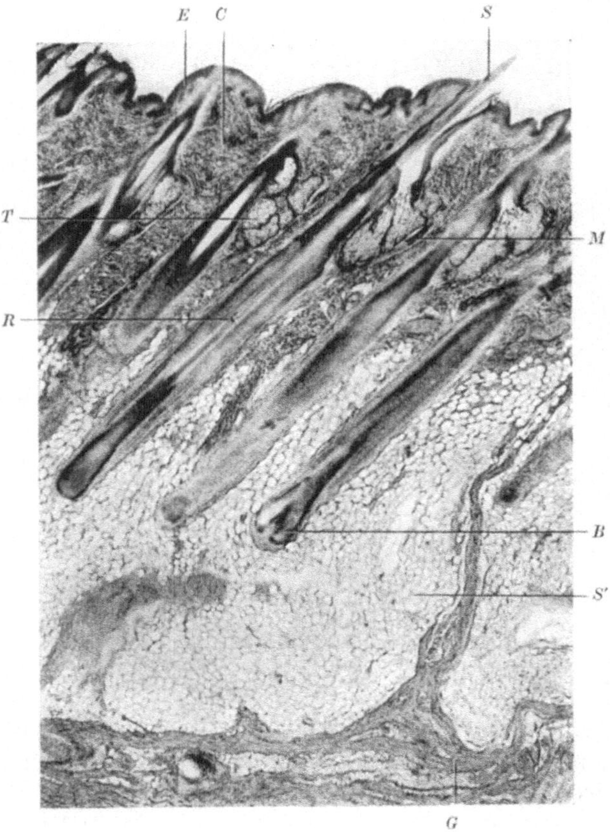

Die Haare entstehen gegen Ende des dritten Embryonalmonats aus einer Epidermisverdickung, dem epithelialen Haarkeim, der schräg in die Tiefe des Coriums vorwächst und an seinem immer weiter in das Bindegewebe vordringenden Ende mit einer mesenchymalen Differenzierung, der bindegewebigen Haarpapille in engen Zusammenhang gerät. Talgdrüsen, apokrine Schweißdrüsen und der *M. arrector pili* entstammen gleichfalls der epithelialen Haaranlage. Für die Ernährung des Haares ist die Haarpapille von großer Bedeutung.

Der Verhornungsprozeß des Haares läßt sich am Bulbus noch gar nicht und im unteren Drittel der Wurzel noch wenig verspüren. Infolgedessen zeigen die zum Aufbau des Haares verwendeten Epithelzellen in jener Region deutlich Kern und Protoplasma. Man hat es hier noch mit lebenden Zellen zu tun, die von Stufe zu Stufe, von unten nach oben die Erscheinungen des Lebens einbüßen und der Verhornung verfallen. Das unverhornte, kernreiche und in charakteristischer Weise strukturierte Epithelgewebe des Haares läßt in der Höhe des Bulbus die Zusammensetzung des Haares aus drei Schichten, *Mark*, *Rinde* und *Haarcuticula*, feststellen (Abb. 466). Die *Marksubstanz* besteht aus großen, hellen, polygonalen Zellen, die einen deutlichen Kern und nur wenig oder gar kein Pigment im Plasma enthalten. Den kleineren Haaren fehlt vielfach eine Marksubstanz. In den Bulbus stülpt sich von unten her die bindegewebige Haarpapille hinein (Abb. 467), deren Spitze die untersten Lagen der Markzellen aufsitzen.

Die **Rinde** stellt die Hauptmasse des Haares dar und gilt als der Träger des Pigments; letzteres wird in den Rindenzellen gebildet, die im Bulbus von polygonaler Gestalt sind und einen rundlichen Kern besitzen, weiter oben jedoch

Abb. 465. Schnitt durch die Kopfhaut. Mensch. *E* Epidermis; *C* Corium; *S* Scapus pili; *R* Radix pili; *B* Bulbus pili; *T* Talgdrüse; *M* Musc. arrector pili; *S'* Stratum subcutaneum; *G* Galea aponeurotica. ZENKER. Hämatoxylin-Eosin. 20mal vergrößert.

Kern und Protoplasma erheblich in die Länge strecken. Die ersten Anzeichen der Pigmentierung finden sich innerhalb und außerhalb der *Matrixzellen*, welche in großer Masse den oberen Teil der Haarpapillen umfassen und als das Keimlager des wachsenden Haares zu betrachten sind; häufig zu beobachtende Mitosen sprechen für diese Annahme. Das gesamte im Bulbus entstandene Pigment wird mit dem wachsenden Haar innerhalb der Rinde bis in den Haarschaft geschoben. Die Farbe des Haares ist von der Art der Pigmentierung abhängig.

Die **Haarcuticula** erhält ihre Form durch dachziegelartig angeordnete, verhornte, platte Epithelzellen, die gegeneinander durch wellige Linien abgegrenzt

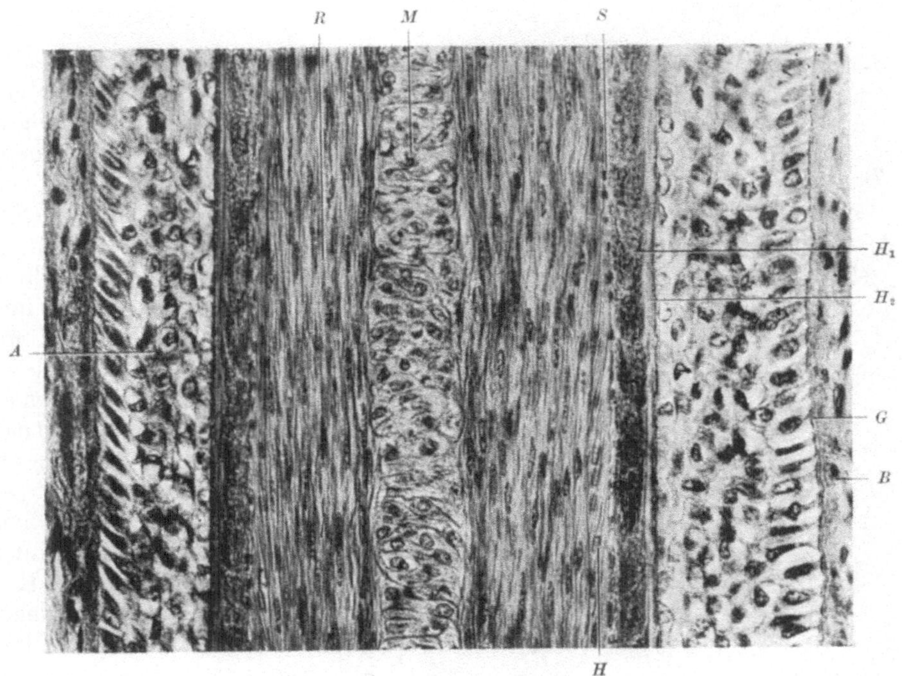

Abb. 466. Längsschnitt durch ein menschliches Haar mit seinen Hüllen. Unteres Drittel der Wurzel. *R* Rinde; *M* Mark; *H* Haarcuticula; *S* Scheidencuticula; H_1 HUXLEYsche Schicht; H_2 HENLEsche Schicht; *A* äußere Wurzelscheide; *G* Glashaut; *B* bindegewebiger Haarbalg. ZENKER. Paracarmin. 310mal vergrößert.

werden. In der Profilansicht des Haares erscheint die dachziegelförmige Anordnung gleichsam verkehrt, als seien die freien Enden der Dachziegel statt nach unten nunmehr nach oben gerichtet und wie die Spitzen von Sägezähnen der Oberfläche der Epidermis zugewendet (Abb. 468). Die Zellen der Haarcuticula sind im unteren Drittel der Wurzel noch kernhaltig und werden weiter oben zu kernlosen, flachen Schüppchen umgewandelt. Haar, Haarcuticula und innere Wurzelscheide sind positiv einachsig doppelbrechend.

Das Haar steckt innerhalb der Cutis noch in besonderen Umhüllungen. Die innere vom Epithelgewebe gebildete Hülle wird als *Wurzelscheide* bezeichnet; die äußere Hülle oder der *bindegewebige Haarbalg* entstammt dem Mesenchym und hängt mit dem Corium zusammen. Die Wurzelscheide läßt noch einmal zwei unterschiedlich gebaute Epithelschichten, *innere* und *äußere Wurzelscheide* voneinander unterscheiden. Die innere Wurzelscheide erstreckt sich vom Bulbus bis zur Mündung des Talgdrüsenganges; an dieser Stelle erscheint sie als verhornte Masse der Haarcuticula aufgelagert. Im unteren Teil der Haarwurzel differenziert sich die innere Wurzelscheide in drei kernhaltige Epithelschichten:

die HENLEsche *Schicht*, die HUXLEY*sche Schicht* und die nur in Bulbusnähe deutliche *Scheidencuticula*.

Die **Scheidencuticula** grenzt an die Haarcuticula und zeigt in den unteren Regionen etwa plattkubische Zellen; diese verhornen in der Richtung nach oben sehr bald und werden zu dachziegelförmig gelagerten Schüppchen umgestaltet, deren freier Rand im Gegensatz zur Haarcuticula gegen die Haarpapille gerichtet ist. Hierdurch kommt es zwischen Haar- und Scheidencuticula zu einer Art Verzahnung (Abb. 468). Die HUXLEY*sche Schicht* stellt die innere Epithellage der inneren Wurzelscheide dar, umfaßt die Scheidencuticula von außen und besteht unten aus platten Zellen, die weiter nach oben eine mehr kubische und unregelmäßige Gestalt annehmen und gelegentlich mit plasmatischen Ausläufern zwischen die Zellen der HENLESchen Schicht eindringen. Eine eigentümliche Masse von oxyphilen Schollen und Granula tritt im Plasma der HUXLEYschen Zellen vor allem oberhalb des Bulbus auf und läßt am Querschnitt durch die tiefere Region der Haarwurzel die dunkle HUXLEYsche Schicht von der außen anliegenden HENLESchen *Schicht* leicht unterscheiden (Abb. 469). Letztere enthält in ihrer einfachen Lage platte Epithelzellen, eine ähnliche Granula wie die HUXLEYsche Schicht (Keratohyalingranula, ,,Trichohyalingranula"), verliert

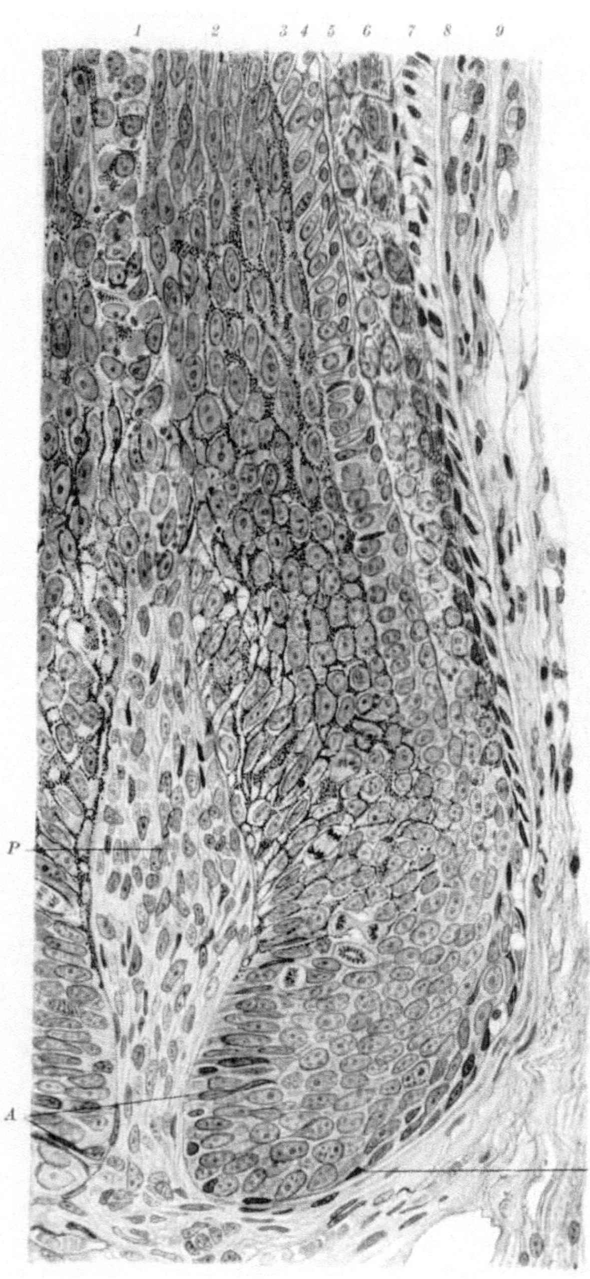

Abb. 467. Längsschnitt durch das Kopfhaar eines 22jährigen Mannes. *1* Mark; *2* Rinde; *3* Haarcuticula; *4* Scheidencuticula; *5* HUXLEYsche Schicht; *6* HENLEsche Schicht; *7* äußere Wurzelscheide; *8* Glashaut; *9* bindegewebiger Haarbalg; *A. W.* äußere Wurzelscheide am Bulbus; *A* Matrixzellen; *P* Papille. Formol. Hämatoxylin-Eosin. 350mal vergrößert. (Nach HOEPKE.)

diese Einschlüsse nach oben jedoch eher als die HUXLEYsche Schicht. Der Verhornungsprozeß setzt somit bei den HENLESchen Zellen in der Richtung zur Hautoberfläche früher ein als bei den HUXLEYschen Zellen. Die verhornte innere Wurzelscheide geht am trichterförmigen Ausgang der Haaröffnung in der Nähe der Talgdrüsenmündung kontinuierlich in das Stratum corneum der Epidermis über.

Die **äußere Wurzelscheide** entstammt dem Stratum germinativum der Epidermis und setzt dieses bis zum Bulbus pili fort. Bis zur Mündungsstelle der Talgdrüse sind der äußeren Wurzelscheide innerhalb des das Haar bergenden Epithelkanals Zellreste aus dem Stratum corneum und granulosum beigesellt. Unterhalb der Einmündung des Talgdrüsenganges verschmälert sich der helle Epithelmantel der äußeren Wurzelscheide, zeigt sich nach der Tiefe hin leicht bauchig verdickt, um kurz vor dem Haarbulbus wieder schmäler zu werden. Die Hauptmasse der äußeren Wurzelscheide stellen polyedrische Zellen dar, die außen von ziemlich hohen Cylinderzellen, innen von polyedrischen Zellen eingeschlossen werden. Am unteren Rand der Haarpapille verschmelzen äußere und innere Wurzelscheide miteinander und gehen ohne Grenze in eine blastematöse Menge undifferenzierter, unverhornter und unpigmentierter Zellen über. Mitosen werden hier häufig beobachtet (Abb. 467).

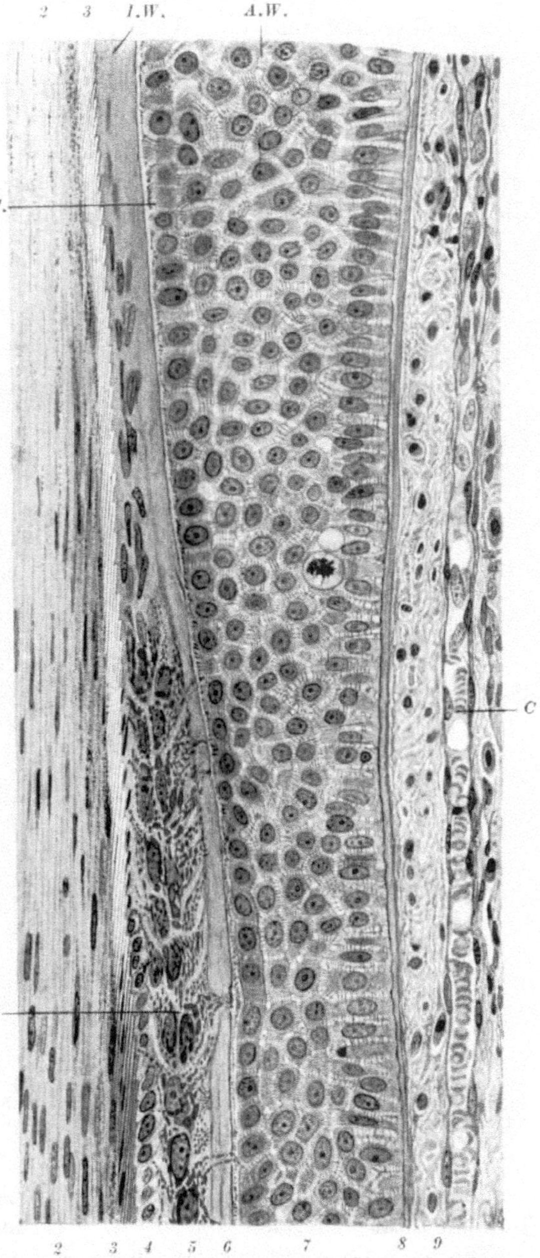

Der **bindegewebige Haarbalg** fügt das Haar und seine Wurzelscheiden in den konstruktiven Bau des Coriums und des Stratum subcutaneum ein; er zeigt, wenigstens bei dicken Haaren, eine äußere Längs- und eine innere Ringfaserschicht und beherbergt in seinem Maschenwerk Blutcapillaren und feinste Nerven. Der Haarbalg fehlt den Wollhaaren. Zwischen Haarbalg und äußere Wurzelscheide ist in den tieferen Abschnitten eine Art homogener Basalmembran eingeschoben, die man als *Glashaut* bezeichnet hat. Manchmal scheint die Glashaut aus zwei Lamellen zu bestehen. Die *Haarpapille* wird aus zellreichem

Abb. 468. Längsschnitt durch das Kopfhaar eines 22jährigen Mannes. 2 Rinde; 3 Haarcuticula; 4 Scheidencuticula; 5 HUXLEYsche Schicht; 6 HENLEsche Schicht; 7 äußere Wurzelscheide; 8 Glashaut; 9 Haarbalg; C. F. circuläre Fibrillen der äußeren Wurzelscheide; F Zelle der HUXLEYschen Schicht; C Blutcapillare; I. W. innere Wurzelscheide; A. W. äußere Wurzelscheide. Formol. Hämatoxylin-Eosin. 350mal vergrößert. (Nach HOEPKE.)

Bindegewebe und einer capillaren Gefäßschlinge gestaltet. Die Papille dürfte für den Stoffwechsel und das Wachstum des Haares von Bedeutung sein; auf welche Weise sich die entsprechenden Vorgänge abspielen, ist unbekannt.

Die ersten noch während der Embryonalzeit gebildeten Woll- oder **Lanugohaare** stehen einzeln in der Haut; beim Erwachsenen finden sich die Haare zu kleinen Gruppen in der Haut verteilt. An Flachschnitten durch die Kopfhaut tritt ein derartiges Verhalten am besten hervor (Abb. 470); auch zeigen sich hier die Querschnitte der Haare innerhalb ihrer Wurzelscheide nicht immer rund,

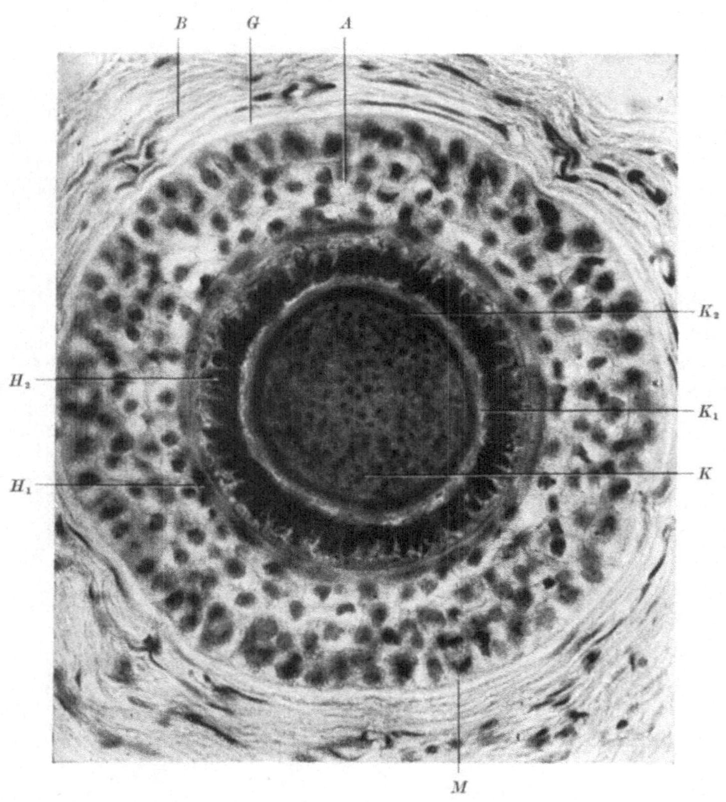

Abb. 469. Querschnitt durch die untere Region der Haarwurzel. Kopfhaut, Mensch. *B* Bindegewebiger Haarbalg; *G* Glashaut; *A* äußere Wurzelscheide; H_1 HENLEsche Schicht; H_2 HUXLEYsche Schicht; K_1 Scheidencuticula; K_2 Haarcuticula; *K* kernhaltige Rindenzellen der Radix pili; *M* Mitose in der äußeren Wurzelscheide. ZENKER. Hämatoxylin-Eosin. 300mal vergrößert.

sondern häufig längsoval, bohnen- oder nierenförmig. Regionale Zugehörigkeit, Individualität und Rasse spielen bei der Haarform eine besondere Rolle.

Die im Bulbus pili vorkommenden Mitosen der Matrixzellen lassen an eine fortwährende Neubildung von Haar und innerer Wurzelscheide denken, wobei die Zellen von unten nach oben geschoben werden. Da das Haar und die innere Wurzelscheide verhornen, die äußere Wurzelscheide jedoch von dem Verhornungsprozeß unberührt bleibt, so gleitet die verhornte Epithelmasse innerhalb der unverhornten, weichen, äußeren Wurzelscheide langsam in die Höhe. Hierauf beruht das Wachstum des Haares, das in seiner Spitze den ältesten, in seiner oberhalb des Bulbus gelegenen Region den jüngsten Gewebsteil besitzt. Die Lebensdauer eines Haares ist beim Erwachsenen begrenzt; sie beträgt beim langen Kopfhaar etwa 2—4 Jahre, bei den Cilien 100—150 Tage, bei den Augenbrauen etwa 120 Tage und bei den kurzen Haaren nur wenige Monate. Aus-

gefallene Haare müssen also ersetzt werden (Haarwechsel); der Haarersatz
vollzieht sich nur an einzelnen Haaren, nicht etwa gruppenweise.

Der Ersatz eines Haares durch ein neues Haar stellt einen sehr komplizierten
Vorgang dar, der sich, wie alle Vorgänge, an Hand mikroskopischer Präparate
nicht mit aller Sicherheit rekonstruieren läßt. Zunächst scheint es beim Haarersatz zu einer Verdickung von Haarbalg und Glashaut zu kommen; die Matrixzellen ohne die äußere Wurzelscheide verlieren die Potenz zur Neubildung, lösen

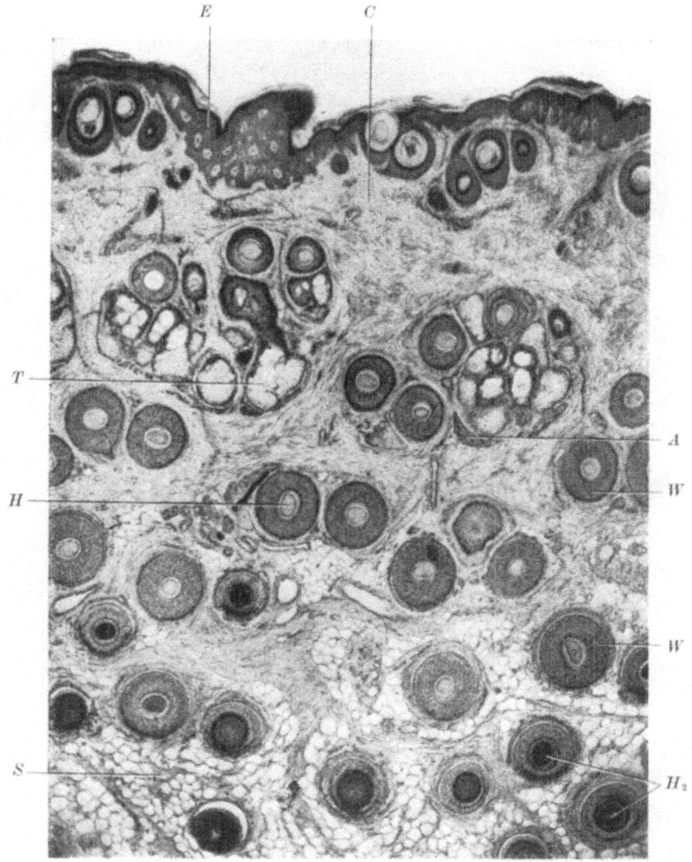

Abb. 470. Schrägschnitt durch die menschliche Kopfhaut. *E* Epidermis; *C* Corium; *T* Talgdrüse; *A* M. arrector
pili; *H* Haar mit Haarcuticula; *W* äußere Wurzelscheide; *H₂* unverhornte Haare der tieferen Region; *S* Stratum
subcutaneum. ZENKER. Hämatoxylin-Eosin. 29mal vergrößert.

sich von der Papille und bilden am unteren Ende des Haares eine verdickte
Stelle, den *Haarkolben*. Etwa innerhalb der Mündungsstelle des Talgdrüsenganges verhornt das verbreiterte, besenförmige Ende des „Kolbenhaares" und
bleibt unter Umständen längere Zeit in einer mit der äußeren Wurzelscheide
zusammenhängenden Epithelmasse, dem *Haarbeet* stecken (Abb. 471).

Aus dem Haarbeet geht ein Epithelstrang hervor, der die in die Tiefe gerückte
Papille umwächst und die neuen Matrixzellen für das Ersatzhaar entstehen läßt.
Es kommt oberhalb der Papille zur Entwicklung einer schmalen, kegelförmigen
Zellmasse, die in der Randzone die innere Wurzelscheide, in der Mitte die Elemente
für den Haarschaft zur Differenzierung bringt. Die gesamte zum Ersatzhaar
verschmolzene Zellmasse wächst in der Richtung zum Haarkolben, bringt das
verhornte und losgelöste Kolbenhaar zur Ausstoßung und nimmt dessen Stelle ein.

Im 7. Embryonalmonat ist die Fetalhaut von einem zarten Wollhaarkleid *(Lanugo)* überzogen, das zum großen Teil vor der Geburt wieder ausfällt. Die Wollhaare werden durch „Sekundärhaare" ersetzt, die den Lanugohaaren ähnlich sehen und vor allem beim weiblichen Geschlecht im Gesicht, am Rumpf und an den Extremitäten erhalten bleiben. Die Kopfhaare, Augenbrauen und Wimpern besitzen schon vor der Geburt den Charakter von langen Haaren. In der Pubertät kommt es unter hormonalem Einfluß in der Achselhöhle und Schamgegend, beim Manne noch in der Brust-, Bartregion und an den Extremitäten zur Ausbildung stärkerer Haare („Terminalhaare"). Die sichelförmig gebogenen Haare der Augenbraue, die Haare des Gehörganges, die Wimpern *(Cilia)* und die Haare am Eingang um die Nasenhöhle *(Vibrissae)* zeigen spezifische Merkmale. Die Schamhaare *(Pubes)* gleichen den Achselhaaren, die stets Mark enthalten. Tierische Haare lassen sich von

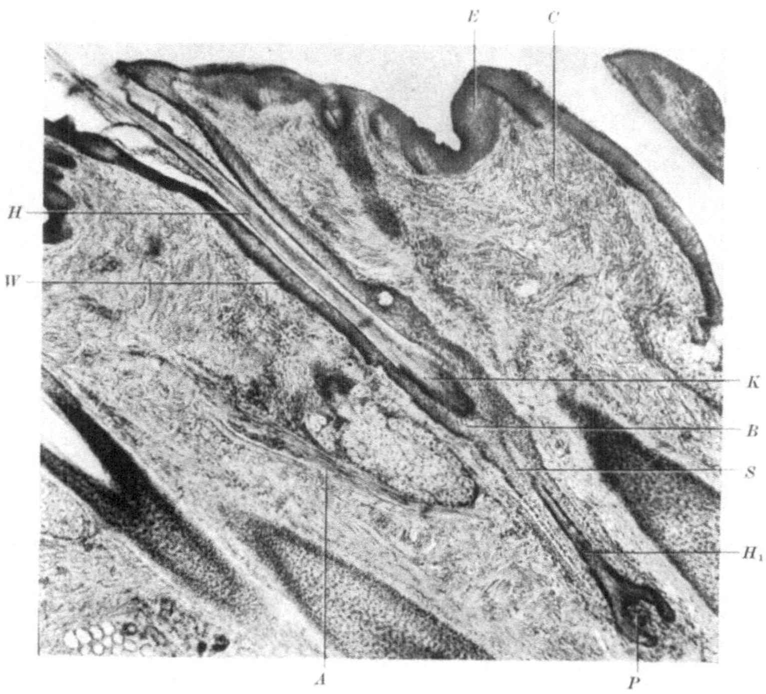

Abb. 471. Ersatz eines Haares in der menschlichen Kopfhaut. *E* Epidermis; *C* Corium; *H* ausfallendes Haar; *W* äußere Wurzelscheide; *A* M. arrector pili; *K* Haarkolben; *B* Haarbeet; *S* Epithelstrang; *H₁* neugebildetes Haar; *P* Papille. ZENKER. Hämatoxylin-Eosin. 33mal vergrößert.

Menschenhaaren unterscheiden; der Feinbau der Haarcuticula gilt hierbei als wichtigstes Differenzierungsmerkmal. Besonders gebaute „Tasthaare" kommen beim Menschen nicht vor.

Die Hornfädenschicht des Haarkleides gewährt den Säugetieren einen guten mechanischen Schutz, dient der Wärmeregulation und mit ihrer „Schutzfarbe" vielfach der Erhaltung der Art. Die langen Tast- oder Spürhaare, welche im Haarbalg sinusartige Bluträume enthalten („Sinushaare"), übernehmen bei vielen Säugetieren (Katzen, Maulwurf, Igel usw.) die Rolle eines Sinnesorgans. Beim Menschen hat das Haarkleid, abgesehen von den Kopfhaaren, Augenbrauen, Cilia und Vibrissae, seine praktische Bedeutung fast restlos verloren und ist zu einem Geschlechts- und Rassemerkmal zurückgebildet worden.

Das **Ergrauen** der Haare stellt einen sehr verwickelten Prozeß dar; normalerweise ist die Haarfarbe vom Luft- und Pigmentgehalt und von der Stellung der Schüppchen in der Haarcuticula abhängig. Auf welche Weise Luft in der Markschicht und zwischen den verhornten Rindenzellen gebildet wird, läßt sich schwer feststellen. Beim Ergrauen dringt wahrscheinlich Luft zwischen und in die in Verhornung begriffenen Epithelzellen ein, die kein Pigment mehr zu produzieren vermögen. Plötzliches Ergrauen des ganzen Haares läßt sich kaum noch in Abrede stellen, bleibt aber unverständlich, so lange man die verhornten Epithelzellen des Haares als eine tote Substanz betrachtet.

Die **Haarbalgdrüsen** oder **Talgdrüsen (Glandulae sebaceae)** entwickeln sich von dem basalen Epithel der äußeren Wurzelscheide aus einer Haaranlage oder unmittelbar aus der embryonalen Epidermis. Sie finden sich im ersten Falle in dem von Radix und M. arrector pili umfaßten Raum; die Drüsen kommen ohne Verbindung mit einer Haaranlage als „freie" Talgdrüsen an verschiedenen Hautregionen vor (Wangenhaut, Lippenrot der Oberlippe, Augenlid, Brustwarze und Warzenhof, Analring, Präputium und Glans penis und clitoridis, Labium minus). Die Haarbalgdrüse hängt mit mannigfach gestalteten Säckchen oder Läppchen an einem kurzen Ausführungsgang, der das Sekret in den von der äußeren

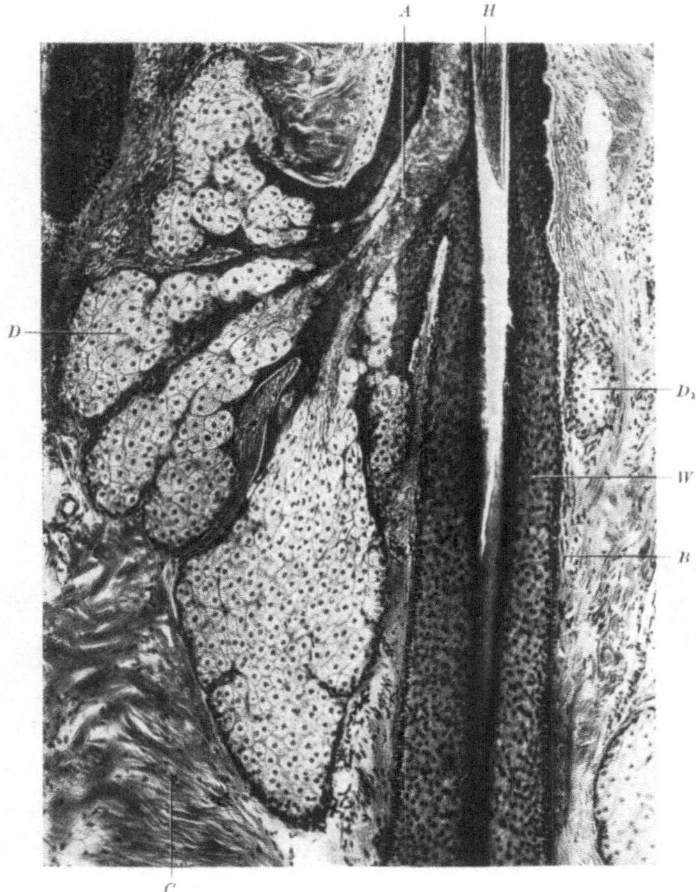

Abb. 472. Haarbalgdrüse aus der menschlichen Kopfhaut. *D* Drüsenzellen; *A* sekretgefüllter Ausführungsgang; *H* Haar; *W* äußere Wurzelscheide; *D*₁ akzessorische Haarbalgdrüse; *C* Corium; *B* bindegewebiger Haarbalg. ZENKER. Hämatoxylin-Eosin. 78mal vergrößert.

Wurzelscheide gebildeten Haarkanal hineinführt (Abb. 472). Die Wand des Ausführungsganges besteht aus geschichtetem Plattenepithel, das von der äußeren Wurzelscheide stammt.

Die Zellen des oft eigentümlich verzweigten Drüsenkörpers gehören dem holokrinen Typus an; sie verfetten und werden zu Sekret, dem *Hauttalg* oder *Sebum*, umgestaltet. Eine konzentrisch-schalige Anordnung der Drüsenzellen wird mitunter beobachtet. Bei den kleinen Wollhaaren des Gesichtes finden sich oft besonders umfangreiche Talgdrüsen, so daß das Haar wie ein Anhängsel der Drüse erscheint. Sehr große Talgdrüsen werden in der Haut der Nase gefunden. Trotz des holokrinen Sekretionstypus sind Mitosen in den wandständigen Drüsenzellen selten zu sehen. Vielleicht spielen auch unbekannte Faktoren bei der

Bildung des Hauttalgs eine Rolle. Talgdrüsen fehlen in der Haut der Vola manus und der Planta pedis.

Mit dem bindegewebigen Haarbalg und den Haarbalgdrüsen sind vielfach schräg verlaufende Bündel glatter Muskelfasern verbunden, die im Stratum papillare des Coriums ihren Ursprung haben. Die genaue Ursprungsstelle im Faserfilz des Coriums läßt sich sehr schwer bestimmen, da sich das Muskelbündel hier in feinste Verzweigungen aufsplittert. Die glatten Muskelfasern umfassen bogenförmig von unten her die Haarbalgdrüse, manchmal nur einige Läppchen derselben und erreichen etwa in der Mitte oder an der Grenze von mittlerem

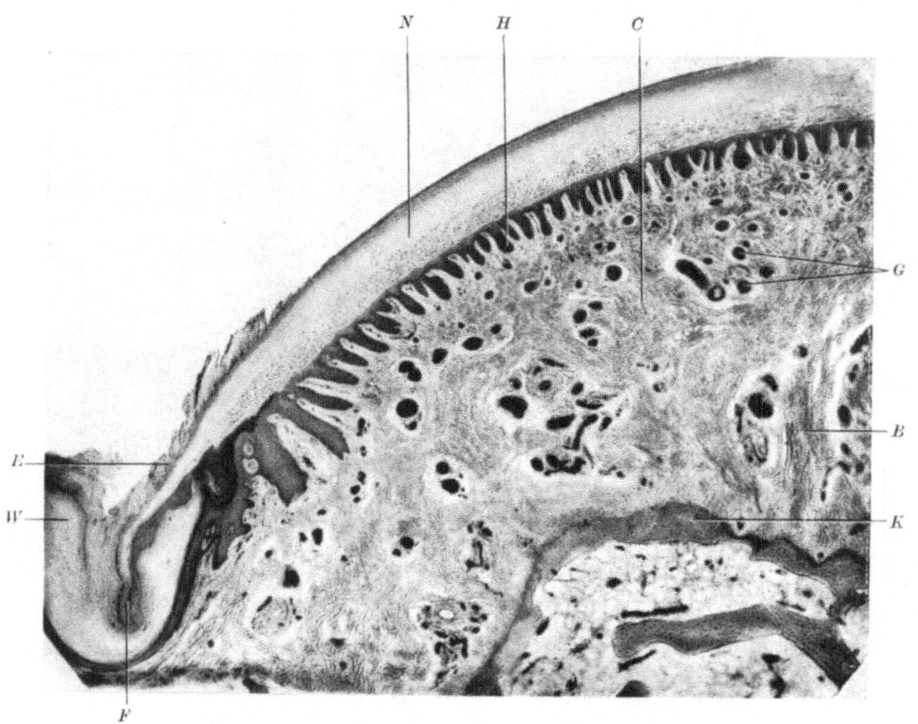

Abb. 473. Querschnitt durch den Rücken eines Fingergliedes. Mensch. *N* Nagelplatte; *H* Hyponychium; *C* Corium; *G* Gefäße; *B* vom Periost senkrecht nach oben ziehende Bindegewebsbündel; *K* Knochen; *E* Eponychium; *W* Nagelwall; *F* Nagelfalz. Formol. Hämatoxylin-Eosin. 30mal vergrößert.

und unterem Drittel der Haarwurzel den bindegewebigen Haarbalg. Ort und Art des Ansatzes sind mancherlei Veränderungen unterworfen. Die fraglichen Muskelbündel werden als *Mm. arrectores pilorum* bezeichnet (Abb. 474).

Der Muskel tritt immer an die zur Unterlage der Haut geneigte Seite des Haares; an den langen Kopfhaaren ist er gut, an den kleinen, kurzen Haaren nur schwach entwickelt. Ein Arrector fehlt den Augenbrauen, den Kinn- und Barthaaren, ebenso den Cilia und Vibrissae. Nicht selten gelangt eine eigentümliche pallisadenartige Stellung der zugehörigen Muskelkerne vors Auge. Der M. arrector vermag das Haar aufzurichten, beim Ausstoßen des Sekretes aus den Haarbalgdrüsen mitzuwirken und das um die Talgdrüsen gelagerte Capillarnetz zu beeinflussen.

Die Nägel (Ungues) sind verhornte Epithelplatten, die einem stark verdickten Stratum corneum der Epidermis entsprechen. Die *Nagelplatte* liegt auf dem *Nagelbett (Lectulus)*, einem besonders gebauten Abschnitt der äußeren Haut. Hinten und seitlich ist die Nagelplatte in einer Hautepitheltasche, dem *Nagelfalz*, eingefügt (Abb. 473). *Nagelwall* und Nagelbett vereinigen sich zur Bildung des Nagelfalzes. Der *Nagelwall* liegt als eine Falte der äußeren Haut unmittelbar an und überzieht als *Eponychium* einen kleinen Teil des Nagelrandes. Der hintere Rand des Nagels steckt in einer besonders tiefen Epithelschicht, der *Matrix*, von der das Wachstum des Nagels ausgeht.

Die Nagelplatte besteht aus verhornten Epithelzellen, deren Kern noch erkennbar bleibt; kleinste Gasbläschen scheinen in dem verhornten Gewebe eingeschlossen zu sein, vor allem an den Stellen, wo der Nagel ein weißliches Aussehen erhält. Im polarisierten Licht ist die Nagelplatte stark doppeltbrechend und läßt drei deutliche Schichten hervortreten, von denen jede eine im Matrixgewebe abgrenzbare Bildungszone darstellt.

Das Nagelbett erhält gegenüber der aufgelagerten Nagelplatte in einer Epithelschicht eine scharfe Grenze. Das mehrschichtige Pflasterepithel entspricht dem Stratum germinativum der Epidermis, führt den Namen *Hyponychium* und geht am hinteren Rand der Nagelplatte in das Matrixepithel über. Das Hyponychium verhornt nicht, hängt jedoch einigermaßen fest mit der Nagelplatte zusammen, die beim Wachstum von der Matrix aus über das Nagelbett allmählich nach vorne geschoben wird. Stratum lucidum und granulosum fehlen dem Hyponychium. Das Matrixepithel stellt die eigentliche Keimschicht des Nagels dar, stimmt in seiner Ausdehnung ungefähr mit einer weißlichen Stelle am hinteren Nagelrand, der *Lunula* überein und bildet während des ganzen Lebens ununterbrochen neue Hornsubstanz. Der hintere Rand des Nagels wird oben und unten vom Matrixgewebe umfaßt, das sich unten in das Hyponychium des Nagelbettes und oben in eine blätterige Hornschicht, das Eponychium des hinteren Nagelwalles fortsetzt.

Das Bindegewebe oder **Corium** des Nagelbettes baut sich aus kollagenen und elastischen Faserelementen auf und ist frei von Fettgewebe. Die Anordnung der kollagenen Faserbündel erweist sich als ein dreidimensional verflochtenes Fasersystem, das untrennbar fest mit dem Periost der Endphalanx zusammenhängt und mit SHARPEYschen Fasern am Knochen fest haftet. Von hinten nach vorne verlaufende Faserzüge und senkrecht zur Oberfläche emporsteigende Fibrillenbündel scheinen besonders stark entwickelt zu sein. Das Corium des Nagelbettes besitzt in seiner größten Ausbreitung keine Papillen, sondern von hinten nach vorne ziehende, longitudinale Leistchen. In der Matrixregion sind sie niedrig, gewinnen aber nach vorne an Höhe; die Unterfläche des Hyponychiums ist infolgedessen beim Zusammenschluß von Epithel und Bindegewebe genötigt, die Furchen zwischen den bindegewebigen Leistchen auszufüllen und epitheliale Leistchen in die Längsfurchen des Coriums hineinzupassen. Somit erscheinen beide Gewebe auf dem Querschnitt gleichsam ineinander verzahnt. Am hinteren Rand verschwinden die Leistchen.

Das Corium des Nagelbettes bedingt durch seinen Gefäßreichtum die rote Farbe des Nagelgliedes. Lymphgefäße sind vorhanden. Sensible Endkörperchen werden in großer Zahl beobachtet.

Die Anordnung der **Blutgefäße** in der menschlichen Haut läßt sich nicht in ein allgemeingültiges Schema fassen. Die beim Gefäßsystem besonders häufigen individuellen Verschiedenheiten stehen gemeinsam mit regionären Besonderheiten einer schematischen Darstellung hindernd entgegen. Daher mag das in Abb. 474 wiedergegebene Schema die arterielle Gefäßversorgung der Haut unter Verzicht auf Einzelheiten nur in einem groben Umriß erläutern. Aus einem in der oberflächlichen Körperfascie ausgebreiteten, arteriellen Gefäßnetz gelangen stärkere Äste zur Entwicklung eines zweiten, zwischen Corium und Stratum subcutaneum gelegenen Arteriennetzes in die Haut; andere Äste steigen direkt zur Bildung eines feinen, subpapillären Arteriennetzes in die Höhe.

Das tiefe Arteriennetz wird gewöhnlich als Rete cutaneum bezeichnet und weist viele horizontal verlaufende Arterien auf; ihre nach abwärts führenden

Ästchen versorgen das Capillargebiet der Fettläppchen, während die nach aufwärts ziehenden Arterien Blut in das Capillarnetz der Schweißdrüsen führen. Sogenannte „Endarterien", die das Blut einem abgrenzbaren, von anderweitiger Zufuhr abgesperrten Bezirk zuleiten, gibt es infolge der starken Anastomosenbildung in der Haut nicht. Die zum subpapillären Gefäßnetz führenden Arterien sind durch bogenförmig verlaufende Äste miteinander verbunden und beliefern die

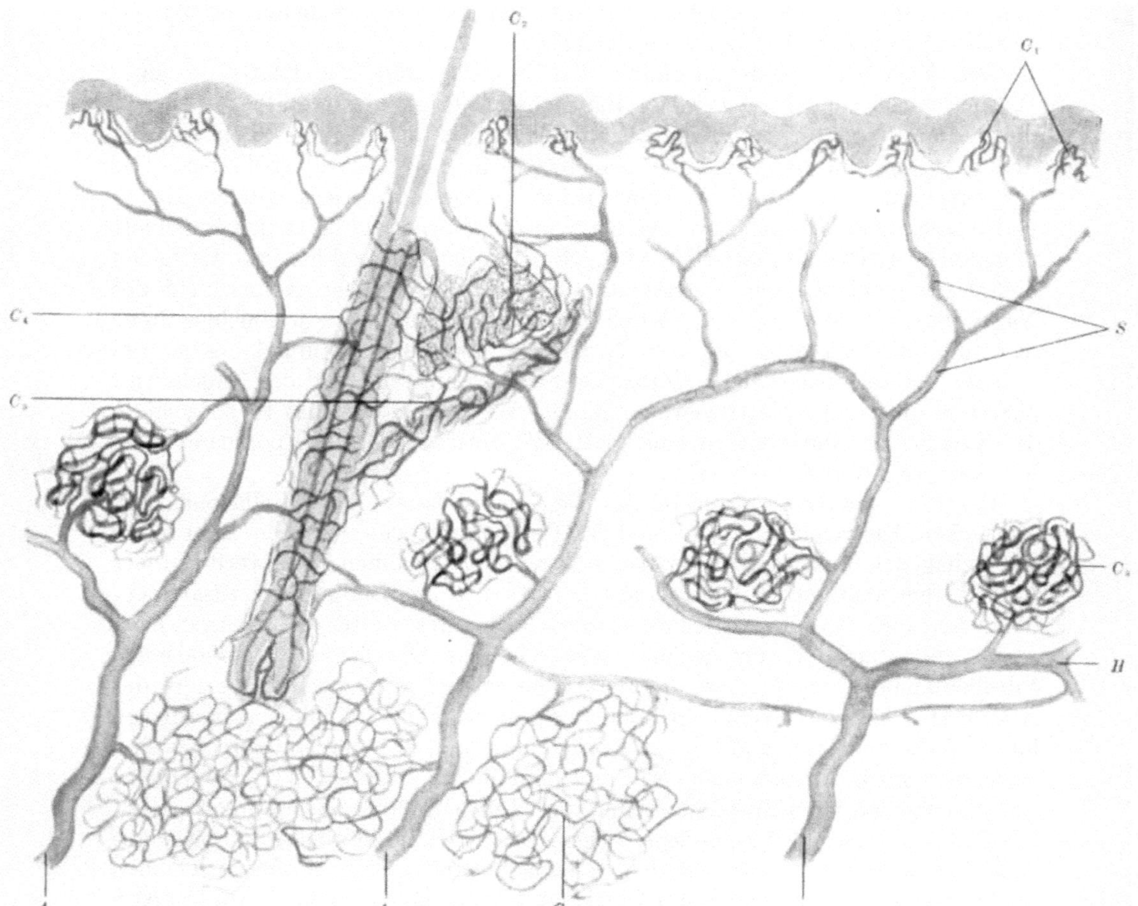

Abb. 474. Schema der arteriellen und capillaren Gefäßanordnung in der menschlichen Haut. *A* Aufsteigende Arterien; *H* horizontale Arterie des „Rete cutaneum"; *S* zum subpapillären Plexus aufsteigende Arterie; C_1 Capillaren in den Papillen; C_2 Capillaren um die Talgdrüse; C_3 Capillaren am M. arrector pili; C_4 Capillaren im Haarbalg; C_5 Capillaren an den Schweißdrüsen; C_6 Capillaren in den Fettläppchen.

Capillarnetze um die Schweiß- und Talgdrüsen, im Haarbalg, in der Haarpapille und im M. arrector pili. Vom subpapillären Gefäßnetz aus erhält jede bindegewebige Papille unter der Epidermis ihren eigenen arteriellen Zufluß und ebenso eine eigene venöse Abflußbahn. Die Capillaren in den Papillen lassen sich am lebenden Menschen beobachten; der aufsteigende arterielle Schenkel der in den Papillen vorhandenen Capillarschlingen erscheint gewöhnlich dünn, der absteigende Schenkel weit (Abb. 462).

Im Corium scheint es, abgesehen in der Umgebung größerer Nerven, Gefäße und der Lamellenkörperchen, kein eigenes Capillarnetz zu geben. Somit werden in der Haut annähernd getrennte Capillarnetze für die Fettläppchen, Schweißdrüsen, Talgdrüsen, Haarbälge, die Corium- und Haarpapillen und für den M. arrector pili von eigenen Arteriolen gespeist.

Entsprechende Venen leiten das Blut aus den erwähnten Capillargebieten hinweg. Es kommt hierbei zur Entwicklung in verschiedener Weise übereinandergeschichteter Venennetze, die an Volumen das arterielle Gefäßnetz erheblich übertreffen. Ein besonders dichtes Venennetz breitet sich im Stratum reticulare parallel zur Oberfläche der Haut aus; ein weiteres Venennetz nimmt das Blut aus den Capillargebieten der Schweißdrüsen und Fett-

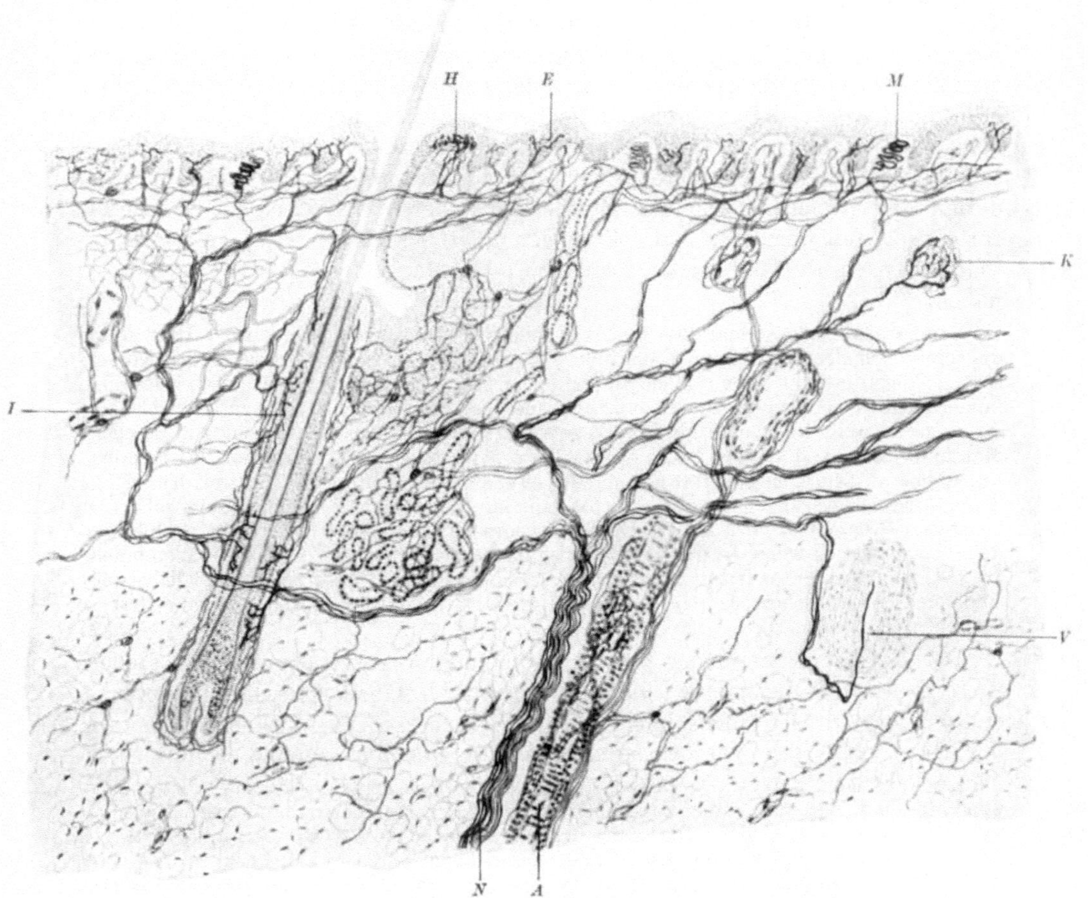

Abb. 475. Schema der Hautinnervation. Schwarz: Cerebrospinale Fasern, rot: sympathische Fasern; *M* MEISS-NERsches Tastkörperchen; *H* Haarscheibe; *E* intraepitheliale Nerven; *K* KRAUSES Endkolben; *V* VATER-PACINIS Lamellenkörperchen; *I* intraepitheliale Nervenendigungen in der inneren Wurzelscheide; *A* Arterie; *N* cerebrospinaler Nervenstrang.

läppchen auf. Schließlich leitet ein tiefes, im Stratum subcutaneum gelegenes Venennetz das Blut in die großen, mit bloßem Auge sichtbaren Hautvenen.

An den Endphalangen der volaren Fingerkuppen, im Nagelbett und vereinzelt an den Tastballen der Grund- und Mittelphalangen kommen knäuelartige, von kapselartigem Bindegewebe abgegrenzte arteriovenöse Anastomosen vor. Die Intima der zuführenden kleinen Arterien ist stark mit epitheloiden Zellen ausgestattet; eine enorme Masse feinster sympathischer und cerebrospinaler Nervenfasern findet sich in den Gefäßknäuel eingeflochten. Das eigentümliche Gebilde wird wegen der Ähnlichkeit seines Aufbaues mit dem Glomus coccygicum als *Glomus cutaneum* bezeichnet. Auch als HOYER-GROSSERsche *Organe* sind die nervenreichen Gefäßknäuel bekannt; ihre Funktion erscheint nicht recht klar, dürfte aber mit der Blutregulation etwas zu tun haben, in welche sich

Nervengewebe und das Epitheloidpolster der Intima vielleicht durch Absonderung bestimmter Stoffe in verwickelter Weise einschalten können.

Die nervöse Versorgung der Haut sei nur kurz an Hand eines Schemas (Abb. 475) behandelt. Eine ungeheure Fülle markhaltiger und markloser Nervenfasern cerebrospinaler Abkunft dringt aus dem Stratum subcutaneum in die Haut ein und entwickelt hier verschiedene, aus Nervenbündeln bestehende Geflechte, die immer feiner werden, je näher sie dem Stratum papillare liegen. Bei den cerebrospinalen Fasern dürfte es sich durchwegs um afferente Elemente handeln, die ihre Endigung in mancherlei Endorganen, wie den WAGNER-MEISSNERschen Tastkörperchen, den tiefer gelegenen KRAUSEschen Endkolben oder in den VATER-PACINIschen Lamellenkörperchen finden. Feinste, cerebrospinale Nervenfäserchen gelangen teils aus den MEISSNERschen Tastkörperchen, teils aus dem zarten papillären Plexus in das Stratum germinativum der Epidermis und erreichen ferner das Epithel der äußeren Wurzelscheide, wo sie ein zartes Netz mit fibrillären Auflockerungen entstehen lassen. Auch in den Haarscheiben nach PINKUS scheint man eine afferente Endigungsform vor sich zu haben.

Sympathische, meist marklose und sehr feine Nervenfäserchen werden der Haut durch die cerebrospinalen Nervenbündel und durch die mit den Blutgefäßen verlaufenden Nervenstämme zugeführt. Es ist vor allem an den feinen Nervenplexus des Stratum papillare nicht immer möglich, cerebrospinale und sympathische Fäserchen mit Sicherheit zu unterscheiden. Andererseits weiß man heute über die vegetative Innervation der Haut sehr gut Bescheid. Man findet also die in diesem Buche oft erwähnte, syncytiale Netzkonstruktion des Terminalreticulums an sämtlichen Gefäßen, am Fettgewebe, an den Talg- und Schweißdrüsen und deren Ausführungsgängen, am M. arrector pili, im Haarbalg und in der Haarpapille. Ob vegetative Nervenfäserchen in die Epidermis emporsteigen, läßt sich schwer nachweisen; denn das feinste Nervennetz, das sich zwischen die basale Schicht der Epidermiszellen hineinzwängt, kann sich unter Umständen nur aus sensiblen Elementen aufbauen. Möglicherweise sind auch in den scheinbar rein vegetativen syncytialen Nervennetzen afferente Nervenfäserchen anzutreffen.

Der Reichtum der in der Haut vorkommenden Nervenelemente ist stellenweise enorm; als Beispiel sei hier auf die in Abb. 476 dargestellte Innervation eines Schweißdrüsenganges hingewiesen. Bei der sehr verwickelten Funktion der Haut spielt das Nervensystem jedenfalls eine überragende Rolle.

Zur Funktion der Haut. Die Haut überdeckt die Formelemente des gesamten Bewegungsapparates und gibt mit diesem zusammen die für jeden Menschen charakteristische, individuelle Körperform wieder. Die Haut des Erwachsenen besitzt ein Gesamtgewicht von 18—20 kg, eine Oberfläche von 1,6 m² und erlangt allein durch die Masse ihres Gewichtes im Körperhaushalt eine hervorragende Stelle. Als Schutzhülle behütet die Haut den Körper vor Wärme- und Wasserverlust, schließt ihn andererseits gegen die Außenwelt ab, wobei sie das Eindringen vieler Stoffe und zahlreicher Bakterien in den Organismus verhindert. Ganz besonders ist das sensible Hautnervensystem in die schützende Wirksamkeit der Haut eingeschaltet, indem es die Haut durch die ungeheure Fülle seiner sensiblen Endapparate auf chemische, thermische und mechanische Reize empfindlich reagieren läßt und sie zu einem Sinnesorgan ausgestaltet, das viele Beziehungen des Organismus zur Außenwelt vermittelt.

Für die Aufgabe der Wärmeregulation findet sich das Gefäßsystem in besonderer Weise angepaßt; das oberflächliche Venennetz vermag im Falle einer Drosselung seines Abflusses durch Strahlung Wärme abzugeben. Das Capillarnetz an den Schweißdrüsen verändert im Bedarfsfalle die Zusammensetzung seines Blutes durch Wasserabgabe, ähnlich den Glomerulusschlingen in den MALPIGHIschen Körperchen der Niere. Das in der Haut vorhandene Gefäßsystem dient nicht nur dem Stoffwechsel der Haut, sondern dem des ganzen Körpers. Das Fettpolster der Haut darf als mechanisch wirksamer Schutzmantel, als Reservedepot und als schlechter Wärmeleiter für den Wärmeschutz des Körpers Geltung beanspruchen. Allgemeinerkrankungen des Körpers machen sich vielfach in der Haut bemerkbar, deren Stoffwechsel, abgesehen vom Nervensystem, auch von den Hormonen des Körpers reguliert wird; hierauf weisen die in der Haut auftretenden sekundären Geschlechtsmerkmale hin. Als Absonderungsorgan (Talg, Schweiß) kommt der Haut schließlich eine weitere Schutzfunktion zu, insofern durch die gebildeten Stoffe auf der Oberfläche der Haut ein der

Wirksamkeit der Bakterien entgegenstehender Säureschutzmantel gebildet wird. Möglicherweise ist die Haut selbst imstande, im Dienste der Abwehrfunktion bestimmte Antikörper zu entwickeln.

Die **Milchdrüse** oder das **Corpus mammae** entsteht aus einer Epithelverdickung des Ektoderms in der seitlichen Brustwand. Die ursprüngliche Drüsenanlage oder *Milchleiste* erstreckt sich im 2. Embryonalmonat über die Seitenwand des Rumpfes zwischen den Anlagen der oberen und unteren Extremität. Das gesamte Anlagegebiet der Milchleiste wird beim Menschen zurückgebildet bis auf die einzige, paarige Anlage der Brustregion. Aus dieser umschriebenen Epithelverdickung wuchern epitheliale Stränge in die Tiefe des Mesenchyms, verzweigen sich und bilden die erste Anlage der Drüsenläppchen. Gegen Ende der Fetalzeit

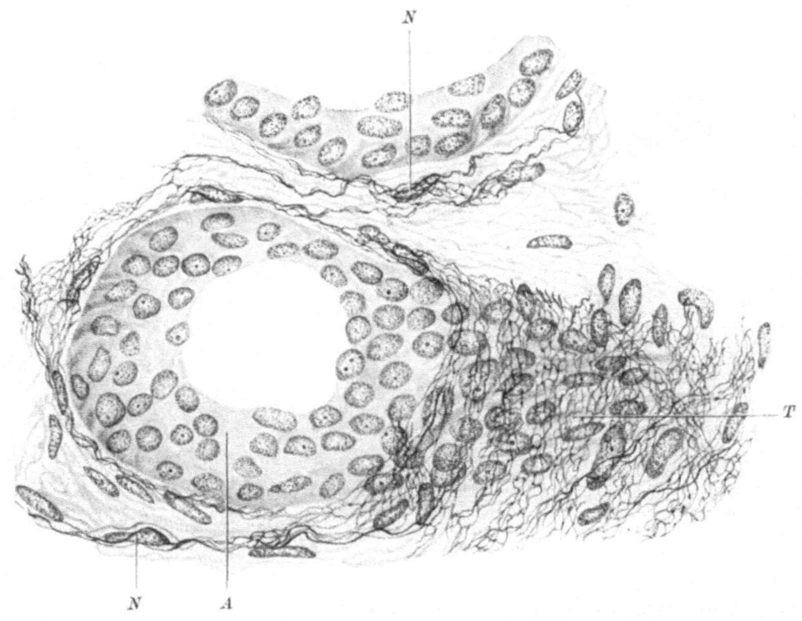

Abb. 476. Nervöses Terminalreticulum (*T*) in der Wand eines Schweißdrüsenausführungsganges. Achselhaut, Mensch. *A* Ausführungsgang; *N* feinste sympathische Faserzüge mit SCHWANNschen Kernen. BIELSCHOWSKY-Methode. 700mal vergrößert, auf $^9/_{10}$ verkleinert.

werden die soliden Epithelzapfen allmählich ausgehöhlt und zu Ausführungsgängen umgestaltet. Gleichzeitig gelangt die Brustwarze mit einem Teil des Warzenhofes aus der ursprünglich flachen, epithelialen Drüsenanlage über das Niveau der Hautoberfläche. Der Warzenhof bleibt beim Embryo haarlos und zeigt die erste Entwicklung der Glandulae areolares (MONTGOMERY).

Bis zu Beginn der Pubertät ruht die Entwicklung der Milchdrüse, die ihre weitere Ausgestaltung während der Gravidität und ihre volle Funktion nach der Geburt während der Stillperiode erfährt. Verschiedene Hormone bewirken während der Gravidität die Weiterentwicklung der Drüse, deren Tätigkeit auch in Abhängigkeit des Nervensystems gerät. Während des Menstruationscyclus machen sich an der Milchdrüse Veränderungen auf hormonalem Einfluß hin bemerkbar. An abnormen Stellen der Milchleiste können sich überzählige Milchdrüsen entwickeln *(Hypermastie)*. Ein Auftreten überzähliger Brustwarzen im gleichen Anlagegebiet wird als *Hyperthelie* bezeichnet. Doch kommen überzählige Milchdrüsen und überzählige Brustwarzen auch an Stellen vor, die nicht in der ursprünglichen Milchleiste gelegen waren.

Der Gesamtkörper der Milchdrüse, das **Corpus mammae,** baut sich aus 15 bis 20 annähernd radiär geordneten Einzeldrüsen oder Lappen (Lobi) auf, die durch ein derbes, kompliziertes Septensystem und ein vielfach abgekammertes, bindegewebiges Stroma zu einer Einheit zusammengefaßt werden. Eine individuell wechselnde Masse von Fettgewebe findet sich in das kollagenelastische Bindegewebe eingelagert. Die einzelnen Lappen verzweigen sich zu feineren Läppchen oder Lobuli, behalten aber insofern ihre Selbständigkeit bei, als jeder Lappen einen eigenen Ausführungsgang *(Ductus lactiferus)* besitzt, der an der Spitze der Brustwarze (Papilla mammae, Mammille) ausmündet. Kurz vor der Mündung zeigen die Ausführungsgänge eine kleine, spindelförmige Erweiterung, den *Sinus lactiferus.* Die Entfaltung des Drüsenkörpers vor seiner Funktion nimmt vom Epithel der sich immer weiter verzweigenden Drüsengänge ihren Ausgang. Gefäßapparat und Nervensystem passen sich durch entsprechendes Wachstum der größer werdenden Milchdrüse an. Gleichzeitig kommt es bei der tätigen Milchdrüse zu einer beträchtlichen Verringerung des gesamten Bindegewebes, weshalb eine volle sezernierende Drüse eine oberflächliche Ähnlichkeit mit Lungengewebe besitzt. Beim Erlöschen der Sekretion tritt der umgekehrte Vorgang ein: die Masse des Bindegewebes wird auf Kosten des schwindenden Drüsenkörpers vermehrt.

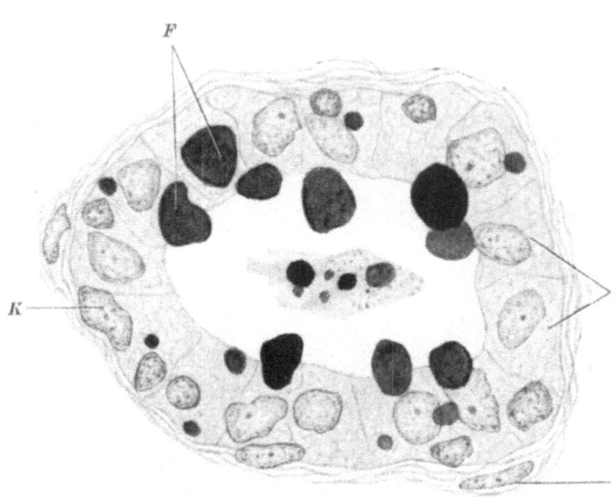

Abb. 477. Milchdrüse einer stillenden Frau. *K* Kerne der Drüsenzellen; *B* Bindegewebskern; *F* mit Osmiumsäure geschwärzte Fettkügelchen; Chromosmium-Essigsäure-Saffranin. 1200mal vergrößert, auf $^5/_6$ verkleinert.

Der Drüsenkörper ist individuell verschieden gestaltet und im Hinblick auf seinen histologischen Bau als eine apokrine Knäueldrüse aufzufassen. Die Drüsenendstücke zeigen bei voller Tätigkeit ein weites Lumen und besitzen, je nach dem Stadium der Sekretion, ein cylindrisches, kubisches oder abgeflachtes Epithel. Die Drüsenzellen, in deren Plasma ein GOLGI-Apparat beschrieben worden ist, enthalten zahlreiche Granula und Fettkügelchen. Beim Sekretionsvorgang wölbt sich die Oberfläche der Zelle kuppenartig in das Drüsenlumen vor, in welches die Fettkügelchen und ein geringer Teil des Plasmas abgestoßen werden (Abb. 477). Die Zelle vermag den sekretorischen Prozeß mehrfach durchzuführen. Zwischen dem Drüsenepithel und der außen aufgelagerten Membrana propria finden sich wie bei den apokrinen Schweißdrüsen Myoepithelzellen eingezwängt. Im Lumen der sezernierenden Drüse sind vereinzelte, mit Fettkügelchen beladene Leukocyten oder Lymphocyten zu beobachten. Das verhältnismäßig zellarme interstitielle Bindegewebe beherbergt Lymphocyten, eosinophile Granulocyten und Plasmazellen.

Bei der Sekretion spielt die Abscheidung von unterschiedlich großen Fettkügelchen, die sich mit Osmiumsäure nachweisen lassen, eine wichtige Rolle. Denn die sezernierte Milch stellt eine Emulsion von Fettkügelchen dar und erhält hierdurch ihre weißliche Farbe. Die Milch enthält außerdem Eiweiß, Kohlenhydrate und Salze. Auch vereinzelte, mit Fett angefüllte Leukocyten kommen in der Milch vor. Unter „Colostrum" versteht man ein Sekret, das vor der eigentlichen Milchbildung und zu Ende der Stillperiode geliefert wird. Die in ihm enthaltenen „Colostrumkörperchen" sind nichts anderes als mit vielen Fettkügelchen vollgestopfte Leukocyten.

Beim Neugeborenen läßt sich einige Tage nach der Geburt aus den Brustdrüsen ein dem Colostrum ähnliches Sekret herausdrücken; es wird mit einem albernen Ausdruck als „Hexenmilch" bezeichnet. Abgelöste Epithelzellen und fettbeladene Wanderzellen finden sich darin.

Die **Ausführungsgänge** oder **Ductus lactiferi** verzweigen sich teilweise schon innerhalb der Brustwarze und werden von zweischichtigem, cylindrisch-kubischem oder rein kubischem Epithel, gelegentlich auch von ein- oder zweischichtigem Plattenepithel ausgekleidet; vor der Mündung erhalten sie mehrschichtiges Plattenepithel. Elastisches und kollagenes Bindegewebe umhüllt die Ductus lactiferi, denen ein Mantel aus glatter Muskulatur fehlt. Die Sinus lactiferi besitzen Cylinderepithel. In den tiefen Epithelschichten der Brustwarze *(Mamilla)* und des Warzenhofes *(Areola mammae)* ist Pigment eingelagert, das die bräunliche Färbung bedingt. Ein kompliziertes Netz glatter, teilweise mit elastischen Sehnen endigender Muskelfasern breitet sich im Corium des Warzenhofes und der Brustwarze aus, vermag die Beschaffenheit der Brustwarze zu verändern und die 12—15 hindurchgesteckten Ductus lactiferi zu verschließen.

Im Bereich des Warzenhofes werden kleine, höckerige Erhebungen, die **Tubercula Morgagni** sichtbar; sie sind durch die Anwesenheit großer Talgdrüsen oder apokriner Knäueldrüsen bedingt. Am Rande des Warzenhofes liegen große apokrine Knäueldrüsen, die unter Umständen die Rolle accessorischer Milchdrüsen übernehmen können. Sie sind nach MONTGOMERY benannt worden. Die Blut- und Lymphgefäße verhalten sich bei der Milchdrüse wie bei anderen exokrinen Drüsen. Ein gleiches gilt für die vegetativen Nerven, die überdies die glatte Muskulatur mit einem feinsten Terminalnetz versorgen. Eine Fülle sensibler Endorgane aller Art läßt sich im Corium der Brustwarze beobachten. Ganglienzellen scheinen in der Milchdrüse zu fehlen.

8. Sehorgan.

a) Entwicklung.

Der **Augapfel** oder **Bulbus oculi** setzt sich aus unterschiedlichen Geweben zusammen; gewebliche Anteile verschiedener Herkunft beteiligen sich auch während der Embryogenese am Aufbau des Bulbus in einer sehr verwickelten, harmonischen Zusammenarbeit. Schon vor Schluß der Neuralrinne ist beim menschlichen Embryo im vordersten Abschnitt der primitiven Hirnanlage eine paarige Augenanlage vorhanden. Sie tritt beim etwa 4 mm langen Embryo unter dem Namen *Augenblase* oder *Vesicula* optica als eine bläschenartige Ausstülpung des *Vorderhirns* oder *Prosencephalons* in Erscheinung. Die wachsende Augenblase gelangt in unmittelbare Nähe des Ektoderms und bleibt mit ihrem Hohlraum, dem *Ventriculus opticus,* durch den hohlen Augenblasenstiel mit dem Prosencephalon, später mit der Höhle des Zwischenhirns (Diencephalon) in Zusammenhang. Alsbald stülpt sich die Augenblase zu dem doppelwandigen Augenbecher, der *Cupula optica,* ein (Abb. 478).

Es entstehen zwei ineinander geschobene, von der ursprünglichen Gehirnanlage abstammende Epithelschichten, die durch den zu einem Spaltraum verengten Ventriculus opticus voneinander getrennt sind. Letzterer geht durch den hohlen Augenbecherstiel unmittelbar in den 3. Ventrikel des Zwischenhirns über. Der Augenbecherstiel stellt die Anlage des Fasciculus opticus dar. Die beiden Epithelschichten oder „Blätter" des Augenbechers sind von verschiedener Dicke; das dickere, innere Blatt wird als *Retinablatt* bezeichnet. Das dünnere, äußere Blatt wird später zu einem einfachen Pigmentepithel und führt den Namen *Pigmentblatt* oder Tapetum. Die Umschlagstelle der beiden Blätter darf als eine mit besonderen Potenzen ausgestattete Wachstumszone betrachtet werden; sie entspricht dem späteren Pupillarrand. Das wachsende Retinablatt schiebt sich immer näher an die Innenseite des Pigmentblattes heran und vergrößert dadurch den vom Retinablatt umfaßten „Glaskörperraum"; hierbei wird der Ventriculus opticus verkleinert. Vor der Bildung des Glaskörpers nimmt die Linse den weitaus größten Teil des Glaskörperraumes ein (Abb. 479).

Schließlich legen sich die beiden Blätter des Augenbechers eng aneinander und bringen den Ventriculus opticus zum Verschwinden.

Das Vorwachsen des Augenbecherrandes erfolgt nicht überall gleichmäßig, sondern im unteren Rande langsamer. Hierdurch kommt es im ventralen Abschnitt des Augenbechers zu einer rinnenartigen Einstülpung, die sich etwa bis zur Mitte des Augenbecherstieles fortsetzt. Die Rinne wird als *fetale Augenspalte* bezeichnet. Bindegewebe und die Vasa centralia retinae mit ihrem Endast, der *Arteria hyaloidea*, schieben sich in diese Spalte hinein (Abb. 479). Durch die bei der Bildung der fetalen Augenspalte erfolgte Einstülpung des Retinablattes wird erst das Retinablatt mit dem Augenbecherstiel verbunden, der ursprünglich nur mit dem Pigmentblatt im Zusammenhang gestanden hat. Hierdurch wird das Auswachsen der Opticusfasern zum Gehirn durch den Augenbecherstiel ermöglicht, der unter Rückbildung seines Hohlraumes zum *Fasciculus opticus*, unserem Sehnerven, umgewandelt wird. Nach dem vollständigen Verschluß der fetalen Augenspalte ist die becherförmige Anlage des Bulbus vollständig; die Öffnung des Augenbechers verengt sich zur Anlage der Pupille und macht sich als ein kreisrundes Loch bemerkbar. Aus irgendeinem Grunde kann der Verschluß der Augenspalte ausbleiben; eine Hemmungsmißbildung, das *Colobom*, ist die Folge. Unsere lichtempfindliche Schicht im Auge, die *Retina* oder *Netzhaut*, hat nach den obigen Ausführungen als ein vorgeschobener Gehirnteil zu gelten, der durch den aus dem Retinablatt ausgewachsenen Sehnerven seine gewebliche Verbindung mit dem Gehirn erlangt hat.

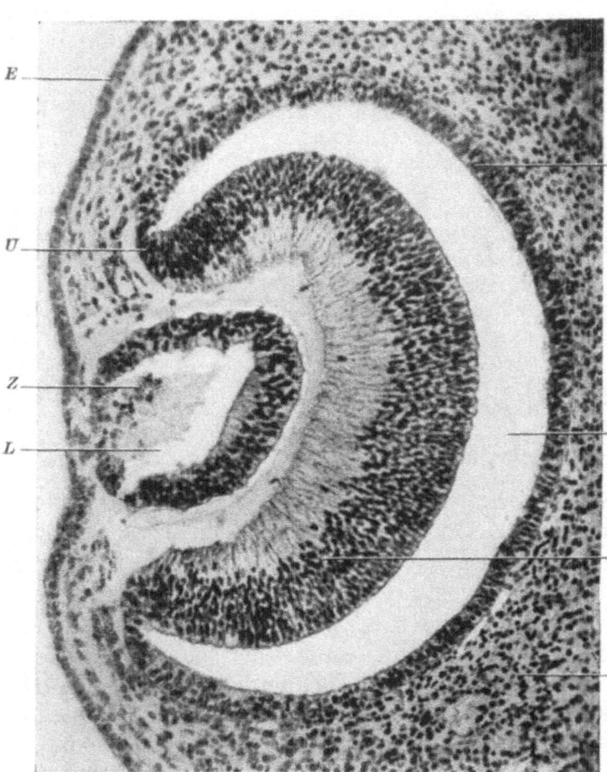

Abb. 478. Schnitt durch die Augenanlage eines menschlichen Embryos von etwa 8 mm Schädel-Steißlänge. *E* Ektoderm; *U* Umschlagstelle des äußeren Blattes des Augenbechers in das innere Blatt; *Z* abgestoßene Zellen; *L* Linsenbläschen; *P* Pigmentblatt; *V* Ventriculus opticus; *R* Retinablatt; *M* Mesoderm. Hämatoxylin-Eosin. 200mal vergrößert.

Die **Linse** (Lens crystallina) entsteht beim 4 mm langen Embryo aus einer der Augenblase gegenüberliegenden, verdichteten Ektodermplatte, die sich grubenförmig einsenkt und zu einem Epithelbläschen abschnürt. Die dem Augenbecher zugekehrte Epithelwand des Bläschens ist dicker als die an das Ektoderm grenzende Epithelschicht, von welcher einzelne, zugrunde gehende Zellen in den Hohlraum der Linse abgestoßen werden (Abb. 478). Beim Menschen geschieht die Entwicklung der Linse in Abhängigkeit vom Augenbecher. Das Linsenbläschen *(Vesicula lentis)* gelangt in den Hohlraum des Augenbechers und umzieht sich mit einer strukturlosen Membran, der späteren Linsenkapsel. Am vorderen Pol des Bläschens bleiben die Zellen annähernd kubisch und werden zum vorderen Linsenepithel. Vom hinteren Pol aus schieben sich die Epithelzellen unter beträchtlichem Längenwachstum in das Lumen des Bläschens vor und werden zu Linsenfasern (Abb. 479). Die Kerne dieser epithelialen Faserbildungen finden sich ungefähr in der Gegend

des Linsenäquators zu einer besonderen Kernzone angesammelt. Schließlich
füllen die von den Randteilen her durch fortwährende Zellteilung entstandenen
Linsenfasern den ganzen Hohlraum des Linsenbläschens aus (Abb. 480). Das
Linsenbläschen ist zu einem kompakten Organ, der Linse, umgestaltet worden,
die nur vorne, etwa bis zum Äquator einen Epithelüberzug besitzt, im hinteren
Bezirk jedoch eines solchen entbehrt.

Das Epithel der **Cornea** stammt von dem über der Linse gelegenen Ektoderm-
überzug ab; die bindegewebige Hauptmasse, die Substantia propria, die hintere

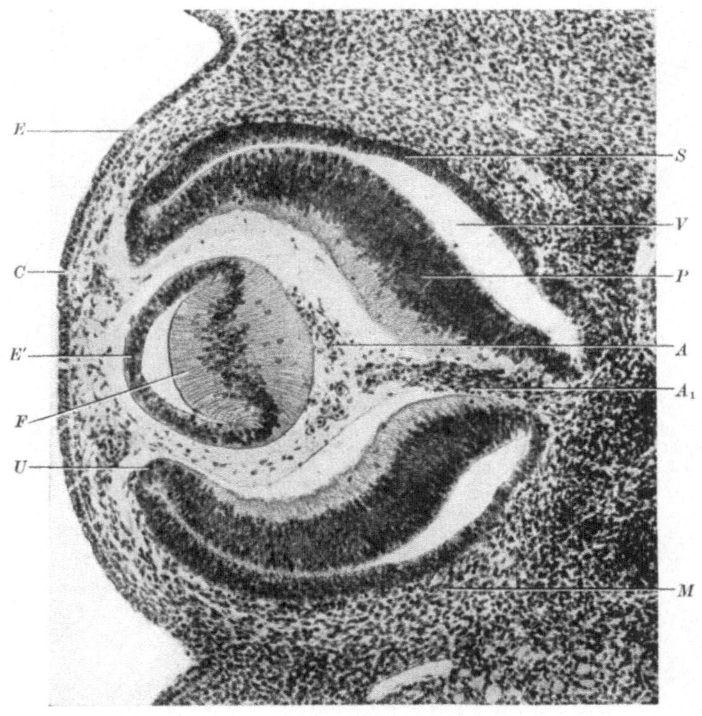

Abb. 479. Schnitt durch die Augenanlage eines etwa 10 mm langen menschlichen Embryos im Bereich der
fetalen Augenspalte. *E* Ektoderm; *C* Anlage des Corneaepithels; *E'* Epithel am vorderen Linsenpol; *F* aus-
wachsende Linsenfasern; *S* Stratum pigmenti retinae; *P* Pars optica retinae; *V* Ventriculus opticus; *A* A. hyaloidea; *A₁* fetale Augenspalte; *U* Umschlagstelle des Augenbechers = Anlage des Pupillarrandes; *M* mesodermale Anlage der Chorioides und Sklera. Hämatoxylin-Eosin. 100mal vergrößert.

Basalmembran und das die Rückwand der Hornhaut abgrenzende Hornhaut-
endothel sind mesodermaler Abkunft. Das den Augenbecher umgebende Mesenchym liefert die *Sklera* und die Aderhaut *(Chorioides)* nebst der dazugehörigen
Iris, dem *Corpus ciliare* und dem M. ciliaris. Die in der Iris vorkommenden
Mm. sphincter und *dilatator pupillae* entwickeln sich aus dem von der äußeren
Wand des Augenbechers gebildeten, epithelialen Stratum pigmenti iridis und
lassen sich demnach als Abkömmlinge des Ektoderms betrachten.

Zwischen die Hinterfläche des Cornealepithels und die Vorderfläche der Linse
schiebt sich Mesenchym hinein, bildet die oben erwähnten Anteile der Cornea
und läßt in seiner Masse einzelne Lücken entstehen, die schließlich zu einem
Hohlraum, der *vorderen Augenkammer*, verschmelzen. Das durch die fetale
Augenspalte in den Glaskörperraum gelangte Mesenchym liefert mit den Verzweigungen der Arteria hyaloidea die *Tunica vasculosa lentis*, welche am Äquator
mit dem Mesenchym hinter der vorderen Augenkammer zusammenhängt und

die embryonale Linse mit einem Gefäßnetz umhüllt. Das Mesenchym hinter der vorderen Augenkammer verschließt als *Pupillarmembran* das in der Iris

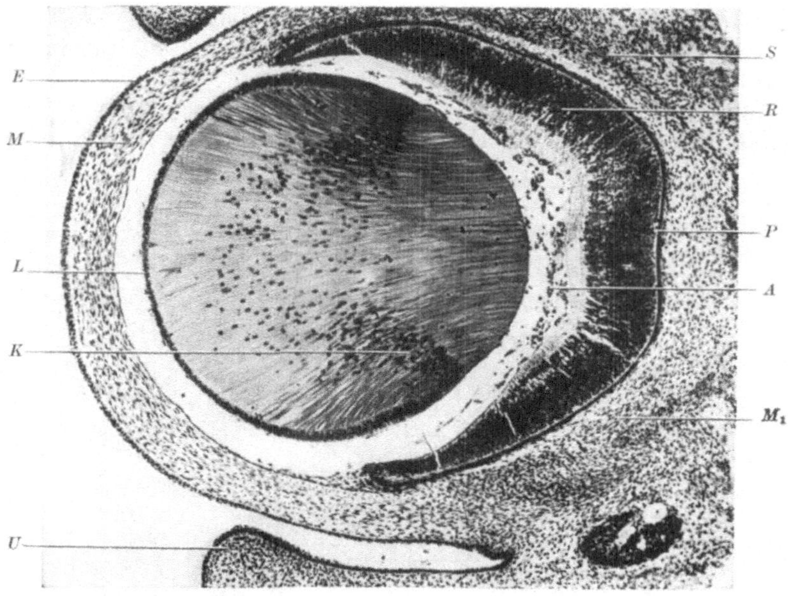

Abb. 480. Schnitt durch die Augenanlage eines etwa 20 mm langen, menschlichen Embryos. *E* Epithel; *M* mesodermale Anlage der Cornea; *L* vorderes Linsenepithel; *K* Kernzone; *R* Retinablatt; *P* Pigmentblatt; *A* mesodermale Reste der Vasa hyaloidea; *U* unterer Lidrand; *S* Anlage der Sklera; *M₁* Mesoderm. Hämatoxylin-Eosin. 60mal vergrößert.

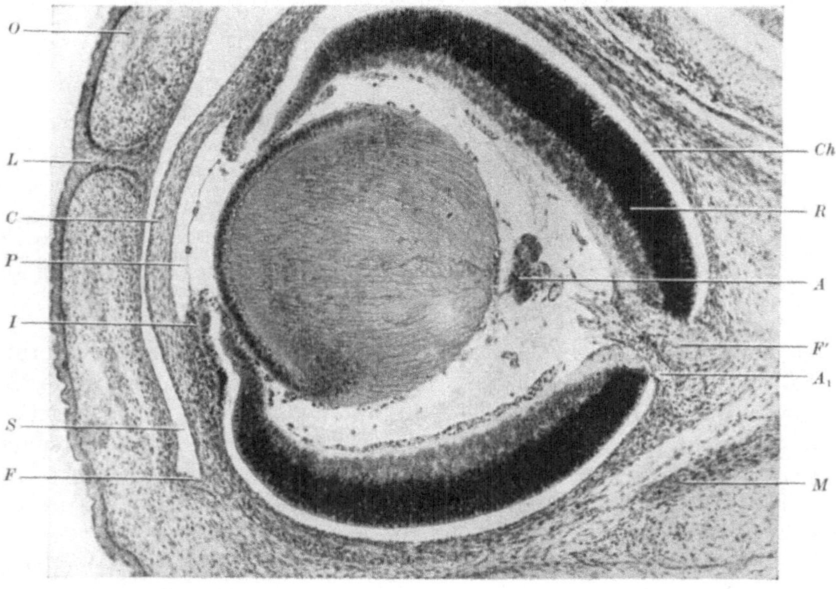

Abb. 481. Schnitt durch die Augenanlage eines menschlichen Embryos. *O* Oberes Augenlid; *L* Lidnaht; *C* Cornea; *P* Pupillarmembran; *I* Irisanlage; *S* Saccus conjunctivae; *F* Fornix conjunctivae inferior; *Ch* Chorioides mit Pigmentblatt; *R* Retina; *A* Reste der A. hyaloidea; *F'* Fasciculus opticus; *A₁* A. centralis retinae; *M* Muskelanlage. Hämatoxylin-Eosin. 80mal vergrößert.

vorhandene Loch, die *Pupille*. Die Gefäße der Pupillarmembran hängen in der Tunica vasculosa lentis mit den Ästen der A. hyaloidea zusammen. Der

Abfluß des ganzen Gefäßnetzes geschieht durch Venen, die nach vorne um den Irisrand herumbiegen und in Irisvenen ausmünden. Durch Schwinden des um den Linsenäquator gelegenen Mesenchyms kommt es zur Ausbildung der *hinteren Augenkammer*. Bis zur Geburt verfallen Pupillarmembran, Tunica vasculosa lentis und die A. hyaloidea des Glaskörperraumes einer Rückbildung. Nur der ursprüngliche Stamm der A. hyaloidea bleibt mit dem das innere Retinablatt versorgenden Ästen und den zugehörigen Begleitvenen als *A. centralis retinae* erhalten. Reste der A. hyaloidea finden sich beim Neugeborenen, gelegentlich auch beim Erwachsenen. Der den wachsenden Hohlraum des Augenbechers ausfüllende Glaskörper *(Corpus vitreum)* verdankt seine Bildung wahrscheinlich der Pars optica retinae und ist demnach vom Ektoderm abzuleiten.

Nach Verschluß der fetalen Augenspalte sind die wesentlichen Teile des Bulbus festgelegt (Abb. 481). Die äußere Wand des Augenbechers ist im Bereich der Pars optica retinae zum Stratum pigmenti retinae und im Bereich des Corpus ciliare und der Iris zum Stratum corporis ciliaris et iridis geworden. Aus der inneren Wand des Augenbechers entsteht die Pars optica retinae oder die Netzhaut; sie wird durch eine Grenzfurche, die *Ora serrata*, von der Pars caeca retinae getrennt, die sich aus der Pars ciliaris und iridica retinae zusammensetzt. Drei Häute, die ektodermale Tunica interna, die darübergelagerte mesodermale Tunica media (Chorioides, Iris, Corpus ciliare) und die Tunica externa (Sklera, Cornea) bilden die Wand des Bulbus. Er enthält in seinem Inneren die vordere und hintere Augenkammer, die Linse und den vom Glaskörper ausgefüllten Glaskörperraum.

b) Augapfel (Bulbus).

Der im vorhergehenden auf Grund der Entwicklung geschilderte Aufbau des Bulbus läßt sich am erwachsenen Auge nunmehr leichter deuten (Abb. 482). Drei Häute, die Tunica externa, media und interna schließen den Glaskörper, die Linse und die vordere und hintere Augenkammer ein. Der Bulbus besitzt eine annähernd kugelige Gestalt; eine Abweichung von der Kugelform ist vor allem auf den geringeren Krümmungshalbmesser der Cornea gegenüber dem größeren Krümmungshalbmesser der Sklera zurückzuführen. Der vordere Pol liegt im Mittelpunkt des Hornhautscheitels, der hintere Pol im Mittelpunkt des hinteren Bulbussegmentes. Die Verbindungslinie beider Pole, die mit der Verbindungslinie zwischen vorderem und hinterem Linsenpol zusammenfällt, heißt *optische Achse*; sie ist im normalen Auge 24 mm lang. Als Sehachse oder *Linea visus* bezeichnet man die Verbindungslinie von der Macula lutea durch den Knotenpunkt der Linse zur Hornhaut.

Tunica externa (Cornea, Sklera).

Cornea und Sklera bilden mit ihrem kollagenelastischen Fasersystem eine einheitliche Hülle von großer mechanischer Bedeutung, die *äußere Augenhaut* oder *Tunica externa*. Sie erweist sich als fest und ziemlich derb, besitzt aber trotzdem eine gewisse Elastizität, Dehnbarkeit und Verschieblichkeit, Eigenschaften, die sie instand setzen, die Kräfte des intraocularen Druckes von Innen, des Muskelzuges und des Druckes von außen her miteinander auszugleichen und die inneren, empfindlichen Teile des Auges zu schützen. Cornea und Sklera zeigen somit gemeinsame Strukturverhältnisse und gemeinsame Aufgaben an der Erhaltung der Bulbusform.

Die **Cornea** oder **Hornhaut** geht am Limbus mit einer kleinen Rinne in die Sklera über, in die sie uhrglasartig eingefaßt ist. Der Skleralfalz reicht am oberen und unteren Rand etwas weiter über die Cornea herüber als an beiden Seitenrändern; daher ist der vertikale Durchmesser der Cornea mit einem Durchmesser von 11,2 mm etwas kleiner als der transversale Durchmesser von 11,6 mm. Ein senkrechter Durchschnitt durch die Hornhaut ergibt eine klare Gliederung in fünf Schichten: außen das Epithel mit der daruntergelegenen Lamina limitans externa, die Substantia propria als Hauptmasse, ferner die Lamina limitans interna und als hinteren Abschluß das Endothel (Abb. 483). Die Dicke der Hornhaut beträgt in der Mitte etwa 0,9 in der Peripherie etwa 1,1 mm.

Das ziemlich dünne, mehrschichtige **Plattenepithel** geht am Cornealrand in das Epithel der Tunica conjunctiva bulbi über und baut sich gewöhnlich aus 5—6 Lagen auf. Zu unterst liegen die basalen Cylinderzellen, die besonders

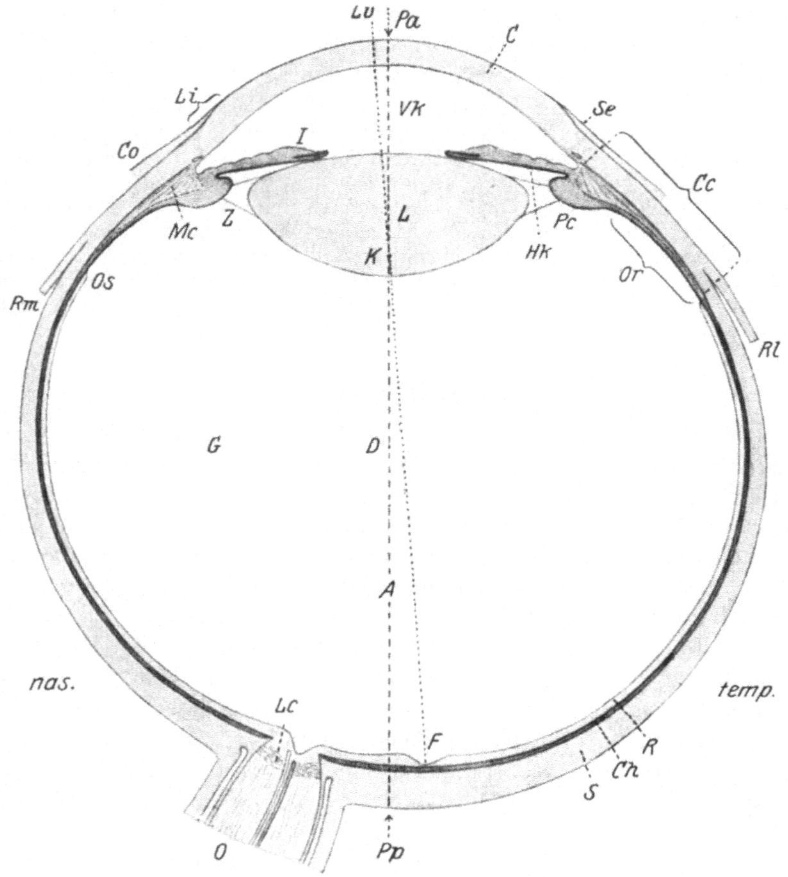

Abb. 482. Schematisierter Horizontalschnitt durch den Augapfel eines normalsichtigen Erwachsenen. *A* Optische Achse; *C* Cornea; *Cc* Corpus ciliare; *Ch* Chorioides; *Co* Conjunctiva bulbi; *D* Drehpunkt; *F* Fovea centralis; *G* Glaskörper; *Hk* hintere Augenkammer; *I* Iris; *K* Knotenpunkt; *L* Linse; *Lc* Lamina cribrosa; *Li* Limbus; *Lv* Sehachse; *Mc* Musc. ciliaris; *O* Fasciculus opticus; *Or* Orbiculus ciliaris; *Os* Ora serrata; *Pa* vorderer Augenpol; *Pc* Processus ciliaris; *Pp* hinterer Augenpol; *R* Retina; *Rl* Sehne des M. rectus bulbi lateralis; *Rm* Sehne des M. rectus bulbi medialis; *S* Sklera; *Se* Sulcus sclerae externus; *Vk* vordere Augenkammer; *Z* Apparatus suspensorius lentis. (Nach SALZMANN aus EISLER.)

am Hornhautrand mit der vorderen Basalmembran sehr fein verzahnt zu sein scheinen. Es folgen 2 Lagen polyedrischer Zellen, die schließlich von 2 oder 3 Lagen platter Zellen bedeckt werden. Die vordere Basalmembran oder *Lamina limitans externa* (BOWMAN) zeigt gewöhnlich homogene Beschaffenheit, setzt sich aber wahrscheinlich aus feinsten Fibrillen zusammen; die Verzahnung der vorderen Basalmembran mit den Basalzellen des Epithels deutet auf fibrilläre Strukturen hin, die im submikroskopischen Gebiet gelegen sein können.

Das mit der Sklera zusammenhängende Bindegewebe der **Substantia propria** bildet den Hauptanteil der ganzen Cornea. Die Anordnung der kollagenen

Bindegewebsbündel ist überaus verwickelt, weshalb sich ein genauer Einblick in den konstruktiven Bau der Substantia propria nur schwer gewinnen läßt. Eine schichtähnliche Gliederung scheint in dem komplizierten Gefüge der sich fächerförmig aufspaltenden und scherenförmig überkreuzenden, teilweise bogenförmig verlaufenden Faserbündel vorhanden zu sein. Einzelne Wanderzellen wie Lymphocyten oder Leukocyten kommen gelegentlich vor. Eine gewisse Dehnbarkeit und Verschieblichkeit der ganzen Substantia propria dürften auf der verwickelten Anordnung der kollagenen Bündel beruhen.

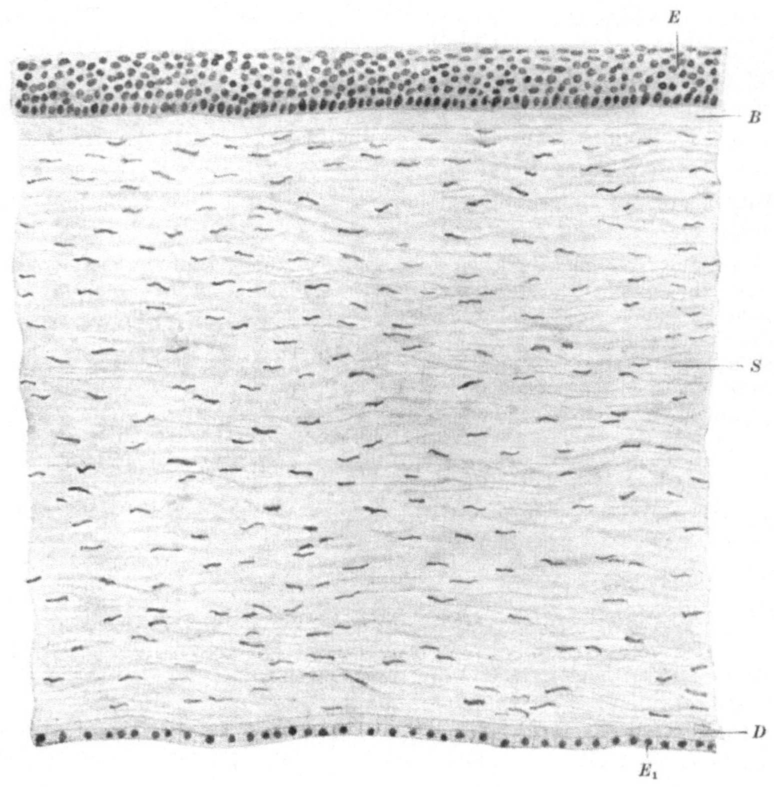

Abb. 483. Senkrechter Schnitt durch die Cornea des erwachsenen Auges. Mensch. *E* Epithel; *B* vordere Basalmembran (BOWMAN); *S* Substantia propria mit den Kernen des Fibrocytennetzes; *D* hintere Basalmembran (DESCEMET); *E₁* Endothel. ZENKER. Hämatoxylin-Eosin. 160mal vergrößert, auf ⁵/₆ verkleinert.

Das Fibrocytennetz in der Cornea des Kaninchens erweist sich, wie man an Silberpräparaten leicht sehen kann, gegenüber dem mehr plumpen, unregelmäßigen Fibrocytennetz der menschlichen Cornea durchaus verschieden. Beim Kaninchen besitzen die platten Fibrocyten eine Fülle zarter Fortsätze, die sich häufig im rechten Winkel vereinigen oder überkreuzen. Auch die Anordnung der kollagenen Faserbündel und der zarten Nervenfäserchen zeigt in vielfach rechtwinkeligen Überkreuzungen eine auffallende Regelmäßigkeit.

Als hintere Basalmembran ist die **Lamina limitans interna** oder DESCEMETSsche **Membran** zu betrachten. Sie ist dünner als die BOWMANsche Membran, bietet ein homogenes Aussehen, gilt als sehr widerstandsfähig und geht am Rande als eine mehr fibrilläre Bildung in das zarte, schwammartige Gerüst des *Spongium anguli iridocornealis* über. Den hinteren Abschluß der Hornhaut gegenüber der vorderen Augenkammer übernimmt ein einschichtiges, aus sechseckigen, platten Zellen bestehendes *Endothel*; es entstammt dem Mesoderm. Die Hornhaut besitzt keine Blutgefäße, weshalb ihre Ernährung durch das an der Corneoskleralgegend gelegene „Randschlingennetz“ und mit Hilfe des Endothels durch das Kammerwasser aus der vorderen Augenkammer erfolgen muß. Als auffallendste Erscheinung von größter Bedeutung ist die Durchsichtigkeit aller Hornhautgewebe hervorzuheben; sie wird wahrscheinlich durch einen bestimmten Quellungszustand der Gewebe bedingt.

Die **Sklera** oder **Lederhaut**, das „Weiße" des Auges nimmt etwa $^5/_6$ der Tunica externa für sich ein und stellt ein sehr festes, bindegewebiges Gefüge dar, das sich am Limbus in die durchsichtige Substantia propria der Hornhaut und am hinteren Pol in die Duralscheide des Fasciculus opticus kontinuierlich fortsetzt (Abb. 482 u. 488). Etwas nasal vom hinteren Augenpol läßt die Sklera in einer annähernd kreisförmigen, durchlöcherten Platte, der *Area cribriformis*, die Faserbündel des Fasciculus opticus hindurchtreten. Die Dicke der Sklera wechselt und beträgt am hinteren Pol 1,0—1,5 mm, am Äquator 0,4 mm und an den Sehnenansätzen nur 0,3—0,25 mm. An der Übergangsstelle der Sklera in die Cornea liegt ein vom Endothel ausgekleideter nicht immer sichtbarer Kanal, der *Sinus venosus sclerae* (SCHLEMM); gelegentlich sieht man mehrere kleine Kanäle. Auf der Außenseite der Sklera findet sich ein zartes mit dem skleralen Gewebe zusammenhängendes „episklerales Bindegewebe" von lockerer Beschaffenheit.

Der Verlauf der sehnenähnlichen kollagenen Faserbündel im straffen Bindegewebe der Sklera ist sehr kompliziert. Die Bündel werden vielfach zu bandartigen Formationen vereinigt, die mit ihren meridional und äquatorial verlaufenden Faserzügen und ihren sich spitzwinkelig überkreuzenden schrägen Richtungen ein festes und trotzdem verschiebliches und nachgiebiges System entstehen lassen. In der Umgebung der Area cribriformis durchflechten sich die kollagenen Bündel in jeder erdenklichen Weise. In das verwickelte Gefüge der Sklera strahlen die Sehnen der Augenmuskeln unter pinselartiger Ausbreitung ihrer Fibrillen hinein. Ein Netzwerk teilweise starker, elastischer Fasern ist mit dem kollagenen Flechtwerk verbunden und erweist sich für den Ausgleich der intraocularen Druckschwankungen besonders förderlich. Zum Teil verlaufen die elastischen Fasern in der Richtung der stellenweise gewellten, kollagenen Bündel, deren allzu großer Dehnung sie Widerstand entgegensetzen. Andererseits können elastische Fasern die spitzen Winkel, unter denen sich die kollagenen Bündel überkreuzen, schräg überbrücken, einer Spreizung dieser Winkel entgegenwirken und durch ihren Zug das verschobene, kollagene Gefüge in seine ursprüngliche Lage zurückbringen.

Die Fibrocyten der Sklera besitzen einige Ähnlichkeit mit Sehnenzellen und sind zu einem syncytialen Netz miteinander verbunden. Im Alter vermehren sich mitunter kleine Fetttröpfchen, die im Plasma des Fibrocytennetzes und in der Intercellularsubstanz vorkommen und verleihen der sonst weißen, gefäßarmen Sklera eine etwas gelbliche Färbung. Wanderzellen trifft man nur vereinzelt; verästelte Pigmentzellen lassen sich an der Grenzzone zur Tunica media und in der Umgebung von Nerven und Gefäßen gelegentlich beobachten. Lymphgefäße fehlen in der Tunica externa.

Tunica media (Iris, Corpus ciliare, Chorioides).

Die mittlere Augenhaut (**Tunica media, uvea**) beginnt am Rande der Area cribriformis, liegt der Sklera dicht an und zeichnet sich durch einen außerordentlichen Gefäßreichtum aus. An der Corneoskleralgrenze biegt sie zu einer frontal gestellten durchlöcherten Platte, der *Iris* um, grenzt vordere und hintere Augenkammer gegeneinander ab und findet am Pupillarrand ein Ende (Abb. 482).

Die **Iris** oder **Regenbogenhaut** läßt sich beim Lebenden durch die Hornhaut hindurch als eine frontale, in der Mitte von dem kreisrunden Sehloch oder der *Pupille* durchbohrten Scheibe sehr gut beobachten. Hierbei kann man eine pupillennahe Ringzone *(Margo pupillaris)* von einer Außenzone *(Margo ciliaris)* unterscheiden. Die dickste Stelle der Iris, die „Iriskrause" trennt in einer konzentrisch-zackigen, unregelmäßigen Leiste beide Zonen voneinander. Der Pupillarsaum erscheint dunkelbraun und fein gezackt. Die radiäre Streifung der Iris dürfte durch eine entsprechende Anordnung der Gefäße bedingt sein. Radiäre Einbuchtungen in den Vorderflächen des Irisgewebes werden als Lacunen oder Krypten bezeichnet. Die Iris ist 0,4—0,6 mm dick, ihr gesamtes Erscheinungsbild weitgehend individuellen Veränderungen unterworfen.

Ein senkrechter Meridionalschnitt durch die Iris ergibt als deren mesodermalen Hauptanteil ein überaus zartes und lockeres Bindegewebe, das *Stroma der Iris* (Abb. 484). Eine endothelartige Abgrenzung des Stromas gegenüber der vorderen Augenkammer fehlt gewöhnlich, kann aber teilweise durch eine Verdichtung abgeplatteter syncytialer Elemente aus dem Stroma ersetzt werden. Im mesenchymartigen Gewebe des Stromas tritt im ciliaren Randabschnitt eine gewisse

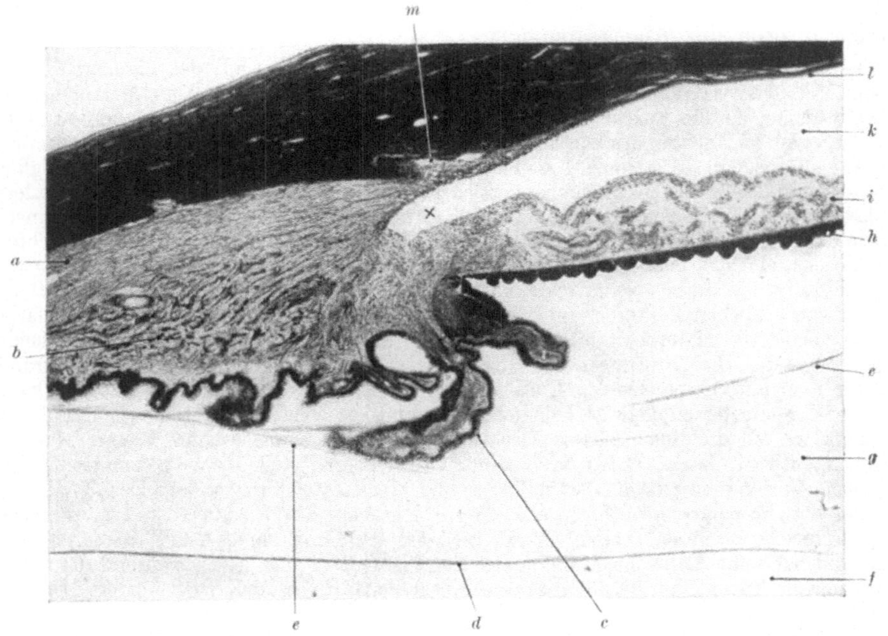

Abb. 484. Corpus ciliare und Kammerwinkel des menschlichen Auges. *a* Meridionalfasern; *b* Ringfasern des Ciliarmuskels; *c* Processus ciliaris; *d* Membrana hyaloidea; *e* Fasern des Apparatus suspensorius lentis; *f* Corpus vitreum; *g* hintere Kammer; *h* Pigmentepithel; *i* Stroma der Iris; *k* vordere Kammer; *l* Endothel der Cornea; *m* Sinus sclerae (SCHLEMM); × Kammerwinkel zwischen Sinus sclerae, Spongium anguli iridocornealis und Iriswurzel. Hämatoxylin-van Gieson. 47mal vergrößert. (Nach PETERSEN.)

Gliederung in zwei dichtere Lagen, die vordere und hintere „Grenzschicht", hervor. Beide Schichten werden durch eine besonders locker gebaute, an dickwandigen Gefäßen reiche Zone, die „FUCHSsche Spalte", ohne scharfe Grenze getrennt. Wahrscheinlich bedingt das feinmaschige, wabenartige Bindegewebsgerüst der FUCHSschen Spalte eine gewisse Verschieblichkeit der beiden fester konstruierten Schichten gegeneinander. Das Irisstroma gehört zum zartesten Gewebe des menschlichen Organismus und baut sich wahrscheinlich aus einem syncytialen Verband teilweise pigmentierter, verzweigter Zellen und feinsten kollagenen Fäserchen auf. Elastische Elemente scheinen zu fehlen.

Zwei glatte, ektodermale, aus dem Stratum pigmenti iridis des Augenbechers stammende Muskeln sind in das Stroma der Iris eingelagert. Im Pupillarabschnitt des hinteren Stromablattes (hintere Grenzschicht) liegt der vom N. oculomotorius versorgte, die Pupille verengernde *M. sphincter pupillae* gleich einem Ring um das Sehloch. In der hinteren Grenzzone, direkt vor dem die Rückfläche der Iris überziehenden Pigmentepithel findet sich eine zarte, dünne Muskelplatte, der vom N. sympathicus innervierte *M. dilatator pupillae*. Letzterer erweitert die Pupille. Auf dem durch das Nervensystem geregelten harmonischen Zusammenspiel beider Muskeln beruht die jeweilige Weite der Pupille. Innerhalb einer gewissen Reizschwelle dürfte den Körper kaum ein Reiz treffen, der sich nicht in minimalen Veränderungen der Pupillenweite mit modernen Instrumenten registrieren ließe. Das Pigmentepithel an der Rückseite der Iris besteht aus 2 Lagen und entstammt dem Stratum pigmenti iridis und der Pars iridica retinae. Seine Zellen sind mit den nadelförmigen oder als kleine Klümpchen erscheinenden Fuscingranula vollgestopft. Das Pigmentepithel macht die Iris für die einfallenden Lichtstrahlen undurchlässig und spielt somit bei der Aufgabe der Iris, als Blende beim Lichteinfall zu wirken, eine bedeutsame Rolle. Daher sei das Pigmentepithel hier erwähnt, obwohl es seiner Genese nach der ektodermalen Tunica interna des Auges angehört.

Die Augenfarbe hängt von dem Pigmentgehalt des Stromas ab; das Pigment tritt im Plasma der syncytial verbundenen Iriszellen in Gestalt kleiner, kugeliger Melaningranula auf, die kleiner als die Fuscinschollen sind. Die Zahl der Zellen, die Verästelungsart ihrer Fortsätze und der Farbton des vom hellbraun bis schwarz schwankenden Melanins bestimmen die Augenfarbe. Im Irisstroma lassen sich auch echte Chromatophoren mit mannigfach verästelten und teilweise zusammenhängenden Fortsätzen entdecken (Abb. 58). Fortsatzlose, dunkel pigmentierte Zellen, sog. „Klumpenzellen" finden sich am Außenrand des M. sphincter und in der ciliaren Zone und sind wahrscheinlich als degenerierende Elemente zu betrachten. Bei Albinos fehlt das Pigment in sämtlichen Schichten der Iris, so daß der gefäßreiche, rote Augenhintergrund durch das zarte Irisgewebe hindurchschimmert. Der Pigmentgehalt der Iris ist von erblichen Faktoren abhängig; solches gilt auch für Anomalien der Irisfarbe. Hierzu gehört die Heterochromie, worunter man eine unterschiedliche Irisfärbung beider Augen versteht. Bei Störungen im Sympathicusgebiet kommt weiterhin Heterochromie vor, die man mit entsprechenden Eingriffen am Sympathicus experimentell erzeugen kann.

Der **M. sphincter pupillae** ist kein reiner Ringmuskel, sondern bildet mit seinen glatten Muskelfasern ein dreidimensionales Flechtwerk, das auch bindegewebige Fasern in seinen Maschen enthält. Zarte, radiär verlaufende Muskelfasern stellen eine plasmatisch-kontinuierliche Verbindung zwischen M. sphincter und M. dilatator pupillae her. Der *M. dilatator pupillae* tritt im polarisierten Licht als feiner, leuchtender Streifen hervor und wurde früher als „Bruchsche Membran" bezeichnet. Er verdankt seine Entstehung dem Stratum pigmenti iridis und hat seine Kerne noch im Bereich des Pigmentepithels liegen, während die an das Irisstroma grenzende, fibrillärdifferenzierte Muskelplatte frei von Kernen bleibt. Demnach behält der M. dilatator den Charakter eines Myoepithels bei.

Alle Gefäße der Iris besitzen eine auffallend dicke Wand, die sie instand setzt, als ein stützendes System in dem unendlich zarten und weichen Irisgewebe zu wirken. Die gewebliche Beschaffenheit der Gefäßwände ist schwer bestimmbar.

Am **Kammerwinkel** oder **Angulus iridocornealis** stoßen Iris, Cornea, Sklera und Corpus ciliare aneinander (Abb. 484). Die Iris verbindet hier ihr stark aufgelockertes Fasergeflecht mit dem Fibrillenwerk der Descemetschen Membran zu einem schwammartigen Syncytium, dem *Spongium anguli iridocornealis*. Das von jenem wabigen Gefüge umschlossene Lückensystem ist beim Menschen schwach entwickelt und unter dem Namen Fontanascher Raum bekannt. Er dürfte mit der vorderen Augenkammer in Verbindung stehen. Am äußeren Rand des Schwammgewebes befindet sich der Schlemmsche Kanal, der trotz seines Namens *Sinus venosus* unter normalen Bedingungen kein Blut führt, sondern den Abfluß des Kammerwassers besorgt. Dieses gelangt nach Beobachtungen am Lebenden aus der vorderen Augenkammer in die Spalten des Schwammgewebes und von hier in den Schlemmschen Kanal, der es benachbarten Venen zuleitet.

Am Säugerauge führt das stark ausgebildete Schwammgewebe des Kammerwinkels den Namen *Ligamentum pectinatum iridis*.

Das **Corpus ciliare** oder der Strahlenkörper reicht von der Ora serrata, dem vorderen Ende der Netzhaut, bis zur Iriswurzel, beginnt mit einer verhältnismäßig glatten Strecke, dem *Orbiculus ciliaris* und schiebt sich wulstartig nach vorne unter Bildung von Falten gegen das Augeninnere vor. Die meridionalen

Falten oder *Processus ciliares* nehmen vom Bereich des Orbiculus ciliaris nach vorne allmählich an Höhe zu und gewinnen an der Iriswurzel ungefähr gegenüber dem Äquator der Linse mit etwa 1 mm Durchmesser ihre größte Erhebung. Man zählt etwa 70—80 Processus ciliares, deren Gesamtzahl die *Corona ciliaris* darstellt. Im Meridionalschnitt erscheint das Corpus ciliare ungefähr in Gestalt eines Dreiecks, dessen lange Seiten der Sklera und dem Glaskörper anliegen und dessen kurze Seite sich an der Begrenzung der hinteren Augenkammer beteiligt. Die Form dieses Dreiecks dürfte hauptsächlich durch den *M. ciliaris* bedingt sein, der im Meridionalschnitt ebenfalls ein dreieckiges Feld von ähnlicher Gestalt ausfüllt.

Der **M. ciliaris** ist als ein mit elastischem Gewebe verknüpftes, kompliziertes System glatter Muskulatur von syncytialem Zusammenhang zu betrachten. Wahrscheinlich zeigt der Hauptteil der glatten Muskelfasern den Verlauf einer eigentümlichen Schlinge, die außen am Skleralrand mit meridional orientierten Fasern beginnt, diese in annähernd radiärer Richtung in die Tiefe nach innen führt und schließlich zu einer zirkulären, ringförmigen Anordnung am Innenrande umbiegt. Elastische Sehnen befestigen die Meridionalfasern vorne am Skleragewebe des Kammerwinkels, nach hinten an einer bis zur Chorioides reichenden elastischen Haut. Eine geschlossene, bindegewebige Haut, die *Lamina basialis*, trennt den M. ciliaris von den Processus ciliares. Bei Kontraktion des Muskels wird der vom Muskelwulst gebildete Ring verengt, die Processus ciliares werden etwas nach vorne und innen gegen die Augenachse verlagert, wodurch es zu einer Entspannung des *Apparatus suspensorius lentis* (Zonula ciliaris) kommt. Die jetzt vom Zug entlastete Linse erlangt infolge ihrer eigenen Elastizität eine stärkere Wölbung und erhöht hierbei ihre Brechkraft (Akkommodation). Das mit dem Muskel verbundene elastische Gewebe leitet den Muskel bei Erschlaffung wieder in die Ruhelage zurück.

Bei der Betrachtung des M. ciliaris als einer geschlossenen, morphologisch-funktionellen Einheit besitzt die alte, histologische Zerkleinerung der Muskelmasse in meridionale (BRÜCKE), radiäre und zirkuläre Muskelfasern (MÜLLER) keinen rechten Wert mehr. Individuelle Veränderungen am radiären und zirkulären Verlaufsabschnitt sind häufig; eine allmähliche Rückbildung, vor allem des meridionalen Muskelteils im beginnenden Alter dürfte mit dem gleichzeitigen Nachlassen der Fähigkeit zur Akkommodation im Zusammenhang stehen. Der Ciliarmuskel erhält seine nervöse Versorgung durch den N. oculomotorius.

Bei Vögeln besteht der stark entwickelte, sehr kompliziert angeordnete M. ciliaris aus quergestreiften Muskelfasern. Ein mit dem Stroma der Hornhaut zusammenhängender Muskelteil wird als CRAMPTONscher Muskel bezeichnet.

Die **Processus ciliares** besitzen auf einer gefäßreichen, kollagenelastischen Unterlage einen doppelten, epithelialen Überzug, der sich aus dem Stratum pigmenti corporis ciliaris und aus der an den Glaskörper grenzenden Pars ciliaris retinae aufbaut. Das Retinablatt besteht aus kubischen oder cylindrischen, pigmentfreien Zellen, in deren Plasma der Apparatus suspensorius lentis befestigt ist. Die Zellen des dem Bindegewebe aufsitzenden Pigmentblattes enthalten weniger Pigment als die entsprechenden Zellen im flachen Teil des Corpus ciliare und können im Alter ihr Pigment völlig verlieren. Gelegentlich werden Chromatophoren im Bindegewebe der Processus ciliares beobachtet.

Die **Chorioides** oder **Aderhaut** ist zwischen Sklera und Retina eingeklemmt und beherbergt in einer bindegewebigen, zell- und pigmentreichen Unterlage eine ungeheure Fülle von Gefäßen (Abb. 485). Mit der Sklera ist die Chorioides durch das gefäßarme *Stratum perichorioideum* verbunden, eine lamellär gebaute, mit elastischen Fasern und plumpen, abgeplatteten Pigmentzellen ausgestattete Haut. Beim Versuch, die Chorioides von der Sklera abzulösen, bleiben häufig kleine, dunkle Stücke des Stratum perichorioideum („Lamina fusca") an der Sklera hängen. Offenbar besteht zwischen Sklera und Chorioides keine scharfe Grenze. Für die großen Aderhautgefäße und Nerven gilt das Stratum perichorioideum nur als Durchtrittsstelle.

Die Hauptmasse der großen, allerdings nicht nur für die Ernährung der Chorioides bestimmten Gefäße findet in der *Lamina vasculosa* Platz. Sehr viele Zellen des kollagenelastischen Bindegewebes enthalten Melaninpigment. Die Arterien besitzen nur eine spärliche Muskulatur, die Venen erscheinen frei von Muskeln. Eine nur wenig pigmentierte, bindegewebige Grenzschicht trennt die

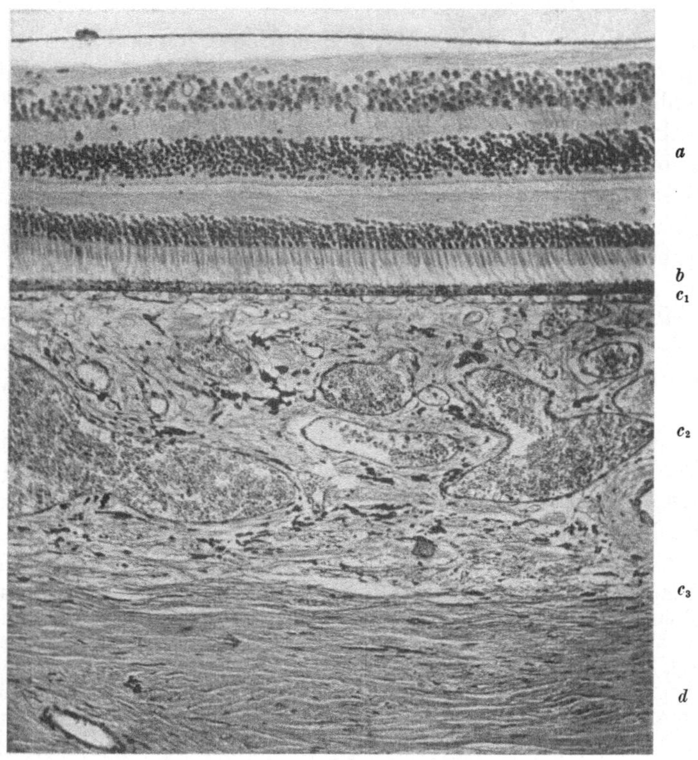

Abb. 485. Senkrechter Schnitt durch die 3 Augenhäute des Bulbus. Mensch. *a* Retina; *b* Pigmentepithel der Retina; c_1 Choriocapillaris; c_2 Lamina vasculosa; c_3 Stratum suprachorioideum oder Lamina fusca; *d* Sklera. Hämatoxylin-Eosin. 120mal vergrößert. (Nach PETERSEN.)

Lamina vasculosa von der nach innen gelegenen, der Retina genäherten *Lamina capillarium* (Choriocapillaris). Hier liegen die Capillaren so dicht wie in den Alveolen der Lunge und erreichen unter der Macula lutea eine besonders starke Entwicklung. Die Capillarschicht dient dem Stoffwechsel der äußeren Retinaschichten und findet an der Ora serrata ihre Grenze. Der Stoffaustausch zwischen Choriocapillaris und Retina muß durch eine membranartige Bildung, die *Lamina basialis* (Glashaut, BRUCHsche Membran), hindurch erfolgen. Sie erscheint zwar vielfach strukturlos, läßt sich aber in eine an das Pigmentepithel der Retina grenzende feinste Haut und in einen zarten Faserfilz gliedern.

Die zwischen der Lamina vasculosa und Choriocapillaris ausgebildete Grenzschicht ist bei Wiederkäuern und Einhufern zu einem Geflecht von welligen Bindegewebsbündeln entwickelt, welche im Auge einen eigentümlichen, metallischen Glanz hervorrufen *(Tapetum fibrosum)*. Bei Raubtieren findet sich an gleicher Stelle das ebenfalls glänzende *Tapetum cellulosum*. Es besteht aus mehreren Lagen platter Zellen, in deren Plasma kleinste Krystalle liegen.

Tunica interna (Stratum pigmenti, Retina).

Das Stratum pigmenti retinae entstammt dem äußeren Blatt des Augenbechers, liegt der Retina von außen dicht an und besteht aus einer einfachen Lage sechseckiger, ziemlich flacher, pigmentierter Epithelzellen (Abb. 486). Diese enthalten Fuscingranula, besitzen eine pigmentfreie Randzone und können bei Belichtung mit feinen pigmenthaltigen Fortsätzen zwischen die Retinaschicht

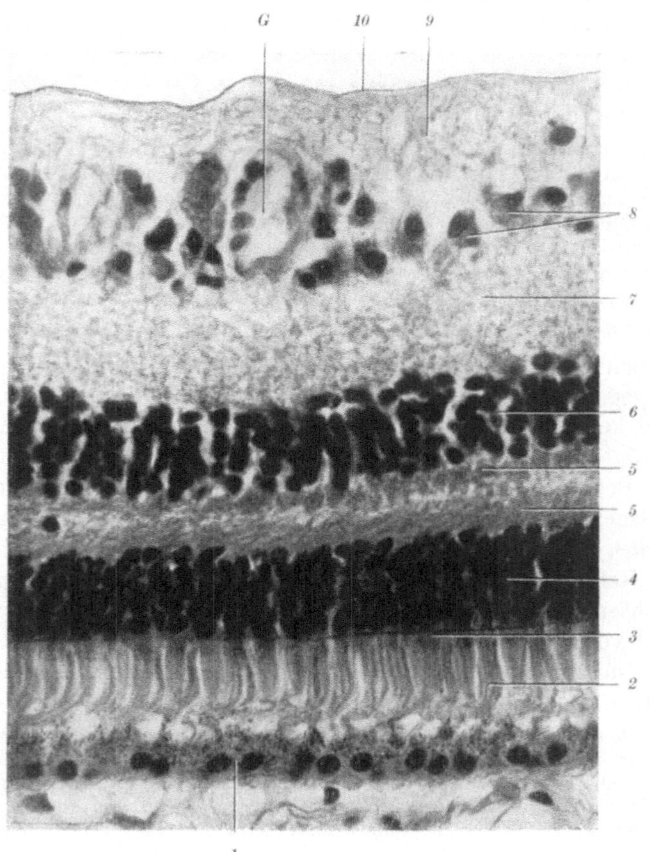

Abb. 486. Senkrechter Schnitt durch die Retina. Mensch. *1* Pigmentepithel; *2* Stäbchen und Zapfen; *3* Membrana limitans externa; *4* äußere Körnerschicht; *5* HENLES Faserschicht und äußere reticuläre Schicht; *6* innere Körnerschicht; *7* innere reticuläre Schicht; *8* Ganglienzellenschicht; *9* Opticusfaserschicht; *10* Membrana limitans interna. *G* Gefäß. ZENKER. Hämatoxylin-Eosin. 400mal vergrößert.

der Stäbchen und Zapfen eindringen. Die Verbindung zwischen Retina und Pigmentepithel ist in mechanischer Hinsicht nicht sehr fest.

Im **Stratum pigmenti corporis ciliaris** nehmen die Epithelzellen eine kubische Gestalt an und erscheinen auf der Höhe der Processus ciliares nur wenig pigmentiert. Im Bereich des Orbiculus ciliaris senkt sich das Pigmentepithel unter Bildung knospenartiger, zusammenhängender Ausbuchtungen in den bindegewebigen Grundstock des Corpus ciliare hinein; diese Formation des Pigmentepithels ist als „MÜLLER*sches Reticulum*" beschrieben worden. Im *Stratum pigmenti iridis* werden die Epithelzellen kubisch-platt und lassen ihre Zellgrenzen oft nur sehr schwer oder gar nicht hervortreten. Vielleicht kann man die oben erwähnten „Klumpenzellen" im Irisstroma ihrer Herkunft nach aus dem Stratum pigmenti iridis ableiten.

Die **Pars optica retinae** oder **Retina** (Netzhaut) schlechthin ist beim Lebenden durchsichtig, so daß die Choriocapillaris rot hindurch schimmert. Die Retina besitzt allein das Vermögen der Lichtempfindung und kleidet den Augenhintergrund aus; sie reicht nach vorne bis zur Ora serrata und zeigt sich mit dieser und der Papilla fasciculi optici fester verbunden als mit dem aufliegenden Pigmentepithel. Kurz nach dem Tode wird die Retina undurchsichtig und von grauweißlicher Farbe. Die Retina ist etwa 0,3—0,4 mm dick.

Ein senkrechter Schnitt durch die Retina erweckt den Eindruck, als sei diese in eine Anzahl übereinandergelagerter Schichten gegliedert (Abb. 486). Eine solche Gliederung wird jedoch nur durch die an bestimmte Schichten gebundene Lage der Zellkerne vorgetäuscht und besagt nichts über den konstruktiven Aufbau der Retina, die man als ein in die Peripherie verlagertes Stück Gehirn zu betrachten hat.

Ohne daß damit ein tieferer Einblick in den Bau der Retina zu gewinnen wäre, seien die „Schichten" der Retina in der Reihenfolge von außen nach innen kurz genannt: 1. Pigmentepithel, aus dem äußeren Blatt des Augenbechers entstanden, 2. Stäbchen und Zapfen. 3. die gliöse Membrana limitans externa, 4. äußere Körnerschicht, 5. HENLES Faserschicht und äußere reticuläre Schicht, 6. innere Körnerschicht, 7. innere reticuläre Schicht, 8. Ganglienzellenschicht, 9. Opticusfaserschicht, 10. die gliöse Membrana limitans interna.

Die außerordentliche Kleinheit der Retinaelemente, ihre dichte Lage und ihre starke Empfindlichkeit gegenüber unseren Fixierungsmitteln setzen einer histologischen Darstellung erhebliche, bis heute nicht überwundene Schwierigkeiten entgegen. Man hat mit vieler Mühe versucht, in das kaum entwirrbare, allerfeinste, kernhaltige Nervengewebe der Retina gleichsam Ordnung zu bringen. Das beigefügte Schema der Abb. 487 liefert die zusammengestellten Ergebnisse derartigen Bestrebens. Als *Neuroepithel*, dem die Lichtempfindlichkeit wohl in der Hauptsache zukommt, gilt die am weitesten außen gelegene Schicht der *Stäbchenzellen* und der *Zapfenzellen*. Die Lichtstrahlen müssen demnach durch die ganze Retina hindurchdringen, ehe sie zu diesen eigentlichen Sinneszellen für die Lichtempfindung gelangen. Beide Zellarten stellen langgestreckte Gebilde dar, reichen vom Pigmentepithel bis zur äußeren reticulären Schicht und enthalten ihren Kern in der äußeren Körnerschicht; bei den Zapfen liegt der Kern etwas weiter außen, mehr der Membrana limitans externa genähert.

Die **Stäbchenzellen** besitzen in der Peripherie ein schmales, cylindrisches Plasmagebilde. das „Stäbchen", das sich nach Durchbohrung der Membrana limitans zu einem feinen, den Kern tragenden Faden verschmälert. Die Außenglieder der Stäbchen zeigen, je nach der Fixierung, feinste Querstreifen, sind positiv doppeltbrechend und enthalten den am Licht schnell ausbleichenden Sehpurpur, einen roten Farbstoff. Die *Zapfenzellen* sind ebensolang wie die Stäbchenzellen und lassen gleichfalls Innen- und Außenglied unterscheiden; letzteres kommt dem Außenglied der Stäbchen wahrscheinlich an Länge gleich, neigt nur bei unseren Fixierungsmitteln leicht zum Zerfall. Am Innenglied macht sich eine plasmatische Verbreiterung bemerkbar, die an ihrem inneren Ende den Kern enthält und sich zu einem zarten Nervenfaden durch die HENLEsche Faserschicht bis zur äußeren, reticulären Schicht verlängert. Die Zapfenzellen geben gegenüber den Stäbchenzellen unterschiedliche Farbreaktionen; beide Zellformen stellen somit in morphologischer Hinsicht durchaus verschiedene Elemente dar, ein Umstand, der auch auf eine verschiedene funktionelle Bedeutung hinweist. Die Größe der Zapfen wechselt von einer langen und schlanken Form in der Fovea centralis bis zu einer kurzen, gedrungenen Form in der Nähe der Ora serrata.

Man hat die Zahl der Stäbchen auf 75 Millionen und weit darüber, die der Zapfen auf etwa 3 Millionen, also wesentlich niedriger geschätzt. Die Fähigkeit, ihre Lage zu verändern. scheint den Stäbchen und Zapfen innezuwohnen. So rücken bei heller Beleuchtung die Zapfen nach innen, glaskörperwärts, die Stäbchen nach außen, in der Richtung zum Pigmentepithel. Am Dunkelauge tritt das Umgekehrte ein, die Zapfen verlagern sich nach außen und die Stäbchen nach innen. Solches führt zu der hypothetischen Vorstellung, wonach die Stäbchen für das Dämmerungs- und Dunkelsehen, die Zapfen für das Tagessehen besonders in Betracht kommen. Hiermit würde übereinstimmen, daß an der Stelle unseres schärfsten Sehens in der Netzhaut, der Fovea centralis, nur Zapfenzellen auftreten, und daß die Retina zahlreicher Nacht- und Dämmerungstiere (wie Nachtaffen, Nachtraubvögel, Igel, Nilkrokodil, Tiefseehaifisch) entweder nur Stäbchenzellen oder diese in weit überwiegendem Grade enthält. In der Netzhaut der Schlangen sollen sich nur Zapfenzellen befinden.

Als **Ganglion retinae** wird eine Summe sehr kleiner, anscheinend *bipolarer Nervenzellen* aufgefaßt, die ihre Kerne innerhalb der inneren Körnerschicht liegen haben und sich mit dem einen Fortsatz im Gewirr der äußeren reticulären Schicht verlieren, mit dem anderen in der inneren reticulären Schicht auf eine nicht weiter bekannte Weise auffasern. Eine dritte Art großer, *multipolarer*

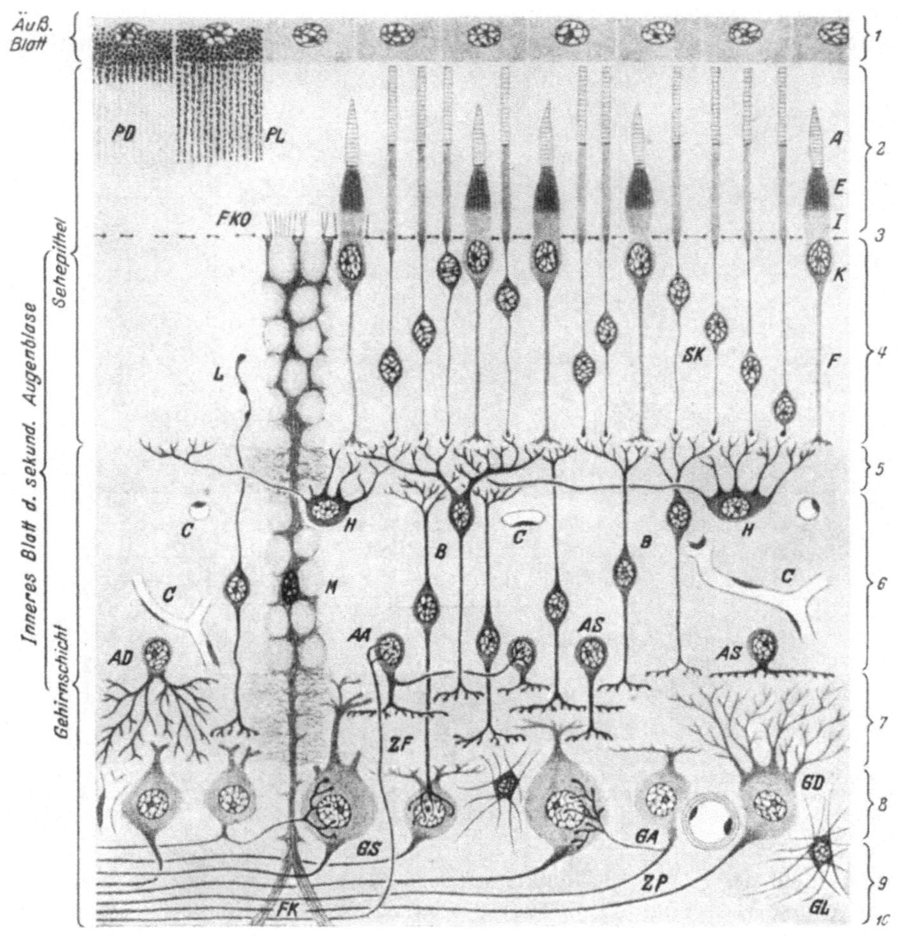

Abb. 487. Schematischer Versuch zum Aufbau der menschlichen Netzhaut. *1* Pigmentepithel; *2* Stäbchen und Zapfen; *3* Membrana limitans externa; *4* äußere Körnerschicht; *5* HENLES Faserschicht und äußere reticuläre Schicht; *6* innere Körnerschicht; *7* innere reticuläre Schicht; *8* Ganglienzellenschicht; *9* Opticusfaserschicht; *10* Membrana limitans interna. (Nach SCHAFFER aus EISLER; Beschriftung etwas verändert.) *A* Außenglied; *AA* amakrine Zelle; *AD* amakrine Zelle; *AS* amakrine Zelle; *B* Bipolaren; *C* Capillaren; *E* Ellipsoid; *F* Zapfenfaser; *FK* Faserkegel; *FKO* Faserkörbe; *GA* Ganglienzellen; *GD* Ganglienzellen; *GL* Gliazelle; *GS* Ganglienzelle; *H* Horizontalzelle; *I* Innenglied; *K* Zapfenkern; *M* Kern einer MÜLLERschen Faser; *PD* Pigmentzelle in Dunkelstellung; *PL* Pigmentzelle in Lichtstellung; *SK* Stäbchenkern; *ZP* zentripetale Faser.

Nervenzellen breitet sich in der *Ganglienzellenschicht* aus; der Hauptteil ihrer Ausläufer scheint aus der inneren, reticulären Schicht zu stammen. Die langen, marklosen Fortsätze dieser Zellen lassen mit ihrer Masse die Opticusfaserschicht entstehen, verlaufen zur Papilla fasciculi optici und von hier nach teilweiser Überkreuzung im Chiasma opticum zu den primären Sehganglien des Gehirns. Die Opticusfasern sind somit als die Neuriten von Ganglienzellen zu betrachten, die in der Retina in der Schicht der Ganglienzellen dem „Ganglion fasciculi optici" ihren Sitz haben.

In der inneren Körnerschicht befinden sich noch die Kerne der **Horizontalzellen,** deren Fortsätze sich in das Filzwerk der äußeren, reticulären Schicht verlieren. *Amakrine Zellen,* die ihre verästelten Fortsätze in die innere, reticuläre Schicht hineinsenden, kommen hinzu. Von der Bedeutung beider Zellen läßt sich selbst eine hypothetische Vorstellung schwer gewinnen.

Das **Gliagewebe** der Retina stellt ein ausgebreitetes Syncytium dar, das eng nebeneinandergelagerte, radiär orientierte Verstärkungszüge, die MÜLLERschen „Radiärfasern", besitzt. In der Mitte der sich beinahe über den gesamten Querschnitt der Retina erstreckenden „Radiärfasern" liegt in Höhe der mittleren

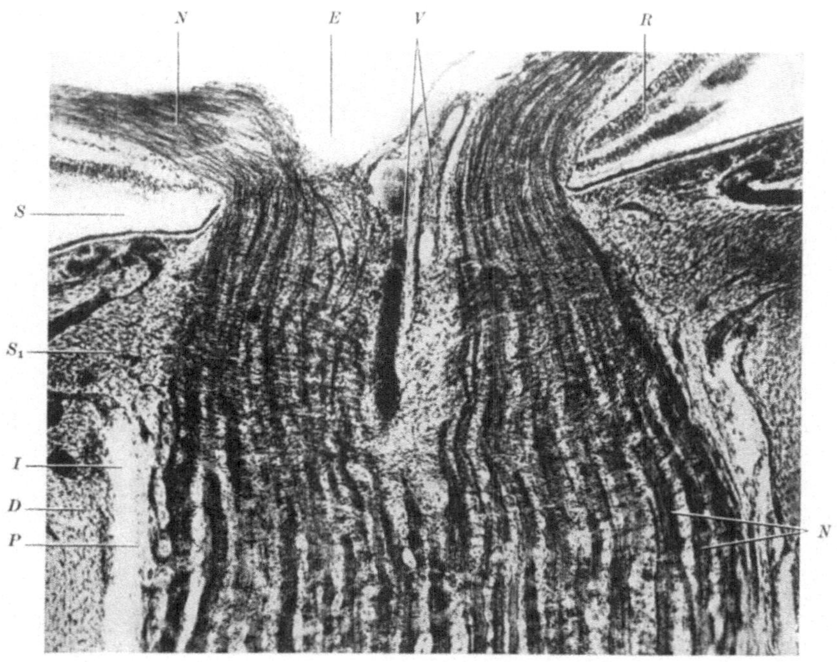

Abb. 488. Schnitt durch die Austrittsstelle des Fasciculus opticus. Mensch. *E* Excavatio papillae; *N* Opticusfasern; *V* Vasa centralia retinae; *R* Retina; *S* künstlicher Spalt zwischen Retina und Chorioides; *S₁* Sklera; *D* Duralscheide; *P* Pialscheide; *I* Spatium intervaginale. BIELSCHOWSKY-Methode. 50mal vergrößert.

Körnerschicht der Kern. Ein feinster, gliöser Faserfilz nimmt von den „Radiärfasern" seinen Ursprung und umhüllt mit seinem Wabennetz alle Ganglienzellen und Nervenfasern. Auch die beiden gliösen Grenzmembranen lassen sich aus einer kegelförmigen Auffaserung der „Radiärfasern" an beiden Enden entstanden denken. Astrocyten und HORTEGAsche Zellen sind weiterhin im Gliagewebe der Retina beobachtet worden.

Aus dem in Abb. 487 wiedergegebenen Schema läßt sich für jemanden, der alles gern vereinfachen möchte, ein „neuronaler" Aufbau der Retina aus einer Kette von drei hintereinander geschalteten „Neuronen" konstruieren: I. Neuron: Stäbchen- und Zapfenzellen; II. Neuron: Bipolare Zellen (Ganglion retinae); III. Neuron: Die großen Nervenzellen in der Ganglienzellenschicht des Fasciculus opticus mit ihren bis zu den primären Sehganglien des Gehirns reichenden Fortsätzen. Die Vorstellung vom neuronalen Aufbau läßt sich auf das von CAJAL schon 1894 entworfene Schema zurückführen, das mit Hilfe der heute als völlig unzureichend erkannten und zu vielen Trugbildern und Fehlschlüssen führenden GOLGI-Methode gewonnen worden war. Seit dieser Zeit hat es leider niemand unternommen, auf Grund einer besseren Technik ein neues Schema zu erarbeiten. Wir wissen über die neuroplasmatischen Beziehungen zwischen den einzelnen Zellarten keineswegs hinreichend Bescheid, um einen neuronalen Aufbau der Retina hieraus zu folgern. Mir gilt der Gedanke einer dreigliedrigen Neuronenkette in der Retina als eine reine Hypothese, die allerdings in die damalige Vorstellungswelt vom cellulären Aufbau des Organismus vorzüglich gepaßt hat, aber heute keine Geltung mehr besitzen dürfte. An einem syncytialen Zusammenhang der kernhaltigen Retinaelemente habe ich besonders im Hinblick auf die beiden reticulären Schichten keinen Zweifel.

Zwei Stellen im Bilde des Augenhintergrundes sind von besonderer Bedeutung: Die *Papilla fasciculi optici* und die *Macula lutea* mit der *Fovea centralis*. An der Papille verlassen die Opticusfasern unter Bildung einer kleinen Vertiefung, der *Excavatio papillae*, den Bulbus und treten bündelweise durch entsprechende Löcher der Area cribriformis sclerae hindurch. Hierbei werden die Opticusfasern markhaltig (Abb. 488). Das Bindegewebe der Area cribriformis und der Markgehalt der Opticusfasern bedingen die weiße Farbe der Papille im Spiegelbild des Augenhintergrundes. Im Bereich der Papille sind die Opticusfasern

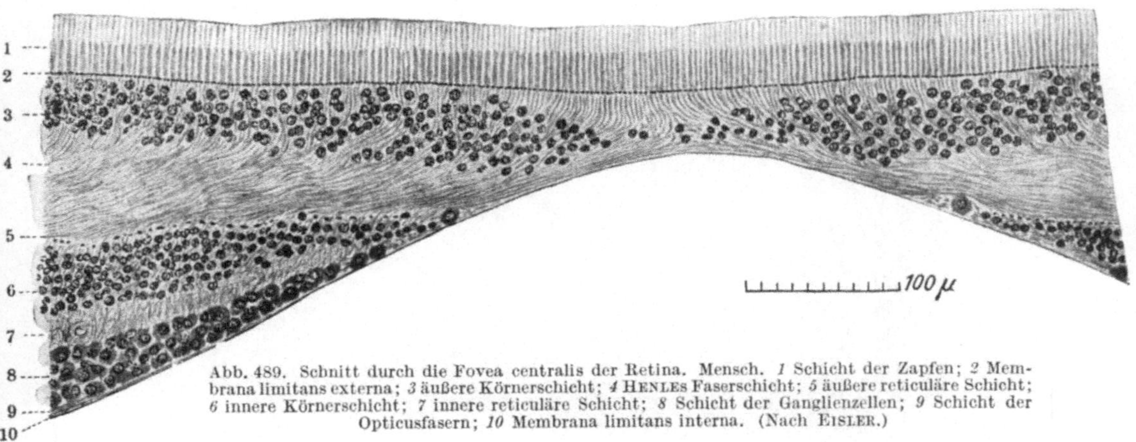

Abb. 489. Schnitt durch die Fovea centralis der Retina. Mensch. *1* Schicht der Zapfen; *2* Membrana limitans externa; *3* äußere Körnerschicht; *4* HENLES Faserschicht; *5* äußere reticuläre Schicht; *6* innere Körnerschicht; *7* innere reticuläre Schicht; *8* Schicht der Ganglienzellen; *9* Schicht der Opticusfasern; *10* Membrana limitans interna. (Nach EISLER.)

gewöhnlich marklos; mitunter kommen in der Opticusfaserschicht der Netzhaut Bündel markhaltiger Fasern vor, die im Spiegelbild als weißliche Stränge auf dem Dunkelrot der Netzhaut hervortreten.

Da in der Opticuspapille die lichtempfindlichen Netzhautelemente, die Stäbchen- und Zapfenzellen fehlen, so vermögen hier auftreffende Lichtstrahlen keine Sinnesempfindungen hervorzurufen. Es entsteht im Gesichtsfeld der „blinde Fleck", den man beim einäugigen Sehen leicht nachweisen kann, wenn man mit geradeaus gerichtetem Blick etwa einen Bleistift von der Mitte des Gesichtsfeldes horizontal nach der Seite bewegt. Der Bleistift verschwindet bei einem Winkel von etwa 12° temporal vom Fixationspunkt aus dem Gesichtsfeld und wird bei weiterer Verschiebung temporalwärts im Winkel von etwa 18° wieder sichtbar.

Die **Macula lutea** oder der **gelbe Fleck** findet sich temporal von der Opticuspapille, ist von der umgebenden Retina unscharf abgegrenzt, am Rande verdichtet und enthält eine kleine Vertiefung, die *Fovea centralis*. Letztere beruht auf einem allmählichen, schrägen Zurückweichen der Retinaschichten, so daß am Grunde nur die besonders lang und schmal gestalteten Zapfenzellen mit der schräg gerichteten Masse ihrer Ausläufer, der stark entwickelten HENLEschen Faserschicht übrig bleiben (Abb. 489). Stäbchenzellen fehlen, das Pigmentepithel ist vorhanden. Die Fovea centralis liegt in der optischen Augenachse und gilt beim Menschen im Hinblick auf das ausschließliche Vorkommen spezifisch gestalteter Zapfenzellen als die Stelle unseres schärfsten Sehens. Von hier aus zieht ein Bündel besonders feiner Nervenfasern auf direktem Wege zum temporalen Quadranten der Papilla fasciculi optici *(„maculopapilläres Bündel")*.

Im Bereich der Ora serrata geht die Pars optica retinae in die wesentlich dünnere *Pars caeca retinae* über. Die Retinaschichten flachen sich allmählich ab, Stäbchen- und Zapfenzellen verschwinden und schließlich bleibt als Pars caeca nur noch ein einschichtiges Cylinderepithel übrig. Als *Pars ciliaris* ist es pigmentfrei, als Pars iridica stark mit Pigmentgranula durchsetzt.

Fasciculus opticus.

Der **Fasciculus opticus** (Sehnerv) stellt seiner Genese nach eine periphere Hirnbahn zwischen Retina und Zwischenhirn dar und trägt daher in seiner Umhüllung mit Hirnhautgewebe, in der Beschaffenheit seiner Nervenfasern und im Einbau von Glia gegenüber den anderen peripheren Nerven eigene, morphologische Kennzeichen (Abb. 490). Innerhalb des Bulbus strömen die Opticusfasern von allen Seiten auf die Papille zu, wobei sich das maculopapilläre Bündel durch einen besonderen Verlauf auszeichnet. Beim Durchtritt durch die Area cribriformis werden die Opticusfasern markhaltig und bewirken somit eine gewisse Dickenzunahme des Nervenquerschnittes. Wahrscheinlich besitzen die sehr

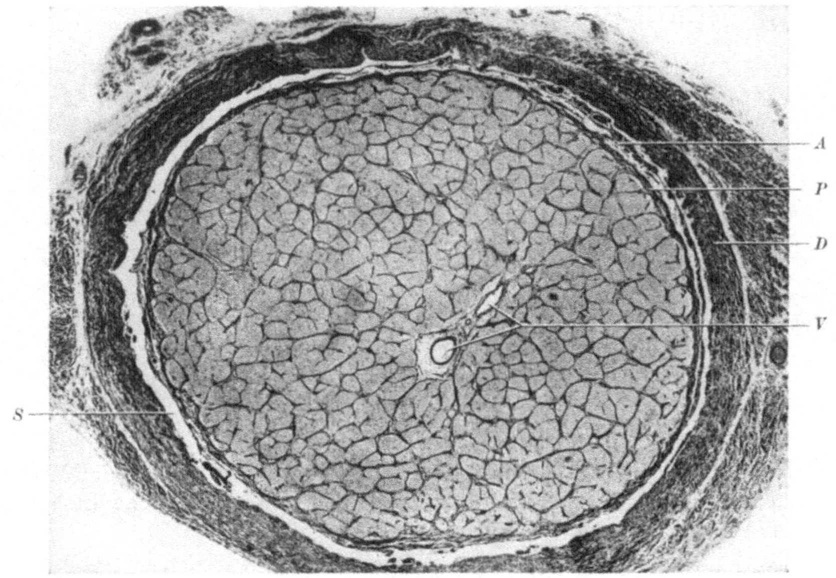

Abb. 490. Querschnitt durch den Fasciculus opticus, wenige Millimeter vom Bulbus entfernt. Mensch. *D* Duralscheide; *P* Pialscheide; *A* Arachnoides; *S* Spatium intervaginale; *V* Vasa centralia retinae. VAN GIESON. 20mal vergrößert.

dünnen Opticusfasern nach ihrem Austritt aus dem Bulbus sämtlich eine feine Markscheide. Ein Vorkommen feinster markloser Nervenfäserchen bleibt immerhin möglich. Da es sich bei den Opticusfasern in genetischer Hinsicht um einen Zug weißer Substanz aus dem Zentralnervensystem handelt, so fehlen ihnen das kernhaltige Neurilemm und die bindegewebige Fibrillenscheide. An ihre Stelle ist *Glia getreten*, die mit einem aus Astrocyten und Fasern bestehenden Netzwerk die Nervenfasern einhüllt und um das Nervengewebe gliöse Grenzmembranen entwickelt.

Im Bereich der Papille trennt Gliagewebe die Bündel der Opticusfasern voneinander. Beim Austritt aus dem Bulbus und im weiteren Verlauf zum Chiasma opticum schiebt sich von der dem Fasciculus direkt aufliegenden *Pia mater* kollagenes Bindegewebe zwischen die Nervenfasern hinein, die es scheinbar zu Bündeln formiert, in Wirklichkeit aber nur unvollkommen mit plattenartigen Gebilden gegeneinander abgrenzt. Eine sehr kräftige, derbe *Duralscheide* ist wie ein fester, steifer Cylindermantel um den Fasciculus opticus gelegt, schützt das weiche Nervengewebe vor Zerrungen und steht mit der angrenzenden *Arachnoides* und der Pialscheide durch ein zartes Bälkchensystem in Zusammenhang. Dural- und Pialscheide gehen am Bulbus kontinuierlich in die Sklera über.

Ein mit Flüssigkeit gefülltes Cavum leptomeningicum (Spatium intervaginale) reicht vom Canalis opticus bis zur Sklera, scheint jedoch mit dem Liquorraum der Schädelhöhle keine direkte Verbindung zu besitzen. Etwa 10 mm hinter dem Bulbus gelangen die Vasa centralia retinae von unten her in den Sehnerven hinein, um sich an der Papilla fasciculi optici zur Versorgung der Retina aufzuteilen.

An den bindegewebigen Hüllen des Fasciculus opticus machen sich Zug, Druck und Abscherung im Hinblick auf die Architektonik der Faserzüge geltend. In der Duralscheide findet sich außen eine Schicht längsverlaufender, kollagener Fasern, während innen eine ringförmige, spiralige Anordnung der Faserzüge vorherrscht. Bei der Pia ist das Bindegewebe in einer äußeren Lage zu einem Gittersystem flacher Spiralen orientiert, während innen nur Längsfasern vorhanden sind. Die Verbindung zwischen Dura und der Leptomeninx erweist sich trotz der Zartheit der bindegewebigen Elemente als so fest, daß man das Loslösen der Dura vom Fasciculus opticus beim fixierten Präparat im stillen Raum deutlich hören kann.

Linse (Lens crystallina) und Strahlenbändchen (Zonula ciliaris Zinnii).

Die etwa 10 mm breite und 3,4—4 mm dicke, bikonvexe Linse stellt einen durchsichtigen und elastischen Körper dar, der an den Fasern der *Zonula ciliaris Zinnii* aufgehängt ist und mit seiner Hinterfläche an eine Vertiefung des Glaskörpers angrenzt. Die Vorderfläche der Linse bildet den Abschluß der Pupille, ohne daß es hierbei zu einem plasmatischen Zusammenschluß zwischen Irisrand und Linse kommt. Bei Ferneinstellung zeigt die Hinterfläche der Linse eine stärkere Krümmung als die Vorderfläche. Am äquatorialen Linsenrand lassen sich kleine Unebenheiten beobachten, die durch den Ansatz der Zonulafasern bedingt sein dürften. Die Linse ist eine rein epitheliale Bildung. Sie besitzt an ihrer Vorderfläche ein annähernd kubisches Epithel, das nach dem Äquatorrand an Höhe zunimmt und sich ein wenig dahinter in *Linsenfasern* (Fibrae lentis) umwandelt, wobei je eine Epithelzelle zu einer kernhaltigen Linsenfaser umgebaut wird (Abb. 491). Demnach fehlt ein Epithelüberzug auf der Rückseite der Linse. Eine homogen aussehende *Kapsel (Capsula lentis)* überzieht das ganze Organ als eine Art Basalmembran des Epithels; sie ist vorne wesentlich dicker als hinten und leicht abziehbar.

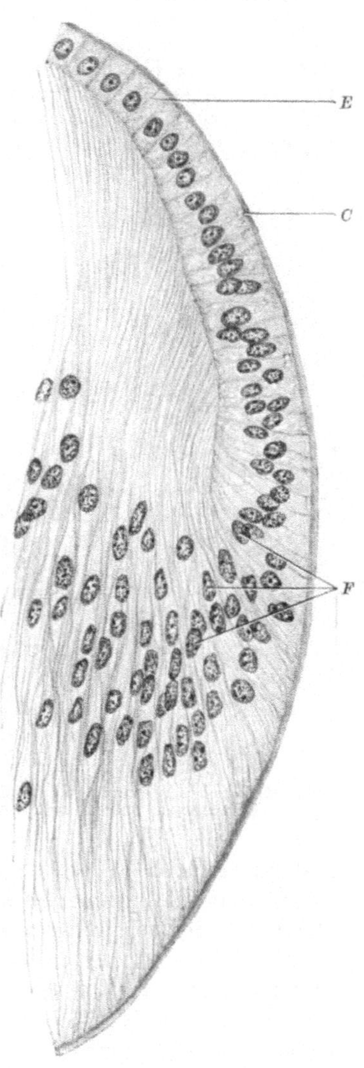

Abb. 491. Schnitt durch den Äquatorrand der Linse. Bildung von Linsenfasern aus Epithelzellen. Menschlicher Embryo. *C* Capsula lentis; *E* Epithel; *F* kernhaltige Linsenfasern. 400mal vergrößert, auf ⁵/₆ verkleinert.

In der kernreichen Zone des Äquatorgebietes entstehen durch Verlängerung der Epithelzellen dauernd neue, kernhaltige Fasern bis ins späte Leben hinein; hierbei werden die ältesten Fasern ins Innere gedrängt und geben unter gleichzeitigem Kernverlust Flüssigkeit ab. Es kommt zur Bildung einer weichen, biegsamen und elastischen Rindenzone *(Substantia corticalis)* und einer wasserarmen, härteren Kernschicht *(Nucleus lentis)*. Das fortwährende, appositionelle

Wachstum führt zu einem schalenartigen Bau der Linse. Beim Lebenden treten unter der Spaltlampe 5 zwiebelschalenartig gelagerte Verdichtungszonen hervor; sie bestehen durchweg aus Linsenfasern und werden durch „Diskontinuitätsflächen" voneinander geschieden.

Etwa vom 30. Lebensjahr ab macht sich der „Linsenkern" bemerkbar; er wird mit zunehmendem Alter auf Kosten der sich verringernden Rindenzone größer und gewinnt eine leicht gelblichbräunliche Farbe. Hierbei verliert die Linse allmählich ihre Elastizität und erstarrt in Ferneinstellung; infolge der Sklerosierung des Linsenkernes nimmt die Fähigkeit zur Akkommodation im Alter ab. Die Linse besitzt weder Blutgefäße noch Nerven und steht mit dem Organismus nur durch die Zonula ciliaris in Beziehung. Trotz dieser einzigartigen Isolierung weist die Gewichtszunahme der Linse von 1,7 g im dritten Jahrzehnt bis zu 2,7 g im neunten Jahrzehnt auf ein dauerndes Wachstum bis ins hohe Alter hin. Die für das Wachstum, die Akkommodationsbewegung und die Durchsichtigkeit der Linse für den Stoffwechsel benötigten Energien werden aus dem Kammerwasser durch die Linsenkapsel und an der Vorderseite der Linse durch das Linsenepithel zugeführt. Die von der Linse gebildeten Abfallstoffe gelangen wieder in das Kammerwasser, das somit bei der Linse die Rolle des Capillarsystems übernimmt.

Die Linsenfasern stellen sechsseitig abgeplattete, prismatische, bandartige Gebilde dar, die an beiden Enden leicht kolbig verdickt sind (Abb. 492). In der Mitte des Linsenkernes erscheinen die kernlos gewordenen Fasern unregelmäßig gestaltet und einigermaßen gestreckt ver

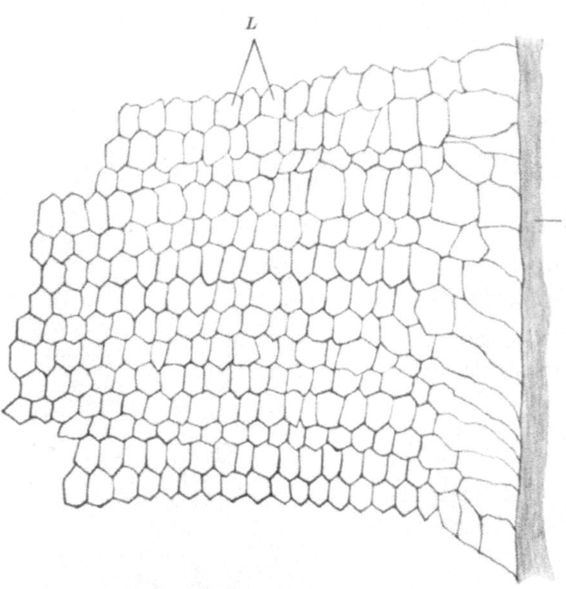

Abb. 492. Äquatorialschnitt durch die Linse vom Rind. *K* Kapsel; *L* Linsenfasern. 420mal vergrößert, auf ⁶/₇ verkleinert.

laufend. In den äußeren Schichten biegen die von der Vorderfläche der Linse kommenden Fasern um den Äquator herum, um auf die Hinterfläche zu gelangen. Die Fasern reichen weder von Pol zu Pol noch sind sie rein meridional orientiert, sondern etwas kürzer als ein Meridian. Die Faserenden bilden an der Vorder und Rückseite der Linse je eine Y-artige Figur, den *Linsenstern*. Es handelt sich hierbei um Nahtlinien, in welchen die Enden der Linsenfasern aneinander haften. Beim Neugeborenen ist der Linsenstern dreistrahlig und besitzt vorne die Form eines aufrechten Y, hinten die eines auf dem Kopf stehenden Y (Abb. 493). Die drei Radien des dreistrahligen Sternes bilden miteinander einen Winkel von je 120⁰, vorderer und hinterer Linsenstern sind um 60⁰ gegeneinander verschoben. Die vom vorderen Pol kommenden Linsenfasern enden kurz hinter dem Äquator am peripheren Ende eines hinteren Strahles und umgekehrt. Mit zunehmendem Alter wird der Linsenstern fünfstrahlig und unregelmäßig.

Bei der Akkommodation erreicht die jugendliche Linse infolge der Entspannung der Zonula ciliaris eine fast kugelige, die Alterslinse eine etwa linsenförmige Gestalt. Hierbei beruht die Erhöhung der Brechkraft nicht allein auf einer stärkeren Wölbung der Oberfläche, sondern auch auf einer Veränderung der Faserstruktur; die Linsenfasern können sich offenbar gegeneinander verschieben.

Eine Linsentrübung bezeichnet man als grauen Star oder Katarakt. Aus verschiedenen Katarakten, wie bei Diabetes, Tetanus und anderen Erkrankungen geht die Abhängigkeit der Linse vom Stoffwechsel des ganzen Organismus auf dem Wege über das Kammerwasser deutlich hervor.

Das Fasersystem der **Zonula ciliaris Zinnii** (Strahlenbändchen, Apparatus suspensorius lentis) spannt sich in seiner Hauptmasse zwischen einer vor der Ora serrata gelegenen Zone der Pars ciliaris retinae und der Äquatorregion der Linsenkapsel aus. Die zarten, starren Zonulafasern sind homogen, positiv einachsig doppeltbrechend und nehmen anscheinend von einer cuticulaartigen Bildung der Pars ciliaris retinae ihren Ursprung. Sie verlaufen dann in den Tälern zwischen den Processus ciliares bündelweise in meridionaler Richtung zur Linse. Von den seitlichen Abhängen der Ciliarfortsätze, aber nicht von deren Firsten. gesellen sich weitere Fasern hinzu. Bei einer Zahl von 70 Ciliarfortsätzen heften sich demnach 140 Bündel von Zonulafasern unter pinselartiger Aufsplitterung an der Linsenkapsel unter Bildung eines feinsten Häutchens an.

Die Zonulafasern sind ungleich dick und können miteinander verschmelzen. Vor dem Ansatzgebiet der Zonulafasern an der Linsenkapsel kommt es zu mannigfacher Überkreuzung im Fasersystem, da die vor der Ora serrata entspringenden Fasern an der Vorderfläche der Linse vor dem Äquator, die vom vorderen Abschnitt des Corpus ciliare stammenden Fasern an der Hinterfläche der Linse, kurz hinter dem Äquator mit der Linsenkapsel verschmelzen. Als *Canalis Petiti* wird ein zwischen den hinteren Zonulafasern und der Vorderfläche des Glaskörpers gelegenes Raumgebiet bezeichnet, das offenbar mit der hinteren Augenkammer in Verbindung steht.

Glaskörper (Corpus vitreum).

Der Glaskörper stellt eine von Retina, Corpus ciliare, Zonulafasern und Hinterfläche der Linse begrenzte, kugelige Masse von gallertiger Beschaffenheit dar.

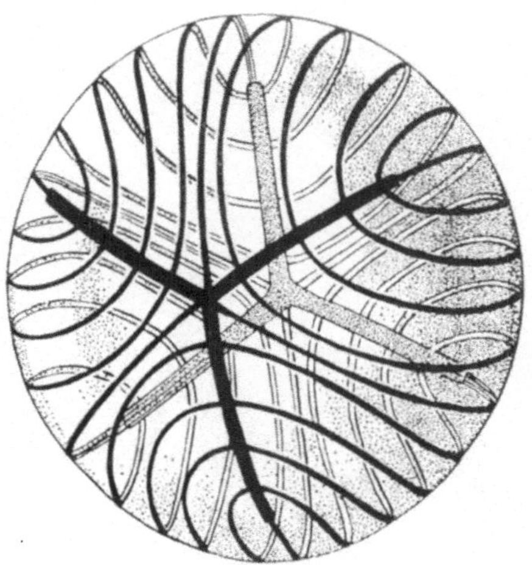

Abb. 493. Schema zum Aufbau des dreistrahligen Linsensternes beim Neugeborenen. (Nach Benninghoff.)

Der Wassergehalt dieser Masse, die große Ähnlichkeit mit Gelatinegallerte besitzt, beträgt 98—99%. Es handelt sich um ein hydrophiles, elastisches Gel in maximalem Quellungszustand. Der Glaskörper hält infolge seiner kolloidchemischen Eigenschaften die Spannung des Bulbus durch Druck auf dessen Wand von innen her aufrecht und bewirkt den Zusammenhang der Augenhäute. Er gehört mit Hornhaut, Kammerwasser und Linse zu den lichtbrechenden Medien des Auges. In optischer Hinsicht gilt der durchsichtige Glaskörper als homogen; an seiner Oberfläche scheint er eine Verdichtungszone zu besitzen. ohne daß eine eigene Membran vorhanden wäre. Für die Hinterfläche der Linse wird eine entsprechende Eindellung am Glaskörper angenommen. Nach Anwendung verschiedener Methoden tritt im Inneren des Glaskörpers ein feinfädiges Gerüst unklarer Natur in Erscheinung. Das Studium des Glaskörpers liegt außerhalb unseres mikroskopischen Bereiches. Nur sei hier das Vorkommen einzelner Wanderzellen oder von gelegentlichen Resten der A. hyaloidea bemerkt.

Das **Kammerwasser (Humor aqueus)** ist eine in seiner Zusammensetzung dem Blutserum nahestehende, wasserklare Flüssigkeit, die vom Epithel der Processus ciliares, wahrscheinlich auch von den Capillarendothelien der Ciliarfortsätze und der Iris gebildet wird. Sekretorische und filtrative Vorgänge, der Funktion des Plexus chorioideus ähnlich, scheinen bei der Entstehung des Kammerwassers eine Rolle unter dem Einfluß des Sympathicus zu spielen.

Das Kammerwasser gehört zu den brechenden Medien des Auges, hat einen
etwas geringeren Brechungsindex als die Cornea und dient der Ernährung von
Linse und Hornhaut; seine Gesamtmenge wird auf etwa 1,3 cm³ veranschlagt.
Das Kammerwasser befindet sich in ständiger Zirkulation; durch den Tempe-
raturunterschied zwischen Iris und Cornea wird ein Wirbelstrom veranlaßt, bei
dem das Kammerwasser an der Rückfläche der kühleren Cornea niedersinkt
und hinten an der wärmeren Irisfläche in die Höhe steigt. Die Resorption des
Kammerwassers geschieht auf dem Wege über das Spongium anguli irido-
corneaalis durch den SCHLEMM-
schen Kanal, durch die Irisgefäße,
möglicherweise auch durch das
Epithel des Corpus ciliare.

Gefäße und Nerven des Bulbus.

In den Häuten der Bulbus-
wand sind **zwei Gefäßgebiete** zur
Entwicklung gelangt: Das eine
liegt im Bereich der Retina, das
andere breitet sich über die ganze
mittlere Augenhaut aus. Beide
Gefäßgebiete sind voneinander
getrennt und besitzen nur in der
Gegend des Opticusaustritts unbedeutende Anastomosen (Abb.494).
Die Retina erhält ihr Blut aus
der *A. centralis retinae*, die innerhalb des Fasciculus opticus das
Augeninnere erreicht und sich an
der Papille des Sehnerven in vier
größere Äste aufteilt; diese gelten
als Endarterien. Die größeren
Retinagefäße verlaufen innerhalb
der Opticusfaserschicht. Das Capillargebiet der Netzhaut reicht
etwa bis zur inneren Körner-

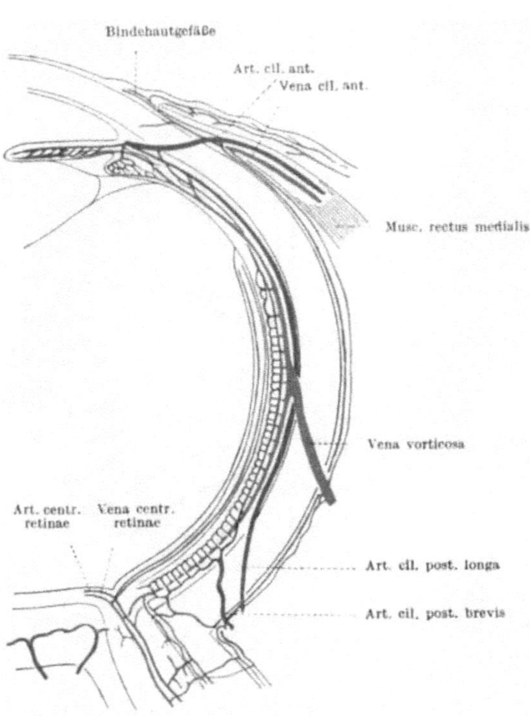

Abb. 494. Schema zur Gefäßversorgung des Auges. (Nach LEBER aus EISLER.)

schicht; die Schicht der Stäbchen und Zapfen, das Pigmentepithel und die
Macula lutea bleiben gefäßfrei. Die Vena centralis retinae übernimmt den
Abfluß des gesamten Retinablutes. Verschluß der A. centralis retinae führt zur
Degeneration der Netzhaut und zur Erblindung des Auges.

Etwa **18—20 Arteriae chorioideae** finden sich in Bulbusnähe in der Umgebung
des Fasciculus opticus, durchbohren neben der Area cribriformis die Sklera
und gelangen in die Chorioides, wo sie teilweise in der Lamina vasculosa nach
vorne verlaufen und teilweise in unmittelbarer Nähe des Pigmentepithels die
Choriocapillaris entstehen lassen. Dieses ungemein wichtige Capillarnetz reicht
bis zur Ora serrata und liefert für die Schicht der Stäbchen und Zapfen und für
das Pigmentepithel die nötigen Nährstoffe. *Zwei Aa. iridis* dringen gleichfalls
mit den Aa. chorioideae in die Chorioides ein, erreichen ohne weitere Astabgabe in der Außenschicht der Aderhaut das Corpus ciliare und die Iriswurzel
und bilden hier gemeinsam mit den *Ramuli ciliares* den *Circulus arteriosus iridis
major* zur Versorgung der Iris und des ganzen Ciliarkörpers. Ein in der Nähe
der Iriskrause befindlicher Circulus arteriosus iridis minor stellt keinen geschlossenen Gefäßring dar.

Die **Ramuli ciliares** stammen aus den Muskelarterien, durchbohren in der Nähe der Ansatzsehnen die Sklera und gehen die oben erwähnte Verbindung mit dem Circulus arteriosus iridis major ein. Sie entsenden in das episklerale Bindegewebe zarte *Ramuli episclerales* und entwickeln gemeinsam mit den feinen Gefäßen der Conjunctiva das um den Cornealrand ausgebreitete „*Randschlingennetz*".

Der Abfluß des Blutes aus der mittleren Augenhaut und dem episkleralen Bindegewebe geschieht auf anderem Wege als der Zustrom. Vier oder mehr *Venae vorticosae* oder *Wirbelvenen* erhalten das Blut aus Iris, Corpus ciliare und Chorioides durch kleine, radiär zum Venenstamm angeordnete Venen von allen Seiten zugeführt. Etwas hinter dem Äquator durchbohren die Venae vorticosae in schräger Richtung nach hinten die Sklera, nehmen von den episkleralen Venen weiteres Blut auf und führen es an die größeren Venen der Augenhöhle ab. Ein Teil des aus dem Corpus ciliare stammenden Blutes wird durch venöse Ramuli ciliares weggeführt, denen noch Blut aus dem Randschlingennetz und durch feine Kanälchen Kammerwasser aus dem SCHLEMMschen Kanal zuströmen.

Lymphgefäße sind nur im episkleralen Bindegewebe beschrieben worden; sie scheinen dem Bulbus zu fehlen.

Die für die Versorgung der äußeren und mittleren Augenhaut bestimmten *Nn. ciliares breves et longi* führen Fasern aus dem N. oculomotorius, Trigeminus und Sympathicus, durchbohren die Sklera und verlaufen in stärkeren Bündeln zwischen dieser und der Chorioides nach vorne. Stärkere Äste zweigen sich beim Durchtritt durch die *Sklera* ab und entwickeln in dem derben Bindegewebe derselben einen ziemlich grobbündeligen Nervenplexus, der sich wie in jedem Gewebe in feinere Geflechte aufgliedert und schließlich in der feinsten, netzartigen Ausbreitung des Terminalreticulums sein Ende findet. Im episkleralen Bindegewebe kommen kolbenartige, sensible Endkörperchen vor. Die *Cornea* beherbergt eine enorme Nervenmasse, die sich in der Hauptsache aus sensiblen, zum Teil vielleicht aus sympathischen Fasern zusammensetzt. Die überaus dichte Anordnung der plexusartig verbundenen, im SCHWANNschen Leitgewebe verlaufenden Nervenelemente bringt in ihrer zarten Endausbreitung schließlich jeden kernhaltigen Teil des Fibrocytennetzes im Stratum proprium unter nervösen Einfluß. Solches gilt in entsprechender Weise für das Hornhautepithel, von welchem jede einzelne Zelle mit feinsten Nervenfäserchen in plasmatische Verbindung gerät. Den intraepithelialen Nervenfasern fehlt das kernhaltige, SCHWANNsche Leitplasmodium.

Die außerordentliche Empfindlichkeit der Hornhaut muß mit der Anwesenheit spezifischsensibler Nerven zusammenhängen. Aus der Existenz einer großen sensiblen Nervenmasse läßt sich nicht ohne weiteres auf eine besondere Reizempfindlichkeit schließen, da die Cornea nicht „reicher" innerviert ist als die Haut.

In der **Chorioides** findet sich ein dichter Nervenplexus, der sich in der bekannten Weise immer mehr zu einem zarten Netzwerk verfeinert, das jede Zelle und alle Gefäße in seinen Bereich zieht. Auffallenderweise läßt sich direkt am Pigmentepithel der Retina eine besondere Verdichtung des nervösen Endnetzes beobachten; letzteres dürfte wie das gesamte Nervennetz der Chorioides hauptsächlich sympathische Fasern enthalten. Im *Corpus ciliare* und in der *Iris* hat das nervöse Terminalreticulum eine überaus starke Entwicklung erreicht und schließt glatte Muskelfasern, Gefäße, bindegewebige Elemente und Chromatophoren mit seinem Wabennetz aufs engste plasmatisch aneinander. Die glatten Muskelfasern des M. ciliaris und der Mm. sphincter und dilatator pupillae werden zunächst in gleicher Weise wie die übrige glatte Muskulatur des Körpers versorgt. Wahrscheinlich sind dem Nervennetz für den M. ciliaris sensible Elemente hinzugesellt. Ferner kommen im Plexus ciliaris eigentümliche Gebilde vor, die

kleinen Ganglienzellen zu gleichen scheinen; weitere Faserzüge aus diesem
Plexus, der neben einer Fülle markloser Fäserchen auch markhaltige Elemente
enthält, lassen in den Processus ciliares ein feinstes, mit SCHWANNschen Kernen
ausgestattetes Netz entstehen.

Schließlich dringen aus dem Plexus ciliaris radiär gestellte Faserzüge in die
Iris ein und verlieren sich in ein Terminalreticulum von äußerster Zartheit.
Interstitielle Zellen sind in dieses nervöse Endnetz eingeschaltet und besitzen
möglicherweise die Bedeutung kleiner Mikroganglienzellen.

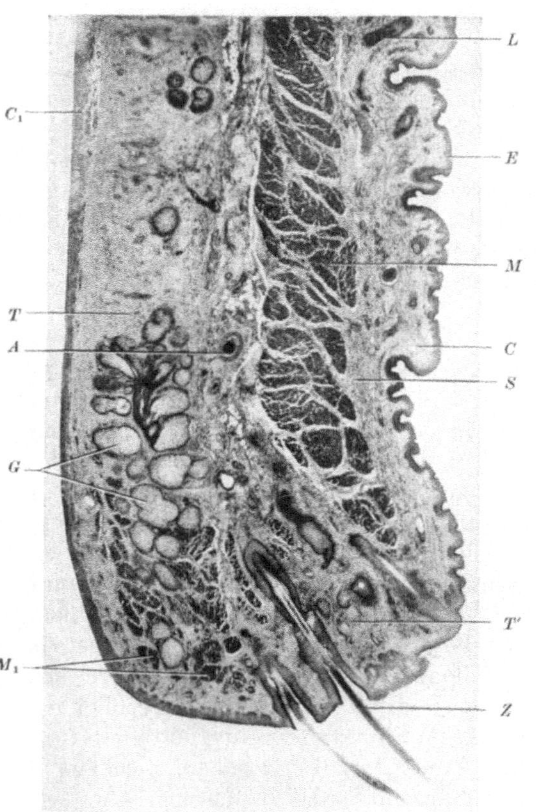

Abb. 495. Sagittalschnitt durch das obere Augenlid des
Menschen. *L* Lanugohaar; *E* Epidermis; *C* Corium;
S Stratum subcutaneum; *M* M. orbicularis oculi;
T' Talgdrüsen (ZEISS); *Z* Cilie; *M₁* M. ciliaris (RIOLANI);
G Glandula tarsalis (MEIBOM); *A* Arcus tarseus; *T* Tarsus;
C₁ Epithel der Conjunctiva. ZENKER. Hämatoxylin-Eosin.
18mal vergrößert.

c) Augenlid (Palpebra).

Die Augenlider stellen Hautfalten
dar, die im 4. Embryonalmonat zur
Überdeckung des freiliegenden Auges
einander entgegenwachsen und im
5. Embryonalmonat mit ihren Rändern verkleben (Abb. 481). Vor der
Geburt wird dieser Verschluß wieder
gelöst. Das entwickelte Augenlid
(Palpebra) zeigt nur noch an seiner
Außenseite den Aufbau der äußeren
Haut; an seiner Innenfläche ist das
Gewebe zur Schleimhaut *(Tunica
conjunctiva)* differenziert. Eine feste,
bindegewebige Platte oder *Tarsus* und
die *Pars palpebralis des M. orbicularis
oculi* verleihen dem Lid eine etwas
festere Beschaffenheit (Abb. 495).

Die äußere Haut des Lides ist
ziemlich dünn, enthält im Corium
unter dem Plattenepithel Lanugohaare, Talg- und Schweißdrüsen und
zeigt im Stratum subcutaneum im
allgemeinen keine Fettzellen. Vereinzelte Pigmentzellen kommen vor.
Ein wenig hinter der vorderen Lidkante finden sich die *Augenwimpern
(Cilia)* mit einer schräg nach vorne
geneigten Wurzel in das Bindegewebe
versenkt. Den Cilien fehlt ein M. Arrector pili.

Die Cilien besitzen eigene Talgdrüsen (ZEISZ). Zwischen den Wurzelscheiden der Cilien und
ihren Talgdrüsen werden apokrine Schweißdrüsen (MOLL) beobachtet, deren Ausführungsgänge teils in die Gänge der Haarbalgdrüsen, teils an der Oberfläche des Lides münden.

An das Stratum subcutaneum der äußeren Haut grenzt der M. orbicularis
mit seinen quergestreiften Fasern. Hiervon spalten sich schmale Fasern ab,
verlagern sich zwischen die Cilien und den inneren Lidrand und umfassen teilweise
den Ausführungsgang der Glandula tarsalis (M. RIOLANI). Der *Tarsus* stellt
eine feste, aus geflechtartigem Bindegewebe aufgebaute Platte dar, die in ihrem
ziemlich derben Faserfilz eine große Talgdrüse, die *Glandula tarsalis* (MEIBOM),
einschließt. Zahlreiche Einzeldrüsen hängen gleich Trauben an einem mit
Pflasterepithel ausgekleideten Ausführungsgang, der das Sekret kurz vor der

hinteren Lidkante zum Einfetten des Lidrandes an die Oberfläche bringt. Zwischen Tarsus und *M. orbicularis* breitet sich eine lockere, bindegewebige Schicht aus, in welcher zahlreiche Gefäße und Nerven einherziehen. Unweit von den Wurzeln der Cilien begegnet man gewöhnlich dem Querschnitt eines Gefäßringes, des Arcus tarseus.

Die Innenfläche des Augenlides wird von der **Tunica conjunctiva** oder **Bindehaut** überzogen. Diese trägt den Charakter einer Schleimhaut und zeigt übereinandergelagerte Schichten von Cylinderzellen, die vielfach mehreren Reihen polymorpher Basalzellen aufsitzen. Becherzellen werden in dem ziemlich dicken Epithel häufig beobachtet. Die Tunica propria ist reich an Lymphocyten und Plasmazellen; kleine Lymphknötchen lassen sich in der Gegend des Fornix beobachten. Schließlich lagern in der Gegend des oberen Randes vom Oberlid in der Nähe von starken Einbuchtungen der Schleimhaut kleine Drüsenkomplexe, die den Tränendrüsen gleichen und als *Glandulae lacrimales accessoriae* (KRAUSE) bezeichnet werden; zum Teil finden die Drüsen noch im Bindegewebe des Tarsus Platz. Die Sehne des M. levator palpebrae erstreckt sich bis zum Tarsus des Oberlides; mit einer hinteren Ausstrahlung der Sehne ist eine Masse glatter Muskelfasern, der *M. tarsalis sup.* (MÜLLERscher Muskel), fest verbunden. Er wird vom Sympathicus innerviert und beteiligt sich an der Regulation der Lidweite. Lähmung des Sympathicus führt zu einer Verengung der Lidspalte.

Die **Tunica conjunctiva bulbi** besitzt geschichtetes Plattenepithel, ist locker an der Sklera befestigt und geht am Limbus in das Epithel der Cornea über. Die *Plica semilunaris conjunctivae* wird gleichfalls vom Plattenepithel überzogen, das durch mehrschichtiges Cylinderepithel ersetzt werden kann. Beim Menschen ist das Vorkommen von Knorpel im Bindegewebe der Plica semilunaris selten. Die *Caruncula lacrimalis* stellt wie die Plica semilunaris eine am inneren Augenwinkel gelegene Schleimhautfalte dar, welche auf ihrer Kuppe gewöhnlich von einem geschichteten, unverhornten Plattenepithel überzogen ist. Kleine Lanugohärchen, Talgdrüsen und Knäueldrüsen finden weiterhin zum Aufbau der Carunkel Verwendung. An den Seitenflächen wird mehrschichtiges, conjunctivales Cylinderepithel, das im übrigen auch die Kuppe überkleiden kann, beobachtet. Becherzellen bilden im Epithel eine häufige Erscheinung, accessorische Tränendrüsen im Bindegewebe der Carunkel sind hingegen selten. Vereinzelte, quergestreifte Muskelfasern stammen aus der Pars lacrimalis des M. orbicularis oculi.

Ein Lymphgefäßnetz ist im Augenlid vorhanden. Fasern aus dem Trigeminus, Oculomotorius und Sympathicus versorgen die entsprechenden Gewebe des Augenlides. Im Haarbalg der Cilien lassen sich zarte Nervengeflechte von großer Dichte gut beobachten; im subepithelialen Bindegewebe der Conjunctiva palpebralis finden sich sensible Endorgane, meist vom Typus der KRAUSEschen Endkolben; sie sind auch in der Conjunctiva bulbi bis zum Limbus corneae beschrieben worden.

d) Tränendrüse (Glandula lacrimalis).

Die Tränendrüse zeigt in ihrem histologischen Bau große Ähnlichkeit mit der Glandula parotis. Mehrere mit zweireihigem Cylinderepithel ausgekleidete Ausführungsgänge verästeln sich zu langen Gängen mit einreihigem Epithel. Diese führen ähnlich den Schaltstücken in die Endstücke über. Das sekretgefüllte Drüsenepithel läßt hohe, annähernd cylindrische Zellen erkennen; im sekretleeren Zustand sind die Zellen niedrig. Verschiedentliche Granula, vor allem kleine Fett-Tröpfchen, kommen in den Drüsenzellen zwischen Kern und Oberfläche vor. Verästelte Myoepithelzellen mit einer darüberliegenden Tunica propria umfassen die Drüsenendstücke. Im Alter wird das sezernierende Epithel vielfach durch Fettgewebe ersetzt; das interstitielle Bindegewebe enthält normalerweise viele Lymphocyten, nicht selten ganze Lymphocytenhaufen (Abb. 496).

Die Tränenflüssigkeit dient für die Erwärmung, Befeuchtung und Reinhaltung der Cornea und bietet somit für die Erhaltung des zarten Cornealepithels und gegen dessen Austrocknung einen wichtigen Schutz. Für die Absonderung der Tränenflüssigkeit macht man den aus dem N. facialis stammenden N. petrosus superficialis major verantwortlich. Daneben dürfte auch dem N. sympathicus eine sekretorische Rolle zufallen. Die Innervation der Tränendrüse gleicht in morphologischer Hinsicht derjenigen der Mundhöhlendrüsen.

Das **Tränenröhrchen (Ductulus lacrimalis)** zeigt als ein dünnwandiger Kanal geschichtetes Plattenepithel und eine elastisch kollagene Tunica propria und wird von quergestreiften Muskelfasern des M. orbicularis oculi unterschiedlich umklammert. Der *Tränensack (Saccus lacrimalis)* besitzt zu seiner Auskleidung zweireihiges Cylinderepithel und eine aus reticulärem Bindegewebe bestehende Tunica propria. Letztere enthält vereinzelte Drüsen und wird vom Periost

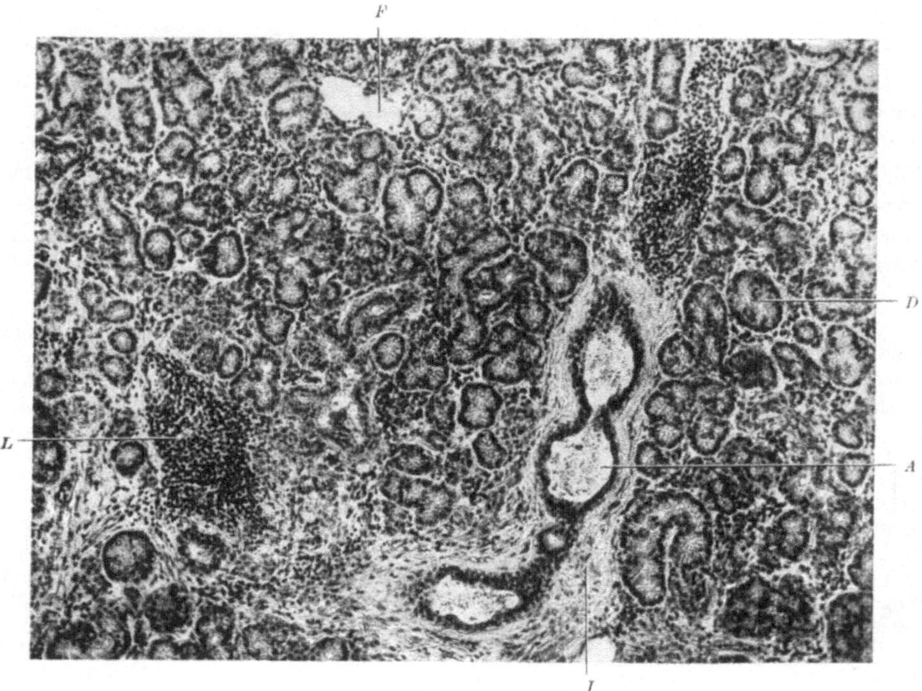

Abb. 496. Schnitt durch die Glandula lacrimalis des Menschen. *I* Interstitielles Bindegewebe; *A* Ausführungsgang; *D* Drüsenendstück; *L* Lymphocytenhaufen; *F* Fettzellen. ZENKER. Hämatoxylin-Eosin. 100mal vergrößert.

durch ein Venengeflecht unscharf abgegrenzt. Der *Tränennasengang (Ductus nasolacrimalis)* wird gleichfalls von zweireihigem Cylinderepithel ausgekleidet, das gegen die Nasenhöhle einen Flimmerbesatz erhalten kann. Im Bindegewebe des Ganges sind viele Venen vorhanden.

9. Gleichgewichtsorgan und Gehörorgan.

a) Entwicklung. Gleichgewichts- und Gehörorgan besitzen hinsichtlich ihrer epithelialen Auskleidung in einer zu beiden Seiten des Rautenhirns gelegenen Ektodermverdickung, der „Hörplatte", dieselbe Anlage. Die Hörplatte wird zum Hörgrübchen, das sich ähnlich dem Linsenbläschen als „Labyrinthbläschen" in der 3. Embryonalwoche vom Ektoderm abschnürt und mit Endolymphe anfüllt. Aus dem etwa eiförmigen Labyrinthbläschen wächst in dorsaler Richtung ein schlauchartiger Epithelgang, der *Ductus endolymphaceus*, heraus; er endigt im Saccus endolymphaceus mit einer kleinen Erweiterung. Ein kompliziertes, durch schmale Verbindungsröhren zusammenhängendes Hohlraumsystem, das *häutige Labyrinth*, geht aus dem weiteren Differenzierungsprozeß des Labyrinthbläschens hervor. Aus dem dorsalen Abschnitt des Bläschens entwickeln sich die Bogengänge und der Utriculus, aus dem ventralen Abschnitt Sacculus und Cochlea. Beide Abschnitte gliedern sich auseinander und stehen nur durch einen schmalen Gang, den Ductus utriculosaccularis, in Verbindung.

In ähnlicher Weise löst sich die Cochlea vom Sacculus, mit dem sie durch den Ductus reuniens zusammenhängt und wird bei weiterem Wachstum zu einem gewundenen Schlauch mit 2¹/₂ Windungen umgestaltet. In dem am Boden des Labyrinthbläschens vorhandenen Mesoderm entwickelt sich das aus der Kopfganglienleiste hervorgegangene Ganglion statoacusticum; es differenziert sich alsbald in das für die Gleichgewichtsempfindung bedeutsame *Ganglion vestibulare* und in das *Ganglion spirale cochleae*, das in die Gehörbahn eingeschaltet ist. Das Mesoderm umschließt das häutige Labyrinth alsbald mit einer knorpeligen und später mit einer knöchernen Hülle, der *Labyrinthkapsel*. Zwischen der Kapsel und dem häutigen Labyrinth kommt es durch Auflockerung und Auflösung des dort vorhandenen „perilymphatischen" Mesenchymgewebes zur Entstehung eines „perilymphatischen Raumes"; er ist mit Perilymphe angefüllt. Das perilymphatische Gewebe bildet um die Außenfläche des häutigen Labyrinths die subepitheliale Membrana propria und kleidet das dem epithelialen Gangsystem angepaßte Innere der Knorpel- und Knochenkapsel mit Perichondrium, später mit Periost aus.

b) Sacculus, Utriculus und drei ringartige Bogengänge, die **Ductus semicirculares**, bilden das mit Endolymphe angefüllte *Gleichgewichts-* oder *Vestibularorgan*. Ob der Ductus endolymphaceus, der durch den Ductus utriculosaccularis mit Utriculus und Sacculus zusammenhängt, imstande ist, Endolymphe in das Schädelinnere abzuleiten, ist nicht genau klargestellt. Die *Cochlea oder Schnecke* bildet als *inneres Ohr* einen Teil des Gehörorgans, das im *Mittelohr* und *äußeren Ohr* weitere Hilfsorgane besitzt. Abb. 497 gibt das gesamte häutige Labyrinth zur Orientierung schematisch wieder.

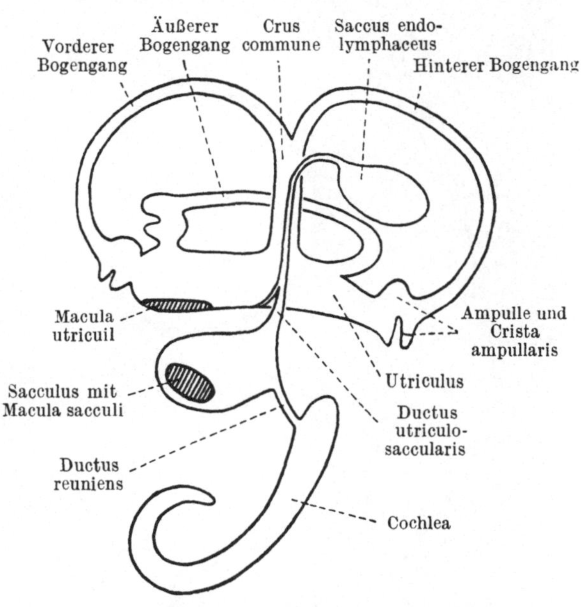

Abb. 497. Schema des häutigen Labyrinthes. (Nach BRAUS-ELZE.)

Vestibularorgan. Die *Bogengänge (Ductus semicirculares)* berühren gewöhnlich mit der konvexen Seite ihres Bogens das Periost der knöchernen *Canales semicirculares* und bauen ihre dünne Wand nur aus einem einschichtigen Plattenepithel, einer Basalmembran und einer bindegewebigen Tunica propria auf; letztere hängt beim Embryo noch mit dem im perilymphatischen Raum ausgebreiteten perilymphatischen Gewebe zusammen, das jedoch der Auflösung verfällt (Abb. 498). Beim Erwachsenen ist der häutige Bogengang nur noch an seiner Konvexität durch feinste Faserzüge an das Periost des knöchernen Kanales angeheftet; sonst füllt nur die wasserklare Endolymphe den perilymphatischen Raum aus.

In den Ampullen der Bogengänge erfährt das Epithel eine senkrecht in das Ganglumen vorgeschobene, leistenartige Erhöhung, die *Crista ampullaris*. An der Kuppe der Crista wird das indifferente Cylinderepithel höher und zu einem spezifischen Sinnesepithel umdifferenziert. Es besteht aus den an ihrer Oberfläche mit feinsten Härchen ausgestatteten, cylindrischen Sinneszellen und einer Menge indifferenter Zellen. Eine merkwürdige, gallertige Bildung von cylindrischkonischer Form, die *Cupula*, ruht mit ihrer Basis auf dem Sinnesepithel, dessen lange Haarbüschel eine Strecke weit in die Cupula eindringen (Abb. 499). Die Cupula kann sehr weit in das Lumen der Ampulle hineinragen, bleibt jedoch in ihrem ganzen Umfang schwer bestimmbar, da sie gegenüber unseren Fixierungsmitteln stark zu Schrumpfungen neigt. Möglicherweise erreicht die Cupula die gegenüberliegende Seite der Ampulle und vermag eine gewisse Sperrung in der Strömung der Endolymphe zu bewirken. Im zellreichen Bindegewebe der Crista ampullaris verlaufen die markhaltigen peripheren Fortsätze der bipolaren, im Ganglion vestibulare lagernden Nervenzellen; beim Durchbruch durch die Basalmembran verlieren die Nervenfasern ihre Markscheide und geraten mit den Sinneszellen in engste plasmatische Verbindung.

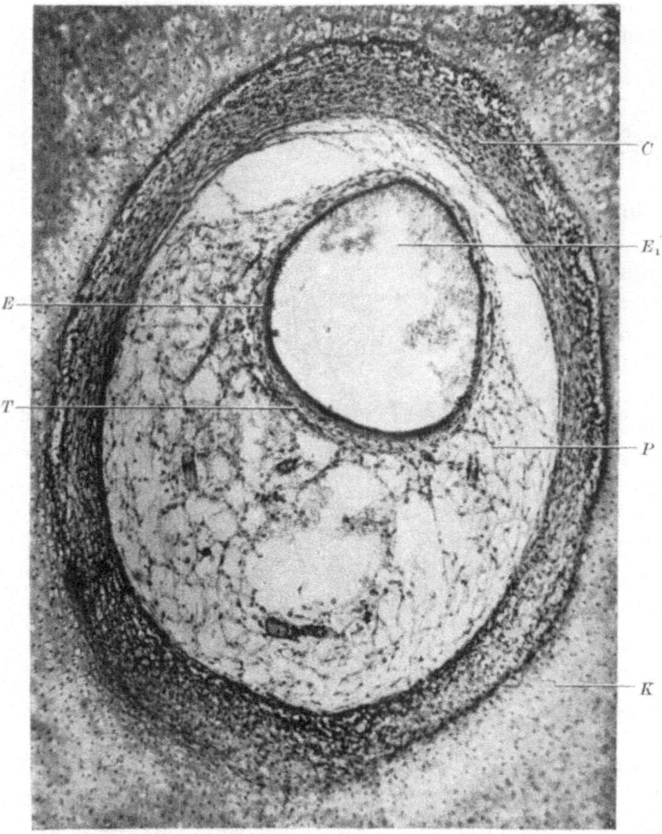

Der adäquale Reiz für das erwähnte Sinnesorgan des N. vestibularis beruht wahrscheinlich in einer durch die Drehbewegung des Kopfes verursachten Strömungsänderung der Endolymphe. Infolge einer solchen Strömung wird die Cupula bewegt, deren Stellungsänderung die feinen Härchen der Sinneszellen in Erregung versetzen dürfte.

Die im Vestibulum eingeschlossenen bläschenartigen Gebilde, *Sacculus* und *Utriculus*, besitzen wie die Bogengänge eine sehr dünne, mit einschichtigem Plattenepithel ausgekleidete Wand und enthalten in den *Maculae staticae* ihre spezifischen, mit dem N. vestibuli verbundenen Sinnesorgane. Es gibt eine *Macula sacculi* und eine *Macula utriculi*. Beide Gebilde stellen eine ovale, umschriebene Wandverdickung dar, die sich auf eine Erhöhung und Umgestaltung des Epithels und auf eine polsterartige Verdickung des kernreichen, von Gefäßen und Nerven durchzogenen Bindegewebes zurückführen läßt.

Abb. 498. Querschnitt durch den Bogengang des menschlichen Embryos. *E* Epithel des Ductus semicircularis; E_1 Endolymphe; *T* Tunica propria; *P* perilymphatisches Bindegewebe, in Auflösung begriffen; *C* Wand des Canalis semicircularis; *K* Knorpel. Hämatoxylin-Eosin. 80mal vergrößert.

Die Sinneszellen im Epithel der Maculae staticae zeigen eine etwas ausgebauchte, flaschenartige Gestalt, durchsetzen jedoch weder die ganze Dicke des Epithels noch liegen sie mit ihren Grenzflächen dicht nebeneinander. Vielmehr breitet sich am Boden der kurzen Sinneszellen noch eine zweite Basalschicht indifferenter Zellen aus, die sich mit verlängerten Elementen zwischen die einzelnen Sinneszellen drängen, jede von ihnen wie mit einem Mantel umfassen und hierdurch von der benachbarten Sinneszelle isolieren. Die Sinneszellen enthalten in ihrem Plasma große, kugelige Kerne und lassen an ihrer Oberfläche kleine Büschel feinster Plasmahärchen erkennen. Diese Härchen reichen mit ihrem peripheren Ende in eine gallertige Bildung hinein, die den Namen *Statolithenmembran* führt und kleine ovale Körperchen, die *Statolithen* oder *Statokonien*, in ihrer Masse erkennen läßt. Die Statolithen bestehen aus kohlensaurem Kalk, der an eine organische Substanz gebunden erscheint.

Die markhaltigen Fasern des N. vestibuli verlieren vor dem Durchtritt durch
die Basalmembran in das Epithel ihre Markscheiden und umhüllen dann mit
einem feinsten, marklosen Fibrillenfilz die Körper
der Sinneszellen (Abb. 500). Andere Nervenfasern
von kleinerem Kaliber nehmen im gesamten Ma-
culaepithel nach Art der intraepithelialen Ver-
ästelungsweise ein Ende.

Gleich den Cristae ampullares sind die Maculae staticae
mit der Wahrnehmung unseres Gleichgewichtes betraut
und werden letzten Endes durch Verlagerungen des Kopfes
in Erregung versetzt. Hierbei wird die Bewegung der
Endolymphe eine Lageveränderung der Statolithenmembran hervorrufen, die Belastung der epithelialen Sinnes-
härchen ändern und diese erregen. Doch spielt sich infolge
der auf dem Sinnesepithel ruhenden, durch die Statolithen
verstärkten Drucklast der Statolithenmembran der Erregungsvorgang wohl in anderer Weise als in den Cristae
ampullares ab. Auch liegt der Gedanke an eine verschiedene
Aufgabe der beiden Sinnesorgane nahe. Sympathische
Fasern sind in der Macula statica und Crista ampullaris
der Katze beschrieben worden. In der Wand des Utriculus und in der Membrana propria der Cristae ampullares
kommen beim Menschen receptorische Nervenenden ähnlich
denen im Bulbus der A. carotis vor (PALUMBI). Möglicherweise haben sie mit der Blutregulation des häutigen
Labyrinths und der davon abhängigen Bewegung und
Zusammensetzung der Endolymphe zu tun.

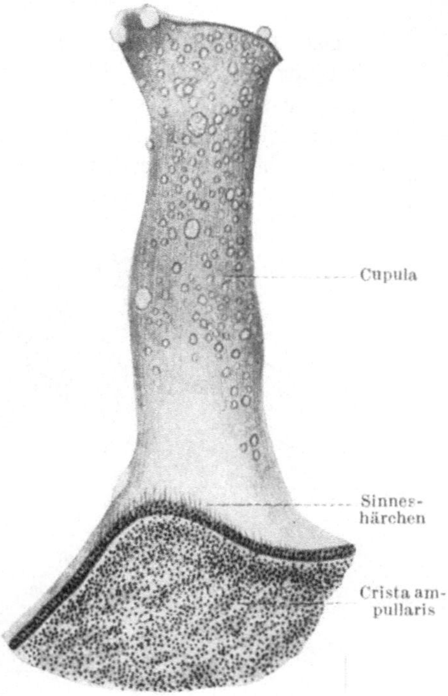

c) Gehörorgan. Das *innere Ohr* wird durch die
Schnecke oder *Cochlea* dargestellt, an der man wie
beim Vestibularapparat eine häutige und eine diese
einschließende knöcherne Schnecke unterscheiden
kann. Der zum häutigen Labyrinth zählende Abschnitt des Gehörorgans ist der ursprünglich aus

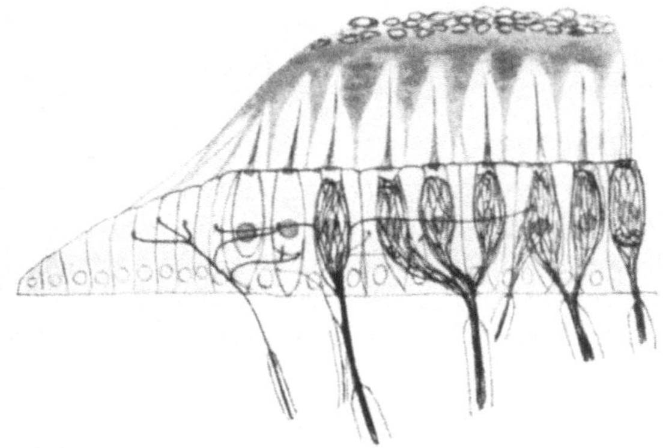

Abb. 499. Crista ampullaris mit Cupula. Ductus semicircularis des
Menschen. (Nach BRAUS-ELZE.)

dem Sacculus hervorgegangene, mit Endolymphe angefüllte *Ductus cochlearis.* Er
besitzt zwei geschlossene Enden, das Caecum vestibulare und Caecum cupulare,
hängt durch den beim Erwach-
senen meist obliterierten Ductus
reuniens mit dem Sacculus zusammen und erreicht in $2^1/_2$—$2^3/_4$
spiraligen Schneckenwindungen
eine Länge von 28—30 mm. Die
Achse, um welche die Windungen
geführt sind, nennt man Schnek-
kenspindel oder *Modiolus*; dieser
besteht aus einem lockeren System
von Knochenplättchen und enthält in seinem axialen Hohlraum
die Fasermasse des N. cochleae.
Nach Abb. 501 kommt im Querschnitt einer Schneckenwindung
dem Ductus cochlearis nur ein

Abb. 500. Innervationsschema einer Macula statica des
Menschen. (Nach KOLMER.)

kleiner, räumlicher Anteil zu. Zwei große perilymphatische, mit Perilymphe
angefüllte Gänge, die *Scala vestibuli* und die *Scala tympani* begleiten den
Ductus cochlearis auf seiner gewundenen Wegstrecke. Die Scala vestibuli
grenzt spitzenwärts an den Ductus cochlearis, steigt bis zur Schneckenspitze
empor und steht durch ein Loch, das *Helicotrema*, mit der basal dem Ductus

cochlearis anliegenden Scala tympani in Zusammenhang. Die Scala vestibuli beginnt im Vestibulum in der Gegend der Fenestra vestibuli; die Scala tympani endet blind an der Membrana tympani secundaria, welche die Fenestra cochleae zur Paukenhöhle verschließt.

Der **Ductus cochlearis** ergibt im Querschnitt etwa die Form eines Dreiecks mit einer vestibularen, lateralen und tympanalen Wand (Abb. 502). Die an die Scala vestibuli grenzende *Membrana vestibularis* oder REISSNER*sche Membran* spannt sich zwischen dem Limbus spiralis und dem Periost der lateralen Wand aus und besteht nur aus feinfaserigem, gefäßfreiem Bindegewebe; an der dem

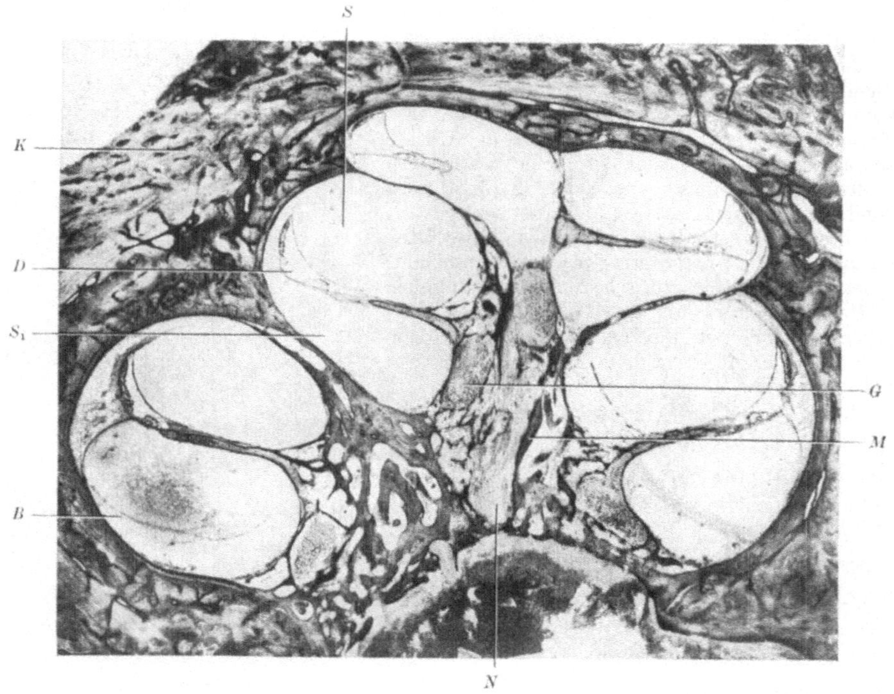

Abb. 501. Axialer Längsschnitt durch die Schnecke des Menschen. *K* Knochen; *S* Scala vestibuli; *D* Ductus cochlearis; *S₁* Scala tympani; *G* Ganglion spirale cochleae; *M* Knochengewebe des Modiolus; *N* Nervus cochleae; *B* Basalwindung. 18mal vergrößert. (Präparat von Prof. MEYER, Würzburg.)

Ductus cochlearis zugewendeten Fläche findet sich plattes Epithel, ein einfacher Endothelüberzug grenzt die Membran gegenüber der Scala vestibuli ab. Der *Limbus spiralis* baut sich aus einem zellreichen, dichten Fasernetz auf und ist als verdicktes Periost der Lamina spiralis ossea zu betrachten; seine Oberfläche wird von Epithel überzogen, in das sich das Epithel der Membrana vestibularis fortsetzt.

Die **laterale Wand** des Ductus cochlearis legt sich dem *Ligamentum spirale cochleae* mit einer weichen, gefäßreichen Platte, der *Stria vascularis*, dicht an (Abb. 503). Die Capillaren schieben sich zum Teil in die basale Lage des dem Ductus cochlearis zugewendeten, mehrschichtigen Epithels hinein. Ein epithelialer, gefäßhaltiger Vorsprung der Stria vascularis wird als *Prominentia spiralis* bezeichnet. Am Ligamentum spirale kann man drei unscharf gegeneinander abgegrenzte Zonen unterscheiden: In der leistenartig vorspringenden Innenzone strahlt das Fasersystem der Membrana basialis im Schnitt fächerartig auseinander. Die Mittelschicht zeigt ein aufgelockertes, netzigwabiges

Faserwerk; eine schmale, äußere Grenzschicht ist nach Art eines vertikal gestellten Maschengitters konstruiert und geht in das anschließende Periost über.

Das Epithel der Stria vascularis ist niedrigcylindrisch, oft verdickt und mehrschichtig; es kann wegen seiner engen Verbindung mit dem Capillarsystem teils sekretorische, teils resorptive Funktionen besitzen und auf die Menge und den Stoffwechsel der Endolymphe möglicherweise von Einfluß sein (Abb. 504).

Die **untere** oder **tympanale Wand** des Ductus cochlearis setzt sich aus einem inneren, der Schneckenachse genäherten Abschnitt, dem *Limbus spiralis* mit der *Lamina spiralis ossea*, und aus einem äußeren Abschnitt, der *Lamina spiralis membranacea* zusammen. Die gesamte untere Wand grenzt den Ductus cochlearis gegen die Scala tympani ab und nimmt während ihres spiraligen Verlaufes von der Schneckenbasis zur Spitze an Breite zu. Die Lamina spiralis ossea ragt vom Modiolus in den Ductus cochlearis hinein und besitzt im *Limbus laminae spiralis* einen verdickten, periostähnlichen Überzug, der mit zwei Vorsprüngen dem *Labium vestibulare* und dem *Labium tympanicum* den *Sulcus spiralis internus* umgrenzen hilft (Abb. 504). Eine eigentümliche Bildung, die *Membrana tectoria*, bedeckt den Sulcus spiralis int.; sie besteht aus einer homogenen Gallertmasse, enthält vielleicht feinste, netzartige Strukturen und geht in eine Art Cuticula über, welche das zum Labium vestibulare des Limbus gehörende Cylinderepithel überzieht. Die La-

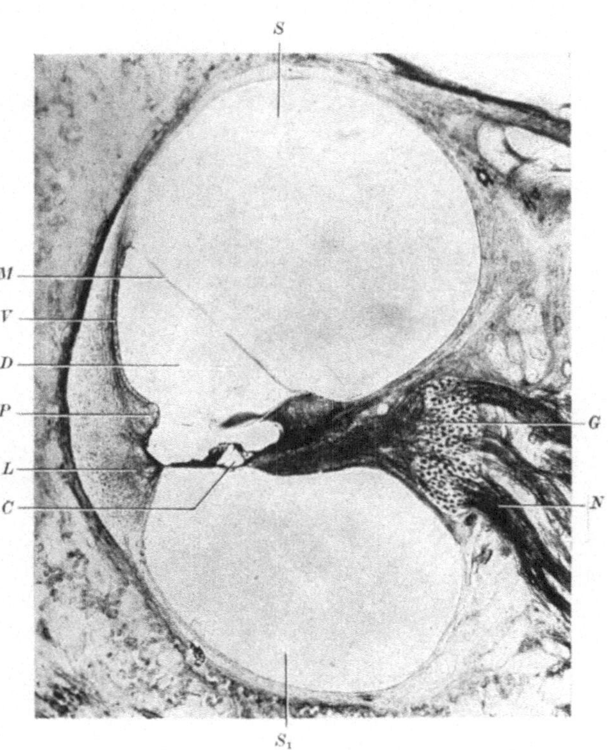

Abb. 502. Schnitt durch die basale Schneckenwindung. Mensch. S_1 Scala tympani; *M* Membrana vestibularis (REISSNER); *V* Stria vascularis; *P* Prominentia spiralis; *D* Ductus cochlearis; *L* Ligamentum spirale; *C* CORTIsches Organ; *S* Scala vestibuli; *G* Ganglion spirale cochleae; *N* Faserbündel des N. cochleae. BIELSCHOWSKY-Methode. 18mal vergrößert.

mina spiralis membranacea trägt einen hoch differenzierten epithelialen Wulst, das CORTIsche Organ. Die engeren Beziehungen zwischen der Membrana tectoria und dem CORTIschen Organ sind nicht genügend klargestellt.

Das Labium vestibulare des Limbus spiralis bildet bei einer Betrachtung seiner vestibularen Fläche etwa 7000 radiär gestellte, durch tiefe Furchen getrennte, bindegewebige Leisten, die annähernd gleichen Umfang einnehmen und in der Literatur als „HUSCHKEsche Hörzähne" bezeichnet worden sind. Die Furchen zwischen den Hörzähnen werden von dem kernhaltigen Teil der Epithelzellen eingenommen, während die Hörzähne nur von flachen, verbreiterten Körpern der Epithelzellen überzogen sind. Mit letzteren hängt die Membrana tectoria zusammen.

Die **Membrana basialis** (Basilarmembran) reicht nach NEUBERT vom Innenrand der Lamina spiralis ossea über das Ligamentum spirale bis zur Außenwand des Ductus cochlearis; sie ist als ein spiralig aufgeschnittenes Band zu betrachten, das sich nicht etwa aus starren Einzelfasern oder „Hörsaiten", sondern aus sektorartigen Faserfächern zusammensetzt. Die fächerförmigen Elementarteile

nehmen von der Basis bis zu der Spitze der Schnecke an Höhe und an Breite
zu. Die gleichmäßige Ausfüllung der keilförmigen Segmente wird durch eine
Vergröberung der Fasern in der Außenzone gegenüber den feinen Fasern in der
Innenzone erreicht. Es kommt also im äußeren Gebiet der Membrana basialis zu
einer Faservermehrung, bei der die Spaltfähigkeit der Einzelfaser eine Rolle spielen
dürfte. Die axiale, durch den Limbus bis an die Lamina spiralis ossea geführte
Verankerungszone der Basilarmembran *(Zona axialis)* zeigt annähernd parallele
kollagene Fasern, die in der Richtung zur Schneckenachse an Zahl abnehmen,
ihr Kaliber jedoch verstärken. In dem Lochsaum *der Habenula perforata*, welche

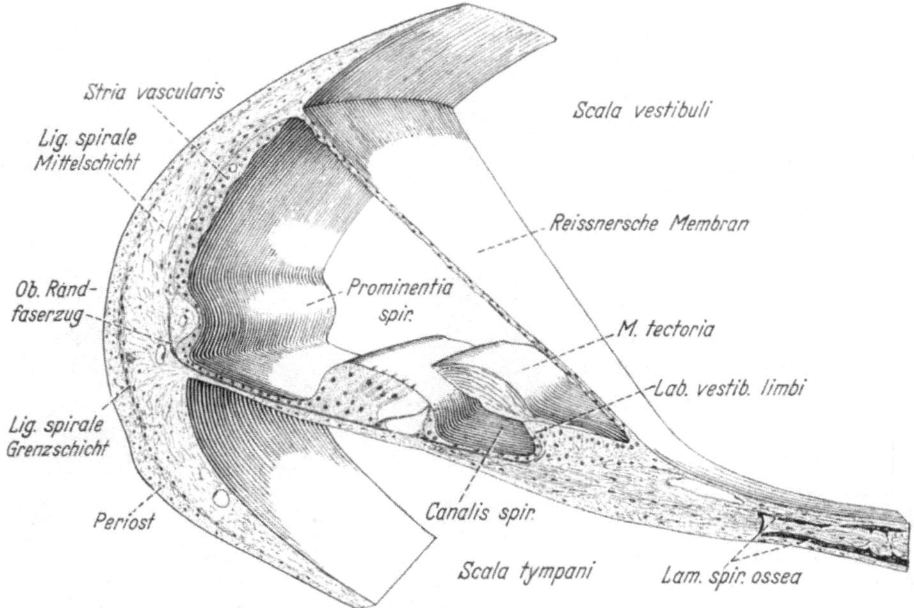

Abb. 503. Schematischer Querschnitt durch die Spitzenwindung des Ductus cochlearis. Mensch. 100mal
vergrößert. (Nach NEUBERT.)

etwa 4000 Löcher *(Foramina nervina)* für den Durchtritt der aus dem N. cochleae stammenden Faserbündel enthält, werden die kollagenen Faserbündel zur
Überleitung in einen neuen Bezirk, die *Zona arcuata*, zusammengefaßt (Abb. 505).
    Zwischen den kollagenen Fibrillen der Zona axialis werden die Kerne von Fibrocyten
sichtbar; beim Übergang zur Zona arcuata kommt es zu einer glasighomogenen Durchtränkung
der Fibrillenbündel. Die Zona arcuata reicht etwa von der Habenula perforata bis zur Ansatzstelle der äußeren Pfeilerzelle, trägt also nur einen Teil des CORTISCHEN Organs. Die dünnen
Fäserchen dieser Zone gehen allmählich in gröbere Faserbündel der nach außen anschließenden
Zona pectinata über, die überdies eine zweischichtige Bauweise erkennen läßt. In sämtlichen
Zonen der Membrana basialis kommt es zu spitzwinkligen Überkreuzungen der kollagenen
Fibrillen und zu einer ständigen Kaliberzunahme, je näher sich die Fasern am Ligamentum
spirale befinden. In ihm spaltet sich die Fasermasse in einen oberen und unteren Rand-
faserzug und einen mittleren Radiärstreifen auf.
    Das Ligamentum spirale besitzt in dem netzigwabigen Bau seiner mittleren Zone den
Charakter einer Verschiebeschicht oder eines Flüssigkeitspolsters (NEUBERT). In der Basalwindung ist die Konstruktion des Netzwerks ziemlich dicht, lockert sich jedoch in der Richtung
zur Schneckenspitze auf und läßt in den gröberen bindegewebigen Maschen eine stärkere
Ansammlung von Flüssigkeit vermuten. Im Ligamentum spirale verlaufen zahlreiche Gefäße, deren Füllungszustand auf die Beschaffenheit des Flüssigkeitspolsters von Einfluß
sein dürfte. Die äußere Grenzschicht des Ligamentum spirale hängt mit der anliegenden
Knochenwand nicht sehr fest zusammen.
    Zwischen den Fasern der Membrana basialis werden gewöhnlich die Kerne
von Fibrocyten beobachtet. An der tympanalen Fläche der Basilarmembran

befindet sich eine Schicht plasmareicher spindeliger oder mit Fortsätzen ausgestatteter Bindegewebszellen, die meist spiralig angeordnet sind und auf Radiärschnitten durch die Schnecke quer getroffen werden. Die ganze Plasmalage kann unterschiedlich entwikkelt sein und wird als *tympanale Belegschicht* bezeichnet (Abb. 504). Sie entstammt Mesenchymresten der Scala tympani.

Das **Cortische Organ** ist ein spiralig verlaufender, aus umgestalteten Cylinderzellen aufgebauter Epithelwulst, dessen Zellen sich nach außen gegen das Ligamentum spirale in Gestalt der **Claudius**schen *Zellen* abflachen; diese gehen in das Außenepithel des Ductus cochlearis über. Auf der

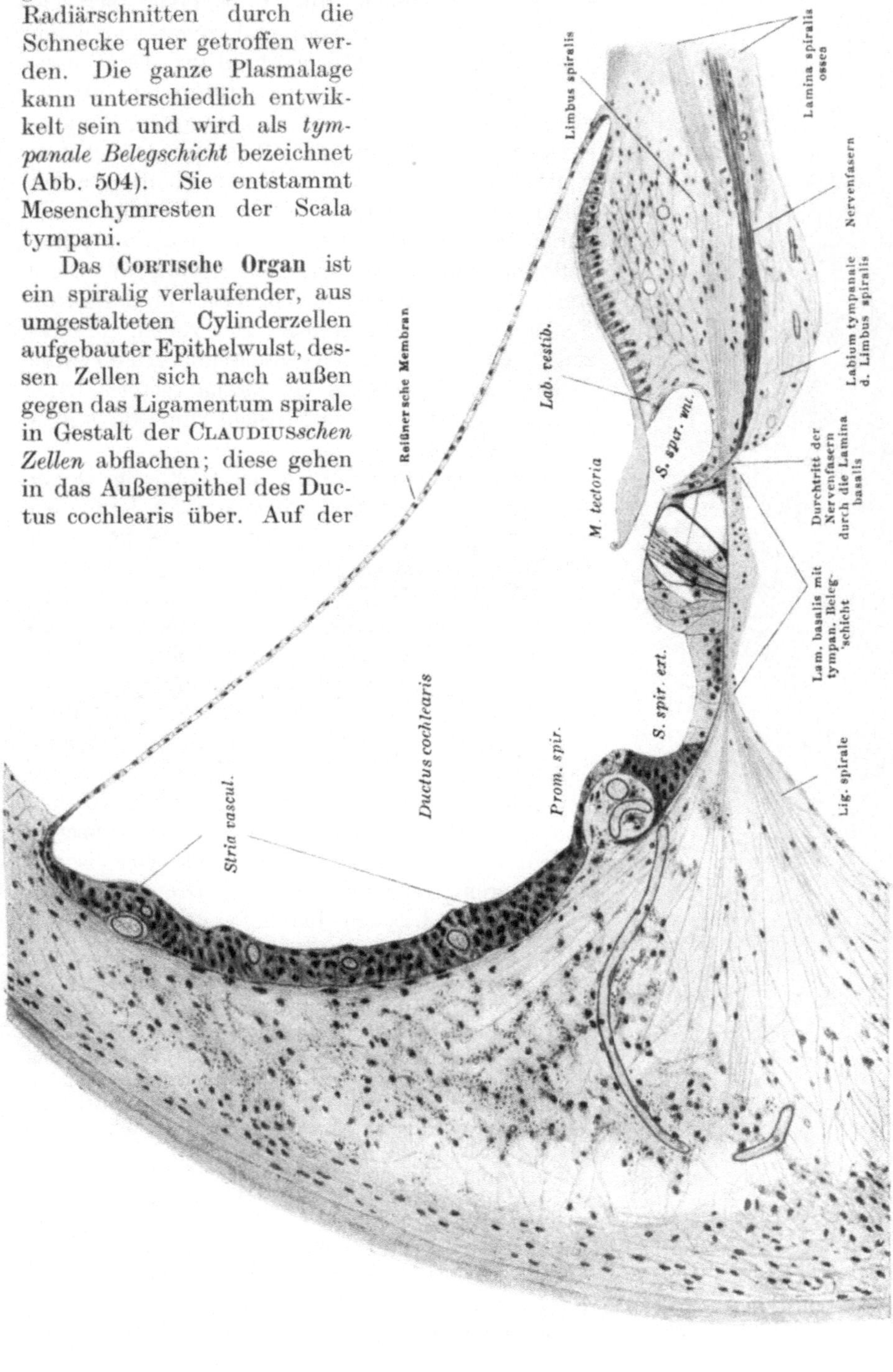

Abb. 504. Querschnitt des Ductus cochlearis am Beginn der 1. Windung. (Nach Held aus Braus-Elze.)

inneren, axialen Fläche des **Cortischen** Organs schließt sich an die „innere Grenzzelle" ein in seiner Höhe steil abfallendes Epithel an, das die Auskleidung des

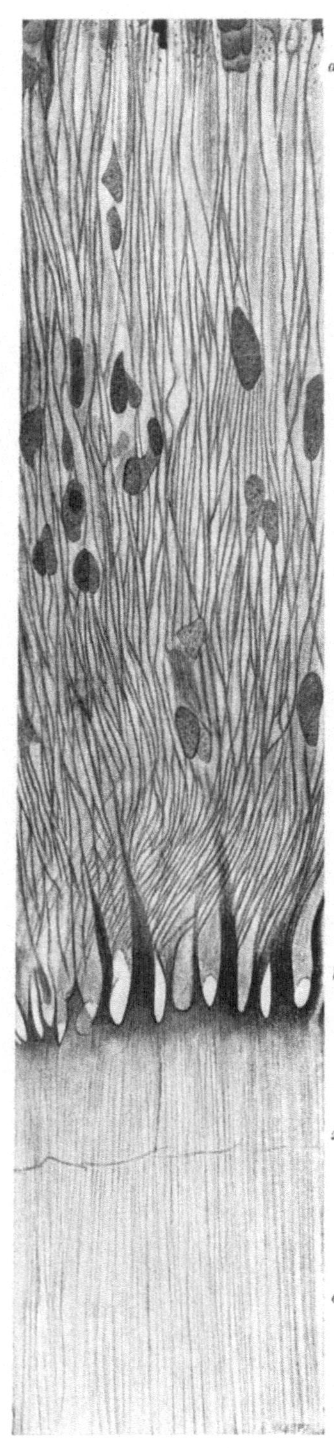

Sulcus spiralis internus übernimmt und sich in das Epithel des Labium vestibulare fortsetzt (Abb. 504). Wie oben vermerkt, liegt das CORTISCHE Organ in der Zona pectinata und arcuata nur einem Teilabschnitt der Basilarmembran auf. Das CORTIsche Organ setzt sich im wesentlichen aus nebeneinander gestellten Zellreihen zusammen, die entsprechend der spiraligen Windung des ganzen Epithelwulstes ebenfalls in dessen Richtung einen spiraligen Verlauf nehmen. Auf einem Radiärschnitt durch das CORTISCHE Organ trifft man von jenen Zellreihen immer nur eine Zelle (Abb. 506). Diese treten in verschiedenen, höchst differenzierten Formen unter dem Namen Haarzellen, Pfeilerzellen, Grenzzellen, DEITERSsche und HENSENsche Zellen vors Auge. Die Membrana tectoria kann man nur in funktioneller Hinsicht zum CORTISchen Organ rechnen.

Im Radiärschnitt durch das CORTISCHE Organ sieht man die oberflächlich gelegenen *Haarzellen* nur wenig mehr als ein Drittel des gesamten Epitheldurchschnittes einnehmen. Die Haarzellen erreichen also mit ihrer abgerundeten Basis nicht die Membrana basialis, sondern ruhen auf den daruntergelagerten DEITERSSchen Zellen. Es gibt eine medial des „Tunnels" befindliche, schräg nach außen geneigte, *innere Haarzelle* und lateral vom Tunnel 3—5 schräg nach innen geneigte, *äußere Haarzellen*. Letztere liegen somit zwischen der äußeren Pfeilerzelle, den DEITERSSchen Zellen und den nach außen anschließenden HENSENschen Zellen. Die innere Haarzelle befindet sich zwischen der inneren Pfeilerzelle und der Grenzzelle. Die ungefähr cylindrischen Haarzellen besitzen an ihrer Oberfläche vertikal gestellte, unbewegliche Plasmahaare und in der Nähe ihres basalen Endes einen kugeligen Kern.

Die äußeren Haarzellen sind in der Basalwindung zu 3, in der mittleren Windung zu 4 und in der Spitzenwindung stellenweise zu 5 Reihen angeordnet. Eine Haarzelle kann an ihrer Oberfläche an 100 Härchen erkennen lassen, die in bestimmt geordneter Weise nebeneinander stehen. Man hat etwa 3500 innere Haarzellen und 12000 äußere Haarzellen gezählt. Die inneren Haarzellen sind kürzer als die äußeren Haarzellen. In der den Haarbüschel tragenden Zone der Haarzellen ist eine vielleicht den GOLGI-Apparat enthaltende plasmatische Verdichtung als HENSEN*scher Körper* beschrieben worden. Eine zwischen Kern und

Abb. 505. Verankerungsplatte der Membrana basialis durch Abtragung des Limbus dargestellt. Mensch. Basalwindung. *a* Grenzzone an der Lamina spiralis ossea; *b* Habenula perforata mit Foramina nervina; *c* Zona arcuata; *x* Rille für das Vas spirale. 600mal vergrößert. (Nach NEUBERT.)

dem unteren Ende gelegene basale Plasmaverdichtung, der RETZIUS*sche Körper*, dürfte auf einer Einlagerung der von unten an die Zellbasis herantretenden Neurofibrillen beruhen

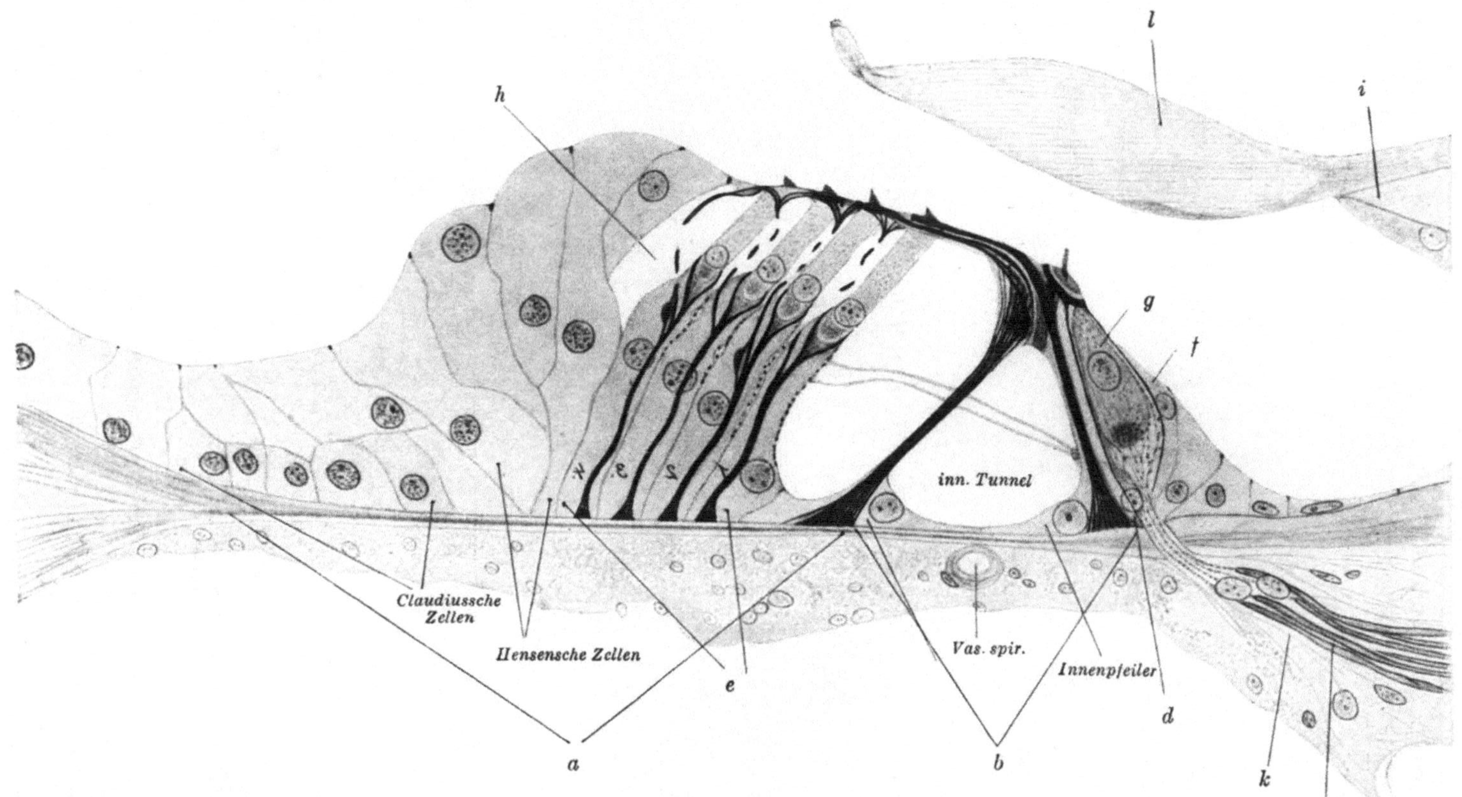

Abb. 506. Cortisches Organ vom Menschen. *a* Zona pectinata; *b* Zona arcuata der Membrana basialis; *c* N. cochlearis; *e* Deiterssche Zellen; *f* Grenzzelle; *g* innere Haarzelle; *h* äußerer Tunnel; *i* Labium vestibulare; *k* Labium tympanicum; *l* Membrana tectoria. (Nach Held.)

Eigentümlicherweise rühren die äußeren Haarzellen nicht wie andere Cylinderzellen mit ihren Seitenflächen dicht aneinander; vielmehr bleibt zwischen den Seitenwänden ein Zwischenraum bestehen, der von Fortsätzen der DEITERS*schen Zellen* nur unvollständig ausgefüllt wird. Es hat den Anschein, als sei den äußeren

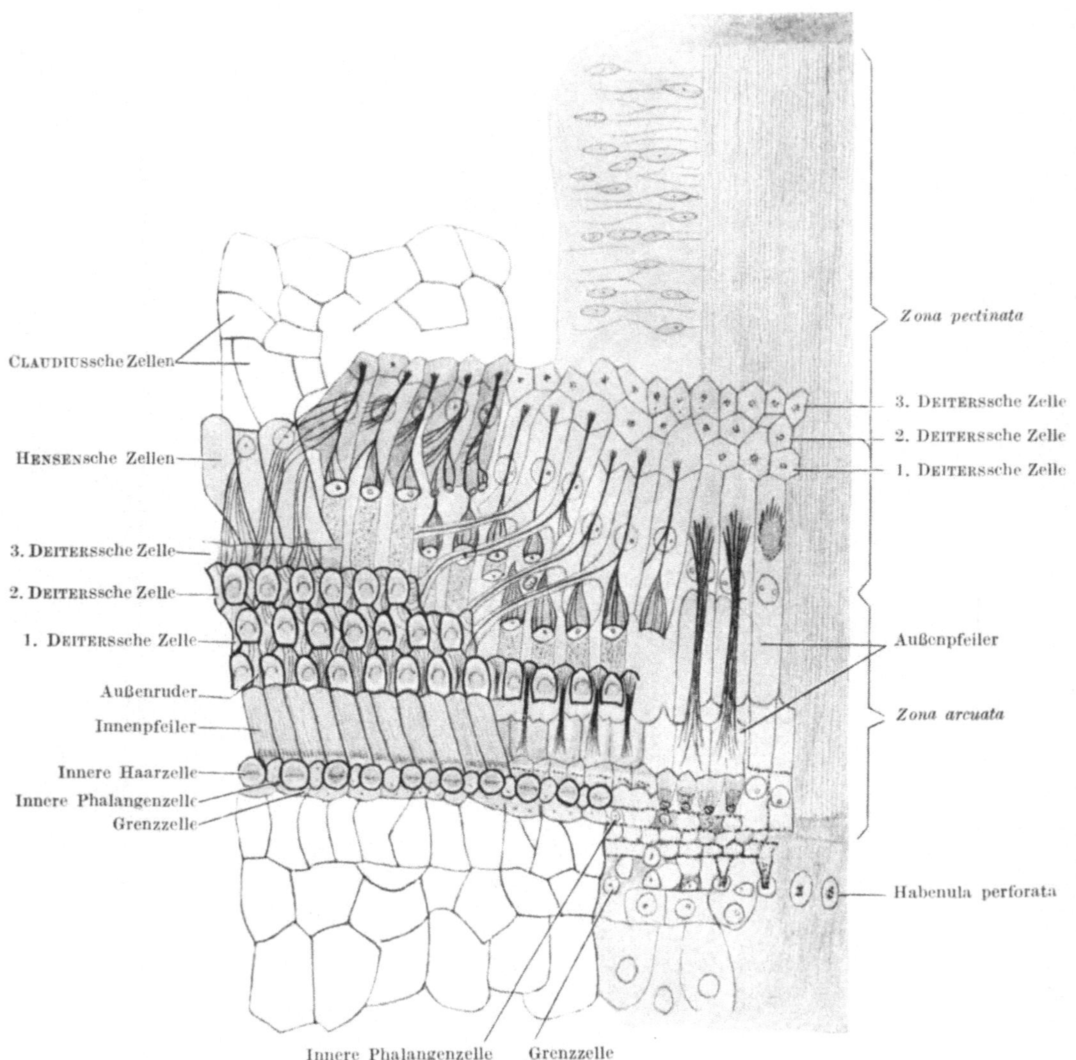

Abb. 507. CORTIsches Organ. Membrana basialis und tympanale Belegschicht von oben her gesehen. Beginn der 1. Windung. Erwachsener Mensch. (Nach HELD.)

Haarzellen nur an zwei Stellen, an ihrem oberen und unteren Ende ein plasmatischer Zusammenhang geboten, der auf der besonderen Bauweise der DEITERSschen Zellen beruht. Letztere besitzen einen der Membrana basialis aufsitzenden cylindrischen Abschnitt mit kugeligem Kern und bilden mit ihrer konkaven Körperoberfläche eine geeignete Basis für die daraufgestellte Haarzelle. Ferner entwickelt sich aus dem Körper der DEITERSschen Zelle in schräger Richtung nach oben zwischen die Haarzellen ein dünner Fortsatz, der an der Oberfläche des CORTIschen Organs mit einer phalanxähnlichen Verbreiterung sein Ende findet.

Aneinandergelegt stellen diese „Phalangen" ein Rahmenwerk dar, in dessen
Lücken die Kuppen der Haarzellen eingepaßt sind (Abb. 507). Das plasmatische
Gittersystem der Phalangenfortsätze wird mit einem nicht ganz treffenden Aus-
druck als *Membrana reticularis* bezeichnet. Somit erscheint die Haarzelle in
ein von den DEITERSschen Zellen dargestelltes Gefüge so eingebaut, daß an ihren
Seitenflächen genügend Raum für die umspülende Endolymphe bleibt.

Jede DEITERSsche Zelle läßt in ihrem Plasma ein schmales Fibrillenbündel erkennen, das
mit einer kegelartigen Verdickung auf der Membrana basalis beginnt, die ganze Zelle mit
ihrem schräg nach oben gerichteten Fortsatz
durchzieht und erst in der Phalange endigt.
Man hat das Fibrillenbündel, das sich um die
Basis der Haarzellen kelchartig verdichtet, als
„RETZIUSschen Faden" bezeichnet. Die Zahl der
DEITERSschen Zellen entspricht derjenigen der
äußeren Haarzellen. Die innere Haarzelle liegt
mit ihrer Kuppe in einem Rahmen, der von der
Kopfplatte des Innenpfeilers, der inneren Pha-
langenzelle und der „Grenzzelle" gebildet wird.

Eine auffallende Gewölbebildung, die
auf einem kleinen Bodenstück der Membrana basalis einen als *Inneren Tunnel*
bezeichneten Raum einschließt, kommt
durch die gegeneinander geneigte Lage
der äußeren und inneren Pfeilerzelle zustande. Die *innere Pfeilerzelle* sitzt mit
einer fußartigen Verbreiterung, die den
runden Kern enthält, der Membrana
basalis auf und geht nach oben in ein
besonderes Gebilde, die *Kopfplatte*, über.
Letztere hilft durch kleine Plasmabezirke
bei der Abgrenzung der inneren Haarzelle, umfaßt den Kopf der *äußeren
Pfeilerzelle* wie mit einer konkaven Ge-
lenkpfanne und überdacht noch ein
großes Stück von dem Ruder des Außen-
pfeilers. Dieser ist länger und breiter als
der Innenpfeiler und besitzt an seinem
Kopfende einen als *Ruder* bezeichneten
platten Fortsatz, welcher gemeinsam
mit den Phalangen der ersten DEITERS-
schen Zellreihe die Befestigung der ersten, äußeren Haarzellreihe übernimmt.

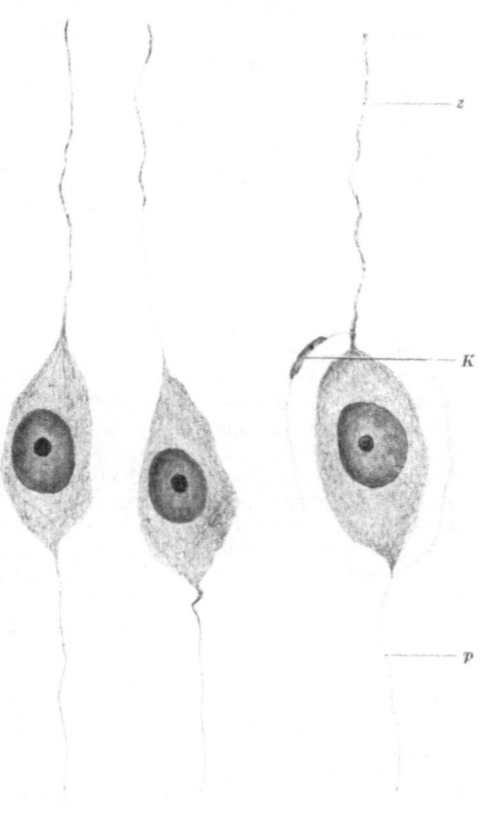

Abb. 508. Bipolare Nervenzellen aus dem Ganglion
spirale cochleae. Mensch. *z* zentraler Neurit; *p* peripherer Neurit; *K* Kern des Hüllplasmodiums.
BIELSCHOWSKY-Methode. 1500mal vergrößert, auf
$^3/_4$ verkleinert.

Es gibt mehr Innenpfeiler als Außenpfeiler. Die Pfeilerzellen enthalten in ihrem Plasma
ein zartes, fibrillenartiges Gerüstwerk. Im Epithel des CORTIschen Organs ist ein System
von Räumen vorhanden, die Endolymphe enthalten und miteinander in Verbindung stehen.
Abgesehen von dem oben erwähnten *Inneren Tunnel* gibt es noch einen zweiten Spiralkanal,
der von der äußeren Pfeilerreihe und der 1. Reihe der Haarzellen und von DEITERSschen
Zellen umrandet wird. Der Kanal führt den Namen NUELscher *Raum* und setzt sich in
kleine, intraepitheliale Spalten fort. HELD unterscheidet zwischen HENSENschen Zellen,
den äußeren Haarzellen und den DEITERSschen Zellen noch einen besonderen *Äußeren Tunnel*.
Die höchste Erhebung im Epithelwulst des CORTIschen Organs kommt durch die großen
HENSENschen Zellen zustande, die unregelmäßig geformt einander teilweise überdecken
und nach außen in das kubische Epithel der CLAUDIUSschen Zellen übergehen.

Die Bedeutung des CORTIschen Epithelwulstes als Sinnesorgan läßt sich,
abgesehen von seiner eigentümlichen Bauweise, aus seiner engen Verbindung
mit dem N. cochleae erschließen. Der Nerv dringt in den zentralen Hohlraum

des Modiolus ein und gibt in einem spiraligen Kanal desselben Äste ab, die in das Ganglion spirale cochleae übergehen (Abb. 502). Die Zellen des Ganglions sind bipolar und etwas kleiner als die Zellen des Ganglions vestibuli (Abb. 508). Der dickere Fortsatz der Ganglienzellen ist markhaltig und zentripetal. Der dünnere, periphere Fortsatz erhält in einiger Entfernung vom Ganglion seine Markscheide und gelangt zu Bündeln vereint durch fächerförmig angeordnete Kanäle der Lamina spiralis ossea in die Lamina spiralis membranacea. In der Habenula perforata der Membrana basialis verlieren die peripheren Neuriten wieder ihre Markscheide und erreichen nach Durchtritt durch die Foramina nervina auf verwickelt-spiraligem Wege durch den Inneren Tunnel und den NUELschen Raum die Haarzellen, an deren Basis sie ein zartes, pericelluläres Fibrillennetz entstehen lassen.

In den Ganglienzellen finden sich feine NISSL-Granula; ein sehr dünnes Hüllplasmodium läßt nur wenige Kerne, oftmals nur einen einzigen Kern wahrnehmen. Wahrscheinlich besitzen die Ganglienzellen an Stelle eines Hüllplasmodiums eine zarte Hülle aus Nervenmark. Bei manchen Wirbeltieren bilden markhaltige Nervenzellen im Ganglion cochleae eine regelmäßige Erscheinung.

Die feinsten intraepithelialen Nervenfäserchen gelangen sehr wahrscheinlich in das basale Plasma der Haarzellen hinein, in denen sie infolge einer fibrillären Auflockerung eine netzförmige, dem oben erwähnten RETZIUSschen Körper entsprechende Formation entwickeln. An den DEITERSschen und HENSENschen Zellen sind ebenfalls feinste Nervenfäserchen beschrieben worden. Unsere Kenntnis über die feinere Innervation des CORTIschen Organs beschränkt sich auf das Studium tierischen Materials. Es dürfte in technischer Hinsicht überaus schwer sein, entsprechende Beobachtungen beim Menschen beizubringen.

Die herrschende morphologische Vorstellung erblickt in den Haarzellen des CORTIschen Organs die „eigentlichen" Sinneszellen und will das ganze Gefüge der DEITERSschen Zellen, der PFEILER-Zellen, der Inneren Phalangen- und Grenzzellen lediglich als einen „Stützapparat" in Gestalt eines abgestützten Tragbogens betrachtet wissen. Den Beweis für eine rein „stützende" Funktion der erwähnten Zellarten hat allerdings niemand erbracht, so wenig es andererseits gelungen ist, in den Sinnesepithelien der Geschmacksknospen, der Macula und Crista statica eine Stützfunktion der hier vorkommenden indifferenten Elemente nachzuweisen. Jedenfalls lassen sich innerhalb der genannten Zellarten besondere Vorgänge, die nichts mit einer Stützfunktion zu tun haben, nicht ohne weiteres in Abrede stellen.

Als adäquater Reiz für die Haarzellen wird gewöhnlich eine zwischen den Hörhaaren und der Membrana tectoria auftretende, mechanische Kontaktwirkung angenommen, die man auf die durch rhythmische Druckschwankungen der Endolymphe entstandenen Schwingungen der Membrana basialis zurückführt. Hierbei sollen die Härchen an der Membrana tectoria irgendwie anstoßen und hierdurch die Haarzellen in Erregung versetzen. Auch Endolymphströmungen, die durch Schwingungen der REISSNERschen Membran und der Membrana basialis zustande kommen, sollen die Übertragung von Reizen auf die Haarzellen vermitteln können (NEUBERT). Im allgemeinen dürften die peripheren Vorgänge, die in der Schnecke zur Auslösung der Gehörsempfindung führen, wesentlich verwickelter sein, als man sie gemeinhin darstellt.

Die Blutversorgung des häutigen Labyrinths übernimmt die A. labyrinthi, die mit einem Ramus cochleae zur Schnecke und mit Rami vestibulares zum Saccus, Utriculus und zu den Bogengängen verläuft (Abb. 509). Der Ramus cochleae dringt in den Modiolus ein und liefert durch Abgabe von 30—35 radiären Zweigen Blut für die Capillargebiete des Ganglions spirale, der Lamina spiralis ossea, ferner der Region des CORTIschen Organs und der Stria vascularis bis zum Lig. spirale cochleae. Um die letztgenannte Region zu erreichen, müssen die Arterienästchen ihren Weg um die Wand der Scala vestibuli einschlagen. Die untere Schneckenwindung erhält gewöhnlich ihr Blut aus einem Ramus vestibularis. Die Rami vestibulares bilden an den Sinnesepithelien der Maculae staticae und Cristae ampullares ein besonders reiches Capillarnetz.

Aus dem Capillargebiet der Lamina spiralis ossea des Ganglions spirale, aus dem unter dem Tunnel in der tympanalen Belegschicht gelegenen venösen „Vas spirale" gelangt das Blut durch radiäre Gefäße in die „*Spiralblattvene*"; sie verläuft am Rande der Lamina spiralis ossea und steht mit der vorderen und hinteren Spiralvene in Verbindung. Die Venen aus dem Lig. spirale cochleae, dem Ganglion spirale und der Lamina spiralis münden im Bereich der Basal- und teilweise der Mittelwindung in die hintere, aus dem übrigen Windungsbereich in die vordere „*Spiralvene*“. Die Spiralvenen lassen durch ihren Zusammenfluß die *Vena spiralis modioli*, entstehen, die auch aus dem Vestibulum Blutzufuhr erhält und schließlich in die *Vena canaliculi cochleae* übergeht. Letztere führt in den Bulbus cranialis der Vena jugularis. Die Venae vestibulares bringen das Blut aus den Bogengängen, Sacculus und Utriculus in die *Vena canaliculi vestibuli*, welche in den Sinus petrosus superior einmündet. Spiralblattvene und Spiralvenen lassen auch die *Venae labyrinthi* hervorgehen, die das Blut in den Sinus petrosus inferior oder in den Sinus transversus abgeben. Die vom Ligamentum spirale cochleae kommenden Venen ziehen in der Wand des Scala tympani

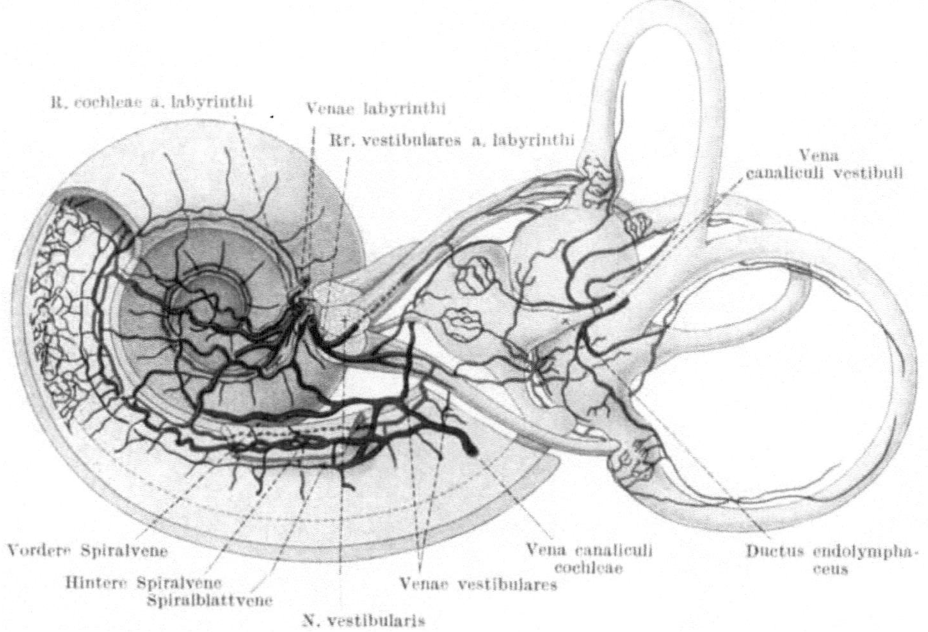

Abb. 509. Arterien und Venen des rechten Labyrinthes von hinten gesehen. (Nach SPALTEHOLZ aus BRAUS-ELZE.)

zur Spiralvene. Demnach sind in der Wand der Scala tympani vorzugsweise Venen, in derjenigen der Scala vestibuli in der Hauptsache Arterien anzutreffen. Die REISSNERsche Membran und die Zona pectinata der Membrana basialis sind gefäßfrei.

Der Bau der **knöchernen Labyrinthkapsel** ist sehr verwickelt und mit dem 2. Lebensjahr fast vollständig abgeschlossen. Infolge eines dauernden Umbaues lassen sich im Röhrenknochen des Erwachsenen keine embryonalen Bestandteile mehr nachweisen. Hingegen kann man in der knöchernen Labyrinthkapsel des Erwachsenen noch viele embryonale Elemente in Gestalt von Knorpelresten und geflechtartigen Knochenbalken beobachten. In der knöchernen Labyrinthkapsel findet mit geringen Einschränkungen vom 2. Lebensjahr ab kein weiterer Umbau mehr statt.

Die knöcherne Labyrinthkapsel zeigt folgende Besonderheiten: Die Labyrinthinnenwand und der Modiolus bestehen aus geflechtartigem Knochen. Die mittlere, enchondrale Schicht setzt sich, besonders deutlich an der Schnecke, aus Knorpelresten (Interglobularräume MANASSES) und einem spezifischen Knochengewebe, dem „*Strähnenknochen*“ nach M. MAYER, zusammen. Der Strähnenknochen stellt ein mehr embryonales Knochengewebe dar, ist frei von Lamellen und feinfaserig-geflechtartig; er kann parallelfaserig und mattenartig angeordnet sein. In der Wand der Bogengänge ist das Gesamtbild der mittleren Knochenschicht wegen der Einlagerung periostalen Knochens schwer zu beurteilen.

In der äußeren oder periostalen Schicht der knöchernen Labyrinthkapsel kommt ein netzförmig angeordneter Geflechtknochen vor, in dessen Maschen sich in unmittelbarer Gefäßnähe oft Strähnenknochen befindet. Nur die später aufgelagerten, subduralen Teile dieser Schicht sind aus lamellärem Faserknochen, welcher manchmal den Charakter des Breccienbaues annimmt, aufgebaut. Lamellensysteme in der Gestalt von Osteonen fehlen in der knöchernen Labyrinthkapsel.

Mittelohr. Die mit Luft gefüllte Paukenhöhle (Cavum tympani) und der aus dem Trommelfell und den Gehörknöchelchen zusammengesetzte, schallleitende Apparat bilden das Mittelohr. Eine drüsenlose *Schleimhaut* überkleidet die Wand der Paukenhöhle und überzieht die in der Paukenhöhle gelegenen Gehörknöchelchen, Muskeln, Nerven und bindegewebigen Falten mit einem einschichtigen Epithel. Dessen Zellen sind von wechselnder Höhe, platt oder plattkubisch; die höheren Zellen besitzen manchmal einen Flimmersaum. Die zarte,

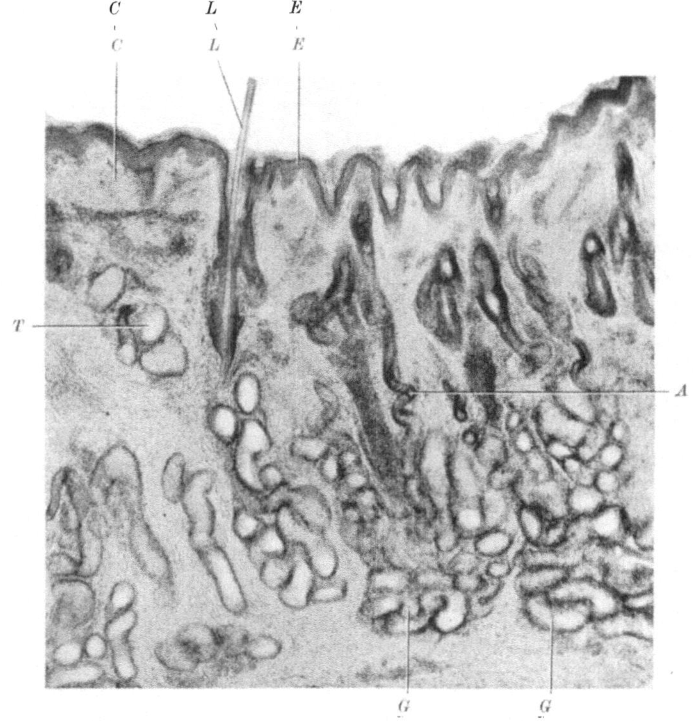

Abb. 510. Schnitt durch die Haut des äußeren Gehörganges. Mensch. *E* Epidermis; *L* Lanugohaar; *C* Corium; *T* Talgdrüse; *A* Ausführungsgang; *G* Glandulae ceruminosae. Formol. Hämatoxylin. 30mal vergrößert.

an elastischen Elementen arme Tunica propria der Schleimhaut geht ohne scharfe Grenze in das Periost der Paukenhöhle über. Die Lymphgefäße sollen im Periost verlaufen.

Von den Gehörknöchelchen zeigen *Hammer* und *Amboß* eine gefäßarme Compacta, schwach entwickelte Markräume und als periostalen Überzug die Tunica propria der Schleimhautauskleidung. Unter dem Periost beobachtet man geflechtartigen Knochen, verkalktes und unverkalktes Knochengewebe. Die Gelenkflächen sind stets mit hyalinem Knorpel bedeckt. Mit geeigneten Fibrillenmethoden läßt sich in den Gehörknöchelchen das Vorkommen des oben erwähnten „Strähnenknochens" (M. MAYER) nachweisen. Die Platte des *Steigbügels* bildet einen Teil der knöchernen Labyrinthkapsel und trägt bis in das hohe Alter hauptsächlich verkalkten Knorpel, worauf sich mitunter in Richtung zur Paukenhöhle nur eine dünne Knochenschicht lagert. Der Rand der Steigbügelplatte bleibt stets knorpelig. Die *Mm. stapedius* und *tensor tympani* sind beide quergestreift. Bei dem M. stapedius fällt eine starke Entwicklung des Perimysiums int. besonders auf; der M. tensor tympani ist von einem sehnenartigen Hüllgewebe umschlossen.

In der Pars ossea der **Tuba pharyngotympanica** besitzt die drüsenlose Schleimhaut das gleiche Aussehen wie in der Paukenhöhle. In der Pars cartilaginea nimmt die Schleimhaut das Aussehen der Regio respiratoria an. Mehrschichtiges Flimmerepithel mit Becherzellen, muköse Drüsen und Lymphknötchen in der Tunica propria treten an der Tubenwand in Erscheinung. Der anliegende Knorpel ist hyalin und wird in der Richtung zum Porus tubalis stark mit elastischen Fasern durchsetzt. Der Flimmerstrom in der Tuba pharyngotympanica ist gegen den Pharynx gerichtet.

Das **Trommelfell** oder die **Membrana tympani** stellt eine sehnige Bindegewebsplatte dar, die mit einer periostalen Verdickung dem *Anulus fibrosus* in dem knöchernen Sulcus tympanicus befestigt ist. Die bindegewebige Membran erhält an ihrer Außenseite einen dünnen Hautüberzug aus der Wand des äußeren Gehörganges. Dieses *Stratum cutaneum* besteht aus verdünnter Epidermis und einem schmalen, von Papillen freien Coriumgewebe. Die eigentliche Membran der *Lamina propria* setzt sich aus einer äußeren Radiärfaserschicht, dem *Stratum radiatum*, und einer inneren Ringfaserschicht, dem *Stratum circulare*, zusammen. Sehnenartige Zellen finden sich zwischen den kollagenen Faserbündeln vor; elastisches Gewebe ist nur in geringem Grade entwickelt. Die Radiärfasern gehen an der Peripherie direkt in den Anulus fibrosus und von da in den Knochen über; in ähnlicher Weise strahlen die Radiärfasern in das Periost des Hammergriffes (Manubrium mallei) ein, der an seiner dem Trommelfell zugewendeten Seite eine Schicht hyalinen Knorpels besitzt. Die Innenfläche des Trommelfells ist von verdünntem Schleimhautgewebe der Paukenhöhle, dem *Stratum mucosum*, überkleidet.

In der **Pars flaccida** des Trommelfells fehlen die straffen, kollagenen Bündel; Stratum cutaneum und Stratum mucosum sind infolgedessen direkt aneinandergelagert. Als „Cutisstrang" bezeichnet man eine aus lockerem Bindegewebe bestehende, streifenförmige Verdickung des Stratum cutaneum. Der Strang tritt von der oberen Wand des Gehörganges auf das Trommelfell über und führt die *Gefäße* und *Nerven* dem Trommelfell zu. Im Stratum cutaneum und im Stratum mucosum ist jeweils ein eigenes Gefäßnetz entwickelt. Lymphgefäße sollen gleichfalls vorhanden sein. Die *Nerven* stammen in ihrer Hauptmasse aus dem 3. Trigeminusast, der den äußeren Gehörgang mit sensiblen Fasern versorgt und entwickeln einen subepithelialen Plexus. Intraepitheliale Nervenfasern und unterschiedlich gestaltete sensible Endorgane sind beobachtet worden. Sympathische Fasern gelangen mit den Gefäßen in das Trommelfell und bringen mit ihrem zarten Netzwerk auch die Capillaren unter nervösen Einfluß.

Äußeres Ohr. Die Wand des *äußeren Gehörganges (Meatus acusticus externus)* wird durch die Gewebe der äußeren Haut ausgekleidet. Die Epidermis zeigt ein ziemlich dünnes Stratum corneum und ein mit niedrigen Papillen versehenes Corium. Lanugohaare sind nur im knorpeligen Abschnitt des Gehörgangs anzutreffen; sie werden in der Richtung nach innen seltener und fehlen im knöchernen Abschnitt meist gänzlich. Ein gleiches gilt für die Haarbalgdrüsen und für die *Ohrschmalzdrüsen* oder *Glandulae ceruminosae*. Bei letzteren handelt es sich um große, apokrine Knäueldrüsen, welche sich in den tiefen Schichten des Coriums ausbreiten (Abb. 510). Die Zellen der Knäueldrüsen sind je nach dem Stadium der Sekretion von unterschiedlicher Höhe und enthalten vor Beginn der Sekretentleerung in ihrem zu einer Kuppe vorgewölbten Plasma gelbbraune, lipoidartige Pigmentgranula. Die Ausführungsgänge zeigen geschichtetes Epithel und münden entweder selbständig an der Oberfläche der Epidermis oder in die Gänge der Talgdrüsen.

Das **Ohrschmalz** oder **Cerumen** ist in der Hauptsache als eine Ausscheidung der Talgdrüsen zu betrachten; es besteht aus verfetteten Zellen, Fett-Tröpfchen und Pigmentgranula. Die Glandulae ceruminosae dürften mit ihrem Sekret mehr auf eine Verflüssigung und Gelbfärbung des Cerumens hinwirken. Ein deutlich gestaltetes, fettreiches Stratum subcutaneum fehlt; das Corium hängt demnach ohne scharfe Grenze mit dem Perichondrium des elastischen Knorpels oder mit dem Periost des knöchernen Gehörganges zusammen.

Die **Ohrmuschel** ist eine durch das Gerüstwerk elastischen Knorpels verstärkte Duplikatur der äußeren Haut. Diese zeigt sich mit dem Perichondrium durch fettfreies Bindegewebe verbunden. Schweißdrüsen und Lanugohaare kommen nur spärlich vor. Im Ohrläppchen findet man das subcutane Fettgewebe sehr stark entwickelt. Gefäße und Nerven verhalten sich in der Ohrmuschel wie in der äußeren Haut.

Sachverzeichnis.